阜外心血管内科手册

第 3 版

主编　杨跃进　华　伟

主审　高润霖

人民卫生出版社

·北　京·

图书在版编目（CIP）数据

阜外心血管内科手册 / 杨跃进，华伟主编 . —3 版
. —北京：人民卫生出版社，2024.2
ISBN 978-7-117-35947-4

Ⅰ. ①阜…　Ⅱ. ①杨…②华…　Ⅲ. ①心脏血管疾病
—诊疗 —手册　Ⅳ. ①R54-62

中国国家版本馆 CIP 数据核字（2023）第 254207 号

人卫智网	www.ipmph.com	医学教育、学术、考试、健康，购书智慧智能综合服务平台
人卫官网	www.pmph.com	人卫官方资讯发布平台

阜外心血管内科手册
Fuwai Xinxueguan Neike Shouce
第 3 版

主　　编：杨跃进　华　伟
出版发行：人民卫生出版社（中继线 010-59780011）
地　　址：北京市朝阳区潘家园南里 19 号
邮　　编：100021
E - mail：pmph @ pmph.com
购书热线：010-59787592　010-59787584　010-65264830
印　　刷：廊坊一二〇六印刷厂
经　　销：新华书店
开　　本：889 × 1194　1/32　　印张：34
字　　数：1127 千字
版　　次：2006 年 8 月第 1 版　　2024 年 2 月第 3 版
印　　次：2024 年 3 月第 1 次印刷
标准书号：ISBN 978-7-117-35947-4
定　　价：159.00 元
打击盗版举报电话：010-59787491　E-mail：WQ @ pmph.com
质量问题联系电话：010-59787234　E-mail：zhiliang @ pmph.com
数字融合服务电话：4001118166　E-mail：zengzhi @ pmph.com

编　者（以姓氏汉语拼音为序）

蔡　迟　蔡　军　陈　珏　陈纪林　陈柯萍
陈若菡　陈志高　楚建民　党爱民　窦克非
杜　雨　樊朝美　樊晓寒　方丕华　冯新星
高立建　顾　敏　郭晓刚　何　喆　何建国
胡海波　华　伟　黄　洁　黄晓红　惠汝太
贾玉和　江　勇　蒋世良　蒋雄京　康连鸣
李岳华　梁　岩　蔺亚辉　刘　俊　刘海波
刘圣文　刘小宁　柳志红　鲁　洁　吕　滨
吕纳强　罗　勤　马　坚　孟　旭　倪新海
牛国栋　牛红霞　欧阳非凡　逄坤静　浦介麟
钱　杰　钱钰玲　乔树宾　秦学文　权　欣
宋　雷（高血压中心）　宋　雷（冠心病中心）
孙　奇　孙寒松　孙晓昕　孙中伟　谭慧琼
唐熠达　陶晓娟　田鹏超　王　浩　王　娟
王　巍　王文尧　王运红　韦丙奇　吴　瑛
吴　元　吴海英　吴雪怡　吴永健　武阳丰
夏　然　徐　波　徐　亮　徐仲英　许海燕
杨艳敏　杨尹鉴　杨跃进　姚　焰　叶蕴青
尹　栋　于丽天　袁建松　袁贤奇　张　晗
张　健　张　澍　张　涛　张　璇　张　岩
张　茵　张海涛　张洪亮　张慧敏　张奎俊
张林峰　赵　朗　赵　青　赵　爽　赵世华
赵雪梅　赵雪燕　赵振燕　赵智慧　郑　哲
周宪梁　朱　俊　邹玉宝

学术秘书　金　辰

序(第1版)

近几十年来,我国的经济、文化等各方面均取得了巨大进步,人民的生活水平明显提高。然而,由于人口老龄化及不健康的生活方式变化,使我国心血管疾病危险因素明显增多,心脑血管疾病发病率及病死率均呈增长趋势。心血管疾病已成为威胁我国城乡居民生命及健康的主要疾病之一。心血管疾病的医疗与预防、保健已越来越成为我国政府、医疗机构和广大公众共同关注的热点问题。

近年来,心血管病学研究取得了重大进展。随着基础医学及相关学科的发展,对各种心血管疾病的发病及病理生理机制有了更深刻的认识。介入诊治时代的到来进一步拓宽了心血管内科的领域,使我们对心血管内科疾病的认识更全面,诊断更精确,诊治措施更直接、更完善。大规模、多中心、随机临床试验为大部分心血管疾病的防治提供了循证医学的证据,使其防治体系更加规范和完善,心血管疾病患者的预后大大改善。

中国医学科学院阜外医院的同事们在心血管领域已辛勤耕耘了半个世纪,对各种心血管疾病的诊断和治疗积累了丰富的经验。这本《阜外心血管内科手册》是中国医学科学院阜外医院心血管内科及相关学科的专家们共同编著的,内容上注重临床,深入浅出,具备系统、专业、简明、实用等特点,是一本颇具参考价值的心血管病专业用书,希望其成为广大心血管内科医师的良师益友。

谨以此祝贺《阜外心血管内科手册》的出版,此书是全体编写人员为中国医学科学院阜外医院50周年院庆的献礼,愿中国医学科学院阜外医院永远生机勃勃,硕果累累,造福广大心血管疾病患者。

2006年7月

前　言

随着人口老龄化及国民生活方式的深刻变化，使我国心血管疾病危险因素流行趋势明显，导致心血管疾病患者数量持续增加。根据国家心血管病中心的统计数据，我国心血管疾病现患人数已达3.3亿人，占城乡居民总死亡原因的首位。心血管疾病的医疗与预防、保健已越来越成为我国政府、医疗机构和广大公众共同关注的热点问题。

《阜外心血管内科手册》第1版于2006年由人民卫生出版社出版，2013年出版第2版，一直深受广大心血管专科医师、内科医师、研究生和高等医学院校师生及相关医院工作者的厚爱，已10余次印刷。近几年来，伴随着心血管领域基础与临床研究的不断深入，大量循证医学证据不断涌现，心血管疾病的诊断和治疗指南也不断更新。为了跟上时代步伐，更好地满足临床试验的需要，应广大读者及出版社的要求，我们在保留原手册编写特色的基础上进行了修订更新，编著了《阜外心血管内科手册(第3版)》。

本书由国家心血管病中心、中国医学科学院阜外医院心血管内科及相关科室在职副教授以上职称的专家撰稿，他们长期工作在临床一线，对于临床上的热点、难点甚至某些争鸣问题，参考国内外学术文献和专著，结合多年的临床经验，尽可能给予较为客观的描述和解析，深入浅出、言简意赅，力求科学性与实践性的统一，对心血管内科的日常临床工作有重要指导价值。尽管如此，由于编写时间紧迫，疏漏及谬误之处在所难免，望广大读者见谅，并予批评、指正，同时也欢迎各位读者在查阅本书的过程中提出宝贵的建议和意见，供今后修订时参考、纠正。

在本书的编著和出版过程中，中国医学科学院阜外医院领导高度重视并大力支持；全体编者在繁忙的临床和科研工作的同时，为本书的编写投入了大量时间和精力；而老一辈专家团队在“传帮带”中培养了新生代专家的同时，对本手册一如既往地给予深切关心和悉心指导。在此，我们一并致以衷心的感谢！

特别感谢广大读者一直以来的支持和厚爱。愿《阜外心血管内科手册(第3版)》能使更多读者受益。

杨跃进　华　伟
2023年10月

目　录

第一部分

1

心血管疾病常见临床表现、无创性诊断

第1章 病史、体格检查与心脏听诊

对于已知或可疑有心脏病的患者，病史、体格检查以及各种无创检查能提供重要的信息，决定下一步将要进行的诊断检查和治疗方法。病史和体格检查是评价任何已知或可疑心脏病患者的基石。

一、病 史

病史是评估患者的第一步。心脏病的主要症状包括胸痛或胸部不适、呼吸困难、心悸、水肿、咳嗽、咯血和乏力等。询问病史是判断这些症状是否由心脏病引起的最有价值的方法。下文将用胸痛或胸部不适感举例介绍如何通过病史帮助诊断。

胸痛或胸部不适感是心脏病患者最常见的症状，也是许多患者需要就诊的原因，而阐明胸痛的原因是心血管内科医生的关键性工作之一。病史是辨别引起胸部不适感原因的最重要方法。胸痛或胸部不适感是心肌缺血最重要的临床症状，然而胸痛的病因较多，不单来源于心脏，也可来源于其他组织（表1-1）。任何胸部不适都应该进行详尽的评价，以明确其来源。目前很多医院都成立了胸痛中心，目的在于高效、快捷、准确地查明其原因。

表 1-1　胸痛的鉴别诊断

Ⅰ. 心血管疾病	Ⅲ. 精神性
1. 心绞痛 / 心肌梗死	1. 焦虑
2. 其他缺血可能性大的原因	2. 抑郁
(1) 主动脉瓣狭窄	Ⅳ. 神经肌肉疾病
(2) 肥厚型心肌病	1. 胸出口综合征
(3) 主动脉瓣反流	2. 颈 / 胸椎退行性关节病
(4) 重度高血压	3. 肋软骨炎（Tietze 综合征）
(5) 重度贫血 / 低氧血症	4. 带状疱疹
3. 非缺血性	5. 胸壁疼痛和压痛
(1) 主动脉夹层	Ⅴ. 肺部疾病
(2) 心包炎	1. 肺栓塞伴或不伴肺梗死
(3) 二尖瓣脱垂	2. 气胸
Ⅱ. 胃肠道疾病	3. 肺炎累及胸膜
1. 食管痉挛	Ⅵ. 胸膜疾病
2. 食管反流	
3. 食管破裂	
4. 消化性溃疡	

心绞痛定义为心脏源性的胸痛或胸部不适，由心脏的供氧与需氧暂时不平衡所致。心绞痛最重要的特点包括疼痛的性质、加重或诱发的因素、发作的形式、持续的时间、部位以及缓解的情况。

疼痛的性质被描述为“发紧感”“压迫感”“烧灼感”“沉闷感”“压榨感”等。患者的智力、社会背景和受教育程度的不同，可能会影响对疼痛性质的描述。

体力活动是最常见的诱因，当然情绪变化、冷空气或进餐也可以诱发心绞痛。疼痛持续应 <20min，但大部分患者在停止体力活动或舌下含服硝酸甘油 5min 后即能缓解。休息或含服硝酸甘油不能缓解症状，常提示疼痛为其他原因所致或将要发生心肌梗死。胸部不适的定位对明确病因也有帮助。心绞痛通常发生在胸骨后或正中线偏左的位置，并可向左肩、左臂、左手指内侧、颈部和下颌放射。临床上将心绞痛分成 4 级（表 1-2）。

表 1-2　加拿大心血管学会关于心绞痛的分级

分级	标准
Ⅰ级	一般日常活动,如步行、登楼不引起心绞痛,费力、速度快或长时间的体力活动或运动引起发作
Ⅱ级	日常体力活动稍受限,心绞痛发生在快步行走、登楼、餐后行走、寒冷空气中行走、逆风行走或情绪激动后活动
Ⅲ级	日常体力活动明显受限,平路一般速度行走或上一层楼即可引起心绞痛发作
Ⅳ级	轻微活动即可诱发心绞痛,甚至休息时亦有

除冠状动脉粥样硬化外,其他心血管疾病所致的心肌耗氧量增加也可导致胸痛,这些疾病包括主动脉瓣狭窄、肥厚型心肌病和高血压等。另外,胸部不适也可因主动脉瓣反流引起的心肌缺血所致。与心肌缺血无关的胸痛常见于心包炎、主动脉夹层和二尖瓣脱垂。

美国纽约心脏病学会(NYHA)对心功能制订了分级标准(表 1-3)。为能对心功能进行正确的分级,应该尽可能详细地询问病史。医学文献、多中心临床试验和临床医学实践经常采用这种依赖症状的心功能分级标准。

表 1-3　纽约心脏病学会(NYHA)心功能分级标准

分级	标准
Ⅰ级	体力活动不受限制,一般体力活动不引起过度的乏力、心悸或气促
Ⅱ级	体力活动轻度受限,休息时无不适,日常活动量可致乏力、心悸或气促
Ⅲ级	体力活动明显受限,休息时无不适,但低于日常活动量即可引起上述症状
Ⅳ级	不能无症状地进行任何体力活动,休息时可有症状,任何体力活动都加重不适

二、体格检查

对明确或怀疑有心脏病的患者,全面、仔细的体格检查将获得重要的信息资料。这些体格检查包括对患者全身一般状况的视诊，间接的双上肢和单或双下肢的动脉血压测定，颈部动、静脉的检查和心脏的物理检查。下文重点讲述动脉搏动的检查、颈静脉搏动和压力的评估以及心前区的触诊和心脏听诊。

【动脉搏动】

动脉搏动波开始于主动脉瓣的开放和左心室射血的开始。动脉压力曲线的快速上升部分通常被称作上升支。在等容舒张期，主动脉下降支上的一小切凹与主动脉瓣关闭前血液从中央动脉反流到心室有关。小而弱的脉搏时常出现在左心室搏出量降低、脉压变小和外周血管阻力增加的情况下。低动力脉搏可能是低血容量、左心室衰竭、限制性心包疾病或二尖瓣狭窄所致。在主动脉瓣狭窄时，延迟的收缩峰源自左心室射血的阻塞。相反，洪大、跳跃的搏动时常出现在左心室搏出量增加、脉压变大和外周血管阻力降低的情况下。这种情形典型地出现在每搏输出量的增加，同时伴有高动力循环状态，或血液快速从动脉系统流走的疾病，如动静脉瘘中。二尖瓣反流或室间隔缺损的患者也可出现跳跃的搏动。在主动脉反流中，左心室容量的增加和心室射血速度的增快可产生这种快速上升和跳跃的搏动。具有两个收缩峰的双峰脉是主动脉反流和肥厚型心肌病的特征。重搏脉有两个可以触及的波，第 2 个发生在舒张期，它最常发生在每搏输出量很低的疾病，如扩张型心肌病中。

交替脉是指节律正常而强弱交替出现的脉搏，是左心功能严重受损的重要体征之一。在这些患者中，可以听到响亮的第三心音。吸气时动脉血压明显下降的现象称为奇脉。在心脏压塞、气道阻塞(哮喘)或上腔静脉梗阻时，吸气时动脉血压降低可超过 10mmHg，甚至外周脉搏可以消失。

【颈静脉搏动】

检查颈静脉，一般主要观察两项内容：静脉波的类型和中心静脉压的水平。对大多数患者，检查右侧颈静脉较左侧更为容易。大多数心脏病患者效果最好的检查体位是 45°。为了看到搏动，当患者颈静脉压高时，需要倾斜角度再大一点(60° 甚至 90°)。

正常的颈静脉搏动波形由 2~3 个正向波和 2 个负向波组成。正向的收缩前的 a 波是因右心房收缩引起的静脉膨胀所产生的。大 a 波提示右心房收缩阻力增加，见于三尖瓣狭窄或更常见于右心室充盈阻力增加的情况下。大 a 波也可发生在心律不齐时，这时右心房开始收缩而三尖瓣仍然关闭。心房颤动(房颤)时 a 波消失，一度房室传导阻滞时，a 波和颈动脉搏动之间延迟增加。

在右心室等容收缩期，三尖瓣膨向右心房时产生的一正向波，称为 c 波，而 x 下降是心房松弛和正当右心室收缩时三尖瓣下移所致。收缩晚期的正向 v 波是因为正当三尖瓣关闭、心室收缩时，血液流入右心房，使右心房压力升高而产生的。三尖瓣反流使 v 波更突出；当三尖瓣反流很重时，一个突出的 v 波和 x 下降支的缺失引起一个大的正向收缩波。三尖瓣开放，血液快速流入右心室时，产生颈静脉负向 y 降支。尖而深的 y 降支，并且快速回升到基线的静脉搏动，常见于缩窄性心包炎或严重的右心衰竭伴静脉压增高。

为精确估计中心静脉压，最好选用右侧颈静脉，以胸骨角作为参考点，因为无论患者的体位是半坐位或坐位，胸骨角均在右心房中心之上约 5cm。根据颈静脉搏动点测量颈静脉压的方法是，患者取半坐位或坐位，观察并测量颈静脉搏动点与经过胸骨角水平线的距离，通常应小于 3cm（估计其中心静脉压为 3cm+5cm=8cmH_2O，乘以 0.8 换算成 mmHg）。怀疑有右心衰竭，而静息时中心静脉压正常的患者，行腹 - 颈静脉反流检查有助于诊断。本试验是在患者平静呼吸时，紧压腹部 10s 以上，当右心功能受损时，颈静脉搏动的上限常升高。腹 - 颈静脉反流阳性的定义是紧压腹部 10s，颈静脉升高；放松后，压力快速下降 4cmH_2O。Kussmaul 征（库斯莫尔征）：吸气时中心静脉压上升而不是正常时的下降，最常由右心衰竭所致，也常见于缩窄性心包炎或右心室梗死。

【心前区触诊】

心脏触诊的主要内容为心尖冲动及心前区搏动和震颤等。检查者将右手掌置于心前区，注意心尖冲动的位置和有无震颤，然后用中指尖端确定心尖冲动的准确位置、强度、范围，是否弥散，有无抬举性搏动。左心室肥厚时，心尖冲动的强度和范围均增大。主动脉瓣反流或扩张型心肌病导致左心室容量负荷增加时，搏动可以向下、向外移位至第 6 或第 7 肋间隙。

右心室肥大常在胸骨左缘下部区域产生一个开始于收缩早期，并且与左侧心尖冲动同步的抬举性搏动。位于胸骨左缘的抬举性搏动常见于严重二尖瓣狭窄的患者，其明显晚于左室心尖冲动，与左心房压力波的 v 波同步。此搏动的产生是由于巨大左心房导致右心室向前移位所致。胸骨左缘第 2 肋间隙可以检查到肺动脉搏动，在儿童或消瘦的年轻人中，此搏动可能是正常的，否则提示肺动脉高压、肺血流增多或狭窄后肺动脉的扩张。

震颤是指心脏搏动时，用手触诊而感觉到的一种细小的震动，是器质性心脏病的特征性体征之一。震颤与听诊时发现的杂音有类似的机制，常见于某些先天性心脏病和心脏瓣膜狭窄，但有时也见于心脏瓣膜关闭不全。

三、心脏听诊

心脏听诊是心脏物理诊断中最重要的组成部分，常可获得极其重要的资料，有助于心血管疾病的诊断和鉴别诊断。听诊时，环境应安静，医生的思想要高度集中，仔细而认真地听取一个心音或杂音在心动周期中出现的时间。必要时可使患者改变体位，或在病情允许的情况下，行适当运动和 / 或药物干预，以使某些杂音更易听到(动态听诊)。

【心音】

第一心音(S_1)的强度受以下 4 个方面的影响：①心室收缩开始时二尖瓣瓣叶的位置；②左心室压力搏动上升的速度；③二尖瓣结构是否受损；④在心脏和听诊器之间存在的组织、空气和液体的量。

第一心音增强可见于：①二尖瓣狭窄时，较强的第一心音常提示此瓣膜是柔软、可活动的。②完全性房室传导阻滞时，出现房室分离现象。当心房和心室同时收缩，则第一心音强度明显增加，称为"大炮音"。③ P-R 间期缩短、心动过速或心室收缩力加强时，S_1 可以增强。

第一心音减弱可见于：①胸部传导心音有关组织的变化，使心音传到胸壁减弱；② P-R 间期变长；③二尖瓣反流时关闭欠佳。

第一心音分裂成两个高调的成分是正常现象。二尖瓣和三尖瓣的关闭构成 S_1 的两个成分。心音两个成分间的间隔延长最常见于完全性右束支传导阻滞。

吸气时，第二心音(S_2)分裂成主动脉瓣(A_2)和肺动脉瓣(P_2)两个成分。S_2 生理性分裂的加剧常见于右心室容量负荷过重和扩张的肺血管床。然而，在肺血管阻力增加的患者中，S_2 分裂减弱。患者站立时，分裂持续至呼气末是一种不正常的现象。此分裂可能是由于右心室的活动延迟(右束支传导阻滞)、左心室期前收缩、左心室起搏、肺动脉栓塞、肺动脉狭窄或室间隔缺损而产生。

肺动脉高压时，P_2 亢进且第二心音的分裂可以减弱、正常或增强。在二尖瓣反流或室间隔缺损时，主动脉瓣关闭过早也可产生持续至呼气末的分裂。在房间隔缺损的患者中，吸气时，右心室射血的容量和时间并无增加，因此 S_2 的分裂不受吸气或呼气的影响。这种现象称为第二心音的固定分裂，有重要的诊断意义。

反常分裂又称为逆分裂，是由于主动脉瓣关闭明显迟于肺动脉瓣的关闭，即 P_2 在前，A_2 在后，吸气时 P_2 推迟，P_2 与 A_2 时距缩短，而呼气时 P_2 与 A_2 的时距较吸气时增大，分裂明显。S_2 逆分裂常见于左束支传导阻滞和左心室的兴奋延迟。较大的主动脉至肺动脉的分流、收缩期高血压和缺血性心脏病，或心肌病伴有左心室衰竭导致左心室收缩的机械延迟等情况，均可产生 S_2 的逆分裂。通常 P_2 大于 A_2，提示肺动脉压增高，但在有房间隔缺损时，无论肺动脉压是否增高，P_2 均亢进。

【额外心音】

第三心音（S_3）是出现在心室舒张早期，第二心音后的低调声音。40 岁以上的患者出现 S_3，常提示左心功能受损、房室瓣反流或其他导致心室充盈速度和量增加的情况。由左心病变引起的，患者平卧位或向左侧卧位时，在心尖部以钟型胸件听诊最清楚；由右心病变引起的，则在胸骨左下缘听诊最清楚。随着心力衰竭的纠正，S_3 可以消失。

当房室瓣狭窄，最常见于二尖瓣狭窄而瓣膜尚柔软时，可出现一个短促而音调较高、舒张早期的额外心音，称为开瓣音。心尖部及其上方听诊最清楚，并向心底部传导。二尖瓣狭窄患者如有明显的开瓣音，说明瓣膜的活动度，尤其是前瓣叶的活动度良好，尚无严重的钙化或纤维化，适用于交界分离手术，术后杂音可减轻但不完全消失。

第四心音（S_4）出现在舒张晚期，与有效的心房收缩使房室瓣及其相关组织突然紧张、震动有关，以低调、沉浊为其特点。S_4 常见于高血压、主动脉瓣狭窄、肥厚型心肌病、缺血性心肌病和二尖瓣反流时。多数急性心肌梗死伴有窦性心律的患者能听到 S_4，患者左侧卧位，左室心尖部听诊最清楚。在慢性阻塞性肺疾病（COPD）和胸廓前后径增大的患者中，在颈根部或锁骨上下区域有时能听到 S_4 和 S_3。

喷射音是出现在收缩早期，紧跟在第一心音后，音调高而清脆的声音。主动脉喷射音常见于主动脉瓣狭窄、主动脉瓣关闭不全、主动脉缩窄、高血压等疾病，在胸骨右侧第 2 肋间隙听诊最清楚。肺动脉喷射音见于肺动脉高压、轻中度肺动脉瓣狭窄、房间隔缺损、动脉导管未闭等疾病，最响处位于胸骨左缘上部，并且在呼气末最清楚。非喷射性或收缩中期的喀喇音，伴或不伴有收缩晚期的杂音，通常提示二尖瓣的一个或两个瓣叶脱垂。

【心脏杂音】

杂音是指心音和额外心音之外，由心室壁、瓣膜或血管壁震动所致的持续时间较长的异常声音。

1. 心脏杂音的特性

（1）强度：收缩期杂音的强度通常采用 Levine 6 级分级法（表 1-4），也可用于舒张期杂音的分级，但有学者仅将舒张期杂音分为轻、中、重三级。

表 1-4　心脏杂音强度分级

分级	标准
1 级	最轻的,不易被听到的杂音
2 级	轻的,易被听到的杂音
3 级	明显的,容易听到的杂音
4 级	响亮的杂音
5 级	很响亮的,听诊器胸件稍接触胸壁即能听到的杂音
6 级	极响亮的,听诊器胸件未接触胸壁即能听到的杂音

(2) 形态:杂音强度的变化,在心音图上可显示出一定的形态,听诊时也能辨别。常见的形态有递增型、递减型、递增递减型(菱形)或一贯型。

(3) 出现和持续时间:按心动周期可分为收缩期杂音、舒张期杂音和连续性杂音 3 种。根据杂音出现的早晚和维持时间长短,可分为收缩(舒张)早期、中期、晚期和全收缩(舒张)期杂音。

(4) 听诊的部位和传播方向:不同的心脏病变所产生的杂音,一般有特定的听诊部位和传播方向。因此,听诊的最响部位和传播的方向有助于判断杂音的来源及其病理性质。

(5) 性质:杂音的性质由于震动的频率不同而表现为音色和音调的不同。临床上常描述为吹风样、隆隆样、叹气样、乐音样等。此外,根据音调高低可分为柔和和粗糙两种。

(6) 与体位、呼吸和运动的关系:采取特殊体位或改变体位,患者深吸气、深呼气或活动后听诊(动态听诊),可使某些杂音增强或减弱,有助于病变部位和性质的判定和鉴别。深吸气时,杂音增强提示杂音源自右心。吸气后紧闭声门,用力做呼气动作(Valsalva 动作)时,双心室充盈减少,从而使左、右心发生的杂音一般均减弱,而肥厚型心肌病的杂音和收缩晚期二尖瓣脱垂的杂音增强。站立时,收缩期杂音增强,见于肥厚型心肌病和二尖瓣脱垂的患者。下蹲使大多数杂音增强,但肥厚型心肌病的杂音和二尖瓣脱垂导致的二尖瓣反流的杂音却例外。药物干预,如吸入亚硝酸异戊酯,常增强由于瓣膜狭窄产生的杂音,但却减弱由于主动脉瓣或二尖瓣反流产生的杂音。

2. 收缩期杂音　是临床上经常听到的杂音,可为功能性或器质性。前者一般发生在无器质性心脏病的患者或健康人,后者见于有器质性心脏病的患者。

(1)功能性收缩期杂音：为柔和、吹风样，响度不到 3 级，可在心尖部、心底部或沿胸骨左缘听到。杂音可发生在收缩早期、中期或晚期，可呈递减型或菱形。

(2)器质性收缩期杂音：分为喷射性和反流性两大类。

1)喷射性收缩期杂音：收缩中期的杂音，又称为喷射性收缩期杂音，强度经常是递增递减的，由高压的血流从左或右心室快速喷入大血管所引起。当半月瓣正常，血液经过瓣膜喷向扩张的血管的速度加快或声音通过薄的胸壁传导加快时出现此杂音。

主动脉瓣狭窄的杂音是典型的收缩中期的杂音。主动脉瓣狭窄时，在胸骨右缘第 2 肋间隙听诊最响，并向颈部放射；而在主动脉瓣上狭窄时，杂音最响处有时在第 2 肋间隙之上，并向右颈动脉放射。肥厚型心肌病收缩中期的杂音起源于左心室腔，并在左侧胸骨下方和心尖部最明显，几乎不向颈动脉传导。当主动脉瓣已钙化、固定时，主动脉瓣关闭音(A_2)可以很轻而听不到，因此，杂音的时间和变化强度很难确定。主动脉瓣和肺动脉瓣收缩中期的杂音在吸入亚硝酸异戊酯或室性期前收缩后增强，而主动脉瓣收缩期杂音在静脉使用去甲肾上腺素增加主动脉瓣阻力后减弱。

2)反流性收缩期杂音：全收缩期杂音发生在左侧心脏是有二尖瓣反流；发生在右侧心脏是有三尖瓣反流；发生在心室之间是有室间隔缺损。虽然典型高调的二尖瓣反流杂音通常持续整个收缩期，但杂音的强度却可以变化很大。短暂的运动可以使二尖瓣反流和室间隔缺损的杂音增强；在吸入亚硝酸异戊酯后杂音减弱。三尖瓣反流合并肺动脉高压为全收缩期杂音，且吸气时增强。

收缩早期的杂音开始于第一心音，结束于收缩中期。在无肺动脉高压时，收缩早期杂音是三尖瓣反流的一个特点。在急性二尖瓣反流时，常能听到一个较响的收缩早期杂音，并且此杂音在收缩晚期，随着左心室和左心房压力梯度的减低而减弱。

收缩晚期的杂音性质较弱或中度响亮，音调较高，不掩盖心音，在心尖部听诊最佳。杂音的产生可能与乳头肌功能不良有关，且仅出现在心绞痛发作时，但是在心肌梗死或弥漫性心肌损害时也经常出现。紧跟在收缩中期喀喇音后的收缩晚期杂音是由收缩晚期二尖瓣脱垂，进入左心房时产生的二尖瓣反流所致的。

3. 舒张期杂音　正常心脏不产生舒张期杂音，故舒张期杂音的出现说明有器质性心脏病的存在。

(1)经半月瓣反流的杂音：舒张期早期的杂音，随同第二心音主动脉瓣或肺动脉瓣成分而开始。主动脉瓣反流或继发于肺动脉高压的肺动脉瓣反流杂音音调较高，并且呈递减型。柔和而高调、叹气样的主动脉瓣反流的杂音在胸骨左缘第 3 肋间隙最清楚，坐位及呼气末屏住呼吸可使其明显。

急性重度主动脉瓣反流的舒张期杂音和慢性重度主动脉瓣反流的杂音有重要不同。前者呈短的、中等频率的舒张期杂音，可以很柔和甚至听不到；而后者呈长的、高频率的叹气样的舒张早期杂音。主动脉瓣关闭不全时，由于反流的血液使左心室血容量增多及舒张期压力增高，将二尖瓣前叶推起处于较高位置而呈现二尖瓣的相对性狭窄。因而在心尖部可听到舒张期隆隆样杂音，称为 Austin Flint 杂音。

(2) 房室瓣阻塞性杂音和经房室瓣的血流增加性杂音：出现在心室充盈期，常源自房室瓣的舒张期中期杂音，可以很响(3/6 级)，尽管此时房室瓣的狭窄不重；相反，在心排血量显著降低时，虽然瓣膜狭窄很重，杂音却可以很柔和甚至消失。狭窄越重，舒张期的杂音持续时间越长，因此，杂音持续的时间较强度更能反映瓣膜阻塞的严重程度。

二尖瓣狭窄的舒张中期杂音独特地跟随着二尖瓣开放拍击音。听诊特点为音调较低，局限于心尖部，左侧卧位最清楚。三尖瓣狭窄时，杂音局限在左侧胸骨旁较小的范围内，吸气末更响。在急性风湿热的患者中，有时可以听到一个柔和的舒张中期杂音。收缩期前的杂音出现在舒张晚期，与尾随心房收缩的心室充盈期一致，因此常出现在窦性心律时。收缩期前的杂音通常由房室瓣狭窄所致，性质为递增型，在 S_1 时达到高峰。这种收缩期前的杂音最典型地出现在三尖瓣狭窄伴有窦性心律时。

4. 连续性杂音　连续性杂音在第一心音后不久开始，持续整个收缩期和舒张期，其间无间断，高峰在第二心音处。只要肺动脉的压力显著低于主动脉的压力，动脉导管未闭则产生一个持续性的杂音。升高体循环动脉压使杂音增强，而吸入亚硝酸异戊酯则使其减弱。当出现肺动脉高压时，杂音的舒张期部分可以消失，仅局限于收缩期。

连续性杂音也可见于先天性或获得性动静脉瘘、冠状动静脉瘘、左冠状动脉 - 肺动脉异常起源以及主动脉窦（瓦氏窦）和右心存在交通的情况下。

【心包摩擦音】

在窦性心律时，典型的心包摩擦音呈三相，即收缩前期—收缩期—舒张早期，均出现摩擦音，但有时只在收缩期听到，此时易与杂音或额外心音混淆。听诊特点是性质粗糙，类似皮革的刮擦声。心包摩擦音可在整个心前区听到，坐位前倾吸气时更明显。

四、怎样正确评估心脏杂音

对一个杂音进行评估时，首先必须注意其特点，包括杂音的强度、出现的时期、部位和传播方向以及与体位、呼吸和运动的关系等。其次，是否存在心脏或心脏外的症状，以及心脏或心脏外的体检是否提示心脏杂音具有临床意义。心脏杂音的系统筛查程序见图 1-1，此方法和步骤特别适用于儿童和 40 岁以下的年轻人。

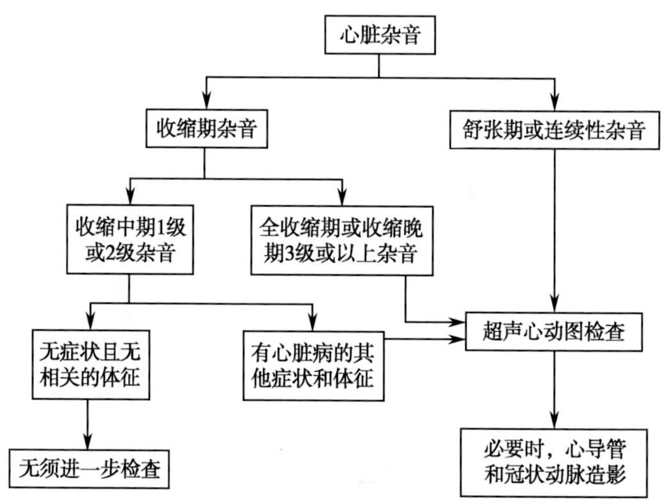

图 1-1　心脏杂音患者的筛查程序

对于心脏杂音，虽然二维超声心动图和彩色多普勒血流成像能提供很重要的信息，但是并非所有有心脏杂音的人必须接受这些检查。这些检查对于无任何症状且病史和查体没有提示有心脏病，仅听诊发现有收缩中期 1/6~2/6 级杂音的患者帮助不大，且价格昂贵，因此可以无须进一步检查，或者定期体检。

新近的许多研究显示，随着彩色多普勒超声技术敏感性的提高，在年轻健康人群中可以检测到三尖瓣和肺动脉瓣的反流。有一项由 200 名日本健康人参与的研究显示，运用多普勒方法，其中 45% 的人能检测到二尖瓣反流，70% 的人能检测到三尖瓣反流，高达 88% 的人能检测到肺动脉瓣反流。虽然这些都是健康人，并且心脏听诊和心电图未发现异常。“正常”的主动脉瓣反流很少见，但其发生率随着年龄的增长而增加。临床工作中有时可以见到，在无心脏病的人群中，超声心动图检查对轻微的生理性瓣膜反流做出了心脏病的超声诊断。因此，临床医生应详细询问患者的病史，仔细进行体格检查，并结合其他辅助检查，方能做出正确的诊断。

（黄晓红　鲁 洁）

第2章　心电图检查

一、心电图学基础概念

在历史上，是先有心电图后有心电图学的。心电图不等于心电图学。心电图学是在一系列动物实验、理论模型和数学推论等演化来的众多概念基础上逐步建立和完善起来的一套用以解析心电图的一个系统学说，包括以下几方面内容，搞清楚以下各方面间的关系是理解和分析心电图的基础。

1. 心肌细胞动作电位（图 2-1）　心肌细胞有三类：自律细胞或P 细胞、工作细胞（心房肌细胞和心室肌细胞）和骨架细胞。骨架细胞将前两类细胞组合构架成一个协调的整体。心肌细胞的特性有自律性、收缩性和兴奋性。自律细胞主要是 P 细胞，有自律性和兴奋性，但没有收缩性。心房肌细胞和心室肌细胞属横纹肌细胞，是心脏主要的工作细胞，具有兴奋性和收缩性，但没有自律性。以往教科书讲的传导性，其实可归纳在兴奋性中，有兴奋性即有传导性。引入“兴奋性”这个概念，主要为描述不兴奋性或不兴奋期，这在心电图学和心脏电生理学中都是一个重要概念，即细胞不应期和组织不应期。

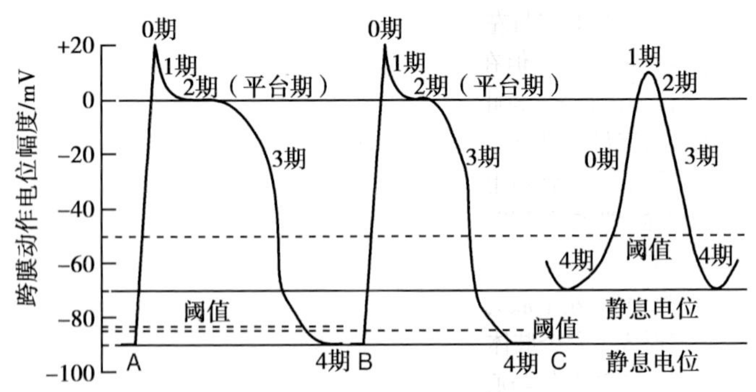

图 2-1　心肌细胞动作电位

A. 心室肌细胞动作电位时限；B. 心房肌细胞动作电位时限；C. P 细胞动作电位时限。

心肌细胞动作电位时限一般分为 0、1、2、3、4 期。0 期为除极相，1~4 期为复极相，这是共性。其中心室肌细胞(图 2-1A)和心房肌细胞(图 2-1B)最接近，但略有不同，即心房肌细胞 2 相平台期较心室肌短，相应地其不应期也短，故心房肌细胞能接受比心室肌细胞更快的激动频率。而窦房结和房室结区的 P 细胞(图 2-1C)与心室肌、心房肌等工作细胞明显不同。主要表现在以下 5 点：

(1) 0 期除极速率明显比心室肌、心房肌慢。

(2) 0 期除极是慢钙离子通道(Ca^{2+})，而不是工作细胞的快钠离子通道(Na^{+})引起的，因此对钙通道阻滞药敏感，对钠通道阻滞药不敏感。

(3) 复极时限快而短，没有 2 期平台期，其不应期呈明显的频率依赖性。但完全不同于工作细胞的不应期随频率增加而逐渐缩短，P 细胞的频率依赖性是不应期随频率增加而逐渐延长，这是其能够过滤、阻滞过快传导的主要生理机制之一。

(4) 整体除极幅度明显低于工作细胞，导致其电传导速度要慢于工作细胞。

(5) 最主要的不同还在于，其复极到静息膜电位(4 相)后可以自动除极到阈电位而再次激动。

2. 心电导联及六轴系统　心脏是由众多具有兴奋性的细胞组成的。这种兴奋从时相顺序上看，除极相和复极相不同；从空间顺序上是从心房到心室，从室间隔到游离壁。这样意味着在大多数时间段心脏表面都存在着电位差。心电图就是将这种电位差记录收集，然后经过滤波和放大后形成的。最早 Enthoven 建立了 3 个导联即 Ⅰ、Ⅱ、Ⅲ 导联，称为标准导联，全是双极导联，它记录的是两上臂间(Ⅰ导联)、右上肢与左下肢间(Ⅱ导联)、左上肢与左下肢间(Ⅲ导联)电位差的变化。但在临床实践中，特别希望能记录到反映心脏局部电位差的技术，为此 Bayley 等科学家引入了“单极导联”的概念，以大写字母 V 表示。将左上臂和左下肢电位记录到的电位差整合作为零电位点，将右上臂电位与这个整合电位之间形成的电位差标记为 VR，即表示单极电位差。由于这个电位差太低了，再适当加压放大(augument，a)，就形成现在的加压单极肢体导联 aVR。同理，左上臂为 aVL，左下肢为 aVF。这样加上原来的三个双极标准肢体导联，就形成了六个肢体导联和六轴系统(图 2-2)。

但是，毕竟肢体与心脏表面间相距较远，电位差记录不敏感，况且只能反映额面方向的电位差，需要进一步开发能反映水平面电位差的导联，由此开发出胸前导联(图 2-3)。其优势是距离心脏表面近，一定程度上类似心脏外膜电极，也称类外膜电极，同时又能反映心脏水平面上电位差的变化，这就是胸导联。反映右心室电位差的导联为 V_1、V_2 和必要时加做的 V_3R、V_4R、V_5R。反映左心室电位差变化的导联为 V_4、V_5、V_6，有时加做反映左心室后壁的 V_7、V_8、V_9 导联，V_3 导联反映室间隔电位差，一般认为是左右心室移行区导联。

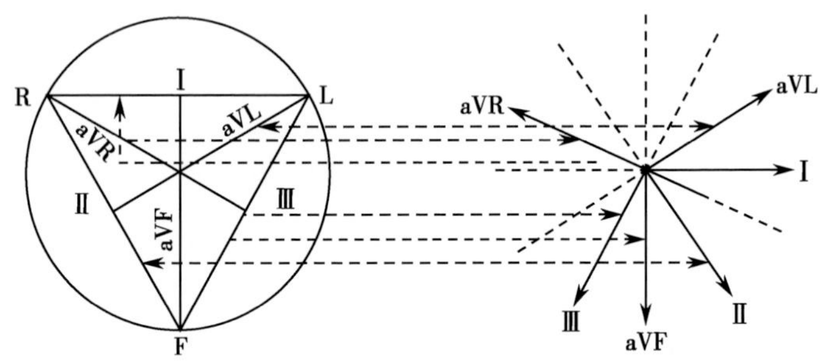

图 2-2　额面六轴系统演变过程

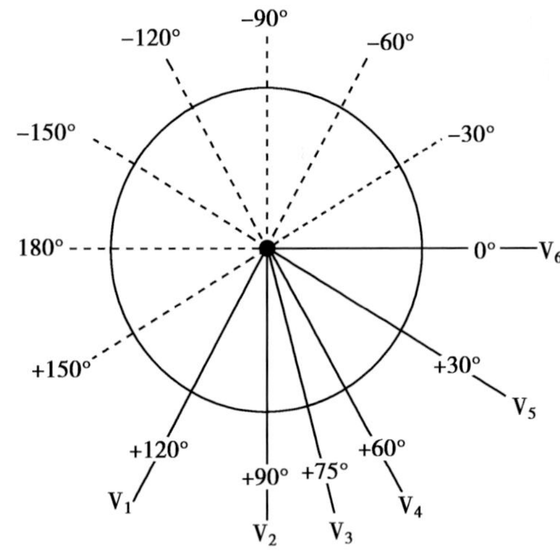

图 2-3　六轴系统再整合胸导联水平轴电轴

3. 偶极子有序激动、心电向量及电轴　单个心肌细胞膜在静息状态下呈外正内负的极化状态，即在细胞膜外面钠离子（Na^+）浓度高于细胞膜内，而在细胞膜内钾离子（K^+）浓度高于细胞膜外，而在静息电位时细胞膜对 K^+ 具有高度浓度依赖性的优势通透性，使得细胞内 K^+ 渗透到细胞膜外，从而维持心肌细胞外正内负的极化状态。一旦细胞受到刺激达到其阈值时,电压门控的 Na^+ 通道就会选择性开放,这样大量 Na^+ 进入细胞内,去极化开始。这时实际上就有一股电流流入细胞内,其头端为正极,尾端为负极,而相邻部位仍处于未除极的极化状态,这样除极部位与未除极部位就会形成不断除极的电流,完全类似物理学上的偶极子(dipole)。其强度和移动方向又可用数学上矢量来描述。对于整个心肌来说,其除极方向是从心内膜向心外膜,这样在心脏内外膜之间同样形成了一个类似的偶极子。而整体心脏的除极是遵循一定顺序的,如心室是先从室间隔左心室面的中下 1/3 开始,逐渐向两侧游离壁传导。这样就可将整个心室激动过程简化为一个偶极子的扫描,同样可用矢量来描述其强度、方向和角度。在心电图学上称为心电向量。

在此基础上,将六个反映额面向量的肢体导联和六个反映水平向量的胸导联共同组成一个三维立体球面,将心电向量投射到各个导联上,其大小、角度都可以精确计算出来,这样就可将任何导联上记录到的心电图曲线用向量的方式转换成数学矢量进行解析。为了更进一步简练,将一个心动周期中心室或心房激动的瞬时向量依时间综合后均可简化为三个综合平均向量,再选其中一个最大向量作为最终综合平均向量,被称为“电轴”。

因此,电轴与综合平均向量是同一个概念的两种叫法。通常人为地将肢体导联分为 12 等份,每等份间相隔 30°。综合平均向量在额面导联轴的位置就是电轴位置。大多数人在生理情况下电轴处于 –30°~+90° 范围内。如果超过这个范围,提示可能存在心脏激动异常。

4. 单极胸导联、类本位曲折(intrisicoid deflection) 心电向量不是纯粹的数学假说,是有坚实的生物物理学基础的。心电向量的确立是心电图学的基础。正是在此基础上,除了确立电轴的概念外,心电向量学结合偶极子模型又为单极心电图的解析提供了合理的理论根据。既往心电图学中,特别强调不能用单极观点来理解心电图,但实际上人类从发明心电图到不断增加导联都是为得到单极心电图,因为它对心律失常的分析和解释非常有用。在偶极子和心电向量学说确立之后,用单极观念来理解和解释心电图是完全可行的,尤其是单极胸导联。早先为了记录到单极电图,Lewis 和 Wilson 在动物心脏外膜刺入电极来记录心外膜电位,发现与胸壁无创记录到的心电图非常接近,证实胸壁记录到的心电图非常类似于心脏外膜记录的动作电位图,两者之间紧密相关。原因是胸壁导联非常接近心脏外膜,故将胸壁导联称类外膜导联,胸导联心电图称类外膜心电图。

当然,胸导联心电图首先反映的仍是整个心脏的电位差变化,只有经过记录电极部位的电位差才是该导联的本位电位差。心外膜电极标测研究显示,当除极向量到达记录电极时,该"本位"可记录到最大的直立电位,当除极离开该"本位"时,又记录到一反向的急速下降的电位,将这一图像称为"本位曲折(intrinsic deflection)"。由于胸导联非常接近心外膜,在心电图学上,就将胸导联上描记的该图形称为类本位曲折(图 2-4)。最高 R 波顶点代表激动除极到达该导联,从该点曲折向下至等电位线这段时间,反映该点完整除极的时间。从 QRS 波起点到 R 波顶点时间代表激动到该点的时间,斜率代表传导速度,振幅代表着所激动的心室肌大小。这在分析心律失常起源时非常有用。

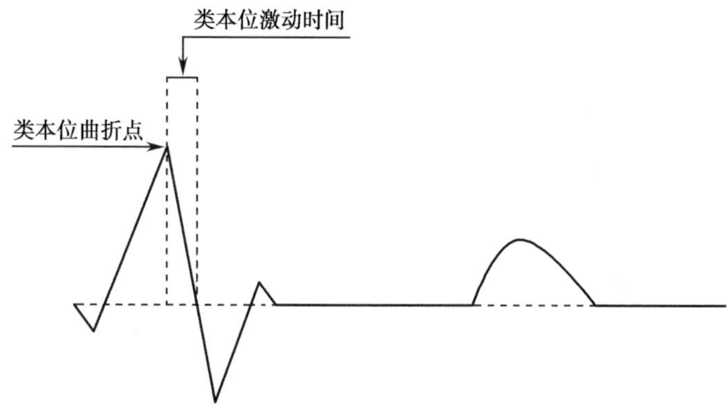

图 2-4　胸导联类本位曲折示意图

5. 细胞动作电位不应期与心电图关系　在一个单细胞动作电位周期,从除极开始直至复极后期,细胞对任何外来刺激不会产生反应,称为绝对不应期(ARP)。之后在复极到阈电位之前,细胞会对比正常刺激更强大的阈上刺激产生反应,这一短时期称为相对不应期(ERP)。细胞从阈电位完全复极到静息膜电位之间的时期,因为非常接近阈电位,此期内细胞甚至会对比正常刺激低的阈下刺激做出反应,称为超常期(SNP)。

对应的心电图上(图 2-5),从 QRS 波起点代表心室除极开始,直至 T 波开始(T_{on}),这一段时期($Q\text{-}T_{on}$)是心室肌的绝对不应期(ARP)。在这一时段心室肌不会对任何刺激发生激动或局部激动反应。从 T 波开始至 T 波顶点(T_p),这一时间段($T_{on}\text{-}T_p$)大约是心室肌的相对不应期(ERP)。在这一时间段内,如果有足够大的刺激,如近处的室性早搏或高强度的起搏刺激，会使该处心室肌产生激动。从 T 波顶点（T_p）直至 T 波结束（T_e），这一时间段（T_p-T_e）心室肌细胞复极电位很接近阈电位，容易对一些低强度的阈下刺激产生兴奋，相当于单细胞动作电位的超常期（SNP）。在心电图学上称为易损期（vulnerable period）。在这一时间段，心室肌甚至会对一些低强度的阈下刺激产生反应，如 R 波落在 T 波终末支上的 R-on-T 现象。

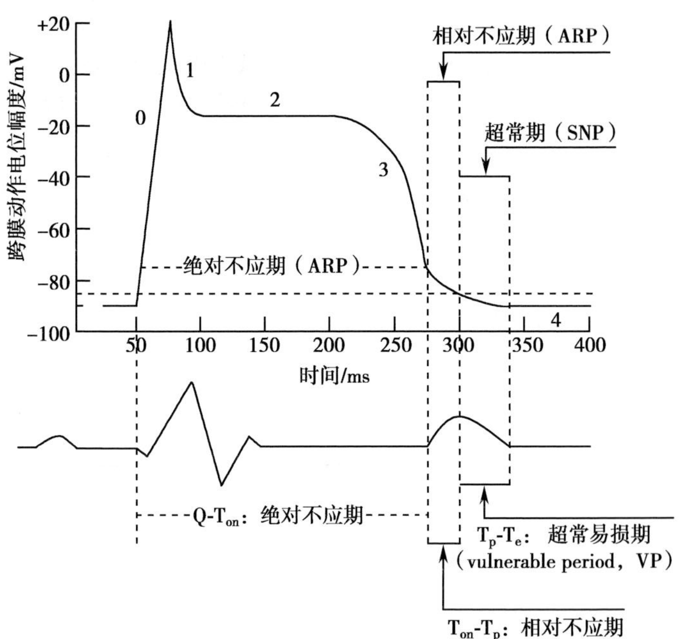

图 2-5　细胞动作电位不应期与心电图不应期对应关系

当然，心电图学上的 T_p-T_e 间期并不完全等同于单细胞动作电位的易损期。在整个心肌其各层复极的 T_p-T_e 间期是不同的，某个导联尤其胸壁导联反映的是该导联内外膜间的复极综合向量。该时段的长短可反映跨室壁复极弥散度（transmural dispersion repolarization，TDR）的高低，是近些年心脏性猝死（sudden cardiac death，SCD）预测研究的热点之一。

不应期的概念是心电图学提供给理解和分析心律失常学的重要工具之一。但心电图学不应期概念又与心律失常学研究中心内电生理标测所提到的组织不应期概念不同。在此不做进一步解释。

二、正确描记心电图

1. 检查仪器设备处于正常状态　心电图机排除噪声干扰、基线漂移、接触不良、周围电磁场等干扰，走纸速度为 25mm/s，输入 1mV 时描记笔偏转 10mm，体表心电图都记录在画有纵横线相交的方格纸上，每一条细线间隔 1mm，组成 1mm×1mm 的小格。纵向代表电压（振幅），每小格 0.1mV；横向代表时间，走纸速度 25mm/s 时，每小格 0.04s。

2. 操作环境符合要求　做心电图检查时室内要保持温暖，避免受凉及肌肉震颤，温度不低于 18℃，相对湿度≤80%。检查床高度和宽度适合。心电图机远离交流电电源和电磁波干扰。

3. 皮肤处理后正确连接电极，连接部位的皮肤清洁并避免干扰。

4. 一般情况下，受试者休息 5~10min 后平卧于检查床上，呼吸平稳，处于放松状态。紧急状态下抢抓心电图除外。正确描记心电图是诊断分析的基础，应该按照标准操作。

三、常用心电图导联

导联是指引导心脏电流至心电图机的连接路程，即电极安放的部位以及电极与心电图机连接的方式。为了使不同患者或同一患者不同时期的心电图具有可比性、可交流性，电极安放的部位及与心电图机的连接方式，国际上均有严格规定。

【心电图导联分类】

根据导联所代表的三维空间位置分类：

1. 额面导联　反映激动在前额面上、下、左、右的变化，如肢体导联。

2. 水平面导联　反映激动在水平面前、后、左、右的变化，如胸前导联。

3. 矢状面导联　反映激动在侧面前、后、左、右的变化，如食管导联。

【常规心电图导联的连接】

若要获取一份质量合格的心电图，除了需要性能良好的心电图机外，还要求导联电极放置部位的准确无误。常规导联包括肢体导联和胸前导联两部分。肢体导联又分成 3 个标准导联（Ⅰ、Ⅱ、Ⅲ）和 3 个加压单极导联（aVR、aVL、aVF）；胸前导联共 15 个（左边 V_2~V_9；右边 V_1、V_3R~V_8R）。

1. 标准导联（Ⅰ、Ⅱ、Ⅲ导联）　标准导联连接方式：

Ⅰ导联：左上肢与心电图机正极相连，右上肢与负极相连，所得电位是两上肢电位差。当左上肢电位高于右上肢时，波形向上，反之向下。

Ⅱ导联：正极接左下肢，负极接右上肢。当左下肢电位高于右上肢时，波形向上，反之向下。

Ⅲ导联：正极接左下肢，负极接左上肢。当左下肢电位高于左上肢时，波形向上，反之向下。

2. 加压单极肢体导联　加压单极导联的连接方式：

aVR：正极置于右手腕关节内侧上方，负极连左上肢 + 左下肢。

aVL：正电极置于左手腕关节内侧上方，负极连右上肢 + 左下肢。

aVF：正电极置于左足踝关节内侧上方，负极连左上肢 + 右上肢。

如果将加压单极肢体导联的三根轴加入标准导联的三轴系统，则形成额面六轴系统，每个导联轴夹角为 30°。六个导联的名称均标在该导联的正侧，并围绕成 360°“表盘状”。六轴系统反映心脏电位在额平面上、下、左、右的变化（见图 2-2）。

3. 胸前导联（横面导联）

(1)胸前导联连接方式：胸前各导联的位置是以胸部骨骼的标志为参照点安排的。

V_1——探查电极置于胸骨右缘第 4 肋间。

V_2——探查电极置于胸骨左缘第 4 肋间。

V_3——探查电极置于 V_2 与 V_4 连接中点。

V_4——探查电极置于左锁骨中线与第 5 肋间相交处。

V_5——探查电极置于左腋前线与 V_4 同一水平。

V_6——探查电极置于左腋中线与 V_4、V_5 同一水平（图 2-6）。

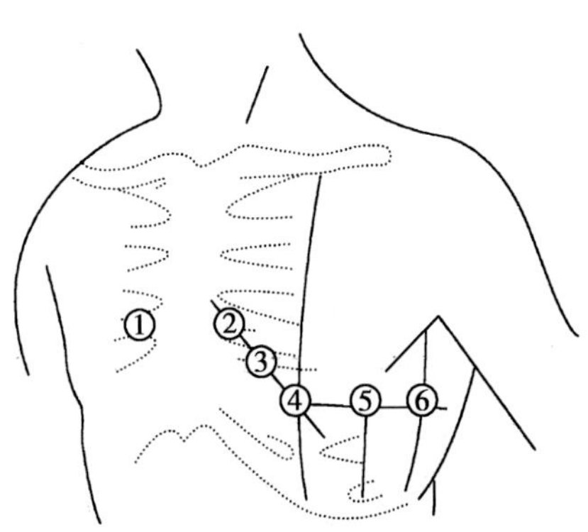

图 2-6　胸壁导联位置示意图

(2)胸前附加导联连接方式：当年 Wilson 以半直接导联观念，认为这六个导联已足够使用，但是在心肌梗死及一些个别病例中为了准确地对病变观察、定位，还需根据具体情况加做胸前附加导联，其连接如下。

V_7——探查电极位于左腋后线与 V_4~V_6 同一水平。

V_8——探查电极位于左肩胛线与 V_4~V_7 同一水平。

V_9——探查电极位于后正中线与 V_4~V_8 同一水平。

V_3R——探查电极位于 V_3 导联的对应部位。

V_4R——探查电极位于 V_4 导联的对应部位。

V_5R——探查电极位于 V_5 导联的对应部位。

V_6R——探查电极位于 V_6 导联的对应部位。

V_7R——探查电极位于 V_7 导联的对应部位。

V_8R——探查电极位于 V_8 导联的对应部位。

在特殊情况下，还可加做上述导联的上一肋间或下一肋间导联，分别用 V_1'~V_6' 或 $V_{1/}$~$V_{6/}$ 表示。

胸前导联 QRS 波变化有一定规律，从右到左 R 波逐渐增高，S 逐渐减低，V_1 导联 R/S<1，V_5 导联 R/S>1。

4. 特殊导联——Lewis 导联　临床上有时为了更好地记录和显示 P 波，将右臂导联夹子取下，换上橡皮球，吸贴在胸骨右缘第 2 肋间，将左臂导联夹子取下，换上橡皮球，吸贴在胸骨右缘第 4 肋间。这样就将原来的 Ⅰ 导联改造成更贴近心房肌的特殊导联，称为 Lewis 导联。

【平均心电轴】

通常所称的心电轴是指心室激动中产生的最大综合向量的方向，即 QRS 环在前额面上的电轴。

额面六轴系统的形成及测量：将代表标准导联三个导联轴的等边三角形的三条边平行移动至三角形的中心点，再将三个加压单极肢体导联轴通过此中心点指向左、右上肢和下肢(即原来三角形的三个顶点)，即可得到一个额面六轴系统(见图 2-2)。

电轴的测定方法主要有计算机测定和人工测定两类。目前临床使用的多导电脑心电图机，基本采用的是面积法计算电轴，以求获得较高的测量精度。人工测定主要有目测法和查表法。

1. 目测法　是根据投影原理，利用六轴系统确定电轴的方向。此法简单、实用，可迅速判断是否存在电轴偏移，与其他方法相比，虽有一定误差，但基本上可以满足临床需要。

传统的方法是根据 Ⅰ、Ⅲ 导联的 QRS 主波方向，粗略估计平均电轴的大致方向，如果 Ⅰ 导联 QRS 主波向下、Ⅲ 导联 QRS 主波向上，两者呈“针锋相对”，则电轴右偏；反之，Ⅰ导联主波向上，Ⅲ导联主波向下，两者呈“背道而驰”，则电轴左偏；Ⅰ、Ⅲ导联主波方向均朝上，电轴为正常；Ⅰ、Ⅲ导联 QRS 波方向均向下，呈 $S_{Ⅰ}S_{Ⅱ}S_{Ⅲ}$时，电轴指向“无人区”，为不定电轴或电轴极度偏移。

最简单的方法：找到 QRS 波代数和为零或接近为零的导联，那么垂直于该导联的导联上的 QRS 波就是投影到这个导联的最大综合向量，即平均电轴（图 2-7）。

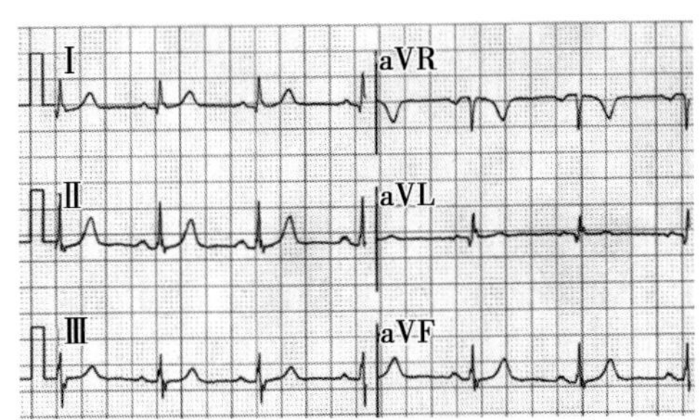

图 2-7　一例成人正常心电图

从图中看出，aVL 导联的 QRS 波代数和接近于零，则平均电轴就位于垂直于 aVL 导联的Ⅱ导联上，电轴正常。

2. 查表法　目测法虽方便、快捷，深受广大临床工作者欢迎，但其精确性有限，难为科研者所求。为了进一步准确地测定电轴的度数，可根据计算出来的Ⅰ、Ⅲ导联 QRS 波电压代数和的数值直接查表求得。

正常成人电轴分布在 –30°~+90°；电轴左偏的范围在 –30°~–90°；电轴右偏的范围在 +90°~±180°；电轴在 –90°~±180° 称“无人区”电轴或不确定电轴。

电轴左偏多见于横位心脏，如肥胖、妊娠、腹水、左心室肥大和左前分支传导阻滞等；电轴右偏常见于体形瘦长者、儿童、右心室肥大、左后分支传导阻滞等；不确定电轴可见于器质性心脏病患者，如重度肺气肿、先天性心脏病合并右心室肥大、急性心肌梗死等，也可见于个别健康人。

四、正常心电图的命名、测量及临床意义

【正常心电图各波的命名】

一系列心电图曲线是由一组组波形组成的，每组波形中的不同曲线又有不同称谓。自图 2-8 中可以看出，首先出现的振幅不高、圆

钝小波称 P 波，P 波后短暂的水平线称 PR 段，PR 段后第一个向下的负向波称 Q 波，Q 波后的高振幅正向波称 R 波，R 波后的负向波称 S 波，这三个紧密相连的波合称 QRS 波。QRS 波后的一段基线称 ST 段，ST 段与 S 波交接点称 J 点，继 ST 段后出现的一个缓而宽的正向波称 T 波，T 波以后还有一个低小向上的波称为 U 波；从 P 波起始到 QRS 波起始的时间称 P-R 间期，从 QRS 波起始至 T 波终点的时间称 Q-T 间期（图 2-8，图 2-9）。

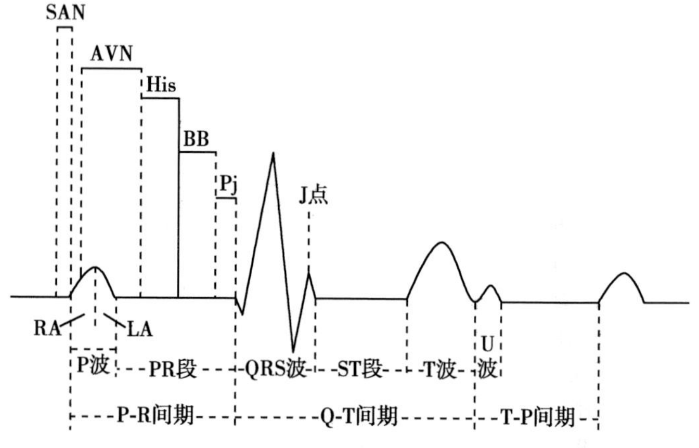

图 2-8 心电图组成及命名

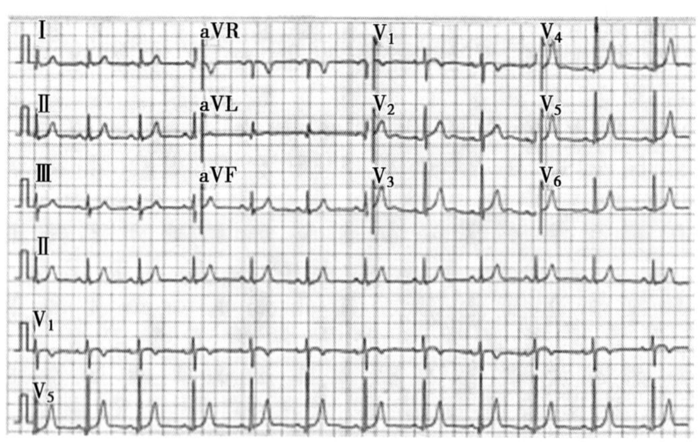

图 2-9 一例成人正常心电图

实际上，在记录到 P 波前的一小段时间，是窦房结激动时间（SAN），在心电图上是记录不到的。P 波是由右心房激动和左心房激动共同组成的，右心房激动在前，左心房激动在后。在右心房激动后 30~40ms，激动就传到房室结了。之后是希氏束（His 束），再次是双束支和浦肯野纤维（Purkinje 纤维），最后激动心室肌产生 QRS 波。在 PR 段中，在 His 束以上是受自主神经支配的，在希氏束以下没有神经支配。因此，在希氏束以上的阻滞多是功能性阻滞，可恢复。而在希氏束以下的阻滞多为病理性，不易纠正。

【心电图各波的测量及临床意义】

1. P 波　是基线上最早出现的小圆钝波；P 波反映心房去极化的电位变化，P 波前半部代表右心房激动，后半部代表左心房激动。心房肥大时，表现为电压增高和传导时限延长。

P 波形态：窦性心律时，P 波在 Ⅰ、Ⅱ、V_3~V_6 导联直立，aVR 导联倒置；正常 P 波可有轻微切迹，正常切迹的两个波峰间距<0.03s。

P 波测量及正常值：① P 波振幅测量，以 P 波起点为参比点，从基线上缘测量至 P 波顶点，肢体导联<0.25mV，胸前导联<0.20mV；V_1 导联 P 波负性部分<0.1mV，负向振幅与时间乘积（$PtfV_1$）的绝对值<0.03。② P 波时间测量，以 12 导联最早出现的 P 波量至 12 导联最晚结束的 P 波。如果并非采用 12 导联同步描记，可测量 P 波最宽的导联，测量时从 P 波起点的内缘测量至结束时的内缘。成人 P 波正常时限为 0.08~0.11s。

2. P-R 间期　指从 P 波起始至 QRS 波起始的时间，代表心房去极化开始到心室去极化开始的时限，反映激动从心房经房室结、希氏束、束支至浦肯野纤维的传导时间。

P-R 间期测量应从 12 导联最早出现的 P 波量至最早出现的 QRS 波起点处，如使用单导联心电图记录，应选择 P 波宽大且有 Q 波的导联进行测量。

P-R 间期的时限在一定范围内随窦性心律的频率变化而变化，P-R 间期正常范围为 0.12~0.20s，上限不超过 0.21s；儿童为 0.11~0.18s。

3. QRS 波　反映心室去极化过程的电位变化。典型的 QRS 波是指三个紧密相连的综合波，但并不是每一个 QRS 波都必须具有 Q、R、S 三个波。

QRS 波时限的测量与 P 波测量相同，从 12 导联最早出现的 QRS 波起点量至 12 导联最晚结束的 QRS 波终点，或寻找 QRS 最宽的导联测量 QRS 起点至 QRS 终点（图 2-10）。正常成人 QRS 时限为 0.06~0.10s，个别可达 0.11s，儿童上限为 0.09s。QRS 波时限代表心室激动持续的时间。

QRS 波振幅测量的原则是负向波振幅从基线下缘量到负向波

底点（最低点），正向波振幅从基线上缘量至正向波顶点（最高点）。

4. Q 波　当 QRS 波初始的去极化向量背离某个导联轴时，该导联就记录到一个 Q 波（负向波）。

肢体导联：除Ⅲ、aVR 导联外，Q 波时限 <0.03s；Ⅲ导联 Q 波正常值可达 0.03s，Q 波深度一般不超过同导联 R 波振幅的 1/4。

胸前导联：多数正常人左胸导联可出现小 Q 波，Q 波宽度 ≤ 0.03s；V_2 导联不应有 Q 波。

诊断心肌梗死时，Q 波宽度更为重要。人们常根据 Q 波出现的导联对心肌梗死的部位进行定位诊断（表 2-1，图 2-10）。

表 2-1　心肌梗死部位对应导联

梗死部位	相关导联
前间壁	V_1~V_3
前壁	V_2~V_5
高侧壁	Ⅰ、aVL
广泛前壁	V_1~V_5
下壁	Ⅱ、Ⅲ、aVF
后壁	V_7~V_9
右心室	V_3R~V_5R

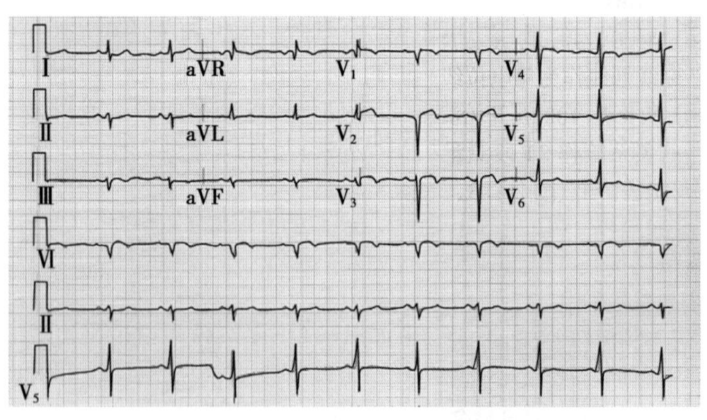

图 2-10　前间壁心肌梗死心电图

V_1、V_2 导联呈 QS 型；V_3 导联 R 波低小；

T 波在 V_3、V_4 导联倒置；电轴左偏。

5. R 波　当 QRS 波最大向量与某个导联轴平行时，该导联 R 波振幅最高。正常成人 R 波振幅在Ⅰ导联 < 1.5mV；aVL 导联 < 1.0mV；Ⅱ、Ⅲ、aVF 导联 < 1.9mV。胸前导联 R 波振幅从右胸前导联（V_1、V_2）到左胸前导联（V_4~V_6）逐渐递增。V_1 导联可以呈 QS 型，但呈 RS 型时，R 波振幅应 < 0.6mV。V_4 导联 R 波振幅最高，其次是 V_5、V_6 导联。胸前导联 R 波振幅随年龄增长而逐渐减低；40 岁以上 V_5 导联 R 波 < 2.5mV，年轻人可达 3.0mV。

6. S 波　常规 12 导联中，右胸前导联 S 波最深，正常成人 V_1~V_3 导联应 < 2.1mV，个别健康者可达 3.0mV，Ⅰ、Ⅱ、aVF 导联 S 波应 < 0.5mV。

如果所有肢体导联 QRS 波振幅 < 0.5mV，则为肢体导联低电压，所有胸前导联 QRS 波振幅 < 1.0mV 为胸前导联低电压。

7. ST 段　是指 QRS 波终点至 T 波起始前的一段水平线。ST 段代表心室去极化终末至复极开始之间的无电位变化时段。ST 段等电位线反映心室复极较长的 2 相平台期。

ST 段测量：一般以 R 波起点平行于水平标线划线作为等电位线。QRS 波终末 S 波与等电位线交叉点为参比点，由于该点与等电位线之间往往有一个斜坡，为了测量标准统一，一般建议从该点后的 60~80ms 算作 ST 段。注意是测量该段与等电位线之间的关系，而不是与标准基线之间的关系（图 2-11A）。如果高于等电位线就算 ST 段抬高，低于等电位线就称为 ST 段压低。正常成人肢体导联 ST 段呈等电位线；ST 段抬高一般 < 0.1mV 为上限，下移不超过 0.05mV。右胸导联 ST 段上移可达 0.1~0.3mV，左胸导联抬高上限 < 0.1mV。所有胸前导联 ST 段压低均应 < 0.05mV（图 2-11A）。

对于合并过早复极患者 ST 段的测量，仍以 R 波起点平行于水平标线划线作为等电位线。以 J 波与等电位线交叉点作为 J 波终点（Jt），从 Jt 后 100ms 开始测量至 T 波起点之间算作 ST 段。该段与 Jt 点的关系算作 ST 段测量。高于 Jt 点算作 ST 段抬高，低于 Jt 点算作 ST 段降低（图 2-11B、C）。

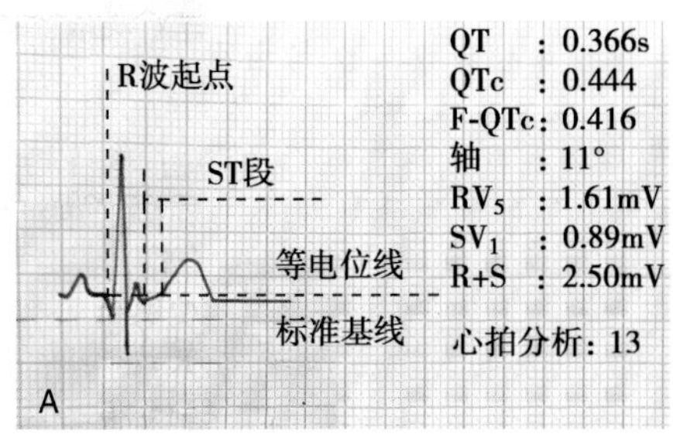

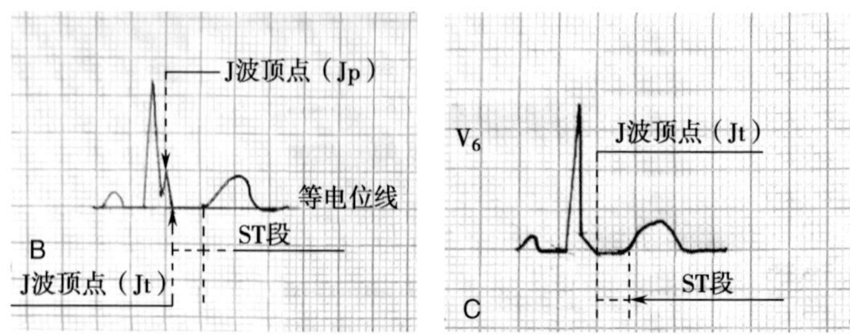

图 2-11　ST 段测量

A. 一般情况下 ST 段测量；B、C. 存在早复极情况下 ST 段测量。

8. T 波　代表心室复极电位变化。T 波方向多与同导联 QRS 主波相一致。

T 波振幅：所有肢体导联均<0.6mV，男女无明显差别。在胸前导联上，男性明显高于女性。V_2、V_3 导联男性平均为 0.6mV，最高可达 1.2mV；女性平均为 0.3~0.4mV，最高<0.8mV。所有以 R 波为主的导联上，T 波振幅均不能低于同导联 R 波的 1/10；不能双向、倒置。

9. Q-T 间期　是指从 QRS 波起始部至 T 波终末部的时限，代表心室去极化和复极过程的总时限。越来越多的资料表明，Q-T 间期和室性心律失常关系密切，Q-T 间期延长者猝死危险性显著增加。因此，Q-T 间期已日益引起临床重视。

Q-T 间期测量应以 12 导联最早出现的 QRS 波起点测至最晚结束的 T 波终点，或选择 T 波较大并有清楚终末部的导联，一般测 V_2、V_3 导联，取其中最长的间距，应注意排除 U 波（见图 2-8）。

Q-T 间期随心率的改变而变化。心率加快，Q-T 间期缩短；心率减慢，Q-T 间期延长。因此，为了消除心率对 Q-T 间期的影响，有必要计算出校正的 Q-T 间期（QTc）。

Bazett 公式：$QTc=QT/\sqrt{RR}$（QT 为实测的 Q-T 间期，RR 为心率数）。目前临床认定的 QTc 正常值为<440ms。

10. U 波　是在 T 波后 20~40ms 出现的小圆波，正常情况下 U 波可出现也可不出现。U 波产生的确切机制尚未肯定。

正常人 U 波极性和 T 波一致。U 波振幅低于同导联 T 波的 1/4。T 波直立时 U 波倒置，称为孤立性 U 波倒置，视为异常表现。

【心率】

心率的定义国际上规定是次 /min，即每分钟心脏搏动的次数（bpm）。从心电图上，P 波或 R 波出现的频率可计算出心率。测定的方法：

$$每分钟心率 = \frac{60}{\text{R-R 间期或 P-P 间期(s)}}$$

正常成人心率在 55~100 次 /min。可采用简便的目测法粗略推算心率，在 25mm/s 走纸速度下，若两个 QRS 波相距 1 个中格(5 个小格)，此时心率就是 300 ÷ 1=300 次 /min，相距 2 个中格是 300 ÷ 2=150 次 /min，相距 3 个中格是 300 ÷ 3=100 次 /min，以此类推。临床还可用查心率推算表的方法。

简易测量法包括：在 25mm/s 走纸速度下，测量 15cm(6s)长心电图内 P 波或 QRS 波群出现的数目，该数目乘以 10；测量 5 个或 5 个以上 P-P 间期或 R-R 间期，计算其平均值，60 除以该周期即为每分钟的心率。若心律明显不齐(如心房颤动或心房扑动)，应连续测量 10 个 R-R 间期，取平均值(s)，60 除以该周期(s)即为每分钟的心室率。

（贾玉和　陶晓娟）

第 3 章　胸部 X 线检查

一、概　述

普通 X 线检查的基本原理是采用 X 射线穿过人体成像，利用 X 射线的组织穿透性、物理荧光和光电效应等，由于不同人体组织对光电信号的吸收不同，从而得以区分不同组织(如心脏和肺组织)和病变组织。过去普通 X 线胶片直接曝光产生影像，现在采用数字感光板产生数字信号，通过计算机辅助成像(computed radiography，CR)和全数字系统成像(digital radiography，DR)产生数字化 X 线片，影像信息更加清晰，便于传输和储存。

胸部 X 线片是最常规的必备的心脏和肺部检查方法，安全、简便。诊断是通过在胸部 X 线片上的所见与所期望的正常外观相比较，识别和描述出结构轮廓的变化作出的。胸部 X 线片对于观察肺部病变、心脏和主动脉位置、轮廓和大小以及心肺病变相互关联导致的肺部血液循环变化等，是不可取代的常规方法。

二、胸部 X 线片的基本观察内容

【心脏位置】

心脏轮廓的大部分位于左侧胸腔，是正常的左位心。因此，右位心是指心脏位于右侧胸腔，源于胚胎发育时心脏的旋转异常，它往往合并先天性心脏病。中位心和右旋心指的是心脏位于中位或右侧胸腔，而内脏位置正常，通常不是心脏的异常，往往是一个正常的心脏(先天性心脏病除外)。

【心脏外形和大小】

心脏轮廓的边缘是心腔、主动脉和肺动脉等部分的投影；在斜位上，各心腔的边缘被突出或显示出来。心腔和大动脉的异常要以这些轮廓外观的系统评估为根据。评估首先要区分心脏轮廓的左侧和右侧边缘。心脏左侧边缘由主动脉弓、主肺动脉、左心房耳部和左心室部分组成。心脏右侧边缘由上腔静脉、升主动脉和右心房部组成。正常心胸比率<0.50，但是，判定心脏大小应全面分析患者的体形、吸气程度和病理生理学基础等(图 3-1)。

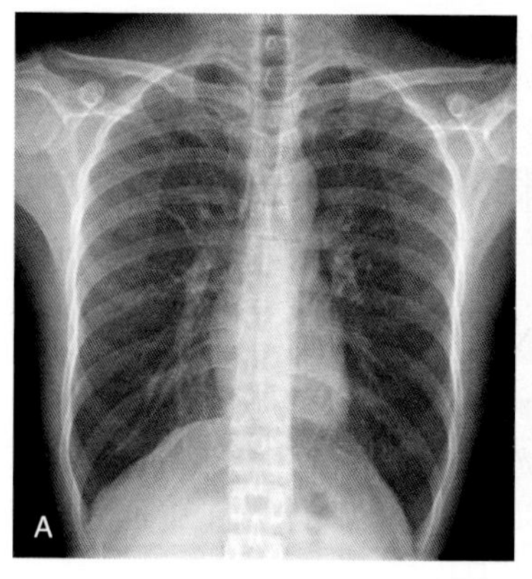

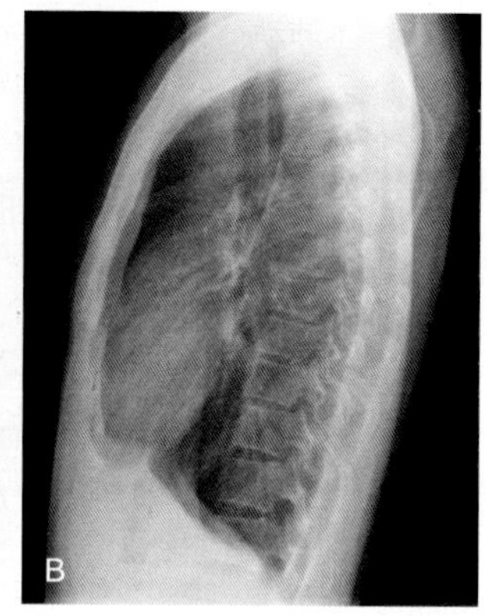

图 3-1　正常胸部 X 线片

A. 后前位；B. 左侧位。

1. 上腔静脉　上腔静脉在胸骨右缘之后，是由左、右头臂静脉在第 1 胸肋关节之后汇合而成的。在右上纵隔下行，在第 3 肋软骨和第 7 胸椎水平进入右心房。上腔静脉在正位胸部 X 线片上形成心右缘的上半部分。上腔静脉的影子是相当直的，在气管右侧并与其并行，它从锁骨下缘向下延伸至右心房。

2. 右心房　右心房的侧壁构成了后前位胸部 X 线片上右心缘下部的膨凸。在胸部 X 线片上，测量右心房径线没有过多的临床意义。右心房增大主要表现为膈面上右心缘的膨大和扩张、上腔静脉影增宽等。右心房与右心室腔相重叠，当右心室增大时(引起右心房增大的最多情况)，测定右心房大小是困难的。在侧位检查，下腔静脉影向后移位是特征性表现。

3. 右心室　右心室居心脏中间偏前。右心室右缘是由三尖瓣组成的房室瓣环。在左侧,右心室的边界是左冠状动脉前降支的前室间沟。因此,后前位投照,右心室不构成心脏边缘。侧位投照,右心室位于胸骨后间隙之下。右心室游离壁正好位于胸骨下半部的下方。右心室增大可以在左向右分流先天性心脏病、三尖瓣畸形或原发性右室心肌异常患者中出现。更常见的,它们是由于左心受累疾病、肺动脉疾病和原发性或继发性右室心肌疾病引起的右心室功能障碍所导致的。引起右心功能障碍最常见的原因是左心室衰竭。最常见疾病以及引起右心室功能不全的其他疾病是左心房高压向后传导到肺静脉、毛细血管和肺动脉。类似的心脏改变可以在肺源性心脏病、右心室肥大综合征,以及继发于肺部疾病的肺动脉高压引起的右心室扩大和心力衰竭。

4. 主肺动脉和中心肺动脉　主肺动脉和肺动脉瓣是右心室漏斗部的延续,位于升主动脉左侧向头侧走行。左心缘的肺动脉段是由主肺动脉和左肺动脉近心端组成的。右肺动脉起源自主肺动脉,通过左心房顶部之上进入右肺。右肺门略低于左肺门。主肺动脉骑跨左主支气管延续为左肺动脉。因此,在后前位胸部 X 线片上,肺动脉段的一部分是左肺动脉的近心端,侧位胸部 X 线片上在胸骨后形成一个透亮的胸骨后间隙。但胸部 X 线片无法准确测量肺动脉管径。

5. 肺血管纹理　左、右肺门阴影大部分是由左、右肺动脉所形成的。在婴幼儿和青少年,左肺门可以被重叠的胸腺和肺动脉干所遮挡。在肺门以外,肺内动脉像树枝一样的分支和扩展,并逐级变细。肺血管的管径骤然改变是不正常的。从肺门到胸膜接近 2/3 的肺动、静脉分支是能够分辨的。在这个区域以外,胸部摄影的空间分辨力决定了其不能分辨更细的血管纹理。

在左肺和右肺以及上肺和下肺之间,肺血管的分布是一致的。总的来说,肺动脉呈现出向肺门汇聚的趋势(上下走行),肺静脉在低于肺动脉的水平进入心影的左心房(横向走行)。在健康个体,肺的灌注从肺尖到肺底随重力的改变呈梯度变化是正常的。在直立体位,下叶的灌注是上叶的 4 倍。因此,下叶肺内静脉在胸部 X 线片上显现得较多,肺血流也更多。

肺内动脉被充满空气的肺组织勾画出清晰的边缘,并向着胸壁呈现出相对比较规则的分支和扩展。肺间质的结缔组织包绕着肺动脉、静脉、淋巴管、支气管和细支气管以及神经。结缔组织支撑肺泡的空间并形成小叶间隔,勾画出肺小叶。肺间质组织在胸部摄影检查中是不可见的,但可把它与肺动脉或肺静脉视为同等密度的一个整体。正常的肺间质组织不应该显得“紊乱”或不追随任何血管纹理而充满整个胸部X线片。

6. 左心房　与左心室相类似，左心房也是一个肌性心腔，虽然它相对比较薄。因此，较小的容量和压力增加就会引起左心房形状和X线片外观上的改变。左心房的大小随压力和容量的增加而增大。左心缘的肺动脉段和左心室段之间的左心房耳部变直，是最早期和最敏感的左心房压力和容积增加的X线征象。左心房的继续增大则导致此段与其下方的左心室段轮廓分离并凸起，同时在后前位X线片脊柱的右侧显示一个“双重密度影”。在侧位X线片上，可见气管隆嵴下方的心后缘上部向后膨凸；食管吞钡侧位胸部X线片显示，食管左心房段有“压迹”或向后移位。左心房增大导致左侧支气管树向后移位，左主支气管抬高。正常情况下的气管隆嵴角大约是75°，可能增大到90°或更大。左心房增大是早期风湿性疾病的良好征象，临床常见于慢性风湿性二尖瓣狭窄或关闭不全，慢性二尖瓣反流常导致高度的左心房增大。肺循环血流量增多和慢性心房颤动时也可见左心房增大。

7. 左心室　在正常心脏，左心室位于右心室的左后方。左心室形状近似一个拉长的椭圆体或球体，心室长轴从冠状面顺时针旋转25°~30°，沿横断面向上翘10°~20°，正常左室心尖指向左前下方。因此，在后前位X线片上，左心缘下段是左心室前侧壁；在侧位X线片上，心后缘的下半部是左心室游离壁。

左心室外形与左心室壁的紧张度增加有关，这包括容量负荷、压力负荷、局部缺血和左室心肌的病变。左心室扩大时，心尖显示向下移位。斜位和侧位检查，都显示心后缘下部向后延伸到下腔静脉阴影并填充心后间隙，心脏下部显示增大，并引起胃泡上部呈现外压的改变。

左心室整体增大通常在左室心肌缺血、主动脉瓣或二尖瓣反流、心肌病，以及先天性心脏病左向右分流患者中发现。在心室缺血患者，根据心室缺血的严重程度和持续时间，以及左心房心肌的顺应性，可能会导致左心房和左心室同时增大。

在急性二尖瓣反流中，其X线表现为心脏大小正常，并有显著的左心房高压，这是由于左心室收缩排空时血流穿过左心房并进入肺静脉，导致肺静脉压显著增加。慢性二尖瓣反流患者，左心房和左心室都因为适应容量负荷增加而增大，但并无严重的肺静脉高压。慢性主动脉瓣反流患者左心室呈明确和进行性增大。

主动脉瓣下室间隔不对称性肥厚、先天性或后天性主动脉瓣狭窄、主动脉缩窄、原发性高血压都可以导致左室心肌肥厚和外形增大。

8. 升主动脉和主动脉弓　升主动脉的右侧边缘不应该超过右肺门血管和上腔静脉的阴影。升主动脉扩张表现为心脏右侧边缘的中 1/3 弯曲增大，以及侧位片上主动脉前缘向前膨凸。正常主动脉弓位于左侧，推压气管向右偏移。在右位主动脉弓，主动脉弓的阴影位于右上纵隔并向外突出，向左侧推移气管。在胸部 X 线片测量升主动脉的真实管径是困难的，因为在正位摄影上其两个边缘都不能显示。在后前位片上，降主动脉的左侧边缘是可以看见的，但不能显示右侧边缘。主动脉弓的直径是升主动脉最右边缘与中线距离和主动脉最左边缘与中线距离之和，主动脉弓直径在健康人中是 1.8~3.8cm，最大不能超过 4.0cm。尽管升主动脉没有正常值，在患病时常是增大的。

不连续的主动脉或主动脉弓的壳状钙化是退行性内膜改变的征象，最常见的病因是动脉粥样硬化。导致主动脉弓局限性扩张的疾病包括动脉瘤、主动脉夹层和外伤性主动脉假性动脉瘤。在先天性主动脉缩窄患者，主动脉结可以缩小，并有缩窄后降主动脉扩张；而在左向右分流肺血增多时，也可以看似主动脉结缩小。

在正位 X 线片上升主动脉段的膨凸，可能是主动脉增粗或主动脉本身的弯曲增大，主动脉瓣狭窄可能会发现主动脉的狭窄后扩张。升主动脉的普遍扩张更多见于主动脉瓣关闭不全和主动脉夹层。在高血压或长期的动脉粥样硬化，主动脉轻度扩张并迂曲，在正位 X 线片上表现为升主动脉弯曲、增大，在侧位 X 线片上表现为胸骨后间隙被填充。

三、肺循环基本病变 X 线表现

【肺循环血流量增多】

正常情况下，左心室输出量与右心室输出量相同，所以左心缘的肺动脉段和主动脉结的大小是大致相同的。左向右分流先天性心脏病，如房、室间隔缺损等，高代谢状态患者，包括发热、妊娠、甲状腺功能亢进或那些功能亢进状态，以及非高代谢情况，例如贫血、动静脉瘘、维生素 B_1 缺乏症（脚气病），以及所有前负荷增加及后负荷减少的患者都会引起心腔扩大和肺血管纹理的管径增加。

少量左向右分流在普通胸部 X 线片中可能是不显示的。分流时的肺血管和动脉分支管径增粗。就是说，不仅仅是中心的主肺动脉和近肺门的左、右肺动脉扩张，也包括肺实质内的分支管径增粗、边缘锐利，并且在肺门到胸壁的 2/3 以外也可见。适当的 X 线投照技术和深吸气末的正位或侧位像上，扩张的、清晰的血管分支，在肺野外带都可见并到达侧胸壁的胸膜，引流肺静脉扩张。

【肺循环血流量减少】

当右心室的心排血量减少时，主肺动脉管径和左心缘的肺动脉段变小，中心和肺门动脉管径同实质内肺动脉一样都是缩小的。实质肺动脉可以显得正常，但肺的全貌是，动脉之间的间隙增加了，并且肺实质变得“更黑”。普通X线片难以发现和鉴别正常管径和轻微到中度的肺血管径减少。

成年患者肺血减少的鉴别诊断包括法洛四联症（TOF）、合并室间隔缺损（VSD）的肺动脉闭锁、埃布斯坦（Ebstein）畸形和三尖瓣闭锁。

【肺淤血和肺水肿】

肺淤血和肺水肿为肺静脉高压改变（图3-2），后者包括肺泡性肺水肿和间质性肺水肿，肺泡性肺水肿表现为两肺门周围边缘模糊的渗出性病变；间质性肺水肿表现为以两肺间质为主的渗出性病变。它表示肺静脉高压的一系列X线变化的严重期，早期X线发现左心房压力增高所致的下叶肺血管纹理的模糊。肺静脉高压和最终的肺动脉高压开始出现。未经治疗，二尖瓣狭窄可以引起慢性肺实质出血，导致含铁血黄素沉着、结节状钙化灶（以下肺野显著）。

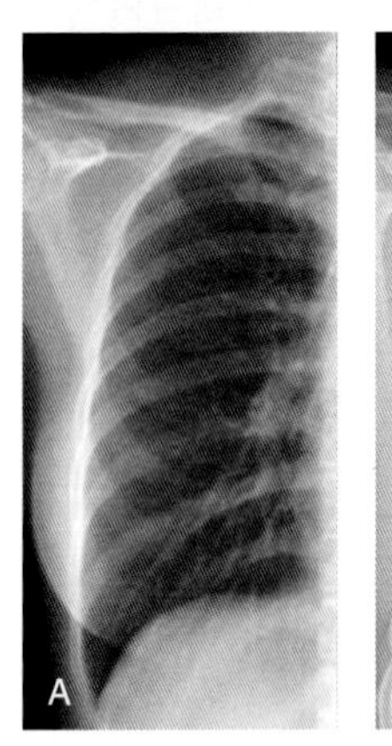

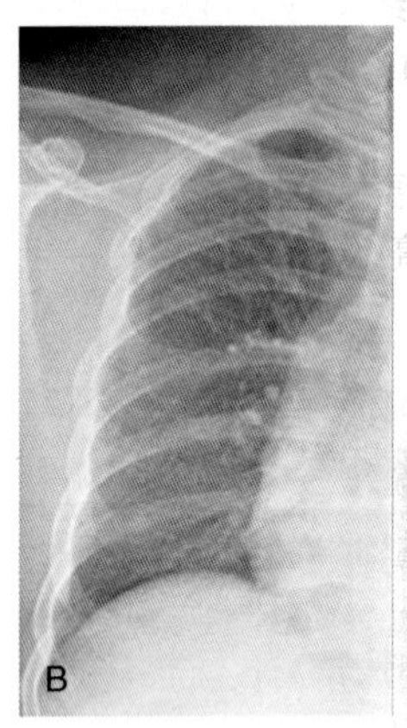

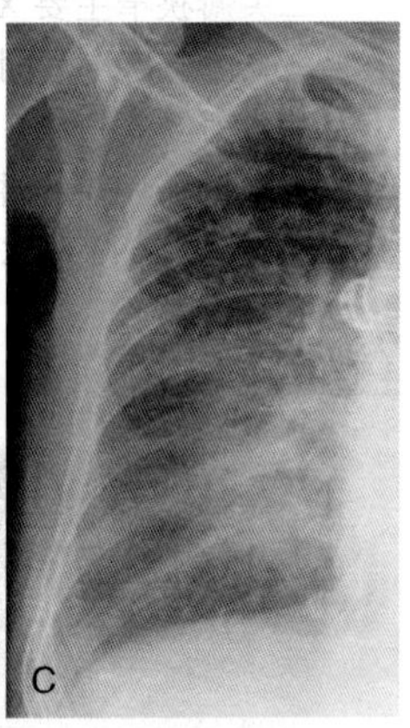

图3-2　正常肺、肺淤血及肺水肿胸部X线片

A. 正常肺；B. 肺淤血；C. 肺水肿。

【肺动脉高压】

在肺动脉高压的患者，大量远端肺动脉分支是收缩的，中心和肺门动脉与大量的外围血管之间有显著的差异（图3-3），外围血管之间的间隙显得增加了，并且肺野显得“更黑”，收缩的外围实质内肺动脉分支血管边缘清晰，并一直达到很远的肺的外围。

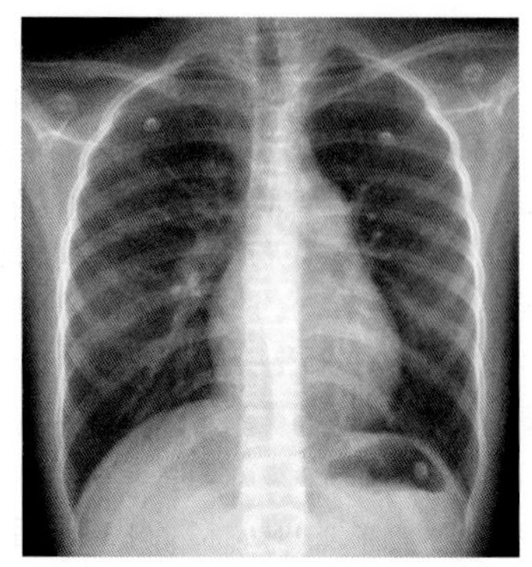

图 3-3　肺动脉高压胸部 X 线片

肺动脉段突出，两肺门动脉扩张，右心大。

四、常见心血管疾病的主要 X 线表现

【风湿性心脏病和退行性瓣膜病】

二尖瓣狭窄主要 X 线表现：①心脏呈“二尖瓣型”增大或正常大小；②肺淤血改变和肺动脉高压改变；③左心房增大；④偶可见二尖瓣区的钙化(图 3-4)。

二尖瓣关闭不全主要 X 线表现：①心脏呈“二尖瓣型”增大；②肺淤血改变和肺动脉高压改变；③左心房、室同时增大(图 3-5)。

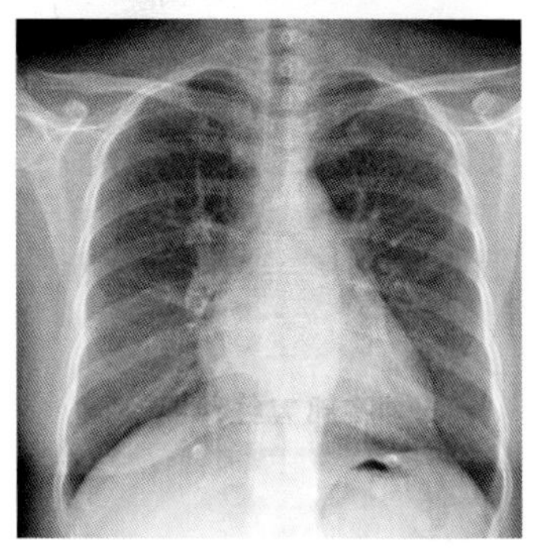

图 3-4　风湿性二尖瓣狭窄胸部 X 线片

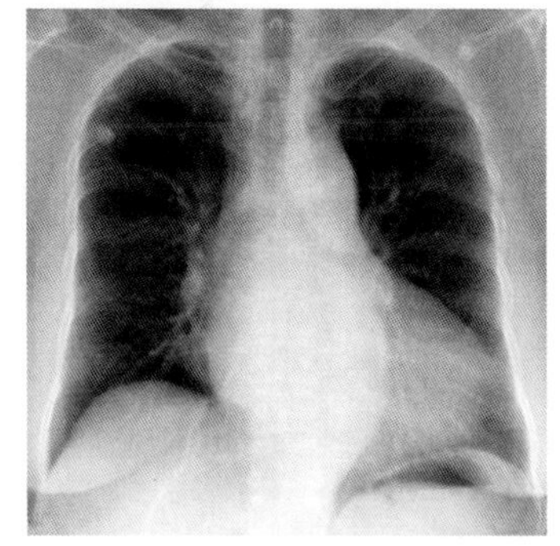

图 3-5　二尖瓣关闭不全胸部 X 线片

主动脉瓣狭窄主要 X 线表现：①心脏呈“主动脉瓣型”增大或正常；②肺循环血流量正常或肺淤血改变和肺动脉高压改变(慢性

左心功能不全时)；③左心室增大(晚期)；④升主动脉扩张或有主动脉瓣钙化。

主动脉瓣关闭不全主要X线表现：①心脏呈“主动脉瓣型”增大；②肺循环血流量正常或肺淤血改变和肺动脉高压改变(慢性左心功能不全时)；③左心室增大较明显；④升主动脉扩张。联合瓣膜病时，是上述征象的联合或组合，并有具体不同的表现。退行性瓣膜病可以见到瓣膜的钙化，多累及主动脉瓣。

【冠心病和缺血性心肌病】

正常情况下，冠状动脉粥样硬化性心脏病(冠心病)患者胸部X线片没有特异性表现。

冠状动脉钙化：可以在普通胸部X线片上显示出来，可以在左心缘中部一个三角形区域中被发现，符合冠状动脉的分布。

左心室扩大：慢性缺血性心肌病或心肌梗死后左心室的扩张，合并左心功能不全的X线表现，如肺淤血、肺水肿等。

室壁瘤：绝大多数左心室室壁瘤是源于缺血性心脏病，左心室腔增大和室壁瘤部位的心缘不规则膨凸。几乎所有前侧壁和心尖的瘤都是真性的，通常伴有曲线状或环状的钙化(图3-6)。

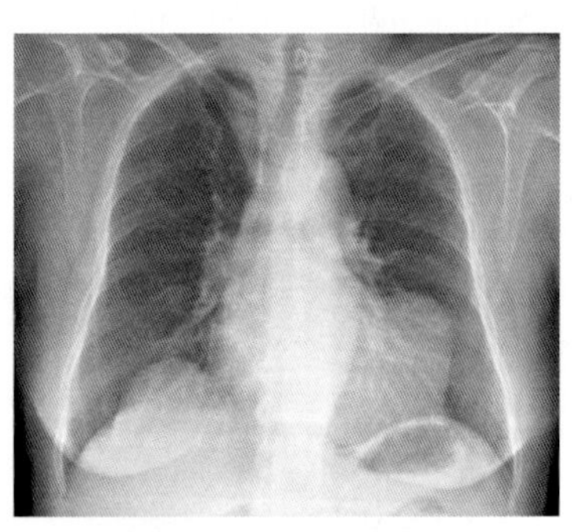

图3-6　室壁瘤胸部X线片

左心室室壁瘤，左心缘异常膨凸。

假性室壁瘤：是心脏破裂的结果，其瘤壁是纤维性的，包裹着血凝块，且不存在心肌组织。几乎50%假性室壁瘤位于后壁。

室间隔穿孔：少见，表现为左心受累疾病和肺循环血流量增多的改变。

【高血压心脏病】

高血压心脏病一般情况下没有特异性改变，长期高血压导致左室心肌普遍肥厚，X线可以表现为左心室增大，合并心力衰竭时，有肺淤血改变。

【原发性心肌病】

扩张型心肌病：①左心室扩大；②肺淤血和肺水肿；③继发肺动脉高压改变等(图 3-7)。

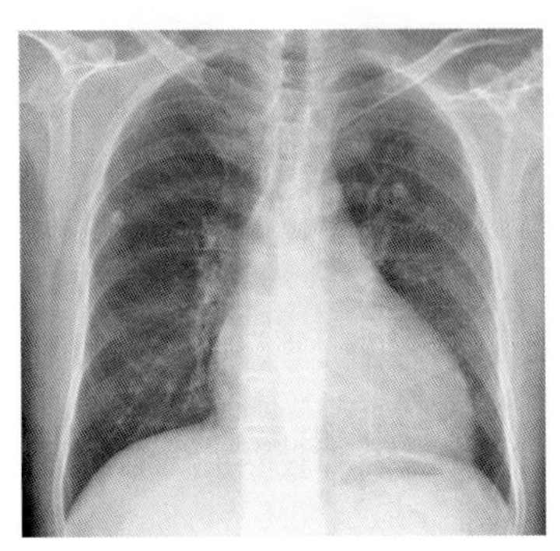

图 3-7　扩张型心肌病胸部 X 线片

左心室腔扩大并左心功能不全。

肥厚型心肌病：流出道梗阻时，类似主动脉瓣狭窄改变；无流出道梗阻时，类似高血压心脏病改变。

限制型心肌病：没有特异性表现，表现为心室舒张功能受限引起的改变，如心功能不全、肺淤血、心室扩大、心包积液等。

【肺动脉高压和肺动脉血栓栓塞】

主要表现：①肺动脉高压；②肺动脉分支中断或稀疏；③肺透光度不对称或增强；④肺实变影；⑤右心房、室增大等。

【心包病变】

心包积液：①在普通胸部 X 线片上不能发现少量心包积液，积液越多，心脏外形的改变越显著；正常心包内液体有 20~60ml。②壁层心包厚 1~2mm，脏层心包很薄，任何影像手段都不能使其单独显影。③正常心脏轮廓的消失，显示为“烧瓶”或“水壶”样的心脏形态。④双肺门被遮盖是大量心包积液的特征。

缩窄性心包炎：①通常是慢性心包疾病的后果。大多数病例病因不明，最通常的病因是结核性的或真菌性的，还有结缔组织疾病、慢性肾衰竭、肿瘤的心包浸润、纵隔放射治疗后以及心脏外科手术后(发病率为 0.2%)。②心包钙化并不是缩窄性心包炎能确定诊断的征象。发现广泛钙化，有几乎一半的患者强烈提示为感染性缩窄性心包炎。③心脏通常是增大的，间接所见结合右心压力升高(例如，右心房增大、上腔静脉和奇静脉扩张)能帮助并提示诊断

(图 3-8)。④需与限制型心肌病鉴别。

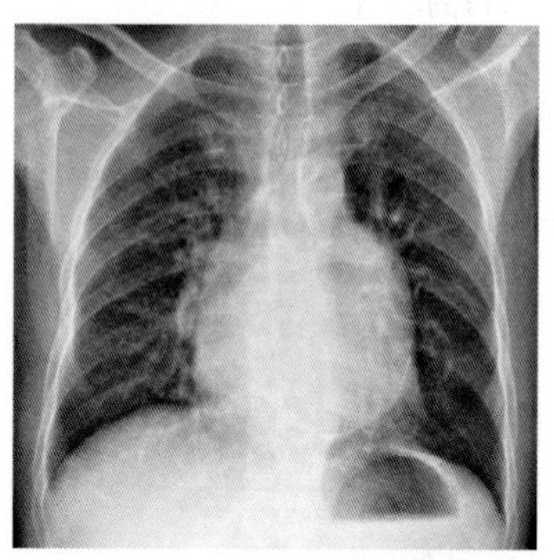

图 3-8　缩窄性心包炎 X 线片

心影内弧形高密度影，提示钙化，两心房增大。

五、临床应用价值和限度

1. 常规胸部 X 线片的临床价值

(1) 常规心血管和肺部疾病的一线检查手段。

(2) 联合观察肺部病变或肺血改变，以及心脏整体轮廓和大小，不可取代。

(3) 根据经验，对某些疾病可以做出诊断或病情程度的评估。

(4) 简单易行，价格便宜，易于操作，适用于急症和不能活动患者的床旁检查。

2. 常规胸部 X 线片临床使用的局限性

(1) 只能观察到心脏或血管的轮廓，对心血管内部结构不能做出诊断。

(2) 对心血管结构和疾病不能做出精细的、定量的组织病理学诊断。

(3) 对大部分心血管疾病只能提示诊断，不能定性诊断。

（吕 滨）

第 4 章　超声心动图检查

超声心动图检查能够对心脏结构、功能、血流动力学进行实时评价，该检查方法简便、快捷，能够为临床诊断、治疗及预后提供重要信息。根据检查途径、目的不同，可以分为经胸、经食管及心腔内超声心动图。经胸超声心动图又可以分为常规、负荷、急诊及床旁超声心动过图等；经食管超声心动图在局部麻醉或镇静状态下将食管探头从食管插入到心脏后方的左心房附近，从心脏后面观察心脏内部病变，可排除肺部气体对检查心脏的影响。通过注射激活糖盐水或超声对比剂，进行右心或左心超声造影检查，现已更名为超声增强显影。本章主要介绍经胸超声心动图，经食管超声心动图相关内容详见第 5 章。

一、超声心动图基本成像原理

超声波是一种机械能量波，能够在人体组织中传播。超声探头所发射的超声波，遇到不同阻抗的组织会发生反射、折射和衍射，探头接收的反射信号经信号处理器形成二维及彩色声像图。不同组织产生的信号强度不同，如钙化组织回声较强，而正常心肌组织回声较弱。根据能量守恒定律，超声波声强在传播过程中会随着距离的增加而发生衰竭，即声波衰减，因此在成像远场的图像不如近场显示更为清晰。

二、经胸超声心动图检查适应证

合理使用超声心动图检查技术，不仅能够为临床提供有意义的诊断，尤其是为急危重症患者提供重要的影像学及血流动力学信息，而且能够避免医疗资源及诊疗时间的不必要浪费。因此，准确把握好经胸超声心动图检查的适应证非常重要。根据 2008 年《超声心动图临床应用价值中国专家共识》、2010 年美国超声心动图学会（ASE）《急诊超声心动图》、2013 年《心血管影像检查在心力衰竭中的合理应用》等指南，将主要的适应证归纳如下：

1. 先天性心脏病患者术前、术后的常规评价。
2. 瓣膜性心脏病患者术前、术后常规评估。
3. 心肌病患者的诊断及随访评价。
4. 胸闷、胸痛、气短、晕厥、心电图异常、心脏杂音的患者。
5. 无心脏疾病的孤立性房性、室性心律失常。
6. 高血压患者评估有无心脏损害。
7. 肺动脉高压的诊断及随访。
8. 血流动力学不稳定患者，如急性冠状动脉综合征、主动脉夹层等急危重症。
9. 监护室或恢复室内、外科术后的相关并发症的评估及监测。
10. 评估心包积液及穿刺定位。

结合患者的症状、体征，根据临床需要，超声心动图诊断具有明确诊断或者排除意义，临床适应证广泛。

三、经胸超声心动图标准切面

超声心动图的灰阶成像可分为M型、二维及三维成像。二维超声心动图可以显示心脏及大血管的基本形态、毗邻关系，是最为常用的成像模式之一。三维成像能够真实反映心脏解剖的立体空间位置关系。M型成像是在二维图像基础之上，在一条线上记录由浅及深的组织图像，是一种一维成像模式，横坐标为时间轴，纵坐标为组织深度，多用于测量心腔内径。多普勒成像可以分为彩色多普勒和频谱多普勒成像。彩色多普勒成像中，朝向探头的血流标记为红色，背离探头的血流信号标记为蓝色，用于区分血流方向。频谱多普勒成像可以分为连续波多普勒和脉冲波多普勒，以区分不同速度区间的血流信号。

完整的经胸超声心动图扫查过程，包括对胸骨旁、心尖、剑突下和胸骨上窝等多个位置进行扫查，必要时还需要在其他改良或非标准切面进行补充。

1. 胸骨旁长轴切面　该切面是常规超声心动图检查的首个切面，可以观察左心房、左心室、主动脉、右心室、二尖瓣以及主动脉瓣等结构。主动脉瓣环内径、左心房室及右心室前后径在该切面进行测量，同时评价左心室收缩功能。

2. 大动脉短轴切面　该切面可观察左心房、右心房、右心室、肺动脉、肺动脉瓣及主动脉瓣、房间隔。在这个切面主要可以评估三尖瓣和肺动脉瓣反流，从而了解肺动脉压力情况；也是评价心房、心室水平及动脉水平分流的重要切面。

3. 左心室短轴切面　左心室短轴切面从基底段至心尖段，可依次分为二尖瓣水平、乳头肌水平和心尖水平。可以评价左心室壁厚度、左心室整体和局部的收缩功能。

4. 心尖切面　心尖的4个主要切面包括心尖四腔、五腔、长轴和两腔切面，可以评价左右心房室腔大小及比例、室壁厚度、局部和整体的左右心室功能，评估瓣膜功能。

四、常见内科疾病的基本超声心动图特点

【冠心病的诊断】

冠心病典型的超声心动图改变就是局部及整体的左心室功能。目前常用的是ASE于2015年《新版成人超声心动图心腔定量方法的建议》推荐使用的17节段分段方法，相对于较早的16节段分段方

法，增加了“心肌帽”这一节段。局部的左心室功能评价即对室壁运动记分（wall motion score）：室壁运动正常（1 分）、运动减低（2 分）、无运动（3 分）和矛盾运动（4 分）。室壁运动记分指数（WMSI）= 各节段记分总和 ÷ 节段数。WMSI 越高，受累室壁节段数越多，病变就越严重。急性心肌梗死的患者，受累节段的心内膜运动明显减低甚至消失。瘢痕心肌会表现为回声增强，甚至形成室壁瘤，以左室心尖部最常见，有的患者可见局部附壁血栓形成。当存在多个节段受累时，左心室的整体收缩功能会随之下降。负荷超声心动图可以协助检测缺血心肌，评估有无存活心肌和冠状动脉血流储备，详见第 7 章。

【心肌病的诊断】

1. 扩张型心肌病　超声心动图的典型表现就是左心扩大，左心室呈球形改变。部分患者累及右心，同时合并右心房室扩大。间隔及左心室游离壁厚度相对变薄，室壁运动幅度及收缩期增厚率减低，当累及右心时，右心室壁运动亦减低。双平面 Simpson 法估测左室射血分数，男性 ≤ 52%、女性 ≤ 54% 提示左心室收缩功能减低。由于左心室收缩功能的下降，导致每搏输出量随之减低，左心室腔出现涡流，二维超声可见左心腔内自发回声显影或“云雾影”。二尖瓣 E 峰最高点至室间隔的距离（EPSS）增大，同时合并不同程度的二尖瓣反流。

2. 肥厚型心肌病　主要表现为受累室壁异常增厚，多呈非对称性，少数患者表现为对称性肥厚，增厚的室壁以室间隔受累最为常见，且肥厚的心肌组织回声不均，呈斑点样或颗粒状改变。诊断标准：无家族史，任一节段厚度 ≥ 15mm；直系亲属确诊肥厚型心肌病者，任一节段厚度 ≥ 13mm。梗阻性肥厚型心肌病患者，二尖瓣前叶在静息状态下或激发试验后收缩期可见二尖瓣前叶收缩期前向运动（SAM）现象。当左心室腔中部或左心室流出道峰值压差 ≥ 30mmHg，则提示存在梗阻。少部分患者肥厚累及右心室，并可导致右心室流出道梗阻。

3. 限制型心肌病　以心房明显增大、心室腔内径正常或缩小、左心室壁厚度正常或增厚、心肌顺应性下降、心室舒张充盈受限为典型改变，即二尖瓣舒张期早期 E 峰高尖，A 峰低矮，E/A 比值明显增大，且峰值速度随呼吸无明显变化。病变早期左心室收缩功能正常，晚期收缩功能下降。该病须与缩窄性心包炎相鉴别。

4. 致心律失常性右室心肌病　二维图像可见右心室扩大，右心室壁运动异常，右心室收缩功能下降，而此时左心室收缩功能正常或轻度减低。由于三尖瓣环扩张，会同时合并三尖瓣反流。

（王 浩　权 欣）

第5章　经食管超声心动图

在过去的20余年里，经食管超声心动图在临床得到广泛应用，对心血管疾病的诊断、治疗、疗效评价产生了巨大影响，逐渐成为心血管疾病的主要诊疗方法和“金标准”。2014年中华医学会麻醉学分会提出了《围手术期经食管超声心动图监测操作的专家共识》，本文是在此基础上更新的2020年版本，补充了多个标准化采图流程，统一了目标导向超声心动图的定义：聚焦心血管临床问题，以特定心血管形态和功能为评估目标，选择有限的、相对固定的超声切面，定时、定位、定性、定量评估心脏结构和功能，辅助诊疗决策。针对围手术期经食管超声心动图监测的一些关键问题，阐述了采集并使用经食管超声心动图图像来解决临床问题、循环监测方法等。2018年国内超声专家在《中国循环杂志》发表了《经食管超声心动图临床应用中国专家共识》，内容涵盖经食管超声心动图在心脏结构、功能、血流动力学的定性和定量评价，以及使用的安全性、并发症的处理等方面的内容。

一、经食管超声心动图定义

经食管超声心动图（trans-esophageal echocardiography，TEE）是将超声探头置入食管内，从心脏的后方向前近距离探查其深部结构，避免了胸壁、肺部气体等因素的干扰，故可显示出清晰的图像，提高对心血管疾病诊断的敏感性和可靠性，也便于进行心脏手术中的超声监测与评价。

探头方面：早期为单平面探头、双平面探头，后发展到多平面探头，近10年发展到实时三维矩阵探头。成像方式分为二维经食管超声和实时三维经食管超声。二维经食管超声是通过探头在食管不同位置（食管上段、中段及胃底）并通过晶片的不同旋转角度形成一系列标准切面和非标准切面来显示心内结构及血流状态。实时三维经食管超声可以实时立体显示病变的结构和形态，如二尖瓣脱垂的部位、房间隔缺损的形态及毗邻、术中实时双平面指导等。

二、经食管超声心动图检查适应证

【在临床诊断中的应用】

经食管超声心动图检查主要用于常规经胸超声检查成像困难或者有关结构显示不够满意、致使诊断难以明确的各种心脏或大血管疾病患者。

1. 各种先天性心血管畸形。

2. 心脏瓣膜疾病，如瓣膜狭窄、关闭不全、脱垂及腱索断裂等。

3. 各种人造瓣膜的功能评价，如瓣周漏、卡瓣、瓣叶毁损。

4. 发热待查，如赘生物、瓣叶穿孔。

5. 主动脉疾病，如主动脉瘤、夹层动脉瘤、主动脉窦瘤破裂。

6. 心脏占位性病变，尤其是左心房和左心耳血栓形成、云雾状回声和黏液瘤等。

7. 冠状动脉疾病，如室壁瘤、附壁血栓、乳头肌功能不全。

8. 左心耳评估，排除血栓，精确测量左心耳形态、分叶，左心房及心耳内有无血栓，是否适合封堵，多角度（0°、45°、90°、145°）测量开口径及深度协助选伞。

9. 升动脉、主动脉弓、降主动脉斑块检出。

10. 经导管主动脉瓣置入术（TAVI）术前评估，如主动脉根部解剖、大小和主动脉窦的数量。

11. 拟二尖瓣成形，根据手术需求，精细评估瓣膜病变的性质及程度，如脱垂的部位、有无腱索断裂、腱索的长度等。

12. 改良扩大 Morrow 手术。

【介入术中监测】

1. 简单先天性心脏病介入封堵。

2. 引导房间隔穿刺。

3. 经皮房间隔造口术。

4. 肥厚型心肌病治疗，如酒精消融、射频消融、LIWEN 术式。

5. 瓣膜介入，如二尖瓣球囊扩张、主动脉瓣球囊扩张、肺动脉瓣球囊扩张。

6. 经导管瓣膜成形或置换，如 TAVI、经导管二尖瓣修复术（TMVR），MitralClip、MitralStitch。针对三尖瓣反流手术，如 TriClip、K-Clip 及 TTVR。

7. 经皮植入左心辅助装置。

8. 引导心肌活检。

9. 引导心律失常射频消融、起搏器及除颤电极导线植入。

【在重症监护室中的应用】

1. 评估重症患者血流动力学状态，如急性冠状动脉综合征、急性心力衰竭、室间隔穿孔、容量状态、手术疗效及并发症。

2. 血流动力学不稳定的病因探查，如急性心脏压塞、急性人工瓣膜功能障碍、急性乳头肌功能不全、急性主动脉夹层、主动脉窦瘤破裂、容量不足、心功能下降、新发梗阻、急性瓣膜损伤、新发血栓、急性肺栓塞。

3. 发热，如排查赘生物。

4. 溶血，如瓣周漏、急性卡瓣。

三、经食管超声心动图检查禁忌证

经食管超声心动图的禁忌证与胃镜检查大致相似。由于经食管超声心动图属于半侵入性检查，而受检者均是怀疑心血管疾病的患者，检查中有发生严重并发症的潜在可能性，故不应盲目开展此项目。应严格掌握下列禁忌证，以尽可能减少或避免并发症。

1. 咽部或食管疾病。

2. 严重心血管疾病，如巨大心脏、重症心力衰竭、严重心律失常、急性冠状动脉综合征、严重高血压、低血压或休克等。

3. 其他系统疾病，如剧烈胸痛、腹痛、咳嗽、哮喘，症状未控制者，严重感染、传染性疾病、凝血功能障碍及体质极度虚弱者。

4. 局部麻醉药物过敏。

5. 对于精神障碍或过度紧张等不能配合检查的患者，应禁用或慎用。

四、经食管超声心动图检查并发症

经食管超声心动图检查常见并发症较轻，一般不需要特殊处理，个别患者可出现严重并发症，甚至死亡。随着检查者操作水平的提高，并发症可明显减少甚至完全避免。

并发症主要包括：①恶心、呕吐或呛咳；②咽部黏膜损伤、血痰；③黏膜麻醉剂变态反应；④严重心律失常，如阵发性室上性心动过速或室性心动过速、心室颤动、心脏停搏等；⑤食管穿孔、出血或局部血肿；⑥其他意外，如心肌梗死、急性心力衰竭、休克或大出血等。

（王浩　江勇）

第6章　心电图运动试验

一、概　述

心电图运动试验（electrocardiogram exercise testing）是指通过运动增加心脏的负荷，使心肌耗氧量增加。当负荷达到一定量时，冠状动脉狭窄患者的心肌供血却不能相应增加，从而诱发静息状态下未表现出来的心血管系统的异常，并通过心电图检查结果显示出来。心电图运动试验主要用于冠心病诊断、冠状动脉病变严重程度判定及预后判定、疗效及心功能评价，也用于心律失常患者的评估等。

早在 1908 年，Einthoven 发现并记录到第一份运动后的心电图变化。1909 年，Nicolai 及 Simons 描记出首例心绞痛患者运动后的心电图。1929 年，Master 发表了关于运动试验的论文。1932 年，Goldhammer 等开始将适量运动后的心电图改变作为冠心病的辅助诊断手段。这是心电图运动试验用于冠心病诊断的开始。此后，为提高心电图运动试验的准确性，1938 年 Master 等采用单倍二阶梯进行运动试验，提高了运动心电图对冠心病的诊断价值。1942 年，Master 等完成了二阶梯运动试验的操作标准化，即按受试者的年龄、性别、体重三项指标，再以血压、心率在运动后 2min 内恢复正常为依据，制订相应的登梯次数。1955 年，Master 二阶梯运动试验广泛应用于临床。1956 年，次极限量运动试验开始应用于临床。20 世纪 70 年代初，Bruce 等认识到运动心电图在心肌缺血中的诊断价值，进行了有关分级运动试验的研究，通过改变运动的速度和运动平板的坡度，逐级增加负荷量并规定各级的运动时间，形成了既可定量又便于对受检者进行功能评定和监测的 Bruce 方案。1980 年以后，经过大量运动心电图与冠状动脉造影资料的对比研究，基本确立了心电图运动试验检测技术在缺血性心脏病中的应用价值。1986 年 9 月，美国心脏病学会（ACC）/ 美国心脏协会（AHA）发表了第一个运动试验指南；1997 年及 2002 年，两次对其做了大幅度修订，成为目前国际上普遍参考应用的指南。

心电图运动试验的优点是操作简单、方便，而且价格相对低廉。运动试验对于有中度可能性冠心病的患者是一种理想的检查方法。它的缺点是对于无症状且冠心病低危的患者，不适合做冠心病的筛选。它的敏感性和特异性较低，但这一点可以通过仔细选择受试人群而得到相应的提高。次极量运动试验对于心肌梗死患者出院前评估预后是有帮助的。其作用有两个方面：一是有助于为患者设定运动的安全水平（即运动处方），并且让患者和亲属获得对疾病的信心；二是有助于优化药物治疗、确定随访检查和护理的强度及识别运动诱发的心肌缺血和心律失常。对于没有并发症而且已接受再灌注治疗的急性心肌梗死患者，国外认为，心肌梗死后第 3 天行次极量运动试验和 3~6 周后极量运动试验是安全的。对于这一点，国内医学界普遍持谨慎态度。此外，女性运动试验的敏感性和特异性均较男性低。

二、适 应 证

根据2002年ACC/AHA运动试验指南，运动试验可用于诊断冠状动脉阻塞性冠心病，对有症状患者或有冠心病史患者进行危险评估，对心肌梗死后患者进行危险分层，对特殊人群（女性、无症状、无已知冠心病人群等）及对儿童和青少年进行运动试验等均提出了不同的适应证。根据我国目前情况，只对诊断阻塞性冠心病等少数运动试验的适应证做了较详细的说明。与ACC/AHA的其他指南一样，运动试验的适应证亦分为三类：①Ⅰ类：有证据和/或普遍的共识认为一个既定的操作或治疗是有用和有效的。②Ⅱ类：关于一个操作或治疗的有用性及有效性的证据存在争议和/或有意见分歧。其中，Ⅱa类为证据/意见偏向于支持有用和有效；Ⅱb类为证据/意见偏向于不支持有用和有效。③Ⅲ类：有证据和/或普遍的共识认为一个操作/治疗无用或无效，并且在某些情况下可能有害。

【运动试验诊断阻塞性冠心病的适应证】

1. Ⅰ类　根据年龄、性别和症状，成年患者（包括完全性右束支传导阻滞或静息ST段压低小于1mm者）具有中等危险度的患冠心病可能性（具体的例外情况在Ⅱ类和Ⅲ类中注明）。

2. Ⅱ类

（1）Ⅱa类：血管痉挛性心绞痛患者。

（2）Ⅱb类：①根据年龄、性别和症状预测冠心病可能性大的患者；②根据年龄、性别和症状预测冠心病可能性小的患者；③基线ST段压低小于1mm并服用地高辛的患者；④心电图诊断左心室肥厚并基线ST段压低小于1mm者。

3. Ⅲ类

（1）有下列基线心电图异常的患者：①预激综合征（WPW综合征）；②心室起搏心律；③静息时ST段压低超过1mm；④完全性左束支传导阻滞。

（2）已证实心肌梗死或之前冠状动脉造影显示严重病变的明确诊断的冠心病患者，运动试验可测定心肌缺血和危险度。

【评估有症状患者或有冠心病史患者的危险性及预后的适应证】

1. Ⅰ类

（1）初始评估可疑或已知冠心病的患者，包括完全性右束支传导阻滞或静息ST段压低小于1mm的患者。特殊的患者在Ⅱb类中说明。

（2）可疑或已知冠心病的患者，之前进行过评估，现在临床状况有明显的改变。

(3) 低危险度不稳定型心绞痛患者，发作后 8~12h，已无活动性缺血或心力衰竭表现。

(4) 中等危险度不稳定型心绞痛患者，发作后 2~3d，无活动性缺血或心力衰竭表现。

2. Ⅱ类

(1) Ⅱa 类：中等危险度不稳定心绞痛患者，初始心脏标志物正常，重复心电图亦无明显改变，症状发作后 6~12h 心脏标志物正常，且在观察期间无其他心肌缺血依据。

(2) Ⅱb 类：①有以下静息心电图异常的患者：预激综合征；心室起搏心律；静息 ST 段压低 ≥ 1mm；完全性左束支传导阻滞或任何室内传导差异并 QRS 波超过 120ms。②临床稳定的患者定期监测以指导治疗。

3. Ⅲ类

(1) 有严重合并症患者可能限制预期寿命和 / 或准备行血运重建术患者。

(2) 高危不稳定型心绞痛患者。

【心肌梗死后行运动试验的适应证】

1. Ⅰ类

(1) 出院前行预后评估，运动处方，评估药物治疗（心肌梗死后 4~76d 进行次极量运动试验）。

(2) 出院后早期预后评估，运动处方，评估药物治疗，了解心脏恢复情况，如未进行出院前运动试验者（症状限制，14~21d）。

(3) 出院后晚期预后评估，运动处方，评估药物治疗，了解心脏恢复情况，如早期进行的是亚极量运动试验者（症状限制，3~6 周）。

2. Ⅱ类

(1) Ⅱa 类：在已进行冠状动脉血运重建术的患者出院后，运动量咨询和 / 或运动训练作为心脏康复的一部分。

(2) Ⅱb 类：①有以下心电图异常的患者：完全性左束支传导阻滞；预激综合征；左心室肥厚；地高辛治疗；静息 ST 段压低超过 1mm；心室起搏心律。②对继续参加运动训练或心脏康复的患者进行定期监测。

3. Ⅲ类

(1) 严重的合并疾病可能限制预期寿命和 / 或准备进行血运重建术的患者。

(2) 任何时候，对急性心肌梗死伴有失代偿心力衰竭、心律失常或非心脏情况严重限制运动能力的患者进行评估。

(3) 出院前评估已被选定或已进行过心导管检查的患者，尽管在导管术前或术后进行负荷试验,有助于评估或确认冠状动脉病变的严重性处于边沿状态引起的缺血及其分布,仍推荐应用负荷影像学检查。

【无症状或已知冠心病人群行运动试验的适应证】

1. Ⅰ类　无。

2. Ⅱ类

(1) Ⅱa 类: 对计划开始积极运动的、无症状的糖尿病患者进行评估。

(2) Ⅱb 类: ①对多重危险因素人群进行评估,以指导降低危险性的治疗。②对年龄超过 45 岁的无症状男性和年龄超过 55 岁的无症状女性进行评估: 计划开始积极运动的患者(尤其是惯于久坐的人群); 从事患病可能影响公众安全职业的人群; 由于其他疾病(例如外周血管疾病和慢性肾衰竭)发生冠心病危险性较高人群。

3. Ⅲ类　对无症状男性或女性的常规筛查。

【瓣膜病行运动试验的适应证】

1. Ⅰ类　对症状不明显的主动脉瓣反流患者进行功能及症状评估。

2. Ⅱ类

(1) Ⅱa 类: ①对拟行体育运动的慢性主动脉瓣反流患者进行功能及症状评估; ②对伴有左心室功能不全的无症状或症状轻微的慢性主动脉瓣反流的患者,在主动脉瓣置换术前进行预后分析。

(2) Ⅱb 类: 对瓣膜性心脏病患者进行运动耐量评价,详见 ACC/AHA 瓣膜性心脏病指南。

3. Ⅲ类　对中重度瓣膜病患者进行冠心病诊断或基线心电图有以下异常: ①预激综合征; ②心室起搏心律; ③ ST 段下移大于 1mm; ④完全性左束支传导阻滞。

【血运重建术治疗前后行运动试验的适应证】

术前用于筛选是否需要行血运重建术,术后用于评价治疗效果、估计有无再狭窄等。

1. Ⅰ类

(1) 血运重建术治疗前证实缺血。

(2) 对血运重建术治疗后缺血症状复发的患者进行评估。

2. Ⅱ类

(1) Ⅱa 类: 对冠状动脉血运重建术治疗后的患者出院后为了心脏康复进行运动、锻炼评价。

(2) Ⅱb 类: ①选择性地对经皮冠状动脉介入治疗后 12 个月内

无症状的高危患者监测有无再狭窄；②选择性地对无症状的高危患者进行再狭窄、移植血管闭塞、冠状动脉不完全血运重建术或疾病进展的定期监测。

3. Ⅲ类

(1) 定位缺血部位确定需介入治疗的血管。

(2) 对经皮冠状动脉介入治疗或冠状动脉旁路移植术后的无特殊适应证的无症状患者进行常规定期监测。

【心律失常行运动试验的适应证】

1. Ⅰ类

(1) 对植入频率适应性起搏器患者的评估。

(2) 对考虑提高体力活动或参加竞赛的先天性完全性心脏传导阻滞患者的评估（C 级证据）。

2. Ⅱ类

(1) Ⅱa 类：①对明确或可疑运动诱发心律失常患者的评估；②对运动诱发心律失常患者（包括心房颤动）进行药物、手术或射频治疗的评估。

(2) Ⅱb 类：①对中年无冠心病患者的孤立性室性异位搏动进行评估；②对考虑参加竞技运动但伴有一度房室传导阻滞或二度Ⅰ型房室传导阻滞、左束支传导阻滞、右束支传导阻滞或孤立性异位搏动的青年患者的评估（C 级证据）。

三、禁 忌 证

【绝对禁忌证】

1. 急性心肌梗死（2d 内）。
2. 高危的不稳定型心绞痛。
3. 未控制的、伴有症状或血流动力学障碍的心律失常。
4. 有症状的严重主动脉狭窄。
5. 未控制的有症状心力衰竭。
6. 急性肺栓塞或肺梗死。
7. 急性心肌炎或心包炎。
8. 急性主动脉夹层。

【相对禁忌证】

1. 左冠状动脉主干狭窄。
2. 中度狭窄的瓣膜性心脏病。
3. 电解质紊乱。
4. 严重的高血压。
5. 快速性或缓慢性心律失常。

6. 肥厚型心肌病和其他形式的流出道梗阻。
7. 精神或身体异常不能运动。
8. 高度房室传导阻滞。

四、设备及人员配备

心电图运动试验一般是比较安全的，尽管 10 000 例中仅发生 1 例死亡和 5 例非致命并发症，但仍有运动试验引起急性心肌梗死和死亡的报道。因此，应严格控制心电图运动试验的适应证、禁忌证；医技人员应熟练操作设备；确定好运动极量和次极量目标；密切观察运动中出现的症状，记录心电图，测量血压等数据。

运动试验检查室一般应配备一名临床医生、一名技师和一名护士。在发生意外情况时能够及时进行抢救。另外，每台机器需配备两名操作人员，在运动中，一人操作机器，观看心电图、血压的变化情况，另一人需密切注意观察患者的表情变化及运动情况，避免发生意外。要有心肺复苏的必要措施及相关的急救设备仪器（如除颤器等）和药品（如肾上腺素、阿托品等）。

五、常用心电图运动试验方法和运动终点

常用的心电图运动试验有双倍二阶梯运动试验、踏车运动试验和活动平板运动试验，目前多用后两种运动试验。

【踏车运动试验】

让受试者在特制的自行车功量计上以等量递增负荷进行踏车。1~8 级，每级运动 2~3min。运动量以 W 为单位，起始负荷量为 25~30W，每级增加 25W。40 岁以下可从 50W 开始，每级增加 50W。踏车的速率保持在 35~100 转 /min，最理想的速率为 60 转 /min。也可采用另一种方式：起始 3min 无负荷，之后每分钟增加 5~30W，如患者不能保持车速 40 转 /min，则终止试验。运动试验中连续心电图监护；每 3min 记录一次心电图，测血压，并逐次增加功量，直到达到预期规定的运动终点。踏车运动氧耗量受体重影响，同级运动氧耗量随体重的减少而减少；活动平板运动试验的氧耗量与体重无关。踏车运动试验价格较低、占地面积小、噪声小、上身活动少，便于运动中测量血压及记录心电图（ECG）。但应注意避免上肢的等长或阻力运动。

【活动平板运动试验】

让受试者在带有能自动调节坡度及转速的活动平板仪上行走，按预先设计的运动方案，规定在一定的时间提高一定的坡度及速度。活动平板运动方案有多种，应据患者体力及测试目的而定。健

康个体多采用标准 Bruce 方案(表 6-1)。老年人和冠心病患者可采用改良 Bruce 方案(表 6-2)。满意的运动方案应能维持 6~12min 运动时间,方案应个体化。运动耐力以代谢当量(metabolic equivalent,MET)评价而非运动时间。运动试验时,连续心电图监护,以每 3min 间隔增加一级功量,记录一次心电图,测血压直到达到预期规定的运动终点。活动平板在分级运动测验中是较好的运动形式,其达到最大耗氧能力比踏车运动时大,且易达到预计最大心率,因而更符合生理性运动。

表 6-1　标准 Bruce 方案

分级	速度 /($mi \cdot h^{-1}$)	坡度 /%	时间 /min	MET 单位	总时间 /min
1	1.7	10	3	4	3
2	2.5	12	3	6~7	6
3	3.4	14	3	8~9	9
4	4.2	16	3	15~16	12
5	5.0	18	3	21	15
6	5.5	20	3	—	18
7	6.0	22	3	—	21

注:MET 为代谢当量,用来表达工作负荷。

表 6-2　改良 Bruce 方案

分级	时间 /min	速度 /($mi \cdot h^{-1}$)	坡度 /%
1	3	2.7	0
2	3	2.7	5
3	3	2.7	10
4	3	4.0	12
5	3	5.5	14
6	3	6.8	16
7	3	8.0	18
8	3	8.9	20
9	3	9.7	22

六、运动当量、运动量和运动终点

【代谢当量】

代谢当量(MET)是表达运动量的单位。将运动时间或工作负荷转换成代谢当量[即转换成基础代谢下耗氧量的倍数，1代谢当量为每分钟每千克体重消耗3.5ml O_2，1MET=3.5ml O_2/(kg·min)]，有利于给出一个通用的测定指标，不管使用哪种运动试验或方案，都能使各种运动方案可以相互比较。

【运动量】

1. 极量运动试验　受试者竭尽全力所达到的运动量为极量运动。

极量运动的目标心率＝220－年龄(次/min)

2. 次极量运动试验　其运动量相当于极量运动的85%~90%，即目标心率为极量运动的目标心率的85%。

次极量运动的目标心率＝195－年龄(次/min)

因为在运动中心率和氧耗量的变化呈直线关系，所以临床常以心率作为运动量大小的一个指标。运动心率受年龄、性别、运动习惯的影响。最大心率随年龄的增长而下降。女性心率较男性低，运动员的最大心率稍低。

3. 症状限制性运动试验　以患者出现心绞痛、全身乏力、气短、运动肌肉疲乏或心电图ST压低>0.3mV，或血压下降>10mmHg，室性期前收缩(PVC)>连续3个而终止运动。

【运动终点】

尽管运动试验常在患者达到预期目标心率时终止，但还有许多其他需要终止运动试验的指征。2002年ACC/AHA指南推荐的终止运动试验的指征如下：

1. 绝对指征

(1)试验中运动负荷增加，但收缩压较基础血压水平下降超过10mmHg，并伴随其他心肌缺血的征象。

(2)中、重度心绞痛。

(3)增多的神经系统症状(例如共济失调、眩晕、近似晕厥状态)。

(4)低灌注表现(发绀或苍白)。

(5)由于技术上的困难无法监测心电图或收缩压。

(6)受试者要求终止。

(7)持续性室性心动过速。

(8)在无诊断意义Q波的导联上出现ST段抬高(≥1.0mm)(非V_1或aVR)。

2. 相对指征

(1) 试验中运动负荷增加，收缩压比原基础血压下降≥10mmHg，不伴有其他心肌缺血的征象。

(2) ST 段或 QRS 波改变，例如 ST 段过度压低（水平型或下垂型 ST 段压低>2mm）或显著的电轴偏移。

(3) 除持续性室性心动过速之外的心律失常，包括多源性室性期前收缩、室性期前收缩三联律、室上性心动过速、心脏传导阻滞或心动过缓。

(4) 劳累、气促、哮喘、下肢痉挛、跛行。

(5) 束支传导阻滞或心室内传导阻滞与室性心动过速无法鉴别。

(6) 胸痛增加。

(7) 高血压反应（收缩压>250mmHg 和 / 或舒张压>115mmHg）。

七、检查方法

心电图运动试验广泛运用于临床，由于运动时肌肉活动及软组织的弹性作用使心电图记录有一定的干扰，所以必须严格执行操作规定。

【运动前的准备】

1. 受试者准备

(1) 患者应在运动试验前 2h 内禁食，禁烟、禁酒，可饮水。洗澡，穿适合运动的衣服。在运动试验前 12h 内不要做特殊运动。

(2) 运动试验的目的如果是为诊断之用，应考虑停用某些药物（尤其是 β 受体阻断药），因药物可削弱受试者对运动的反应和难以解释运动试验的结果。

2. 检查者准备

(1) 在运动试验前，应简要询问病史，进行体格检查，目的是排除禁忌证和获得重要的临床体征，如心脏杂音、奔马律、肺部的干湿啰音。不稳定型心绞痛及心力衰竭患者病情稳定后，方可进行运动试验。心脏体格检查可检查出瓣膜病及先天性心脏病患者，因为这些患者运动中可出现血流动力学异常，需严密监测，有些患者可能需要提前终止运动试验。对血压升高和主动脉狭窄的患者，需要重新考虑是否进行运动试验。如果进行运动试验的指征不明确，应该询问患者并与临床医生取得联系。

(2) 向患者做详细的解释，说明检查过程、危险性和可能的并发症，并请患者或患者家属签署知情同意书。之后患者在指导下完成试验。

(3) 皮肤准备：由于检查系统关键的部位是电极与皮肤的界面，

对其皮肤表层准备可明显减小皮肤阻抗，降低信噪比。在放置电极之前备皮，然后用乙醇清洁皮肤，再用细砂纸轻轻打磨表皮，使皮肤阻抗降至最低。

(4)连接电极：在运动中无法将电极放置在肢体上并记录到高质量的 12 导联心电图，所以将前臂的电极尽量接近肩部，腿部电极应尽量放置在脐下，这样才便于与 12 导联心电图进行比较。

(5)测量血压并记录。

(6)记录受试者运动前心电图，以便与运动中的心电图比较。

【运动中的注意事项】

运动中要经常询问患者情况，密切注意心电图的变化，第一级和第二级各测量血压一次，并记录，第三级后因速度增快，可不测量血压。如遇到紧急情况，可按下紧急制动按钮，停止运动。

【并发症】

运动试验危及生命的并发症主要包括心肌梗死、急性肺水肿及恶性心律失常。并发症总的发生率为(1.2~2.4)/10 000，其中以心室颤动居多，占 50% 以上。研究显示，运动试验所致猝死主要由于运动诱发不稳定的冠状动脉粥样硬化斑块破裂，血小板聚集性增强，血栓形成或运动诱发冠状动脉痉挛，导致冠状动脉血流突然减少或急性闭塞。另外，运动与紧张的情绪影响儿茶酚胺释放明显增加，诱发心肌缺血，并且导致周围血管收缩，心肌收缩力过度增强。这一代偿机制矛盾触发抑制反射，使迷走张力升高，周围血管扩张，心率减慢，出现运动后晕厥。因此，应首先严格掌握运动试验的适应证、禁忌证，运动中密切观察患者情况，进行心电及血压监测，掌握终止运动试验的指征，停止试验后仍必须继续密切监测一段时间，掌握运动试验中可能出现的各种并发症，备好抢救药品及急救器械，以减少并发症与避免死亡。

八、运动试验结果判断

运动试验结果分析应包括运动量、临床表现、血流动力学以及心电图反应。符合心绞痛的缺血性胸痛的发生非常重要，特别是迫使患者终止试验的胸痛。运动量、收缩压对运动的反应以及心率对运动反应的异常都很重要。最重要的心电图表现是 ST 段压低和抬高。最常用的运动试验心电图阳性标准是 QRS 波之后 60~80ms ST 段水平或下斜型压低 / 抬高 ≥ 1mm。

图 6-1 示运动中及运动后下壁导联(Ⅱ、Ⅲ、aVF)、前壁导联(V_3~V_6)ST 段下降 > 0.1mV，持续时间 > 2min。试验结果：运动试验阳性，冠状动脉造影结果如图 6-2 所示。

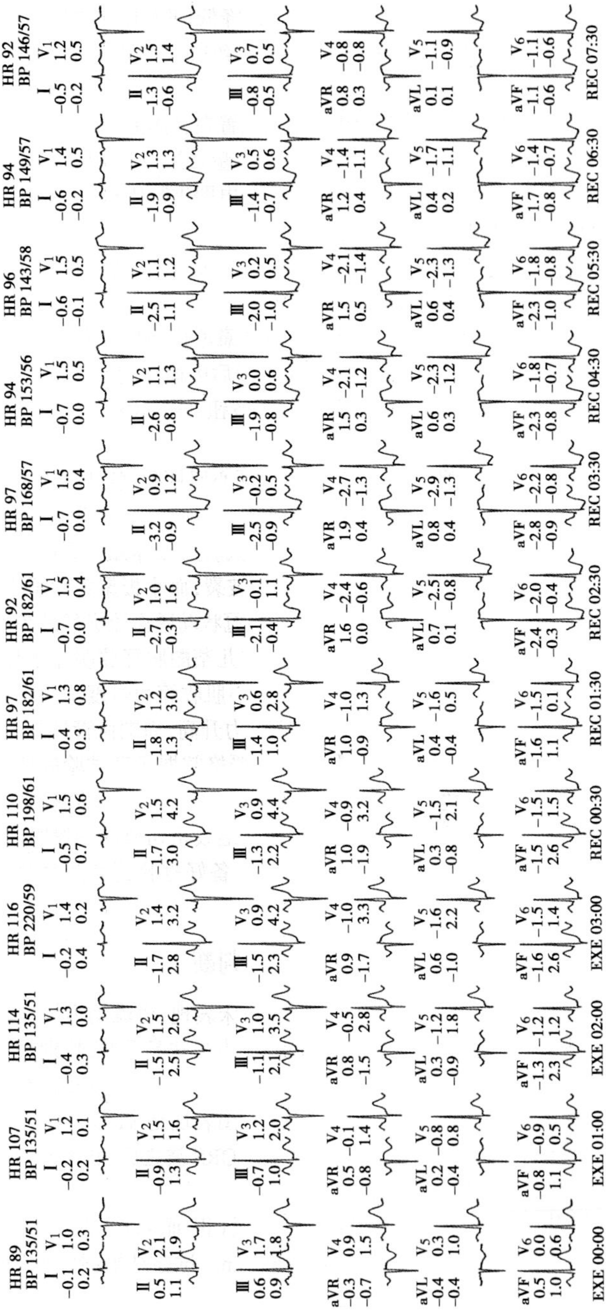
HR 89 BP 135/51
EXE 00:00
HR 107 BP 135/51
EXE 01:00
HR 114 BP 135/51
EXE 02:00
HR 116 BP 220/59
EXE 03:00
HR 110 BP 198/61
REC 00:30
HR 97 BP 182/61
REC 01:30
HR 92 BP 182/61
REC 02:30
HR 97 BP 168/57
REC 03:30
HR 94 BP 153/56
REC 04:30
HR 96 BP 143/58
REC 05:30
HR 94 BP 149/57
REC 06:30
HR 92 BP 146/57
REC 07:30

图 6-1　运动试验心电图

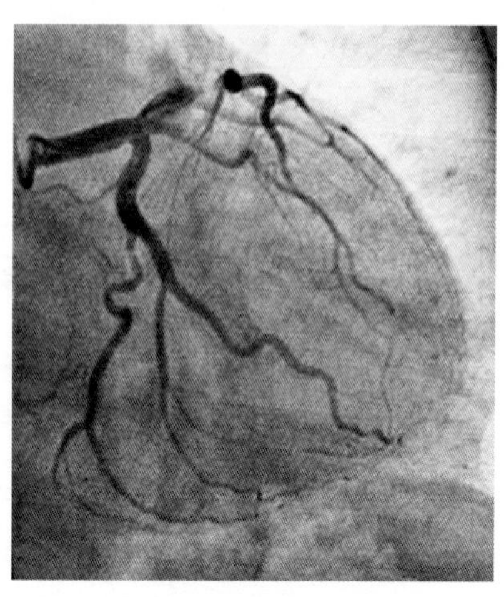

图 6-2　冠状动脉造影

LAD 近段局限偏心性狭窄 95%。

诊断试验普遍存在的问题是，正常人群和患病人群的试验结果有很大的重叠。所有用于诊断冠心病的试验在正常人群和患病人群中的结果范围都有相当大部分的重叠。通常采用一个特定数值（判别值）用于区分这两类人群（例如 ST 段压低 1mm）。如果该值定得较高（例如 ST 段压低 2mm），以确保几乎所有无病人群都有正常试验结果，将得到较高的试验特异性，然而相当多的患病人群亦呈现正常结果，则同时降低了试验的敏感性。

静息 ST 段压低是严重冠心病高患病率的一个标志，提示预后不佳。标准运动试验在诊断这些患者时仍有价值。尽管出现静息时 ST 段压低<1mm 时试验特异性下降，标准运动试验仍然是合理的第一选择，因为它的敏感性有所提高。是否在以下两类特殊患者中应用运动试验存在分歧意见：服用地高辛、ST 段压低少于 1mm 的患者，以及左心室肥厚、静息 ST 段压低少于 1mm 的患者。如果出现阴性的试验结果，冠心病的可能性就大大降低。但如是阳性结果，由于试验本身较低的特异性，则需要进行进一步的检查。

1. 运动试验阳性标准

（1）运动中或运动后心电图出现 ST 段水平或下斜型压低（J 点后 60~80ms）≥ 0.1mV，持续 2min，或原有 ST 段下降者在原有基础上再下降 0.1mV。

（2）诱发 T 波高尖，或 R 波优势导联上 ST 段抬高（J 点后 60~80ms）≥ 0.1mV。

(3) 运动中出现典型心绞痛症状。

2. 运动试验可疑阳性标准

(1) 心电图出现 ST 段水平或下斜型下降 0.05~0.1mV，持续 1min。

(2) ST 段上斜型下移，在 J 点后 60ms 下降 ≥ 0.15mV，或 ST 段斜率 < 1mV/s，持续至少 1min。

(3) 单纯 U 波倒置。

(4) 严重心律失常。

(5) 运动中血压下降（收缩压下降 10mmHg 以上）。

3. 运动试验阴性标准　运动已达预计心率，心电图无 ST 段下降或 ST 段下降较运动前 < 0.1mV。

假阳性：凡能引起 ST 段降低的其他非冠心病原因均可造成运动试验假阳性。影响因素包括女性，地高辛、奎尼丁等药物；心电图异常，束支传导阻滞、左心室肥厚劳损、预激等；电解质紊乱，如低血钾等；饱餐、口服或注射葡萄糖，过度换气，胸廓畸形，贫血，血红蛋白代谢异常等。Grzybowski 等对冠状动脉造影正常的绝经前女性研究发现，月经周期对心电图运动试验中 ST 段变化有影响。Michaelides 观察到高血压患者运动中单纯出现Ⅱ、Ⅲ、aVF 导联 ST 段下移，94% 患者冠状动脉造影正常，可见其特异性较差。

假阴性：运动试验出现假阴性结果的原因可能有抗心绞痛药物的使用，如 β 受体阻断药、钙通道阻滞药、硝酸酯类药；陈旧性心肌梗死或仅有单支冠状动脉血管病变者；运动量不足；心率反常增快，但并非心肌缺血所致者。

在有明确典型心绞痛症状或冠心病高危人群中，应注意运动试验的假阴性；而在心绞痛症状不典型的冠心病低危人群（如绝经期前女性），应注意运动试验的假阳性。

九、临床意义

【活动平板运动试验中临床表现和心电图变化的意义】

1. 运动诱发心绞痛，同时伴有缺血型 ST-T 改变，是可靠的缺血征象，即有确诊价值。

2. 运动耐量差，达不到标准，常是左心功能受累的不良反应，也提示缺血的可能性（需除外心外疾病、受试者本人体力等因素）。

3. ST 段改变　公认的为 J 点后 60~80ms 出现 ST 段下降与抬高，而发生在心脏部位性的导联中。ST 段抬高是弓背型，下降呈水平型与下斜型，具有诊断意义。

4. T 波改变　在运动中，诱发 T 波倒置，不能作为心肌缺血的指标。如平静心电图的 T 波倒置，运动诱发心绞痛 T 波直立，认为伪改善，提示透壁性心肌缺血（累及心外膜下）。

5. U 波改变　在运动中，诱发 U 波倒置，提示心肌缺血，但临床上很少见。

6. 心律失常改变　在运动中可诱发出多种类型心律失常，若在低运动量中，出现恶性室性心律失常有意义。若同时伴有 ST-T 改变，提示多支冠状动脉病变，并预告发生猝死的危险性大。

7. QRS 波群振幅改变　对于 QRS 波，在运动中、后出现振幅改变即 QRS 波 R 波振幅较运动前增高（1~2mm），提示心肌可能缺血，目前尚有争论。对于 QRS 波形态改变，在运动中、后出现左束支传导阻滞比右束支传导阻滞意义大。

【其他注意事项】

1. 运动试验引起心电图、血流动力学、症状和体征的改变，三者应结合在一起，解释运动试验的结果。

2. ST 段压低出现的时间、持续的时间和心肌缺血程度相关。

3. 冠状动脉病变部位和支数影响试验的敏感性

（1）单支血管病变（右冠状动脉或旋支）敏感性为 37%~60%。

（2）前降支病变敏感性为 77%。

（3）双支血管病变敏感性为 56%~91%。

（4）三支血管病变敏感性为 75%~100%。

4. 运动试验阳性不等于冠心病，阴性也不除外冠心病。

5. 无症状者运动试验阳性应作为冠心病危险因素之一，定期（6 个月）重复运动试验。

6. 根据运动试验时的负荷（MET）可决定患者的心功能分级。

7. 试验结果可疑者应做心肌灌注显像检查，进一步明确诊断。

总之，心电图运动试验的主要评估指标是 ST 段变化，而运动中血压下降及严重室性心律失常也提示心肌缺血或冠状动脉严重病变。此外，近年研究提示，最大 ST 段 /HR 斜率、QT 离散度、心率恢复异常等指标亦有助于冠心病的诊断。需注意的是，在运动试验恢复期出现 ST 段下移，与运动中出现 ST 段下移对于冠心病诊断的价值相当，因此在运动停止后仍需密切监测心电图及患者情况。心电图运动试验对冠心病诊断的特异性和准确性为 60%~80%，敏感性因病变血管支数不同而不同。其优点是简便易行、价廉，临床上已广泛用于冠心病诊断、危险分层、缺血评价、血运重建术前后评估等。然而，由于心电图运动试验是以较大的运动量试图诱发心肌缺血，主要是用于检测冠状动脉 70% 以上固定狭窄引起的心肌缺血，而 70% 以下狭窄临界病变很难早期发现。此外，心电图运动试验受年龄、性别、药物、合并疾病等影响因素较多，有一定的假阳性率和假阴性率。

（方丕华　许海燕）

第 7 章　负荷超声心动图

负荷超声心动图对冠心病的诊断价值已得到公认。美国心脏病学会(ACC)、美国心脏协会(AHA)及美国超声心动图学会(ASE)明确提出，负荷超声心动图有助于评估是否存在可诱发的心肌缺血及其部位和严重程度，同时有助于危险性分层和评价预后。近年来，负荷超声心动图在无创伤性诊断心肌缺血、存活心肌的判定及评价心脏功能方面发挥着越来越重要的作用。

一、负荷超声心动图定义

负荷超声心动图就是将二维超声和运动负荷或药物负荷联合应用的一项检查。目前主要包括运动负荷(活动平板、直立或仰卧蹬车)和药物负荷(肾上腺素兴奋药物或血管扩张药)，此外还有食管调搏、冷加压试验等。对于怀疑有冠心病可能性的患者，负荷超声心动图可诱导心肌缺血，具有很高的敏感性和特异性。负荷超声心动图通常使用美国超声心动图学会规定的 16 节段分段法分析室壁运动，主要观察室壁节段性运动异常、室壁运动评分指数(WMSI)和室壁增厚率。负荷超声心动图发现心肌缺血的标志是，基础状态下收缩功能正常的室壁出现收缩功能减低或原有的室壁运动异常加重。这种室壁运动异常变化要早于胸痛和心电图改变，所以负荷超声心动图较常规的心电图活动平板运动试验敏感性更高。缺血状态下存活心肌的超声心动图表现为室壁基础状态下收缩运动减低，低剂量负荷时出现收缩运动增强，进一步增加负荷时室壁收缩运动再次减低，呈现双相变化。据此，通过负荷超声心动图也能识别“顿抑心肌”“冬眠心肌”等缺血状态下的存活心肌。另外，负荷超声心动图发现受累心肌的范围、室壁收缩减低的持续时间等与患者的预后及危险事件发生率相关，能够对其进行危险分级。

二、负荷超声心动图适应证

【冠心病疑似患者】

对于胸闷、心前区疼痛的疑似冠心病患者，可作为冠状动脉造影前的筛选，对于用标准运动试验(运动负荷心电图)无法确诊是否有冠心病，而临床高度怀疑冠心病的患者，应进行超声心动图负荷试验。某些因素会导致 ST-T 分析效力下降，如静息状态下存在异常 ST-T 改变、左束支传导阻滞、室性起搏心率、左心室肥厚 / 劳损或应用洋地黄类药物等。大量研究表明，负荷超声较运动负荷心电图有着更高的诊断敏感性和特异性。Varga 对将近 1 000 名怀疑患有冠心病的女性进行研究，超声心动图负荷试验诊断和排除严重冠心病的高度准确性由随后的冠状动脉造影证实，敏感性为 81%，特异性为 86%，总体准确性为 84%。女性患者超声心动图负荷试验明显比传统心电图活动平板运动试验更准确。

【急性心肌梗死的出院前评估】

静脉内分级滴注多巴酚丁胺超声心动图负荷试验有助于在心肌梗死的早期评价心肌的存活性。当小剂量多巴酚丁胺滴注时出现节段性室壁运动改善，进一步加大剂量滴注时局部运动功能又发生恶化，意味着负责供给该节段室壁的冠状动脉还有明显的狭窄。大剂量多巴酚丁胺滴注时，收缩期局部室壁厚度继续增加提示相应梗死区仍有存活心肌，以及梗死区相关动脉不存在严重的狭窄。

【慢性冠心病心肌存活的诊断】

慢性稳定性冠心病患者心肌收缩功能因为不可逆的心肌坏死或冬眠心肌的存在而受损。心肌冬眠是心肌在长期低灌注情况下，虽能保证心肌存活，却无法支持正常的心肌收缩功能。因为存在潜在的心肌恢复的可能，明确存活心肌的存在非常重要。冬眠心肌血管再通后，其收缩功能可以恢复，改善预后。有多支血管病变且左心功能受损的冠心病患者，超声心动图多巴酚丁胺负荷试验显示局部左心室功能改善，预示心肌存活，可通过血管重建改善左心室收缩功能。若小剂量多巴酚丁胺注射后心肌收缩无改善，预示心肌无存活，即使旁路移植恢复血供，也无法恢复左心室收缩功能。小剂量多巴酚丁胺负荷试验后收缩能够改善的阳性预测值为 83%，阴性预测值也是 83%。

【血管重建术前后的超声心动图评估】

超声心动图通过研究某一狭窄冠状动脉对心肌功能的影响程度，帮助设计血管重建术的过程。这对决定是否需要经皮冠状动脉腔内血管重建术很有价值，尤其当血管成像显示的狭窄程度难以明确生理学意义或存在多支病变时更有意义。另外，由于再狭窄是一种常见并发症，超声心动图负荷试验可有效地评价血管重建术后患者状况。评估血管重建术疗效比较合理的时间大约在术后 1 个月。

成功的旁路移植术后，对无症状的患者不必进行常规随访。目前没有明确证据证明检出可诱发缺血心肌但无症状的患者有助于改善预后，因而对此类患者也不推荐常规检查。然而，当冠状动脉旁路移植术后患者症状持续存在或再发，此时行超声心动图负荷试验则有意义。

【无症状冠心病的检出】

因为无冠心病症状人群患有冠心病的可能性较低，超声心动图负荷试验不推荐给这些人群。然而，如果怀疑无症状患者活动平板运动试验的阳性结果为假阳性，可以通过超声心动图负荷试验的阴性结果降低患有冠心病的可能性，同时预示低冠心病死亡或非致命性心肌梗死。

三、几种超声心动图负荷试验的比较

几种负荷超声心动图的原理不再赘述。运动负荷超声心动图操作简单，安全性高于药物负荷试验，但由于运动时超声检查困难，往往要在高峰运动后立刻进行超声检查，这期间存在时间延迟，影响观察的准确性。况且，运动后，呼吸急促、心率增快等反应会影响超声图像质量，不利于观察室壁运动改变情况。

药物负荷超声心动图避免了上述不利因素，广为应用。但各类药物或多或少会有不良反应。所以，药物负荷试验需要有心血管内科医生参加。

对于冠心病缺血心肌的检出，超声心动图多巴酚丁胺负荷试验的敏感性实质上高于应用血管扩张药的负荷试验，多数研究证实了这一情况。运动试验如果从运动结束到图像采集存在明显的时间延迟，超声心动图活动平板运动试验的敏感性可能会降低。如果无法充分显示心肌的全部节段，敏感性也会低。这一缺陷并不经常出现，但很重要。多巴酚丁胺及多巴酚丁胺负荷试验可用于存活心肌的检出，血管扩张药则没有这个功能。

四、评定标准

所有超声心动图负荷试验的诊断标准均以室壁收缩功能变化为基础。具体可归纳为 4 种状态：①正常心肌：静息状态下正常收缩，负荷后出现正常幅度的加强收缩；②缺血心肌：静息状态下正常收缩，负荷状态下收缩减低；③存活心肌：静息状态下收缩减低，负荷后收缩功能可恢复；④坏死心肌：无论静息状态还是负荷状态，收缩功能均显著减低。

五、与其他影像技术比较

放射性核素单光子发射计算机断层显像（SPECT）比超声心

动图负荷试验有略高的敏感性和略低的特异性。在基于 44 项研究结果，将两种检查进行对比的统计学分析发现，对于无心肌梗死病史及缺血性心脏病史但有较多的冠心病易感因素患者，负荷超声心动图诊断的敏感性为 85%，特异性为 77%。SPECT 敏感性为 87%，特异性为 64%。Nagle 等研究发现，磁共振成像诊断冠心病强于负荷超声心动图，但仅限于超声心动图检查声窗较差的患者。图像质量的限制在过去的确是一个问题，但随着当今超声技术的飞快发展，谐波技术、组织多普勒技术对比声学造影技术已经解决了这一问题。超声心动图仪应用普遍，价格相对低廉，磁共振成像和 SPECT 价格高昂，并且超声无辐射、活动方便，可床旁操作。相对于无法移动的其他两项检查，负荷超声心动图无疑具有无法比拟的优越性。

（逄坤静　王　浩）

第 8 章　放射性核素心肌灌注显像

放射性核素心肌灌注显像在冠心病（CAD）的诊断、冠状动脉病变程度和范围的评估、疗效评估以及预后判断的价值已得到了国际公认。如在美国，2005 年心肌灌注显像病例数约为 800 万例。在我国，随着新的放射性药物、单光子发射计算机断层显像（SPECT）和正电子发射断层显像（PET）的推广应用和心血管内科临床医生对核医学认识的增加，心脏放射性核素显像已越来越多地被临床所接受，发挥着越来越重要的作用。

一、心肌灌注显像的原理

目前常用的心肌灌注显像剂为 ^{201}铊（^{201}Tl）、^{99m}锝（^{99m}Tc）- 甲氧异腈（MIBI）、^{99m}Tc- 替曲膦等。^{201}Tl 是临床应用最早和最广泛的心肌灌注显像剂。静脉注射后，^{201}Tl 在心肌内的初始分布取决于局部心肌血流灌注量，随后，心肌对 ^{201}Tl 的摄取与清除处于一个动态平衡的过程，呈现“再分布”。目前，常用的有 ^{99m}Tc-MIBI、替曲膦。与 ^{201}Tl 相比，^{99m}Tc 标记的 MIBI、替曲膦的主要区别是 ^{99m}Tc 标记的 MIBI、替曲膦均没有明显的“再分布”。因此，对于诊断心肌缺血，需要分别在负荷试验时和静息状态下注射 ^{99m}Tc-MIBI 或 ^{99m}Tc- 替曲膦。

这些显像剂在静脉注射后均能浓集在心肌内，使正常心肌清晰显影。它们在心肌内的浓集量与局部心肌血量成正比。当冠状动脉狭窄达到一定程度时，局部心肌血流灌注的绝对降低，或者在运动试验或药物负荷试验时，正常冠状动脉供血区的心肌血流灌注明显增加，而有病变的冠状动脉供血区的心肌血流灌注增加不如正常的冠状动脉供血区，从而导致局部心肌血流分布的不平衡或心肌血流灌注绝对降低，心肌对显像剂的摄取绝对或相对减少，在心肌显像图上，表现为放射性稀疏或缺损区。

应指出，心脏具有很强的代偿功能，即使冠状动脉存在明显狭窄，由于冠状动脉自身的调节作用，仍能使静息状态的冠状动脉血流保持正常，因此，对于诊断冠心病，单纯的静态心肌显像是不合适的，心肌显像需与运动试验或药物负荷试验相结合。负荷试验选择的原则是，凡是能进行运动试验的患者，应该首先考虑运动试验，对于不能达到适当的运动量、不能或不适合运动试验的患者，应该进行药物负荷试验，在选择药物负荷试验方法时，一般先考虑双嘧达莫（潘生丁）或腺苷，然后考虑多巴酚丁胺等。

二、心肌灌注显像的适应证

1. 冠心病的诊断。
2. 冠状动脉病变范围和程度的评估。
3. 心肌活力的估测。
4. 冠状动脉再血管化适应证的筛选及术后疗效的评估。
5. 急性心肌缺血的诊断和溶栓治疗的疗效评估。
6. 预后的评估或危险分级。
7. 心肌病的鉴别诊断。

三、心肌灌注显像的类型

【静息显像】

检查前3~4h禁食，静脉注射^{201}Tl 74MBq（2mCi）后10min，采用γ相机进行平面显像或用SPECT进行断层显像，有明显心肌灌注异常时，应加做4h延迟显像。若采用^{99m}Tc-MIBI，则于静脉注射740~925MPq（20~25mCi）后数分钟，嘱患者进食250~500ml牛奶，以促进肝脏放射性的清除，1~1.5h后进行心肌平面及断层显像。

【负荷试验显像】

为了获得理想的显像结果，患者应在负荷试验前3~4h开始禁食，应尽可能地停用所有可能影响患者的心率或心肌血流灌注的药物，至少在24h前停用盐酸普萘洛尔（心得安），至少4h前停用长效硝酸盐、硝酸甘油、β受体阻断药等。

1. 运动试验　活动平板运动试验通常采用Bruce方案或改良Bruce方案；踏车运动试验，一般从25W开始，每2~3min递增25W。活动平板或踏车运动试验时，应要求患者完成其能达到的最大负荷量。在达到最大负荷量时，静脉注射 ^{201}Tl 74~110MBq（2~3mCi）、^{99m}Tc-MIBI或 ^{99m}Tc-替曲膦，再鼓励患者运动30~60s。

2. 双嘧达莫负荷试验　双嘧达莫具有强有力的血管扩张作用，是间接通过增加内源性腺苷而发生作用的。足量双嘧达莫可使正常冠状动脉的血流量增加4~5倍，而病变的冠状动脉则不可能相应地扩张，病变部位即出现放射性稀疏或缺损，其灵敏度和特异性与运动试验相似。禁忌证：不稳定型心绞痛、急性心肌梗死（48h内）、低血压（收缩压<90mmHg）、支气管哮喘等。

检查前48h内停服茶碱类药物，忌饮用含咖啡类饮料。静脉缓慢注射双嘧达莫0.14mg/（kg·min），持续4min。然后，静脉注射 ^{201}Tl 74MBq（2mCi）或 ^{99m}Tc-MIBI 740~925MBq（20~25mCi）。注射过程中，同时记录血压、心率及心电图。双嘧达莫注射过程中或注射后，少数病例可出现心绞痛，若持久、明显，可静脉注射氨茶碱（氨茶碱250~500mg加于10ml生理盐水中），以加速症状的缓解。

3. 腺苷负荷试验　基本原理与双嘧达莫试验相似，所不同的是，它通过外源性腺苷而发生作用。禁忌证与双嘧达莫试验相似。由于其有降低窦房结的自律性与房室结的传导速度的作用，对窦房或房室结病变的患者要慎用。

检查前24h，停用双嘧达莫及茶碱类药物，忌用咖啡。静脉稳速滴注腺苷0.14mg/（kg·min），持续6min。于静脉滴注腺苷3min末时，静脉注射 ^{201}Tl 74~111MBq（2~3mCi）或者 ^{99m}Tc-MIBI 740~925MBq（20~25mCi）。滴注腺苷过程中，若出现持续而明显的胸痛，可减缓或停止滴注腺苷，一般1~2min后症状可自行缓解。

4. 多巴酚丁胺负荷试验　多巴酚丁胺作用于心肌的 β_1 受体，使心率加快，收缩压升高，心肌收缩力增强，心肌氧耗量增加，其作用与运动试验相似。禁忌证：不稳定型心绞痛、明显高血压（>24/13kPa）、严重心律不齐。

检查前48h内停服β受体阻断药。静脉滴注多巴酚丁胺，开始时按5μg/（kg·min）进行滴注，以后逐级增加用量[每级增加5μg/（kg·min）]。每级持续滴注3min，最大可达40μg/（kg·min）。终止试验指标同心电图运动试验。待达到终止指标时，静脉注射 ^{201}Tl 74MBq（2mCi）或 ^{99m}Tc-MIBI 740~925MBq（20~25mCi），并继续滴注多巴酚丁胺1min。

四、心肌灌注显像方案

【^{99m}Tc-MIBI 心肌显像】

1. 一天法

(1)静态、负荷试验显像：

1)静息状态下，静脉注射 ^{99m}Tc-MIBI。

2)嘱患者在注射 ^{99m}Tc-MIBI 后 30min，饮用 250~500ml 牛奶。

3)注射 ^{99m}Tc-MIBI 后 60~90min，行静态心肌平面或 SPECT 显像。

4)嘱患者在给药后 3h 返回行运动试验。

5)患者行运动试验，运动试验终止前 1min 静脉注射 ^{99m}Tc-MIBI。

6)嘱患者在运动试验后 15~30min 饮用 250~500ml 牛奶。

7)在第二次注射 ^{99m}Tc-MIBI 后 30~60min，行心肌平面或 SPECT 显像。

(2)负荷试验，静态显像：

1)患者行运动试验，运动试验终止前 1min 静脉注射 ^{99m}Tc-MIBI。

2)嘱患者在运动试验后 15~30min 饮用 250~500ml 牛奶。

3)在注射 ^{99m}Tc-MIBI 后 30~60min，行心肌平面或 SPECT 显像。

4)3~4h 后，在静息状态下，静脉注射 ^{99m}Tc-MIBI。

5)嘱患者在注射 ^{99m}Tc-MIBI 后 30min，饮用 250~500ml 牛奶。

6)注射 ^{99m}Tc-MIBI 后 1h，行平面或 SPECT 显像。

2. 两天法

(1)负荷试验显像：患者行运动试验，运动试验终止前 1min 静脉注射 ^{99m}Tc-MIBI，嘱患者在运动试验后 15~30min 饮用 250~500ml 牛奶，在注射 ^{99m}Tc-MIBI 后 30~60min，行心肌平面或 SPECT 显像。负荷试验后 1~2d 行静态显像。如负荷试验心肌显像正常，可以不做静态显像。

(2)静态显像：在静息状态下，静脉注射 ^{99m}Tc-MIBI，嘱患者在注射 ^{99m}Tc-MIBI 后 30min，饮用 250~500ml 牛奶，在注射 ^{99m}Tc-MIBI 后 60~90min，行静态心肌平面或 SPECT 显像。

3. ^{201}Tl、^{99m}Tc-MIBI 顺序显像　静息状态下，静脉注射 74MBq (2mCi) ^{201}Tl 后，采集静态显像，然后行负荷试验，静脉注射 925MBq (25mCi) ^{99m}Tc-MIBI，1h 后采集负荷试验显像。

【^{99m}Tc- 替曲膦心肌显像】

与 ^{99m}Tc-MIBI 心肌显像相似，在注射 ^{99m}Tc- 替曲膦后的显像时间可以稍早一些。

【^{201}Tl 心肌显像】

1. 负荷试验、再分布显像　于运动试验或药物负荷试验后 10min 开始“即刻”显像。应注意，运动试验后的“即刻”显像过晚，可能因为早期再分布而低估心肌缺血的程度和范围；但是，运动试验后显像过早，可能因心脏位移（heart creep）而产生假阳性。一般来说，“即刻”显像应在运动试验后 10~15min 开始；再分布显像一般在运动试验后 3~4h 进行。在即刻显像和再分布显像之间，要求患者尽可能空腹。

2. 负荷试验、延迟再分布显像　除再分布显像外，在静脉注射 ^{201}Tl 后 18~24h 进行外，其余同负荷试验、3~4h 再分布显像。与常规 3~4h 再分布显像相比，延迟再分布显像能增强对缺血但存活的心肌的检测。但在临床上，由于延迟再分布显像时心肌放射性明显减低，获得高质量的心肌显像图像往往是比较困难的，虽然可以通过延长数据采集时间来增加计数，提高图像的统计学可靠性，但是对于患者来说，耐受较长的图像采集时间往往是比较困难的，所以，它的常规临床应用价值是有限的。

3. 负荷试验、再注射（reinjection）显像　一些研究认为，缺血、存活的心肌在 3~4h 再分布显像无再分布，可能是因为 ^{201}Tl 再分布不仅取决于即刻显像时的心肌灌注缺损的程度和继后的局部心肌血流量，而且取决于继后血清中 ^{201}Tl 的浓度。近年来，一些学者报道，在运动试验或药物负荷试验后 3~4h，在静脉再注射 37~50MBq（1~1.5mCi）^{201}Tl 后 10min 进行再注射显像。对于评估心肌活力，再注射显像是一种比较理想的方法。再注射显像显示为不可逆性缺损的患者，可以再进行 18~24h 延迟再分布显像或静态注射 ^{201}Tl 后的静态显像和 3~4h 延迟显像。

4. 负荷试验、静态显像　于运动试验或药物负荷试验后 10min 行即刻显像；48~72h 后，在静息状态下，静脉注射 1.5mCi ^{201}Tl 后 10min 行静态心肌显像。

【硝酸酯心肌显像】

在静态注射 ^{201}Tl 或 ^{99m}Tc 标记显像剂前，给予患者硝酸甘油或硝酸酯，其余的步骤与上述相应的显像方案相似。据报道，各种给硝酸甘油或硝酸酯途径的效果似乎是相似的。

五、心肌灌注的数据采集

【SPECT 显像】

通常，自 45° 右前斜位至 45° 左后斜位，采集 180° 弧度，采集

30~60 个投影，也可以采集 360° 弧度，在 ^{99m}Tc-MIBI 或 ^{99m}Tc- 替曲膦心肌显像，宜自 45° 左后斜位至 45° 右前斜位。每个投影采集时间为 20~40s，矩阵为 64×64，根据 γ 相机视野大小，选用适当的放大（zoom）因子。

【门电路心肌显像】

门控心肌 SPECT 和非门控心肌 SPECT 的不同之处在于，门控心肌 SPECT 数据采集时，应用 ECG 作为门控信号，在每一个投影，每个心动周期采集 8~16 帧图像（通常采集 8 帧），RR 窗值为 100%；而非门控心肌 SPECT，在每个投影只采集一帧图像。因此，前者每一帧图像的信息量明显少于后者，统计学涨落大。为了解决这个问题，一般来说，需要增加显像剂的剂量、延长投影数据的采集时间，以增加图像的计数或信息量。这是在进行门控心肌 SPECT 显像时值得注意的问题。另外，与平衡法放射性核素心血管造影相似，如果患者有明显的心律不齐，门控心肌 SPECT 显像可能会不理想。

【平面显像】

常用的平面显像体位有 3 个：前后位、30°~45° 左前斜位或 70° 左前斜位。根据情况，可加左侧位、30° 右前斜位。采集矩阵为 64×64 或 128×128，根据 γ 相机视野大小，可选用适当的放大（zoom）因子，如 1.5~2.5。每个体位采集计数至少以 50 万计数。对于负荷试验，再分布 / 静态显像的对比，两次显像体位应尽可能相同。对于负荷试验、3~4h 再分布显像测定心肌 ^{201}Tl 洗脱率，运动试验后“即刻”和 3~4h 再分布显像的采集时间应相等。

六、心肌灌注的图像分析

要注意：①在心肌 SPECT，应通过三个断面的图像，观察左心室的各个不同心肌节段的放射性分布；在分析心肌平面显像时，必须有多体位的心肌显像。②在对比二次显像时，应将两次显像的图像同时显示，并对两次显像的计数进行归一化，以更好地对比两次显像时的心肌放射性分布的差别。③注意观察肺及腹腔脏器的放射性分布。

1. 正常图形　左室心肌显影清晰，放射性分布均匀，心腔为放射性稀疏或缺损区，心尖和基底部的放射性分布可能稍稀疏。静息心肌显像图中，右心室通常不显像，肺内放射性较少，负荷试验后心肌显像时，右心室可能显影。

2. 完全可逆性灌注缺损　在运动或药物试验显像的图像中，表现为局部放射性缺损或稀疏。在 ^{201}Tl 再分布显像或 ^{99m}Tc-MIBI 静息显像中，上述放射性稀疏、缺损区呈现放射性填充。这种可逆性心肌灌注异常是心肌缺血的典型表现。

3. 部分可逆性灌注缺损　在运动或药物试验显像图像上，表现为局部放射性缺损或稀疏。有部分再分布或再填充，通常见于心内膜下心肌梗死或穿壁性心肌梗死病灶周围区域。

4. 不可逆性灌注缺损　负荷试验及静息显像中，均显示局部心肌放射性稀疏或缺损，无再分布或再填充，通常为不可逆的心肌瘢痕或心肌梗死。

5. 反向再分布　在运动或药物试验后显像图像上，心肌放射性分布正常，再分布显像或静态显像时，表现放射性稀疏或缺损；或在运动、药物试验显像图像上，表现心肌放射性稀疏或缺损，在再分布显像或静态显像时更明显。

七、心肌灌注显像的临床应用

【冠心病的诊断】

心肌灌注显像已是国际上公认的诊断冠心病最可靠的无创性检测方法，它明显优于心电图运动试验。文献报道了 4 000 例患者的运动试验、再分布心肌灌注显像肉眼分析与冠状动脉造影诊断冠心病的对比结果。在这些研究中，心肌灌注显像诊断冠心病的灵敏度平均为 82%，特异性平均为 88%。在同一患者组，运动试验心电图的灵敏度为 50%~80%。根据心肌平面或断层图像的心肌灌注缺损的部位，还可以判断冠状动脉狭窄的部位。^{99m}Tc 标记 MIBI 或替曲膦心肌显像与 ^{201}Tl 心肌灌注显像检测冠心病的准确性是相近的。文献报道，药物负荷试验心肌灌注显像与运动试验心肌灌注显像诊断冠心病的准确性没有明显的差别。双嘧达莫负荷试验心肌 SPECT 诊断冠心病的灵敏度为 89%，特异性为 78%；腺苷负荷试验心肌 SPECT 的灵敏度为 88%，特异性为 85%。多巴酚丁胺负荷试验对于诊断冠心病也有较高的灵敏度和特异性。近年来，一些临床研究表明，衰减校正、门控心肌灌注断层显像、心肌代谢显像可以提高心肌灌注显像诊断冠心病的特异性（表 8-1）。

表 8-1　心肌灌注显像诊断冠心病的准确性

	病例数	灵敏度 /%	特异性 /%
心电图运动试验	24 047	68	77
运动试验 SPECT	28 751	89	80
药物负荷试验 SPECT	1 000	85	91

【急性心肌梗死】

在临床症状典型、酶学检查异常和心电图改变明显的患者，急性心肌梗死的诊断是不困难的。因此，对于急性心肌梗死可能性大的患者，心肌显像不是诊断急性心肌梗死的首选检查方法，但是，在临床症状、酶学检查和心电图改变不典型的可疑急性心肌梗死患者，静态心肌灌注显像正常可以除外急性心肌梗死和不稳定型心绞痛。心肌灌注显像在急性心肌梗死患者的应用还有检测心肌梗死后的心肌缺血、评估心肌活力和评估心肌梗死患者的预后。

【预后判断】

心肌灌注显像评估预后的价值已得到了广泛的临床证明。大量临床资料表明，心肌灌注显像正常预示患者的预后良好，心脏事件的发生率小于每年 1%，与正常人群相似。即使冠状动脉造影显示冠状动脉狭窄的存在，心肌灌注显像正常患者的预后也是很好的。心肌显像也可以判断处于"高危险状态"的冠心病患者。这些患者的心肌显像的表现：多发性可逆性灌注缺损累及 2 个或多个冠状动脉血管床，在定量分析为大面积的灌注缺损；运动试验后，肺对 ^{201}Tl 的摄取增加；运动试验后，左室心腔一过性扩大。在确诊的或可疑冠心病患者，心肌灌注显像显示的心肌灌注缺损的节段数或范围和可逆性灌注缺损的程度是心脏事件的独立预测因子。

【心肌活力的估测】

放射性核素显像是临床上应用最广泛的评估心肌活力的方法。目前，在临床上，静态 - 再分布 ^{201}Tl 显像和负荷试验 - 再注射 ^{201}Tl 心肌显像是最常用的，静态、再分布（静态注射 ^{201}Tl 后 5min 和 3~4h）显像，与运动试验、再注射 ^{201}Tl 心肌显像评估心肌存活的准确性是相似的，硝酸酯心肌显像对于预测冠状动脉再血管化后局部室壁运动的改善具有较高的准确性，另外，门控心肌 SPECT、定量分析和衰减校正可能提高心肌 SPECT 评估心肌活力的准确性。PET 灌注 / 代谢显像被公认为是评估心肌存活最可靠的方法。由于心肌 PET 代谢显像的价格昂贵，在临床上，需要进行心肌存活的评估时，应首先选择常规心肌放射性核素显像。

【介入治疗适应证的选择及术后疗效的判断】

介入治疗前，心肌灌注显像被广泛应用于评价心肌缺血的范围、程度以及心肌活力。介入治疗后，心肌灌注显像可以评估冠状动脉旁路移植术（CABG）、经皮冠状动脉腔内成形术（PTCA）等介入治疗的疗效。在临床上，心肌灌注显像的主要临床应用是评估介入治疗后的心肌缺血，如检测冠状动脉旁路移植术后“旁路移植的”或自身的冠状动脉病变、经皮腔内冠状动脉成形术后的冠状动脉再狭窄等。如上所述，在 CABG 或 PTCA 术前，放射性核素显像可以检测冠状动脉狭窄，鉴别缺血但存活的心肌和瘢痕（不再存活的）组织，从而选择能得益于冠状动脉再血管化的患者，以及评估左、右心室功能；特别是在 CABG 术后，作为一种无创性方法，放射性核素显像可被用于随访患者的左室心肌血流灌注、功能和代谢的恢复，评估 CABG 术后的冠状动脉病变等。

【心肌病】

扩张型心肌病的心肌平面及断层显像均表现为左室心腔扩大，室壁变薄，放射性分布不均匀，表现为弥漫性放射性稀疏或缺损；缺血性心肌病多表现为节段性放射性稀疏或缺损，可逆性放射性稀疏或缺损为缺血性心肌病的典型表现；肥厚型心肌病的典型图像特点是心肌呈不对称性增厚，以室间隔增厚明显，部分病例可表现为心尖部心肌局部增厚，或整个左心室室壁均增厚。

（孙晓昕）

第 9 章　存活心肌评估

冠状动脉狭窄患者的心室功能异常可由不可逆性心肌损害（心肌梗死或瘢痕）和 / 或可逆性心肌损害（心肌缺血）所引起。放射性核素心血管造影、超声心动图证明，在冠状动脉再血管化，如冠状动脉旁路移植术（CABG）或经皮冠状动脉介入治疗（PCI），慢性冠状动脉狭窄患者的静态左心室节段室壁运动和整体功能可以改善。一些学者研究了冠状动脉狭窄、心室功能异常的患者在冠状动脉再血管化后左心室局部室壁运动和整体功能改善的发生率。在一组 19 例经 CABG 的患者，Lewis 等发现，在 CABG 术后，85% 术前运动异常的室壁节段的室壁运动改善，75% 术前运动异常的室壁节段的运动恢复正常。在 ^{123} 碘（^{123}I）IPPA 多中心临床研究中，测定了 122 例冠状动脉狭窄患者在 CABG 前、后的左室射血分数（LVEF）。在整个研究组，CABG 术后 LVEF 改善的发生率为 29%。术后 LVEF 改善的发生率在术前 LVEF 为 35%~49% 的患者为 28%，在术前 LVEF 为 20%~34% 的患者为 27%，在术前 LVEF 小于 20% 的患者为 38%，差异无统计学意义。

在心肌血流灌注减低的情况下，存活心肌的功能持续性减低，被称为“冬眠”(hibernation)。当血流供应(氧的供应)恢复正常或耗氧量减少时，“冬眠”心肌的功能可以恢复正常。心肌冬眠(myocardial hibernation)是指在氧供应减低的情况下，心肌细胞为了维持存活，而降低其功能和代谢。心肌冬眠的表现为心室局部室壁运动异常、相应节段的心肌血流灌注降低，但是心肌细胞仍然是存活的。在严重冠状动脉狭窄的患者，如果心室功能异常是由局部心肌缺血(或心肌冬眠)所引起的，冠状动脉再血管化就可以改善患者的局部室壁运动和整体心室功能；反之，如果心室功能异常是由心肌梗死或瘢痕所引起的，那么冠状动脉再血管化不能改善患者的局部和整体心室功能。尽管冠状动脉再血管化技术在不断改进和完善，但是冠状动脉再血管化，特别是冠状动脉旁路移植术，仍然有一定的危险性，尤其在心室功能严重受损(LVEF<30%)的冠状动脉病变患者；另外，冠状动脉旁路移植术和经皮腔内冠状动脉成形术的费用都比较高。因此，临床上在决定冠状动脉再血管化之前，需要判断冠状动脉狭窄、心室功能减低患者的心肌存活情况，从而选择能得益于冠状动脉再血管化的患者。因此，心肌存活的评估具有非常重要的临床价值。

近年来，一些评估心肌活力的显像方法在临床上得到应用。这些方法的应用大大提高了临床医生对冠心病、心室功能异常患者心肌存活的判断准确性。

一、心肌灌注、代谢显像评估心肌存活的生理基础

细胞死亡是指细胞的基本行为不再存在，这些细胞的基本行为包括细胞的代谢和细胞膜的完整性。前者反映在细胞摄取葡萄糖，而后者反映在细胞潴留细胞内组分，如肌酸磷酸激酶、肌酐、磷酸和钾离子等。

在氧供应减低的情况下，缺血或冬眠的心肌细胞对葡萄糖的利用增加，通过葡萄糖的无氧代谢，生成心肌细胞基本代谢所必需的高能磷酸化合物。虽然这些少量的高能磷酸化合物不能满足心肌细胞机械做功的需要，但是足以满足心肌细胞维持跨膜电梯度所需要的能量，从而保证心肌细胞存活。因此，代谢活动的存在是心肌细胞存活的最可靠标志。还有一种或多种细胞内组分的丢失是细胞死亡的标志，特别是钾离子从心肌细胞的丢失与心肌细胞的死亡和损害有着密切的关系。^{201}铊(^{201}Tl)、^{82}铷(^{82}Rb)等都是钾离子的类似物，因为只有具有完整的细胞膜，存活的心肌细胞才能潴留这些示踪剂，所以心肌对^{201}Tl、^{82}Rb等的摄取和潴留也是心肌细胞存活的标志。另外，一定量的血流是心肌代谢过程得以维

持的基础，因此，通过准确测定心肌的血流灌注，也可以评估心肌活力。

二、^{18}F-脱氧葡萄糖心肌PET显像

^{18}F-脱氧葡萄糖（FDG）被广泛用于心肌正电子发射断层显像（PET）评估心肌的葡萄糖代谢，被公认为评估心肌存活最可靠的方法。在冠状动脉狭窄患者，血流灌注减低、FDG摄取正常或相对增加（灌注-代谢不匹配）标志心肌缺血但仍然存活；血流灌注减低、FDG摄取亦减低（灌注-代谢匹配）标志心肌细胞不再存活。

文献报道，术前FDG心肌PET显像预测冠状动脉再血管化后左心室节段功能改善的灵敏度为88%，特异性为73%（表9-1），对于判断患者的预后具有重要的价值（表9-2）。应指出，血流-代谢匹配不等于说，在该节段完全没有存活（或正常）的心肌细胞。例如，心内膜下瘢痕组织可与心外膜下正常心肌同时存在。血流-代谢不匹配的心肌节段，在心肌血流完全恢复正常后，心肌功能不一定完全恢复正常。因为在功能异常的心肌节段，正常的心肌、冬眠的心肌和瘢痕组织通常是同时存在的，在心肌血流灌注恢复正常后，心肌功能的恢复程度取决于该心肌节段内这三种组分的分布状态。

表9-1　各种显像方法评估心肌存活的灵敏度和特异性

	病例数	灵敏度		特异性	
		百分比	95%可信区间	百分比	95%可信区间
^{99m}Tc-MIBI	207	83	78%~87%	69	63%~74%
^{201}Tl再注射	209	86	83%~89%	47	43%~51%
^{201}Tl静态、再分布	145	90	87%~93%	54	49%~60%
^{18}F-FDG PET	332	88	84%~91%	73	69%~77%

表 9-2　心肌 PET 显示心肌存活患者经冠状动脉再血管化或内科治疗的结局

	FDG(+)		FDG(-)		心脏事件
	再血管化	内科治疗	再血管化	内科治疗	
Eitzman, 1992					
病例数	26	18	14	24	死亡,MI
心脏事件	3(12%)	9(50%)	1(7%)	3(13%)	
Yoshida, 1993*					
病例数	20	5	6	4	死亡
心脏事件	2(10%)	0(0)	3(50%)	2(50%)	
DiCarli, 1994					
病例数	26	17	17	33	死亡
心脏事件	3(12%)	7(50%)	1(6%)	3(8%)	
Lee, 1994					
病例数	49	21	19	40	死亡,MI
心脏事件	8(16%)	13(62%)	2(10%)	7(18%)	

注: *^{82}Rb 心肌 PET 显像,其余均为心肌灌注 / 代谢 PET 显像。

Schelbert 带领 UCLA 研究小组于 1986 年报道了采用 ^{13}N-NH_3 心肌灌注 PET 显像和 ^{18}F-FDG 心肌代谢 PET 显像相结合,来检测存活心肌的开创性临床研究工作。之后,该方法探测存活心肌的临床价值不断得到不同研究小组的肯定,因此,被国际上公认为诊断心肌存活的“金标准”。但 ^{13}N-NH_3 半衰期短,需加速器生产,价格昂贵;而 ^{99m}Tc-MIBI 临床极易获得,价格较便宜,因此采用 ^{99m}Tc-MIBI 单光子发射断层(SPECT)心肌灌注显像和 ^{18}F-FDG 心肌代谢 PET 显像结合的方法,评估存活心肌。近几年国内不断引进新的 PET/CT 仪,但并不是所有医院同时配备回旋加速器,因此,目前临床实践中仍然采用 ^{99m}Tc-MIBI SPECT 心肌灌注和 ^{18}F-FDG 心肌代谢 PET 显像相结合的方法,来探测存活心肌。但是要注意,SPECT 心肌灌注显像没有进行衰减校正,而 PET 心肌代谢显像经过衰减校正,因此可能会过高估测下后壁(男性)以及前壁(女性)的存活心肌。如果采用门控采集技术，通过结合局部心肌灌注、代谢以及室壁运动情况，综合判断存活心肌，可以提高诊断的准确性。另外，17节段的靶心图可以获得局部心肌的放射性摄取值（%），有助于诊断。

三、^{201}Tl 心肌显像

【再注射 ^{201}Tl 心肌显像】

运动试验、3~4h 再分布显像已被临床上广泛应用于诊断冠心病，也被用于鉴别坏死的和存活的心肌。^{201}Tl 心肌显像方案通常是：在负荷试验高峰时，静脉注射 ^{201}Tl。“即刻”“再分布”显像分别于静脉注射 ^{201}Tl 后 5~10min 和 3~4h 进行。可逆性缺损或“再分布”被认为心肌缺血、存活；“不可逆性”缺损则被认为心肌“死亡”。一些研究发现，常规 3~4h“再分布”^{201}Tl 心肌显像显示为“不可逆性”缺损节段中的约 50% 在冠状动脉再血管化后，静态心肌 ^{201}Tl 摄取恢复正常，并且局部心肌功能改善。因此，常规运动试验、3~4h“再分布”心肌显像对于心肌活力的评估是不适合的。3~4h“再分布”显像显示为“不可逆”缺损的心肌节段中的一部分在 18~72h 延迟“再分布”显像表现出再分布。但是，在临床上，在延迟“再分布”显像时，由于放射性明显减低，获得高质量的心肌显像往往是很困难的，虽然延长数据采集时间可以提高图像的统计学可靠性，但对患者来说，这往往是难以接受的，所以它的临床价值有限。

存活的心肌在 3~4h“再分布”显像无再分布，可能是因为 ^{201}Tl 再分布不仅取决于即刻显像时的灌注缺损程度和之后的局部心肌血流量，而且取决于血清中 ^{201}Tl 的浓度。近年来，运动试验后 3~4h，静态 ^{201}Tl 再注射（1mCi）显像已被成功地应用于评估心肌活力。Dilsizian 等研究了 100 例患者，其中 92 例有运动试验后“即刻”显像心肌灌注异常，在 260 个灌注缺损节段中，85 个节段的 3~4h“再分布”显像显示为“不可逆性”缺损，其中 49%（42/85）在再注射显像表现 ^{201}Tl 摄取增加或正常。20 例患者经 PCI 治疗，术前再注射心肌显像显示为可逆性缺损的 15 个节段中的 13 个（87%），在 PCI 术后 ^{201}Tl 摄取恢复正常，并且局部室壁运动改善；相反，不可逆性灌注缺损的 8 个节段，在 PCI 术后，局部心肌对 ^{201}Tl 摄取和室壁运动仍然异常。Ohtani 等的一组研究的结果是相似的。Rocco 等和 Tamaki 等分别报道，31% 和 32% 的常规 3~4h“再分布”显像显示为不可逆性灌注缺损的节段，在再注射 ^{201}Tl 后，心肌摄取 ^{201}Tl。冠状动脉再血管化前后的对比研究表明，^{201}Tl 再注射显像预测冠状动脉再血管化后心室功能改善的灵敏度为 80%~100%，

特异性相对较低，为 38%~80%（见表 9-1）。

【静态、再分布 ^{201}Tl 心肌显像】

一些学者认为，静态“再分布”^{201}Tl 心肌显像可能能准确地评估心肌是否存活。Gewirtz 等首先报道，严重冠状动脉病变、无急性心肌缺血或陈旧性心肌梗死患者的静态 ^{201}Tl 心肌显像可能出现 ^{201}Tl 灌注缺损，并且这些缺损在 2~4h 后可能有再分布。后来，一些学者研究了静态、再分布 ^{201}Tl 心肌显像预测冠状动脉再血管化后心肌灌注、功能变化的准确性。文献报道，静态、再分布 ^{201}Tl 心肌显像预测冠状动脉再血管化后室壁运动改善的灵敏度为 44%~100%，特异性为 22%~92%。因为运动试验诱发心肌缺血的存在，对于临床决策是很重要的，在临床上，如果患者能耐受负荷试验心肌显像，应该首先考虑负荷试验心肌显像。但是一些研究发现，对于评估心肌活力，静态、再分布 ^{201}Tl 心肌显像与运动试验、再注射 ^{201}Tl 心肌显像无明显差别。据报道，静态、再分布 ^{201}Tl 心肌显像预测冠状动脉再血管化后室壁运动改善的灵敏度为 44%~100%，特异性为 22%~92%。

【^{201}Tl 心肌显像与 FDG 心肌 PET 显像】

理论上，^{201}Tl 心肌显像对于评估心肌活力与 FDG 心肌 PET 显像是相似的，但一些对比研究显示，与 FDG 心肌 PET 代谢显像相比，负荷试验、常规 3~4h 再分布或延迟再分布 ^{201}Tl 心肌显像明显低估心肌活力。

与常规 3~4h 再分布 ^{201}Tl 心肌显像相比，再注射 ^{201}Tl 心肌显像增强了对心肌活力的检测，一些研究对比了再注射 ^{201}Tl 心肌 SPECT 与 FDG 心肌 PET 显像对心肌活力的检测。Bonow 等对比了 16 例患者 ^{201}Tl 再注射心肌 SPECT 显像和 FDG 心肌 PET 代谢显像的结果，发现常规运动试验、3~4h 再分布显像为“不可逆”缺损的心肌对 FDG 摄取与 ^{201}Tl 灌注缺损程度有明显的关系。轻度灌注缺损（心肌 ^{201}Tl 放射性为心肌最大放射性的 60%~80%）节段中的 91%、中度灌注缺损（心肌 ^{201}Tl 放射性为心肌最大放射性的 50%~59%）节段中的 84% 存在 FDG 摄取；相反，只有 59% 重度灌注缺损（心肌 ^{201}Tl 放射性小于心肌最大放射性的 50%）存在 FDG 摄取。在 3~4h 显像为严重灌注缺损的心肌节段，再注射 ^{201}Tl 心肌 SPECT 显像和 FDG 心肌 PET 显像评估存活心肌和瘢痕组织的符合率为 88%：其中，31 个节段（45%）心肌存活；29 个节段（43%）为瘢痕组织。Bonow 等认为，对于评估心肌活力，再注射 ^{201}Tl 心肌 SPECT 显像和心肌 PET 灌注、代谢显像是可以比较的。Tamaki 等对比了 18 例冠状动脉病变患者的运动试验、再注射 ^{201}Tl 心肌 SPECT 显像和 FDG 心肌 PET 代谢显像。常规 3~4h 再分布显像为

“不可逆性”灌注缺损，但在再注射显像心肌对 ^{201}Tl 摄取增加的 20 个节段，全部存在 FDG 摄取；常规 3~4h 再分布显像“不可逆性”灌注缺损、再注射显像显示心肌对 ^{201}Tl 摄取无增加的为 28 个节段，其中 7 个(25%)节段存在 FDG 摄取，表明这些节段的心肌是存活的。Perron-Filardi 等对比了 25 例慢性冠状动脉病变、左心室功能低下(平均 LVEF 为 28%)患者的再注射 ^{201}Tl SPECT 心肌显像和心肌 PET 灌注、FDG 代谢显像。47 个心肌节段在 3~4h 再分布为“不可逆性”灌注缺损，12 个节段在再注射显像 ^{201}Tl 摄取增加，这些节段全部存在 FDG 摄取；35 个节段在再注射显像心肌 ^{201}Tl 摄取无变化，其中只有 5 个(14%)节段存在 FDG 摄取。由此可见，与心肌 PET 灌注、FDG 代谢显像相比，再注射显像仍然低估心肌存活的范围。

Altehoefer 等对比了静态 ^{201}Tl 心肌 SPECT 显像和心肌 PET 灌注、FDG 代谢显像评估心肌存活的准确性。在一组 42 例左心室室壁运动严重异常的患者，他们发现，在前降支血管床(r=0.79)和外侧壁(r=0.77)，心肌 ^{201}Tl 摄取和 FDG 摄取呈线性相关；但是，在左心室后壁，两者的相关较差(r=0.52)。81% 心肌节段的静态 ^{201}Tl 显像和 FDG 显像是一致的。在心肌 ^{201}Tl 摄取严重减低(小于心肌最大放射性的 50%)的 78 个节段，只有 10% 前降支血管床、侧壁心肌节段的 ^{201}Tl 和 FDG 摄取不一致；但是，44% 后壁血管床的心肌节段的 ^{201}Tl 和 FDG 摄取不一致。

由此可见，与心肌 PET 灌注、代谢显像相比，无论负荷试验、3~4h“再分布”、延迟“再分布”或再注射 ^{201}Tl 心肌显像，还是静态、“再分布”^{201}Tl 心肌显像，均不同程度地低估心肌活力。

近年来，一些学者报道，静态、再分布 ^{201}Tl 心肌 SPECT 显像可以判断患者在冠状动脉再血管化后的预后。Pagley 等发现，^{201}Tl 心肌显像显示功能异常节段的心肌存活的患者，在冠状动脉再血管化后，预后明显改善。

四、^{99m}Tc-MIBI 心肌显像

近年来，^{99m}Tc-MIBI 心肌显像被广泛应用于诊断冠状动脉病变，与 ^{201}Tl 的主要区别是，^{99m}Tc-MIBI 无明显再分布。动物实验显示，心肌 ^{99m}Tc-MIBI 的摄取与心肌存活呈正相关，一些研究显示，它也可以用于评估心肌活力。但是 Cuocolo 等对比了 20 例冠状动脉病变、左心室功能异常[LVEF 为(30±8)%]患者的运动试验、静息 ^{99m}Tc-MIBI 心肌显像和运动试验、再注射 ^{201}Tl 心肌显像；常规 3~4h“再分布”显像为不可逆性灌注缺损的 122 个节段中，再注射

^{201}Tl 心肌显像有再分布的为 57 个(43%)节段，但 ^{99m}Tc-MIBI 显像有再充填的只有 22 个(18%)节段。许多研究发现，相当一部分静态 ^{99m}Tc- 甲氧异腈心肌显像为“不可逆性”缺损的心肌节段，在 FDG 心肌 PET 代谢显像存在 FDG 摄取，因此，静态 ^{99m}Tc- 甲氧异腈心肌显像可能低估心肌活力。中国医学科学院阜外医院目前采用 ^{99m}Tc-MIBI SPECT 心肌灌注和 ^{18}F-FDG 心肌代谢 PET 显像相结合的方法，来探测存活心肌。

五、发射单光子的放射性核素标记的脂肪酸心肌代谢显像

近年来，一些发射单光子的放射性核素标记的脂肪酸被应用于人体心肌代谢显像，如 ^{123}I 标记 IPPA、BMIPP 等。Iskandrian 等报道，^{123}I-IPPA 心肌代谢显像和静态、再分布 ^{201}Tl 心肌显像的符合率为 91%。Hansen 等报道，^{123}I-IPPA 心肌代谢显像显示的存活心肌的范围与冠状动脉再血管化后 LVEF 的改善有关，特别是完全冠状动脉再血管化的患者。IPPA 多中心的临床试验显示，IPPA 心肌代谢显像评估心肌活力的准确性为中度。一些研究表明，^{123}I 可能是一种比较理想的评估心肌活力的代谢显像剂。这些放射性药物的应用可能使心肌代谢显像得到更广泛的临床应用。

放射性核素显像是临床上应用最广泛的评估心肌活力的方法。在放射性核素显像中，静态 - 再分布 ^{201}Tl 显像和负荷试验 - 再注射 ^{201}Tl 心肌显像是最常用的。早期，对于静态 ^{99m}Tc-MIBI 心肌显像评估心肌活力的价值有些争论。近年来，由于 ^{99m}Tc 标记的心肌显像剂和多探头 SPECT 的应用，门控心肌断层显像被应用于临床。它可以同时评估心肌灌注、心室局部室壁运动和测定左室射血分数，改善对心肌活力评估的准确性。最新的荟萃分析显示，在左心室功能异常的冠心病患者，在心肌存活的患者，与内科治疗相比，冠状动脉再血管化使年心脏事件的发生率减少 79.6%；反之，在没有存活心肌的患者，经冠状动脉再血管化或内科治疗患者的心脏事件发生率是相似的。

在临床实践中，常规心肌灌注显像方法简便、费用相对低廉，是临床上评估心肌活力比较可靠、实用的方法。心肌 PET 代谢显像的费用昂贵，而且技术相对复杂，不可能常规应用于临床。应用 SPECT 进行 FDG 代谢显像可能使 FDG 代谢显像得到较广泛的临床应用。

（孙晓昕）

第10章　多排螺旋CT

一、概　述

多排螺旋 CT(multi-row spiral computed tomography,MDCT)简称多排 CT,近几年发展极为迅速。2004 年,64 排 CT 的出现标志着多排 CT 技术进入成熟期。2007 年,各种“后 64 排”CT 相继推出,包括东芝 320 排 CT——Aquilion ONE,飞利浦 128 排 Brilliance iCT,西门子二代双源 CT——Somatom Definition Flash 和 GE 宝石能谱 CT 等,通过扫描模式和重建算法等技术的改进,进一步提高成像的时间和空间分辨力,降低有效辐射剂量。

冠状动脉管腔发育相对细小、分支繁多且随心脏收缩和舒张运动,是人体最难成像的血管。在临床冠心病诊断工作中,要求对冠状动脉树解剖及其病变(即粥样硬化斑块)和管腔狭窄率同时做出精确诊断。目前,CT 对心脏和冠状动脉成像还有一定的限度,主要表现在以下方面:

1. 时间分辨力不足　导致 CT 冠状动脉成像对心率快和心律不齐的患者检查质量下降,产生冠状动脉运动伪影、错层伪影,甚至导致检查失败。临床应用时,应该实事求是地评估 CT 设备的成像速度,严格按照成像对心率和心律的要求选择检查适应证,必要时服用降低心率的药物,并告知患者有可能导致的检查失败。

2. 空间分辨力不足　虽然目前 CT 实现了亚毫米的扫描,但是对于末梢细小的冠状动脉来说仍显不足,导致临床对于 1.5mm 以下的血管显示不清,对 2.0mm 以下的血管狭窄率的诊断不够准确。

3. 组织(密度)分辨力不足　CT 扫描时由于成像条件、对比剂应用等因素干扰,使对同一部位、同一组织或病变产生不同的 CT 密度值,从而使测量的变异度较大,而难以准确判定组织成分。尤其是冠状动脉斑块,本身病变较小,容积效应大,再加上 CT 值的不稳定、不精确,目前难以对非钙化斑块中的纤维组织和脂质、血栓、出血等组织进行分辨。

4. 有效辐射剂量　前瞻性心电门控常规用于冠状动脉 CT 成像,由于缩小了采集时间窗,使辐射剂量平均下降到 5mSv 以下,使用 100kV 管电压,能够比常规应用的 120kV 管电压扫描平均降低约 50% 辐射剂量。尽管目前最高端的 CT 设备,在心率允许的情况下,能够使辐射剂量低于 2.0mSv,甚至低于 1.0mSv,但是这样的设备暂时不能广泛普及，且对心率和心律要求高，不适用于所有患者，仍有X射线辐射，因此应该严格掌握CT检查的适应证，特别是对于儿童和育龄妇女。

5. 对于心肌缺血及其程度的量化评估　常规冠状动脉CT能够清晰显示已经纤维化的陈旧性心内膜下心肌梗死病变，因为梗死区域心肌被纤维组织取代，不仅形态上变薄，而且因为没有血供，密度上也明显变低。对于没有明确心肌梗死但冠状动脉狭窄明确的病变，可以通过负荷CT心肌灌注成像对是否存在心肌缺血进行评估。

6. 心功能的评估　CT评估心腔体积和射血分数，是基于三维立体成像，包括了心尖部、二尖瓣环和主动脉瓣环周围较难成像和计算的部位，理论上应该是最准确的。评估心功能需要采集覆盖舒张末期和收缩末期的系列图像，这样就会增加CT扫描时的辐射剂量，这与降低辐射剂量的要求相违背。因此，为了遵循更有利于患者的原则，专家共识认为，CT冠状动脉和心脏成像尽量采用前瞻性心电门控技术降低辐射剂量，这样，由于采集时间窗较窄，不能覆盖完整的舒张末期或收缩末期的图像，故计算心功能受限。

二、MDCT在心血管病诊断的应用

【冠心病的MDCT检查】

1. 冠状动脉多排CT检查的适应证和禁忌证　参考我国的《心脏冠状动脉多排CT临床应用专家共识》，心脏冠状动脉MDCT检查适应证：

(1) 冠心病诊断：MDCT主要用于门诊患者冠状动脉斑块及其狭窄的初步筛查，适合于以下情况。①不典型胸痛或憋气症状的患者，心电图不确定或阴性，且患者不能做或不接受心电图运动试验检查；②有胸痛症状，心电图负荷运动试验或放射性核素心肌灌注不确定诊断或结果模棱两可；③评价低风险（<1项冠心病危险因素）胸痛患者的冠心病可能性或发现引起症状的其他原因；④无症状的中、高度风险人群（具有2项以上冠心病危险因素，如性别、年龄、家族史、高血压、糖尿病、高脂血症、正在吸烟等）的冠心病筛查；⑤临床疑诊冠心病，但患者不接受经导管冠状动脉造影检查；⑥对于已知冠心病或冠状动脉粥样硬化斑块临床干预后病变进展和演变的随访观察。

(2) 经皮冠状动脉介入术（PCI）评价：①筛查冠心病行PCI适应证，包括病变累及范围、钙化程度、分叉病变、左主干病变以及完全闭塞病变的远端显影情况等。② CT显示的斑块成分而不仅仅是狭窄程度，对指导PCI适应证和预后的评估有帮助；易损斑块或“肇事斑块”多为狭窄程度不重的软斑块，钙化斑块行支架治疗的预后不佳，这些方面CT能够提供重要的依据。③导引钢丝通过和球囊扩张的可行性，以及支架大小尺寸的选择；特别是对于完全闭塞病变的斑块特征、硬度和范围等的评估有独到价值。④血管成形术和支架植入术后有症状患者的随访评价。⑤评价冠状动脉造影或介入术后并发症，如出血以及失败的导管检查（如冠状动脉先天畸形）。

(3)冠状动脉旁路移植术（CABG）评价：包括术前评价内乳动脉（IMA）解剖和升主动脉管壁粥样硬化（钙化和管壁增厚情况），以确定升主动脉能否吻合；评价术后有症状患者的旁路移植血管是否通畅；评价术后患者再发心绞痛症状的病因（包括冠状动脉）等。

(4)非冠心病心脏手术前的冠状动脉评价：利用CT较高的阴性预测价值，排除非冠心病外科手术前明显的冠状动脉病变，对>50岁二尖瓣狭窄球囊成形术前的患者，除明确冠状动脉病变外，还可观察房间隔的形态、位置及有无合并左心房血栓、二尖瓣钙化等。对>50岁房间隔缺损封堵术前的患者，除明确冠状动脉病变外，还可观察有无合并左心房血栓及肺静脉畸形引流等。

(5)电生理射频消融术前诊断：在双心室起搏器植入前，明确冠状静脉解剖；心房颤动射频消融前，用于明确患者的肺静脉解剖，测量左心房大小、与周围组织关系（如食管），以及除外左心房附壁血栓。

(6)心脏和血管解剖结构的诊断：明确超声心动图的异常发现，如心包病变、心脏肿块或肿瘤、心内膜炎（赘生物和脓肿）、左室心尖部的血栓、冠状动脉瘘以及肺动脉、肺静脉和主动脉弓部的异常等。瓣膜病不是CT观察的重点，但是对于主动脉瓣周围、窦管交界处病变、主动脉瓣术前、术后复杂病变的诊断（如大动脉炎累及主动脉瓣、瓣周瘘等），CT有一定优势。

(7)心肌病的诊断：MDCT对于心肌病的诊断价值体现在对患者是否合并冠状动脉病变或对于缺血性心肌病的鉴别诊断上，尤其对于老年患者更有价值。

从冠状动脉计算机体层血管成像（CTA）临床适用性角度讲，没有绝对的禁忌证，即使是阴性的检查（排除了冠心病），也是有意义的，但是CTA检查因为具有X射线辐射和必须使用对比剂，所以需要严格掌握适应证。CTA的禁忌证主要有：①既往有严重的对比剂过敏反应史；②不能配合扫描和屏气的患者；③妊娠期、育龄妇女需要明确没有妊娠；④临床生命体征不稳定（如急性心肌梗死、失代偿性心力衰竭、严重的低血压等）；⑤严重的肾功能不全。

2. 冠状动脉病变的诊断　MDCT冠状动脉成像的主要优势包

括先天性冠状动脉发育异常、斑块成像、管腔狭窄诊断、指导冠状动脉支架、旁路移植手术及其术后随访、心肌缺血梗死和心功能分析、不典型胸痛的筛查等。

(1) 先天性冠状动脉发育异常：①冠状动脉起源异常：左或右冠状动脉可以分别起自肺动脉主干、同一主动脉窦(左或右冠状窦，仍为两个开口)，也可以共同起自左或右冠状窦(冠状动脉单开口)，有时左冠状动脉起自后方的无冠窦。②冠状动脉瘘：左、右冠状动脉均可以发生，常见为左心房瘘、右心房瘘和右心室瘘；瘘管表现为起自冠状动脉窦的异常增粗和走行，并直接引流入的心腔的冠状动脉血管影，此血管影可以有冠状动脉分支。③冠状动脉肌桥(myocardial bridge)：CT 因为能够同时显示冠状动脉和邻近心肌组织，故在肌桥的显示上优于常规冠状动脉造影，从而避免了冠心病假阳性的诊断。

(2) 斑块成像和管腔狭窄的评估：MDCT 借助图像后处理工作站，不仅可以显示冠状动脉斑块的位置、形态和分布，根据斑块 CT 值，可以进一步显示斑块的"成分"，MDCT 对于探测冠状动脉非钙化斑块(脂质斑块和纤维斑块统称非钙化斑块)较为敏感，有较高的临床实用价值。脂质斑块(平均 CT 值为 23HU)和纤维斑块(平均 CT 值为 69HU)在 CT 值上有重叠，实际工作中难以将两者明确区分。在斑块的显示上，CT 无疑优于只能显示管腔狭窄的常规冠状动脉造影(图 10-1)。

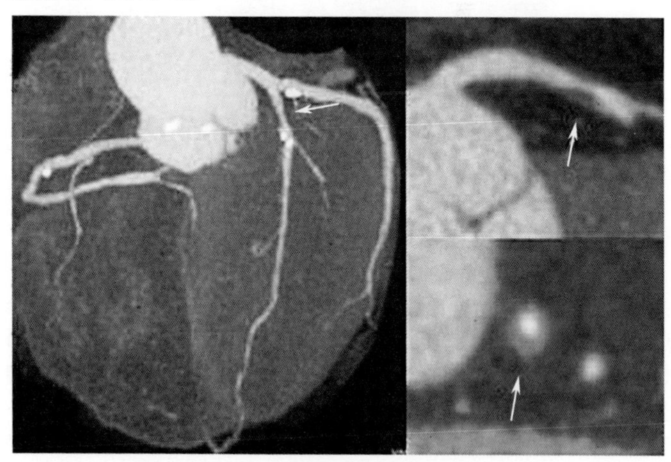

图 10-1　MIP、CPR 和 2D 横断面重组图像

显示前降支非钙化斑块和钙化斑块。MIP，最大密度投影；CPR，曲面重组。

MDCT借助自动血管分析软件,可以准确显示冠状动脉管腔狭窄及其程度,直接提供“直径法”和“面积法”的狭窄率数值。CT三维重建图像的优势是将左主干和三支冠状动脉血管同时显示出来,立体而直观,并可以同时显示钙化斑块和管腔的狭窄。从技术上讲,MDCT能够胜任在门诊筛查冠心病。

(3)冠状动脉支架术后的评估:MDCT对支架随访的价值在于评价支架是否完全闭塞、支架周边再狭窄、支架内是否有显著的内膜增生或血栓形成、支架位置不良或假性动脉瘤等(图10-2)。由于目前支架均由金属材料制成,支架金属材料的硬度和编织工艺均影响CT对支架内管腔的观察,对于<3.5mm支架内狭窄的诊断受限。

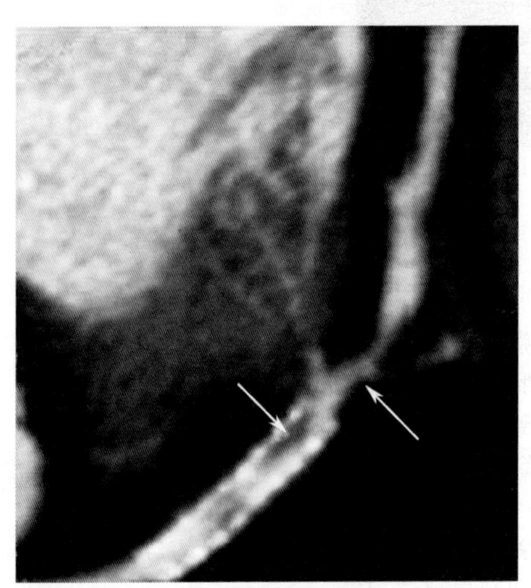

图10-2　CPR图像

显示前降支近段支架,支架内充盈缺损,支架远端管腔重度狭窄。

(4)冠状动脉旁路移植术(CABG)的术后评估:这是MDCT心脏检查最佳的适应证之一。MDCT能够对93%以上的桥血管通畅性做出准确评估,包括远端吻合口是否通畅及远段冠状动脉血流排空(run-off)快慢。适应证主要包括CABG后的常规复查、新发的心绞痛、胸主动脉新发病变或冠状动脉造影失败。MDCT对完全闭塞的旁路移植血管诊断敏感性和特异性,以及阳性和阴性预测值均达到了100%。但是,MDCT不能显示和测量血流量,对吻合口狭窄率的诊断有一定限度(图10-3)。

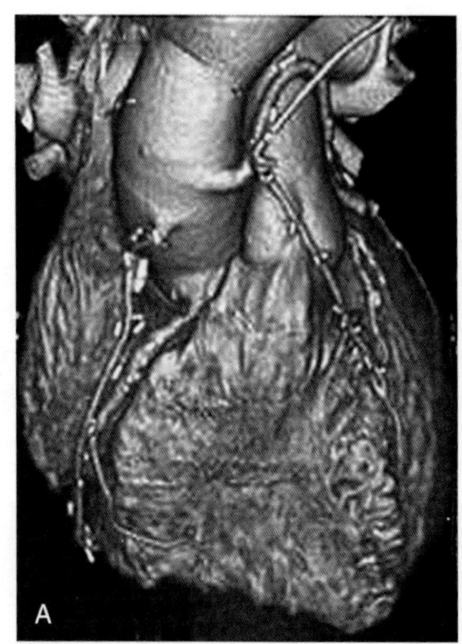

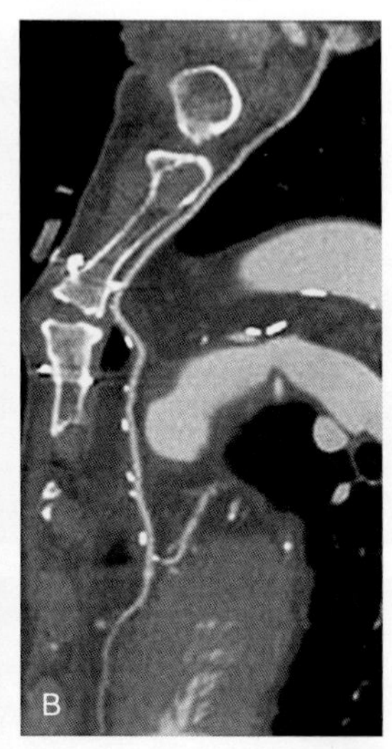

图 10-3　VRT 图像

A. VRT 图像显示三支旁路移植血管通畅良好；B. CPR 图像显示左乳内动脉桥全程及与前降支吻合口通畅情况良好。

(5) 胸痛三联征的排除(triple rule-out)：胸痛三联征主要是指冠心病的急性心肌梗死、急性肺动脉血栓栓塞(PE)和急性主动脉夹层三种急性致命性疾病。对不典型胸痛患者行门急诊的 MDCT 筛查，以确诊或除外上述病变是可行的。MDCT 检查的优点是快捷和有效，一次采集完成肺血管、冠状动脉和心脏，以及全主动脉的扫描，对确诊或除外上述疾病准确、可靠。

(6) 心肌缺血评估：功能成像是近年来 CT 发展的热点，主要有两种方法，一种是心肌 CT 灌注(CT perfusion，CTP)成像，另一种是基于常规冠状动脉 CT 成像的 CT-FFR 技术。CTP 分为静息显像和负荷显像，在药物(腺苷)作用下冠状动脉存在狭窄时，血流量增加程度低于正常冠状动脉，这种差异导致了相应心肌节段出现灌注差异。常规的动态 CTP 成像是在弹丸式静脉推注碘对比剂后，快速同层动态扫描获得多个连续图像，根据不同时间点心肌内对比剂浓度的变化获得时间密度曲线，计算心肌血容量(myocardial blood volume，MBV)、心肌血流量(myocardial blood flow，MBF)等相关量化参数来定量评价组织灌注情况(图 10-4)。

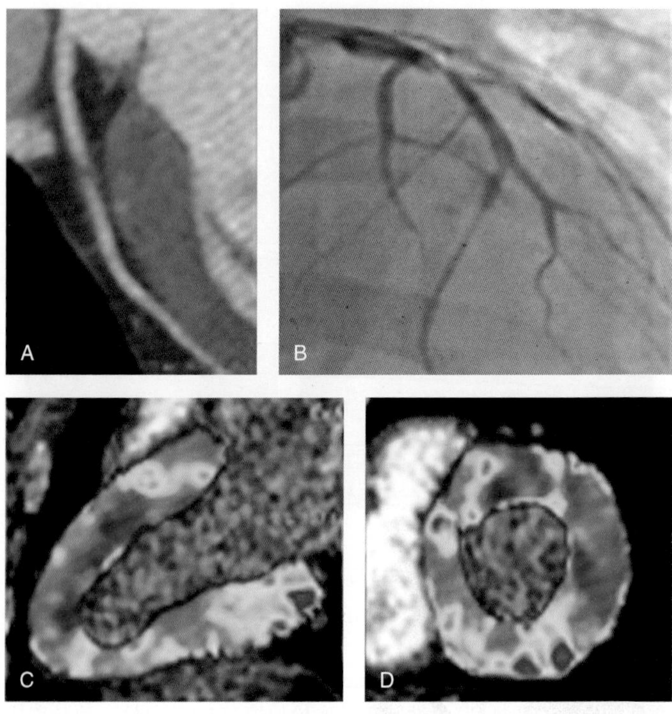

图 10-4 CTP 病例

A. CT 示前降支近段局限性非钙化斑块，狭窄>70%；B. 冠状动脉造影显示该处病变位于前降支近段，狭窄约 80%；C. CTP 左心室长轴；D. 左心室短轴显示前壁心肌灌注量普遍减低（呈蓝色）。

CT-FFR，即基于 CT 成像的无创 FFR 测量，是在 CT 成像的基础上建立冠状动脉模型，同时结合计算流体力学（computational fluid dynamics，CFD）原理模拟冠状动脉在最大充血状态下的血流情况，从而实现对冠状动脉血流和压力的预测，而无须额外的对比剂使用或增加辐射剂量（图 10-5）。

陈旧性心肌梗死在 CT 平扫图像上表现为心肌内的低密度影，CT 值甚至是负值（脂肪病灶）（图 10-6）。CT 的诊断价值是能够发现急性心肌梗死 2~3h 后的早期缺血坏死病灶，这对于及早确定治疗方案、改善预后起到积极作用。

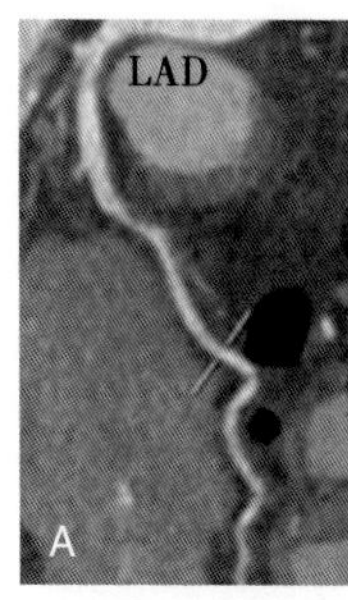

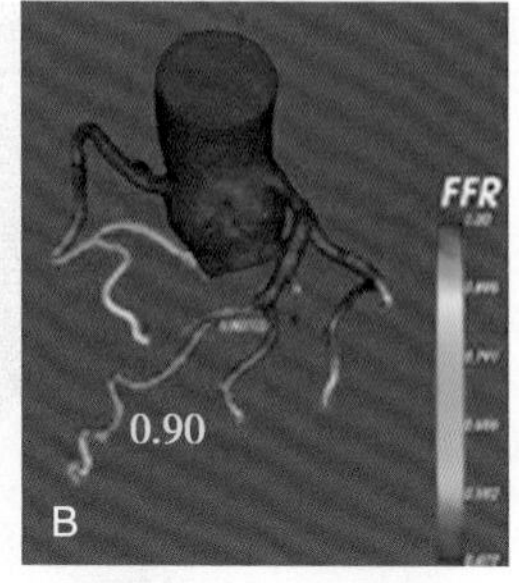

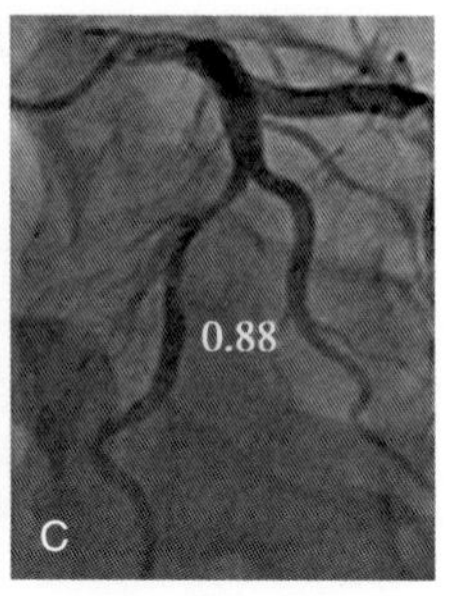

图 10-5　CT-FFR 一例

A. CT 示前降支中段局限性非钙化斑块，狭窄约 70%；B. 测量该处病变远端 CT-FFR 值为 0.90；C. 冠状动脉造影证实该处病变，FFR 测量值为 0.88，与 CT-FFR 基本一致，均提示非缺血病变。

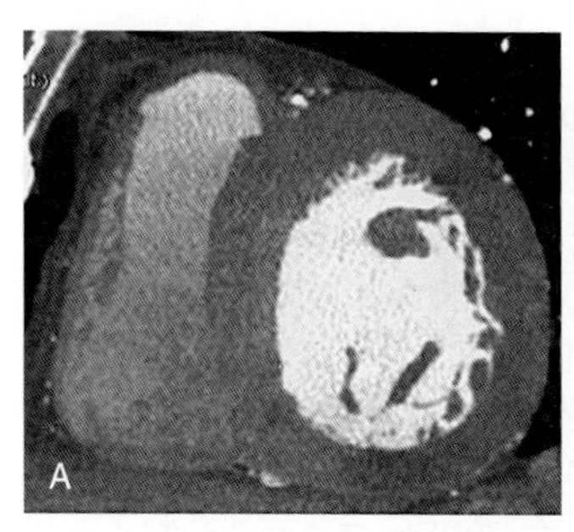

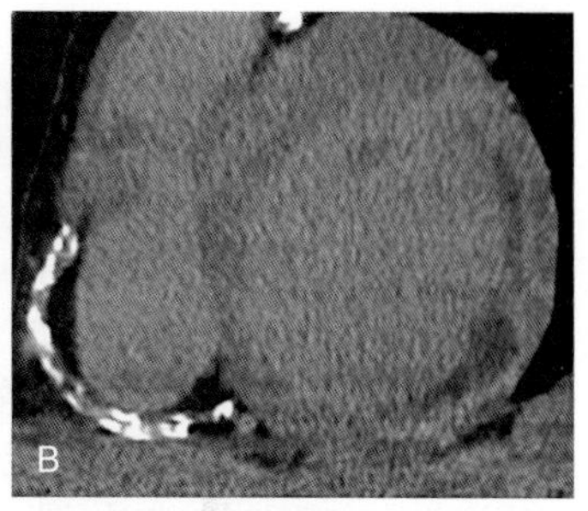

图 10-6　心脏 MDCT 增强扫描"动脉期"

A. 心肌侧壁和下壁灌注密度不均匀；B. 延迟扫描显示同一区域心肌有延迟增强，灌注不均。

（7）左心室功能的评估：临床上各种影像学方法均能够评估左心室腔大小和收缩功能，如射血分数（EF）值，但是成像和计算原理不同，导致计算的心功能指标偏差较大。理论上，通过全心动周期采集图像，可以在观察心脏和冠状动脉解剖的同时，计算收缩末期和舒张末期的容积变化，评估各个房室腔的收缩功能，但该方法辐射剂量大。为了降低辐射剂量，应该采用前瞻性心电门控采集，但该方法因采集时间窗较窄，计算心功能受限。因此，临床工作中应用 CT 测量心功能不是首选的方法。

MDCT 与其他影像设备在冠状动脉病变、心肌缺血和心功能诊断等方面的比较见表 10-1。

表 10-1　MDCT 心脏和冠状动脉检查与其他影像学方法比较

临床应用	造影	超声	放射性核素	心脏 CT	MRI
冠状动脉研究	++++	–	+	+++	WIP
斑块分析	–	–（IVUS 除外）	–	+++	WIP
心肌活性	–	++	+++	WIP	+++
心肌灌注	–	–	+++	WIP	+++
心室功能	+	++	+	++	+++
形态研究	+	++	–	+++	++

注：WIP（work in progress）指技术正在研发中，但有较高的应用前景。

【肺血管病的 MDCT 诊断】

1. 肺动脉血栓栓塞（PE）　MDCT 肺血管造影和肺的灌注功能对肺栓塞进行综合诊断，在诊断敏感性上明显优于磁共振成像，在诊断特异性上优于放射性核素检查。

与常规肺动脉血管造影（DSA）相比，MDCT 对肺栓塞诊断的敏感性为 90%，特异性为 92%。实际上，MDCT 可以显示肺动脉亚段的小血栓，横断扫描解决了 DSA 血管重叠的弊端，在显示肺动脉管壁及血栓方面优于常规造影检查，其无创的优点对急症更有价值，已成为临床诊断肺栓塞的首选方法（图 10-7）。利用肺窗并结合肺灌注彩色编码功能成像，可以提高对亚段肺栓塞的诊断准确性，诊断敏感性为 75.4%，特异性为 82.3%，阳性及阴性预测值分别为 79.6% 及 84.7%。

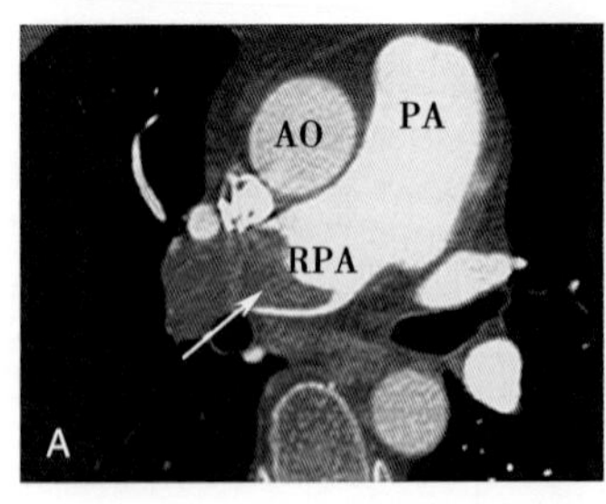

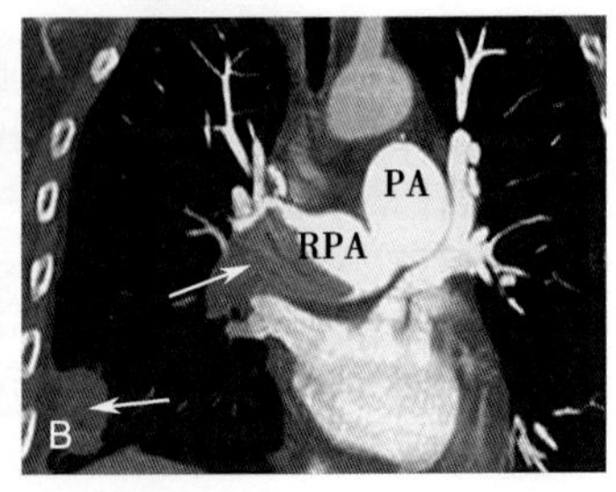

图 10-7　MDCT 横断位扫描

A. 右肺动脉主干大块充盈缺损（血栓）；B. 冠状位重建图像显示同一血栓及右下肺梗死。AO，主动脉；PA，肺动脉；RPA，右肺动脉。

MDCT 增强扫描不仅可以根据血栓形态及其与管壁的关系，判断是新鲜血栓还是陈旧血栓，指导临床选择治疗方案及复查时限，而且可以准确地评价临床治疗（溶栓或手术取栓术）的近期、远期疗效。

双源双能量 CT 不仅能够提供全肺和肺动脉的解剖信息，而且还能直观地显示肺灌注情况，栓塞肺动脉所供应的肺实质表现为灌注降低，呈楔形、三角形，正常肺实质灌注正常或代偿性增高。解剖和功能信息相结合不仅仅提高了亚段以下肺动脉栓塞的诊断率，特别提高小栓子或亚段以下栓子的检出，为段以下肺栓塞的诊断提供了新的方法。图 10-8 为一例肺灌注成像病例。

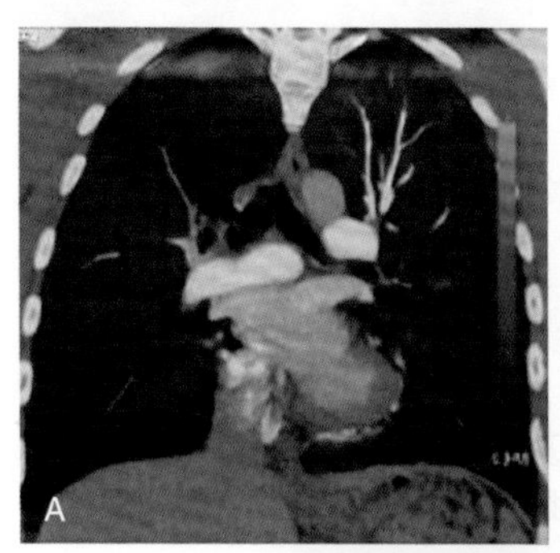

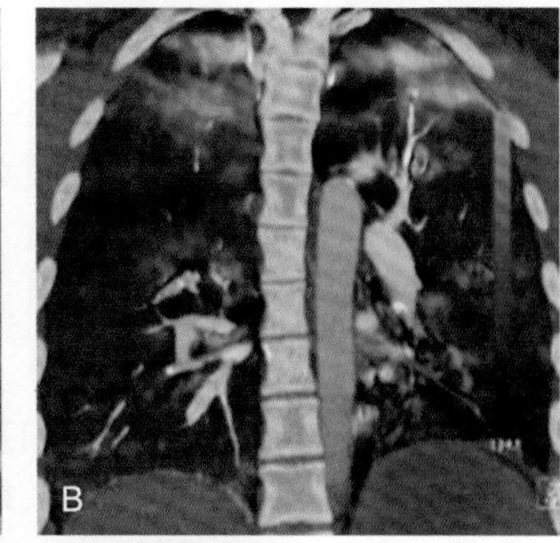

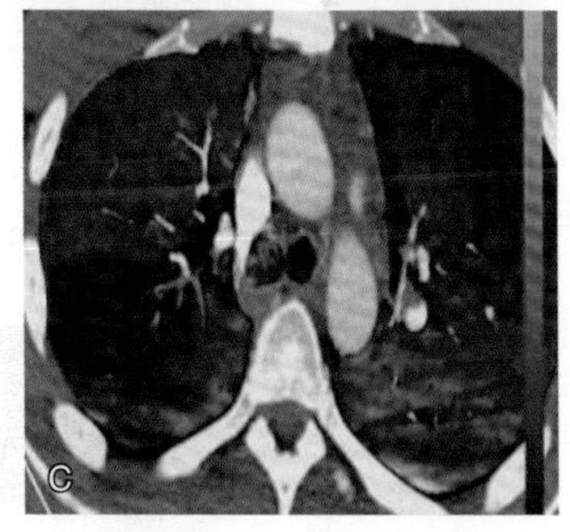

图 10-8　肺灌注成像

男性，29 岁，肺栓塞 4 年，慢性血栓栓塞性肺动脉高压（CTEPH），抗磷脂综合征，左侧下肢深静脉血栓形成。双能肺灌注图像：A. 双肺下叶及右肺上叶多发肺灌注缺损区；B. 肺动脉内膜剥脱术后图像，双肺下叶灌注情况较前明显改善；C. 右肺上叶尖段仍可见段以下肺动脉栓塞，相应肺实质表现为低灌注缺损区。

2. 肺血管炎的诊断　MDCT 能够清晰显示亚段以上肺动脉管壁的增厚、狭窄或中断，结合三维重建图像的直观显示(图 10-9)，诊断效果同 DSA 造影。但是，三维重建图像能够任意角度旋转观察，并且能够显示血管壁增厚造成的肺动脉狭窄（而不是血栓“充盈缺损”造成的狭窄)，从而优于造影，同时避免了造影图像前后血管重叠带来的诊断困难。MDCT 安全、创伤小，且一次外周静脉注射少量对比剂；且同时可以显示胸主动脉管壁情况，利于大动脉炎的诊断，从而在临床工作中基本取代了造影的“金标准”地位。

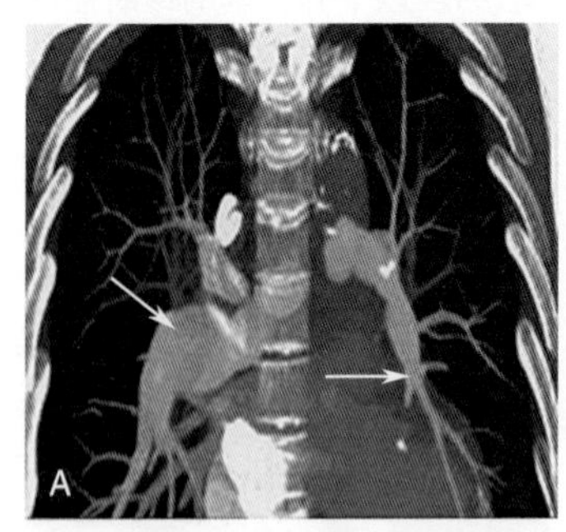

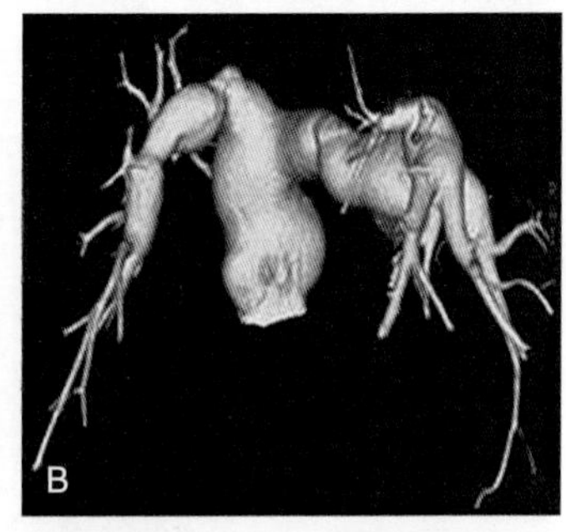

图 10-9　冠状位 MIP(A)及 VR(B)显示左右肺动脉多发狭窄、扩张及闭塞

3. 肺动脉高压的诊断　MDCT 通过显示肺动脉增宽、右心房及右心室增大，提示肺动脉高压(PH)的诊断。对于继发性肺动脉高压，MDCT 能够显示房、室间隔缺损和动脉导管未闭等左向右分流先天性心脏病；能够显示肺动脉血栓栓塞和肺动脉狭窄性病变等；能够显示肺内纤维化、肺气肿等肺内病变等，从而明确诊断。通过对上述病变的排除，能够帮助诊断原发性肺动脉高压。

【大血管病的 MDCT 诊断】

主动脉夹层、真性和假性动脉瘤、大动脉炎、先天性主动脉缩窄等统称为大血管病，再加上头臂血管和髂、股动脉等外周血管病，目前已经成为临床的常见病和多发病。由于血管的搏动相对较弱，所以对成像速度的要求相对较低，在这些疾病的诊断方面，MRI 和 MDCT 均可满足诊断的要求。

MDCT 能够显示主动脉夹层的破口、分支血管受累情况及真假腔的形态走行，能够显示动脉瘤的形态和径线，以及血栓和外周血管的扩张或狭窄情况，为制订手术或介入治疗方案提供最准确的数据。同时，为外科手术和介入治疗(如主动脉内支架隔绝术)的疗效观察和随访提供了简单、快捷的影像方法。在显示主动脉管壁增厚、斑块和附壁血栓或壁内血肿方面优于传统血管造影(图 10-10),因而临床上已基本取代造影的地位。

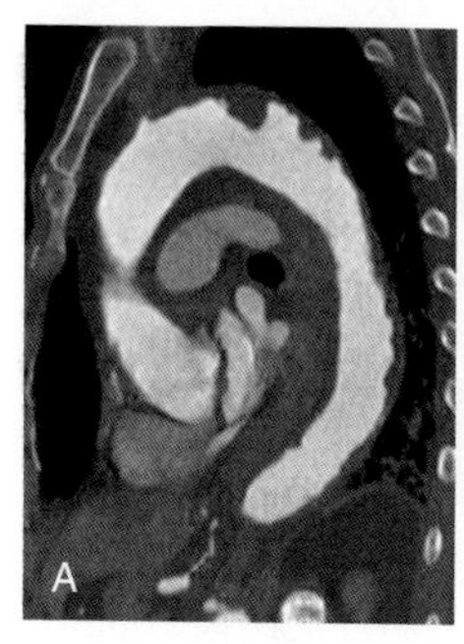

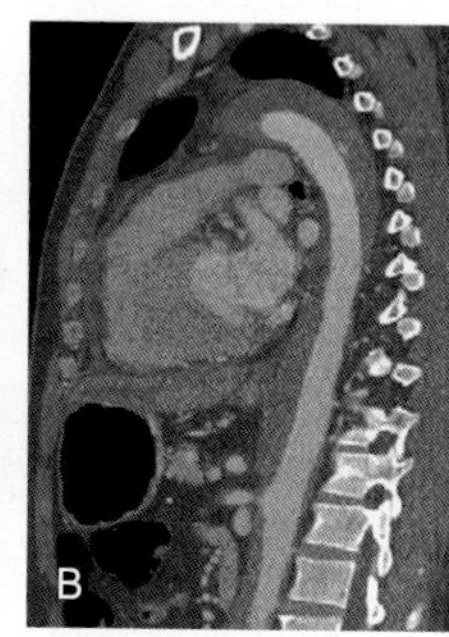

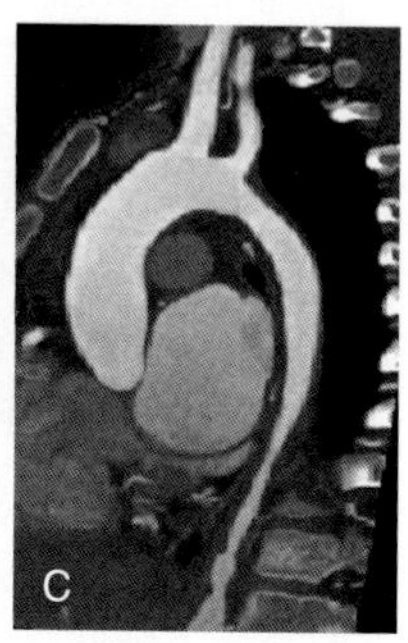

图 10-10　矢状位

A. 显示冠状动脉粥样硬化管腔内血栓；B. 显示主动脉壁内血肿,"管壁"增厚,密度增高；C. 显示大动脉炎,管腔不规则狭窄。

【先天性心脏病的 MDCT 诊断】

先天性心脏病占心外科手术量的 1/3,因此术前明确诊断是心血管影像学的一个重要领域。众所周知,小儿的心率较快,心脏运动是成像的最大挑战。实践证明,64 排 MDCT 图像质量能够满足临床需求,MDCT 对先天性心脏病诊断的准确率达 96%,心血管超声诊断的准确率为 87%,两者有非常显著的差异。另有研究显示,MDCT 对闭锁的固有肺动脉检出率较常规心血管造影提高 30%。

MDCT 可以清晰、客观地显示先天性心脏病心腔内的解剖结构,特别对复杂畸形的节段分析有重要价值。目前,临床应用 MDCT 主要目的是观察:①主动脉弓发育,包括缩窄、离断、发育不良或有无合并动脉导管未闭;②肺静脉畸形引流;③固有肺动脉发育情况;④体肺侧支发育情况等。总体来说,多普勒超声因为其操作简单、快捷和价廉,应该是先天性心脏病检查的首选方法。MDCT 较超声具有更高的图像空间分辨力,视野大、成像范围广,更利于显示肺动脉和主动脉的发育及畸形情况。但是,常规血管造影由于在血流动力学、心腔和血管内压力分析以及显示小的体 - 肺侧支循环或迂曲血管方面的优势,仍然是不可取代的诊断方法。

【心包和心脏肿瘤的 MDCT 诊断】

无论是心包还是心腔内或心肌内肿瘤,因为 MDCT 具有最高的图像空间分辨力,故能够清晰地显示肿瘤的部位和起源、累及范围和毗邻关系，以及显示肿瘤基本成分和血供状况等。

CT 图像具有高空间分辨力，不受观察野的限制，在显示肿瘤范围和纵隔情况时明显优于超声检查。高密度分辨力利于显示并鉴别肿瘤不同的组织成分，是术前定性、定量诊断不可缺少的检查手段。

【MDCT 在心脏电生理的应用】

目前，多排 CT 在心脏电生理方面的应用包括心律失常患者射频消融术、起搏器植入术和心脏逆行灌注治疗术前及术后评价等，其中应用最多的是心房颤动患者射频消融术前后对左心房和肺静脉的评价以及冠状静脉系统的评价。

1. 左心房、肺静脉的 CT 检查内容

(1) 明确左心房、肺静脉解剖位置，尤其是肺静脉的解剖。

(2) 进行精确测量，主要包括肺静脉入左心房口的直径、双侧上肺静脉及下肺静脉间的距离、左肺静脉和二尖瓣环的距离、左心房大小等。

(3) 明确左心房与食管间的关系。

(4) 左心房血栓的检查。

(5) 射频消融术后的评价，重点观察肺静脉有无狭窄、左心房有无血栓等。

2. 多排 CT 冠状静脉成像在心脏电生理治疗中的主要作用

(1) 射频消融术：冠状静脉窦在解剖上参与后间隔的构成，常成为房室折返性心动过速和后间隔外膜旁道的消融靶点，术前行多排 CT 检查可以掌握冠状静脉窦及其分支的形态特点，使手术准备更充分，避免或减少术中造影，降低手术风险。

(2) 起搏器植入术：多腔起搏器通过冠状静脉窦将导线送入左心室后侧方的侧静脉、心大静脉、心中静脉远端起搏左心室，由于冠状静脉窦的变异，术中操作难度增加。术前行多排 CT 检查显示冠状静脉的分布，从而对左心室导线植入起了一种引路作用，确定最佳的电极植入径路。

(3) 射频消融损伤的预防：冠状动脉损伤、狭窄或闭塞是冠状静脉窦及其分支消融的主要并发症，主要累及邻近消融点的冠状动脉分支。以往需同时行冠状动脉和冠状静脉造影，无创性多排 CT 可减少患者痛苦，降低手术风险，对动静脉关系的显示更为准确。

三、MDCT 在心血管病应用价值和限度

【最佳适应证及诊断价值】

1. 冠状动脉病变诊断的最佳无创影像方法

(1) 常规冠心病（狭窄和斑块）的筛查、诊断。

(2)冠状动脉支架术后和冠状动脉旁路移植术后评估。

(3)冠心病药物治疗后疗效评估。

(4)冠心病的一级和二级预防、冠心病事件的预测。

(5)急性心肌梗死和心肌活性的识别、心功能的分析。

2. 肺血管病变的诊断

(1)肺动脉血栓栓塞诊断的“金标准”。

(2)肺血管炎诊断的“金标准”。

(3)肺内原发性病变诊断的“金标准”。

(4)原发性肺动脉高压诊断的最佳无创方法。

3. 大血管病变的诊断

(1)各种主动脉病变(夹层、溃疡、动脉瘤等)诊断的“金标准”。

(2)大动脉炎诊断的“金标准”。

(3)先天性主动脉异常(发育不良、缩窄或离断等)的诊断“金标准”。

4. 先天性心脏病的诊断

(1)显示房室连接、大血管起止排列关系优于超声。

(2)显示肺动脉及肺内分支发育情况优于超声。

(3)显示肺静脉异位引流的“金标准”。

(4)显示主动脉弓发育等优于超声。

(5)显示冠状动脉发育和起源优于超声。

5. 心包和心脏肿瘤

(1)心包增厚、钙化诊断的“金标准”。

(2)心包腔内外、心肌内外和纵隔肿瘤病变诊断的最佳方法。

【MDCT 心血管病诊断限度】

1. 冠状动脉图像质量需要严格控制,例如心率要求<70 次 /min、心律不齐者检查受限。

2. 冠状动脉细小分支不能充分显示。

3. MDCT 对于心脏和心肌的运动功能的诊断不足。

4. 冠状动脉支架内再狭窄的评估受限。

5. 肺动脉高压时不能评估肺动脉压力和血流动力学指标。

6. 先天性心脏病诊断时,由于心率过快,心腔内图像分辨力有时不足;不能提供血流动力学指标。

7. 对于肿瘤的组织定性略显不足。

（吕　滨）

第11章 磁共振成像

随着磁共振成像软硬件技术的不断发展和完善，其在心血管疾病诊断中的应用亦越来越广泛，其大视野、无电离辐射、任意平面成像，集形态、功能及组织成像等“一站式”检查的特点在某些方面已突显优势。本章旨在介绍心血管磁共振（cardiovascular magnetic resonance，CMR）检查特点及其主要临床应用价值，为临床医生和医学相关人员提供必要的参考。

一、基本原理

磁共振成像（MRI）是利用体内质子（主要是H）在静磁场中受到一定强度和频率的脉冲激发后产生共振现象并由此产生回波信号经特殊的线圈接收后由计算机重建而获得的图像。它是20世纪80年代初方才应用于临床的影像诊断新技术，但目前已发展成为与超声和CT三足鼎立的一种新兴的诊断方法。与CT相比，MRI无电离辐射，具有任意平面、多参数成像及高度的软组织分辨力等特点，而且无须使用对比剂即可显示心脏和血管结构。

二、注意事项

磁共振成像是医学综合知识和生物工程技术的有机结合，因此正确而合理地使用它要求从事MRI的医生具有基本的临床知识、扎实的影像专业知识以及必要的计算机知识。同时要求临床医生在申请磁共振检查时，务必在申请单上详细填写患者的病史、临床症状与体征及其他相关影像学检查结果，以便有的放矢、有针对性地选择成像序列和扫描范围，最有效地发挥其诊断和鉴别诊断的价值。

磁共振检查前无须禁食、禁水，但心血管MR检查时间相对较长，一般需要30~40min。扫描时患者应尽可能地保持静止状态，有时需要患者反复屏气，否则难以获得高质量的图像。婴幼儿需使用镇静药使其安静入睡后再行检查，否则会因躁动无法获得满意的图像，危重患者应在磁共振兼容的监护仪监测下检查，临床医生需全程陪同。

磁共振检查常规扫描无须使用对比剂，心肌灌注和血管造影时所使用的对比剂并不是通常人们所熟悉的碘对比剂，因此无须实施碘过敏试验。MRI对比剂主要是顺磁性金属离子和配体构成的螯合物，目前临床上最常使用的是以钆-喷替酸（Gd-DTPA）为代表的对比剂，无毒，经肾脏排泄。

三、安 全 性

CMR 检查的安全性主要涉及 3 个方面：磁共振检查室潜在的吸入物、心血管植入物和对比剂。值得注意的是，磁共振检查室无论开机与否，均存在高强度磁场，故任何非磁共振兼容金属器械，包括普通检查床、金属担架、听诊器、手术器械、除颤器、各种微量泵、球囊反搏器等严禁带入检查室，否则可致严重意外事件。其他铁磁性物品，如硬币、磁卡、手表、钥匙等也不能带入检查室。

毫无疑问，铁磁性心血管植入材料是磁共振检查的禁忌证。因此，实施 MRI 检查时，必须事先询问病史，查询产品说明书，确认是否磁共振兼容。一般来说，近 10 年来所开发生产的医疗植入体，业已考虑到磁共振的兼容性，所以基本上都是安全的。需要说明的是，这些相关的外在植入体因其本身并不能产生 MR 信号，故无法直接应用磁共振评估其性能，但这类患者仍可以接受磁共振检查了解心脏或心脏以外的病变。

目前，绝大多数心血管植入装置都是由非磁性或弱磁性物质制成的。植入非磁性物质装置的患者，可以在植入后立即行 CMR 扫描。需要提出的是，除了磁场外，射频脉冲可使植入物温度轻微上升（通常小于 1℃），因此可以影响植入装置的电子元件或使植入导线升温。植入弱磁性装置的患者，如需植入后立即进行 CMR 扫描，临床医生应权衡其风险和获益性，考虑是否有必要推迟磁共振扫描。但是事实上，磁场施加于人工瓣膜的力量远低于心脏搏动、射血产生的冲击力。研究证实，手术缝线固定瓣环组织的力量比 4.7T 场强产生的磁诱导力大得多。通常牢固固定于血管壁的植入装置在磁场中不会发生移位，这些植入材料包括冠状动脉及外周血管支架，人工心脏瓣膜和瓣膜成形环、封堵伞和左心耳封堵器、下腔静脉过滤器、栓塞弹簧圈以及胸骨固定钢丝等。目前认为，植入的支架可于术后 6~8 周因组织生长而进一步固定。因此，植入弱磁性物质装置的患者在术后 6~8 周实施 CMR 检查是安全的。但心脏起搏器和植入型心律转复除颤器（ICD）、心室辅助装置和主动脉内球囊反搏泵等，均为含有铁磁性材料的复杂电磁设备，仍为 MR 检查的绝对禁忌。近年来新问世的一种可兼容的起搏器可以在暂停工作条件下实施磁共振检查。

肾源性系统纤维化（NSF）是一种颇为罕见但严重的钆对比剂并发症，过去主要发生于急性肾功能障碍或慢性肾病晚期合并重度肾衰竭的患者。但与钆对比剂的使用数量相比，目前认为，NSF 在其他人群的总体发病风险非常低。钆对比剂与碘对比剂相比安全性更高，过敏反应发生率也低得多。

四、优　势

现阶段用于心血管疾病检查的磁共振设备主要有1.5T和3.0T两种场强。一般来说，主磁场的场强越高，获得的图像信噪比越高，可以提高图像的空间分辨力，从而更加清楚地显示心脏或血管结构。然而，在某些情况下，高场强所致的磁敏感性伪影会抵消其提高空间分辨力的优势。

CMR目前已成为无创性评估心脏结构和功能的“金标准”。第一，磁共振成像无电离辐射，无须应用放射性核素或碘对比剂，有利于疾病的诊断和随访。第二，CMR可任意层面成像，不受患者体形的限制，有助于超声心动图声窗受限或放射性核素显像组织衰减影响患者的检查。第三，多参数和多序列成像方式灵活多样，能够对心脏或血管的解剖、功能、灌注及组织特征等进行“一站式”检查。第四，具有较高的时间和空间分辨力。

1.5T CMR中大多数序列的图像空间分辨力可达到1mm×1mm×3mm，心脏电影的帧速率可达20~40ms，能精确识别收缩末期和舒张末期的时间点，因此，CMR对左、右心室功能和容积测量的准确性很高。此外，CMR还能够对心肌质量、经血管或跨瓣膜血流速度、室壁增厚率、应变力、组织灌注、梗死范围或斑块负荷等进行定量分析。CMR检查受患者体形影响小，测量数据的变异小，重复性高，特别适用于临床及科学研究中的疗效观察及随访观察。

五、CMR成像技术及临床价值

【心血管形态、结构】

常规黑血、亮血序列是评估心脏形态和结构的基本序列。

【心脏功能】

新的稳态自由进动技术（SSFP）已经取代传统的梯度回波（GRE）技术，成为评估心脏容积/质量和收缩功能的常规方法。CMR电影是在屏气状态下获取连续的心脏短轴电影图像，层厚为6~10mm，然后将各切面叠加计算心肌质量和心室容积。与二维平面或投影技术依赖几何学假设计算心肌质量和心室容积的方法相比，CMR的显著优势在于其具有很高的可重复性和准确性。

【相位对比血流检测技术】

相位对比血流检测技术能够对血流速度进行准确的定量分析，并可直接观察异常的血流，如涡流或湍流等，目前已广泛应用于主动脉、肺动脉、冠状动脉旁路移植血管以及心脏瓣膜病的血流评估。这对评估主动脉疾病(主动脉夹层、主动脉瘤或主动脉缩窄)、先天性心脏病(自体血管或手术置入管道)、瓣膜狭窄或关闭不全等十分有益。

【心肌灌注】

心肌灌注检查包括静息和负荷两种状态的心肌灌注检查。目前广泛使用的负荷药物主要为血管扩张药,包括腺苷和双嘧达莫。CMR 心肌灌注成像适用于心肌缺血的检测及预后判断,适用于可疑冠状动脉疾病患者的检查,还可用于经皮冠状动脉介入治疗的术后疗效评估及随访。

【血管成像】

磁共振血管成像(MRA)技术日趋成熟,因其具有无电离辐射、无须使用碘对比剂以及无创性等优势,目前对比增强磁共振血管成像(CE-MRA)已广泛应用于颈动脉、主动脉、肾动脉以及外周血管系统的血管检查(图 11-1)。

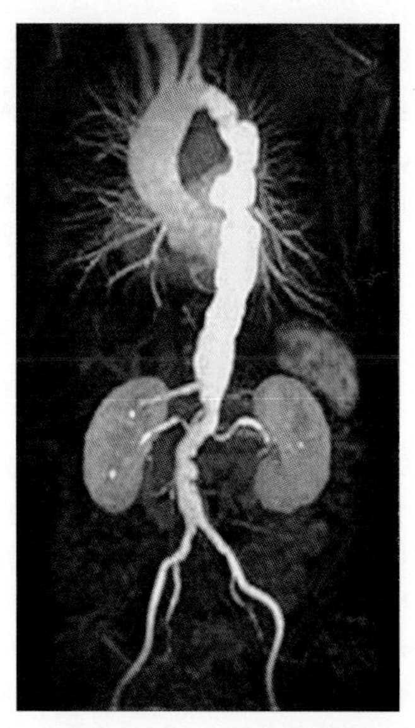

图 11-1　MRI 显示主动脉弥漫性粥样硬化

3D CE-MRA 示弥漫性主动脉粥样硬化伴溃疡和动脉瘤形成。

【组织特征】

CMR 的显著特点之一是它能利用质子的弛豫特性,即不同的

T_1、T_2 以及 T_2^* 弛豫时间，显示心肌或血管的组织学特征。T_1 通常用于常规结构成像，应用最广；T_2 和 T_2^* 则多用于水肿成像。通常 T_2WI 有助于识别急性心肌病变，如炎症和水肿等；而 T_2^* 可用于检测铁含量超载，如识别血色素沉着病等。钆（Gd）对比剂的延迟增强效应或晚期钆强化（late gadolinium enhancement，LGE）能够可靠地识别心肌坏死或纤维瘢痕组织。研究表明，在缺血性心脏病中，LGE 显示的心肌瘢痕的透壁程度、范围与心肌梗死完全一致（图 11-2）；在非缺血性心脏病中，如肥厚型心肌病和扩张型心肌病中，LGE 存在与否以及程度与心律失常密切相关，因此可建立风险评估模型。

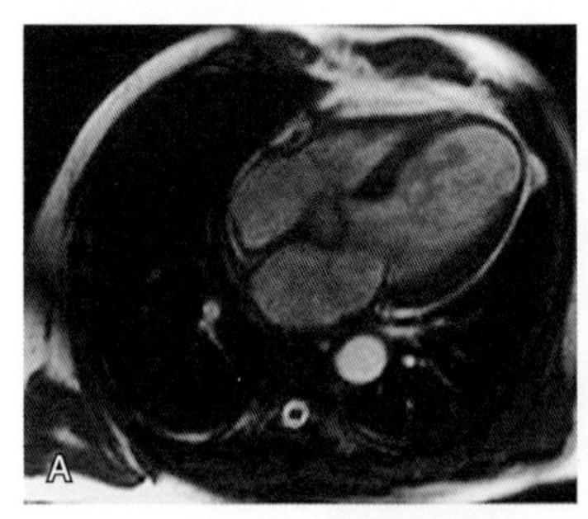

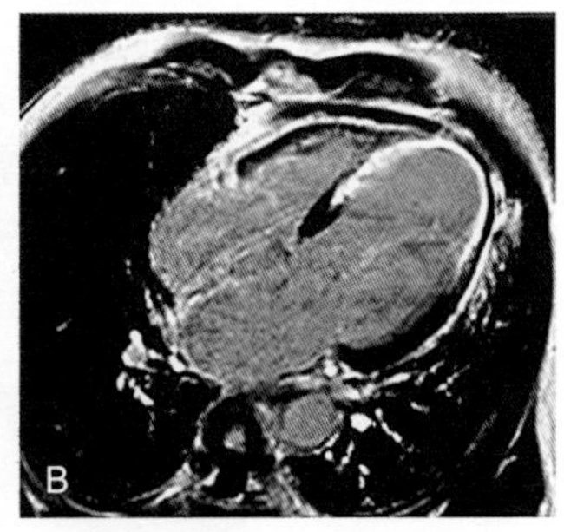

图 11-2　MRI 显示陈旧性心肌梗死伴心尖部室壁瘤

A. MRI 电影收缩期可见心尖部运动消失，轻度矛盾运动；B. 对比剂延迟增强扫描可见相应节段呈透壁性强化，提示心肌纤维化形成。

六、CMR 的主要临床应用

【心力衰竭】

CMR 对左右心室形态、收缩和舒张功能以及心肌组织学特征的“一站式”成像特点能够为心力衰竭的病因学等提供有价值的鉴别诊断信息。因其检测准确性高且无电离辐射，所以特别适合于需长期随访观察、评估疗效及疾病进展的患者。

【心肌缺血及心肌梗死】

CMR 在缺血性心脏病中发挥着重要的诊断和鉴别诊断作用。一组 CMR 灌注研究的荟萃分析显示，基于个体的冠心病诊断敏感性为 91%，特异性为 81%。一项多中心的 CMR 灌注显像与 SPECT 对比研究显示，CMR 灌注显像具有与之相似的总体准确率以及更高的特异性。多巴酚丁胺负荷 CMR（DSCMR）功能成像检测心肌缺血准确度亦很高。DSCMR 功能研究的荟萃分析结果表明，基于患者个体的冠心病诊断敏感性为 83%，特异性为 86%。

目前已有很多关于使用血管扩张药和多巴酚丁胺负荷 CMR 评估患者预后的相关报道。据报道，负荷灌注 CMR 或 DSCMR 正常的患者 3 年无事件生存率为 99.2%，而负荷灌注或 DSCMR 异常的患者为 83.5%。负荷灌注 CMR 或 DSCMR 提示，心肌缺血预测 3 年内心脏事件发生率的风险比为 12.5，而无心肌缺血证据的风险比为 5.4。因此，负荷 CMR 异常可作为不良心脏事件的独立预测因子。

LGE 能够可靠地识别透壁或心内膜下心肌梗死以及急性梗死区域内的微血管阻塞区（MO，又称无复流区），与 SPECT 显像相比，LGE 检测心内膜下心肌梗死更加可靠。临床实践和研究表明，在缺血性心脏病中，LGE 的存在是独立于左室射血分数和其他常规临床指标之外的不良心脏事件的主要预测因子。研究表明，心肌收缩功能异常，但无 LGE 或 LGE 透壁程度小于 25% 是室壁增厚率和心肌收缩功能恢复有力的预测因子。此外，心内膜下 LGE 范围和程度还可提示再血管化治疗后心脏功能的恢复情况，指导预后评估。与 LGE 定义的梗死面积相比，MO 是主要不良心脏事件更好的预测因子（图 11-3）。

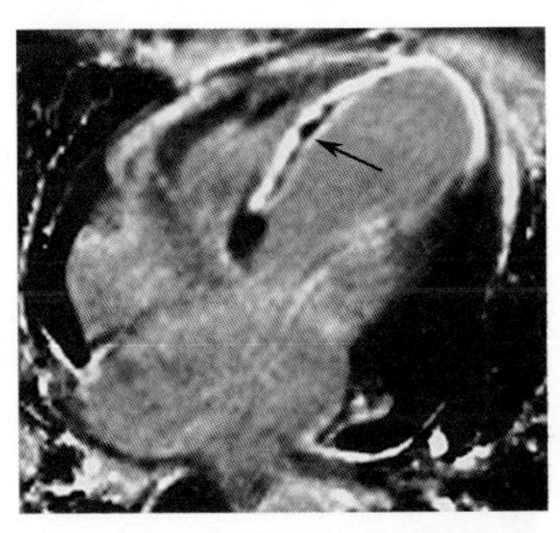
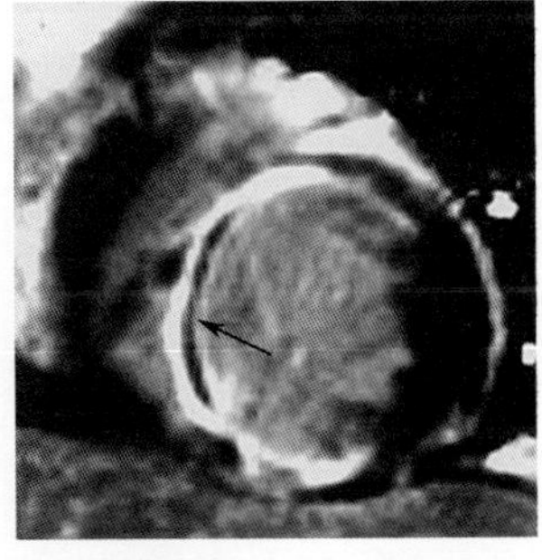

图 11-3　MRI 显示急性心肌梗死

对比剂延迟增强扫描示左室心尖部和室间隔呈透壁性强化，是实际梗死区，室间隔心内膜下信号缺失是急性梗死区域内的微血管阻塞区（箭头所示）。

【非缺血性心脏病】

值得一提的是，LGE 并非冠心病心肌梗死的特异性表现，其他心肌疾病若存在心肌纤维化，也可出现延迟强化，但 LGE 部位、程度、范围及形式各异，统称为非缺血性强化。非缺血性强化多见于不同类型的心肌病和 / 或心肌炎，表现为左室心外膜下和心肌壁间强化，这与缺血性心脏病的心内膜下和透壁性强化有明显差别，后者与冠状动脉“肇事血管”支配的区域一致。肥厚型心肌病患者 LGE 常见于肥厚心肌区域内室间隔与左心室游离壁交界处。扩张型心肌病的间隔纤维化可表现为壁间强化征象。心肌炎则表现为局部心外膜下强化。心肌淀粉样变由于淀粉样蛋白浸润而呈现为特征性的弥漫性强化。对于冠心病抑或心肌病患者，LGE 的存在都是不良心脏事件的主要预测因子，LGE 定义的纤维化在体实现了病理影像化，为心肌疾病的病因学诊断及危险评估提供了新视角（图 11-4）。

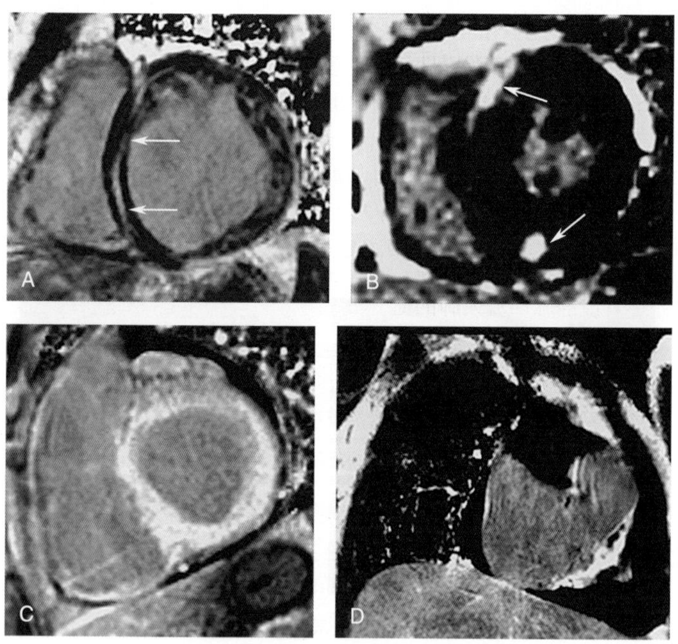

图 11-4　不同种类心肌病对比剂延迟强化模式

A. 扩张型心肌病室间隔壁间强化；B. 肥厚型心肌病在室间隔和游离壁结合处团块状强化；C. 心肌淀粉样变左心室壁弥漫性粉尘样强化；D. 心内膜心肌纤维化右室心尖部条带状强化。

【冠状动脉成像】

CMR 冠状动脉成像目前尚未取得突破性进展。现阶段，CMR 适用于识别冠状动脉起源异常和动脉瘤，判断冠状动脉的通畅性。

在专业的心脏病中心，CMR 可用于识别多支病变的冠心病患者，诊断动脉桥血管狭窄以及除外左主干或三支病变。一个国际多中心的三维冠状动脉 CMR 研究表明，CMR 对左主干与多支病变的诊断（冠状动脉造影 ≥ 50% 狭窄）具有极高的敏感性（100%）、较高的特异性（85%）以及很高的阴性预测值（100%）。对表现为扩张型心肌病而无心肌梗死病史患者的诊断颇具参考价值。但总体来说，冠状动脉 CMR 在技术上仍面临挑战，目前诊断单支病变的条件尚不具备。值得期待的是，未来冠状动脉 MRA 可用于评估因管壁严重钙化 CT 无法判断的管腔狭窄情况。

【先天性心脏病】

CMR 已广泛用于评估先天性心脏病解剖结构和功能，量化分析心内分流的严重程度或心外管道的血流情况等，在先天性心脏病的术前诊断及术后随访过程中均发挥着重要的作用。CMR 的优势在于：①清晰显示病变的解剖情况，如心房、心室、大血管结构及其连接关系。②真实反映先天性心脏病的病理生理学改变。心脏电影及相位对比血流检测技术是一种非侵入性评估继发于心内畸形的病理生理学改变的有效方法，如测定评估房间隔缺损和室间隔缺损分流量的体肺血流比（Qp/Qs）等。相位对比血流检测技术可评估主动脉缩窄的侧支血流量，确定右心房 - 肺动脉转流（Fontan）术后患者腔静脉回流入肺的血流量、上腔静脉 - 肺动脉连接后的脑血流量或法洛（Fallot）四联症术后的反流分数等。③准确评价心脏功能。当超声心动图检查无法提供足够的诊断信息时，CMR 可提供更加充分的补充信息，与其他心脏非侵入性成像方法（如 CT）相比，CMR 最大的优势在于可以避免患者在检查中暴露于电离辐射的风险，尤其是儿童和女性患者。

【其他】

CMR 可以直接显示心包增厚。通常，缩窄性心包炎的心包厚度 ≥ 4mm。通过 CMR 不仅可以直接观察心包增厚及继发性的病理生理学改变，如肝静脉扩张、室间隔摆动等，还可以全面显示相关的组织学改变，从而为缩窄性心包炎与限制型心肌病的鉴别诊断提供依据。

CMR 还能够准确地评估心脏瓣膜狭窄或关闭不全的程度，并进行定性及定量分析。更为重要的是，CMR 可以评估瓣膜病变对左心室的影响，如测定左心室大小、功能、心肌质量及射血分数等，尤其适用于超声心动图观察受限或无法行经食管超声心动图检查的患者。

（赵世华）

第12章 直立倾斜试验

晕厥是一种突发的短暂的意识丧失伴自主体位失控，并且在短时间内自行恢复的临床疾病。在美国，晕厥患者占急诊室患者的3%和住院患者的1%~6%。晕厥病因中，血管迷走性晕厥(vasovagal syncope，VVS)是最常见的晕厥之一，约占全部晕厥的58.4%，其次是继发于心血管疾病的晕厥。血管迷走性晕厥是由自主神经系统功能不良所致的，表现为外周血管阻力和心率的调节异常。由于它与神经介导的、反射性的、短暂的低血压和心动过缓有关，故又称为神经心脏性晕厥、神经介导的晕厥、反射性晕厥等。

尽管采用众多的检查方法，仍有高达50%以上的晕厥患者不能明确其病因。直立倾斜试验(head-up tilt-table testing，HUTT)是临床上已被广泛用于评估晕厥患者的有效方法，是血管迷走性晕厥临床研究中必不可少的检查项目。此外，直立倾斜试验还是鉴别诊断直立性低血压和体位性心动过速的重要辅助工具。

本文参考1996年美国心脏病学会制定的有关直立倾斜试验用于诊断晕厥的专家共识(以下简称美国共识)，1998年我国制定的《倾斜试验用于诊断血管迷走性晕厥的建议》、2016年中国心脏联盟晕厥学会直立倾斜试验专家组制定的《直立倾斜试验标准操作流程中国专家推荐意见》、2022年国内多个学会联合制定的《直立倾斜试验规范应用中国专家共识2022》(以下简称中国指南)，2017年美国心脏病学会/美国心脏协会/美国心律协会发表的晕厥患者评价与处理指南(以下简称美国指南)和2009年欧洲晕厥诊断和处理指南(以下简称欧洲指南)，并介绍中国医学科学院阜外医院进行直立倾斜试验的临床应用经验。

一、概 述

从20世纪50年代开始，直立倾斜试验就已被用于研究体位性变化对心率和血压调节的影响，并作为研究自主神经系统功能的重要手段。在研究中偶然发现一些人(常有血管迷走性晕厥的临床病史)出现明显的低血压和不同程度的缓慢性心律失常，严重时发生晕厥。1986年，英国学者Kenny首先发表了题为《直立倾斜试验：诊断不明原因晕厥的一项有用的技术方法》的论文。此后，美国、加拿大、欧洲等国家的心脏电生理研究室陆续开展了直立倾斜试验检查。1996年美国心脏病学会制定了有关直立倾斜试验用于诊断晕厥的专家共识，起到了规范直立倾斜试验检查的作用。欧洲心脏病协会在 2004 年和 2009 年两次修订的晕厥患者治疗指南中，均把直立倾斜试验作为辅助诊断血管迷走性晕厥的重要检查手段，并设立专节阐述。我国于 20 世纪 90 年代初期开始应用直立倾斜试验技术诊断血管迷走性晕厥，并于 1998 年由中华心血管病杂志编委会倾斜试验对策专题组提出了我国的《倾斜试验用于诊断血管迷走性晕厥的建议》。2016 年中国心脏联盟晕厥学会直立倾斜试验专家组制定了《直立倾斜试验标准操作流程中国专家推荐意见》。2022 年中国老年保健医学研究会晕厥分会、中国生物医学工程学会心律分会、中国老年学和老年医学学会心血管病专业委员会、中国医药生物技术学会心电学技术分会、中国医师协会儿科医师分会儿童晕厥专业委员会直立倾斜试验专家组在《中国循环杂志》发表了《直立倾斜试验规范应用中国专家共识 2022》。目前，尽管直立倾斜试验的诊断能力仍存在争议，各个国家和临床中心采用的直立倾斜试验方案不同，但在已经发表的治疗血管迷走性晕厥的大型试验中均把直立倾斜试验作为筛查入选患者的必要条件。

二、原　理

人体从卧位变为立位时，由于重力的作用，在最初 10s 内有 0.5~1.0L 血液从胸腔流向膈肌下方的容量性静脉系统；另外，随着时间延长，毛细血管通透性增高，会造成血浆容量减少约 700ml。以上原因会导致血液过度蓄积于下肢，而循环血浆容量和回心血量减少，引起中心静脉压、每搏输出量及动脉血压的下降。正常人可通过自主神经系统迅速调节以适应这些变化：位于主动脉弓和颈动脉窦的动脉机械感受器可感知压力变化，反射性引起交感神经张力变化，表现为心率加快、收缩压轻度下降、舒张压轻度升高，平均动脉压不变，这是正常的代偿性生理反应。如果直立时间延长，体液因素也会参与调节机制中。而血管迷走性晕厥患者由于存在神经体液调节机制障碍，直立位后下肢血液蓄积程度较严重，回心血量减少使得交感神经张力持续增高，导致心室收缩力显著增加，过度刺激左心室下后壁的压力感受器（一种无髓鞘的 C 神经纤维），结果诱导出贝 - 雅（Bezold-Jarisch）反射，使迷走神经张力增高，反馈抑制交感神经。在两者的平衡中，迷走神经张力占优势，患者出现心动过缓、血压下降，导致大脑骤然缺血，发生晕厥。患者的这种直立反应与临床晕厥发作相似，因此，直立倾斜试验可以辅助诊断血管迷走性晕厥。

三、临床应用指征

（一）美国共识和中国指南提出直立倾斜试验的适应证与禁忌证

1. 意见一致的适应证

(1) 反复晕厥发作或单次晕厥但从事高危险性工作的患者，无论病史是否提示神经介导性（血管迷走性）晕厥，而且具备下列情况的患者：①无器质性心脏病证据；②存在器质性心脏病，但通过一定的检查方法已排除晕厥的其他原因。

(2) 虽然晕厥的原因（如心脏停搏、房室传导阻滞）已经明确，但需进一步确定对神经介导性晕厥的易感性，以便调整治疗计划（如进行医学知识宣教、树立患者对疾病的信心或给予药物治疗，而不是单纯或联合应用起搏器治疗）。

(3) 作为评价运动诱发或与运动相关晕厥的检查方法的一部分。

2. 意见尚不一致的适应证

(1) 晕厥与癫痫的鉴别。

(2) 反复出现不明原因的跌倒患者的评估，特别是老年人。

(3) 反复眩晕或先兆晕厥患者的评估。

(4) 周围神经病变或自主神经功能不全患者发生不明原因晕厥的评估。

(5) 随访评价神经介导性晕厥的治疗效果。

3. 非适应证

(1) 单次晕厥发作，不伴外伤史或非高危工作患者，临床上明显支持血管迷走性晕厥诊断的患者。

(2) 晕厥原因相对明确或需要进一步明确神经介导的易感性但不会改变治疗计划的患者。

4. 可能的适应证

(1) 反复发作的特发性眩晕。

(2) 反复发作的短暂性脑缺血发作。

(3) 慢性疲劳综合征。

(4) 婴儿猝死综合征。

5. 禁忌证　合并下列疾病：①左心室流出道严重梗阻；②严重的二尖瓣狭窄；③冠状动脉近端严重狭窄；④严重脑血管狭窄。

（二）欧洲指南提出直立倾斜试验应用建议

1. 高危患者（例如晕厥反复发作、潜在身体伤害或高危职业）或者无器质性心脏病或排除其他心原性晕厥病因的器质性心脏病患者发生的不明原因晕厥（Ⅰ类推荐，B 级证据）。

2. 临床怀疑为血管迷走性晕厥发作的患者(Ⅰ类推荐,C 级证据)。

3. 血管迷走性晕厥和直立性低血压引起晕厥的鉴别诊断(Ⅱa 类推荐,C 级证据)。

4. 晕厥和癫痫的鉴别诊断(Ⅱb 类推荐,C 级证据)。

5. 复发性晕厥与心因性假性晕厥的鉴别诊断(Ⅱb 类推荐,C 级证据)。

6. 直立倾斜试验并不推荐用于治疗的评估(Ⅲ类推荐,B 级证据)。

7. 缺血性心肌病患者不能进行异丙肾上腺素激发的倾斜试验(Ⅲ类推荐,C 级证据)。采用异丙肾上腺素激发直立倾斜试验的禁忌证包括缺血性心肌病、未控制的高血压、左心室流出道梗阻、明显的主动脉瓣狭窄。对于有明确的心律失常如病态窦房结综合征患者慎重选择该检查。

比较上述应用指南或建议,可以看出:①直立倾斜试验是一项相对安全的检查,但是对器质性心脏病(特别是合并缺血性心肌病、左心室流出道梗阻、严重二尖瓣或主动脉瓣狭窄等)患者不宜行直立倾斜试验检查。在考虑进行直立倾斜试验检查之前,应常规行心电图、动态心电图和超声心动图排除潜在的器质性心脏病,特别是那些可能由于血压下降和心率加快而加重的心脑血管疾病患者。②由于直立倾斜试验的可重复性差,故直立倾斜试验不宜作为评价各种治疗措施(例如药物、植入器械)效果的工具。③直立倾斜试验检查的指征在不断扩大。直立倾斜试验不仅可用于辅助诊断血管迷走性晕厥,还可用于直立性低血压、体位性心动过速的诊断与鉴别诊断。

四、检查方法

直立倾斜试验的检查方法至今缺乏统一的标准。各个医疗中心采用不同的直立倾斜试验方案。例如对于直立倾斜试验持续时间,意大利方案为 35min,威斯敏斯特方案为 60min,纽卡斯尔方案为 50min;异丙肾上腺素激发方案为 55min,硝酸甘油激发方案为 65min,下肢负压方案为 30min。欧洲指南建议,主动倾斜位至少 20min,最大不超过 45min;而倾斜角度一般为 60°~80°,大多数是 70°。增加倾斜角度和延长持续时间可增加直立倾斜试验的敏感性,但特异性降低;相反,减小倾斜角度和缩短持续时间可降低试验的敏感性,但可提高试验的特异性。这就是各个医疗中心应用直立倾斜试验方案不同的原因之一(图 12-1)。

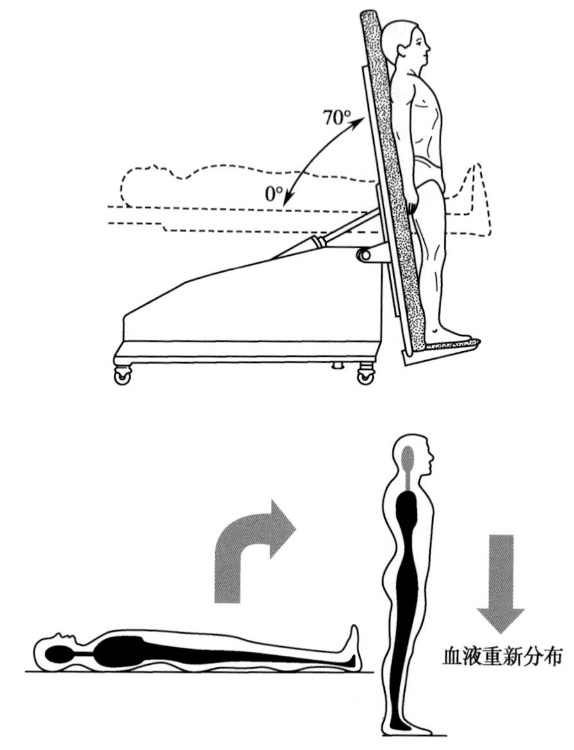

图 12-1　直立倾斜试验示意图和体位变化引起血流重新分布

当身体由平卧位转变为倾斜位后，血容器池向下肢和腹腔重新分布，脑血流减少。

直立倾斜试验一般分为两个阶段：基础试验阶段及药物激发试验阶段。

1. 基础试验阶段　试验前 3d 停用影响自主神经的药物。试验当日禁食 4h 以上。试验前，向患者介绍试验过程和试验中应注意的问题，以消除患者焦虑不安的情绪，降低假阳性率。试验开始后，先让被试者平卧于倾斜床上，安静平卧 5~10min，连接好血压和心电监测，可建立静脉通道。在心电监测下，先按摩左颈动脉窦 5~10s（60 岁以上患者不做此项试验）排除颈动脉窦过敏综合征。在测定完仰卧位基础血压和心率后的 3~5s 内迅速将倾斜床倾斜至 60°~80°，并保持倾斜位，持续 30~45min。试验中可采用连续的血压和心率检测，亦可采用每隔 1~3min 测量并记录血压与心率。试验中，如患者出现晕厥 / 先兆晕厥症状或血压 / 心率达到阳性标准，即为直立倾斜试验阳性，立即将倾斜床恢复到平卧位，终止试验。

2. 药物激发试验阶段　基础试验阴性患者需进行药物激发试验。常见的药物为异丙肾上腺素和硝酸甘油。研究发现，晕厥前血浆儿茶酚胺水平明显升高，因此，应用异丙肾上腺素可以增加直立倾斜试验的敏感性。异丙肾上腺素对 β_1 和 β_2 受体均有强大的激动作用。作用于心脏 β_1 受体，使心肌收缩力增强，心率加快，传导加速，心排血量和心肌耗氧量增加；作用于 β_2 受体，使骨骼肌血管明显舒张，血管总外周阻力降低。硝酸甘油为血管扩张药，可以使血液蓄积于静脉血管系统和下肢血管，回心血量减少，引起血压下降。两种药物对自主神经系统的作用不同点是异丙肾上腺素直接兴奋交感神经，而硝酸甘油间接兴奋交感神经。

在异丙肾上腺素激发方案中，倾斜床须先恢复至水平位。静脉泵入异丙肾上腺素，起始剂量为 1μg/min，逐渐增加剂量，最大剂量为 5μg/min。每次递增剂量后需仰卧位 2min，然后倾斜位 5min。如果出现晕厥或先兆晕厥的症状、心率 ≥ 150 次 /min、血压 ≥ 180/100mmHg 或患者不能耐受，则立即停止试验。异丙肾上腺素常见不良反应有头痛、心悸、不能耐受而终止检查。

异丙肾上腺素作为激发药物应用有其局限性。在有器质性心脏病患者中有报道出现室上性心律失常、变异型心绞痛，甚至心室颤动。此外，静脉插管本身也导致特异性明显减低。故大多数中心在药物激发试验阶段常采用硝酸甘油。

在硝酸甘油激发方案中，倾斜床无须恢复到水平位。在基础试验时间完成后，直接将固定剂量硝酸甘油（300~800μg）舌下含化，患者保持倾斜位。采用硝酸甘油激发直立倾斜试验尚无并发症的报道。应用硝酸甘油后的药物并发症，如心悸、头痛等较常见，但多不严重。阳性患者可出现心房颤动（房颤）发作，但常为自限性。

欧洲指南建议，基础试验前仰卧位至少 5min（无静脉通道）或 10min（有静脉通道）（Ⅰ类推荐，C 级证据）；倾斜位为 60°~70°（Ⅰ类推荐，B 级证据）；基础试验阶段至少 20min，最长不超过 45min（Ⅰ类推荐，B 级证据）。而在药物激发试验阶段，欧洲指南推荐应用固定剂量的硝酸甘油（300~400μg）舌下含化（Ⅰ类推荐，B 级证据）；异丙肾上腺素从 1μg/min 开始逐渐递增到 3μg/min 或平均心率较基础试验阶段增加 20%~25% 以上（Ⅰ类推荐，B 级证据）。

中国医学科学院阜外医院直立倾斜试验采用的倾斜角度为 70°，基础试验阶段持续时间为 30min，硝酸甘油（250μg）激发的试验阶段持续时间为 20min。中国医学科学院阜外医院的资料表明：在基础试验阶段，随着试验时间的延长，阳性发生比例逐渐增加(图 12-2)，在 22.5min 达到最高峰，之后逐渐下降。93% 患者阳性反应发生在主动倾斜位的 10min 之后，80% 以上患者阳性反应发生在主动倾斜位的 25min 内。在硝酸甘油激发阶段，阳性反应发生在服药后的 5~15min 内，继续延长时间并不能增加阳性率。

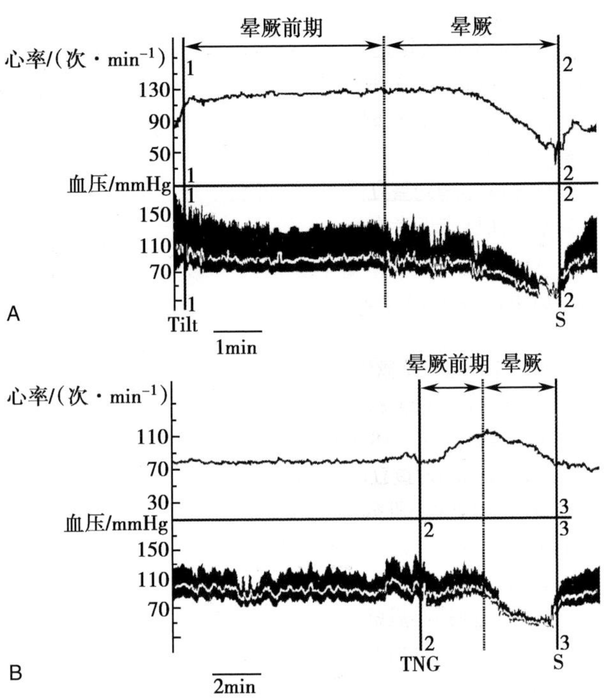

图 12-2　直立倾斜试验基础试验阶段和硝酸甘油药物激发阶段诱发出阳性反应的典型图

A. 患者在倾斜位后心率上升而血压下降，在晕厥发生时心率及血压迅速下降。B. 硝酸甘油激发的药物试验阶段，患者在舌下含化硝酸甘油后心率上升，血压开始为轻微下降，后恢复正常；在晕厥发生时心率和血压迅速下降。

五、阳性结果的判断及分型

根据美国和我国指南规定，在直立倾斜试验中患者可出现：

①血压下降(收缩压 ≤ 80mmHg 和 / 或舒张压 ≤ 50mmHg,或平均动脉压下降 ≥ 25%);②心率减慢[窦性心动过缓(<50 次 /min),窦性停搏代以交界性逸搏心律,一过性二度或以上房室传导阻滞或长达 3s 以上的心脏停搏];③先兆晕厥(患者出现面色苍白、出汗、胸闷、过度换气,继之黑矇、听力减退、反应迟钝,但无意识丧失,恢复平卧位后症状立即消失,如不恢复平卧位,可能很快发生意识丧失);④晕厥(突发的短暂的意识丧失伴不能维持自主体位,晕厥前可伴有或不伴有先兆晕厥症状,恢复平卧位后意识可在几秒后自行恢复,5min 内应完全恢复正常)。如果患者在直立倾斜试验中出现先兆晕厥或晕厥的症状,同时具备血压下降和 / 或心率减慢,即可判断为阳性。仅仅出现血压下降和 / 或心率减慢而无晕厥或先兆晕厥,不判断为阳性结果。

(一) 我国指南对直立倾斜试验的规定

根据阳性反应患者在直立倾斜试验中诱发先兆晕厥或晕厥时的血压、心率变化特征,分为 3 个类型。

1. 心脏抑制型　晕厥伴心动过缓,心率下降 ≥ 20% 和 / 或心脏停搏 ≥ 3s。

2. 血管抑制型　晕厥伴收缩压<80mmHg,和 / 或舒张压<50mmHg,和 / 或平均压下降 ≥ 25%。

3. 混合型　兼有上述两种特点(图 12-3)。

(二) 欧洲指南对直立倾斜试验的诊断标准

1. 没有结构性心脏病的患者在试验中诱发出反射性低血压 / 心动过缓,伴有晕厥或进行性直立性低血压(有或无症状),可以分别诊断为反射性晕厥或直立性低血压(Ⅰ类推荐,B 级证据)。

2. 没有结构性心脏病的患者在试验中诱发出反射性低血压 / 心动过缓,而没有诱发出晕厥,可以诊断为反射性晕厥(Ⅱa 类推荐,B 级证据)。

3. 有结构性心脏病的患者,在诊断阳性倾斜试验前应首先排除心律失常或其他心血管病因(Ⅱa 类推荐,C 级证据)。

4. 诱导出意识丧失但没有低血压和 / 或心动过缓的患者应该诊断为心因性假性晕厥(Ⅱa 类推荐,C 级证据)。

(三) 欧美国家多采用改良的 VASIS(vasovagal syncope international study)分型

该分型的血压测量采用指端动脉压力监测。

1 型(混合型):晕厥时心率下降,但是心室率>40 次 /min,或心室率<40 次 /min 但持续时间<10s,伴或不伴<3s 的心脏停搏。血压下降早于心率下降。

2 型（心脏抑制型）：① 2A 型（心脏抑制不伴心脏停搏）：晕厥时心室率<40 次 /min，持续时间 ≥ 10s，但不发生 3s 以上的心脏停搏。血压下降早于心率下降。② 2B 型（心脏抑制心脏停搏）：晕厥时心室率<40 次 /min，持续时间 ≥ 10s，发生 ≥ 3s 的心脏停搏。血压下降同时或晚于心率下降。

3 型（血管抑制型）：晕厥时心室率下降幅度 ≤ 最快心率 10%。

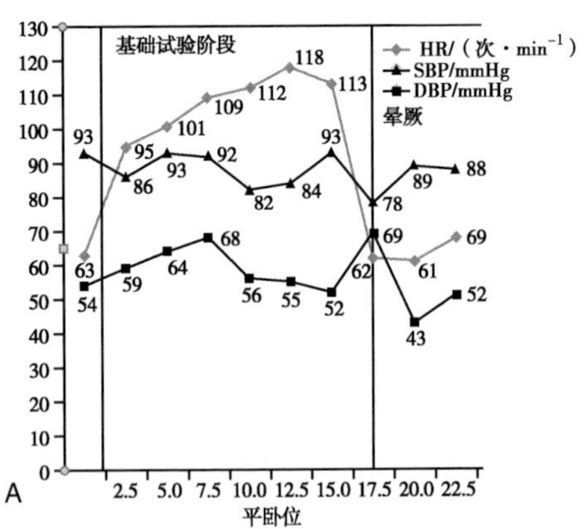

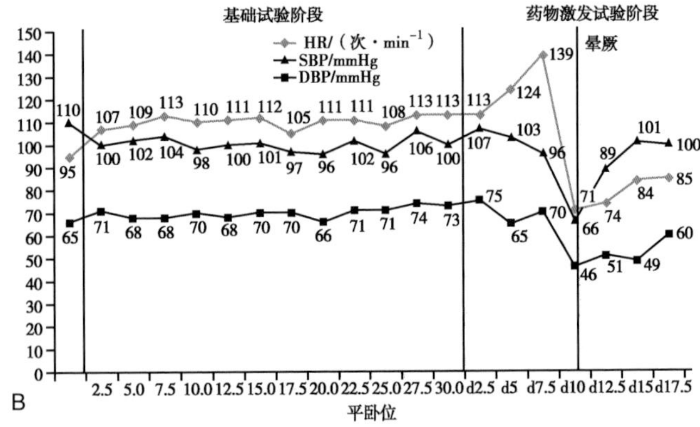

图 12-3　基础试验和药物激发阶段阳性反应表现

A. 患者在倾斜位 15min 时心率突然下降，晕厥发作，但血压没有明显变化，属于心脏抑制型；B. 患者在硝酸甘油激发的药物试验阶段，在舌下含化硝酸甘油后 7.5min 心率骤然下降，血压也明显下降，患者晕厥发作，属于混合型。HR，心率；SBP，收缩压；DBP，舒张压。

但有两种情况例外：①慢性变时功能不全：倾斜时心率无明显增快（即较倾斜前心室率升高幅度<10%）；②心率过度增快：在刚开始直立位及直立位的整个过程中，晕厥前心室率过度增快（≥130 次 /min）。

（四）我国与欧美国家的阳性判断标准及分型差异比较

1. 欧洲指南对直立倾斜试验结果的解释范围更广；我国指南把直立倾斜试验结果仅仅作为血管迷走性晕厥的辅助诊断措施，对仅有血压心率变化而无症状的结果缺乏相应的解释。

2. 欧洲指南更加强调在直立倾斜试验中复制出晕厥发作，而仅仅复制出先兆晕厥的症状判断阳性的力度较弱。

3. 欧洲国家的分型将血压降低作为阳性反应的必要条件，而心率变化则是分型的重要依据；我国指南的分型依据相对较为宽松。

因此，在临床应用和研究中应注意我国与欧美国家标准的差异。

六、诊断能力

直立倾斜试验虽然是辅助诊断血管迷走性晕厥的重要工具，但是其敏感性、特异性和可重复性存在较大争议。不同的倾斜试验方案报道的敏感性和特异性均不一致。影响直立倾斜试验敏感性和特异性的因素包括倾斜角度、时程及激发药物。倾斜角度越大，时程越长，激发药物剂量越大，阳性率越高，但同时特异性也降低。倾斜角度低于 60°，阳性率很低，但特异性并无增加；超过 80° 时，阳性率增加，但特异性明显降低。因此，60°~80° 可兼顾较高的敏感性和特异性。由于试验方案尚未标准化及受试者的个体差异，关于直立倾斜试验敏感性及特异性的评价不一。美国指南汇总的敏感性为 26%~80%，特异性接近 90%。欧洲指南认为敏感性在 61%~69%，特异性为 92%~94%。

可重复性是作为诊断方法应具有的重要特性。由于方案不同，关于直立倾斜试验重复性报道不一。以往文献报道直立倾斜试验的平均可重复性为 80%~90%，阴性反应的重复性（85%~94%）高于阳性反应（31%~92%）。Fitzpatrick 等应用直立倾斜试验检查晕厥患者有 80% 可重复性。1992 年 Fish 也观察了 21 例不明原因晕厥患者行直立倾斜试验中症状的重复性，其中 14 例能重复产生晕厥和先兆晕厥症状，其重复的阳性率为 67.7%。Aerts 等将硝酸甘油作为激发药物对疑为血管迷走性晕厥患者施行直立倾斜试验，并于（6 ± 12）d 后重复该检查，结果发现病例组和对照组阳性结果的重复性为 100%；阴性结果重复性对照组（93%）高于病例组（50%）。因此，早期的研究结果认为直立倾斜试验可作为评价疗效的有效方法。但是随后严格的随机研究却发现直立倾斜试验的可重复性较差。Moya 等进行的一项随机双盲交叉研究发现，应用直立倾斜试验并不能评价依替福林（一种具有增强心率、升高血压作用的药物）的有效性。而起搏治疗血管迷走性晕厥的几个大型试验均发现，直立倾斜试验阳性结果并不能预测起搏治疗的有效性。因此，欧洲指南明确指出直立倾斜试验对评价治疗效果没有价值。

七、不良反应及处理

直立倾斜试验虽属无创性检查方法，但该项检查的受试对象是各年龄段人群，受试疾病是不明原因的晕厥。因此，在检测的过程中，尤其是在药物激发试验阶段，可以出现一些严重不良反应。直立倾斜试验时可出现下列严重不良反应：

1. 心脏停搏　在倾斜位时患者可有头晕主诉，血压可以降低，心电图先表现为窦性心动过缓，随即出现窦性停搏，R-R 间期可长达 4~5s，此时患者出现晕厥。

2. 室性心律失常　在基础倾斜试验阴性时，继以异丙肾上腺素诱发试验。异丙肾上腺素用量增加后，随着心率上升，患者可以出现心悸、大汗，随即晕厥，心电图记录到非阵发性交界性心动过速，室性自主心律或加速性室性自主心律，并伴明显血压下降。

3. 倾斜试验引起心房颤动和反复阵发性房室传导阻滞，严重者 R-R 间期可长达 20s 以上。

为了减少倾斜试验的严重反应，试验前应向患者介绍检测设备、过程及注意事项，使之消除紧张心理。由于直立倾斜试验有一定的危险性，故应该严格掌握倾斜试验的适应证，排除冠心病、具有脑血管意外史及基础血压较高者，对老年人亦应十分慎重。室温保持在 25~30℃，灯光稍暗，保持安静。检查室应配备心电、血压监护仪、除颤仪、吸氧装置及必备的抢救药品，如阿托品、多巴胺、间羟胺、利多卡因、普罗帕酮等。检查人员应包括医生、护师和技师。在基础直立倾斜表现为阴性反应后，再进行异丙肾上腺素激发试验。严格掌握异丙肾上腺素剂量，异丙肾上腺素剂量递增过程中应严密观察患者的血压、心率变化。严重反应多与先兆晕厥持续时间长、未及时放平倾斜床及倾斜床放平速度慢有关。因此，检查中达到阳性标准后，及时、快速放平倾斜床可能会降低严重反应的发生率（图 12-4~ 图 12-7）。

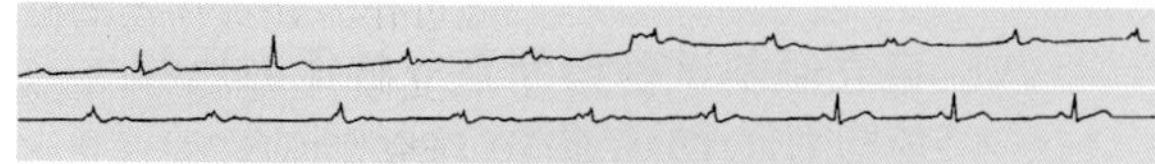

图 12-4　直立倾斜试验诱发出室性逸搏心律

患者女性，35 岁。

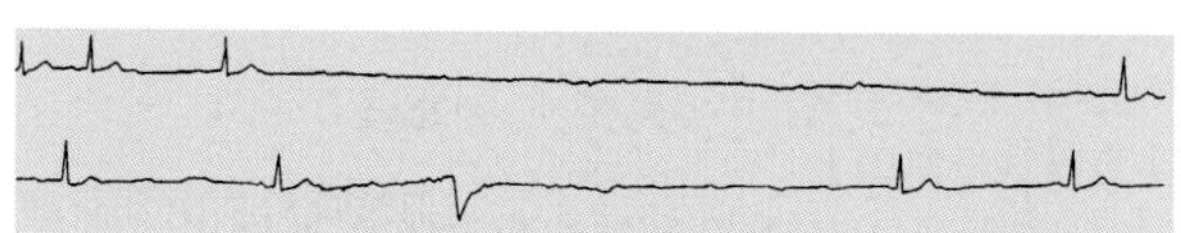

图 12-5　直立倾斜试验诱发出心室停搏，最长 8.6s

患者女性，28 岁。

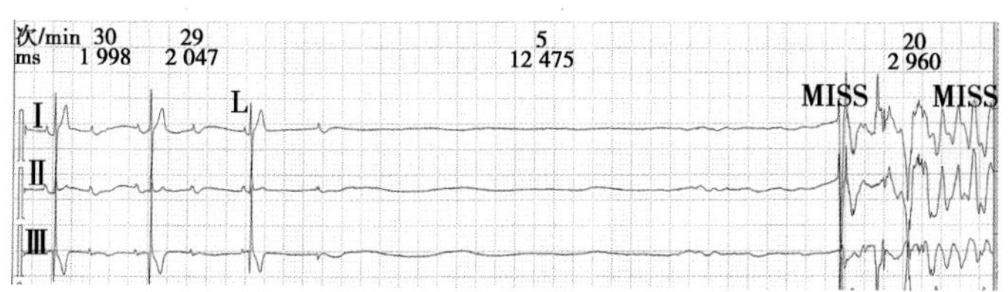

图 12-6　直立倾斜试验诱发出窦性停搏长达 12s

患者男性，28 岁。

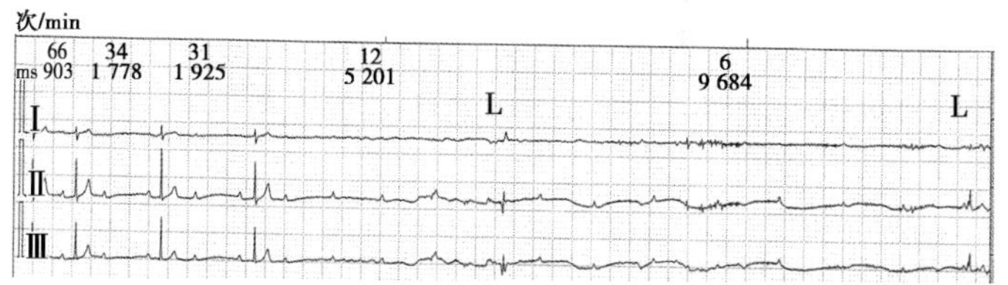

图 12-7　直立倾斜试验诱发出高度房室传导阻滞、室性逸博，最长达 9.6s

患者女性，46 岁。

严重反应的紧急处理包括迅速放平倾斜床、给予吸氧。如出现室性逸搏心律或心脏停搏，立即予胸外心脏按压，同时静脉推注阿托品。如出现持续性低血压，给予阿托品和多巴胺静脉注射。个别患者经上述处理后低血压仍持续存在，可继续重复静脉推注阿托品、快速补液和静脉应用高渗葡萄糖。

八、直立倾斜试验诊断直立性低血压和体位性心动过速综合征的价值

从严格意义上讲，直立倾斜试验诱导的晕厥应称为体位诱导的血管迷走性晕厥，属于直立位不能耐受综合征的一种。除此之外，直立性低血压和体位性心动过速综合征均可导致直立位不能耐受。故直立倾斜试验还可以用来辅助诊断和鉴别诊断直立性低血压和体位性心动过速综合征。

【直立性低血压】

直立性低血压是老年人发生晕厥的常见原因。经典直立性低血压表现为倾斜开始3min内发生的血压下降(收缩压下降≥20mmHg和舒张压下降≥10mmHg)，很少发生晕厥。但是，有些患者表现为起始直立性低血压(站立的30s内血压迅速下降≥40mmHg，然后迅速恢复正常)，而另一些患者表现为延迟(进行性)直立性低血压(直立3min后出现的血压缓慢下降，没有出现反射性心动过缓，图12-8)。若同时出现反射性心动过缓，则为血管迷走性晕厥伴延迟(进行性)直立性低血压，这些患者随后将快速出现晕厥发作。

【体位性心动过速综合征】

体位性心动过速综合征(postural orthostatic tachycardia syndrome，POTS)是青少年，特别是青年女性出现长时间站立不能的重要病因。其主要临床症状是当体位由卧位转为直立位时，出现头晕、视物模糊、心悸、震颤、双下肢无力。少数患者有过度通气、焦虑、胸痛、指端发冷及头痛等症状，这些人常伴有偏头痛和睡眠障碍。POTS患者在直立倾斜试验中始终不发生晕厥，在直立位时出现心率快速增加(10min内心率增加>30次/min或超过120次/min)，同时出现血压不稳定，但不会有血压明显下降(血压下降<20/10mmHg)(图12-9)。临床常伴随慢性疲劳综合征。

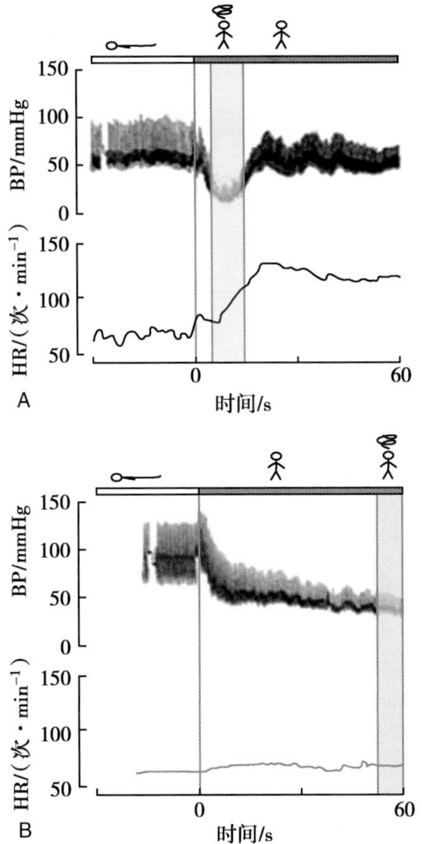

图 12-8　直立性低血压

A. 起始直立性低血压，在倾斜位开始数秒钟血压迅速下降后迅速恢复症状，患者有短暂的晕厥发作；B. 经典直立性低血压，患者倾斜位后血压逐渐下降，直到晕厥发生。HR，心率；BP，血压。

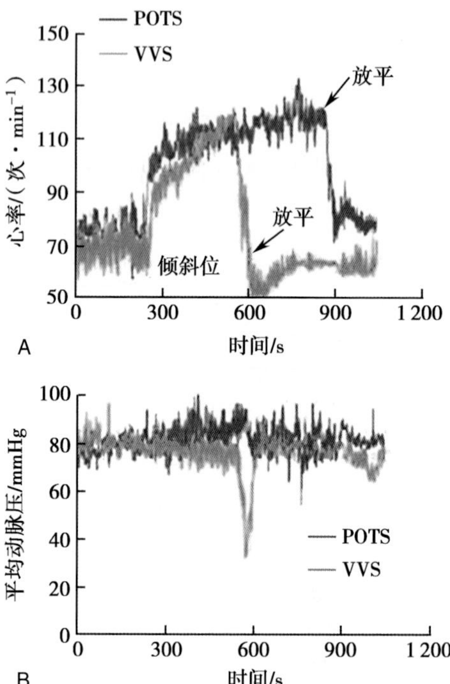

图 12-9　体位性心动过速综合征(POTS)与血管迷走性晕厥(VVS)的鉴别

A. 体位性心动过速综合征患者在直立倾斜试验中心率快速增加，但血压没有明显变化；B. 血管迷走性晕厥患者在直立倾斜试验中心率快速增加，在晕厥时心率和血压均明显下降。

（方丕华　刘 俊）

第二部分

2

心肺复苏

第13章　初级心肺复苏

初级心肺复苏也称基础生命支持(BLS)。其内容包括对心搏骤停、心肌梗死、脑卒中和气道异物梗阻的识别,进行心肺复苏(CPR)操作,包括使用自动体外除颤器(AED)除颤。对非专业人员和专业人员,初级心肺复苏的要求有所不同。

一、生 存 链

心脏性猝死是院外死亡的主要原因之一。40% 院外猝死是心室颤动(室颤)或无脉搏室性心动过速(室速)。如果没有及时抢救,可以恶化为停搏。外伤、药物过量、溺水和儿童的心搏骤停伴有窒息。治疗的主要措施是现场心肺复苏,对室颤、室速还应包括除颤。

美国心脏协会推荐了生存链的 4 个组成部分,由于均有“早期”字样,故也称为 4E:

1. 早期识别急诊情况,并启动急救医疗服务系统(EMS)。拨打急救电话(我国为 120)。

2. 早期现场心肺复苏。

3. 早期除颤,3~5min 内施行 CPR 和除颤可使生存率达 49%~75%。

4. 早期由专业人员实行高级心肺复苏和复苏后处理。

现场人员可以进行以上 3~4 项操作。现场抢救强调时间性。心肺复苏每延迟 1min,生存率将下降 7%~10%。如果提供了现场心肺复苏,使生存率上升 3~4 倍。应该逐步开展非专业抢救者使用 AED。

二、心肺急诊

如有条件,应该建立心肺复苏指导,这是 EMS 的一个组成部分。指导者通过电话指导现场抢救者进行心肺复苏。

特别要注意早期识别、诊断和治疗急性心肌梗死。有急性冠状动脉综合征(ACS)危险的家庭应该学习有关 ACS 的症状,学习启动 EMS。心肺复苏指导者应该指导给患者使用阿司匹林和氯吡格雷 / 替格瑞洛,并通知即将到达的医院做好进行急诊导管手术的准备,有条件时可不通过急诊室,直接进入导管室。医疗助理人员应该装备 12 导联心电图,并能按 ACS 对患者进行处理。

有脑卒中危险的家庭成员应该学习有关脑卒中的症状,学习启动 EMS,因为早期溶栓可以限制脑卒中的神经系统损伤,改善预后,EMS 应该早期识别脑卒中,立即组织转移到具备脑卒中监护的医院并提前通知,立即进行评价检查,并尽早给有适应证的患者使用溶栓剂。急诊室的初步评价应该在 10min 内完成,25min 内完成 CT 检查并出具报告,到急诊室 60min 后(症状出现 3h 内)应该开始溶栓。

三、成人初级心肺复苏(BLS)

1. 顺序　如图 13-1,包括一系列评价和动作。应该保证抢救地点是安全的。只有在有绝对危险的时候才搬动患者。

2. 评价反应　轻触患者:“你怎么了?”

3. 启动 EMS　若单一抢救者发现无反应患者,应该先启动 EMS(拨打急救电话 120),取得 AED,然后回到患者身边实行 CPR 和除颤。如果有 2 人,则一人行 CPR,另一人启动 EMS。

4. 按照 C-A-B 的顺序进行 CPR 操作　如果操作有困难,或不愿意进行口对口呼吸,也可进行单纯胸外按压。

5. 检查脉搏　非专业抢救者难以准确判断脉搏的有无,所以不要求非专业抢救者检查脉搏,也不强调对专业抢救者进行这方面的训练。非专业抢救者只要知道无反应者也无呼吸,即可估计有心脏停搏。专业抢救者检查脉搏的时间也不应该超过 10s。

6. 胸部按压　有效的按压对提供血流是十分重要的,应该用力和快速按压。

(1)按压技术:使患者仰卧于坚实的平面,抢救者跪在患者胸部的一侧。按压部位是胸部正中胸骨下部、乳头之间。抢救者应将一只手的掌根部置于按压处,另一只手的掌根置于第一只手上,使两只手重叠并平行。下压胸骨至少 5cm,避免超过 6cm,然后使胸部完全回弹(此点要在训练中十分强调)。下压与放松的时间相等。按压频率为 100~120 次 /min。要尽量减少按压的中断来检查脉搏，分析心律或做其他事情，以保证每单位时间内实际进行按压的次数。非专业抢救者在 AED 或 EMS 抢救人员到达之前应该持续进行 CPR，不应该停下来检查循环或反应情况。专业抢救者可以尽量少地中断 CPR，中断不要超过 10s。

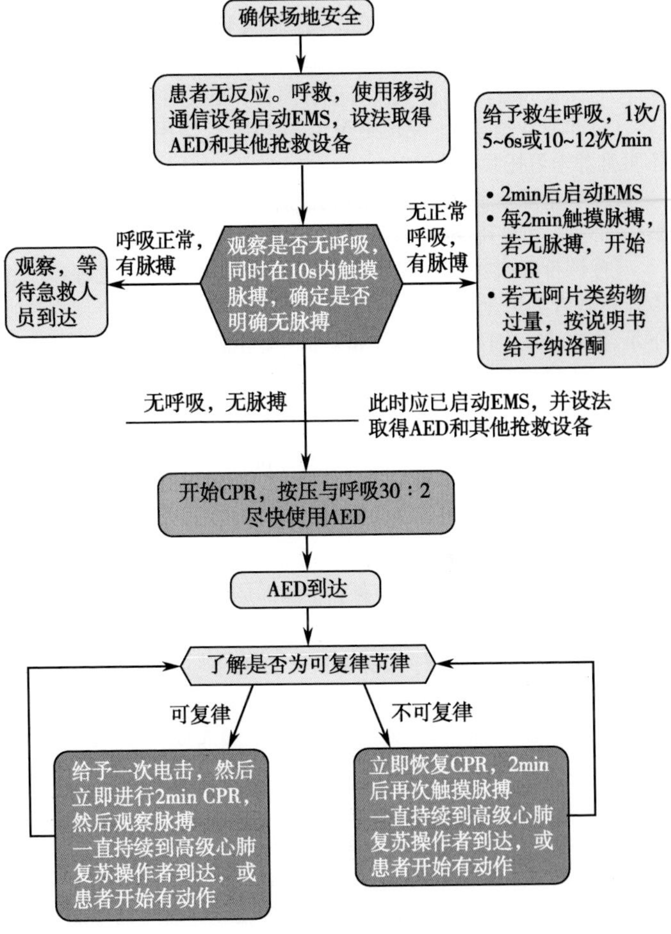

图 13-1　成人初级心肺复苏流程

(2) 如果不是环境危险或一定要紧急手术，在 CPR 的进程中不要搬动患者。

(3)不主张在按压时用触摸颈动脉或股动脉搏动的方法来判断按压的有效性。因为静脉的搏动在 CPR 的时候也可能摸到。只要进行了正确的按压,就应该获得理想的血流。

(4)按压 - 通气比率:推荐使用 30∶2。要尽一切可能减少按压的中断。虽然按压的速率可以达到 100~120 次 /min,但由于频繁地通气、除颤、分析节律等,可使实际每分钟按压次数减少。

(5)单纯按压心肺复苏:成人无通气的单纯按压心肺复苏比不复苏结果要好。非专业抢救者如果不愿做或不会做通气,应该鼓励其行单纯按压心肺复苏。但最好的方法还是按压加通气。

7. 开放气道,评价呼吸。将患者仰卧于坚实的平面。

(1)非专业抢救者:无论是否为外伤患者,均用仰头抬颏手法。不再推荐学习托颌手法。

(2)专业抢救者:应该在无外伤患者中使用仰头抬颏手法;若怀疑颈部外伤,可使用托颌手法,并注意保护颈部,转运时可使用颈圈。

(3)评价呼吸:在开放气道的同时,观察、聆听和感觉呼吸。非专业抢救者如果无法确定是否有正常呼吸,或专业抢救者发现呼吸不足,应在 10s 内行救生呼吸,如果非专业抢救者不愿或不会救生呼吸,也可直接进行胸外按压。

8. 救生呼吸　连续给 2 次,每次 1s。深度应使患者胸部见到起伏。这种要求通用于口对口或口对面罩,或用其他形式气道的救生呼吸。在室颤的前几分钟内,救生呼吸不如胸部按压重要。此时血氧含量还很高,但为人工呼吸而暂停胸外按压至血流停滞及其输出量的下降会造成全身器官严重缺氧。所以,此时应尽量减少按压的中断。通气和按压对长时间的室颤和窒息都是重要的。CPR 时不要过度通气(通气次数过多或潮气量过大)。过度通气可能有害(增加胸膜腔内压,减少静脉回流,减少心排血量)。避免过大、过强的通气。

如果已经建立了气管插管等高级气道,且有 2 人行 CPR,可以按 8~10 次 /min 通气,而且不一定与按压同步。通气与按压均不应中断。

救生呼吸时要避免胃肠道充气。

救生呼吸的方法:

(1)口对口呼吸:开放气道,捏住患者的鼻子,抢救者的口紧密环绕患者的口,吹气 1s,抢救者正常吸气,然后再给第二次通气。

(2)口对隔离设备:口对隔离设备并不能减少感染的可能,但可增加通气的阻力。有 2 种隔离设备,即面部隔离膜和面罩。这种情况下应尽快改用气囊面罩通气。

(3)口对鼻或口对呼吸孔:在无法进行口对口呼吸时,可以使用口对鼻呼吸。如果有气管切开的呼吸孔,也可进行口对呼吸孔,也可使用圆形儿童面罩，可以更好地密封。

(4) 气囊面罩装置：可用空气，也可用氧气。由于使用正压，有可能造成胃肠道充气。仍然要采用 1s 通气，并以胸部起伏判断是否达到足够的潮气量。此装置应该有非阻塞入口活瓣、标准 15mm/22mm 接口、氧气储气袋、非重复呼吸出口活瓣，可以允许 30L/min 的氧流量而不阻塞，可以在极端温度环境中使用。面罩应该透明，可以和面部密封，罩住整个口鼻部，有氧气入口、标准 15mm/22mm 接口。应该准备成人和不同大小的儿童面罩。如果单人使用此装置通气，技术要求较高，需要能同时抬颏开放气道，将面罩紧扣面部，并挤压气囊，还要观察胸部的起伏。两人操作比较有效，一人开放气道并扣紧面罩，另一人挤压气囊。1L 容量的气囊可以挤压 1/2~2/3，2L 容量的气囊可挤压 1/3，可以在密封的情况下产生足够的潮气量。胸部按压与通气应采取 30∶2，通气时暂停按压。专业抢救者应该能使用氧气（40% 氧浓度，最小流量为 10~12L/min）。最好能使用纯氧。

(5) 气管插管：一旦使用了气管插管，通气和按压就不要交替进行了。要持续以 100 次 /min 的速率按压，同时每分钟给 8~10 次通气。注意不要过度通气（12 次 /min 以上），否则可造成胸膜腔内压增高、静脉回流受阻和心排血量减少。两位及以上抢救者可以每 2min 交换，以防疲劳。

(6) 自动转运呼吸机：可用于有气管插管且有脉搏的患者，院内及院外均可用。

(7) 环状软骨压迫：可以将气管向后推，将食管压向颈椎而避免胃肠道充气、反流和误吸。需要第三位抢救者进行。只适用于深昏迷患者。

9. 不按压的救生呼吸（仅适用于专业抢救者）　如果有自主循环，但需要支持通气，则按 10~12 次 /min 或每 5~6s 1 次的频率给予救生呼吸。每次通气 1s，应该有胸部的起伏。每 2min 检查脉搏，但不要超过 10s。

10. 除颤　由于多数成人非外伤性的心搏骤停都是室颤，所以所有实行初级心肺复苏的人员都要接受除颤的训练。如果能够立即开始心肺复苏并在 3~5min 内除颤，患者将能获得较高的生存率。对院前非目击的心搏骤停，应该在检查脉搏前先给予 5 个周期（约 2min）的心肺复苏，然后除颤。如果非专业抢救者手头有除颤器，或者心搏骤停发生在医院内，或专业人员目击的心搏骤停，则应该立即除颤。

11. 对溺水、低温的心搏骤停患者，应给予相应的抢救措施。要注意发现有无气道异物并给予清除。

（朱 俊）

第 14 章 高级心肺复苏

高级心肺复苏是在高质量的初级心肺复苏基础上的进一步生命支持，内容包括继续进行的初级心肺复苏、电除颤、辅助通气、辅助循环及药物治疗。重点强调在高质量的心肺复苏（包括以足够的速率和幅度进行按压，保证每次按压后胸廓回弹，尽可能减少按压中断并避免过度通气）基础上，通过药物、器械进一步辅助循环和呼吸。但这些操作不应导致胸外按压明显中断，也不应延误电复律。近年来，多部国际心肺复苏指南共识更新，包括 2018 年美国心脏协会（AHA）心搏骤停患者高级生命支持中抗心律失常药物的指南更新、2019 年国际心肺复苏委员会心肺复苏及心血管急救治疗推荐国际共识等。本部分将结合最新指南和共识的更新介绍高级心肺复苏相关内容。

一、电 除 颤

迅速除颤是心室颤动（ventricular fibrillation，简称室颤）患者存活的主要决定性因素。提倡使用电极板示波，以鉴别晕厥的性质。自动体外除颤器已问世，可自动分析心律失常，识别室颤，使操作更简便。

除颤方法：除颤是转复室颤最有效的方法。室颤或无脉性室性心动过速（室速）应尽早电除颤，电除颤后立即继续进行心肺复苏。以往建议的连续 3 次电除颤是基于单相衰减式正弦波的除颤方式，首次除颤成功率较低，迅速连续电除颤可降低胸内阻抗，提高除颤成功率。现代的双相波电除颤首次除颤成功率超过 90%，如果一次除颤未成功，室颤振幅降低，再次除颤成功的可能性减少。此时立即进行心肺复苏，尤其是有效的胸外按压较连续电除颤更有价值。经过 5 个周期的按压与呼吸循环，如仍为室颤，再进行下一次电除颤。

美国 FDA 1996 年允许双相波除颤用于自动体外除颤器（automated external defibrillator，AED）。150J 的双相波第一次除颤效果等同于 200J 的单向波除颤。近年来的研究证明，≤200J 的双相波形放电与高电能、增加电量的单相波形放电成功率相等。低能量双相波除颤对心肌损伤小，继而可能减少复苏后心功能不全，可能具有潜在改善生存的可能。

1. 电除颤能量选择　室颤或无脉性室速的双相波除颤建议能量为 150~200J，此后再次电击采用相同的能量或增加能量。单相波除颤能量为 360J。单形室速，不论有无脉搏，予单相波电击除颤为 100J，如不成功，可采用增加能量再次除颤。不稳定的多形性室速处理与室颤相同。心房颤动电复律建议能量双相波首剂量为 120~200J，单相波首剂量为 200J。成人心房扑动（房扑）和其他室上性心律的电复律治疗通常需要较低能量，使用单相波或双相波装置时，一般采用 50~100J 的首剂量即可。如果首次电复律电击失败，应逐渐提高剂量。

2. 除颤电极片位置　为便于摆放和进行培训，前 - 侧电极位置是合适的默认电极片位置。可以根据个别患者的特征，考虑使用任意 3 个替代电极片位置（前 - 后、前 - 左肩胛以及前 - 右肩胛）进行除颤。前 - 后以及前 - 侧位置通常是使用植入式起搏器和除颤器的患者可接受的位置。对于使用植入式心律转复除颤器或起搏器的患者，放置电极片或电极板位置不要导致除颤延迟。应该避免将电极片或电极板直接放在植入装置上。

二、辅助呼吸

心肺复苏中，辅助通气和氧合均重要。在室颤所导致的心搏骤停患者的初始救治中，胸外按压比通气更重要，因为向脑和心脏等组织中供氧时，组织中的血流比动脉中血氧含量更重要。在室颤所致心搏骤停的患者延长复苏时间以及其他原因所致的原发性呼吸停止的心搏骤停患者，通气和按压都重要。

在初级心肺复苏和高级心肺复苏中，都应尽早给予 100% 氧吸入。恢复循环后，监测动脉氧合血红蛋白饱和度。应该逐步调整给氧，以保证氧合血红蛋白饱和度 ≥ 94%（尽可能达到 100%）。应该将吸氧浓度调整到需要的最低浓度，以实现动脉氧合血红蛋白饱和度 ≥ 94%（尽可能达到 100%），由于氧合血红蛋白饱和度为 100% 时对应肺泡 - 动脉氧分压差为 80~500mmHg 的任意值，很容易达到，目的是确保输送足够的氧，紧急救治时短时间给氧过多总比不足好。

通气的辅助设施包括面罩、气囊 - 活瓣装置（简易呼吸器）、自动运送呼吸器、氧驱动 - 手动呼吸器、高级气道（喉管、喉罩气道等声门上气道器械和气管插管）。目前没有充分证据支持或拒绝应用开放气道以及辅助通气的特殊设施。心肺复苏期间，如果球囊面罩通气不足或作为渐进措施进行气道管理，往往由有经验的救护人员放置高级气道器械。放置高级气道需中断胸外按压，但是，一旦气管插管建立，可隔离和保护气道，保证通气，并可作为一种用药的途径，通气时不再需要中断按压。救生者必须衡量有效胸外按压与气管插管的风险与效益比。对初始的心肺复苏和除颤无反应或自主循环已恢复但呼吸未恢复者，应考虑气管插管。放置高级气道后，施救者应该每 6s 提供一次通气（每分钟 10 次呼吸），同时进行连续胸外按压。

三、辅助循环

人工循环的辅助设施包括间断腹部按压心肺复苏术、高频心肺复苏术（>100 次 /min 的频率胸部按压）、按压与主动胸部扩张心肺复苏术、心肺复苏背心、机械心肺复苏、同时通气按压、相性胸腹按压与胸部扩张、开胸心脏按压、心肺转流等。这些替代技术与普通心肺复苏相比，需要额外的人员、培训及设备。使用这些装置开始治疗（即应用和摆放装置）有可能延误或中断心肺复苏操作。通过实施这些技术，可能会改善血流动力学（增加前向血流 20%~100%，但仍远低于正常心排血量）和短期生存，但并未提高心搏骤停患者的长期存活率。目前这些技术仍限于医院内应用，不应在复苏的晚期应用或作为高级心肺复苏失败后最后的努力。尚无资料说明院前的心肺复苏中这些技术优于普通的心肺复苏。

四、二氧化碳波形图监测

建议在围停搏期为插管患者持续应用二氧化碳波形图进行定量分析。目前的应用包括确认气管插管位置以及根据呼气末二氧化碳分压（$PetCO_2$）值监护心肺复苏质量和检测是否恢复自主循环。持续二氧化碳波形图是确认和监测气管插管位置是否正确的最可靠方法。虽然可选择其他确认气管插管位置的方法，但其可靠性都无法与持续二氧化碳波形图相比。由于患者气管插管在转移过程中移位的风险日益增加，操作者应在通气时观察连续的二氧化碳波形，以确认和监测气管插管的位置。由于血液必须通过肺部循环，二氧化碳才能被呼出并对其进行测量，所以二氧化碳波形图也可以用作胸外按压有效性的生理指标，并用于检测是否恢复自主循环。

五、高级心肺复苏的药物治疗

在心搏骤停治疗中，基本的心肺复苏和尽早除颤是最重要的，药物治疗是次级重要的，几乎没有很强的证据支持使用药物。经过初始心肺复苏和除颤后，可考虑建立静脉通路，应用药物治疗。

【给药途径】

大多数复苏患者无须建立中心静脉。如复苏时没有静脉通路，可建立较大的外周静脉通路，如肘前静脉或颈外静脉。尽管周围静脉给药时，药物峰值较中心静脉给药低，循环时间长（经过 1~2min 到达中心循环），但是建立外周静脉无须中断心肺复苏。为使药物尽快到达中央循环，可采取：①弹丸式快速推注，用 20ml 液体冲入；②抬高该侧肢体 10~20s。

骨内（intraosseous，IO）给药：通过套管进入骨髓腔内的静脉网，应用药物的效果与中心静脉类似。有 2 项前瞻性研究和 6 项其他研究表明，IO 对于液体复苏、用药、血液学实验室检测是安全、有效的，可用于各年龄组。当没有静脉通路时，可选用 IO。

当除颤及外周静脉或 IO 用药后，自主循环仍未恢复，应考虑建立中心静脉（除非有禁忌证）。中心静脉可选择颈内静脉、锁骨下静脉、股静脉。颈内静脉或锁骨下静脉离中心循环最近，但并发症多，需停止心肺复苏。股静脉穿刺容易，并发症少，但离中心循环较远，需插入一根长导管。

如果静脉、IO 不能建立，一些复苏药物可通过气管插管内给药。气管内给药有局限性，给药品种少，不能反复给药，药物的血浓度低（与静脉用药相比）。一些动物实验表明，经气管内给药产生的肾上腺素血浓度较低，引起短暂 β 肾上腺素能作用，引起低血压、低冠状动脉的灌注压，降低自主循环恢复的可能性。静脉和 IO 给药的药理作用更可靠。

【抗心律失常治疗】

抗心律失常药物本身不能从药理学上逆转室颤 / 无脉性室速，但其可辅助提高电除颤成功率，并减少心律失常的复发风险。一些抗心律失常药物已经被证实可增加自主循环恢复（ROSC）比例，但没有一种被证实可增加长期生存率。

对于快速性心律失常患者，首先判断血流动力学状态，如伴有血流动力学不稳定，包括意识状态改变、进行性胸痛、低血压或其他休克体征，首先考虑电转复。血流动力学稳定者，结合心电现象和其他资料鉴别其性质，选择药物或进行电转复。

1. 血流动力学稳定的宽 QRS 心动过速　应尽量根据病史、12 导联心电图、食管心电图明确诊断。如 QRS 波形态单一，腺苷可用于诊断和治疗；伴不规则节律或多形性 QRS 波的患者则不能使用腺苷，否则可能造成心律失常恶化成室颤。在无法明确诊断时，通常按照室速处理。抗心律失常药物可选择胺碘酮（150mg 静脉给药，持续 10min，根据需要，可在首个 24h 内重复静脉给药，总剂量不超过 2.2g）和索他洛尔（100mg 静脉给药，持续 5min）。维拉帕米禁用，除非明确诊断为室上性心动过速或特发性单形性室速。如果药物治疗不成功，可考虑进行心脏电复律。

2. 血流动力学稳定的单形性室速　伴有结构性心脏病的单形性室速可首先应用胺碘酮（150mg 静脉给药，持续 10min，根据需要，可在首个 24h 内重复静脉给药，总剂量不超过 2.2g）。普鲁卡因胺、索他洛尔及尼非卡兰也可选用。利多卡因终止室速相对疗效不好，作为次选药放在其他药物之后。不伴结构性心脏病的单形性室速可优先选用 β 受体阻断药、非二氢吡啶类钙通道阻滞药，也可选用普罗帕酮、胺碘酮等抗心律失常药。血流动力学不稳定或药物无效时，可以电转复。

3. 多形性室速　一般血流动力学不稳定，可演变为室颤，首选的治疗方式是立即电复律。血流动力学稳定者应进一步鉴别有无 Q-T 间期延长。获得性 Q-T 间期延长所致尖端扭转型室性心动过速应停止使用可致 Q-T 间期延长的药物，纠正电解质紊乱；亦可采用静脉注射镁剂（2g 静脉给药，随后维持输注）、临时起搏。先天性长 QT 综合征优选 β 受体阻断药，先天性长 QT 综合征 3 型可考虑应用利多卡因。不伴 Q-T 间期延长的多形性室速常继发于心肌缺血、心力衰竭，优先纠正病因和诱因。抗心律失常药物可选用胺碘酮、利多卡因、普鲁卡因胺、索他洛尔、β 受体阻断药、尼非卡兰。心脏结构正常的多形性室速需警惕遗传性心律失常，如 Brugada 综合征伴反复发作的多形性室速可考虑应用异丙肾上腺素、奎尼丁减少室性心动过速发作。儿茶酚胺敏感性多形性室速药物首选 β 受体阻断药。

4. 室颤 / 无脉性室速　首先进行高质量心肺复苏，明确为室颤 / 无脉性室速后，立即进行电除颤，电除颤后立即继续进行心肺复苏。不能转复或无法维持稳定灌注节律者，应用药物肾上腺素（每 3~5min 静脉给药 1mg）后，再行电除颤 1 次。如仍未能转复，可考虑给予抗心律失常药物改善电除颤效果，通常可给予胺碘酮（300mg 静脉注射，如有需要，可再追加 150mg 静脉注射）或利多卡因（1~1.5mg/kg 静脉注射，如有需要，5~10min 后再追加 0.5~0.75mg/kg）。不推荐常规应用镁剂，但对于尖端扭转型室性心动过速所致的顽固性室颤，可静脉应用镁剂。

【用于改善血流动力学的药物】

此类药物包括作用于外周血管张力的药物、变时及变力药物。

1. 肾上腺素　尽管肾上腺素广泛应用于复苏中，但很少有证据表明它可以提高存活率伴神经系统预后良好。它的有益作用主要是其 α 肾上腺素能刺激作用，增加心肺复苏期间的冠状动脉灌注压和脑灌注压。而肾上腺素 β 受体兴奋作用可能增加心肌工作并减少心内膜灌注，其价值和安全性一直是有争议的。经 9 000 例心搏骤停患者的验证，大剂量肾上腺素并不能改善患者预后（出院成活率、神经系统的损伤）。因此，目前指南推荐，在成人心肺复苏中使用肾上腺素，静脉注射或骨内给药，每 3~5min 给予 1mg 是合理的。更高剂量的肾上腺素（0.1~0.2mg/kg）用于一些特殊情况，如钙通道阻滞药过量或 β 受体阻断药过量。肾上腺素过早应用（除颤的 2min 内）与生存率下降有关。对于心脏停搏所致心搏骤停，尽早给予肾上腺素是合理的；对于室颤 / 无脉性室速所致心搏骤停，首要任务是提供高质量心肺复苏，并尽快电除颤。建议给予肾上腺素之前至少进行 1 次或多次电除颤。

2. 加压素　加压素是非儿茶酚胺类血管收缩药。现有证据表明，加压素与肾上腺素比较，在自主循环恢复、24h 生存、出院存活率方面差异无统计学意义。同时，加压素联合肾上腺素，相比标准剂量的肾上腺素，并无优势。因此，目前认为心搏骤停时可考虑使用血管加压素，但其作为肾上腺素的替代药物并无优势。为了简化流程，目前成人心搏骤停处置流程中已经删除加压素。

3. 去甲肾上腺素　适用于严重低血压、周围血管阻力低以及休克的患者。

4. 多巴胺　兼有 α、β 及多巴胺受体刺激作用，其药理作用呈剂量依赖性。

2~4μg/（kg·min）：作用于多巴胺受体，扩张肾及肠系膜动脉，有利尿作用，但增加尿量并不表明改善肾小球滤过率。现在不推荐用于急性无尿性肾衰竭。

5~10μg/（kg·min）：主要为 β 受体刺激作用，有正性肌力作用，心排血量增加，5- 羟色胺及多巴胺介导的静脉血管收缩作用，而无明显肺动脉压升高。

10~20μg/（kg·min）：为 α 受体刺激作用，使周围血管收缩压和肺动脉压明显升高。复苏时，多巴胺一般用于症状性心动过缓的低血压或自然循环恢复之后的低血压。

【碱性药物的应用】

碳酸氢钠：酸中毒可致心肌收缩力下降、心排血量下降及血管对儿茶酚胺的反应性下降，并降低室颤阈值及电除颤成功率。从理论上讲，用碳酸氢钠是有益的。但事实上，在心肺复苏最初 15min 内主要发生呼吸性酸中毒，而不是代谢性酸中毒。充分的通气及恢复组织灌流，是有效维持心脏停搏时酸碱平衡的关键前提。因此，不建议将碳酸氢钠常规用于心搏骤停患者。原因如下：

1. 动物实验中未能增加除颤成功率或提高生存率。

2. 减少冠状动脉灌注压。

3. 细胞外碱中毒，改变血氧饱和度曲线，抑制氧释放。

4. 血液高渗、高钠血症。

5. 产生的 CO_2 可自由地扩散至心肌及脑细胞而抑制其功能，引起矛盾的酸中毒。

6. 加重中心静脉酸中毒。

7. 可使同时输入的儿茶酚胺失活。

然而，在特定的情况中碳酸氢钠可能是有用的：①原有代谢性酸中毒、高钾血症、三环类抗抑郁药或苯巴比妥过量；②长时间的心脏停搏或长时间复苏努力者。

应用原则：宜小不宜大，宜晚不宜早，宜慢不宜快。碳酸氢钠在除颤、心脏按压、插管、通气及 1 次以上的肾上腺素注射后才考虑使用。

【呼吸兴奋药的应用】

呼吸兴奋药对自主呼吸的建立非常重要，但并非用药越早越好。只有在循环复苏满意的情况下，呼吸中枢才具备恢复功能的物质基础，此为呼吸兴奋药用药的前提，心肺复苏早期应用可能无效。此外，心搏骤停时常有 β- 内啡肽的释放增加，β- 内啡肽对呼吸和循环有抑制作用，纳洛酮为 β- 内啡肽的拮抗剂，可解除后者对呼吸和循环的抑制，但目前尚未把纳洛酮纳入心肺复苏的常规用药。

六、复苏后处理

不论何种原因，伴随心搏骤停的严重生理创伤和复苏期间发生低血氧、缺血和再灌注可以造成对多个器官及系统的损伤，多数患者（80%）在自主循环恢复后数小时或数日内死亡。因此，患者自主循环恢复只是复杂治疗的开始，其后应继续完善综合评估、鉴别和治疗病因，并减轻缺血性再灌注对多个器官及系统的损伤，以恢复正常或基本正常的功能状态。对于疑似心脏性猝死，且心电图 ST 段抬高的患者，应急诊实施冠状动脉造影。对于心电或血流动力学不稳定的患者，若疑似为心源性，即使无心电图 ST 段抬高的情况，实施紧急冠状动脉造影仍是合理的。心搏骤停后治疗强调采用多学科协作，主要包括优化血流动力学、神经系统监护、目标体温管理、气道和呼吸管理等，从而尽可能提高在发生院内或院外心搏骤停后已恢复自主循环的患者的出院存活率。

（杨艳敏　张 晗）

第 15 章　复苏后生命支持

心肺复苏后，自主循环恢复（return of spontaneous circulation，ROSC）只是复杂的治疗过程的开始，治疗的最终目标是使脑功能得以完全恢复，最终出院。心搏骤停患者经过心肺复苏，早期虽然恢复心搏和自身循环，然而只有一部分人能够最终存活、出院。多数患者（80%）在 ROSC 后数小时或数日内死亡。近 1/3 的心搏骤停患者在恢复心搏后，因血流动力学不稳定或再次出现心脏停搏，在到达医院前死亡。对于度过医院前复苏阶段，已收入重症监护病房（ICU）的患者，约 3/4 患者在出院前死亡。

一、复苏后综合征

复苏后综合征（post-resuscitation syndrome，PRS）又称心搏骤停后综合征，指心搏骤停后全身缺血，心肺复苏期间再灌注反应，是成功复苏后发生的复杂的病理生理过程，包括伴随循环休克的心肌功能障碍、伴随凝血系统激活的系统性炎症、不断进展的脑损伤及持续存在的病理学改变。

严重的心肌功能障碍在心搏骤停后很常见，通常要在 2~3d 后才能恢复，完全恢复可能需要更长的时间。心肌功能障碍所致的心力衰竭是导致患者 3d 内死亡的首要原因。后期死亡的大部分原因为脑损伤。心搏骤停后脑损伤表现为昏迷、癫痫发作、肌阵挛、不同程度的认知功能障碍和脑死亡。心搏骤停后脑损伤可能因微循环衰竭、自主调节受损、低血压、高碳酸血症、低氧血症、高氧血症、发热、低血糖症、高血糖症和癫痫发作而加剧。心脏整体缺血 / 再灌注会激活免疫和凝血途径，从而导致多器官功能衰竭（MODS）和增加感染的风险。因此，复苏后综合征具有与败血症许多共同的特征，包括血管内容量减少、血管舒张、内皮损伤和微循环异常。

ROSC 后，组织器官缺血的程度和时间长短决定复苏后综合征 4 个时期变化是否发生。

1. 约 1/2 复苏后综合征患者死于事件 24h 内。ROSC 数小时内，心血管功能不同程度异常，在 12~24h 内趋于正常。微循环异常，从多部位缺氧引起酶类和自由基快速释放至脑脊液和血液中。

2. 之后 1~3d，心功能和机体功能改善，但肠道通透性增加，易并发脓毒症。脏器进行性出现功能异常，尤其是肝脏、胰腺、肾脏，导致 MODS。

3. 随后，心搏骤停后数日，出现严重感染，患者快速衰竭。

4. 患者死亡。

二、复苏后治疗和处理策略

心肺复苏后理想状态是：患者清醒、有反应、有自主呼吸。ROSC 后大部分患者可能仍处于昏迷或表现为反应低下状态。无自主呼吸者需经气管插管机械辅助呼吸；血流动力学不稳定伴有异常的心率、心律、血压和器官灌注，进行积极治疗，以优化血流动力学，避免低氧血症和低血压加剧脑损伤；进行有针对性的温度管理，减轻缺血后脑损伤。在复苏后期接受的治疗会显著影响预后，尤其是神经系统恢复的质量。若患者情况稳定，尽快将患者转移到合适的高级监护区（如急诊抢救室或 ICU）以继续诊断、监测和治疗。患者在转运 ICU 途中，应维持心电监护、机械通气和供氧；转运途中还应有相应的救护人员，并备有急救仪器，以备紧急状态随时除颤和药物治疗。

对所有患者均需要仔细和反复评价心血管功能、呼吸功能和神经系统状态。确定有无并发症存在，如肋骨骨折、血气胸、腹腔内脏器创伤和气管移位。完善必要的检查，包括 12 导联或 18 导联心电图、床旁胸部 X 线片、超声心动图、动脉血气分析、血常规、血糖、血肌酐、尿素氮、血乳酸、离子（钾、钠、镁、钙）水平、凝血指标、D- 二聚体、心肌标记物、脑钠肽（BNP）及其他相应化学分析等。

复苏后期治疗的重点在于改善因血流动力学不稳定、多脏器衰竭引起的早期病死率和因脑损伤引起的晚期病残率 / 病死率。复苏后期主要目标是重新建立脏器功能和组织灌注。单纯恢复血压和血气的改善并不能改善生存；注意这些指标并不能说明器官、组织已获复苏和血液灌注，尤其是内脏、肾脏循环。是否存在持续性内脏低灌注只能通过特殊监测方法确定，内脏复苏可通过定量胃张力测量仪测量体 / 胃黏膜 $PaCO_2$ 差。复苏后的目的是尽早恢复内脏灌注，避免心搏停止后缺血 - 缺氧发展至 MODS。

【心肺复苏后治疗的目标】

1. 优化心肺功能和重要器官灌注。

2. 转运到设备先进、具综合性多学科救治条件 ICU、医疗水平高的医院中。

3. 识别并治疗急性冠状动脉综合征和其他可逆病因。

4. 控制体温以促进神经功能恢复。

5. 预测、治疗和防止 MODS。

6. 制订预防复发、可改进长期预后的方案（图 15-1）。

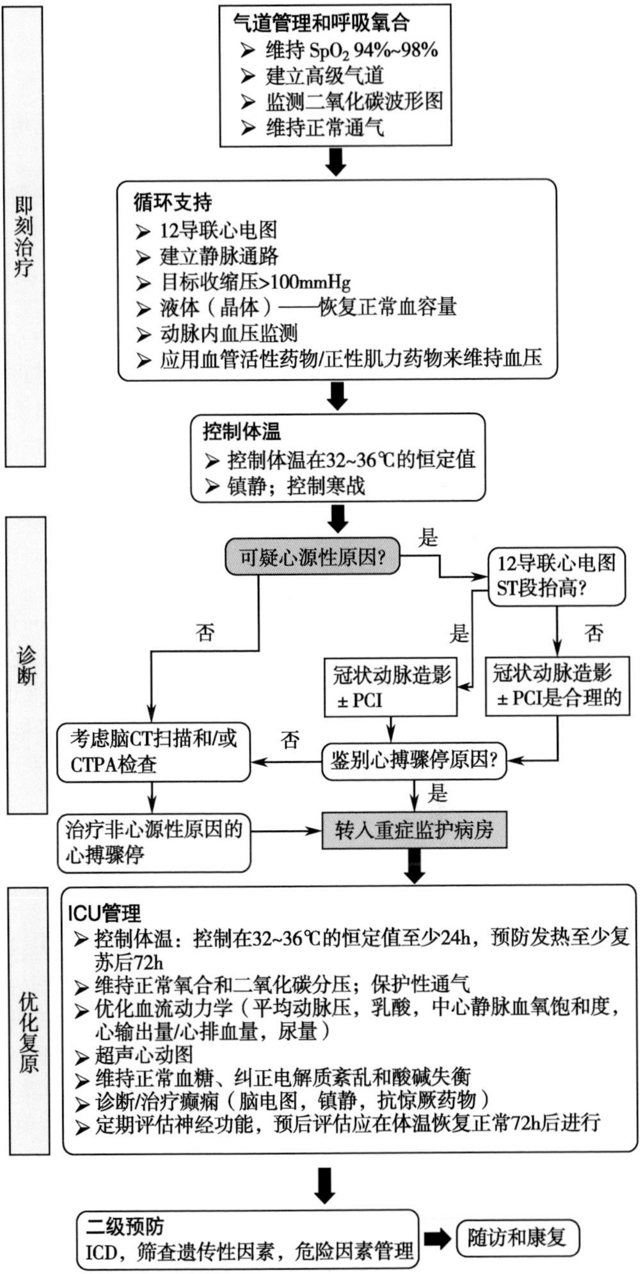

即刻治疗

气道管理和呼吸氧合
- 维持 SpO_2 94%~98%
- 建立高级气道
- 监测二氧化碳波形图
- 维持正常通气

↓

循环支持
- 12导联心电图
- 建立静脉通路
- 目标收缩压>100mmHg
- 液体（晶体）——恢复正常血容量
- 动脉内血压监测
- 应用血管活性药物/正性肌力药物来维持血压

↓

控制体温
- 控制体温在32~36℃的恒定值
- 镇静；控制寒战

↓

诊断

可疑心源性原因?
- 是 → 12导联心电图ST段抬高?
  - 是 → 冠状动脉造影±PCI → 鉴别心搏骤停原因?
  - 否 → 冠状动脉造影±PCI是合理的 → 鉴别心搏骤停原因?
- 否 → 考虑脑CT扫描和/或CTPA检查 → 治疗非心源性原因的心搏骤停 → 转入重症监护病房

鉴别心搏骤停原因?
- 是 → 转入重症监护病房
- 否 → 考虑脑CT扫描和/或CTPA检查

↓

优化复原

ICU管理
- 控制体温：控制在32~36℃的恒定值至少24h，预防发热至少复苏后72h
- 维持正常氧合和二氧化碳分压；保护性通气
- 优化血流动力学（平均动脉压，乳酸，中心静脉血氧饱和度，心输出量/心排血量，尿量）
- 超声心动图
- 维持正常血糖、纠正电解质紊乱和酸碱失衡
- 诊断/治疗癫痫（脑电图，镇静，抗惊厥药物）
- 定期评估神经功能，预后评估应在体温恢复正常72h后进行

↓

二级预防
ICD，筛查遗传性因素，危险因素管理 → 随访和康复

图 15-1　复苏后治疗和处理流程

三、循环系统

复苏后心肌功能障碍是导致患者早期死亡的主要原因之一，其中机械因素包括严重的心肌收缩力损伤和心肌舒张功能不全，电生理因素包括各种心律失常甚至交感电风暴。

患者 ROSC 后应严密监测患者的生命体征，优化患者的器官和组织灌注，尤其维持血流动力学稳定，是改善远期生存率的关键环节。

【血流动力学监测和处理】

复苏后的心搏骤停患者，在 ICU 连续有创动脉压监测和中心静脉通路必不可少。根据患者血流动力学的不稳定程度以及对正性肌力药、血管活动药物应用的需求来考虑是否需要更高级的血流动力学监测，如 Swan-Ganz 导管、PiCCO；尽早完善超声心动图检测，评估复苏后心肌功能状态。血流动力不稳定的患者，严密监测血压、心率、心排血量、尿量、乳酸清除率和中心静脉血氧饱和度；需反复评估超声心动图；可采用肺动脉导管进行连续的心排血量监测；有条件者可进行舌下黏膜微循环血流监测。

1. 建议维持 ROSC 后收缩压>90mmHg，平均动脉压>65mmHg。

2. 对于血压低于上述目标值、存在休克表现的患者，应积极通过静脉或骨通路给予容量复苏，同时注意心功能情况，确定补液量，及时纠正酸中毒。中心静脉压一般控制在 8~12cmH_2O。在容量复苏效果不佳时，应考虑使用适当的血管活性药物（去甲肾上腺素）或正性肌力药物（多巴酚丁胺）维持目标血压。

3. 如果扩容、血管活性药物和正性肌力药治疗仍不能恢复足够的器官灌注，可考虑使用机械辅助循环装置（主动脉内球囊反搏、体外膜肺氧合及经胸心室辅助装置）。

4. 鉴别是否存在诱发心搏骤停的“5H”和“5T”可逆病因。5H 指低血容量（hypovolemia）、缺氧（hypoxia）、酸中毒（hydrogenion）、低钾血症 / 高钾血症（hypokalemia/hyperkalemia）和低体温（hypothermia）；5T 指张力性气胸（tension pneumothorax）、心脏压塞（tamponade，cardiac）、中毒（toxins）、肺栓塞（thrombosis，pulmonary）和冠状动脉血栓形成（thrombosis，coronary）。对心搏骤停的病因和诱因进行积极的治疗和处理。

5. 连续监测患者的心率及心律，积极处理影响血流动力学稳定的严重心律失常。针对反复除颤无效的难治性心室颤动或无脉性室性心动过速的成年心搏骤停患者，可考虑用胺碘酮，首剂静脉用 300mg，用 5% 葡萄糖 20~30ml 稀释后快速注射，3~5min 仍不见转复可重复追加静脉 150mg 再负荷，之后在初始 6h 以内以 1~1.5mg/min 速度给药；随后根据病情以 0.5~1mg/min 速度给药；对胺碘酮有禁忌证者（如 Q-T 间期延长），可选用利多卡因先静脉注射，后维持数小时。如果出现心动过缓伴有血流动力学异常，治疗可采用阿托品 0.5~1mg 静脉注射，可重复使用，剂量甚至可达 2mg；或肾上腺素 2~10μg/min；必要时使用临时心脏起搏器治疗。

【急性冠状动脉综合征】

急性冠状动脉综合征是成人心搏骤停患者，尤其是院外心搏骤停的常见病因之一。ROSC 后尽快完善 12 导联或 18 导联心电图检查。对怀疑有心源性病因或心电图有 ST 段抬高的院外心搏骤停患者，无论昏迷抑或清醒，都应尽快行急诊冠状动脉造影。对怀疑有心源性病因的院外心搏骤停且昏迷的特定成人患者（如心电或血流动力学不稳定），即使心电图未见 ST 段抬高，急诊冠状动脉造影仍是合理的。早期的急诊冠状动脉造影和经皮冠状动脉介入治疗（PCI）可显著降低心源性心搏骤停患者的病死率及改善神经功能预后。

ST 段抬高型心肌梗死（STEMI）患者在入院前未用抗凝药，可考虑给予普通肝素抗凝；拟行 PCI 的疑似 STEMI 患者，可以低分子量肝素代替普通肝素（详见第 17 章）。

四、呼吸系统

ROSC 后患者显示出不同程度呼吸异常，部分患者依赖机械通气支持，需要氧供。应进行临床检查和胸部 X 线检查，注意心肺复苏潜在并发症，如肋骨骨折、气胸、气管移位。一旦患者自身呼吸有恢复、情况改善，机械通气支持应逐渐减少，直至完全自身呼吸。对于呼吸衰竭伴左心衰竭、血流动力学稳定的患者，设置呼气末正压通气有利于改善左心衰竭，提高氧合。

【通气】

复苏后早期可允许一定程度的高碳酸血症（高 $PaCO_2$）。急性高 $PaCO_2$ 可刺激心脏、血管运动中枢及交感神经，促使心率加快、心肌收缩力增加、血压上升、心排血量加大；但重度高 $PaCO_2$ 导致酸中毒、肺动脉压升高、肺循环阻力增大，将导致心排血量下降，同时重度高 $PaCO_2$ 导致颅内压增高、儿茶酚胺释放量加大，肾血管收缩、肾血流下降等严重危害。持续低碳酸血症（低 $PaCO_2$）也可能加重脑缺血。心搏骤停后，自身血流恢复导致高血流反应 10~30min，随后出现低血流期。低血流低灌注时期延长，出现血流（氧供）和氧需失衡；如果此时期患者通气过度，低 $PaCO_2$ 导致脑血管收缩，脑部血流进一步减少，加重脑缺血。机械通气支持参数由血气分析、患者呼吸频率、呼吸做功等多因素决定。通气的目标是维持正常的通气($PaCO_2$ 35~45mmHg),以及氧合指标呼气末二氧化碳分压($ETCO_2$)维持在30~40mmHg。

【氧合】

低氧血症可导致继发脑损伤,高氧血症对心肌梗死患者有害。监测血氧饱和度(通过动脉血气分析或脉搏外周血氧饱和度SpO_2)有助于判定是否需要给氧。如患者不存在低氧血症,无须额外的氧气。如果存在缺氧,需要较高氧浓度支持,应确定缺氧原因是呼吸功能不全或心功能不全。根据动脉血氧饱和度调整吸入氧浓度,直至可维持动脉血压饱和度≥94%(最好到达100%)的最小吸氧浓度;如患者存在二氧化碳潴留、高碳酸血症性呼吸衰竭风险,则动脉血氧饱和度的目标值为88%~92%,但必须避免和立即纠正因通气不足造成的“人为”窒息状态,以免导致全身致命性严重缺氧。

五、目标温度管理

局部脑组织代谢率决定脑局部血流。体温每增加1℃,大脑代谢率约增加8%;心肺复苏后,体温高于正常,使氧供需失衡加重,不利于大脑功能的恢复。在正常脑组织,温度每降低1℃,脑代谢率降低约7%。低温是抑制脑组织代谢活动的有效方法,虽然低温有明显的损害作用,包括血液黏稠度增加、心排血量降低、对感染敏感性增加,但轻、中度低温利于减轻缺血后脑损伤,可改善全脑缺血、缺氧的预后。

目标温度管理(TTM)指应用物理方法将体温降到既定目标水平,并维持在恒定温度一段时间后缓慢恢复至基础体温,且避免体温反弹。TTM时,低温脑和全身性保护的可能机制包括降低脑代谢、保护血脑屏障、减轻脑水肿、降低脑热稽留、改善脑对缺氧的耐受性、减轻氧化应激、抑制炎症反应和炎症、抗凝效应等多方面。TTM是目前唯一被临床证实能提高心搏骤停ROSC后昏迷患者的生存率且改善神经功能预后的措施。

1. 心搏骤停后ROSC昏迷的成年患者都应尽早开始TTM,目标温度选定在32~36℃,并至少维持24h。

2. 在体温维持期,可首选有效监测体温的降温方法,避免体温波动。

3. 复温必须缓慢进行,目前的共识推荐每小时复温0.25~0.5℃,复温以后也应把核心体温控制在37.5℃以下,至少维持到复苏后72h。

六、中枢神经系统

复苏后神经功能损伤是心搏骤停致死、致残的主要原因。患者神经系统功能正常是心肺脑复苏的第一目标。循环停止 10s 即引起脑供氧缺乏，导致意识丧失；停止 2~4min 后，脑中葡萄糖和糖原储存耗竭；停止 4~5min 后，三磷酸腺苷（ATP）耗尽。短暂充血后，由于微血管功能异常导致脑血流减少，这种减少甚至出现在脑灌注压正常的情况下；在低氧血症和 / 或高碳酸血症时，脑血流自动调节功能丧失，脑血流则依赖脑灌注压。而脑灌注压 = 平均动脉压 – 颅内压。颅内压增高或平均动脉压减低均可降低脑灌注压，进一步影响脑血流。

对昏迷患者的治疗，包括维持满意的脑灌注压，可通过维持正常或轻度提高平均动脉压、降低颅内压达到。由于体温过高或癫痫发作增加脑氧需求，所以应积极维持体温正常或进行目标温度管理；迅速控制癫痫发作，维持抗惊厥药治疗。

【预后评估】

重视对复苏后患者的神经功能的连续监测和评价，积极保护神经功能。对于实施 TTM 患者神经功能预后的评估，应在体温恢复正常 72h 后进行。

目前推荐的评估方法有临床特征（瞳孔、昏迷程度、肌阵挛等）、神经电生理检查（床旁脑电图、体感诱发电位）、影像学检查（CT、MRI）及血液标志物［星形胶质源性蛋白（S100B）、神经元特异性烯醇化酶（NSE）］等。

七、肾　脏

急性肾损伤（AKI）几乎发生在所有心搏骤停后患者中。AKI 导致海马炎性损伤并改变血脑屏障通透性，故心搏骤停后，AKI 患者的血流动力学障碍更为严重，需要积极治疗。

膀胱置导尿管测量每小时尿量。尿量减少可能是由于肾前疾病（如脱水、全身灌注不足）、肾脏缺血性损伤或上述原因共同引起。肾毒性药物或经肾脏排泄的药物应慎重使用，调整经肾脏排泄的药物剂量。血浆尿素氮和肌酐水平持续增高提示进行性肾衰竭，通常伴高血钾。这类患者病死率高，必要时可考虑床旁血液滤过治疗。

八、内环境及代谢

大多数心搏骤停伴有的酸中毒随着通气改善和灌注恢复而改善；当酸中毒（pH 下降）时，氧解离曲线右移，血红蛋白（Hb）与 O_2

的结合力降低，氧合血红蛋白（HbO_2）易解离，向组织中释放 O_2，有利于组织细胞摄取氧。因此，心脏性猝死复苏者原则上不必补碱，只有当严重酸中毒（pH<7.20）时，可予适当静脉输入碳酸氢钠注射液（10% $NaHCO_3$ 液 40~60ml）。通常在心搏骤停后立即出现高钾血症，随后的内源性儿茶酚胺释放以及代谢和呼吸性酸中毒的纠正会促进钾向细胞内的运输，从而引起低钾血症。低钾血症可能导致室性心律失常。纠正酸碱失衡和电解质紊乱，维持血清钾浓度在 4.0~4.5mmol/L。

血糖控制：ROSC 后血糖值应被控制在 10mmol/L 以下，并应避免低血糖。对心搏骤停后 ROSC 患者，严格控制血糖可增加低血糖症的风险，故不推荐应用严格的血糖控制策略。

心肺复苏后期患者的特征是血流动力学不稳定、代谢异常，积极治疗急性心肌功能不全及急性心肌缺血，维持血流动力学稳定以提高患者的存活率。应用 TTM 以减轻继发性脑损害，可提高存活率，改善神经系统功能。此期间各器官均面临风险，患者可能发生 MODS，因此，复苏后对出现的各种情况需进行综合救治，包括心脏及神经等多学科的危重症救治。复苏后救治的目标是优化全身血液灌注，恢复内环境代谢稳定，支持器官功能，提高神经功能完好的存活率。

（谭慧琼　王 娟）

第三部分

3

冠状动脉粥样硬化性心脏病

第16章 急性冠状动脉综合征

急性冠状动脉综合征(acute coronary syndrome，ACS)特指冠心病中急性发病的临床类型，主要涵盖以往分类中的Q波性心肌梗死(Q-wave myocardial infarction，QWMI)、非Q波性心肌梗死(non-Q-wave myocardial infarction，NQWMI)和不稳定型心绞痛(unstable angina，UA)。由于上述三种临床类型都具有突然发病的特点，使人们自然联想到其发病可能具有共同的病理生理基础，即与斑块的不稳定有关，从而提出ACS的概念。然而近些年来，越来越多的循证医学研究显示，试图统一ACS的治疗方案是不现实的，例如标准溶栓治疗急性心肌梗死(acute myocardial infarction，AMI)仅对ST段抬高型心肌梗死(ST-segment elevation myocardial infarction，STEMI)有效，而对非ST段抬高型心肌梗死(non-ST-segment elevation myocardial infarction，NSTEMI)无效，鉴于上述溶栓疗效上的差异，近年来又将ACS划分为ST段抬高型ACS(ST-segment elevation acute coronary syndrome，STE-ACS)和非ST段抬高型ACS(non-ST-segment elevation acute coronary syndrome，NSTE-ACS)两大类，前者主要指STEMI，后者则包括NSTEMI和UA。而随着对ACS的研究深入，ACS的范畴也在不断拓展，不仅包括经典的因斑块破裂或内膜损伤所致的ACS，还包括氧耗与氧供不平衡导致心肌缺血、心外膜和微血管冠状动脉痉挛、Takotsubo综合征和冠状动脉自发夹层等。

一、急性冠状动脉综合征的病理生理基础

不同类型 ACS 都具有急性发病的特点。经典的理论认为急性发病大多都与内膜损伤或斑块破裂有直接的关系。内膜损伤常诱发血管痉挛，在血管痉挛的基础上可有继发血栓形成，而斑块破裂则多诱发急性血栓形成，其血栓形成的速度和类型主要取决于斑块破裂的程度、斑块下脂质暴露于血液循环的多少以及体内凝血和纤溶活性之间的平衡状态等。因此，ACS 的病理生理基础应包括内膜损伤、斑块破裂、血管痉挛、血小板聚集以及血栓形成等诸多因素，这些病理因素相互作用导致 ACS 的不同类型。

随着冠状动脉腔内影像学技术的不断进步，我们开始从临床、病理、细胞和分子水平多方位认识 ACS 的病理生理机制。斑块侵蚀、裂缝斑块和冠状动脉循环功能性改变也参与 ACS 的发生和发展。光学相干断层扫描研究发现，只有不到一半的 ACS 患者有斑块破裂的证据，1/3 由斑块侵蚀引起，20% 缺乏冠状动脉血栓证据。血管内超声（IVUS）的反向散射超声射频信号证实的薄纤维帽粥样斑块（TFCA），3 年以上随访仅有不到 5% 发生临床事件。斑块破裂患者 C 反应蛋白水平显著上升，而斑块侵蚀患者髓过氧化物酶水平较高。另外，“犯罪”斑块无裂缝或侵蚀的患者胱抑素 C 水平较高。破裂斑块的特点是纤维帽较薄、大脂质池和丰富的泡沫细胞，而斑块侵蚀与裂缝斑块的特点是基质丰富、脂质贫乏、通常无巨噬细胞大量聚集。冠状动脉循环功能改变方面，研究发现血管痉挛性心绞痛患者循环白细胞 Rho 激酶活性与乙酰胆碱诱导的冠状动脉收缩严重程度存在显著相关性，意味着 Rho 激酶或许是这部分患者发生心绞痛的潜在生物标志物。该研究还证实，冠状动脉痉挛是由平滑肌细胞功能障碍而非内皮细胞障碍引起的。

【动脉粥样斑块形成的最新认识】

近些年来研究认为，动脉粥样硬化病变是对局部损伤的一种保护性炎症——纤维增生性回应。如果损伤持续一段时间，这种回应则变得过度，最终成为疾病，即斑块形成。在斑块的形成过程中，脂质沉积是最重要的因素，也是损伤反应最早期的表现之一。伴随着脂质的沉积、氧化低密度脂蛋白胆固醇（oxLDL-C）的形成，循环中的白细胞和单核细胞被激活，并迁移到病变处，后者在 oxLDL-C 作用下变成活化的巨噬细胞，通过它们的清道夫受体，摄取 oxLDL-C 成为泡沫细胞，泡沫细胞的不断产生和堆积导致脂质条纹的形成。泡沫细胞死亡时，则释放出大量胆固醇酯，与血浆脂蛋白的沉积构成斑块下脂质核心。炎症应答继续发展，T 细胞活化，则引发纤维增

生反应，最终形成纤维帽。在斑块形成的早期，脂质核心小，纤维帽厚，斑块呈稳定状态，伴随着泡沫细胞的不断死亡和血浆脂类的沉积，斑块下的脂质核心不断增大；另外，大量巨噬细胞浸润释放大量水解酶，尤其是金属蛋白酶系列，通过降解纤维帽以及抑制胶原纤维的生成，使纤维帽逐渐变薄，从而使稳定斑块转变为不稳定斑块，后者在内因、外因的作用下，最终发生破裂，导致急性冠状动脉综合征。

【斑块破裂的诱发因素】

1. 斑块内脂质池大小　斑块内脂质池中主要为胆固醇酯和少量甘油三酯，主要来源于血浆脂蛋白或泡沫细胞坏死后释出的脂类。按照其脂质含量的多少，可将斑块分为 5 种类型：Ⅰ、Ⅱ、Ⅲ型斑块为稳定斑块，脂质核心体积不大；Ⅳ、Ⅴ型斑块为不稳定斑块，由于脂质池已明显增大，并移出细胞，此时斑块内几乎无细胞存在。同时纤维帽也相应变薄，斑块则进入非常易损期，随时有发生破裂的可能。

2. 斑块内的炎症反应　斑块是否发生破裂与斑块内的炎症反应强度有密切的关系。在斑块的破裂部位，可见大量巨噬细胞浸润。如前所述，除单核细胞、巨噬细胞以及 T 淋巴细胞的作用外，中性粒细胞和血小板亦参与其炎症反应。现已知活化的血小板主要通过其炎症介质 CD40L 和 P- 选择素等途径加速炎症反应，因此抗血小板治疗对于抑制动脉粥样硬化和稳定斑块亦有不可忽视的作用。

3. 纤维帽厚度　纤维帽在厚度、细胞构成、基质承受力和硬度等方面都有较大差异。纤维帽内主要是平滑肌细胞，它们是由血管中膜的平滑肌细胞增生，迁移至内皮下。这种平滑肌细胞已失去收缩性能，已转变为代谢型的平滑肌，代谢型平滑肌能分泌胶原蛋白、弹性蛋白及整合素和一些蛋白多糖（基质的重要部分）。纤维帽细胞减少，钙化增加则使斑块硬度增加。一般来说，纤维帽越薄，发生破裂的风险越大。

【血栓形成的类型及其影响因素】

一旦斑块发生破裂，迅速导致出血和血小板血栓在破裂处形成，其后腔内血栓的类型及其临床后果大致分为以下 3 种情况：①破裂处的血栓不断增大，突入管腔，最终使管腔接近或完全闭塞，造成急性心肌梗死。闭塞性血栓自发溶解或经溶栓治疗后血管再通转变为另外两种类型，但坏死心肌不可逆转，其左心功能已明显受损。②血栓突入管腔，严重阻塞血流，单独或与血管收缩因素并存，导致不稳定型心绞痛或非 Q 波性心肌梗死，其后血栓机化使冠状动脉狭窄加重，或血小板血栓脱落栓塞于血管远端，造成非Q波性心肌梗死。③裂隙中的血栓长入管腔，由于阻塞程度不重，未产生临床症状，或腔内血栓形成后又自发溶解，使管腔基本保持通畅状态。以上血栓形成的类型又主要取决于以下几个因素。

1. 损伤程度　窄的、长度短的破裂口可仅形成附壁血栓，而长段、相对宽的深层损伤易形成闭塞性血栓。

2. 脂质池中的脂质含量　Ⅴ型斑块具有脂质池大，纤维帽薄的特点，故当脂质核心呈偏心对向管腔超过血管环状面的45%时，其纤维帽的侧缘（肩部）因牵拉力最高，最容易发生破裂。

3. 血栓形成和血栓溶解之间的平衡　在一定时间范围内，血栓的增长和消退呈动态变化的过程。早期的血小板血栓是不稳固的，易脆，很容易被血流冲走。在有正常纤溶功能的情况下，血栓形成受到很大的限制，需致血栓形成的病理因素反复、强烈的刺激才有可能。

4. 斑块表面的粗糙程度　严格来说，冠状动脉内斑块有两种表现形式，多数为斑块破裂后继发血栓形成，附壁血栓一旦机化，则斑块趋于稳定，少数表现为斑块糜烂或为溃疡性病变，糜烂面粗糙并长期不愈合，是导致持续性血小板活化和血栓形成的温床。

二、急性冠状动脉综合征临床分类和危险分层

急性冠状动脉综合征（ACS）按ST段抬高与否，可分为ST段抬高型ACS（STE-ACS）和非ST段抬高型ACS（NSTE-ACS）。由于溶栓治疗的疗效差异，目前更主张在传统分型基础上，将ST段抬高与否补充到传统分型之中，即ACS先按ST段抬高与否，分为STE-ACS和NSTE-ACS，然后再按其演变过程分为Q波性心肌梗死（QWMI）、非Q波性心肌梗死（NQWMI）和不稳定型心绞痛（UA）（图16-1）。一般来说，STE-ACS主要为STEMI，仅很小一部分为变异型心绞痛，在STEMI中约90%发展为QWMI，发展为NQWMI的约占10%。NSTE-ACS主要由UA和NSTEMI两部分构成，后者80%~90%演变为NQWMI，10%~20%演变为QWMI。

ACS发病的主流机制为斑块破裂诱发急性血栓形成。血栓若为闭塞性，则造成STEMI；若为非闭塞性，则造成NSTEMI或不稳定型心绞痛。次要机制：①斑块破裂，内膜损伤或斑块表面糜烂诱发血管痉挛，可与血栓形成并存，亦可单纯存在，可造成短暂ST段抬高的变异型心绞痛，亦可造成不稳定型心绞痛和非Q波性心肌梗死；②斑块因脂质浸润而急剧增大或斑块下滋养血管破裂致斑块下血肿，使血管狭窄加重，造成不稳定型心绞痛。

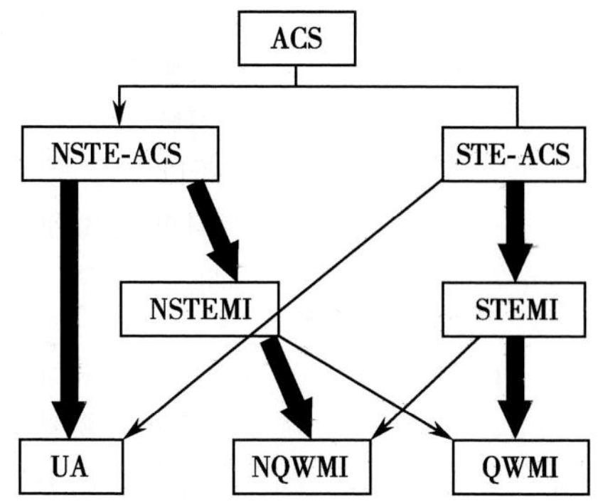

图 16-1　急性冠状动脉综合征的临床分型
ACS，急性冠状动脉综合征；NSTE-ACS，非 ST 段抬高型急性冠状动脉综合征；STE-ACS，ST 段抬高型急性冠状动脉综合征；NSTEMI，非 ST 段抬高型心肌梗死；STEMI，ST 段抬高型心肌梗死；UA，不稳定型心绞痛；NQWMI，非 Q 波性心肌梗死；QWMI，Q 波性心肌梗死。

综上所述，不同的发病机制造成不同类型 ACS，其近、远期预后亦有较大的差别。因此，正确识别 ACS 的高危人群并给予及时和有效的治疗可明显改善其预后，具有重要的临床意义。

对于 ACS 的危险性评估遵循以下原则：首先是明确诊断，然后进行临床分类和危险分层，最终确定治疗方案。在危险性评估中，心电图是最重要的资料，80% 患者可见典型心电图改变，但也有 20% 患者心电图改变不典型，易漏诊，需重视。其次为血清心脏特异性标志物、血清心肌酶学指标以及患者临床背景资料，包括年龄、有无陈旧性心肌梗死、是否合并糖尿病和高血压等。

【STEMI 的危险性评估】

90%STEMI 患者为斑块破裂诱发闭塞性血栓所致，紧急血运重建是最有效的治疗，对于高危患者受益则更大。具有以下任何一项者可被确定为高危患者：①年龄 >70 岁；②前壁心肌梗死；③多部位心肌梗死（指两个部位以上，如下壁 + 后壁 + 右心室等）；④伴有血流动力学不稳定，如低血压、窦性心动过速 >100 次 /min、严重室性心律失常、快速心房颤动、肺水肿或心源性休克等；⑤左、右束支传导阻滞源于 AMI；⑥既往有心肌梗死病史；⑦合并糖尿病和未控制的高血压。

【NSTEMI 的危险分层】

NSTEMI 多表现为非 Q 波性心肌梗死，与 STEMI 相比，梗死相关血管完全闭塞的发生率较低(20%~30%)，但多支血管病变和陈旧性心肌梗死发生率比 ST 段抬高者多见。在临床病史方面两者比较，糖尿病、高血压、心力衰竭和外周血管疾病在 NSTEMI 患者中更常见。因此，在住院病死率和远期预后方面两者差异并无显著性。

NSTEMI 较 STEMI 有更宽的临床谱，不同的临床背景与其近、远期预后有密切的关系，对其进行危险分层的主要目的是为临床医生迅速做出治疗决策提供依据。临床上主要根据患者症状、体征、心电图以及血流动力学指标对其进行危险分层：

1. 低危险组　无合并症、血流动力学稳定、不伴有反复缺血发作的患者。

2. 中危险组　伴有持续性胸痛或反复发作心绞痛的患者：①不伴有心电图改变或 ST 段压低≤1mm；② ST 段压低>1mm。

3. 高危险组　并发心源性休克、急性肺水肿或持续性低血压等。

【不稳定型心绞痛的危险性分层】

不稳定型心绞痛(UA)是介于稳定型心绞痛和急性心肌梗死之间的一组临床心绞痛综合征，其中包括多种亚型，在不同亚型之间，冠状动脉病变程度有较大差别。例如，初发劳力性心绞痛患者冠状动脉病变相对较轻，发作常有痉挛因素参与，恶化劳力性心绞痛患者冠状动脉病变常较严重，而静息心绞痛患者冠状动脉病变严重并常伴有血栓存在，由于上述不同类型心绞痛病理生理基础的差异，及时采取有效的治疗将对改善患者的预后有十分重要的影响。因此，对 UA 进行危险分层显得尤为重要。目前国际上无统一的 UA 危险分层，主要在 1989 年 Braunwald UA 分类的基础上结合心电图和心肌肌钙蛋白指标综合判断。2000 年，我国《不稳定性心绞痛诊断和治疗建议》中，对 UA 作出危险分层就是基于上述思路。表 16-1 对该建议中的 UA 危险分层又做了进一步简化以便应用。

应强调，在表 16-1 的危险分层中，心绞痛的临床类型、发作时心电图改变和血清肌钙蛋白指标三者缺一不可，不能再简化。心绞痛的临床类型更多凸显冠状动脉病变的性质，心电图改变反映心肌缺血的部位、范围和缺血的严重性，而肌钙蛋白指标则反映缺血、坏死的程度，所以上述三项指标相结合才可对 UA 的预后做出准确的判断。

表 16-1　UA 危险分层

	心绞痛类型	发作时 ST 段压低幅度	肌钙蛋白 T 或 I
低危组	初发，恶化劳力性无休息时发作（Brauwald Ⅰ型）	≤1mm	(–)
中危组	1 个月内出现静息心绞痛，但 48h 内无发作（Brauwald Ⅱ型）	>1mm	(–)或轻度升高
高危组	A：48h 内反复发作静息心绞痛（Brauwald Ⅲ型） B：梗死后心绞痛	>1mm	升高

注：①当横向指标不一致时，按危险性高的指标归类，例如心绞痛类型为低危组，但心绞痛发作时 ST 段压低>1mm，应归入中危组；②既往有陈旧性心肌梗死者，左室射血分数<40% 者，心绞痛发作时伴有血压低（≤90mmHg），二尖瓣反流，严重心律失常以及肺水肿者均视为高危组。

三、急性冠状动脉综合征的临床治疗

ACS 虽然临床表现不一，但作为冠心病急性发病的情况在治疗上有许多共同之处，其治疗主要有两个目的：即刻缓解缺血和预防严重不良后果。

【ACS 的药物治疗】

1. 溶栓治疗　大规模临床试验已证实，STEMI 的溶栓治疗是通过溶解冠状动脉中的新鲜血栓使冠状动脉再通，从而部分或完全恢复心肌的血流，最大限度地减轻心肌缺血损伤，进而减少心肌梗死面积。而对于 NSTEMI 溶栓治疗，不仅无益，反而有害，因此标准溶栓仅用于 STEMI 患者。

(1)溶栓治疗的时间窗：国外多项研究发现，应用溶栓药物能够提高 STEMI 患者的住院期生存率，STEMI 患者小于 2h 进行溶栓治疗，死亡率低于直接 PCI；小于 3h 进行溶栓治疗，死亡率与直接 PCI 相当。我国目前经济和医疗资源分布不均衡，对无法及时接受直接 PCI 或预计直接 PCI 时间大于 2h 的，首选溶栓治疗。大规模随机双盲临床试验显示，与安慰剂比较，在 AMI 发病 12h 内进行溶栓治疗可明显降低其病死率，而且溶栓治疗越早，临床收益越大；而在 12~24h 内进行溶栓治疗，则两组比较其病死率无显著性差异。对于发病 12~24h 内患者仍有明显的胸痛症状，或广泛 ST 段抬高者，仍可考虑溶栓治疗。STEMI 患者发病时间大于 24h，虽有 ST 段抬高，但胸痛已消失或 ST 段压低者不考虑溶栓治疗。

(2)溶栓治疗的药物和使用剂量：目前国内临床上最常用的溶栓剂第一代以尿激酶(UK)、链激酶(SK)为代表；第二代以阿替普酶(rt-PA)、尿激酶原(pro-UK)为代表；第三代以替奈普酶(TNK-tPA)、瑞替普酶(r-PA)为代表；第四代为血浆交联纤维蛋白降解产物 PAI-I 抑制剂，但目前仍处于试验阶段。

(3)溶栓治疗期间的辅助抗凝治疗：溶栓治疗期间和溶栓治疗后，辅助肝素治疗的方法因溶栓剂的不同而不同。UK 与 SK 为非选择性溶栓剂，对全身纤维蛋白原降解极为明显，溶栓期间常测定不到血浆纤维蛋白原含量。故在溶栓治疗后短时间内(6~12h)不存在再次血栓形成的可能，对于上述溶栓治疗有效即血管再通的 AMI 患者，可于溶栓治疗 6~12h 后开始给予低分子量肝素皮下注射，以预防再次血栓形成。rt-PA 为选择性溶栓剂，溶栓期间该药对全身纤维蛋白原降解作用较弱，故溶栓使血管再通后仍有再次血栓形成的可能，因此在溶栓治疗前后均应给予充分的肝素治疗，溶栓前先用肝素 5 000U 静脉注射，用药后继续以肝素 700~1 000U/h 持续静脉滴注共 48h，以后改为皮下注射 7 500U 每 12h 一次，连用 3~5d；根据 ASSENT-2 和 ASSENT-3 试验的结果，亦可选择低分子量肝素(LMWH)替代普通肝素治疗 STEMI，其临床疗效是相同的。溶栓后抗凝根据病情，可选用普通肝素、依诺肝素或磺达肝癸钠。

(4)溶栓治疗与急诊 PCI 相结合：溶栓后应尽早将患者转运至有 PCI 条件的医院，出现心力衰竭或休克患者必要时推荐行急诊冠状动脉造影和 PCI；溶栓成功的患者应在溶栓后 2~24h 内常规行冠状动脉造影并行梗死相关动脉(IRA)血运重建治疗；如溶栓失败，或在任何时候出现血流动力学、心电不稳定或缺血症状加重，推荐立即行补救性 PCI；初始溶栓成功后缺血症状再发或有证据证实再闭塞，推荐行急诊冠状动脉造影和 PCI。对于发病时间<6h，预计 PCI 延迟 ≥60min 或 FMC 至导丝通过时间 ≥90min 的 STEMI 患者，应考虑给予半量阿替普酶后常规冠状动脉造影，并对 IRA 行 PCI，相比直接 PCI 可获得更好的心肌血流灌注。

2. 抗血小板和抗凝血酶治疗

(1)抗血小板药物：

1)环氧合酶(COX)抑制剂：通过抑制 COX 活性而阻断血栓素 A_2 的合成，达到抗血小板聚集的作用，包括不可逆 COX 抑制剂(阿司匹林)和可逆 COX 抑制剂(吲哚布芬)。阿司匹林(aspirin)的主要作用机制是使血小板内环氧合酶的活性部位乙酰化，使环氧合酶失活，从而抑制血栓素 A_2（TXA_2）生成，后者是血小板聚集强诱导剂。阿司匹林的这种抑制作用是持久、不可逆的，一次用药其抑制作用可持续近 7d，直到骨髓巨核细胞产生新的血小板才能重新合成 TXA_2。但由于更新 10% 血小板即可使血小板功能低下的状态恢复，故仍需每日服用才能维持疗效。阿司匹林是抗血小板治疗的基石，如无 TXA_2，无论采用何种治疗策略，所有患者均应嚼服阿司匹林，负荷量为 300mg（未服用过阿司匹林的患者），维持量为 75~100mg，长期服用。其主要不良反应为胃肠道出血或对阿司匹林过敏。少数患者可发生消化道出血，故对合并活动性溃疡的患者是禁用的。个别患者还可产生变态反应，如出现荨麻疹、血管神经性水肿和皮炎等。吲哚布芬可逆性抑制 COX-1，同时减少血小板因子 3 和 4，减少血小板的聚集，且对前列腺素抑制率低，胃肠道反应小，出血风险小，可考虑用于有胃肠道出血或消化道溃疡病史等阿司匹林不能耐受患者的替代治疗，负荷量为 200mg，维持量为 100mg、2 次 /d。

2）$P2Y_{12}$ 受体拮抗剂：

噻氯匹定（ticlopidine）主要抑制由 ADP 诱发的血小板聚集，对胶原、凝血酶、花生四烯酸和肾上腺素等诱导的血小板聚集亦有抑制作用，但强弱不一。由于该药较氯吡格雷起效慢且不良反应大，目前已被氯吡格雷所取代。

氯吡格雷（clopidogrel，波立维、泰嘉）为第二代抗血小板聚集药物，主要通过选择性地与血小板表面的 ADP 受体结合，从而不可逆地抑制血小板聚集，目前对于 ACS 患者主张强化抗血小板治疗，即阿司匹林联合氯吡格雷用药。氯吡格雷负荷量为 300mg，拟直接行 PCI 患者最好服用 600mg，维持剂量为 75mg/d。住院期间，所有患者继续服用氯吡格雷 75mg/d，住院后未植入支架的患者，应使用氯吡格雷至少 28d，如条件允许，建议使用 1 年。植入支架的患者，术后均应使用氯吡格雷至少 12 个月。对阿司匹林禁忌者，可长期服用氯吡格雷。

替格瑞洛：是一种新型环戊基三唑嘧啶类（CPTP）口服抗血小板药物，替格瑞洛为非前体药，无须经肝脏代谢激活即可直接起效，与 $P2Y_{12}$ ADP 受体可逆性结合。PLATO 研究结果显示，替格瑞洛治疗 12 个月，在不增加主要出血的情况下，较氯吡格雷进一步降低 ACS 患者心血管死亡 / 心肌梗死 / 脑卒中复合终点事件风险达 16%，同时降低心血管死亡风险达 21%。在新版急性 STEMI 诊治指南中，除非存在禁忌证如高出血风险，在直接 PCI 前（或最迟在 PCI 时）优先使用替格瑞洛（180mg 负荷剂量，90mg，2 次 /d）（Ⅰ类推荐，

A 级证据)。围手术期再发急性缺血事件的患者,应将氯吡格雷替换为替格瑞洛(180mg 负荷剂量,90mg,2 次 /d)。除非有明确禁忌,该药应与阿司匹林联用,对于行 PCI 的 ACS 患者,默认 DAPT 疗程应为 12 个月;在高出血风险的患者(PRECISE-DAPT 评分 ≥ 25 分),应考虑 6 个月的 DAPT;在可耐受 DAPT 且无出血并发症的 ACS 患者,可考虑超过 12 个月的治疗,对于高危缺血心肌梗死患者,若耐受 DAPT 且无出血并发症,可考虑阿司匹林联合替格瑞洛 60mg、2 次 /d,用于 12 个月以上延长期治疗,维持 36 个月(ESC 2017 年 DAPT 指南,Ⅱb 类推荐,B 级证据)。

普拉格雷(prasugrel)为新一代 ADP 受体拮抗剂。TRITON-TIMI 38 试验结果显示,在治疗 STEMI 方面,该药较氯吡格雷在预防缺血事件方面有更优的疗效。普拉格雷在体内的生物利用度更大,抗血小板作用更强,个体间的差异更小。

3)核苷 - 核苷酸拮抗剂:是 $P2Y_{12}$ 受体的直接作用抑制剂,不需要 CYP450 介导激活。

替卡格雷是一种口服的、直接作用的 $P2Y_{12}$ 受体拮抗剂,它不需要代谢激活,比氯吡格雷更快速、更有效和更可预测地达到抗血小板的效果。

坎格瑞洛是另一种直接作用的可逆性竞争 $P2Y_{12}$ 受体拮抗剂,且是唯一的静脉注射 $P2Y_{12}$ 受体拮抗剂,并具有快速的作用和极短的半衰期(3~6min),从而使血小板功能迅速恢复。坎格瑞洛可以实现迅速起效和消除对 $P2Y_{12}$ 的抑制作用,例如需要紧急 PCI 的 ACS 患者或在手术前需要双联抗血小板治疗(DAPT)桥接的 ACS 患者。

4)血小板膜糖蛋白Ⅱb/Ⅲa(GPⅡb/Ⅲa)受体拮抗剂:GPⅡb/Ⅲa 受体拮抗剂近些年来研究较多,由于该药阻断血小板聚集的最终环节,即阻断纤维蛋白原与 GPⅡb/Ⅲa 受体的结合,而被认为是现今最强的抗血小板聚集的药物。该药依其化学结构的不同可分为 3 类。

阿昔单抗(reoPro,abciximab)是最早应用于临床的 GPⅡb/Ⅲa 受体拮抗剂,该药为 GPⅡb/Ⅲa 受体的单克隆抗体,通过占据Ⅱb/Ⅲa 受体的位置而阻断血小板聚集反应。

依替巴肽(eptifibatide),在 GPⅡb/Ⅲa 中,是一种具有赖氨酸 - 甘氨酸 - 天冬氨酸(KGD)基序的环状七肽,它模仿纤维蛋白原结合 GPⅡb/Ⅲa 的序列。

替罗非班(tirofiban)是目前国内 GPⅡb/Ⅲa 受体拮抗剂的唯一选择,与阿昔单抗相比,小分子的替罗非班具有更好的安全性。目前各指南均推荐 GPⅡb/Ⅲa 受体拮抗剂可应用于接受 PCI 的

UA/NSTEMI 患者和选用保守治疗策略的中高危 UA/NSTEMI 患者，不建议常规术前使用。在有效的 DAPT 及抗凝治疗情况下，不推荐 STEMI 患者造影前常规使用 GP Ⅱb/ Ⅲa 受体拮抗剂（Ⅲ类推荐，B 级证据），高危患者或造影提示血栓负荷重、未给予适当负荷量 GP Ⅱb/ Ⅲa 受体拮抗剂的患者可静脉使用替罗非班（Ⅱa 类推荐，B 级证据）。直接 PCI 时，冠状动脉内注射替罗非班有助于减少慢血流或无复流，改善心肌微循环灌注（Ⅱa 类推荐，C 级证据）。

5）环核苷酸系统：

双嘧达莫（dipyridamole）：曾称潘生丁，由于应用较大剂量双嘧达莫可引起冠状动脉窃血，加重心肌缺血，目前不推荐使用。

西洛他唑（cilostazol）：又名培达，它除具有抗血小板聚集和舒张外周血管作用外，还具有抗平滑肌细胞增生、改善内皮细胞功能的作用，但在预防 PCI 术后急性并发症的研究证据不充分，故仅作为阿司匹林不耐受患者的替代药物。中国医学科学院阜外医院 CREATIVE 研究显示，对氯吡格雷低反应的患者，强化抗血小板策略（加倍剂量氯吡格雷联合阿司匹林双联抗血小板治疗，或在常规剂量氯吡格雷和阿司匹林基础上联合西洛他唑的三联抗血小板治疗）能显著降低心脑血管不良事件（MACCE）发生率并改善血小板功能，并且不增加主要出血的发生风险。

（2）抗凝血酶治疗：肝素的主要抗凝作用依赖于抗凝血酶Ⅲ。除非有禁忌，所有患者均应在抗血小板治疗的基础上常规接受抗凝治疗，根据治疗策略及缺血、出血事件风险选择不同药物。常用的抗凝药包括普通肝素、低分子量肝素、磺达肝癸钠和比伐芦定。

1）普通肝素：推荐剂量是静脉注射 80~85U/kg 后，以 15~18U/(kg·h) 的速度静脉滴注维持，治疗过程需监测部分凝血酶时间（APTT），调整肝素用量，一般情况下 APTT 控制在 50~70s。由于存在发生肝素诱导的血小板减少症的可能，在肝素使用期间需监测血小板。

2）低分子量肝素：它具有强烈的抗Ⅹa 因子及Ⅱa 因子活性的作用，与普通肝素相比，低分子量肝素在降低心脏事件发生方面有更优或相等的疗效。常用药物包括依诺肝素、达肝素、那曲肝素等。

3）磺达肝癸钠：是选择性Ⅹa 因子间接抑制剂，其用于 ACS 的抗凝治疗不仅能有效降低死亡率及再梗死率，且不增加出血并发症，对于接受溶栓或不计划行再灌注治疗患者，无严重肾功能不全（血肌酐<265μmol/L），初始静脉注射 2.5mg，随后每日 2.5mg 皮下注射一次，疗程最长 8d。磺达肝癸钠不能灭活凝血酶，并对血小板没有作用，不推荐在急诊 PCI 期间使用。

4）比伐芦定：是凝血酶直接、特异、可逆的抑制剂，无论凝血酶是处于血液循环中，还是与血栓结合，比伐芦定均与其催化位点和阴离子结合位点特异性结合，直接抑制凝血酶活性，而其作用特点是短暂、可逆的，出血事件发生率低。对于直接 PCI 尤其是高龄、近期出血史、出血性脑卒中史、血小板水平偏低等出血高风险时推荐使用比伐芦定，无论之前是否使用肝素，先静脉推注 0.75mg/kg，再静脉滴注 1.75mg/（kg·h），术中 ACT 维持在 300~350s，若高于 350s 时，应停止或减量，并于 5~10min 后再次测定 ACT，待 ACT 恢复至安全范围时继续使用；如 ACT<225s，追加 0.3mg/kg 静脉注射，并考虑静脉滴注维持至 PCI 后 3~4h，以避免急性支架内血栓事件发生（Ⅱa 类推荐，A 级证据）。

3. 其他药物治疗

（1）硝酸酯类药物：临床上常用的硝酸酯类药物为硝酸甘油、硝酸异山梨酯（消心痛）和单硝酸异山梨酯。硝酸甘油分为片剂和针剂，前者主要用于心绞痛发作时含服，后者主要用于预防心绞痛发作。对于 STEMI，硝酸甘油静脉滴注不作为常规治疗，主要用于持续性严重胸痛伴有高血压和反复缺血发作的患者，下壁心肌梗死特别是合并右心室梗死伴低血压时，硝酸甘油静脉滴注是禁忌的，对于 NSTE-ACS，硝酸甘油静脉滴注可作为常规治疗，除个别合并低血压或心源性休克外，硝酸甘油静脉滴注的维持剂量一般在 10~30μg/min，最大剂量不超过 80~100μg/min。持续静脉滴注 24~48h 即可，不宜过长，以免产生耐药性而降低疗效。口服制剂中，硝酸异山梨酯为短效口服制剂，有效作用时间可持续 4h。单硝酸异山梨酯为中长效制剂，有效作用时间可持续 8h，其缓释剂型的持续作用时间为 12~17h，取决于制剂工艺。硝酸酯类药物的口服制剂主要用于控制和预防心绞痛的发作。硝酸异山梨酯常用剂量为每次 10~30mg、3~4 次 /d；单硝酸异山梨酯为每次 20~40mg、2 次 /d，其缓释剂量为 40~60mg/d、1 次 /d 为宜。对于劳力性心绞痛患者，可采用硝酸异山梨酯每次 15~30mg、3 次 /d 或 4 次 /d，单硝酸异山梨酯每次 20~40mg、2 次 /d，不宜采用硝酸异山梨酯每 8h 一次和单硝酸异山梨酯每 12h 一次的给药方法，因为这种服药方法既不能有效控制心绞痛发作，又容易产生耐药性。对于白天和夜间均有心绞痛发作的患者采用硝酸异山梨酯，每 6h 一次，并以 9、3、9、3 时间点服药最佳，单硝酸异山梨酯缓释剂型主要用于稳定型劳力性心绞痛患者。

（2）β 受体阻断药：主要作用机制是通过阻断心脏、血管及支气管等器官细胞膜上的 β 受体，从而阻断交感神经兴奋所产生的儿茶酚胺类物质对上述器官的作用，进而减慢心率，降低心肌耗氧，减少心肌缺血反复发作,减少心肌梗死的发生,对改善近、远期预后均有重要作用;对于 STEMI 患者,β 受体阻断药有利于缩小心肌梗死面积,减少复发性心肌缺血、再梗死。心室颤动及其他恶性心律失常,对降低急性期病死率有肯定的疗效。无禁忌证的 STEMI 患者应在发病后 24h 内开始口服(Ⅰ类推荐,B 级证据),建议口服美托洛尔,从低剂量开始,逐渐加量。若患者耐受良好,2~3d 后换用相应剂量的长效缓释制剂。对于有禁忌证的患者,应在 24h 后重新评价并尽早使用(Ⅰ类推荐,C 级证据);STEMI 合并持续性心房颤动、心房扑动并出现心绞痛,但血流动力学稳定时,可使用 β 受体阻断药(Ⅰ类推荐,C 级证据);STEMI 合并顽固性多形性室性心动过速,同时伴交感电风暴者可选择静脉使用 β 受体阻断药治疗(Ⅰ类推荐,B 级证据)。以下情况需暂缓或减量使用 β 受体阻断药:①心力衰竭;②低心排血量;③心源性休克危险性增加(年龄>70 岁,收缩压<120mmHg、窦性心动过速>110 次 /min);④其他相对禁忌证:P-R 间期>0.24s、二度或三度房室传导阻滞、哮喘发作期或反应性气道疾病。

β 受体阻断药代表药物有美托洛尔(metoprolol)、阿替洛尔(atenolol)、比索洛尔(bisoprolol),在选择性阻断 β_1 受体的程度上,比索洛尔选择性最强,其次是阿替洛尔,美托洛尔选择性较弱。对于 ACS 患者,建议口服酒石酸美托洛尔 25~50mg/6~12h 起始,2~3d 内逐渐过渡至酒石酸美托洛尔 2 次 /d 或美托洛尔缓释剂型 1 次 /d,如可耐受,继续增至靶剂量,如酒石酸美托洛尔 200mg/d 或美托洛尔缓释剂型 190mg/d(卡维地洛 6.25mg、2 次 /d 起始,若能够耐受,逐渐至 25mg、2 次 /d;比索洛尔 10mg、1 次 /d)或增至静息靶心率 55~60 次 /min。艾司洛尔是一种极短作用的 β 受体阻断药,可静脉使用,可治疗有相对禁忌证而又希望减慢心率的患者,甚至可用于左心功能减退的患者,药物作用在停药 20min 内消失。

(3)钙通道阻滞药:主要阻滞心肌和血管细胞膜上的钙通道,干扰钙离子内流,降低细胞内钙离子水平。心肌细胞钙内流减少导致心肌收缩力减弱,平滑肌细胞钙内流减少导致平滑肌松弛,血管扩张血压下降。钙通道阻滞药对缓解冠状动脉痉挛有良好的效果,为变异型心绞痛的首选药物,也可以作为持续性心肌缺血治疗的次选药物。目前尚无证据提示在 STEMI 急性期使用二氢吡啶类钙通道阻滞药能改善预后,对无左心室收缩功能不全或房室传导阻滞的患者,为缓解心肌缺血、控制心房颤动或扑动的快速心室率,β 受体阻断药无效或禁忌使用时,则可应用非二氢吡啶类钙通道阻滞药(Ⅱa 类推荐,C 级证据);STEMI 后合并难以控制的心绞痛时,在使用 β

受体阻断药的基础上可应用地尔硫䓬（Ⅱa 类推荐，C 级证据）。

（4）血管紧张素转化酶抑制药（ACEI）：肾素 - 血管紧张素系统由肾素、血管紧张素及其受体构成，其主要的生理功能是促进醛固酮释放，增加血容量，收缩血管，升高血压。ACEI 广义上包括抑制血管紧张素转化酶和抑制血管紧张素Ⅱ受体 1（AT_1）两类。ACEI/ARB 通过影响心肌重塑、减轻心室过度扩张而减少心力衰竭的发生，降低死亡率。在 STEMI 最初 24h 内，对有心力衰竭证据、左心室收缩功能不全、糖尿病、前壁心肌梗死，但无低血压（收缩压<90mmHg）或明确禁忌证者，应尽早口服 ACEI（Ⅰ类推荐，A 级证据）；对非前壁心肌梗死、低危（左室射血分数正常、心血管危险因素控制良好、已接受血运重建治疗）、无低血压的患者，应用 ACEI 也可获益。发病 24h 后，如无禁忌证，所有 STEMI 患者均应给予 ACEI 长期治疗（Ⅱa 类推荐，A 级证据），如果患者不能耐受 ACEI，可考虑给予 ARB。

ACEI/ARB 禁忌证：STEMI 急性期动脉收缩压<90mmHg。严重肾功能不全［血肌酐水平>265μmol/L（2.99mg/dl）］、双侧肾动脉狭窄、移植肾或孤立肾伴肾功能不全、对 ACEI/ARB 过敏、血管神经性水肿或导致严重咳嗽者及妊娠期 / 哺乳期女性等。

（5）尼可地尔：尼可地尔是抗心肌缺血的首选治疗药物之一。作用机制有两种，一是通过开放 ATP 敏感性钾通道及鸟苷酸环化酶双重作用扩张冠状动脉血管。尤其是冠状动脉微小血管，缓解冠状动脉痉挛，显著增加冠状动脉血流量。二是通过开放心肌细胞线粒体上的 ATP 敏感通道，保护心肌线粒体，可以减少缺血 / 再灌注对心肌损伤，减少心肌水肿及梗死面积。研究表明，尼可地尔可改善 TIMI 血流 3 级、ST 段回落，以及 PCI 围手术期应用可有效降低慢血流发生风险 43%、降低室性心律失常风险 47%、降低心肌梗死后心力衰竭发生风险 59%。AMI 早期可给予尼可地尔 6mg/h，静脉滴注 24~48h。对 AMI 伴再发心肌缺血、充血性心力衰竭或需处理的高血压患者更为适宜。与硝酸酯类药物相比，尼可地尔给药后 24h 持续有效，与硝酸酯类无交叉耐药。

4. 降血脂治疗　高胆固醇血症在动脉粥样硬化的发生和发展中占有十分重要的地位，尤其是冠状动脉。大量循证医学研究证实，降低胆固醇可明显减缓冠状动脉粥样斑块的进展，他汀类药物除了能降低 TC、LDL-C、TG 水平和升高 HDL-C 水平外，还能稳定斑块，减轻斑块炎症，改善内皮功能，减少血小板性血栓沉积，降低基质金属蛋白酶活性，减少斑块血栓因子产生，防止组织因子释放。因此，应该及早应用，长期维持。由于亚洲及我国研究结果均显示 PCI 术前使用负荷剂量他汀类药物不优于常规剂量，目前中国 PCI 指南不建议 PCI 术前使用负荷剂量他汀类药物；但是对于所有无禁忌证的 STEMI 患者，入院后应尽早开始他汀类药物治疗，且无须考虑胆固醇水平。所有心肌梗死后患者都应使用他汀类药物，将 LDL-C 水平控制在 1.8mmol/L（70mg/dl）以下，对于基础 LDL-C 为 1.8~3.5mmol/L 的患者，应将其降低 50% 以上，在已达到他汀最大耐受剂量的情况下，如果 LDL-C 仍未达标，如高危患者 LDL-C>1.8mmol/L（70mg/dl），应加用其他药物如抑制胆固醇吸收药物依折麦布。2019 年 ESC 血脂异常管理指南中将极高危患者 LDL-C 目标值设定为低于 1.4mmol/L，然而，极低 LDL-C 的安全性仍存在争议，尤其是出血性脑卒中风险。

2016 年公布的 GAUSS-3 研究结果证实，新型 PCSK-9 抑制剂降低 LDL-C 的作用远胜于传统的他汀替代药依折麦布。2019 年 ESC 血脂指南将联合 PCSK-9 抑制剂的推荐级别提高到了Ⅰ类推荐（2018 年美国血脂指南为Ⅱ类推荐），且首次针对启动 PCSK-9 抑制剂的时间窗进行了推荐：ACS 患者已经接受他汀联合依折麦布降脂治疗，若 4~6 周 LDL-C 未达标，则建议联合 PCSK-9 抑制剂治疗（Ⅰ类推荐，B 级证据），并可早在 ACS 发病住院期间启动联合 PCSK-9 抑制剂治疗（Ⅱa 类推荐，C 级证据）。

临床常用的他汀类药物有瑞舒伐他汀、阿托伐他汀、普伐他汀、辛伐他汀及氟伐他汀。其他调脂类药物包括贝特类药物、缓释烟酸、胆固醇吸收抑制剂依折麦布、PCSK-9 抑制剂。

【ACS 的介入治疗】

1. STEMI 的急诊介入治疗

（1）直接介入治疗：发病 12h 内的 STEMI 患者（Ⅰ类推荐，A 级证据）；院外心搏骤停复苏成功的 STEMI 患者（Ⅰ类推荐，B 级证据）；存在提示心肌梗死的进行性心肌缺血症状，但无 ST 段抬高（出现以下一种情况：血流动力学不稳定或心源性休克；反复或进行性胸痛，保守治疗无效；致命性心律失常或心搏骤停；机械性并发症；急性心力衰竭；ST 段或 T 波反复动态改变，尤其是间断性 ST 段抬高）患者（Ⅰ类推荐，C 级证据）；STEMI 发病超过 12h，但有临床和 / 或心电图进行性缺血证据（Ⅱa 类推荐，B 级证据）；伴持续性心肌缺血症状、血流动力学不稳定或致命性心律失常（Ⅰ类推荐，B 级证据）。

对于院外不明原因的心搏骤停心肺复苏成功，但未明确诊断为 STEMI 的患者，如高度怀疑有进行性心肌缺血，宜行急诊冠状动脉造影（Ⅰ类推荐，A 级证据）；胸痛自发性或含服硝酸甘油后完全缓解，抬高的 ST 段恢复正常，尽管无症状再发或 ST 段再度抬高，建议早期（<24h）行冠状动脉造影（Ⅰ类推荐，C 级证据）。

发病超过 48h，无心肌缺血表现、血流动力学和心电稳定的患者不推荐对 IRA 行直接 PCI。对于合并多支血管病变的 STEMI 患者，行急诊 IRA 血运重建的同时，可根据非 IRA 病变严重程度和供血范围同期行血运重建，也可考虑出院前对非 IRA 病变行血运重建（Ⅱa 类推荐，B 级证据）；心源性休克患者在 IRA 血运重建时对非 IRA 急性血运重建，并不能改善患者 30d 和 1 年的临床预后（Ⅱb 类推荐，C 级证据）。

PCI 期间应考虑应用血管内影像检查（IVUS/OCT）进行手术优化（Ⅱa 类推荐，B 级证据）；合并多支血管病变且造影结果无法确定 IRA 时，或造影结果与心电图、超声心动图提示的 IRA 不一致时，应考虑应用血管内影像学进行评估，以明确 IRA，指导治疗策略。

冠状动脉内血栓负荷大时可考虑应用血栓抽吸（Ⅱb 类推荐，C 级证据），也可以冠状动脉内给予 GP Ⅱb/ Ⅲa 受体拮抗剂，但冠状动脉内给予溶栓药物尚无定论。

高血栓负荷界定冠状动脉造影显示 IRA 有下列特征之一提示为高血栓负荷：①大于参照血管内径 3 倍的长条形血栓；②闭塞近端存在漂浮的血栓；③闭塞近端有>5mm 长的条形血栓；④闭塞近端血管没有逐渐变细的突然齐头闭塞；⑤ IRA 的参照管腔内径>4mm；⑥闭塞远端对比剂滞留。

（2）补救性介入治疗：溶栓治疗后仍有明显胸痛，ST 段抬高无明显降低者，应尽快进行冠状动脉造影，如显示 TIMI 0~2 级血流，说明 IRA 未再通，宜立即施行补救性 PCI。

（3）溶栓治疗再通者介入治疗的选择：溶栓成功后稳定的患者，实施冠状动脉造影的最佳时机是 2~24h。溶栓治疗使 IRA 开通达心肌梗死溶栓治疗临床试验（TIMI）2~3 级血流即为溶栓成功，然而 TIMI 2 级血流不仅再次血栓形成闭塞血管的概率大，而且梗死后心绞痛发生率极高，因此当冠状动脉造影显示溶栓治疗达 TIMI 2 级血流时，也需即刻行补救性介入治疗。对于溶栓治疗已达 TIMI 3 级血流，无论 IRA 的残余狭窄程度如何，原则上不主张做介入治疗，其理由为：①溶栓治疗成功后，随时间的推移，残余狭窄可进一步减轻；②溶栓治疗达 TIMI 3 级血流血管残余狭窄为 90% 时，再次发生血栓闭塞的概率为 5% 左右，而此时行介入治疗发生无复流（no-reflow）的概率为 10%~15%，明显高于血栓再闭塞的发生率。故此时行介入治疗（没有远端保护装置的保护）常得不偿失。

（4）延期介入治疗：对于未行溶栓治疗或溶栓治疗未通者以及错

过溶栓或急诊介入治疗的 AMI 患者,延期介入治疗是否有利,以及何时行介入治疗目前尚存有争议。

在何时进行延期介入治疗上,目前普遍认为应在 AMI 发病 1 周后进行为妥,不主张在 AMI 发病 1 周内进行延期介入治疗,其理由为:①延期介入治疗的目的不是挽救急性缺血的心肌,不存在越早越好的观念;② AMI 发病后闭塞血管的血栓机化固定需要一定的时间,在血栓未机化固定以前行介入治疗,易造成血栓脱落致其他血管的血栓栓塞,而增加患者的病死率;③ AMI 发病 1 周内病情尚不稳定,任何进一步缺血或发生介入治疗并发症均可使病情加重,甚至导致死亡。

2. NSTEMI 的介入治疗　对于 NSTEMI 是否均行急诊介入治疗,目前尚无明确定论,根据中国医学科学院阜外医院对 104 例非 Q 波性心肌梗死的冠状动脉造影资料分析,IRA 完全闭塞占 23.1%,而 TIMI 为 0~2 级血流占 60.1%,提示此类患者也存在再灌注治疗或至少存在改善再灌注治疗的问题,因此急诊介入治疗应采取更为积极的态度。我们的意见是首先进行危险度分层。

参照第 9 版《内科学》ACS(UA/NSTEMI)章节,根据 NSTE-ACS 心血管时间危险的紧迫程度及相关并发症的严重程度,选择不同的介入治疗策略,可分为中危标准、高危标准和极高危标准(表 16-2)。

表 16-2 NSTE-ACS 推荐紧急治疗策略

组别	症状、体征
中危标准	糖尿病、肾功能不全[eGFR<60ml/(min·1.73m^2)]、LVEF<40% 或充血性心力衰竭、早期心肌梗死后心绞痛、PCI 史、CABG 史、GRACE 评分>109 分但<140 分等
高危标准	心肌梗死相关的肌钙蛋白上升或下降、ST 段或 T 波的动态改变以及 GRACE 评分>140 分
极高危标准	血流动力学不稳定或心源性休克、药物治疗无效的反复发作或持续性胸痛、致命性心律失常或心搏骤停、心肌梗死合并机械并发症、急性心力衰竭以及反复的 ST-T 动态改变尤其是伴随间歇性 ST 段抬高等

对于无上述危险标准和症状无反复发作的患者,建议在决定有创评估之前先行无创检查寻找缺血证据;中危标准的患者推荐侵入治疗策略(<72h);高危标准的患者推荐侵入治疗策略(<24h);极高危标准的患者推荐侵入治疗策略(<2h)。

3. 不稳定型心绞痛的介入治疗　有报道显示不稳定性冠心病的院内病死率为1.5%,1年病死率为9.2%,其近、远期预后主要受左心室功能、冠状动脉病变部位和范围、年龄和合并其他器质性疾病的影响。介入治疗的目的是缓解症状,防止缺血并发症,提高功能状态,改善预后,避免进展到心肌梗死和死亡,提高生活质量,提高生存率。

对于不稳定型心绞痛,根据GRACE评分或TIMI风险评分和患者心绞痛发作类型以及严重程度、心肌缺血持续时间、心电图和心肌损伤标志物测定结果进行缺血风险评估,分为低危、中危、高危和极高危;并根据CRUSADE评分进行出血风险评估。在强化药物治疗的基础上,中危、高危和极高危患者可优先选择PCI或冠状动脉旁路移植术(CABG)。对于合并心力衰竭及LVEF≤35%的患者行心肌血运重建,优先考虑CABG,PCI可作为CABG替代治疗。

(1)极高危标准:血流动力学不稳定或心源性休克;药物难治性胸痛复发或持续性胸痛;危及生命的心律失常或心搏骤停;急性心力衰竭伴顽固性心绞痛或ST段下移;ST段或T波重复性动态演变,尤其是伴有间歇性ST段抬高;合并机械并发症无上述指征的中、高危患者可于入院后24~72h内进行早期介入治疗。

(2)高危标准:心肌梗死相关的肌钙蛋白上升或下降;ST-T动态改变有或无症状;GRACE评分>140分。

(3)中危标准:糖尿病;肾功能不全[eGFR<60ml/(min·1.73m^2)];LVEF<40%或慢性心力衰竭;早期心肌梗死后心绞痛;PCI史或CABG史;GRACE评分为109~140分。

对于中高危患者,若药物治疗有效,可在病情稳定48h后进行。若出现以下情况,应行急诊介入治疗:①心绞痛反复发作,发作时ST段压低≥1mm,药物治疗不满意;②心绞痛发作时间明显延长,超过20min,ST段持续压低,硝酸甘油不能缓解其发作;③发作时伴有明显血流动力学不稳定,如血压低、心率慢或严重过心律失常以及出现急性左心功能不全等。

(陈纪林　高立建)

第17章　ST段抬高型心肌梗死

一、定义和分类

ST段抬高型心肌梗死(ST-segment elevation myocardial infarction,

STEMI）是指由于冠状动脉（冠脉）急性严重狭窄或堵塞，供血急性持续减少或终止，所产生以心电图 ST 段抬高为特征的心肌透壁性缺血或坏死。主要病理生理机制是由于冠脉粥样硬化（atherosclerosis）不稳定或易损性斑块（vulnerable plaque），在某些机械诱因（如高血压或冠脉痉挛等）下发生破裂或侵蚀（erosion）致血栓形成，引发急性血栓性严重狭窄或堵塞所致；少部分则是因为冠脉栓塞如经皮冠脉介入治疗（PCI）挤压斑块微栓子脱落、夹层包括继发升主动脉夹层累及冠脉开口，或自发夹层伴内膜下血肿和持续痉挛的结果。冠脉堵塞可发生在各级血管甚至微血管，如 PCI 出现冠脉栓塞、慢血流和无复流并发症时。

STEMI 是传统意义上的急性心肌梗死（AMI），也称心脏病突发（heart attack）。曾根据心电图最终出现坏死性 Q 波与否，分为 Q 波性和非 Q 波性心肌梗死（MI），病理上分别对应透壁性和非透壁性（又称心内膜下）MI。随着病理生理机制研究和认识的深入，AMI 又与心脏性猝死（sudden cardiac death，SCD）和不稳定型心绞痛（unstable angina）一起，因产生冠脉急性狭窄或堵塞的共同病理生理机制在临床上统称为急性冠状动脉综合征（acute coronary syndrome，ACS）。近年来又依据发病时心电图改变分为 ST 段抬高型和非 ST 段抬高型 MI（STEMI 和 NSTEMI），与前者冠脉急性完全堵塞不同，后者则是由于冠脉未完全堵塞、堵塞后迅速再通或有侧支循环代偿的结果。在此基础上，欧美心脏病协会自 2007 年起又以心肌坏死为依据，结合不同病理生理机制和临床表现，将 AMI 精准地重新定义为下列 5 型：Ⅰ型，即冠脉原发血栓堵塞型；Ⅱ型，即继发非血栓堵塞型；Ⅲ型，即 SCD 型；Ⅳ型，即 PCI 相关型；Ⅴ型，即冠脉旁路移植术相关型。其中，Ⅳ型又分为 3 个亚型，即Ⅳa 型（PCI 后栓塞、分支闭塞）、Ⅳb 型（支架内血栓）、Ⅳc 型（冠脉再狭窄），以提高临床诊断的准确性和精确性。

STEMI 在中、老年人多发，年轻患者已不再少见。男性多于女性，两者比例约 7∶3；近年来在我国发病“年轻化”“老年化”和“农村化”的趋势明显。STEMI 是冠心病（CHD）危重的临床类型，起病多突发、凶险；病死率高，预后差。STEMI 的主要死因有室性心律失常，主要是心室颤动（室颤）、泵衰竭和机械并发症等，发病后 12h 内因室颤而死亡者约占总死亡者的一半，也是院前 SCD 的主要原因；发病后 6h 内若不能有效地使梗死相关冠脉（infarct related artery，IRA）再通，则大面积（>40%）MI 者多会并发泵衰竭，包括心源性休克和心力衰竭（heart failure，HF），存活者多数演变成慢性心力衰竭（chronic HF，CHF），也是缺血性 HF（ischemic HF，IHF）形成的主要原因；对发病>12h，即使再灌注治疗成功者，还有机械并发症和再灌注治疗本身并发症致死风险。

STEMI 住院病死率高。在最初“临床观察时代”高达约 30%；在“冠心病重症监护病房（coronary care unit，CCU）时代”，使用心电监护、除颤器、血流动力学监测和抗心肌缺血治疗降至约 15%；到 20 世纪 80 年代进入“再灌注治疗时代”，包括溶栓和经皮冠脉介入治疗（percutaneous coronary intervention，PCI），又降至<10%。此后，基于循证医学的国内外指南不断更新的规范指导，特别是对 STEMI 心肌缺血总时间<120min 总目标的措施不断完善，目前 STEMI 的住院病死率已进一步降低至 5% 左右。根据中国 AMI（CAMI）注册研究资料，再灌注治疗时代我国 STEMI 患者的住院病死率为 5.4%，其中省级医院低至 3.1%，县级医院仍高达 10.2%，市级医院居中，为 5.3%；北京市 AMI 直接（或急诊）PCI 患者住院病死率再降至 2.3%。此外，STEMI 是心血管的紧急事件，临床表现多样，危重程度不一，病情变化迅速，需要及时诊断和急救治疗，以挽救患者生命，改善近期及远期预后。要求救治医师既要遵从指南指导，更需丰富的临床经验以处理个体化的临床难题。

二、病理机制

【冠脉粥样斑块形成和发展】

动脉粥样硬化（atherosclerosis）是指由于内皮屏障功能损伤，低密度脂蛋白（low-density lipoproteins，LDL）胆固醇沉积于动脉血管内膜下，产生纤维坏死和钙化性粥样斑块或病变（atherosclerotic plaque or lesion），堵塞血管并阻断供血的慢性炎症性疾病。冠状动脉、颈动脉和外周动脉粥样硬化临床上可分别产生冠心病（CHD）、缺血性脑卒中和外周血管病。冠脉粥样斑块缓慢发展成严重狭窄或堵塞，可引起心肌缺血症状，临床表现为稳定 CHD（sCHD）；而急性血栓性严重狭窄或堵塞则会使冠脉供血急性锐减或终止，临床表现为危及生命的急性冠状动脉综合征（ACS），包括 SCD、AMI 和不稳定型心绞痛（UA）。

冠脉粥样硬化斑块的形成和发展机制复杂，起始于细胞水平。

1. LDL 血管内膜滞留与内皮屏障受损　粥样斑块好发于血管分叉内弧处，因为血流搏动剪切力，使此处内皮更新加快，内皮下出现树突细胞，产生适应性内膜增厚，其蛋白多糖（proteoglycan）层能结合并滞留血中，LDL 是产生粥样斑块的第一步。

2. 炎症和泡沫细胞产生　滞留 LDL 的氧化和修饰获得与细菌或细胞碎片相同或酷似的抗原决定簇，被膜结合和细胞质模式识别受体以及免疫系统自然抗体识别，产生免疫反应。血管内膜源源不断形成的氧化修饰 LDL 作为促炎刺激，导致慢性持续炎症；内皮细胞、平滑肌细胞（SMC）诱导表达与单核细胞相互作用的黏附分子、化学趋化因子和生长因子，以招募单核细胞迁入、分化成巨噬细胞和树突细胞。巨噬细胞通过清道夫受体（scavenger receptor）吞噬氧化修饰 LDL，细胞内充满了胆固醇（cholesterol）及其酯形成泡沫细胞（foam cell），两者都有致炎作用。另外，Th1 细胞针对修饰 LDL 和粥样斑块相关抗原分泌细胞因子 γ 干扰素（interferon-γ，IFN-γ），能增强血管炎症反应。

3. 脂质条纹和坏死核形成　泡沫细胞先在血管内膜富含蛋白多糖层聚集，聚集多层即成血管内膜表面肉眼可见，但又可逆的脂质条纹（fatty streaks）；后者又可在增厚的内膜中形成无细胞含脂物质即坏死点，可在泡沫细胞下形成小脂质池，产生病理性内膜增厚；如果脂质池长大汇聚成坏死核或脂质核，成为无基质、无细胞粥样脂质和细胞碎片的晚期坏死核，多个坏死核就是纤维粥样斑块瘤病变。坏死病变与 SMC 和巨噬细凋亡有关，也是病变发展的关键部分，且易患临床事件，没有坏死核的动脉粥样硬化危险性小得多。

4. 粥样斑块血管新生和出血　粥样斑块中心缺血，使细胞分泌缺氧诱导因子（HIF-1α）和血管内皮生长因子（VEGF）刺激来自外膜滋养血管的新生，血管壁无细胞支持和屏障，可进入血浆蛋白、红细胞和免疫细胞。因此，斑块内出血常见可使坏死核长大，而溢出游离血红蛋白和血红素均有氧化和促炎作用，并分别被巨噬细胞和其他细胞吞噬和清除。

5. 粥样斑块纤维化和钙化　起初增厚内膜疏松的纤维组织被富含胶原的纤维取代，这些纤维基质的胶原、弹力蛋白和蛋白多糖随粥样病变发展由局部大量扩充的合成型 SMC 分泌，位于坏死核和斑块表面的即纤维帽。虽然早期病变在坏死核或脂质池边缘可见羟基磷灰石颗粒沉积，但致密钙化多发生在无细胞纤维基质基础上，并无坏死核、炎症或血管新生，细胞介导成骨无证据，前者向后者骨转化则可能。

6. 动脉重构（arterial remodeling）　在动脉粥样斑块形成过程中，血管横段面积可扩大以维持或增加管腔面积（扩张性重塑），或缩小以减小管腔面积（紧缩性重塑）。前者常见，与斑块巨噬细胞分泌蛋白酶使中膜变薄有关；后者少见，与斑块愈合过程中 SMC 的瘢痕样收缩有关，往往见于纤维钙化斑块中。

【冠脉易损斑块破裂和侵蚀】

STEMI 的病理基础并非传统称谓的冠脉粥样“硬化斑块”，而是“软化斑块”,即“易损斑块”(vulnerable plaque)或称“不稳定斑块”。其破裂诱发血栓形成是AMI的重要病理生理基础。冠脉易损斑块解剖上脂质(坏死)核大(>30%)而“软”;富含泡沫细胞、巨噬细胞和T淋巴细胞,纤维帽“薄”(≤65μm);与不易破裂的稳定型粥样“硬化”斑块的脂核小、纤维帽“厚”完全不同。导致粥样“软化斑块”破裂的机制如下:

1. 斑块炎症使脂质坏死核不断增大致斑块表面张力,同时纤维帽因SMC减少和巨噬细胞浸润使其降解。

2. 纤维帽SMC减少,产生胶原就少;而巨噬细胞浸润分泌更多的蛋白水解酶,如纤溶酶原激活物、组织蛋白酶和基质金属蛋白酶(matrix metalloproteinase,MMP)包括胶原酶、凝胶酶、基质溶解酶等,促使纤维帽富含胶原的基质降解和破裂。

3. 纤维帽破裂的触发因素　包括情绪和体力应激各种因素,如体力活动、工作压力、愤怒和焦虑、过喜过悲、过度烟酒、地震战争和恐怖袭击、温度变化、感染和吸毒等。交感神经激动产生高血压、心动过速、冠脉收缩或痉挛和心室收缩力增强,均可对冠脉斑块产生挤压剪切力以及使斑块滋养血管破裂而触发易损斑块与正常管壁交界处的破裂。昼夜节律晨起的简单活动触发与交感神经活动有关。另外,血小板反应性和血液凝固性增加对已破裂斑块也将触发血栓形成。

冠脉斑块侵蚀诱发血栓形成也是STEMI发病的重要病理机制。与破裂斑块相比,侵蚀斑块少有炎症、钙化和血管扩张性重塑,也无易损斑块病理特征,仅仅是斑块表面无内皮细胞覆盖;血栓紧邻的近端富含SMC、多功能蛋白多糖、透明质酸和Ⅲ型胶原;也有报道存在局部炎症。冠脉痉挛损伤内皮细胞,透明质酸使内皮细胞凋亡,中性粒细胞外(网状结构)陷阱(neutrophil extracellular trap,NET)形成使内皮脱落。目前,将斑块表面的抗凝特性丧失假设为斑块侵蚀诱发血栓的机制。

【冠脉急性血栓性严重狭窄或堵塞】

冠脉内易损斑块一旦破裂,暴露出内皮下胶原,血小板立即由血管性血友病因子(von Willebrand factor,vWF)介导其黏附(adhesion)、激活(activation)和聚集(aggregation)反应,形成血小板血栓(即白血栓);同时又释放血栓素又称凝血烷(thromboxane A_2,TXA_2)和二磷酸腺苷(ADP),正反馈促发自身激活和聚集(纤维蛋白原与血小板GP Ⅱb/Ⅲa受体结合介导)成白血栓。随即以聚集血小板的磷脂为基础,迅速激活凝血瀑布,使凝血酶原生成凝血酶,催化纤维蛋白原为纤维蛋白,“网络”红细胞形成红血栓,使冠脉管腔产生急性严重狭窄或堵塞，致临床上突发 STEMI，严重心肌缺血症状持续时间>20min 临床就提示已经发生 STEMI。因此，抗血小板和抗凝的抗血栓治疗是 STEMI 防治的基础。

冠脉急性严重狭窄或堵塞必然导致供血急性严重减少或终止，可通过冠脉血流即 TIMI（thrombolysis in myocardial infarction）血流分级得以定义和诊断。在冠脉造影下，冠脉 TIMI 血流从正常到完全停止分为 3 级、2 级、1 级和 0 级，分别指：冠脉堵塞病变以远血流正常（流速正常，达到远端，排空正常）、减慢（流速减慢，可达远端，排空很慢）、极慢（流速极慢，不达远端，无排空）和无血流（无供血）；能与冠脉堵塞 ≤ 90%、91%~95%、96%~99% 和 100% 相对应；还反映心肌灌注的正常、减少、几乎无和完全无。起初溶栓治疗成功的定义为 TIMI 血流恢复 2~3 级，而 0 级和 1 级则不成功。由此可见，“冠脉急性严重狭窄或堵塞”可定量为：程度 ≥ 95%，TIMI 血流 ≤ 2 级，心肌灌注减少 - 完全无。因此，在静息状态下，只要冠脉急性持续堵塞 ≥ 95%，TIMI 血流 ≤ 2 级，而又无足够侧支循环代偿时，STEMI 即会发生：患者多有心肌缺血性胸痛症状，伴心电图相邻导联 ST 段抬高，是 STEMI 早期诊断并应立即启动再灌注治疗的主要依据。

【心肌缺血和坏死】

冠脉急性严重狭窄或堵塞的直接结果是导致心肌透壁即从心内膜下到心外膜下贯穿室壁全层的缺血或坏死。缺血或坏死范围取决于冠脉供血范围，严重程度则与供血减少的程度、时间和有无侧支循环形成及其代偿程度相关。

病理上，STEMI 为透壁性缺血或 MI，累及左心室室壁全层，主要由 IRA 急性持续严重狭窄和堵塞所致。若能尽早给予再灌注治疗包括溶栓和直接（俗称急诊）PCI，开通堵塞的 IRA，恢复缺血心肌再灌注，就能挽救缺血心肌；不仅能缩小 MI 面积，还可使 MI 局限于内膜下，保护心脏功能，降低病死率并改善患者近远期预后。相反，如果没有给予或错过最佳时机（>6h）给予再灌注治疗，或产生了冠脉或心肌无复流并发症，则挽救缺血心肌和缩小梗死面积有限，最终形成透壁性 MI，严重并发症发生率和住院期间病死率很高，预后差。当然，STEMI 约有 1/3 患者 IRA 血栓性堵塞可以自溶和早期再通，则挽救缺血心肌效果与早期再灌注治疗相当；晚期特别是>12h 自溶再通则挽救缺血心肌效果非常有限，预后仍较差。另外，ST 段抬高的幅度能直接反映心肌缺血的透壁程度，而抬高的 ST 段回落幅度和速度也能反映 IRA 再灌注治疗或自发再通后心肌再灌注早与晚、完全与不完全、心肌无复流与否、疗效优劣以及预后情况。

【心肌坏死修复和再灌注作用】

STEMI 心肌细胞坏死和修复有其规律。光镜下，心肌细胞持续缺血>30min 即开始失活，至 6~12h 完全坏死，呈凝固性坏死于舒张状态，并在心室压力下被动拉长变细，伴细胞间水肿和微血管出血；核固缩，线粒体损伤、致密变形、无钙沉积。1d 时开始中性粒细胞浸润、单核细胞吞噬坏死心肌；3~4d 中性粒细胞浸润、单核细胞吞噬达高峰。7~10d 巨噬细胞继续清除坏死心肌的同时，开始形成肉芽组织伴血管新生和细胞外基质沉积；10~14d 肉芽组织和新生血管完整伴胶原沉积。3~4 周时 MI 区进一步胶原沉积和血管新生，纤维化瘢痕替代，完成修复。其中，单核巨噬细胞在心肌坏死和修复中起核心作用：MI 早期促炎吞噬坏死心肌，1 周后则开启促胶原沉积和血管新生的修复。

再灌注治疗后的特征性改变：再灌注使 MI 区心肌出血、心肌细胞再灌注损伤坏死伴收缩带形成，又称“收缩带坏死”或“凝固性心肌细胞溶解”，是由于线粒体钙内流增加、肌纤维过度收缩，使心肌细胞坏死于收缩状态。另外，还可出现微血管堵塞，产生心肌“无复流（no-reflow）”现象。其中，心肌出血可能为机械并发症埋下了“蚁穴样”隐患！

三、病理生理

STEMI 的病理生理特征是由于心肌丧失收缩功能所产生的左心室收缩功能降低、血流动力学异常和代偿性左心室重塑，以及再灌注治疗后心肌再灌注损伤、无复流、修复和再生。

【左心室收缩功能降低】

STEMI 后 3~5min 内，MI 区心肌很快丧失收缩功能而产生受累节段收缩功能减弱或消失。若 MI 范围大、程度重时，则直接导致左心室整体收缩功能降低、左室射血分数（LVEF）、每搏输出量（SV）、心排血量（CO）和血压降低，左心室舒张末压（LVEDP）和收缩末期容积（ESV）增加。临床上则表现为不同程度的泵衰竭，即左心衰竭、肺水肿甚至心源性休克。左心室整体收缩功能降低的程度取决于 MI 面积的大小和节段室壁运动异常（regional wall motion abnormality，RWMA）的范围。若 MI 面积>40%，则临床上会产生心源性休克；若 RWMA 的范围>25%，则临床上可出现左心衰竭。

STEMI 经过治疗，特别是早期（发病<6h）成功冠脉再通治疗（急诊 PCI 或溶栓）并恢复心肌再灌注者，可挽救缺血和濒临坏死心肌，缩小梗死面积。但严重缺血和 MI 区收缩功能并不能立即恢复，因为 MI 区的愈合和晕厥心肌（stunned myocardium）功能逐渐改善

甚至恢复，乃至左心室整体收缩功能和 RWMA 的改善，甚至恢复，需数周至数月；恢复也是指 MI 后的最佳稳定状态，并非完全正常。AMI 早期冠脉自发再通者，疗效与治疗成功者相当；少数大面积 STEMI，早期未进行冠脉再通治疗，或再通过迟（>12h），或并发冠脉或心肌无复流而未达有效再灌注，出现左心室重塑、扩大和 LVEF 降低<40% 者，恢复期多产生前壁心尖部室壁瘤而自然演变成慢性心力衰竭，或药物治疗下的心功能低下状态。

STEMI 患者左心室舒张功能障碍虽非主要矛盾，但存在着。因为 MI 区已失去了主动舒张功能，室壁变得僵硬，左心室顺应性下降。表现为左心室舒张内压下降最大速率（dp/dt）减慢和 LVEDP 异常升高。主要由 MI 区水肿、炎性细胞浸润、愈合修复和最终纤维化所致。而左心室舒张功能障碍的程度与 MI 面积不一定有关，而更可能与基础舒张功能异常程度有关。STEMI 随着心功能代偿，左心室舒张末期容积（LVEDV）增加，恢复期 LVEDP 也会降至稳定状态，甚至正常范围。就大面积 STEMI 产生的 LVEF 低下的慢性心力衰竭而言，主要还是收缩性而非舒张性心力衰竭。

【血流动力学异常】

STEMI 左心室收缩泵血和舒张功能下降的直接结果是影响循环血流动力学（hemodynamics），产生不同程度的特征性血流动力学异常：SV、CO 降低和 LVEDP 异常升高。前者主要影响前向动脉供血，致血压和组织灌注降低；后者则引起后向淤血，致肺淤血或肺水肿。临床上表现为不同程度的泵功能异常如急性左心衰竭，严重时急性肺水肿和心源性休克。STEMI 的血流动力学异常程度也取决于心肌缺血和 MI 的范围，以及左心室收缩泵血功能降低的程度。

1967 年，Killip 等根据 AMI 患者的临床表现提出了 Killip 心功能分级。Ⅰ~Ⅳ级分别代表无、轻度、中重度心力衰竭和心源性休克，能反映出上述不同程度的血流动力学异常。1976 年，Swan、Forrester 利用 Swan-Ganz 右心漂浮导管对 AMI 患者进行血流动力学监测，根据所测 CO 计算出 CI（心指数）和反映 LVEDP 的肺毛细血管楔压（PCWP），将 AMI 的血流动力学分为以下 4 种类型：①Ⅰ型：正常型，即 CI>2.2L/($min·m^2$) 和 PCWP ≤ 18mmHg，均在正常范围，组织灌注正常，也无肺淤血；②Ⅱ型：肺淤血、水肿型，即 CI 正常>2.2L/($min·m^2$)，组织灌注正常，但 PCWP 升高>18mmHg，有肺淤血、肺水肿；③Ⅲ型：组织低灌注型，即仅有 CI 降低 ≤ 2.2L/($min·m^2$)，组织低灌注，但 PCWP 正常 ≤ 18mmHg，无肺淤血；④Ⅳ型：心源性休克型，既有 CI 降低 ≤ 2.2L/($min·m^2$)，组织低灌注，又有 PCWP 升高>18mmHg，肺水肿的典型心源性休克表现。这一经典分型，对于临床正确估测 AMI 患者血流动力学状态和预后，指导临床正确治疗，至今仍然具有重要的意义。

【左心室重塑和扩大】

STEMI 直接导致左心室节段和整体收缩功能急性降低的同时，机体就迅速激活了交感神经系统、肾素 - 血管紧张素 - 醛固酮系统（RAAS）和 Frank-Starling 等代偿机制，一方面通过增强非梗死节段的收缩功能、增快心率代偿性增加已降低的 SV 和 CO，并通过左心室壁伸长和肥厚增加左心室舒张末容积（LVEDV）进一步恢复 SV 和 CO，代偿性降低升高的 LVEDP；但另一方面，也同时启动了左心室重塑和扩大的过程。

STEMI 左心室重塑（LV remodeling）是指 AMI 后所产生左心室大小、形状和组织学的变化过程，亦即梗死区室壁心肌的变薄、拉长，产生"膨出"即梗死扩展（infarct expansion），组织学上表现为心肌细胞间的侧向滑行和心肌细胞本身拉长；以及非梗死区室壁心肌的反应性肥厚、伸长，病理上表现为离心性肥厚，即既有肥厚，又有扩张，组织学既有心肌细胞肥大，又有心肌间质增生；致左心室进行性扩张和球形变伴心功能降低的过程。AMI 左心室重塑与临床上产生心脏破裂，真、假室壁瘤形成等严重并发症和心脏扩大、心力衰竭有关，是影响 AMI 近期及远期预后的主要原因之一。

梗死扩展和心肌肥厚的共同结果是左心室进行性扩张和球形变，伴心功能进行性降低，导致心力衰竭的发生、进展、恶化和失代偿，直至死亡。STEMI 后左心室越扩大，LVEF 越低，左心室球形变和二尖瓣反流越明显，心力衰竭程度越重，预后越差。因此，积极防治 AMI 左心室重塑对于预防严重并发症和心力衰竭发生，改善近、远期预后，均有重要的临床意义。AMI 左心室重塑最有效的防治措施是尽早开通堵塞的 IRA，包括：①早期（<6h）再灌注治疗（急诊 PCI 或溶栓）；②对溶栓治疗者及时行冠脉造影，必要时行补救性 PCI；③对早期失去再灌注治疗机会者，恢复期常规 PCI；④尽早使用血管紧张素转换酶抑制药（ACEI）、血管紧张素Ⅱ受体拮抗药（ARB）、硝酸酯类和 β 受体阻断药；⑤避免使用糖皮质激素和非甾体抗炎药。

【心肌缺血再灌注损伤】

心肌缺血再灌注损伤是指 STEMI 患者的缺血心肌恢复血供再灌注后，损伤反而加重甚至坏死现象。MI 范围并未缩小甚至扩大，心功能和预后依然差，仍是 STEMI 再灌注治疗时代的国际难题。国际研究有进展而无突破，发病机制可能与内皮功能损伤、心肌炎症反应、氧化应激和钙超载有关，核心机制尚不明确。评价免疫抑制药环孢素，这一线粒体膜通透性转换孔（mPTP）抑制药预防心肌再灌注损伤（CYCLE 研究）无效后，国际指南仍无用药推荐的突破。血管扩张药如钙通道阻滞药和“内皮功能保护剂”如中药通心络、腺苷、他汀类可能有效，值得临床试用，但需进一步研究。

【冠脉和心肌无复流现象】

冠脉和心肌无复流现象是指 STEMI 成功开通闭塞的 IRA 冠脉后，冠脉仍未恢复血流，即无复流或慢血流现象（no-reflow 或 slow-flow phenomenon，TIMI 血流<3 级），是再灌注治疗时代不能实现心肌有效再灌注的国际难题，直接后果是心肌进一步缺血性坏死、梗死范围扩大和预后差。机制虽不完全清楚，然而与微血管水平堵塞有关，与微血管痉挛、栓塞、血栓形成、受压和再灌注损伤有关。预防措施有血栓抽吸装置和远端保护装置防栓塞；血小板 GP Ⅱb/ Ⅲa 受体拮抗剂防治微血栓。急救措施有血管扩张药如腺苷 5~10μg、钙通道阻滞药地尔硫䓬、硝酸甘油或硝普钠 100~200μg 冠脉内给药抗痉挛，尽快恢复心肌灌注，以免出现严重心动过缓、低血压、心搏骤停，甚至心血管崩溃（cardiovascular collapse）而死亡。

即使冠脉已恢复血流 TIMI 3 级的患者，仍有 37% 的患者心肌水平仍无再灌注即心肌无复流，心电图表现为上抬的 ST 段持续不回落。治疗可给腺苷 50~100μg/min 静脉输注或口服中药通心络 4 片、3 次 /d 以及尼可地尔（nicorandil）治疗。

【心肌修复和再生】

STEMI 患者心肌坏死后，在细胞水平自然开启了修复过程，主要是坏死心肌溶解、吸收、由成纤维细胞分泌胶原修复和瘢痕组织替代。这一病理性过程需要 4~6 周时间。由于心肌细胞不能再生，过去 20 年国际上掀起了干细胞移植治疗热，主要使用自体（个别异体）骨髓来源的干细胞种子。但根据临床研究的荟萃分析，改善心功能有效但很弱，LVEF 仅提高 3%~5%，很快降温进入冬眠期。基础研究发现，只有血管再生而无心肌再生，通过旁分泌机制起作用，干细胞分泌的外泌体同等有效。虽然对诱导性多能干细胞（induced pluripotent stem cell，iPSC）种子研究进展迅猛，但无治疗 STEMI 的临床研究报道。我们团队为提高移植疗效，提出了“土壤与种子”假说，在围移植期给予患者大剂量他汀“施肥”，能使心脏磁共振所测 LVEF 提高 12.6%，并在同位素正电子发射计算机断层成像（PET/CT）中可见心肌再生影像。实验研究发现他汀预处理干细胞种子则具有靶向归巢和抗凋亡功能，静脉内移植使 LVEF 提高>10%，其外泌体使 LVEF 提高>20%，具备了第二代干细胞种子特性。“土壤和种子”联合改良能提高 LVEF>15%，具有直接临床转化意义。

四、临床表现

【诱因和前驱症状】

任何可诱发冠脉粥样斑块破裂的原因都可成为STEMI的诱因。“过度”体力、精神应激和不良生活方式，如“过度”的用力（如搬重物）、运动（剧烈）、情绪激动、疲劳、吸烟、饮酒、饱餐、遇冷都可导致心率增快、血压急骤升高和冠脉痉挛而诱发冠脉斑块破裂，是AMI的常见诱因。

任何提示易损斑块已破裂的不稳定型心绞痛（UA），均可视为STEMI的前驱症状。Braunwald的UA分级为Ⅰ级（初发或恶化劳力性，1个月内）、Ⅱ级（亚急性UA，48h前的自发型心绞痛）和Ⅲ级（急性UA，48h内的自发性心绞痛），特别是第一次或夜间发作者，均提示STEMI随时会发生，此时若能得到及时治疗，完全可“叫停”STEMI的突发。只是因症状轻而短暂，难以引起患者的重视而主动就诊；即使就诊，又因难以抓住阳性诊断依据而易漏诊。因此，患者和医师的高度警惕、敏感和重视均十分关键。

【症状】

典型临床症状是STEMI最关键的疑诊元素或依据。特征性表现为围绕心脏周围的持续性前胸、后背、食管、咽颈颌部、剑突下或上腹部难以忍受的压榨样剧烈疼痛>20min，口含硝酸甘油1~2片仍不能缓解，伴有出汗、面色苍白和恶心呕吐者，均提示已发生了STEMI。通常上述胸“痛”可放射到左上肢尺侧，也可向两肩、两上肢、颈部、颏部或两肩胛间区放射。有心绞痛史的患者，STEMI的疼痛部位与心绞痛发作时一致，但程度更重，且持续时间更长，舌下含服硝酸甘油无效。

不典型症状仅表现为上述心脏周围特定部位的“轻度不适”，甚至在某些老年或糖尿病患者AMI时可无疼痛症状，仅有周身不适、疲乏等非特异性症状，但如果伴有恶心、呕吐、出冷汗、面色苍白等体征时，则是“非常特异”的临床表现。某些老年STEMI患者可以急性左心衰竭、高度房室传导阻滞、反复晕厥，甚至心源性休克为首发表现。这些表现往往伴有恶心、呕吐、面色苍白和大汗淋漓等特征性的体征。

【体征】

STEMI患者的体征随发病轻、重、缓、急所反映的IRA及其堵塞部位、程度、血流状态和梗死缺血范围的大小差别很大。由于STEMI直接影响心肌电稳定性及心功能和循环状态，随时可危及患者生命，应重点检查患者的一般状况、生命体征、心律失常和心肺阳性体征。

患者一般状况，因剧烈胸痛多呈痛苦、焦虑病容，“静卧”或辗转不安体位，面色苍白伴大汗。神志多清楚，只有在心功能低下和心源性休克，使每搏输出量明显降低时，可出现意识淡漠、嗜睡，甚至烦躁、谵妄和精神症状。

生命体征中，血压是生命的前提，最重要。因胸痛和交感神经兴奋而升高，也可因大冠脉（如为前降支开口或左主干）突然闭塞、每搏输出量急剧降低而降低，致循环或血流动力学不稳定状态。脉搏因每搏输出量降低而细弱偏快，律多不整齐或有期前收缩，亦可偏慢：因右冠脉近端闭塞并发迷走反射（Bezold-Jarisch reflex）而出现房室传导阻滞和严重心动过缓；或因伴有右心室梗死、容量不足和心源性休克而出现一过性或持续低血压。呼吸多平稳，亦可因大面积 MI 或反复 MI 并发了左心衰竭而出现呼吸增快、喘憋和呼吸困难。AMI 室性心律失常很常见，应警惕发生室颤，甚至心搏骤停。体温一般正常，大面积 MI 者于发病后 24~48h 内可出现体温升高，为非特异性的坏死心肌吸收热。

心肺检查，重点检查心音、心率、心律、杂音、肺啰音和心包摩擦音。小面积 MI 患者可以无特殊发现；大面积 MI，心率多偏快、律可不齐，可有期前收缩；亦可有严重窦性心动过缓，见于下、后壁 AMI 伴低血压、房室传导阻滞和迷走反射者。心尖部心前区多无收缩期杂音；若闻及全收缩期杂音，粗糙伴震颤时，提示有乳头肌断裂致极重度二尖瓣反流或有室间隔破裂穿孔致心内左向右分流存在，此时多伴有严重心力衰竭或心源性休克，提示急救的紧迫性！双肺呼吸音可清晰、粗糙或减低，双肺底也可闻及细湿啰音，偶有喘鸣音，伴喘憋、呼吸困难和咳白色或粉红色泡沫痰，则是急性左心衰竭肺水肿表现。有过陈旧性 MI 合并心力衰竭或室壁瘤者，心尖冲动可向左下移位，搏动弥散偏弱亦可触及矛盾运动，收缩期前和舒张早期时搏动。大面积 MI 未行再灌注治疗、再灌注治疗未成功或并发无复流等并发症者，发病后第 2 天至 1 周内可闻及心包摩擦音。

通过针对性的体格检查，能初步判断患者 MI 面积大小、心功能好坏、循环状态即血流动力学状态稳定与否和并发症有无；发现急危重症患者应紧急救治。若 AMI 患者呈端坐位，面色苍白伴大汗，呼吸困难伴咳嗽、咳泡沫痰和发绀，窦性心动过速和两肺满布湿啰音等体征时，提示大面积心肌梗死或缺血并发左心衰竭肺水肿。若呈现低血压伴面色苍白或青灰，皮肤湿冷，口唇和甲床微循环缺血、淤滞和发绀，四肢皮肤青紫、瘀斑，少尿，意识淡漠甚至躁动、谵语等组织灌注不足的体征时，则提示 MI 或缺血面积很大，左心室泵血功能极低和心源性休克存在，此时病死率极高。若患者有颈静脉压升高、肝大，则提示右心室梗死存在。即使体格检查未发现明确异常体征，虽提示梗死范围小或当下尚未产生大面积 MI 或坏死，也应警惕心脏破裂风险反而较高。

五、心电图变化

心电图是最为方便、普及的检查和 STEMI 诊断的必备依据之一。故临床上只要疑有 STEMI，就必须在首次接触患者（first medical contact，FMC）10min 内记录一张 12 导联或 18 导联（加做 V_7~V_9 和 V_3R~V_5R）心电图以确定或除外 STEMI 的诊断。STEMI 时心肌缺血（ischemia）、损伤（injury）和梗死（infarction）在心电图相应导联上，能特征性地分别表现为 ST 段压低或上抬、T 波的高尖或抬高和 Q 波的形成。STEMI 超急性期，即冠脉全闭塞伊始，心电图上相应导联随即出现短暂的高尖 T 波，接下来很快出现 ST 段上抬（心肌损伤即透壁缺血），伴对侧导联 ST 段镜向性压低，这一冠脉急性严重狭窄和堵塞的特征性变化；1~2h 后由于心肌坏死而渐出现病理性 Q 波和 R 波消失，也有 1/3 患者因 IRA 自发再通恢复 3 级 TIMI 血流，使抬高的 ST 段回落到等电位线；但 STEMI 只要发病后心电图有 ST 段上抬，就提示 IRA 的 TIMI 血流<3 级，就需立即给予或转院给予再灌注治疗，不可延误。另外，新出现的完全性左束支传导阻滞（CLBBB）也是 STEMI 特征性改变，诊断和治疗意义与前壁 ST 段抬高等同。

然而，心电图对 STEMI 最具诊断价值的特征性改变是其“动态演变（evolution changes）”，即 STEMI 发病后数小时、数日、数周中，在心电图上有一个特征性动态演变过程：ST 段从早期 J 点抬高和“红旗飘飘样”全抬高，到晚期的弓背样抬高、迅速或缓慢回落并逐渐回复到等电位线；同时伴相应导联 Q 波的形成并加深、加宽，R 波的降低和消失，呈现典型的 QS 型；T 波从短暂高尖到自 ST 段末端开始倒置并渐渐加深至深倒呈对称的“冠状 T”，然后又渐渐地变浅和直立。心电图若呈现这一“动态演变”过程，则有确诊价值；无动态演变则有除外诊断价值，如早期复极综合征和恒定不变冠状 T 的心尖肥厚型心肌病。由此可见，心电图动态演变只对 STEMI 晚期诊断有价值，但对需尽快再灌注治疗的早期诊断意义不大。另外，广泛前壁 AMI 患者出现完全性右束支传导阻滞（CRBBB）者，提示梗死范围大、坏死程度重和预后差。

心电图对 STEMI 的定位诊断，依据 ST 段抬高等特征性变化所累及导联对应，并与 IRA 关联。前壁（V_1~V_4 导联）和高侧壁（Ⅰ、

aVL 导联)MI 由冠脉左前降支 / 对角支(LAD/Dia)堵塞引起。下壁(Ⅱ、Ⅲ、aVF 导联)和正后壁(V_7~V_9 导联)MI 多数因优势型右冠脉(RCA)堵塞所致;少数是优势型左回旋支(LCX)堵塞的结果。侧壁(V_4~V_6 导联)MI 绝大多数由 LCX 堵塞所致,个别因优势型 RCA 堵塞引起。右心室(V_3R~V_5R 导联)MI 在下后壁 MI 时无例外地因 RCA 堵塞所致,但在前壁 MI 时,则是前室间隔 MI 与右心室相重叠的反应。另外,前壁 STEMI 伴下壁导联 ST 段抬高时,主要由 LAD 堵塞位于 Dia 开口以远所致,极少由于 LAD 和 RCA 及其分支同为 IRA 的结果。

冠脉急性严重狭窄和堵塞是引起 STEMI 的源头,故 IRA 及其堵塞部位、程度和有无侧支循环代偿及代偿程度是决定 MI 范围和透壁程度的关键。前者往往影响心功能和循环功能,后者则与心室重塑和机械并发症有关。一般规律:LAD 供血范围约 50%,RCA 约 30%,LCX 约 20%;IRA 近端堵塞 MI 范围最大,远端及分支堵塞范围变小,末梢堵塞范围最小;因此,梗死范围从大到小依次为 LM>LAD>RCA>LCX,左优势型冠脉时 RCA 闭塞时理论上只产生单纯右心室梗死,左心室无梗死;而相同的冠脉而言,三大主支近端闭塞梗死范围大,主支远端和分支闭塞则范围小,左主干闭塞(3%~5%)的缺血和梗死范围最大,患者可随时因心血管崩溃(cardiovascular collapse)而死亡。另外,IRA 堵塞的程度和有无侧支循环代偿决定了 STEMI 缺血和 MI 的透壁程度。IRA 急性完全堵塞(TIMI 血流 0~1 级)又无侧支循环代偿时,透壁缺血最重,ST 段上抬程度最高呈“红旗飘飘样”,症状最重,持续时间也长,如不能及时开通,则透壁 MI 最彻底,并发症也最严重;而 IRA 急性严重狭窄(TIMI 血流 2 级)并未完全堵塞,或有一定侧支循环代偿时,则透壁缺血程度较轻,ST 段上抬程度也不高,症状轻,持续时间也短,往往因患者能耐受而不会主动就诊。侧支循环建立与粥样病变狭窄严重程度有关,也可能与 MI 前有多次 UA 发作产生心肌缺血预适应有关。

六、实验室检查

【心肌损伤标志物】

STEMI 后,随着心肌细胞坏死和细胞膜的完整性破坏,细胞内的大分子物质即心肌损伤标志物(心肌酶和结构蛋白)开始释放入血,使血中浓度有一异常升高、下降和恢复正常动态过程,也是临床诊断 STEMI 必需的依据。目前,临床最常用的心肌标志物包括心肌肌钙蛋白(cardiac troponin,cTn)T 或 I(cTnT 或 cTnI)、肌酸激酶(creatine kinase,CK)及其同工酶MB(CK-MB)、肌红蛋白,其中cTnT或cTnI完全是心肌特异性蛋白,已被国际指南推荐为首选,CK-MB已退为次选。传统使用的乳酸脱氢酶(LDH)和同工酶LDH1以及天冬氨酸转氨酶(AST)因非心肌特异性而被淘汰。

这些心肌损伤标志物或心肌酶谱一般在AMI发病后4~8h在血中开始异常升高,平均24h达峰值,2~3d内降至正常水平。只是肌红蛋白升高和峰值提前至12h;cTnT或cTnI峰值更后,持续时间更长,理论上1~2周才消失,可为晚期STEMI(早期已误诊者)诊断提供证据;近年研发的高敏cTnT或I(hs-cTnT或cTnI)可在AMI后3~4h血中就升高,对早期诊断优势也突出。为提高对AMI诊断的准确率,临床一般在发病后3~4h、8~12h和20~24h连续多时间点联合检测心肌损伤标志物和心肌酶谱,观其动态变化,以综合判断。单一CK和CK-MB升高,可见于剧烈运动、肌肉损伤、肌肉按摩和甲状腺功能低下者,此时心肌结构特异的cTnT或cTnI正常。AMI诊断时常规采用的血清心肌损伤或坏死标志物及其检测时间见表17-1。

表17-1 AMI的血清心肌损伤或坏死标志物及其检测时间

	肌红蛋白	cTnI	cTnT	CK	CK-MB
出现时间/h	1~2	2~4	2~4	6	3~4
100%敏感时间/h	4~8	8~12	8~12	8~12	8~12
峰值时间/h	4~8	10~24	10~24	24	10~24
持续时间/d	0.5~1	5~10	5~14	3~4	2~4

【其他实验室检查】

其他实验室检查包括血常规、肝功能、肾功能、血脂、血糖、出凝血时间和血气分析等,虽不是为了诊断,但仍是STEMI再灌注治疗前的基础检查。

【心血管影像检查】

1. 床旁胸部X线片　AMI时能准确评价有无肺淤血和肺水肿存在、消退情况和心影大小,对诊断心力衰竭、肺水肿有不可替代的重要价值。

2. 床旁超声多普勒心动图　能检出梗死区室壁节段运动减弱、消失、矛盾运动,甚至膨出,还能评价整体收缩功能和心内结构、心包情况,对AMI及其并发症特别是机械并发症的诊断和鉴别诊断有重要价值。

3. 核素心肌灌注显像　虽可检出梗死区充盈缺损，对诊断 AMI 有确诊价值，但不作为常规检查。

4. 心血管 CT 或 MRI　对 AMI 诊断和鉴别诊断有价值，只在特殊情况下如疑有大动脉夹层和急性肺栓塞时才应用。

应特别注意，在 STEMI 患者，上述检查均为非常规检查，以免延误院内再灌注治疗时间！只有在诊断不明确而需要鉴别诊断时应用。

七、诊断和鉴别诊断

依据传统国际标准，只要符合上述持续胸痛>20min 典型心肌缺血临床症状、心电图动态演变(包括新发 CLBBB)和心肌酶学的异常升高三项指标中的任何两条就可确诊为 AMI。全球 MI 新定义已将 cTnT 或 cTnI 异常升高和下降的急性心肌损伤作为 AMI 诊断的先决条件，另加上临床典型的缺血症状、心电图典型改变、心脏影像学典型所见中任一条件(即 1+1 条件)，作为 AMI 的诊断标准，充分肯定了心肌特异性生物标志物的决定性作用。但国际 STEMI 指南也一直强调：基于临床典型心肌缺血症状，心电图一旦出现 ST 段上抬，就应考虑 STEMI 诊断，尽早给予再灌注治疗，切不可因等待心肌酶学的结果而延误了冠脉再通治疗时间！

因此，在临床实践中，患者只要有持续剧烈胸痛发作>20min，口含硝酸甘油不能缓解，伴有大汗、恶心、呕吐的典型表现，心电图 2~3 个相邻导联呈现 ST 段≥1mm 的上抬，或呈新发 CLBBB 图形，则 STEMI 诊断可成立。应立即给予急救，并尽快准备行急诊 PCI 或溶栓治疗，切不可等待心肌血清标志物和酶学的结果。只有在临床症状和心电图变化均不典型时，才依赖心肌血清标志物和酶学的结果做最终的确定和排除诊断。STEMI 诊断的同时，应做鉴别诊断。

需与 STEMI 相鉴别的疾病：①主动脉夹层：有剧烈胸痛，心电图无 MI 改变，胸部 X 线片有升主动脉和降主动脉增宽，超声多普勒心动图、CT 和 MRI 有确定或排除诊断价值。②急性肺栓塞：临床发病、心电图改变和心肌酶学与 AMI 均有重叠。血气分析、超声多普勒心动图、核素肺灌注显像和 CT 有确定或除外诊断价值。③气胸：胸部 X 线片有确定或除外诊断价值。④心肌心包炎：可酷似 STEMI，超声心动图和冠脉造影有鉴别诊断价值。⑤胃痛和急腹症：以胃痛为表现的下后壁 STEMI 常易误诊为胃病或急腹症，应高度警惕。胃痛和急腹症时，心电图无改变，并有相关的腹部体征可鉴别。⑥心绞痛或心肌缺血：症状轻，持续数分钟，呈一过性。含服硝酸甘油有效，心电图呈一过性（非持续）缺血改变。⑦应激性心肌病：又称章鱼篓病（Takatsubo disease），多酷似广泛前壁 STEMI，然有明确情绪应激诱因，症状轻，病情重，急诊冠脉造影显示 IRA 通畅，达 TIMI 3 级血流，但左室心尖部呈室壁瘤样扩张，且在 1~2 周内又会恢复，即有“快速可逆性”室壁瘤形成。这与 AMI 时 IRA 闭塞，左心室室壁瘤不可逆的特点完全不同。⑧上消化道出血：临床可有胃部不适、出汗、面色苍白，酷似 AMI，但心电图无缺血变化，心肌损伤标志物和酶学无升高，还有血色素降低可鉴别。

八、治　疗

患者无论在救护车上，还是在医院（包括有或无条件急诊 PCI 医院）的急救室，根据指南要求应在<10min 完成心电图描记或 STEMI 确诊。一旦确诊，就应立即给予急救，尽早给予再灌注治疗。急救治疗包括：①持续心电、血压监测，及时发现和处理致命性心律失常和低血压，维持血流动力学稳定；②立即给予舌下含服硝酸甘油，建立静脉通道、镇痛镇静、吸氧等；③抗心肌缺血治疗；④救治严重并发症；⑤快速做好急诊 PCI 的一切准备，包括双联抗血小板药物准备。

【急救治疗】

1. 持续心电和血压监测　患者平卧安静状态，监护生命体征，准备好除颤等急救设备和升血压药物。立即给予舌下含服硝酸甘油 0.5~0.6mg（1 片）、吸氧（须保持氧饱和度 SaO_2>95%）和建立静脉通道；给予水溶阿司匹林 300mg 嚼服和氯吡格雷 300~600mg 口服（拟行急诊 PCI 者）。

2. 镇痛镇静　首选吗啡，3~5mg 静脉缓慢注射。5~10min 后可重复应用，总量不应超过 10~15mg。吗啡除有强镇痛作用外，还有血管（静脉、动脉）扩张，从而降低左心室前后负荷、心肌耗氧量和直接抗缺血作用；其不良反应有恶心、呕吐、呼吸抑制和低血压。

3. 抗心肌缺血　首选硝酸酯，可给予硝酸甘油，低剂量 10~20μg/min 静脉持续输注。若患者血压偏高，可渐加量（每 3~5min 增加 5μg/min）至收缩压降低 10~20mmHg（仍>90mmHg）为止。通过扩张冠脉而镇痛，还有降低左心室舒张末压达 40% 和改善心功能的有益作用。不良反应有头痛和低血压，后者在伴右心室 MI 时容易发生，应及时停药、抬高下肢，必要时静脉注射多巴胺 2.5~5mg 纠正。临床也常用低剂量亚硝酸异山梨酯或单硝酸异山梨酯，作用缓和，对血压影响小。用药时需持续监测血压，低血压者禁用。也可给β受体阻断药,可静脉或口服,小剂量开始,根据患者反应加量。因能降低心肌耗氧量曾用于 AMI 早期缩小 MI 面积,也可减轻心肌缺血而止痛,尤其适用于伴窦性心动过速和高血压的患者。AMI 伴心力衰竭、低血压(收缩压<90mmHg)、心动过缓(心率<60 次 /min)和房室传导阻滞(P-R 间期>0.24s)者禁用。

4. 及时处理低血压 血压是生命体征和前提,低血压(<90/60mmHg)标志着循环系统或血流动力学不稳定,无论什么原因,均需立即给予儿茶酚胺类药升压处理。首选多巴胺 3~5mg 静脉推注,1~2min 可重复使用,直到血压升至>90/60mmHg 后,继续给予 100~500μg/min 静脉持续滴注,以防血压再次降低甚至反复波动,引起循环不稳定而恶化进入休克状态。否则,直接导致心脏、脑、肾生命器官组织灌注不足,缺氧和酸中毒;随之出现心脏高度房室传导阻滞(atrioventricular block,AVB)甚至心脏停搏;持续低血压状态会迅速滑入循环衰竭即休克状态的恶性循环之中;脑和肾损伤也是必然结果。

5. 及时控制左心衰竭肺水肿 左心衰竭肺水肿是 STEMI 常见并发症,是大面积 MI 和缺血的结果。患者表现为面色苍白、不能平卧、呼吸困难、喘憋大汗、咳嗽、咳白色泡沫痰或严重时呈粉红色,两肺野、肺底湿啰音或夹杂喘鸣音。诊断不难,但需立即处理。急救原则包括大流量给氧、吗啡、利尿、扩血管、控制缺血。同时需摄床旁胸部 X 线片,可确诊并存档,床旁多普勒超声心动图检查原因和鉴别诊断,还需做好 IABP 循环支持的准备,以确保急诊 PCI 围介入期安全。

6. 心肺复苏 STEMI 早期心搏骤停随时可能发生,是室颤或严重低血压所致。一旦发现,需立即给予电除颤,并实施心肺复苏术,包括给予有效胸外按压和肾上腺素 0.5~1.0mg 静脉注射,然后 3~5μg/min 维持输注,保持血压>110/70mmHg,并持续监测。心肺复苏成功,可见患者肤色由苍白转红润、大动脉搏动恢复、脉搏由细弱转强和血压恢复;在心脏复苏的同时患者呼吸多能自主恢复,如果呼吸不能恢复,就需要人工呼吸或气管插管辅助呼吸。当然在心搏骤停前,如果患者有严重低血压,应及时给予多巴胺升压,则可以预防;紧急时也可嘱患者有规律地用力咳嗽,利用胸腔内的瞬间高压(>100mmHg)传导到主动脉内,而维持心脏、脑供血也能短暂得以预防。

7. 尽快完成急诊 PCI 或溶栓治疗的知情同意程序和负荷量(阿司匹林 300mg+ 氯吡格雷 300~600mg 或替格瑞洛 180mg,一次口服)双联抗血小板药物准备。

【院前急救】

STEMI 起病急，发病凶险，病死率高，多数死亡发生于起病后 1h 内，室颤是其主要死因。患者无论在家里、单位、社交和公共场所，一旦发病，均需紧急呼叫 120 医疗救护系统（EMS）到现场施救和快速转运医院急救。从医务人员首次接触患者（first medical contact，FMC）时算起，无论是在院前急救和院内急救，在有或无条件行急诊 PCI 的医院急救；共同目的就是尽快将 STEMI 送达有条件的医院行直接 PCI（俗称急诊 PCI），尽早开通 IRA，恢复心肌再灌注。院前急救还应与有条件急诊 PCI 医院的急诊室或胸痛中心“绿色通道”有机衔接，最快能直达介入导管室 PCI。

1. 现场救护　EMS 派出救护车作为流动的急诊室，现场急救实际上是急诊室的前伸或上门服务。目的和任务就是现场救护、快速转运，缩短 FMC 到急诊 PCI 时间，必要时院前溶栓，这关系到每一位 STEMI 患者的生命安全。

STEMI 确诊是现场急救的首要任务，应按指南要求在 <10min 完成。主要依据发病时剧烈胸痛等特征性表现和心电图相邻两个以上导联 ST 段的抬高或新发完全性左束支传导阻滞即可确诊。一旦确诊，应立即现场监护和急救、快速联络和转运患者到有条件急诊 PCI 医院；力争实现从 STEMI 确诊到 IRA 开通 ≤120min 的总目标，若这一时间 >120min，则应启动院前溶栓治疗。

现场救护重点是持续心电、血压监测和给氧，以维持生命体征稳定，救治紧急病情。及时发现、处理恶性心律失常和低血压（<90/60mmHg）或异常高血压；常规给予吸氧，维持指氧饱和度（SpO_2>95%），以免全身性缺氧的灾难。一旦出现心室颤动和心搏骤停，立即给予电除颤和心肺复苏，恢复循环系统功能。提前建立静脉通道是急救给药之必需。具体同前述。

2. 快速转运　将 STEMI 患者快速转运到有条件的医院行急诊 PCI 是主要任务。应事先联络对接接受医院急诊室，启动 PCI 准备迎接转运患者，使进门到球囊或器械介入（door to balloon or device，D2B or D2D）时间控制在 90min 内。如患者病情相对稳定，也可绕开急诊室直接送至介入导管室，但须做好急救和介入双准备，并无缝交接，以杜绝安全隐患。这均依赖于区域急救网络的构建，以及高效、规范、统一调度和运转。如果预计运送时间过长，诊断到器械通过时间 >120min，亦即 D2B 或 D2D 时间 >90min，则应启动院前溶栓治疗。

3. 院前溶栓　院前溶栓可缩短再灌注治疗时间，比送达医院再开始溶栓病死率降低 17%；而且发病 3h 内开始溶栓联合补救性或立即 PCI,疗效与急诊 PCI 一样。

(1)实施方案:①明确无溶栓禁忌证;②依据方案给予溶栓药物;③首选静脉弹丸式给药溶栓药;④全程持续心电和血压监测,以及时发现再灌注心律失常和低血压;⑤溶栓开始后将患者直接转运到有条件急诊 PCI 医院,行补救性 PCI(rescue PCI)或急诊 PCI 对接"早期(2~24h)PCI"的药物介入治疗(pharmaco-invasive therapy)。

(2)溶栓禁忌证:容易并发严重出血的疾病、状态以及对相关药物过敏,排除条件见下述。

(3)溶栓药选择:首选纤维蛋白特异性纤溶栓药。国际指南推荐纤维蛋白特异性溶栓药和静脉弹丸式注射的瑞替普酶(r-PA,1 000 万 U×2 次,间隔 30min)和替奈普酶(TNK-tPA,16mg×1 次,需依据体重调整用量);但我国及其不同地区也可选择国产纤维蛋白特异性溶栓药 r-SaK 和 Pro-UK,并按我国指南推荐方案给药。高龄老年(>75 岁)患者不主张溶栓,必要时使用重组组织型纤溶酶原激活物(rt-PA)半量 TUCC 方案或其他溶栓药的半量方案。

(4)合用抗栓药:应对接急诊 PCI。给予负荷量的双联抗血小板药物同前,溶栓为防血栓溶解释放凝血酶再激活血栓形成,往往需要抗凝,为方便急诊 PCI,多使用普通肝素(UFH)。国际指南则推荐首选低分子量肝素(LMWH)依诺肝素,因为 ExTRACT-TIMI 25 研究(n=20 506)发现对 STEMI 溶栓患者使用,无论使用何种溶栓药、是否接受 PCI 治疗和应用氯吡格雷,其 30d 死亡和 MI 的联合终点比普通肝素减少 17%,只是 TIMI 大出血发生率轻度升高(2.1% *vs.* 1.4%,P<0.05),但颅内出血不增加(0.8% *vs.* 0.7%);临床净获益也更优(14.8% *vs.* 18.0%,P=0.019)。

依诺肝素用法:先 30mg 静脉弹丸式注射,15min 后皮下注射 1mg/kg,每 12h 一次,但皮下注射首两次最大量应<100mg/ 次;高龄老年>75 岁者直接 0.75mg/kg 皮下注射,每 12h 一次,但皮下注射首两次最大剂量应<75mg/ 次;肾功能严重降低[eGFR<30ml/(min·1.73m^2)]者 1mg/kg 皮下注射,每日一次。国际上静脉注射替奈普酶、阿司匹林、氯吡格雷和静脉注射依诺肝素接着皮下注射直到急诊 PCI 后抗栓组合,是药物介入治疗策略的标配。国内溶栓和随后急诊 PCI 抗凝仍使用 UFH 为主。

(5)溶栓并发症和冠脉再通判断:均见下述。

4. 院间转运　是指 STEMI 患者自行或被 EMS 救护车就近运送至无条件急诊 PCI 医院急诊室时,须(指南要求)在 30min 内转出该院后运送至有条件医院急诊 PCI。这依然是院前急救的部分或延续。在无条件急诊 PCI 医院的急诊室,相当于固定救护车,也应在 10min 内完成心电图记录或 STEMI 诊断；再根据预估<120min 能开通 IRA 时，则应立即运送至有条件的医院行急诊 PCI。若预估>120min 才能开通 IRA，则应立即按院前溶栓要求，于<10min 开始给予溶栓药，并于<30min 转出该院运往有条件的医院行急诊 PCI。

【再灌注治疗】

再灌注治疗是 STEMI 患者的首选，包括急诊 PCI 和溶栓治疗，且越早越好。能使急性闭塞的冠脉再通，恢复心肌灌注，挽救缺血心肌，缩小梗死面积，从而改善血流动力学，保护心功能和降低泵衰竭发生率、住院病死率（<5%）。因此，再灌注治疗已成为国际公认治疗 STEMI 的首选急救措施，不得耽误。对此，国内外指南均要求，从 STEMI 确诊算起，应在 120min 内使冠脉成功开通。首选急诊 PCI，对院前或外院转入的已经溶栓治疗的患者也要对接急诊 PCI，院内时间要求从进门（急诊室）算起，D2B 或 D2D 时间应<90min，最新要求<60min（对直接就诊于有急诊 PCI 条件医院的患者）。我国幅员辽阔，仍有边远地区的基层医院无条件转运急诊 PCI，而只能溶栓治疗时，以往虽要求是从进门（急诊室）算起，应在 30min 内开始进针给予溶栓药，即门 - 针（door to needle，D2N）时间应<30min；但最新指南要求 10min 内确诊，再 10min 内给溶栓药。

1. 溶栓治疗　溶栓治疗（thrombolysis）是通过静脉注入纤溶酶原激活物，使冠脉血栓内纤维蛋白溶解（fibrinolysis）再通 IRA，恢复血流的治疗方法，也是临床最早用于治疗 STEMI 的再灌注疗法，冠脉再通率可达 60%~80%。临床给药方便是优势，在基层医院仍有独到的地位。发病 6h 内疗效明确，发病 3h 内溶栓疗效最佳，此后疗效递减，已成为院前急救的标配。溶栓药依据有、无纤维蛋白特异性分为两类，即非纤维蛋白特异性溶栓药，如链激酶（SK）和国产尿激酶（UK）；以及纤维蛋白特异性溶栓药，如基因重组组织型纤溶酶原激活物阿替普酶（r-tPA）及其突变变异体瑞替普酶（r-PA）、兰替普酶（n-PA）和替奈普酶（TNK-tPA），以及葡激酶（r-SaK）和尿激酶原（Pro-UK）。后五种溶栓药半衰期长，给药方便，适合院前溶栓治疗。

（1）适应证和禁忌证：在 STEMI 发病早期（<3h），又无条件及时行急诊 PCI（如院前急救）时首选。STEMI、发病<12h、年龄 ≤ 70 岁又无溶栓禁忌证者，都是溶栓治疗的适应证。

禁忌证均与出血和过敏有关：①出血素质及凝血功能障碍者；②胃肠道、呼吸道和泌尿生殖系统有活动性出血者；③不能控制的高血压（>160/110mmHg 时）；④半年内有脑血管病或短暂性脑缺血发作（TIA）病史；⑤脑血管动静脉畸形；⑥近 1 个月内有外伤、手术和头部损伤或长时间的心肺复苏者；⑦长期口服抗凝药治疗中；⑧严重疾病如肿瘤，严重肝肾功能损害者；⑨对溶栓相关药物过敏者。

(2)溶栓药和治疗方案：

1)尿激酶(UK)我国溶栓方案：负荷量双联抗血小板，即溶栓前给予阿司匹林 300mg+ 氯吡格雷(不可使用替格瑞洛)300mg(>75 岁，75mg)口服以对接急诊 PCI；做基础 12 导联心电图(必要时加做 V_7~V_9 和 / 或 V_3R~V_5R)并标记胸前导联位置；抽血测激活全血凝固时间(ACT)，化验血常规、电解质、肝肾功能和心肌酶学；避免肌内注射药物。

尿激酶 150 万 IU+ 生理盐水 100ml 静脉输注，30min 内输注完毕。

溶栓开始后 1~3h，持续心电、血压监测，密切观察患者的血压、心率、ST 段抬高和胸痛程度的变化，以及时发现和处理再灌注心律失常，并捕捉冠状动脉再通征象；同时观察患者的神志变化以及皮肤、黏膜、牙龈和尿中出血情况，以及时发现和处理出血并发症；每 30min 记录一份全套心电图；还要在发病后 24h 内定点抽血测心肌酶 CK 和 CK-MB 值，以监测酶峰提前情况，帮助溶栓再通与否的判断。

溶栓后，应严密观察出血情况，并监测 ACT 和其他出、凝血指标。抗凝和抗血小板治疗对接急诊 PCI 方案。

溶栓后如未行急诊 PCI，8h 后可给普通肝素 7 500IU 皮下注射，每 12h 一次 ×1 周，给予双联抗血小板维持量(阿司匹林 100mg/ 氯吡格雷 75mg，每日一次)1 年。

2)基因重组组织型纤溶酶原激活物阿替普酶(r-tPA)半量(50mg)加速给药(90min)TUCC 溶栓方案：TUCC 是高润霖院士牵头与美国华盛顿大学医学院 Alan Rose 教授合作的中国人 t-PA 与 UK 对比研究(t-PA and Urokinase Comparison in China，TUCC)。研究发现，中国人 r-tPA 溶栓 50mg 已足够，90min 时冠状动脉造影的血管再通率高达 85%。

具体给药方案：口服双联抗血小板用药同上，肝素 60IU/kg(最大 4 000IU)静脉注射。先以 r-tPA 8mg 静脉注射，余 42mg 于 90min 内均匀输注完毕。r-tPA 输毕，立即给予肝素每小时 12IU/kg(800~1 000IU/h)静脉输注 ×48h，维持激活的部分凝血活酶时间(aPTT)60s 左右，然后改皮下肝素 7 500IU，每 12h 一次 ×5d。

溶栓前相关准备工作、溶栓开始后的观察指标和注意事项均同 UK 溶栓方案。对溶栓治疗未成功者，可以急诊 PCI，或无条件时还可再加 50mg（总量 100mg）r-tPA。对于体重较重的患者，可予阿替普酶全量 100mg 加速给药（90min）方案，先给 15mg 静脉注射，再给 50mg 静脉输注 30min，剩余 35mg 再静脉输注 60min。传统瑞替普酶的 100mg/3h 方案即 10mg、50mg 和 40mg 分别静脉注射、输注 1h 和<2h，目前因需尽早对接急诊 PCI 而极少使用。

3）链激酶（SK）溶栓方案：以 SK 150 万 IU+ 生理盐水 100ml 静脉输注 30~60min，皮下肝素应参照最新国内外指南中的给药方法。溶栓前的准备、溶栓开始后的观察指标和注意事项同 UK 溶栓方案。

4）新型溶栓药主要有 r-tPA 的 5 功能区缺失（deletion）或点变异突变体（mutant），包括瑞替普酶（reteplase，r-PA）、替奈普酶（tenecteplase，TNK-tPA）及国产注射用重组葡激酶（recombinant staphylokinase，r-SaK，施爱克）、注射用重组人尿激酶原（Pro-UK，普佑克），除纤维蛋白的特异性外，血中清除慢且能抵抗血栓中 PA 抑制物对溶栓药的抑制作用，因此，临床上可用弹丸式注射，使用方便。临床试验结果疗效和安全性均与阿替普酶相当。虽有再通快的优点，也应警惕出血并发症。对中国患者使用国际方案时，用量可能需要酌减。

需特别注意的是，对于高龄老年人（>75 岁）和部分如低体重女性患者溶栓时，出血风险明显增大，应尽量避免。必须时可按国内外指南和相关共识推荐的半量溶栓，TUCC 方案应为首选。

国产 r-SaK 和 Pro-UK 均已在国内上市，可 30min 静脉输注完毕，溶栓成功率能达到 80% 左右，可能更适合院前溶栓。

另外，上述溶栓药的抗凝均可给 LMWH 依诺肝素按前述国内外指南推荐方案使用，不过需警惕出血；只是 UK 溶栓后再给 LMWH（免去 30mg 静脉注射），SK 可给戊糖肝素：首剂 2.5mg 静脉注射，24h 后再皮下注射给药。

（3）血管再通的判断：冠脉造影标准是 TIMI 血流达 2 级或 3 级。临床主要依据溶栓开始后 1~2h 内的特点，可考虑血管再通成功。

1）胸痛突然减轻或消失，或突然加剧后再明显减轻。

2）上抬的 ST 段迅速（2h 内）回落>50%，甚至回到等电位线。

3）出现再灌注心律失常：前壁 AMI 时，常出现快速性心律失常，包括室性期前收缩、加速性室性自主心律、个别室颤；下壁 AMI 时，常出现缓慢性心律失常，如窦性心动过缓、窦房传导阻滞或窦性停搏等长间歇伴低血压。再灌注心律失常虽为一过性或自限性，往往需要迅速处理，否则同样有生命危险。

4）CK 或 CK-MB 的酶峰值提前，分别提前至距发病 16h 和 14h 以内。

(4)并发症:

1)出血:常见牙龈、口腔黏膜和皮肤穿刺部位出血及尿中大量红细胞,可密切观察,不必处理;若出现消化道大出血(发生率 1%~2%)或腹膜后出血,则应给予止血药和输血治疗;颅内出血则是最为严重的并发症,占 1%~2%,通常是致命性的,需要及时止血和必要时外科手术引流。

2)过敏反应:主要见于 SK 溶栓的患者。可有寒战、发热、支气管哮喘、皮疹,甚至出现低血压和休克。

3)低血压:可以是再灌注的表现(下后壁 AMI 时),也可能是变态反应(如 SK)或因溶栓药输注过快所致。一旦发生,应立即给予处理如扩容和输注多巴胺,对合并心动过缓者应给阿托品。

传统对于临床判断溶栓成功使冠脉已再通的患者,可直接转入冠心病重症监护病房(coronary care unit,CCU)进行监护和救治;对于临床判断溶栓未成功使冠脉再通者,则应送导管室行补救性急诊 PCI;若本院无急诊 PCI 设备或条件,则在给予患者溶栓治疗开始后,应转运患者到附近有条件的医院行冠脉造影,以便行补救性 PCI。但是,根据最新国内外指南的要求,所有溶栓患者均应对接完成急诊 PCI 后才收住 CCU 监护和救治,无急诊 PCI 条件时例外。

2. 急诊 PCI　急诊 PCI 包括冠脉球囊扩张术(PTCA)和支架植入术,能机械开通堵塞的冠脉,立即恢复心肌供血和再灌注,TIMI 血流 3 级率可达 90%,住院病死率可降至约 5% 甚至更低,已国际公认是 STEMI 治疗的首选和终极措施。尽管只能在有急诊 PCI 技术的医院进行,国内外指南均要求院前、院外已溶栓患者都应转运对接急诊 PCI,以对溶栓未成功者及时给予补救性 PCI(rescure PCI)和对成功者实施"早期(2~24h)PCI"的药物介入治疗(pharmaco-invasive therapy)策略。研究显示,STEMI 从无条件的医院直接转到有条件的医院做急诊 PCI 比溶栓治疗效果更好。对所有 STEMI,只要没有相关药物过敏和出血的禁忌证,均有急诊 PCI 的指征。

急诊 PCI 院内安全转运至关重要。需确保 STEMI 患者从急诊室到介入导管室,以及急诊 PCI 结束后再从导管室至 CCU 进一步救治的院内转运途中的安全。患者应在给氧、持续心电和血压监测、有除颤器保驾和维持血流动力学稳定状态且有医护人员护送下转运,并做好患者交接和记录。对病情危重患者,如已并发心源性休克、严重低血压和急性左心衰竭肺水肿,则需给予升压药(多巴胺或去甲肾上腺素等)维持血压、插入 IABP 循环支持和控制好心力衰竭,使患者血流动力学相对稳定后,实现在院内安全转运。

确保急诊 PCI 术中和围介入期安全最为重要。因为急症 PCI

有 STEMI 疾病本身和介入并发症双重风险，均可致死。前者除在院前急救、院间和院内转运以及院内治疗全过程防范和救治外，在急诊 PCI 术中也需防范。后者是指急诊 PCI 围介入期均应防范和急救的并发症，包括用药相关和急诊 PCI 操作相关并发症。用药并发症主要是指双联抗血小板 + 术中、术后肝素化抗凝或另加第三种抗血小板药物（GP Ⅱb/ Ⅲa 受体拮抗剂）所产生的大、小出血并发症，如消化道大出血甚至脑出血，对比剂过敏。PCI 操作相关并发症包括：①冠脉血管并发症，如冠脉损伤夹层、急性闭塞、因栓塞产生的无复流、慢血流，冠脉破裂穿孔、心脏压塞和其他心血管损伤；②急性（acute，<24h）、亚急性（subacute，1~30d）、晚期（late，1~12 个月）和晚晚期（very late，>12 个月）支架内血栓（stent thrombosis）；③穿刺血管并发症，如出血、血肿、动静脉瘘和假性动脉瘤；④对比剂肾病（CIN）等。应做好风险评估、预警、防范和急救工作。

急诊 PCI 策略是与安全相关的关键，包括传统和当代策略。STEMI 急诊 PCI 的传统策略：①直接 PCI（primary PCI，PPCI），俗称急诊 PCI，即直接为患者行紧急 PCI（emergency PCI）；②补救性 PCI（rescue PCI），即对溶栓治疗失败者的急诊 PCI；③立即 PCI（immediate PCI），即对溶栓治疗成功者行急诊 PCI；④易化 PCI（facilitated PCI），即与减量溶栓和抗栓剂联合的急诊 PCI；⑤延迟 PCI（delayed PCI），即对于错过发病早期 PPCI 和溶栓治疗机会，于发病 48h 后常规开通 IRA 的 PCI；⑥晚期 PCI（late PCI），即在 STEMI 恢复期常规开通 IRA 的 PCI。在前 5 个急诊 PCI 方案中，均只开通 IRA，非 IRA 只有在并发心源性休克和重度狭窄且有缺血发作者，方可同时 PCI，而且立即 PCI 和易化 PCI 因不获益及出血并发症高而被否定。

21 世纪以来，随着急诊 PCI 临床循证的丰富以及指南的不断更新，最新国内外指南将 STEMI 急诊 PCI 整合为三大策略：① PPCI 策略，即急诊 PCI 策略；②溶栓早期 PCI 策略，即溶栓治疗成功后 2~24h 内对 IRA 行急诊 PCI 的策略；③药物介入治疗策略，即溶栓治疗联合对未成功或成功者行补救性或早期 PCI 的策略。此外，还推荐急诊 PCI 对多支（IRA 和非 IRA）病变同时行完全血运重建策略。

急诊 PCI 的个体化原则是规避介入风险的良策，是基于当代策略，结合真实世界 STEMI 患者个体化病情和病变的实际，而保障患者安全的原则。具体包括：① IRA 恢复血流原则：急诊 PCI 时，对少数 IRA 的血栓、斑块负荷重且不稳定等高危病变，只抽吸导管或 PTCA 恢复 TIMI 3 级血流，择期再植入支架或外科旁路移植的原则，以避免支架植入后并发冠脉慢血流和无复流、大分支（直径 ≥ 2.5mm）闭塞、消化道大出血的致命并发症风险。在真实世界中，STEMI 急诊 PCI 是规避风险的明智之举。②溶栓非早期 PCI 原则：对于溶栓成功、IRA 已恢复 TIMI 血流 3 级的病情危重和病变高危患者，不行立即 PCI 的原则，避免冠脉栓塞和无复流致死并发症的风险。特别是 IRA 血流已恢复 TIMI 3 级、胸痛已几乎完全消失、上抬的 ST 段也已明显回落或已接近等电位线的 STEMI 患者，急诊 PCI 指征不强，在强化药物治疗的基础上于恢复期行择期 PCI 应是最佳时机，可规避致命风险。③事先循环支持原则：对极高危 STEMI 患者如并发心源性休克、心力衰竭、血流动力学不稳定和恶性心律失常的患者行急诊 PCI 风险极大，须术前先给予循环支持如插入 IABP 等，以防范急诊 PCI 极高的死亡风险。对左主干闭塞或相当病变的病情极危重 STEMI 患者，IABP 或有条件时的 ECMO 或 Impella 导管泵的循环支持是基础。对部分 LAD 开口或提供侧支循环的冠脉病变，发病 ≥ 12h 的 STEMI 患者特别是老年（≥ 75 岁）、女性和伴有心功能低下等高危患者急诊 PCI，也需要循环支持，以确保患者术中和围手术期的安全和病情稳定。④延迟 PCI 最佳时机应迟些好：延迟 PCI 是指对错过早期再灌注治疗机会或仅溶栓而未急诊 PCI 的 STEMI 患者，在其恢复期（1~7d）对闭塞或严重狭窄的 IRA 实施的 PCI。因为冠脉病变、梗死心肌和心功能均不稳定，并发冠脉栓塞、无复流、心肌再灌注损伤风险高；临床上 5d 左右 PCI 开通 IRA 还有心脏破裂的风险！最佳时机应是冠脉病变、梗死心肌和心功能状态稳定，上述并发症风险低，特别应回避心脏破裂的风险期！所以，最佳时机应该在 AMI 后>1 周，对伴有心力衰竭和心功能低下者需要>2 周甚至更长。⑤非 IRA 的 PCI 策略：除严重狭窄（如血流<TIMI 3 级）而缺血发作中外，应该分次择期进行，确保患者安全地实施完全血运重建。尽管几项临床随机对照研究显示，对非 IRA 严重狭窄病变在急诊 PCI 的同时行 PCI 能显著降低 1 年或以上再次血运重建率，但回避了增加住院期间死亡率的问题（在罪犯血管 - 休克，CULPRIT-SHOCK 研究中也已证实）。因为 STEMI 病情危重，非 IRA 急诊 PCI 既无指征，还有因栓塞、慢血流和无复流扩大 MI 面积的致死风险。尤其对左心室收缩功能低下（如广泛前壁 AMI，LVEF ≤ 40%）的高危患者，非 IRA 的 PCI 更需谨慎，因为一旦出现冠脉栓塞、无复流等严重并发症，有可能诱发整体收缩功能的严重下降致心力衰竭、休克，甚至心血管崩溃（cardiovascular collapse）的致死风险。

急诊 PCI 一旦完成，应将患者转运到 CCU 进行监护和救治。先度过危险期，待病情稳定后（通常为 3~7d，有并发症时间更长）再转至普通病房进一步恢复、检查、治疗和健康教育，并对冠脉多支病变患者的非 IRA 完成择期 PCI 后出院。

【CCU 监护治疗】

STEMI 急性期患者，无论有无实施再灌注治疗，都应立即收住 CCU 监护和救治，时间约 1 周。应持续心电和血压监测，维持和促进患者的生命体征和循环状态稳定和恢复；继续抗心肌缺血治疗，保护缺血心肌、缩小梗死范围、保护和促进心功能恢复；给予规范抗栓治疗，预防心血管事件；STEMI 并发症防治；控制危险因素治疗和健康教育。复查心电图、心肌损伤标志物和酶学的变化；胸部 X 线片、超声心动图评价心功能；三大常规、生化全套、血气分析等评价内环境；完成冠脉多支病变非 IRA 的择期 PCI。

1. 维持生命体征和血流动力学的稳定　生命体征和循环或血流动力学稳定是 STEMI 患者生命存在和恢复的前提。应给予持续心电、血压和 SaO_2（呼吸）监测 3d，以及时发现和处理心律失常、低血压和低氧。常规给予鼻导管中流量（5L/min 左右）吸氧，保持 SaO_2>95%，以防全身性缺氧灾难。继续维持急诊室或介入导管室的药物（升压和抗缺血）治疗和器械循环支持不变至少 3d 或更长时间（不必要时例外），以免造成生命体征和血流动力学不稳定，使病情急剧恶化。必要时给予镇静药，让患者得以休息。

2. 继续抗心肌缺血治疗　即使再灌注治疗成功也不例外，以保护缺血损伤和可能的再灌注损伤心肌、缩小 MI 面积、促进心肌特别是顿抑心肌（stunned myocardium）功能恢复，预防心室重塑，保护和改善心脏功能。首选硝酸酯类（同前），静脉给药 24~48h 再以口服制剂替换，不良反应和注意事项如前述。对急诊 PCI 并发冠脉慢血流或无复流，或心电图抬高 ST 段回落不良提示心肌无复流者，可使用或加用尼可地尔、腺苷和中药通心络等微血管保护剂，前两者可影响血压，后者对血压无影响。如无禁忌，应常规给予 β 受体阻断药口服，从小剂量开始，如能耐受，可增加到中等剂量，维持心率在 70 次 /min 左右。若有冠脉痉挛发作，应给予非二氢吡啶类钙通道阻滞药或中药通心络治疗。

3. 抗血栓治疗　包括抗血小板和抗凝，以降低心血管血栓事件。根据 STEMI 的冠脉病理生理机制，抗血小板治疗是基石，又是急诊 PCI 保护冠脉支架通常所必需的，也是基于循证研究获国内外指南推荐的用药常规。抗血小板药靶向其激活和聚集，包括血小板环氧合酶 COX-1 抑制药阿司匹林、ADP 受体 $P2Y_{12}$ 位点抑制药噻吩吡啶（thienopyridines）类包括噻氯匹定（ticlopidine，抵克力得）、氯吡格雷（clopidogrel）、替格瑞洛（ticagrelor）和普拉格雷（prasugrel）等，以及血小板 GP Ⅱb/ Ⅲa 受体拮抗剂阿昔单抗（abciximab）、替罗非班（tirofiban）和依替巴肽（eptifibatide）。其中，噻氯匹定因白细胞严重降低的不良反应已被淘汰，普拉格雷因出血风险高，尚未获中国上市。阿司匹林＋氯吡格雷双联抗血小板治疗可使 STEMI 的住院病死率、再 MI 发生率和非致死性脑卒中复合终点的发生率降低 22%~36%，也是冠脉支架血栓预防之必需。因此，所有 STEMI 患者（包括溶栓治疗和急诊 PCI 者）均应给予双联抗血小板治疗至少 1 年，两药在急诊室给予负荷剂量后，维持量分别为 100mg 和 75mg、1 次 /d，1 年后保留阿司匹林 75~100mg 或氯吡格雷（阿司匹林不耐受者）75mg、1 次 /d 单抗治疗终身服用。氯吡格雷负荷量 300mg 与 600mg 差别只是前者起效慢（4~6h 达效），而后者起效快（2h 达效），但由于其经肝脏细胞色素（cytochrome）P450 介导的代谢产物 2- 羟基 - 氯吡格雷至氯吡格雷硫醇衍生物是活性有效成分，代谢速度又受 *CYP2C19* 等位基因功能缺失（慢代谢基因型，中国人约占 14%）个体差异的影响，而使抗血小板功能效果减弱，产生氯吡格雷抵抗（clopidogrel resistance）。按一定剂量氯吡格雷在一定时间内对血小板的抑制率>30% 正常为基准，则将抑制率<10% 定义为抵抗，报道的发生率为 4.2%~31%。尽管氯吡格雷抵抗对临床结局的影响尚无定论，但临床急诊 PCI 或择期 PCI 患者如果对血小板的抑制率<10%，则为预防支架内血栓的发生，应该立即将氯吡格雷换成替格瑞洛，或加用另一种 ADP 受体拮抗剂西洛他唑（cilostazol）50mg、2 次 /d（无替格瑞洛时）。与氯吡格雷是前体药且与受体不可逆结合不同，替格瑞洛是活性药与受体可逆性结合，抗血小板作用更强，也无作用抵抗，比氯吡格雷再降低 ACS 死亡、MI 和脑卒中复合终点发生率（16%）和心血管死亡率（21%）；出血风险没有明显增加。目前，替格瑞洛已作为 STEMI 急诊 PCI 首选，还有增加血腺苷浓度（抑制细胞对腺苷的摄取）而扩张冠脉微血管改善心肌灌注的有益作用，同时也带来呼吸困难的不良反应（腺苷刺激肺迷走神经 C 纤维所致）。而普拉格雷虽抗血小板效果更好，然而出血风险可能也更高。至于 GP Ⅱb/ Ⅲa 受体拮抗剂，只有在病变血栓负荷重、急诊 PCI 术中并发支架血栓形成、慢血流或无复流并发症时，才考虑术后使用 24~48h，只是剂量最好减去 1/4 或减半量，以免严重出血并发症的发生。

抗凝治疗就是抗凝血酶，也是抗栓治疗所必需的。使用间接（肝素等）和直接（比伐芦定和阿加曲班）凝血酶抑制剂，阻止纤维蛋白原形成纤维蛋白的红血栓。抗凝治疗不仅能抗动脉血栓，预防 STEMI 冠脉事件，包括急诊 PCI 术围介入期冠脉血栓和支架内血栓；还可预防缺血性脑卒中和深静脉血栓形成。故国内外指南推荐，对所有 STEMI 患者只要无禁忌证，均应给予肝素等抗凝治疗，包括普通肝素、低分子量肝素（LMWH）依诺肝素或戊糖肝素（纯Ⅹa因子抑制剂）磺达肝癸钠。大量循证医学证据证明，对未接受再灌注治疗的STEMI者，普通肝素能显著降低死亡和再发MI的风险，而LMWH依诺肝素和戊糖肝素均可替代普通肝素（CREATE和OASIS 6研究）。首选LMWH依诺肝素，抗Ⅹa/Ⅱa比值为4∶1，比普通肝素（1∶1）高，抗凝效果好，出血风险低。具体按年龄和肾功能调整剂量的用法同前述，急诊PCI后至少用48h或不超过8d。对不需急诊PCI者，可用戊糖肝素2.5mg、1次/d，肾功能不全者只可选普通肝素（UFH）。对于已接收2次标准剂量皮下注射LMWH依诺肝素抗凝的ACS患者（包括STEMI）需再PCI时，若在8h内，则无须追加剂量；在8~12h或8h内只接受1次标准剂量者，则需追加0.3mg/kg依诺肝素；如果已>12h PCI时，则按常规给LMWH依诺肝素，即单次0.5mg/kg，90min后需追加0.3mg/kg，预计手术时间长者可单次给0.75mg/kg，只是需谨防导引导管或鞘管内血栓。

肝素类的主要不良反应有出血和肝素诱导的血小板减少症（heparin-induced thrombocytopenia，HIT），主要见于普通肝素，其他肝素类极少发生，一旦发生HIT，停用肝素即可。若需再给肝素，如常规PCI或外科冠脉旁路移植（CABG）手术，则须使用直接凝血酶抑制剂替代之。

4. 其他药物应用　STEMI早期还须常规使用ACEI和ARB，以防治心室重塑、扩大和心力衰竭，还可通过降血压改善血流动力学，是前壁MI的常规，从小剂量开始，逐渐加量至最大耐受量维持，不良反应有咳嗽（ACEI）、高血钾和肾功能降低。伴有高血压和冠脉痉挛者，可使用氨氯地平和地尔硫䓬；他汀类药物，除降脂外效应能抗炎而稳定冠脉斑块外，还可能降低STEMI的并发症和死亡率；螺内酯应常规用于心功能低下和并发心力衰竭者；镁制剂可用于室性心律失常者。切不可再使用心肌极化液（GIK），临床试验无效，还有扩容的潜在危害。

5. 并发症的治疗　STEMI的并发症主要包括严重心律失常、心力衰竭、心源性休克和机械并发症，以及再灌注治疗相关并发症和合并症等。

（1）严重心律失常：STEMI并发的致命性心律失常主要是室颤，多在发病后最初1~2h内，与冠脉持续闭塞致大面积心肌缺血、严重泵功能受损和低血压有关，直接结果在院外表现为SCD，在院内是心搏骤停，诊断和急救如前述。此外，还并发严重的快速性和缓慢性心律失常，也可影响血流动力学，需紧急处理，否则也会致命。过去很常见，CAMI资料发现，再灌注时代，我国STEMI患者住院期间严重心律失常发生率仍高达 8.8%，在省、市和县级医院分别为 6.5%、9% 和 12.6%，应该引起重视，及时发现和救治。冠脉再通成功时多见，此后恢复顺利，较少见。

1）室性心律失常：包括室性期前收缩（室早）、室性心动过速（室速）和室颤，是 STEMI 发病后 24h 内，特别是数小时内常见的并发症，也是发病早期患者猝死的主要原因。

①室早：STEMI 时室早特别是频发、成对、多源和 R-on-T 可能预示室速或室颤的发生，故应紧急处理。首选利多卡因 50~100mg（1mg/kg）静脉缓慢注射，接着以 1~4mg/min［20~50μg/（kg·min）］静脉滴注。多有效，不良反应见下；若无效，可改用胺碘酮。

②室速：可致血流动力学不稳定，若心室率>150 次 /min 伴低血压（<90mmHg），则应立即行同步直流电复律（100~150J）；若心室率较慢（<150 次 /min）且血流动力学稳定（舒张压>90mmHg），则可选用药物复律：亦首选利多卡因静脉注射（方法同室早），可重复 1~2 次至总量达 3mg/kg 时再静脉滴注（同上）；若无效，则可换用胺碘酮，先给 150mg 静脉缓慢（10~20min）注射，必要时可重复应用，然后以 0.5~1.0mg/min 静脉滴注 5~6h，再视临床效果减量并常规加用口服胺碘酮。使用胺碘酮后可进一步降低心室率，有时也可转变为窦性心律。利多卡因的不良反应有头晕、口眼麻木等，多见于老年人、心力衰竭伴肝肾功能损害者；胺碘酮的不良反应有低血压、Q-T 间期延长、心动过缓和静脉炎；为预防低血压发生，静脉注射应缓慢并随时调整用量。

③室颤：一旦出现，应立即行非同步除颤（200~300J）。若除颤 1 次未成功，可加大能量（最大至 400J）再除颤。如再不成功，可给肾上腺素 1~2mg 后重复除颤；若室颤反复发生，则是出现了电风暴（electrical storm），患者病情异常紧急，须立即给予 β 受体阻断药静脉注射，行心肺复苏并纠正其可能原因（严重低氧血症或中毒；严重电解质紊乱，如严重高钾血症或低钾血症；洋地黄中毒等）。另外，还可试给溴苄胺 250mg（5mg/kg）静脉或胺碘酮 75~150mg 静脉注射后再除颤。如果心脏对肾上腺素一直无反应而不能复苏，很快出现心率减慢和室性逸搏时，则可诊断为心血管（或循环）崩溃（cardiovascular collapse，CVC），抢救成功基本无望，主要原因是 LM 或多支病变相当于 LM 堵塞引起了大面积心肌缺血失去收缩功能所产生的必然结果，病死率几乎为 100%。

④室性心律失常风暴（ventricular arrhythmia storms，VAS）简称电风暴，是指 24h 内发生 ≥3 次室速或室颤。心肌缺血和交感神经过度激活是其主要原因。急救原则是电除颤 +β 受体阻断药静脉 + 深

度镇静。急救药物首选美托洛尔、普萘洛尔和索他洛尔等静脉缓慢注射，次选胺碘酮和利多卡因，或联合用药。在此基础上还应给予地西泮静脉深度镇静，应有特效。电风暴与上述 CVC 的区别是前者只是心肌电不稳定，收缩功能几乎不受影响，循环功能可逆，抢救成功率高；而后者则是心肌收缩功能丧失导致的循环功能不可逆，抢救成功率几乎为 0；STEMI 患者临床上两者单独存在较少，混合存在应占多数。然而，临床上不管病情属于哪种情况，都应全力救治。

⑤室性加速性自主心律：又称为非阵发性室速，心室率在 60~120 次 /min，往往与窦性心律交替或竞争出现，通常是良性的，多发生在前壁 STEMI 冠脉再通成功后，提示与冠脉再通（包括自发再通）相关，一般不必处理，严密观察即可；也可给予阿托品提高窦性心律或必要时用利多卡因抑制之。

2）室上性心律失常：

①窦性心动过速：常由心力衰竭、低氧血症、疼痛、焦虑、发热、血容量过低、肺栓塞和某些药物的不良反应所致，故应对因治疗。若无心力衰竭，可使用 β 受体阻断药。

②房性期前收缩（房早）：往往是心房颤动（房颤）或心房扑动（房扑）的先兆，与心力衰竭致心房扩张或心房压升高有关，应积极对因处理。

③阵发性室上性心动过速（PSVT）：因心率过快，可使心肌缺血加重。若伴有低血压、心肌缺血或心力衰竭，则应立即行同步直流电复律（25~50J）；若无心力衰竭且血流动力学稳定，可给维拉帕米（5~10mg）、美托洛尔（5~15mg）或地尔硫䓬（15~20mg）静脉缓慢注射而转复，无效者可试用胺碘酮。

④房扑和房颤：往往见于合并心力衰竭的患者，并提示预后不良。若心率过快致血流动力学不稳定，应立即行同步直流电复律（能量分别为 25~50J 和 50~100J）。若血流动力学稳定，则减慢心室率即可。有心力衰竭时，首选去乙酰毛花苷（西地兰）0.4~0.8mg 分次静脉缓慢注射，多能减慢心室率，也可能恢复窦性心律；无心力衰竭时，可用 β 受体阻断药如美托洛尔 5mg 静脉缓慢注射，每 5~10min 可重复，总量可达 15~20mg，然后给口服制剂。若无效，可使用胺碘酮控制心室率。反复发作或持续性房颤应使用 CHA_2DS_2-VASc（共 10 分）脑卒中风险和 HAS-BLED（共 9 分）出血风险评分，评价脑卒中和给予长期抗凝治疗出血的风险，可分别给予抗凝、射频消融和 / 或左心耳封堵术（LAA）治疗，以减少脑卒中的危险。抗凝治疗主要用新型口服抗凝药（NOAC），例如达比加群（dabigatran，Ⅱa 因子直接抑制剂）和沙班类（Ⅹa 因子直接抑制剂）如利伐沙班、

阿哌沙班和艾多沙班(rivaroxaban、apixaban 和 edoxaban),不再使用传统的华法林(维生素 K 抑制剂)。

⑤交界性心律失常:多见于下壁 AMI,且多为短暂性的,包括交界区心律和加速性交界区心律(即非阵发性交界区心动过速,心率在 70~130 次 /min)。前者是窦性心动过缓时的逸搏心律。后者则多见于有洋地黄中毒者,治疗应对因。若心率不快,又无血流动力学损害,则不必特殊处理;若心率过慢,血流动力学不稳定,则应行临时起搏。

3)缓慢性心律失常:

①窦性心动过缓:在下、后壁 AMI 早期最常见,若伴有低血压(舒张压<90mmHg)或有室早,应立即处理。首选多巴胺 3~5mg 静脉注射后 + 持续静脉滴注,使血压>90/60mmHg 后,缓慢性心律失常可同时得以纠正;也可给阿托品 0.5~1mg 静脉注射,因无升压作用,多效果不好。

②房室传导阻滞(AVB):多见于下、后壁 AMI 初起或未能成功再灌注治疗者的急性期。Ⅰ型和二度Ⅰ型 AVB 极少发展为三度 AVB,只需观察,不必处理,并注意药物的影响(如 β 受体阻断药、洋地黄或钙通道阻滞药过量)。二度Ⅱ型和三度 AVB 者在发病早期也与低血压有关,首选多巴胺升压治疗(同上);急诊 PCI 成功者 AVB 会消失,若术中并发窦房结尤其是房室结动脉闭塞所致的 AVB,则应立即安装临时起搏器。

③束支传导阻滞:新的双束支传导阻滞如完全性右束支传导阻滞(CRBBB)+ 左前半(LAB)或左后半(LPB)分支传导阻滞及其伴 P-R 间期延长(三束支传导阻滞)或 CRBBB 与完全性左束支传导阻滞(CLBBB)交替,均应立即行临时起搏;而新出现的单束支传导阻滞即使伴有 P-R 间期延长或事先存在双束支传导阻滞伴 P-R 间期正常者,虽可先密切观察,但须做好随时临时起搏准备。

(2)低血压:低血压(<90/60mmHg)是下、后壁 AMI 初期和前壁 STEMI 急诊 PCI 围介入期常见的并发症,可引起冠状动脉灌注减少,加重心肌缺血,严重时可立即危及患者的生命。前者往往与迷走神经过度反射(Bezold-Jarisch 反射)、低血容量、药物(如血管扩张药)过量和右心室梗死有关,后者则与 MI 面积大的血流动力学不稳定、心源性休克以及其他少见疾病如急性肺栓塞、出血和气胸有关。治疗宜针对上述病因,采取以下急救措施。

1)升压药:首选多巴胺 3~5μg/(kg·min)静脉滴注,紧急情况下(如血压 50~60mmHg)可先静脉注射 2.5~5mg(必要时可反复应用),再静脉滴注维持。

2)阿托品:0.5~1mg 静脉注射,5~10min 可重复一次,总量不超过 2.0mg。适用于伴心动过缓和恶心、呕吐的迷走神经过度反射的患者,对后者理论上有效,但因已有低血压,实际效果不如多巴胺。

3)扩容:只限于下、后壁伴有右心室 MI(RVMI)的患者,可在升压药维持血压 90/60mmHg 以上的基础上行扩容治疗。先给予生理盐水 100ml 静脉注射,后以每 5min 静脉输注 50ml,直至总量 500ml,再根据血压、心率、呼吸次数和肺部啰音的变化情况给予小量(1ml/min)持续输注。若血压能稳定住,则维持小剂量不变;若血压仍不能维持,还需加用右旋糖酐或 706 代血浆输注直到血压能稳定,再改为小剂量维持;若有心力衰竭征象,立即停止扩容,并给予利尿药和血管扩张药。由于右心室 MI 伴低血压是因右心室休克致左心室容量负荷过低所致的,血流动力学状态属 Forrester Ⅲ型,临床表现与低血压真休克不相称:患者能平卧、呼吸次数(18 次 /min)和 SaO_2(吸氧下>98mmHg)正常,无呼吸困难和喘憋,两肺底呼吸音清晰,无细湿啰音;最重要的证据是,床旁胸部 X 线片显示肺野清亮、无肺淤血。即便如此,升压药也需维持数日渐渐撤除,以利循环系统的调整和恢复。同时应理解,临床上右心室 MI 只有在低血压时才有补液扩容指征,血压正常一定不可故意补液扩容,以防诱发心力衰竭,因为不是所有右心室 MI 都会引起右心室性休克。

4)治疗基础疾病,如心源性休克和肺栓塞等。

(3)心力衰竭:因为 AMI 直接影响左心室泵功能,故心力衰竭是 STEMI 最主要的并发症。CAMI 资料发现,我国 STEMI 心力衰竭并发率为 15.8%,在省、市和县级医院分别为 10.3%、16.4% 和 24.6%。常见于伴或不伴陈旧性 MI 的大面积 MI 如广泛前壁 AMI,或 AMI 伴大面积心肌缺血的患者,主要由左心室收缩功能衰竭所致,并影响预后。心力衰竭的血流动力学异常属 Forrester Ⅱ型[$CI>2.2L/(min \cdot m^2)$,PCWP>18mmHg],因 LVEF、SV 和 CO 严重降低而同时产生 LVEDP 增高和肺淤血、水肿。其主要临床表现有不能平卧、呼吸困难、咳白色或粉红色泡沫痰和肺部湿啰音等,但随 SV 降低和肺淤血的程度不同而差别较大,可轻至呼吸次数增加(>20 次 /min)或平卧后咳嗽、咳白色泡沫稀痰伴肺部少量细湿啰音;又可重至肺水肿的表现,如极度呼吸困难、端坐呼吸、咳粉红色泡沫痰伴面色苍白、大汗淋漓、满肺水泡音和喘鸣音。X 线床旁像有助于心力衰竭的诊断和肺淤血或肺水肿程度的判断,严重者可出现实变大白肺,临床无明显发热可与肺炎鉴别。治疗目的主要是降低肺毛细血管楔压(PCWP),减轻肺淤血或肺水肿,并增加 SV 和 CO;治疗原则为给氧、应用吗啡、严格限制入量和持续利尿、扩血管、强心和抗心肌缺血(同前述)。若不能及时、有效地进行急救,则会快速进展为心源性休克,或因急性左心衰竭反复发作渐渐滑入难治性心力衰竭和多脏器功能衰竭的深渊而死亡。严重左心衰竭、肺水肿和难治性心力衰竭的急救措施请参见相关章节。

(4)心源性休克:心源性休克是 STEMI 泵衰竭并发症最严重的类型。CAMI 资料显示,我国 STEMI 患者心源性休克并发率为 6.1%,在省、市和县医院分别为 3.5%、5.8% 和 12.1%,是北京 AMI 急诊 PCI 死亡患者第一死因,占 39.1%。80% 由大面积 MI 所致,其余由机械并发症如室间隔穿孔、乳头肌断裂或右心室 MI 所致;其预后很差,病死率曾高达 80%,再灌注治疗时代仍约 50%。典型的血流动力学类型为 Forrester Ⅳ型[$CI<2.2L/(min \cdot m^2)$,$PCWP>18mmHg$]。临床表现为持续(>30min)、低血压(舒张压<90mmHg)、低组织灌注(意识模糊、皮肤湿冷苍白、四肢冰凉、少尿和酸中毒)以及肺水肿(呼吸困难、肺部湿啰音和 X 线的肺水肿表现)。治疗原则除持续心电、血压监测和高流量给氧纠正低氧血症外,重点为升压、增加 CO 和组织灌注、降低 PCWP 减轻肺水肿以及保护内环境稳定和生命器官。措施如下:

1)升血压:恢复血压 ≥90/60mmHg 是维持心脏、脑、肾等生命器官灌注并维持生命的前提。首选多巴胺 5~10μg/(kg·min),甚至 10~20μg/(kg·min)或更大量静脉维持输注,以确保血压 ≥90/60mmHg。必要时加用间羟胺(阿拉明)或去甲肾上腺素。在严重低血压的紧急情况下,可先静脉弹丸式推注多巴胺 2.5~5mg,间隔 3~5min 可重复应用,使血压恢复至 90/60mmHg 以上,再给予静脉维持输注。

2)增加组织灌注:在升血压的基础上,必须保证心脏、脑、肾生命器官的组织灌注。首选硝普钠或同时合用硝酸甘油,用量宜小,5~20μg/min 静脉维持输注。可扩张小动脉(阻力血管)而增加 CO 和组织灌注,同时可降低 PCWP 而减轻肺淤血或肺水肿,从而改善血流动力学状态。尤其与大剂量多巴胺合用效果更好,还能抵消其 α 受体兴奋引起的缩血管不良反应而改善组织灌注。临床上常能观察到,在升压药的基础上使用小剂量硝普钠,血压可不下降甚至会略升高,脉搏可稍强以及组织灌注改善明显。

3)循环支持:能增加 SV 和 CO,有主动脉内球囊反搏(IABP)、Impella 导管泵和体外膜肺氧合(extracorporeal membrane oxygenation,ECMO),前者是被动支持,后两者均能主动支持,心源性休克患者有强指征。常用 IABP,经股动脉送入气囊导管至降主动脉,通过舒张期和收缩期气囊分别充气与放气,增加心脏、脑组织灌注并降低心室射血阻力，有可能使 SV、CO 增加 20%~30%，因此可为循环提供有效支持并产生有益的血流动力学效应，适用于所有心源性休克患者，尤其对上述升压药反应不佳、血流动力学不稳定以及为介入治疗或外科手术需做冠脉造影的休克患者所必需。IABP 的不良反应有穿刺部位出血、穿刺下肢缺血、溶血、血栓栓塞和球囊破裂等并发症，在老年、女性和有外周动脉疾病者更多见；而且 IABP 本身不能改善心源性休克患者的预后。当然，有条件时可使用 Impella 导管泵，但有溶血并发症，不能长时间支持；也可使用 ECMO，但操作时间较长，并发症较高，无增加心脏、脑组织灌注的优势，往往需与 IABP 联合应用最为理想。当然均有定量增加 CO 达 2.5L/min 或以上的明确效果。需要特别提醒的是，Forrester Ⅲ型低血压休克并非真正的心源性休克，只需升压和扩容治疗即可，应慎用血管扩张药，无须也禁用循环支持。

4）再灌注治疗：包括溶栓、急诊 PTCA 或 CABG。特别是前两者及其联合应用使梗死相关冠脉早期再通和有效再灌注，可使住院病死率降至 35%~50%，是目前治疗 AMI 伴心源性休克的首选方法。

5）纠正左心衰竭肺水肿：具体原则和措施同上。

6）保持内环境稳定：及时发现和纠正电解质紊乱和酸碱平衡，才能维持内环境稳定，保护好心脏、脑、肾、肺等生命器官。否则，极易使休克恶化并进入不可逆的恶性循环状态，直至死亡。

（5）机械并发症：是指心脏的“机械部件”结构损坏所产生的一组并发症。发生率为 1%~2%，但往往是致命性的。CAMI 资料显示我国发生率为 0.7%，在省、市和县级医院分别为 0.6%、0.7% 和 1.1%。主要由透壁 MI 心肌中心薄弱区或 MI 与正常交界区撕裂、断裂和破裂所致；透壁 MI 区中心或 MI 与正常交界区，在点、线和面上被左心室内压产生的剪切力所撕扯、破裂是发生机制；临床上包括左心室游离壁破裂、室间隔穿孔和乳头肌断裂等。北京注册资料显示，机械并发症已成为再灌注治疗时代 STEMI 急诊 PCI 死亡患者的三大主要死因之一，占 28.1%。治疗即使紧急外科手术修补或介入封堵，死亡风险依然很高。若在循环支持下血流动力学能稳定者，可选择时机行外科修补术，抢救成功率才较高。

1）左心室游离壁破裂：一旦发生，往往是灾难性的，将立即出现心脏压塞，产生电 - 机械分离而死亡。所能做的处理是，在胸外按压心肺复苏的同时，应行超声心动图检查，以确诊或除外心脏压塞，须行心包穿刺暂时缓解心脏压塞并证实诊断；若极偶然病情能相对稳定，情况允许时应做冠脉造影，然后送外科行室壁修补和 CABG。若左心室游离壁破裂为亚急性的，则可通过机化血栓、血肿和心包一起堵住破裂口而不出现心脏压塞，渐渐形成假性室壁瘤。假性室壁瘤一旦确诊，则应尽快行手术切除和修补，以免再破裂而死亡。

2）室间隔穿孔和乳头肌断裂：前者由室间隔破裂所致，而后者则是乳头肌“部分或全部断裂”的结果。两者临床特征相似，均表现为突发急性心力衰竭甚至心源性休克，或心力衰竭突然加重并很快出现心源性休克，伴有心前区新的、粗糙的全收缩期杂音，前者往往有震颤。彩色多普勒超声心动图检查和右心漂浮导管检查对两者有确诊和鉴别诊断价值。一旦确诊，均应在 IABP 下先行冠脉造影，再行外科修补和 CABG。

机械并发症的预防至关重要，但国内外指南迄今均无相关推荐。鉴于机械并发症发生是在透壁 MI 区与左心室高压间相互作用撕裂的结果，则 MI 区心肌内出血应是被撕破的“蚁穴”。我们根据实验研究发现微血管保护药能有效地预防 MI 区出血即“蚁穴”，2016 年对心脏破裂高危患者如老年女性、大面积 MI、错过早期急诊 PCI 机会或急诊 PCI 并发冠脉和心肌无复流（抬高 ST 段持续回落不全）透壁 MI 患者，常规使用了大剂量“心三联”：中药通心络 4 粒、3 次 /d+ 阿托伐他汀 60~80mg、1 次 / 晚 + 尼可地尔 5mg、3 次 /d，1~2 周。结果显示，心脏破裂死亡病例（3/1 010，0.3%，占死亡病例 20%，均为发病<12h 者）比 2015 年（8/959，0.83%，占死亡病例 47%，发病<12h 者仅 2 例）未用时明显减少，且不再有发病>12h 的破裂病例。研究提示，“心三联”有预防心脏破裂的可能，临床可以试用，值得进一步研究。

临床警惕识别心脏破裂的撕裂痛：高危患者出现持续胸痛不伴 ST 段缺血改变时，应高度怀疑心脏破裂撕裂中，应及时和定时行床旁超声心动图检查，有望早发现并及时行外科手术，能避免悲剧发生。

（6）梗死后心绞痛和再梗死：梗死后心绞痛属不稳定型心绞痛ⅢC 型，应给予积极药物处理和急诊 PCI。再梗死，我国发生率虽低至 0.6%（CAMI 资料），不论是原部位（4 周内称延展），还是非原部位，是 STEMI 或是 NSTEMI，只要有典型的胸痛伴 ST 段上抬或下降者，均应按 AMI 处理，包括溶栓和急诊 PTCA。

（7）其他并发症：STEMI 患者的其他并发症主要是出血和栓塞。前者包括非颅内出血（我国发生率为 1.8%），如消化道出血和颅内出血（多年高血压基础加上抗栓治疗）；后者常见肺栓塞（因肥胖加卧床）和脑卒中［我国发生率仅 0.6%，包括血栓形成（因低血压）或脑栓塞（因颈动脉粥样硬化、合并房颤、左心室室壁瘤伴或不伴心尖附壁血栓形成和心力衰竭）］。对以上均应做好防范。

【恢复期（出院前）检查与治疗】

STEMI 患者经 CCU 监护救治病情稳定后，应转至普通病房进一步恢复、评估检查、调整治疗和完成非 IRA 择期 PCI，同时给予健康宣教后即可出院，时间为 1~2 周。这期间，除了延续和调整 CCU 的治疗方案外，还需完成相关检查或复查，重点评价心功能恢复情况和心肌缺血风险；如有条件，还可检查心肌灌注同位素，评价梗死范围大小；对未行急诊 PCI 的病情平稳患者，还应常规行冠脉造影，适时行 PCI 或 CABG，以及对非 IRA 严重狭窄病变行择期 PCI 或 CABG。患者只要生命体征正常，已常规下地活动，能生活自理，心功能稳定，无心肌缺血发作，完成了心功能评价、非 IRA 择期 PCI 和健康宣教，并符合常规 PCI 术后出院条件，即可出院。

九、二级预防

STEMI 患者二级预防目的是预防冠脉粥样硬化病变的进展，心肌缺血或梗死再发；促进心功能进一步恢复，预防心力衰竭的发生或加重；力争使患者突发故障的"心脏发动机"彻底恢复功能和供血，重新恢复工作和生活。重点措施：①坚持服药治疗，包括抗心肌缺血，预防心室扩大、重构和心力衰竭，预防支架内血栓（双联抗血小板治疗至少 1 年），稳定粥样硬化斑块，以及控制粥样病变进展（他汀类）等；②定期门诊随访，加强健康教育、纳入社区管理等，努力改善 AMI 患者的长期预后；③严格控制危险因素，如高血压、高血脂、糖尿病等；④倡导健康生活方式，如戒烟、限酒、戒肥腻，清淡（低脂低盐）饮食、降低体重、加强运动（心功能好者）等。

（杨跃进　吴 元）

第 18 章　心绞痛的病理生理分型与处理

心绞痛是冠心病最常见的一种临床表现类型。它的发生是由于心肌的需氧与冠状动脉的供氧失去平衡，致使心肌缺血缺氧所致。绝大多数心绞痛的发作是由于冠状动脉（冠脉）本身粥样硬化所致管腔狭窄和 / 或管壁功能障碍所引起，约占心绞痛发病的 90%。其他引起心绞痛发作病因：①主动脉瓣狭窄；②肥厚型或扩张型心肌病；③甲状腺功能亢进（甲亢）、贫血、发热、快速性心律失常等。本章主要叙述由冠状动脉粥样硬化所致的心绞痛。心绞痛可根据病理生理、临床表现的不同特点，分为不同的临床类型。其目的是便于理解患者的主要临床特点，更好地指导治疗和判断预后。

第 1 节　心绞痛的分型

一、心绞痛的分型

心绞痛的分型主要有 WHO 的心绞痛临床分型和 Braunwald 心绞痛的病理生理分型两种。目前主要采用后者。

WHO 将心绞痛分为两型：①劳力性心绞痛；②自发性心绞痛。其中，劳力性心绞痛又分为初发劳力性心绞痛（病程在 1 个月内）、稳定劳力性心绞痛（病程稳定 1 个月以上）、恶化劳力性心绞痛（稳定劳力性心绞痛基础上病情突然加重）三型；而自发性心绞痛根据发作时 ST 段压低或抬高，分为单纯自发性心绞痛（ST 段压低）和变异型心绞痛（ST 段抬高）。

Braunwald 心绞痛分型：①稳定型心绞痛；②不稳定型心绞痛。其中，稳定型心绞痛指稳定劳力性心绞痛；不稳定型心绞痛则包括除稳定劳力性心绞痛以外的所有类型，实际上是一组临床心绞痛综合征，包括恶化型劳力性、初发劳力性（1 个月之内，轻微劳力即可诱发）、休息时（自发型）心绞痛（也可因轻微劳力诱发）、梗死后心绞痛等。变异型（prinzmetal）心绞痛虽可归为不稳定型心绞痛的范畴，但因其发病学及临床上的显著特点，Braunwald 将其另辟讨论。

这两种心绞痛分型各有所长，目前较为流行的是采用稳定型和不稳定型心绞痛的分型，其优点是较为简单、实用，但在反映心绞痛的发病机制和病理生理特点方面仍较欠缺，过于笼统。

另外，1985 年 Maseri 提出“混合性心绞痛”这一概念，是指在具有一定劳力阈值的劳力性心绞痛患者，如在静息时或应能很好地耐受的劳力水平下也发生心绞痛时，可称为混合性心绞痛，属于不稳定型心绞痛的范畴。卧位型心绞痛因其发作系由心肌耗氧增加促发，应属于劳力性心绞痛的范畴。

根据现在流行的理念，本章将心绞痛分为稳定型心绞痛、不稳定型心绞痛、变异型心绞痛来叙述。在“不稳定型心绞痛”部分，除对其总体临床诊治进行叙述外，还另辟篇幅对各型不稳定型心绞痛的诊治特点进行简要专述。

另外，关于心绞痛的另外两种特殊类型即 X 综合征、无症状性心肌缺血，请参阅相关章节。

二、心绞痛临床危险度分层

危险性主要取决于：①左心功能状况；②冠状动脉病变程度。

【稳定型心绞痛的危险度分层】

稳定型心绞痛的危险度分层主要依据运动试验的结果。诱发心肌缺血、心绞痛发作的运动量越低，缺血范围越大，其危险度也就越高(表 18-1)。

表 18-1　稳定型心绞痛临床危险度分层

组别	加拿大心脏病学会心绞痛分类(Ⅰ~Ⅳ)	运动试验指标(Bruce 或 MET 方法)	发作时心电图
低危险组	Ⅰ、Ⅱ	Ⅲ级或 6MET 以上	ST 段压低≤1mm
中危险组	Ⅱ、Ⅲ	低于Ⅲ级或 6MET 心率>130 次 /min	ST 段压低>1mm
高危险组	Ⅲ、Ⅳ	低于Ⅱ级或 4MET 心率>130 次 /min	ST 段压低>1mm

注：MET，代谢当量，反映运动强度。

【不稳定型心绞痛危险度分层】

不稳定型心绞痛危险度分层主要依据心绞痛类型、心绞痛发作持续时间和缓解方式以及心电图缺血性改变多项指标进行综合判断(表 18-2)。其中，最重要的指标是心绞痛类型和发作持续时间。

表 18-2　不稳定型心绞痛临床危险度分层

组别	心绞痛(AP)类型	发作时心电图	肌钙蛋白
低危险组	初发、恶化劳力性、无静息时发作	ST 段压低≤1mm 持续时间<20min	阴性
中危险组	a. 1 个月内出现的静息性心绞痛，但 48h 内未再发作者(多数由劳力性心绞痛进展而来) b. 梗死后心绞痛	ST 段压低>1mm 持续时间<20min	阴性或弱阳性
高危险组	a. 48h 反复发作静息心绞痛 b. 梗死后心绞痛	ST 段压低>1mm 持续时间>20min	常呈阳性

下列情况提示病情危重：①恶化劳力性心绞痛伴 48h 内反复休息时发作的患者最危险；②静息心绞痛发作时 ST 段压低并且持续时间>20min；③当左室射血分数（LVEF）<40%，心肌对缺血的耐受性明显降低，猝死发生率增加；④心绞痛发作时并发急性左心功能不全，二尖瓣反流或低血压等。

第 2 节　稳定型心绞痛

稳定型心绞痛或称稳定劳力性心绞痛，指劳力性心绞痛有固定的诱发因素，发作持续时间较短，休息或含服硝酸甘油可使之迅速缓解，其病程稳定在 1 个月以上。"心绞痛"这一术语已不限于仅代表由心肌缺血所引起的疼痛表现，而是包括心肌缺血引起的诸多其他不适症状，如极度疲乏和呼吸困难等被视为心绞痛的等同症状。

一、病理生理

对于正常心脏，心肌的需氧与冠状动脉的供氧始终保持动态平衡状态。在冠状动脉病变的基础上，上述的需氧（氧耗）与供氧失去平衡，致使心肌缺血缺氧，导致心绞痛发作。

冠脉供氧的决定因素：①冠脉狭窄程度，包括固定狭窄（斑块或血栓等）和动力性狭窄（痉挛）；②冠脉灌注压（主动脉平均压）；③血液的携氧能力（如是否贫血）等。

心肌氧耗量的决定因素：心率、心室壁张力、动脉压、心肌收缩力、心室体积、左心室舒张末压等。这些指标增加均可导致心肌氧耗量增加。临床上常用心率与动脉收缩压乘积来估计心肌氧耗量。

在稳定型心绞痛患者，主要由于冠脉固定狭窄达到一定严重程度（氧供降低）而在运动时（氧耗增加）不能满足心肌代谢的需要，从而引起心绞痛。

二、临床表现

【稳定劳力性心绞痛的发作特点】

1. 诱因　劳力最为常见，如走路快、上楼、爬坡、顶风骑车等；亦可为情绪激动或精神打击所诱发。

2. 性质　钳夹样、收缩样、挤榨样、烧灼感、喝辣椒水样、沉重感、挤压、令人窒息样、憋气样或压石样等。常伴有焦虑和濒死的恐惧感。有些患者的感觉很难用言语说清楚，如轻度压迫样不适，或不舒服的麻木样感觉。

等同症状有呼吸困难、全身软弱、疲乏、嗳气（打嗝儿）常见。老年患者尤其多见。

不正常的劳力性呼吸困难可能是冠心病的一种早期症状,即使在还没有心绞痛症状或显现心肌缺血证据的时候。

3. 部位 通常位于胸骨后,范围常为手掌或拳头般大小。也可仅位于牙床、下颌骨或喉咙。疼痛放射较常见:可放射至左臂内侧、右臂、双臂的外侧面、腕部或手指;放射至下颌以上及上腹部以下者较少见。

4. 持续时间 多为 3~5min。短者亦可为 30s,长者可达 20min。心绞痛的症状是逐渐加重的,需数分钟达高峰。心绞痛很少在数秒其程度即达高峰。

5. 缓解方式 休息(静止)或含服硝酸甘油。后者常为有用的诊断工具,尽管食管疾病或其他引起胸痛的症状有时亦可通过含服硝酸甘油而缓解。硝酸甘油对劳力性或自发性心绞痛均有良好的疗效,其特点:①缓解心绞痛的作用是迅速的,一般在 3~5min 内或更短;②缓解心绞痛的作用是完全的,而不是部分的;③口含硝酸甘油可预防心绞痛的发作,并能增加心绞痛患者的运动耐量。对于一些冠状动脉固定性狭窄>90% 的患者,若自发性心绞痛发作时伴有血压明显升高,这种心绞痛的持续时间往往较长,硝酸甘油的缓解作用较差,常需含硝苯地平粉使其血压迅速下降才能使心绞痛得以缓解。一般而言,有动力性阻塞因素参与的心绞痛对硝酸甘油的反应均较好,没有动力性阻塞因素参与的心绞痛对硝酸甘油反应的好坏取决于冠状动脉机械性阻塞的严重程度,阻塞程度越重,则硝酸甘油的疗效越差,因此硝酸甘油能否迅速缓解心绞痛可作为粗略判断血管固定性狭窄程度的指标。

含服硝酸甘油后 5~10min 后胸痛仍不缓解者,常提示:①胸痛不是心肌缺血所致;②心肌缺血严重。

心绞痛患者发作时喜静止、坐位及停止步行是其特点。某些患者在步行中出现心绞痛,但继续行走心绞痛反而缓解,称为走过心绞痛。这种心绞痛的发生机制有两种:其一,可能与血管痉挛和收缩因素有关;其二,代谢产物扩张侧支循环血管使缺血区血流增多,多见于有严重冠状动脉固定性狭窄伴有良好的侧支循环的患者。也有学者认为这是一种缺血预适应现象。

仔细询问病史是正确诊断的关键。症状典型者,根据临床病史即可诊断,可避免因做一些不必要的检查而花许多“冤枉钱”。

稳定劳力性心绞痛的典型描述为“走路快或上楼时出现胸骨后压榨样疼痛,需停止活动,休息或含服硝酸甘油数分钟或很快缓解”。

【非心绞痛的胸痛特点】

1. 短暂几秒钟的刺痛或持续数小时甚至数日的隐痛、闷痛。

2. 胸痛部位不是一片，而是一点，可用 1~2 个手指指出疼痛的位置。

3. 疼痛多于劳力后出现，而不是劳力当时。

4. 胸痛与呼吸或其他影响胸廓的运动有关。

5. 胸痛症状可被其他因素所转移，如与患者交谈反而使其胸痛症状好转。

6. 含服硝酸甘油在 10min 后才见缓解的发作。

【胸痛的鉴别诊断】

许多疾病可导致心绞痛类似症状，需加以鉴别。

1. 食管疾病　有痛性食管疾病，常见者为食管反流及食管动力异常（包括弥漫性痉挛等），这些疾病可刺激心绞痛发生，亦可与心绞痛并存。经典的食管痛的特点是烧心（胃灼热），与体位改变及用餐有关。食管痉挛可引起胸骨后持续疼痛。

2. 胆绞痛　慢性胆囊炎或胆石症患者可由于胆囊或胆管的阻塞致胆囊压力增高而产生胆绞痛，疼痛多位于右上腹，局部可有压痛，但亦可表现在上腹部或心前区。疼痛持续时间多在 2~4h，常伴有恶心、呕吐，严重者可伴有巩膜黄染、发热、白细胞增多。既往病史中常有消化不良、胀气和厌油的情况。腹部 B 超可明确诊断。

3. 颈、胸脊神经根病变　所有累及颈、胸脊神经根的疾病均可引起胸痛，其部位和放射范围与心绞痛相似，疼痛的发生常与颈部和脊椎的动作、平卧或提重物有关，有时可伴有感觉缺失。此类疾病有椎间盘病变、颈椎病和胸廓出口综合征等。

4. 胸壁神经　软组织来源的疾病，包括扭伤、肋间神经炎和肋软骨炎等。其胸痛的共同特点：①疼痛固定于病变局部，并有明显的压痛；②胸廓运动，如深呼吸、咳嗽和举臂，可使疼痛加重。

5. 肺动脉高压性疼痛　疼痛可发生在所有能引起肺动脉高压疾病的情况下，如二尖瓣狭窄、存在左向右分流的艾森门格综合征、原发性肺动脉高压、肺动脉栓塞和由慢性肺部疾病所致的肺源性心脏病。胸痛的产生与肺动脉压的高低无关，也不由肺动脉扩张所致，主要是与右心室肥厚使心肌需氧量增加而产生心肌相对供血不足有关。这种胸痛也多发生在活动时，常伴有气短、头晕和晕厥症状。体格检查可发现胸骨旁抬举性搏动、第二心音亢进，以及心电图显示右心室肥厚的特点。

6. 急性心肌梗死（AMI）　胸痛时间常 >20min，心电图及心肌酶学检查有利于鉴别诊断。

7. 肺栓塞　主要症状为呼吸困难,但也可伴有胸痛。胸膜痛可能提示肺梗死。吸气时胸痛加重、可闻及胸膜摩擦音等特点可与心绞痛鉴别。

8. 急性心包炎　很多情况下很难与心绞痛鉴别。然而,心包炎多发于年轻患者,可闻及心包摩擦音,胸痛常突然发生,程度较重,持续时间较长,咳嗽、吞咽及吸气加重胸痛可与心绞痛鉴别。坐位及往前靠可减轻胸痛,心电图上 ST 段改变较广泛。有些心包疾病的患者仅主诉一种说不清的不适,而无其他胸膜、心包炎症的特异症状,且与劳力无关。肝充血可能使临床病史复杂化。通过仔细询问病史及体格检查,常可将上述症状与心绞痛区别开。然而,冠心病常可与这些症状并存,这些症状亦可诱发心绞痛发作,如呼吸暂停综合征可诱发夜间心绞痛。

【稳定劳力性心绞痛的分级】

1972 年,加拿大心血管病学会对劳力性心绞痛制定了分级标准(CCS)。加拿大分级类似纽约心功能分级:①Ⅰ级:一般在日常活动不引起心绞痛;②Ⅱ级:日常体力活动稍受限制;③Ⅲ级:日常体力活动明显受限;④Ⅳ级:轻微活动可引起心绞痛,甚至休息时亦有。

该分型的缺点:分级依赖于对患者的仔细观察;另外,患者对症状的耐受性变异很大。

三、无创检查

【心电图】

1. 静态心电图　近一半的稳定型心绞痛患者心电图正常,静态心电图正常者也可能有严重心绞痛,但他们通常无广泛 MI 病史。最常见的心电图异常表现是非特异性 ST-T 改变伴有或不伴有以往 Q 波性 MI。

2. 运动心电图(心电图运动试验)　冠心病的诊断:作为一项筛查试验,运动试验是有用的,因为相对简单、便宜,尤其对那些胸痛症状具有中等冠心病可能性及心电图(静态)正常的患者(假如他们能达到适当的运动负荷)。运动试验对冠心病患病率高或低的患者有价值。运动试验还可提供有关缺血的严重程度、功能受限程度及预后方面的有用及更多的信息。

【核素检查】

1. 运动心肌灌注显像　这种技术是在运动高峰或出现心绞痛或呼吸困难时静脉注射放射性核素。之后再运动 30~45s,以确保在运动峰值时心肌放射性核素初始摄入状况。接着让患者休息数分钟后采集图像。

评价心肌存活和缺血方面的重要进展：① 24h 延迟重分布显像；②静息 ^{201} 铊再注射方案。另外，^{99} 锝心肌灌注显像亦是一大进展。

运动心肌显像同时做心电图观察要优于单纯心电图运动试验。表现在以下方面：①检出冠心病；②多病变的检出；③判定病变血管；④局部室壁运动异常(有无 Q 波)的心肌存活状况。

不论静态心电图是否正常，放射性核素运动心肌显像敏感性约为 82%，特异性为 88%，而心电图运动试验的敏感性及特异性均在 50%~80%。

当静态心电图异常时，放射性核素心肌灌注显像对冠心病的诊断尤其有帮助。静态心电图异常主要包括左心室肥厚、左束支传导阻滞等。

2. 药物放射性核素负荷试验　不能适当运动，特别是老年及周围血管病或有呼吸困难运动受限者，可采用双嘧达莫或腺苷放射性核素负荷试验来检测冠心病。对于哮喘者，多巴酚丁胺放射性核素负荷试验有用且安全(与双嘧达莫或腺苷比较)。

【超声心动图】

1. 运动超声心动图　二维超声心动图(UCG)通过测定有无缺血时整体或节段性左心室功能状态，对评价冠心病患者有用，还可确定左心室肥厚及伴随的瓣膜病。UCG 价格相对低廉且安全。偶尔，经食管 UCG 可检出冠脉堵塞。

运动 UCG 是让患者运动后立即做 UCG 检查，从而发现因缺血而诱发的节段性室壁运动异常。85% 患者可获满意图像，且该检查的重复性高。尽管不能在运动高峰时采集图像，但因为缺血所诱发的室壁运动异常并不会在停止运动后很快恢复，所以并不影响超声检查。

多项研究表明，运动 UCG 检测冠心病的准确性与放射性核素运动心肌显像相似，而且比活动平板运动试验更佳。

2. 药物负荷 UCG　不能运动、运动中或运动后 UCG 图像质量不佳的患者可行药物负荷 UCG 试验。这包括经食管 UCG 的食管起搏、高剂量双嘧达莫注射、腺苷注射或多巴酚丁胺 UCG 负荷试验。起搏及多巴酚丁胺负荷 UCG 试验较双嘧达莫敏感。阿托品增加多巴酚丁胺负荷 UCG 试验的准确性，特别在服用 β 受体阻断药的患者。

研究表明，经食管的多巴酚丁胺 UCG 负荷试验对诊断心肌缺血是可行、安全且准确的，可用于那些经胸视窗不佳的患者。

四、冠脉造影及左心室造影

【冠脉造影】

尽管通过典型的临床表现及无创检查结果对诊断稳定型心绞痛很有价值,并且对总体评价患者状况很有帮助,然而只有冠脉造影才对稳定型心绞痛有确诊价值,并且可明确显示病变的部位、严重程度。稳定型心绞痛患者冠状动脉造影结果显示,单支病变、双支病变及三支病变各占 25%,左主干病变占 5%~10%,约 15% 患者无显著冠脉病变(狭窄程度<50%)。

慢性稳定型心绞痛(SAP)与 AMI 者冠状动脉造影结果有所不同。AMI 者病变支数较少,而 SAP 者却相反,且有 MI 病史的 SAP 者中在一支或多支冠脉上存在慢性完全闭塞者较多,反映了两者之间在发病、病理生理及血栓形成倾向上的不同。

【病史特点(临床特点)与冠脉造影的关系】

据报道,中年患者典型心绞痛与不典型心绞痛或非心绞痛性胸痛患者冠脉造影上证实为冠心病的概率分别为 90%、50% 和 15%。而无症状者的概率仅为 3%~4%。

尽管 CAD(包括自发心绞痛、夜间心绞痛及餐后心绞痛)的临床表现在多支病变者较单支病变者严重。但胸痛的严重性、持续时间、性质和促发因素都与冠脉造影所示病变无明显关系。

症状与冠状动脉造影不符的典型病例就是无症状心肌缺血及变异型心绞痛,尽管后者症状很严重,但病变常较轻,甚至无明显狭窄病变。

【左心室造影】

左心室造影可评价病变对左心室功能的影响。左心室舒张末压的增高常先于心绞痛发作或 ST 段压低。有 MI 史者可发现节段性室壁运动障碍,无 MI 史者亦可有节段性室壁运动障碍,可能主要因该节段长期缺血导致“心肌冬眠”所致。另外,还可见节段性室壁运动代偿性增强表现。除此之外,还可发现二尖瓣脱垂。继发于左心室扩大的二尖瓣反流可见于稳定型心绞痛和缺血性心肌病。

五、治　疗

【处理原则】

1. 确定并治疗诱发因素,如贫血、未控制的高血压、甲亢、心动过速、未控制的充血性心力衰竭及合并性瓣膜性心脏病。

2. 开始治疗危险因素,适当运动及改善生活方式。

3. 开始阿司匹林治疗,并舌下含服硝酸甘油,后者用于消除症状且可作为预防性用药（如在运动前含服，可增加运动耐量）。

4. 许多患者仅舌下含服硝酸甘油即可控制缺血，但当每周发作多于 2 次或 3 次时，应加用 β 受体阻断药或钙通道阻滞药。加用 β 受体阻断药或钙通道阻滞药并不完全取决于心绞痛发作的频度及严重性。有高血压或有陈旧性 MI 史者，可加用两药之一（即使心绞痛发作并不频繁）。

5. 若心绞痛症状未得到控制，可加用一种长效硝酸盐制剂，以使剂量呈不对称性而防止硝酸盐耐受。心绞痛类型及发作时间常指导用药时机（timing）。

6. 尽管联用两种药物，仍有心绞痛发作者，可加用第三种抗心绞痛药。尽管在满意用药的情况下，仍有顽固性心绞痛发作者，可考虑行冠脉造影以行血管重建术。无创检查显示，“高危”的患者或生活方式需较多活动的患者亦应行冠脉造影。

【一般处理】

1. 戒烟，不提倡过量饮酒。

2. 控制伴随的危险因素，如高血压、糖尿病等。

3. 合理膳食，控制过于油腻食物的摄入。

4. 缓解生活及工作中的压力。

5. 适当运动，不宜过劳。

6. 帮助患者认清病情，提高患者改变生活方式及服药的顺应性。

【常用改善心绞痛预后的药物】

1. 抗血小板药　常用药物有阿司匹林及氯吡格雷。最新和最强的抗血小板药为 GP Ⅱb/ Ⅲa 受体拮抗药。

阿司匹林通过抑制血栓素 A_2 的生成，降低血小板聚集而发挥抗血小板作用。早期大规模临床试验证明，阿司匹林在冠心病的一级及二级预防中，均可降低 MI 及死亡的发生率。常用剂量为 80~325mg/d。近期有研究表明，阿司匹林在冠心病的一级预防中无益。笔者认为，与其剂量未依体重个体化而仍偏高有关。

有胃肠疾病不耐受阿司匹林者，可用具有抗酸保护胃黏膜的复合药铝镁匹林或另一类抗血小板药吲哚布芬代替。

氯吡格雷通过抑制血小板聚集 ADP 途径而发挥抗血小板作用。与阿司匹林合用，有协同抗血小板作用。用法：300mg 冲击一次，以后 75mg/d。对阿司匹林过敏或抵抗者可单用氯吡格雷。

替格瑞洛通过与 $P2Y_{12}$ ADP 受体可逆性结合而抑制血小板聚集。该药较同类的氯吡格雷疗效更佳。可与阿司匹林合用于不稳定型心绞痛的治疗。用法：180mg 冲击一次，以后 90mg，每日 2 次。

GP Ⅱb/Ⅲa 受体拮抗药通过抑制血小板聚集的最后通路而发挥抗血小板作用，是最强的抗血小板制剂。目前尚未将其口服制剂常规用于临床。

2. 血管紧张素转换酶抑制药（ACEI） 临床试验证实，ACEI 可改善高血压、左心功能不全、陈旧性 MI 伴左心功能不全、糖尿病患者的预后（心脏事件发生率降低）。因此，该药亦可有效地用于稳定型心绞痛合并以上症状的患者，以改善预后。

3. 降脂药 多项大规模临床试验证明，他汀类降脂药用于冠心病的一级及二级预防可显著降低 AMI 及死亡等心脏事件的发生率。

【慢性稳定型心绞痛的用药选择】

1. 一般原则 控制劳力性心绞痛症状的主要治疗原则应是降低心肌耗氧量和增加心肌供血。

(1) 降低心肌耗氧量：β 受体阻断药通过减慢心率、减弱心肌收缩力和降低血压而起到明显降低心肌耗氧量的作用，是劳力性心绞痛患者的首选药物。

服用 β 受体阻断药使白天安静时的心率降至 60 次 /min 左右较为稳妥，如果心绞痛频繁发作，活动耐量很低，还可将静息心率降至 50 次 /min 左右，最大限度地减少心绞痛的发作次数。笔者认为，最有效的降低心肌耗氧量的药物组合是 β 受体阻断药 + 钙通道阻滞药。

(2) 增加缺血心肌的供血：临床上常用的硝酸盐类药物和钙通道阻滞药都是通过其扩张冠状动脉的作用，增加缺血区的血液供应。硝酸盐类和钙通道阻滞药在抗心绞痛作用上的另一差别是前者主要扩张静脉系统，减少回心血量，降低心肌前负荷，使心肌耗氧量减低；后者则主要扩张动脉系统，降低血压和心脏后负荷而减少心肌耗氧量。所以，从理论上讲，硝酸盐类药物与钙通道阻滞药合用在抗心绞痛的治疗上有协同作用。

2. β 受体阻断药与钙通道阻滞药选择注意事项 稳定型心绞痛患者缺血的病理生理与临床之间的联系对于抗心绞痛药物的应用选择及用法（应用时机）有着重要意义。稳定型心绞痛的发作主要与心肌氧耗上升有关，β 受体阻断药为首选药物。尽管钙通道阻滞药同样有效，但有潜在负性肌力作用。作为初始治疗药物，选择上应注意以下几点：

(1) 有哮喘和 / 或阻塞性肺疾病时，应首选钙通道阻滞药，β 受体阻断药应为禁忌。

(2) 病态窦房结综合征、窦性心动过缓及明显房室传导阻滞时，首选二氢吡啶类钙通道阻滞药（如硝苯地平等）。

(3) 变异型心绞痛时，首选钙通道阻滞药，β 受体阻断药可能加重该型心绞痛。

(4) 伴周围动脉(有明显症状者)症状时，首选钙通道阻滞药，而 β 受体阻断药可能导致周围动脉收缩。

(5) 抑郁性疾病、性功能障碍、睡眠障碍、夜梦、疲乏者应避免使用 β 受体阻断药。

(6) 中重度左心功能不全者用 β 受体阻断药或钙通道阻滞药应慎重。

(7) 不稳定型心绞痛者不应一开始就单独应用硝苯地平。初始治疗应用硝酸盐和 β 受体阻断药，以避免因单用硝苯地平所导致的反射性心率增快(可能加重心绞痛)。然而，长效硝苯地平加 β 受体阻断药可能有效。

(8) 伴高血压心绞痛者用 β 受体阻断药或钙通道阻滞药都可取，因两类药物均有降血压作用。

(9) 动态心电图所监测到的心肌缺血两类药物均有效，联合应用更佳。

(10) β 受体阻断药可作为劳力性心绞痛首选，而钙通道阻滞药应作为自发性心绞痛首选。

3. 联合治疗　联合治疗的优点是各自的不良反应可相互抵消，如血管扩张药反射性增加心率的作用可被 β 受体阻断药所抑制，后者使血管张力和心脏容量增加的不良反应可被血管扩张药化解。

对于稳定劳力性心绞痛患者，医生习惯使用长效药物，减少患者的服药次数，增加患者的依从性。然而，对于不稳定劳力性心绞痛，如初发劳力性和恶化劳力性心绞痛，短效药物的作用明显优于长效药物，尤其是长效硝酸盐类药物，易产生耐药性，使其作用大打折扣。

β 受体阻断药、钙通道阻滞药及长效硝酸盐制剂联合应用被广泛用于慢性稳定型心绞痛的治疗。

β 受体阻断药、钙通道阻滞药联用时应考虑如下几点：

(1) 加用 β 受体阻断药可加强硝苯地平及其他二氢吡啶类钙通道阻滞药的疗效。

(2) 当患者为中重度心功能不全、房室传导障碍、窦性心动过缓时，应避免两者合用或谨慎地开始应用。当患者为房室传导障碍时，合理的用药为：长效硝苯地平 +β 受体阻断药。钙通道阻滞药的负性肌力作用在与小剂量 β 受体阻断药合用时没有问题，但与大剂量 β 受体阻断药合用时其负性肌力作用可变得很明显。

用高剂量β受体阻断药时，应选用硝苯地平及尼卡地平配伍，但仍应小心应用。

(3) 硝苯地平与长效硝酸盐联用(不用β受体阻断药者)不是一种理想的联用方式，因两者均扩张血管(引起反射性心率增快)。

(4) 与钙通道阻滞药合用时，对伴有高血压及心率慢者，β受体阻断药与硝苯地平合用较安全。而对不伴高血压且心率不慢者，β受体阻断药与地尔硫䓬合用较妥。

(5) 通常情况下，不推荐β受体阻断药与地尔硫䓬合用。因两者均可抑制窦房结及传导系统，从而有可能造成严重的窦性停搏或传导阻滞而危及生命。若确有必要合用，应严密监测心律(率)，随时调整两药用法及用量。

4. 近年临床应用的抗心绞痛新药

(1) 尼可地尔：属硝酸酯类化合物。有选择性扩张冠状动脉，持续增加冠脉血流量，抑制冠脉痉挛的作用。对血压及心率的影响较小。用于各型心绞痛。常规用法为5mg、3次/d。

(2) 曲美他嗪(万爽力)：属于其他类抗心绞痛药，可保护心肌细胞在缺血或缺氧情况下的能量代谢，提高心绞痛发作的耐受阈值。此药不作为心绞痛发作时的对症用药，也不适用于对不稳定型心绞痛或AMI的初始用药。常规用法为20mg、3次/d。该药属于体育赛事中的违禁药。

【稳定型心绞痛用药的最新观点】

1. 可改善预后(减少AMI或病死率)的药物

(1) 有效的药物：①小剂量(如75mg/d)阿司匹林(ASA)，有禁忌证(如活动性胃肠出血、阿司匹林过敏或不能耐受阿司匹林)者除外；②他汀类降脂药，适用于所有冠心病患者；③ ACEI，适用于伴有高血压、心力衰竭、左心室功能不全、陈旧性MI伴左心室功能不全或糖尿病的患者；④β受体阻断药，适用于MI后或伴心力衰竭的患者。

(2) 倾向于有效的药物：① ACEI，用于所有心绞痛及确定为冠心病的患者；②氯吡格雷替代阿司匹林，用于不能服用阿司匹林(如阿司匹林过敏)者；③大剂量他汀类药物，用于高危(年心血管病死率>2%)冠心病患者。

2. 用于控制症状的药物

(1) 有效的药物：①短效硝酸甘油用于发作时缓解症状或某些状况下的预防性用药，并指导患者如何用药；②试用β_1受体阻断药，逐渐加至足量，确保24h有效控制症状；③不能耐受β受体阻断药时，可考虑单用钙通道阻滞药或长效硝酸酯类；④若单用β受体阻断药尚不能有效控制症状，可考虑加用一种二氢吡啶类钙通道阻滞药。

(2) 倾向于有效的药物：①不能耐受 β 受体阻断药者，可试用窦房结抑制剂（国内尚未上市）；②若钙通道阻滞药或联合治疗（钙通道阻滞药 +β 受体阻断药）无效时，可试用长效硝酸酯类替代钙通道阻滞药。

【冠状动脉血运重建治疗】

目前有两种冠脉血运重建的方式：经皮冠状动脉介入治疗（PCI）和冠状动脉旁路移植术（CABG，俗称搭桥术）。

冠脉血运重建的指征：

1. 药物治疗不满意。
2. 无创检查显示大面积心肌缺血。
3. 成功率高，手术并发症及病死率在可以接受的范围内。
4. 患者要求接受介入治疗，并被告知该手术可能存在的风险。
5. 血流储备分数（FFR）小于 0.80 的狭窄病变，为目前需要介入治疗的公认指标。

第 3 节　不稳定型心绞痛

不稳定型心绞痛是指介于 AMI 和稳定型心绞痛之间的一组心绞痛综合征。除了 AMI 所具备的明确心电图及心肌酶学变化外，以下三者（一种或多种）可称为不稳定型心绞痛：①恶化为劳力性；②初发劳力性（1 个月之内），轻微劳力即可诱发；③休息时（自发性）心绞痛，也可因轻微劳力诱发。某些不稳定型心绞痛的发作可有明确的促发因素，如贫血、感染、甲亢及心律失常等。由这些因素诱发的心绞痛称为继发性心绞痛。

变异型心绞痛（又称 Prinzmetal 变异型心绞痛）也在休息时发作，可归为不稳定型心绞痛的范畴，但因其发病学的显著特点而另辟讨论。

一、不稳定型心绞痛分级

不稳定型心绞痛可根据以下 3 种情况分级，即临床表现的严重性、不稳定型心绞痛在何种状况下发作、缺血发作是否伴有暂时性心电图改变。这一分类注重：①是否有静息心绞痛发作；② 48h 内是否有心绞痛发作；③发作是否由贫血、发热、感染及心动过速等诱因促发。Braunwald 也建议将药物治疗的程度考虑在内。

一级：2 个月之内的心绞痛，无休息心绞痛发作。

二级：1 个月之内有 1~2 次休息心绞痛发作，但 48h 内无发作。

三级：48h 内有 1~2 次休息时发作。

1989 年，Braunwald 从以下 3 个方面对不稳定型心绞痛进行了新的分类：①按临床表现的严重性分为Ⅰ、Ⅱ、Ⅲ型；②按发生不稳定型心绞痛时的临床情况分为继发性、原发性和梗死后心绞痛 3 类；③按不稳定型心绞痛发生前的临床治疗情况再分为 3 类（表 18-3）。

表 18-3 Brauwald 不稳定型心绞痛分类

	A. 有心外因素（继发性）	B. 无心外因素（原发性）	C. 心肌梗死后 2 周内
Ⅰ. 初发或恶化劳力性心绞痛，无休息时发作	ⅠA	ⅠB	ⅠC
Ⅱ. 1 个月内的安静性心绞痛，48h 内无上述发作	ⅡA	ⅡB	ⅡC
Ⅲ. 48h 内的安静性心绞痛	ⅢA	ⅢB	ⅢC

将心绞痛不稳定化前药物治疗程度分为三组：①心绞痛发病前未经任何药物治疗；②心绞痛发病前已接受一般药物治疗；③心绞痛治疗已十分充分，但仍发展至不稳定型心绞痛。变异型心绞痛与 WHO 规定的诊断变异型心绞痛的标准相同。

二、病理生理

大多数不稳定型心绞痛患者有严重的冠脉病变，缺血发作可由耗氧量增加和 / 或供氧量降低促发。

自发性心绞痛可由暂时性血管收缩和 / 或血小板血栓使管腔变窄造成心肌血供减少而促发。

血压增高和 / 或心动过速导致心肌需氧增加，亦可促发不稳定型心绞痛发作。

证据表明，不稳定型心绞痛的发生可由近期冠脉病变迅速进展（如脂质浸润或滋养血管破裂）而引起。但更重要的因素为斑块破裂或内膜糜烂所致的：①血小板聚集；②血栓形成；③冠脉收缩（痉挛）引起。发病机制与 AMI 相似。

三、临床表现

【症状】

胸痛性质与稳定型心绞痛相似，但程度更严重，频度增加，持续时间更长，更轻微活动即可诱发，可休息时发作；向新的部位放射；伴随新的症状，如恶心、呕吐、心悸或呼吸困难等，休息或含服硝酸甘油可能只暂时缓解或部分缓解心绞痛。

【体格检查】

可有暂时性第三、四心音。缺血发作时或发作后有时可闻及心尖区收缩期杂音（由二尖瓣反流所致）。这些体征并无特异性，因为稳定型心绞痛及 AMI 亦可发生。

【心电图】

暂时性 ST 段改变（压低或抬高）和 / 或 T 波倒置常见，但不都发生于不稳定型心绞痛者。动态 ST-T 改变（症状消失时至少部分恢复）是不良预后（如 AMI 或死亡）的重要标志。不稳定型心绞痛心电图可出现暂时性 U 波倒置。前侧导联 ST-T 改变代表前降支病变，是病危的表现。如果有以前心电图做比较，不正常心电图改变诊断的准确性可以提高。

通常这些心电图改变可随症状解除而完全或部分恢复，若这些变化持续 12h 以上，则可能已发生非 Q 波性 MI。

【动态心电图监测】

动态心电图监测可发现无痛性心肌缺血，还可监测到自发性心绞痛。

【冠脉造影】

冠脉造影所见与病史长短有关。若患者以往有很长时间（数年）稳定型心绞痛病史，则冠状动脉造影常显示多支血管病变。若心绞痛为初发或病程较短，则冠脉常为单支病变。一般来说，不稳定型心绞痛患者中，三支病变者占 40%，双支病变者占 20%，左主干病变者占 20%，单支病变者占 10%，无明显病变者占 10%。

冠脉“正常”者，可能代表真的正常，也可能代表存在冠脉痉挛或微血管病变。这类患者通常预后较好。

不稳定型心绞痛患者，冠状动脉造影常可显示“不稳定病变”影像，如龛影、病变表面不规则、尖角样或充盈缺损等，为斑块破裂和 / 或血栓形成的影像。

【病理检查】

尸检中，约 70% 不稳定型心绞痛患者可见斑块撕裂或斑块表面糜烂。

【冠脉血管镜检查】

多数不稳定型心绞痛患者可见复杂斑块或斑块表面血栓形成。血栓常为富含白细胞及血小板的“白血栓”。

【运动试验】

不稳定期不宜行运动试验，病情稳定后可行。其意义与稳定型心绞痛者相似。

四、鉴别诊断

本病的鉴别诊断见稳定型心绞痛。

五、治　疗

【一般处理】

1. 对疑诊不稳定型心绞痛者，应迅速做相关检查予以评估，并尽早开始抗缺血治疗。

2. 临床确认为不稳定型心绞痛者，绝大多数应住院治疗。

3. 卧床休息、吸氧、镇静治疗。

4. 积极治疗加重心肌氧耗的因素，如感染、发热、甲亢、心动过速、心功能不全恶化等，纠正贫血。

5. 持续心电监测。做心肌酶（TnT 或 CK-MB 等）检查以排除 MI。

【药物治疗】

在稳定型心绞痛药物治疗的基础上，加强抗血栓及解痉治疗。

【主动脉内球囊反搏】

在充分药物治疗无效的不稳定型心绞痛患者，主动脉内球囊反搏（IABP）常有良好的疗效，并为接下来的血运重建治疗起到有效的保驾作用。

【溶栓治疗】

大规模临床试验证明，溶栓治疗对不稳定型心绞痛患者不仅无效，甚至有害（出血并发症增加）。

【冠脉血运重建】

1. 冠脉造影（血运重建）指征

(1) 具有良好介入诊治技术和设备的医院，可对几乎所有不稳定型心绞痛患者行冠脉造影检查。

(2) 经 48h 充分的内科药物治疗仍有心肌缺血发作或病情不能稳定者。

(3) 对病情危重，伴血流动力学不稳定者，可在 IABP 护驾下行冠脉造影和 / 或血运重建治疗。

2. 不稳定型心绞痛患者冠脉血运重建的一般原则

(1)若冠状动脉造影示单支病变,且心功能良好,可行 PCI。

(2)左主干病变、心功能不全及多支病变的患者,若冠脉解剖学特点适合外科 CABG 者,则行 CABG。

第 4 节　变异型心绞痛

变异型心绞痛是自发性心绞痛的一种特殊类型,其特点是胸痛发作时伴心电图 ST 段抬高。该型为自发性心绞痛中最典型的类型。

一、发病机制

变异型心绞痛主要由冠脉痉挛引起。痉挛引起心表冠脉(或大的间隔支)管腔短暂、剧烈变细而导致心肌缺血。痉挛可发生于“正常”冠脉,也可发生于病变冠脉。发作前常无心肌耗氧量增加的表现。基础冠脉张力增加及内皮功能障碍或内皮损伤可能是原因之一。吸烟是变异型心绞痛的一个主要危险因素。糖尿病或吸食可卡因也是变异型心绞痛的危险因素之一。

变异型心绞痛发病机制如下:

1. 神经因素　冠状动脉内有 α、β 肾上腺素受体。α 肾上腺素受体主要分布于大的冠状动脉,β 肾上腺素受体则存在于大、小冠状动脉。前者兴奋引起血管收缩反应,后者则显示扩张作用。在正常的冠状动脉,交感神经兴奋的净效应是冠状动脉扩张,主要由较 α_1 肾上腺素受体占优势的 β_2 肾上腺素受体兴奋所致。

2. 体液因素　变异型心绞痛多发生于后半夜和清晨,这可能与睡眠时的代谢因素有关。当氢离子浓度降低时,钙离子则更多进入细胞内,增加了冠状动脉张力。变异型心绞痛好发于后半夜,正值异相睡眠阶段,交感神经和迷走神经处于交替兴奋状态,故有理由认为其发作可能兼有神经、体液两种诱发因素参与。

3. 粥样硬化血管反应亢进　临床和基础研究均已证明,动脉粥样硬化与血管痉挛密切相关。

4. 内皮细胞的作用　内皮细胞在调节血管舒缩方面的重要性及其与冠状动脉痉挛的关系近年来备受重视。一氧化氮(NO)和内皮源性超级化因子(EDHF)的主要作用是抑制血小板聚集,以及对抗在血液中或血小板聚集时释放的缩血管物质的作用。目前认为,内皮细胞损伤是冠状动脉痉挛的先决条件和最主要的诱发因素。

二、临床表现

变异型心绞痛多发生于较年轻的患者(与慢性稳定型心绞痛相比),心绞痛程度特别重,有时伴晕厥(可能由缺血性心律失常引起),多于半夜到早8时之间发生。与普通自发性心绞痛相比,变异型心绞痛发作前常无慢性稳定型心绞痛病史。尽管变异型心绞痛运动耐量尚正常,但有些患者发作可由运动所诱发。

变异型心绞痛的发作持续时间差异较大,短则几十秒,长则20~30min,但总的来说小于5min的发作占多数。

三、实验室检查

【心肌酶】

持续时间较长的发作有时可伴有CK-MB升高,但心电图没有任何梗死的表现。

【心电图】

最重要的表现是胸痛时ST段抬高。有时患者ST段抬高后伴随ST段压低及T波改变。R波增高可能与室性心律失常的发生有关。许多患者表现为无症状性ST段抬高(无痛性心肌缺血)。下壁和前壁ST段同时抬高者猝死的危险性增加。缺血发作时可伴有一过性传导阻滞,缺血时间较长时可有室性心律(伴有ST-T改变),是一种预后不良的指征。变异型心绞痛发作可伴随致命性室性心律失常发生。

【冠脉造影】

近段冠脉痉挛导致心肌透壁缺血已为冠脉造影所证实,亦是变异型心绞痛诊断的标志。发作时,UCG可显示室壁功能障碍。

至少一支主要冠脉显著的固定性近段冠脉狭窄可见于许多患者,狭窄段常在1cm以内。其余患者在无症状时冠脉常正常。右冠状动脉(RCA)痉挛非常常见,在一支冠脉中可一处或多处痉挛,亦可多支冠脉同时痉挛。RCA痉挛常发生于“正常”冠脉,前降支(LAD)痉挛常发生于有基础病变者,常有劳力性心绞痛病史。

四、诊　断

变异型心绞痛可根据自发性心绞痛发作时ST段暂时性抬高而诊断,亦可做激发试验诱发来协助诊断。

以下激发试验若引起典型胸痛发作伴心电图ST段抬高或冠脉造影显示冠脉痉挛,即为阳性。

【麦角新碱激发试验】

静脉法：一般静脉使用的初级量为 0.05mg，每隔 3~5min 增加 0.05~0.15mg，累积剂量为 0.4mg，单次最大使用剂量不宜超过 0.3mg。

选择性冠状动脉内推注麦角新碱，给药方法：将 0.2mg 麦角新碱溶于 20ml 的生理盐水中，即浓度为 10μg/ml 以 1ml/min 速度（10μg/min）缓慢注射 5min，总剂量为 50μg。

【过度换气】

嘱患者用力呼吸 3min，每分钟 30 次。由于此方法为非创伤性，较麦角新碱激发试验更安全、简单，不失为临床较好的方法。

【运动试验】

于早晨做运动试验，其诱发冠状动脉痉挛的阳性率在 40%~50%，亦可作为较实用的激发试验方法。

【冷加压试验】

将双手腕以下置于 0~4℃的冰水中持续 1~2min。由于此试验诱发的敏感性和特异性均较差，现已不主张采用。

【乙酰胆碱激发试验】

近年来，冠状动脉内注射乙酰胆碱诱发冠状动脉痉挛已引起重视。Yasue 和 Okumura 报道，右冠状动脉的乙酰胆碱用量依次为 20μg 和 50μg，左冠状动脉为 20μg、50μg 和 100μg 时，其诱发冠状动脉痉挛的总敏感性为 90%，特异性为 99%。因该药半衰期短，除右冠状动脉内注射偶见缓慢性心律失常外，并发症少，有人建议将该法作为变异型心绞痛的主要激发试验。

五、治　疗

对变异型心绞痛初发期的治疗，应采取积极态度，目的在于迅速缓解痉挛的发作，减少 AMI 的发生率。基础治疗可参见本章第 2 节。

急性发作时可口含硝酸甘油和硝苯地平粉。首次以 1 片为宜，口含硝酸甘油 3~5min 内胸痛不缓解，应即刻追加 1 片或 2 片口含。

在预防痉挛发作的药物中，钙通道阻滞药为首选药物。常用药为地尔硫䓬和硝苯地平。频繁发作期应每 6h 用药一次，其中以 9am、3pm、9pm、3am 时间点给药最佳。在应用一种钙通道阻滞药疗效不佳时，两种钙通道阻滞药合用（如硝苯地平 + 地尔硫䓬）常可获得奇效。钙通道阻滞药与硝酸酯类合用有协同作用而增强疗效。对于单纯变异型心绞痛患者，不主张单独应用 β 受体阻断药。而对于合并劳力性心绞痛者，可酌情应用。变异型心绞痛初发期，还应辅以抗血小板及抗凝治疗。

在充分应用前述冠脉解痉药的情况下仍有心绞痛发作者，可加用 α_1 受体阻断药，如哌唑嗪 1mg、3 次 /d 或特拉唑嗪 1mg、1 次 /d。初始剂量无效时，剂量可逐渐上调数倍。有时有效。

六、预　后

一般认为，变异型心绞痛在度过不稳定期后，经过恰当的内科治疗（建议至少 3 个月），其预后是良好的。主要影响预后的因素是冠状动脉病变、MI 和反复发作心绞痛伴严重的心律失常。严重而持续的冠脉痉挛可致猝死。

（刘海波）

第 19 章　稳定冠状动脉综合征

“稳定冠状动脉综合征”所对应的疾病名称与概念在不同时期指南中有所不同，反映疾病概念的不断更新与深入。2007 年我国指南将疾病命名为“慢性稳定型心绞痛”，定义为心绞痛发作的程度、频度、性质及诱发因素在数周内无显著变化的患者。2012 年美国心脏病学院基金会 / 美国心脏协会（ACCF/AHA）指南将疾病命名为“稳定性缺血性心脏病”，该指南适用于稳定胸痛或缺血等同症状患者，包括活动后呼吸困难或上肢疼痛等。2013 年欧洲心脏病协会（ESC）指南将疾病命名为“稳定性冠心病”（stable coronary artery disease，SCAD），SCAD 以可逆的心肌供氧需氧失衡为特点，通常由运动、情绪应激导致，常表现为胸部不适；稳定性冠心病也包含急性冠状动脉综合征（acute coronary syndrome，ACS）后通常无症状的稳定阶段。2018 年我国指南将疾病更名为“稳定性冠心病”（SCAD），SCAD 包括 3 种情况：慢性稳定性劳力型心绞痛、缺血性心肌病和 ACS 之后稳定的病程阶段。2019 年 ESC 指南将疾病更名为“慢性冠状动脉综合征”（chronic coronary syndrome，CCS），CCS 与 ACS 相对应，是指 CAD 进程中除外急性期的其他疾病阶段，强调冠心病的动态变化过程。

综合上述指南，稳定冠状动脉综合征的主要特点：①以冠状动脉固定狭窄为基础，心肌慢性缺血缺氧综合征。②动态变化，临床表现“稳定”的患者并非真正稳定，其冠状动脉内粥样斑块可能发生消退或累积的动态变化。冠心病患者病情可能得到控制好转，也可突发急性血栓栓塞事件。患者不良事件的风险与许多因素密切相关，包括危险因素控制、生活方式改变、合理的二级预防以及血运重建。

一、病理生理

在正常生理情况下，心肌的氧需求量与冠状动脉的供氧始终保持动态平衡状态。如果冠状动脉存在器质性狭窄，当心肌需氧量增加时(如体力活动后)，冠状动脉血供不能满足心肌需求，导致心肌缺血缺氧和心绞痛发作。此外，冠状动脉粥样硬化病变处，血小板血栓和白细胞产生血管收缩物质，如 5- 羟色胺和血栓素 A_2。

冠状动脉粥样硬化血管的内皮功能损害也会减少扩血管物质的合成，并导致血管对活动和其他刺激产生异常的收缩反应。这些病理反应可能进一步降低冠状动脉血供。

二、临床表现

【稳定劳力性心绞痛的发作特点】

1. 诱因　劳力最为常见，如走路快、上楼、爬坡、顶风骑车等，亦可为情绪激动或精神打击所诱发。

2. 性质　钳夹样、收缩样、挤榨样、灼烧感、喝辣椒水样、沉重感、挤压、令人窒息样、憋气样或压石样等。常伴有焦虑和濒死的恐惧感。有些患者的感觉难用语言说清楚，如轻度压迫样不适或不舒服的麻木样感觉，等同症状有呼吸困难、全身软弱、疲乏、嗳气(呃逆)。老年患者尤其多见。不正常的劳力性呼吸困难可能是冠心病的一种早期症状，即使在还没有心绞痛症状或显现心肌缺血证据的时候。

3. 部位　通常位于胸骨后，范围常为手掌或拳头般大小，也可仅位于牙床、下颌骨或喉咙(嗓子眼)。疼痛放射较常见，可放射至左臂内侧、右臂、双臂的外侧面、腕部或手指；放射至下颌以上及上腹部以下者较少见。

4. 持续时间　多为 3~5min。短者亦可为 30s，长者可达 20min。心绞痛的症状是逐渐加重的，需数分钟达高峰。心绞痛很少在数秒内疼痛程度达高峰。

5. 缓解方式　休息(静止)或含服硝酸甘油。后者常为有用的诊断工具。尽管食管疾病或其他引起胸痛的症状有时亦可通过含化硝酸甘油而缓解。硝酸甘油对劳力性或自发性心绞痛均有良好的疗效，其特点：①缓解心绞痛的作用是迅速的，一般在 3~5min 内或更短；②缓解心绞痛的作用是完全的，而不是部分的；③含服硝酸甘油可预防心绞痛的发作，并能增加心绞痛患者的运动耐量。对于一些冠状动脉固定性狭窄>90%的患者，若自发性心绞痛发作时伴有血压明显升高，这种心绞痛的持续时间往往较长，硝酸甘油的缓解作用较差，常需含硝苯地平粉使其血压迅速下降，才能使心绞痛得以缓解。一般而言，有动力性阻塞因素参与的心绞痛对硝酸甘油反应均较好，没有动力性阻塞因素参与的心绞痛对硝酸甘油反应的好坏取决于冠状动脉机械性阻塞的严重程度，阻塞程度越重，则硝酸甘油的疗效越差，因此硝酸甘油能否迅速缓解心绞痛可作为粗略判断血管固定性狭窄程度的指标。

含服硝酸甘油后5~10min胸痛仍不缓解者，常提示：①胸痛不是心肌缺血所致；②心肌缺血严重。

心绞痛患者发作时喜静止、坐位及停止步行是其特点。

某些患者在步行中出现心绞痛，但继续行走心绞痛反而缓解，称为“走过心绞痛”。关于这种心绞痛的发生机制有两种可能：其一，可能与血管痉挛和收缩因素有关；其二，代谢产物扩张侧支循环血管使缺血区血流增多，多见于有严重冠状动脉固定性狭窄伴有良好的侧支循环的患者。也有学者认为，这是一种缺血预适应现象。

仔细询问病史是正确诊断的关键。症状典型者，根据临床病史即可诊断，可避免因做一些不必要的检查而花许多“冤枉钱”。

稳定劳力性心绞痛的典型描述为“走路快或上楼时出现胸骨后压榨样疼痛，需停止活动，休息或含服硝酸甘油数分钟或很快缓解”。

【非心绞痛的胸痛特点】

1. 短暂几秒的刺痛或持续数小时甚至数日的隐痛、闷痛。

2. 胸痛部位不是一片，而是一点，可用1~2个手指指出疼痛的位置。

3. 疼痛多于劳力后出现，而不是劳力当时。

4. 胸痛与呼吸或其他影响胸廓的运动有关。

5. 胸痛症状可被其他因素所转移，如与患者交谈反而使其胸痛症状好转。

6. 含服硝酸甘油在10min后才见缓解的发作。

对于大多数患者，依据典型心绞痛病史可初步确立诊断（表19-1）。1972年加拿大心血管病学会（CCS）将稳定型心绞痛分为4级：①Ⅰ级：一般体力活动（如步行和登楼）不受限，但在强、快或持续用力时发生心绞痛。②Ⅱ级：一般体力活动轻度受限。快步、饭后、寒冷或刮风中、精神应激或醒后数小时内发作心绞痛。一般情况下平地步行200m以上或登楼一层以上受限。③Ⅲ级：一般体力活动明显受限，一般情况下平地步行200m内或登楼一层引起心绞痛。④Ⅳ级：轻微活动或休息时即可发生心绞痛。

表 19-1　胸痛的传统临床分类

临床分类	临床特征
典型心绞痛(明确的)	同时符合下列 3 项特征： 1. 胸骨后不适感,其性质和持续时间具有明显特征 2. 劳累或情绪应激可诱发 3. 休息和 / 或硝酸酯类药物治疗后数分钟内可缓解
非典型心绞痛(有可能)	符合上述特征中的 2 项
非心绞痛性质的胸痛	仅符合上述特征中的 1 项,或都不符合

【胸痛的鉴别诊断】

许多疾病可导致心绞痛类似症状,需加以鉴别。

1. 食管疾病　有痛性食管疾病,常见者为食管反流及食管动力异常(包括弥漫性痉挛等)。这些疾病可刺激心绞痛发生,亦可与心绞痛并存。典型的食管痛的特点是烧心(胃灼热),与体位改变及用餐有关。食管痉挛可引起胸骨后持续疼痛。

2. 胆绞痛　慢性胆囊炎或胆石症患者可由于胆囊或胆管的阻塞致胆囊压力增高而产生胆绞痛,疼痛多表现在右上腹,局部可有压痛,但亦可表现在上腹部或心前区。疼痛持续时间多在 2~4h,常伴有恶心、呕吐,严重者可伴有巩膜黄染、发热、白细胞增多。既往病史中常有消化不良、胀气和厌油的情况,腹部 B 超可明确诊断。

3. 颈、胸神经根病变　所有累及颈、胸神经根的疾病均可引起胸痛,其部位和放射范围与心绞痛相似,疼痛的发生常与颈部和脊椎的动作、平卧或提重物有关,有时可伴有感觉缺失。此类疾病有椎间盘病变、颈椎病和胸廓出口综合征等。

4. 胸壁神经　软组织来源的疾病,包括扭伤、肋间神经炎和肋软骨炎等。其胸痛的共同特点是:①疼痛固定于病变局部,并有明显的压痛;②胸廓运动,如深呼吸,咳嗽和举臂,可使疼痛加重。

5. 肺动脉高压性疼痛　疼痛可发生在所有能引起肺动脉高压疾病的情况下,如二尖瓣狭窄、存在左向右分流的艾森门格综合征、原发性肺动脉高压、肺动脉栓塞和由慢性肺部疾病所致的肺源性心脏病。胸痛的产生与肺动脉压的高低无关,也不是由肺动脉扩张所致的,主要是与右心室肥厚使心肌需氧量增加而产生心肌相对供血不足有关。这种胸痛也发生在活动时,常伴有气短、头晕和晕厥症状。物理检查可发现胸骨旁抬举性搏动、第二心音亢进,以及心电图显示右心室肥厚的特点。

6. 急性心肌梗死 胸痛时间常>30min,心电图及心肌酶学检查有利于鉴别诊断。

7. 肺栓塞 主要症状为呼吸困难,但也可伴有胸痛。胸膜痛可能提示肺梗死。吸气时胸痛加重、可闻及胸膜摩擦音等特点可与心绞痛鉴别。

8. 急性心包炎 很多情况下很难与心绞痛鉴别。然而,心包炎多发于年轻患者,可闻及心包摩擦音,胸痛常突然发生,程度较重,持续时间较长,咳嗽、吞咽及吸气加重胸痛可与心绞痛鉴别。坐位及往前靠可减轻胸痛,心电图上ST段改变较广泛。有些心包疾病的患者仅主诉一种说不清的不适,而无其他胸膜、心包炎症的特异症状,且与劳力无关。肝充血可能使临床病史复杂化。

通过仔细询问病史及体格检查,常可将上述症状与心绞痛区别开来,然而,冠心病常可与这些症状并存,这些症状亦可诱发心绞痛发作,如呼吸暂停综合征可诱发夜间心绞痛。

三、影像学检查

稳定冠状动脉综合征无创检查包括基本检查、负荷功能试验及冠状动脉解剖成像检查,主要用于明确心肌缺血诊断,进行危险分层并指导预后。无创检查包括基本检查、负荷功能试验、冠状动脉解剖成像等方法,优先选择哪种检查方法主要依据患者验前概率,即在检查前,通过患者临床情况大致判断冠心病患病概率。

1. 基本检查 主要包括静态心电图和静息超声心动图。近一半的稳定型心绞痛患者静态心电图表现无显著异常。最常见的心电图异常表现是非特异性ST-T改变,伴或不伴有以往Q波性心肌梗死。超声心动图可提供心脏结构及功能信息,节段性室壁运动障碍可提高诊断冠心病的敏感度,左心室整体收缩功能的判断对冠心病患者预后风险评估有意义。

2. 负荷功能试验 指通过运动或药物负荷,增加心肌耗氧量,从而诱发心肌缺血,是诊断心肌缺血的“金标准”。负荷试验主要包括负荷心电图,负荷超声心动图、负荷核素心肌灌注显像[单光子发射计算机断层扫描(single-photon emission computed tomography,SPECT)或正电子发射断层扫描(positron emission tomography,PET)]。

(1)负荷心电图:运动心电图负荷试验是诊断稳定冠状动脉综合征的基础检查,通常是具备运动能力的可疑稳定冠状动脉综合征患者进行的第一项无创检查。活动平板运动试验是最常用的运动心电图负荷试验检查方式，缺血性心电图诊断标准是 1 个或 1 个以上导联 ST 段压低曲线在达到运动峰值时保持水平或向下倾斜 ≥ 1mm（J 点后 60~80ms 处）。

（2）负荷超声心动图（UCG）：包括运动负荷 UCG 和药物负荷 UCG，可以观察负荷状态下局部心肌节段的室壁运动、心室收缩功能、左心室形态、心腔内径。在患者身体情况允许的条件下，优先选择运动负荷试验。

运动 UCG 是让患者运动后立即做 UCG 检查，以发现因缺血诱发的节段室壁运动异常。达到目标心率时出现新发室壁运动障碍，或原有室壁运动障碍加重，为负荷 UCG 试验阳性。

（3）负荷核素心肌灌注显像：基本原理是心肌灌注显像剂的摄取和分布与心肌血流量成正比，并且与心肌细胞的活性密切相关；静息状态下，即使冠状动脉明显狭窄，也可能因为自身代偿作用，无明显心肌血流异常；而负荷时病变血管由于冠状动脉储备功能障碍，心肌血流增加受限，表现为相应心肌区域显像剂分布稀疏或缺损。

负荷核素心肌灌注显像根据显像设备的不同，分为心肌灌注 SPECT 和心肌灌注 PET。根据诱发负荷的条件不同，通常分为运动负荷试验和药物负荷试验。对于可以运动且能达到运动终点者，运动负荷试验是首选的负荷试验方式。血管扩张类药物负荷试验适用于运动受限、左束支传导阻滞或起搏心律者。常用负荷药物包括腺苷、双嘧达莫。

SPECT 心肌灌注显像是目前最常用的心肌灌注显像方法，占心肌灌注显像的绝大部分。目前国内最常用的是 ^{99m}Tc-MIBI。PET 心肌灌注显像应用较少，但是有更优异的分辨率和完善的图像衰减校正技术，还可进行心肌血流绝对定量。

核素心肌灌注显像通常用于中高概率（65%~85%）疑诊稳定冠状动脉综合征患者。中低概率疑诊 SCAD 患者通常首选运动心电图，但对于静息心电图异常、可能影响负荷心电图波形改变解读的患者，应行负荷心肌灌注显像。

3. 冠状动脉解剖成像　冠状动脉 CT 血管成像（coronary CT angiography，CCTA）是目前可清晰显示冠状动脉解剖结构的无创影像技术，主要用于对心外膜冠状动脉狭窄的诊断。CCTA 除了能评价冠状动脉管腔狭窄程度外，还可以定量评价斑块，初步判断斑块易损性，对冠状动脉钙化病变进行量化。CCTA 有较高的阴性预测值，如果冠状动脉 CCTA 未见狭窄病变，一般可不进行有创性检查。因此，临床 CCTA 主要用于中度或者低度风险患者排除冠心病诊断。

各类无创影像检查所定义的预后风险见表 19-2。

表 19-2　各类无创性检查方法判断预后风险的定义

检查方法	预后风险定义
负荷心电图	高风险：Duke 运动平板评分[a] ≤ –11 分 中风险：Duke 运动平板评分为 –10~4 分 低风险：Duke 运动平板评分 ≥ 5 分
无创影像检查	高风险：缺血面积>10%（SPECT 检查>10%；CMR 新发充盈缺损 ≥ 2/16 或多巴酚丁胺诱发的功能障碍节段 ≥ 3；负荷超声心动图异常 ≥ 3 个左心室节段） 中风险：1% ≤ 缺血面积 ≤ 10% 低风险：无心肌缺血
CTA	高风险：重要供血部位的冠状动脉高度狭窄（三支血管近段狭窄，尤其是前降支近段狭窄、左主干病变） 中风险：冠状动脉近中段高度狭窄，非高风险类型 低风险：冠状动脉正常或仅见少许斑块

注：高风险指年死亡率>3%，中风险指 1% ≤ 年死亡率 ≤ 3%，低风险指年死亡率<1%。

[a] Duke 运动平板评分 = 运动时间（min）–5 × ST 段下降（mm）–（4 × 心绞痛指数）。其中心绞痛指数定义为，运动中未出现心绞痛计 0 分，运动中出现心绞痛计 1 分，因心绞痛终止运动试验计 2 分。

SPECT，单光子发射计算机断层显像；CMR，心脏磁共振；CTA，CT 血管成像。

【冠状动脉造影】

冠状动脉造影是冠心病诊断的“金标准”，冠状动脉造影检查发现心外膜狭窄超过 50%，且患者有典型心绞痛，即可诊断为冠心病。冠状动脉造影主要用于患病风险较高，伴有典型心绞痛，经无创影像检查危险分层后需要确定是否需要进行血运重建的患者。对无法进行负荷影像学检查、左室射血分数（LVEF）<50% 且有典型心绞痛症状的患者，或从事特殊行业（如飞行员）的患者，冠状动脉造影在稳定冠状动脉综合征诊断中有较大价值。

四、治　疗

稳定冠状动脉综合征的治疗方法主要包括药物治疗和血运重建治疗，治疗方法的选择主要依据患者不良事件发生风险的大小

(图 19-1)。总体而言,低危患者优先考虑药物治疗,当强化药物治疗仍然不能缓解症状时考虑血运重建治疗;高危患者优先考虑冠状动脉造影,条件合适时行血运重建治疗并优化药物治疗。所有患者均应控制其他合并疾病(如高血压、糖尿病)并坚持健康的生活方式。

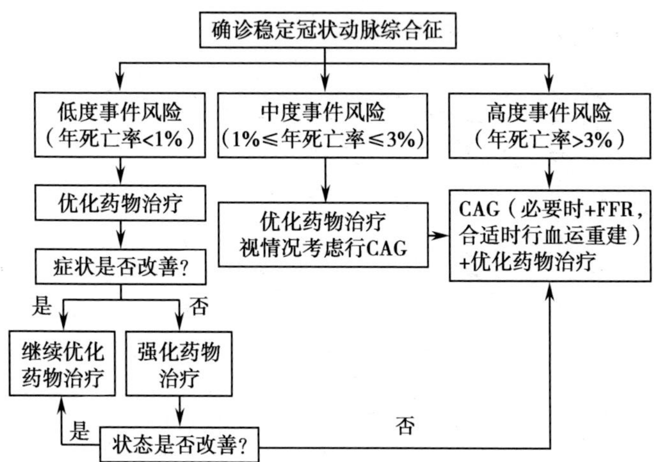

图 19-1　基于患者预后选择稳定冠状动脉综合征患者治疗策略

CAG,冠状动脉造影;FFR,血流储备分数。

【药物治疗】

药物治疗的主要目的是缓解症状与预防心血管不良事件。

(一) 缓解症状的药物

缓解症状的药物主要包括 β 受体阻断药、硝酸酯类药物和钙通道阻滞药(calcium channel blocker,CCB)。

1. β 受体阻断药　主要通过抑制心脏 β 肾上腺素能受体,从而减慢心率,减弱心肌收缩力,降低血压,减少心肌耗氧量和心绞痛发作,增加运动耐量。对于所有稳定型心绞痛患者,如无禁忌证,均应使用 β 受体阻断药作为初始治疗和长期治疗。既往有心肌梗死或左心室功能低下患者,应首选 β 受体阻断药治疗。若患者耐受,应调整 β 受体阻断药剂量,使得心率维持在 55~60 次 /min。β 受体阻断药禁忌证包括高度房室传导阻滞、严重心动过缓、窦房结功能紊乱、明显支气管痉挛或支气管哮喘患者。对于 β 受体阻断药不耐受患者,可使用 CCB 类药物或硝酸酯类药物。目前临床上更倾向于使用选择性 β_1 受体阻断药,如美托洛尔缓释剂型和比索洛尔。

2. 硝酸酯类药物　硝酸酯类药物为内皮依赖性血管扩张药,

能够通过减低心脏后负荷减少心肌耗氧量，扩张冠状动脉改善心肌灌注，从而缓解心绞痛症状。硝酸酯类药物会反射性增加交感神经张力，使心率加快。因此，常联合负性心率药物如β受体阻断药或钙通道阻滞药。硝酸酯类药物分为短效和长效两种，短效包括舌下含服或喷雾，适用于心绞痛急性发作时缓解症状或运动前数分钟预防使用；长效硝酸酯类药物适用于慢性长期治疗，可以降低心绞痛发作的频率和程度，并可能增加运动耐量，但是不适用于心绞痛急性发作。由于硝酸酯类药物在应用24h时产生耐药性，导致疗效减低，并可能损伤内皮功能，故应保证每日8~12h无硝酸酯时间。

3. CCB CCB通过增加冠状动脉血流和减少心肌耗氧发挥缓解心绞痛作用。CCB分为二氢吡啶类（氨氯地平、硝苯地平、非洛地平）和非二氢吡啶类（维拉帕米、地尔硫草）。二氢吡啶类药物对血管的选择性更佳，长效硝苯地平具有很强的动脉舒张作用，不良反应小，适合联合β受体阻断药用于伴有高血压的心绞痛患者。非二氢吡啶类药物可减慢心率，常用于伴有心房颤动或心房扑动的心绞痛患者。心力衰竭患者应尽量避免使用CCB，因为可能导致心功能恶化，增加死亡风险，当心力衰竭患者必须应用CCB时，可考虑安全性好的氨氯地平或非洛地平。

（二）改善预后的药物

改善预后的药物主要通过预防心肌梗死和死亡等心血管不良事件，改善患者预后，主要包括抗血小板药物、调脂药物、血管紧张素转换酶抑制药（ACEI）或血管紧张素Ⅱ受体拮抗药（ARB）。

1. 抗血小板药物 常用的抗血小板药物包括阿司匹林和氯吡格雷。阿司匹林能够通过抑制血栓素A_2生成，降低血小板聚集而发挥抗血小板作用。对于稳定冠状动脉综合征患者，可降低心肌梗死、脑卒中或心源性死亡风险。氯吡格雷通过抑制血小板的ADP途径发挥抗血小板作用，与阿司匹林合用，有协同抗血小板的作用。对于无ACS及经皮冠状动脉介入治疗（percutaneous coronary intervention，PCI）病史的患者，如无禁忌证，应该坚持长期服用阿司匹林（75~100mg/d）。患者接受PCI后，应使用双联抗血小板药物治疗（dual antiplatelet therapy，DAPT）6个月。PCI后及ACS后稳定的患者，DAPT时长主要依据患者缺血及出血风险。缺血高危患者可考虑延长DAPT，出血高危患者考虑缩短DAPT。

2. 调脂药物 他汀类药物是最常用的调脂类药物，亦称3-羟基3-甲基戊二酰辅酶A（3-hydroxy-3-methylglutaryl-coenzyme A，HMG-CoA）还原酶抑制剂，能够抑制胆固醇合成限速酶HMG-CoA

还原酶，减少胆固醇合成，继而上调细胞表面低密度脂蛋白（LDL）受体，加速血清 LDL 分解代谢，降低低密度脂蛋白胆固醇（LDL-C）。稳定冠状动脉综合征患者如无禁忌证，需依据患者基线血脂水平以及耐受情况，调整他汀剂量，以 LDL-C 为主要干预靶点，目标值为 LDL-C<1.8mmol/L。对于基线 LDL-C 水平较高的患者，可以依据实际情况选择他汀减低 50% 作为替代目标。对于基线 LDL-C 水平已经低于目标值的患者，可以选择 LDL-C 从基线值降低 30% 作为替代目标。

3. ACEI/ARB 类药物　ACEI 通过阻断肾素 - 血管紧张素 - 醛固酮系统（RAAS）和激肽释放酶 - 激肽系统（KKS）来发挥作用。血管紧张素转换酶能够催化血管紧张素Ⅰ生成血管紧张素Ⅱ（Ang Ⅱ），后者有强烈的收缩血管作用，并能促进肾上腺皮质分泌醛固酮。ACEI 通过抑制 Ang Ⅱ的生物合成，从而抑制其产生的氧化应激、炎性细胞黏附和纤维化等病理生理效应。ACEI 还可抑制缓激肽的降解，增加一氧化氮和前列腺素的释放，从而舒张动脉血管。ARB 类药物选择性阻断血管紧张素受体 1，从而阻断了 Ang Ⅱ收缩血管等作用。对于合并心力衰竭的患者，如无禁忌证，应长期给予 ACEI 治疗，以控制心力衰竭，减低心力衰竭再入院发生风险，减低心肌梗死发生风险；对于合并糖尿病、高血压、慢性肾脏病的冠心病患者，如无禁忌，应长期给予 ACEI 治疗。有心肌梗死病史或冠状动脉血运重建病史等高危因素的稳定冠状动脉综合征患者，也能从 ACEI 治疗中获益。ACEI 禁忌证包括双侧肾动脉狭窄、ACEI 过敏、血管性水肿和妊娠。在应用 ACEI 时，应注意从小剂量开始，逐渐递增，直至达到目标剂量，以避免血压降低过度导致肾功能急剧下降。

【血运重建治疗】

对强化药物治疗仍不能缓解症状，或存在较大范围心肌缺血证据的稳定冠状动脉综合征患者，可考虑进行冠状动脉造影，并依据冠状动脉造影特点和功能学检查决定是否进行血运重建。一般而言，造影显示心外膜下冠状动脉狭窄程度 ≥ 90%，可直接进行血运重建治疗；狭窄程度<90% 时，应对有缺血证据的病变进行干预。

1. 左主干直径狭窄>50% 或前降支近段直径狭窄>70%。

2. 二支或三支冠状动脉直径狭窄>70% 且有缺血证据，左心室功能受损（LVEF<40%）。

3. 大面积缺血（缺血面积>左心室面积 10%）。

4. 单支通畅冠状动脉直径狭窄>50% 且有缺血证据。

5. 任一冠状动脉直径狭窄>70%，活动后出现心绞痛或等同症状，并对药物治疗反应欠佳。

【生活方式】

坚持健康的生活方式是所有治疗的基础，包括健康的饮食习惯、体力活动、戒烟、限酒等。

1. 饮食习惯　应坚持平衡的膳食营养结构，包括增加全谷物、杂粮、杂豆和薯类的摄入；增加蔬菜、水果的摄入，适量吃鱼类、蛋类、豆制品、乳制品；减少钠盐的摄入，每日摄入钠盐<5g；减少加工肉类、饱和脂肪酸的摄入，控制膳食胆固醇摄入；减少含糖饮料的摄入，适量饮茶。

2. 体力活动　所有人都应该增加体力活动，避免久坐不动；依据自身身体状况，每周进行至少 150min 中等强度或至少 75min 高强度有氧身体活动，或相当量的两种强度活动的组合；保证每日至少 6~8h 的睡眠时间；老年人或者慢性病患者，即使不能达到上述目标，也应避免久坐不动，依据具体情况进行体力活动。

3. 戒烟、限酒　吸烟是心血管疾病的独立危险因素，并且有较强的效应，应避免吸入任何形式的烟草；平时不饮酒者，不应通过少量饮酒预防心血管疾病；平时饮酒者，应限制每日酒精摄入量，成年男性<25g，成年女性<15g；肝肾功能不良、高血压、心房颤动者不应饮酒；糖尿病患者不应饮酒，若饮酒，应避免空腹饮酒，以警惕酒精所引发的低血糖。

五、研究进展

稳定冠脉综合征药物治疗进展包括抗栓药物、新型降脂药物和抗炎药物的应用，以在目前标准药物治疗的基础上进一步降低心血管不良事件风险。血运重建治疗进展主要包括血运重建患者选择、有创诊断方法指导血运重建治疗和预后评估。

（一）药物治疗进展

重视残余风险：残余风险是指接受目前指南推荐的标准药物治疗后，仍然发生心血管不良事件的风险。在许多大型临床试验中，尽管稳定冠状动脉综合征患者接受规范的他汀、ACEI 等药物治疗，每年仍有约 3% 患者发生死亡、心肌梗死、再次血运重建等心血管不良事件。残余风险的存在推动研究者不断探讨新型药物和治疗方式，以进一步改善患者预后，主要包括抗血小板联合抗凝治疗、非他汀类降脂药物以及抗炎药物治疗。

1. 双联抗栓治疗　指在抗血小板的基础上加用一种抗凝药物。双联抗栓治疗的主要病理学基础是冠状动脉内血栓形成涉及血小板激活聚积和凝血系统激活两条通路。冠心病患者斑块破裂后，暴露内皮下胶原，导致血小板激活、黏附、聚积，形成血小板血栓；此后以血小板的磷脂为基础，激活体内凝血系统，使凝血酶原生成凝血酶，催化纤维蛋白原成为纤维蛋白，使血小板血栓更加稳定。凝血酶和凝血酶原激活物不仅可以催化凝血酶形成，也能激活血小板并介导炎症反应，进一步促进冠状动脉内血栓形成。因此，抗血小板联合抗栓治疗，相比单用抗血小板治疗可能进一步降低患者由冠状动脉内血栓所致的不良事件风险。

COMPASS 研究是第一个探讨新型抗凝药利伐沙班联合阿司匹林，用于稳定冠状动脉综合征或外周血管疾病患者的大型随机对照研究。其中，稳定冠状动脉综合征定义为 20 年内心肌梗死或多支病变合并症状，既往心绞痛病史，多支病变 PCI 或冠状动脉旁路移植术（CABG）史。

COMPASS 研究共纳入 24 824 例稳定冠状动脉综合征患者，并随机分为三组：①利伐沙班 2.5mg、2 次 /d；②利伐沙班 5mg、2 次 /d；③阿司匹林 100mg、1 次 /d。研究主要疗效终点定义为心血管死亡、脑卒中和心肌梗死的复合终点，主要安全终点是大出血。在中位 1.95 年随访期间，低剂量利伐沙班（2.5mg）联合阿司匹林组患者主要终点事件发生率低于阿司匹林单药组（4% *vs.* 6%，*HR*=0.74，95%*CI* 0.65~0.86，*P*<0.001），主要由心血管死亡和脑卒中发生率减低导致。联合用药组大出血发生率高于阿司匹林单药组（3% *vs.* 2%，*HR*=1.66，95%*CI* 1.37~2.03，*P*<0.001），主要由消化道出血发生率增加导致，颅内出血或其他重要器官出血发生率差异无统计学意义。在临床净获益方面，综合考虑心血管死亡、脑卒中、心肌梗死、致命性出血以及重要脏器症状性出血，利伐沙班 2.5mg 组相比阿司匹林单药治疗组仍有显著获益。

2. 非他汀类降脂药物　目前研究证据提示，对于基线 LDL-C 已经达到目标值 1.8mmol/L 以下的患者，通过强化他汀治疗或联合其他非他汀类降脂药物能够进一步降低心血管不良事件风险。因此，对于稳定冠状动脉综合征患者，在他汀类药物的基础上联合其他非他汀类降脂药物可能降低残余风险，带来患者获益。目前非他汀类降脂药物主要包括依折麦布、前蛋白转化酶枯草溶菌素 9（PCKS9）抑制剂、胆固醇酯转移蛋白抑制剂和烟酸。一项 2019 年荟萃分析提示，依折麦布和 PCKS9 抑制剂能够降低冠心病患者心血管不良事件风险，而目前尚无充足证据支持胆固醇酯转移蛋白抑制剂和烟酸能够带来患者获益。依折麦布能够抑制肠内胆固醇吸收，其疗效与安全性在 IMPROVE 研究中得到证实。IMPROVE 研究纳入 18 144 例发病 10d 内住院的急性冠状动脉综合征患者，患者随机分为辛伐他汀 - 依折麦布组（辛伐他汀 40mg + 依折麦布 10mg）和辛伐他汀单药组(辛伐他汀 40mg+ 安慰剂)。主要终点定义为心源性死亡、非致死性心肌梗死、需要再入院治疗的不稳定型心绞痛、冠状动脉血运重建和非致死性脑卒中的复合终点。7 年随访主要终点事件发生率在辛伐他汀 - 依折麦布组为 32.7%,而在辛伐他汀单药治疗组为 34.7%(*HR*=0.936,95%*CI* 0.89~0.99,*P*=0.016)。两组肌肉、肝脏等药物不良反应无显著差异。PCKS9 是一种分泌蛋白,能够与 LDL 受体结合促进其降解。*PCKS9* 基因功能缺失的个体 LDL-C 水平及心血管不良事件风险显著减低。目前在临床试验中应用的 PCKS9 抑制剂主要是单克隆抗体。FOURIER 试验旨在评价他汀治疗基础上加用 PCSK9 抑制剂 evolocumab 能否进一步降低心血管不良事件。FOURIER 试验纳入 27 564 例粥样硬化性心血管疾病患者,患者空腹 LDL-C ≥ 1.8mmol/L,且接受有效剂量的他汀治疗。患者随机分为两组,evolocumab 组接受皮下注射(每 2 周 140mg 或每月 420mg);对照组接受安慰剂注射。主要终点为首次发生心血管死亡、心肌梗死、因不稳定型心绞痛住院、脑卒中或冠状动脉血运重建。在随访 48 周时,evolocumab 组患者 LDL-C 水平相比基线显著减低(2.4mmol/L *vs.* 0.78mmol/L,*P*<0.001),且主要终点发生率低于对照组患者(9.8% *vs.* 11.3%,*HR*=0.85,95%*CI* 0.79~0.92,*P*<0.001);两组药物不良反应发生率无显著差异。

3. 抗炎治疗 既往研究提示,体内炎症系统激活可能增加斑块易损性,以及斑块破裂后血栓形成风险。此外,高敏 C 反应蛋白(hsCRP)和白细胞介素 6(IL-6)等炎症指标与患者心血管不良事件风险相关,且不受患者血脂水平影响。除外降脂作用,他汀的“抗炎作用”可以降低患者体内 CRP 水平,并且抗炎作用可以降低高危患者主要心血管不良事件(MACE)风险。因此,炎症反应可能是残余风险的重要组分,抗炎治疗有可能使患者获益。

目前抗炎治疗用于降低患者心血管疾病风险的研究主要包括 CANTOS 研究和 CIRT 研究。两大研究的主要区别在于,CANTOS 研究应用的是“窄谱”抗炎药物,靶向抑制 IL-1β 及其下游的 IL-6 和 hsCRP 通路,研究人群基线 hsCRP 增高(中位 hsCRP 水平 4.2mg/L);而 CIRT 研究应用的是“广谱”抗炎药物甲氨蝶呤,研究人群无特定 hsCRP 水平限定(中位 hsCRP 水平 1.5mg/L)。CANTOS 研究纳入 10 061 例 hsCRP 升高(hsCRP>2mg/L)的心肌梗死患者,随机分为对照组和 canakinumab 50mg、150mg、300mg 组,canakinumab 每 3 个月经皮下注射一次。研究的主要终点是心血管死亡、非致死性心肌梗死和非致死性脑卒中的复合终点。研究中位随访 3.7 年,canakinumab 3 个剂量组相比基线血脂水平无显著差异,但是 hsCRP

水平分别降低了 26%、37% 和 41%。对照组及 canakinumab 50mg、150mg、300mg 组主要终点发生率分别为每 100 人年 4.5、4.11、3.86、3.90，主要不良终点发生风险（*HR*）分别为 0.93（95%*CI* 0.80~1.07，*P*=0.30）、0.85（95%*CI* 0.74~0.98，*P*=0.021）和 0.86（95%*CI* 0.75~0.99，*P*=0.031）。CIRT 研究随机纳入 4 786 例有心肌梗死或多支病变合并糖尿病或代谢综合征的患者，随机分配到对照组和甲氨蝶呤组（每周 15~20mg）。研究主要终点是心血管死亡、非致死性心肌梗死或非致死性脑卒中的复合终点。中位随访 2.3 年时，该研究提前终止，甲氨蝶呤并未降低 IL-1β、IL-6 或 CRP 水平，且甲氨蝶呤组和对照组终点事件发生率分别为每 100 人年 4.13 和 4.31，无显著差异（*HR*=0.96，95%*CI* 0.79~1.16，*P*=0.31）。CANTOS 研究和 CIRT 研究结果提示，基线高炎症状态的患者可能从靶向针对“IL-1—IL-6—CRP”通路的抗炎治疗中获益。

（二）血运重建治疗进展

1. 血运重建治疗 *vs.* 药物治疗　有客观缺血证据的患者能否从血运重建治疗获益仍有争议。一项荟萃分析纳入 16 029 例患者，结果提示 PET 心肌缺血面积大于 5% 的患者可能从 PCI 或 CABG 中获益。PET 心肌缺血面积大于 10% 时，早期接受血运重建治疗相比药物治疗死亡风险减低（*HR*=0.63，95%*CI* 0.52~0.75），心肌缺血面积为 5%~10% 的患者可能从血运重建治疗中获益（*HR*=0.86，95%*CI* 0.61~1.20）。然而，这一结论并未在 COURAGE 研究的核素亚组分析中得到证实。COURAGE 亚组分析纳入 1 379 例接受心肌灌注显像评价心肌缺血范围的患者。其中，药物治疗组患者 697 例，血运重建 + 药物组患者 692 例。中位随访 7.9 年，心肌缺血严重程度不能预测患者死亡风险（*HR*=0.99，95%*CI* 0.80~1.22），PCI 相比药物治疗并未降低患者死亡风险（*HR*=0.95，95%*CI* 0.77~1.16）。同样，ISCHEMIA 研究也并未发现有心肌缺血客观证据的患者可以从 PCI 获益。ISCHEMIA 研究纳入 5 179 例无创影像评估心肌中度或重度缺血的患者，随机分为药物治疗组和 PCI+ 药物治疗组。研究的主要终点是心血管死亡、心肌梗死、心搏骤停复苏以及因不稳定型心绞痛或心力衰竭住院的复合终点。中位随访 3.3 年，PCI 组与药物治疗组主要终点事件无显著差异（13.8% *vs.* 15.5%，*P*=0.34）。然而，PCI 组患者心绞痛症状得到明显改善。在 1 年随访时，PCI 组患者中 45% 患者报道无心绞痛发生，而药物治疗组患者中仅 15% 患者报道无心绞痛。

2. 有创诊断手段　血流储备分数（FFR）在指导血运重建中的价值已经得到证实。最初的 FAME 研究结果证明，对于多支病变的稳定冠状动脉综合征患者，FFR 指导的血运重建策略优于单纯造影指导。后来的 FAME2 研究证实，对于 FFR 值 ≤ 0.8 的病变，血运重建治疗相比药物治疗能够降低 5 年随访期间患者主要终点事件风险（13.9% *vs.* 27.0%，*HR*=0.46，95%*CI* 0.34~0.63，*P*<0.001）。除外指导血运重建，近期研究提示 PCI 术后病变 FFR 值有预后价值。近 1/3 患者 PCI 术后病变 FFR ≤ 0.86，并且术后 FFR 值 ≤ 0.86 是患者中位 30 个月随访 MACE 独立危险因素（*HR*=1.70，95%*CI* 1.12~2.58，*P*=0.01）。除外生理学指标，光学相干断层扫描（OCT）等腔内影像技术也可能在指导血运重建中发挥重要作用。FORZA 研究是第一个比较 FFR 与 OCT 指导下 PCI 策略的随机对照临床试验。FORZA 研究纳入 350 例临界病变患者，并随机分配到 FFR 指导组与 OCT 指导组。OCT 指导组患者在病变面积狭窄 ≥ 75%，或面积狭窄 50%~70% 同时最小管腔面积<2.5mm^2 的情况下进行 PCI；FFR 组患者在病变处 FFR ≤ 0.8 时进行 PCI。主要终点定义为期间全因死亡、心肌梗死、靶血管血运重建以及严重心绞痛的复合终点。随访 13 个月时，OCT 组血运重建比例及花费更高，主要终点事件发生率略低于 FFR 组（14.8% *vs.* 8.0%，*P*=0.048）。FFR 组患者接受药物治疗的比例更高，同时患者花费更低。FORZA 研究表明，单独应用生理学或影像学方法评估病变存在局限性，两者联用可能为患者带来更大获益。

（窦克非）

第 20 章　无症状性心肌缺血

无症状性心肌缺血（symptomless myocardial ischemia，SMI）是指冠心病患者存在心肌缺血的客观证据，如静息或运动时典型的心电图缺血型 ST-T 改变，放射性核素或超声心动图检查显示缺血性心肌灌注异常、室壁运动异常或心肌代谢异常等，但临床上缺乏胸痛或与心肌缺血相关的主观症状，又称无痛性心肌缺血（painless myocardial ischemia）或隐匿性心肌缺血。早在 1961 年，Holter 采用动态心电图观察到，心绞痛患者无症状时亦可出现与心绞痛发作时完全相同的 ST 段改变。1979 年，Cohn 将这种情况正式命名为无症状性心肌缺血。研究证实，无症状性心肌缺血与心绞痛发作一样，可引起室壁运动异常和心脏功能改变，心肌电活动和心肌代谢异常，导致严重心律失常、心肌梗死和猝死等冠状动脉急性事件发生。

因此,提高对无症状性心肌缺血的认识,深入了解其发生机制、临床特点,对判断病情、选择治疗方案以及估计预后均有重要意义。无症状性心肌缺血既可发生在已有心绞痛发作的冠心病患者,亦可发生在无症状型冠心病患者,即冠状动脉造影有明显粥样硬化病变而无任何临床症状者,这些患者只有做心肌缺血的相关客观检查,才能确定是否存在无症状性心肌缺血。某些非粥样硬化性冠状血管疾病的患者,如血管畸形、炎症、心肌疾病、瓣膜病、电解质紊乱、内分泌和药物作用等情况下,在做心肌缺血相关检查时,也可能出现异常结果,但不属本文阐述范畴。

一、分　型

冠心病的无症状性心肌缺血发作隐匿,临床上易被忽视,其确切发生率目前尚不完全清楚。Cohn 将无症状心肌缺血分为三种临床类型:①完全的无症状性心肌缺血;②心肌梗死后有无症状性心肌缺血发作;③心绞痛患者伴有无症状性心肌缺血。

Ⅰ型:患者完全无症状,做相关检查时被偶然发现存在心肌缺血。通常发生在以下情形:①心电图运动试验、核素运动心肌灌注显像阳性,但无任何症状;②冠状动脉造影显示明显的血管狭窄,但无任何症状。该类型患者临床上较少见,在完全无临床症状的健康中年男性中约占 2.5%。

Ⅱ型:心肌梗死后患者伴有的无症状性心肌缺血。通常发生在以下情形:①临床未被识别或无症状的心肌梗死;②既往无症状,但有陈旧性心肌梗死;③心肌梗死后有心绞痛发作,但亦有无症状性心肌缺血发作。心肌梗死后,无心绞痛发作的患者中约 1/3 心电图轻量级运动试验呈阳性而无任何临床症状。在发生心肌梗死后,无症状性心肌缺血组与无心肌缺血组比较,如心源性死亡、再次心肌梗死、不稳定型心绞痛和血运重建等心脏事件的发生率明显增加,预后不良。

Ⅲ型:心绞痛患者伴有的无症状性心肌缺血。通常发生在以下情形:①慢性稳定型心绞痛,其心肌缺血发作有时无症状;②各种类型的不稳定型心绞痛,心肌缺血发作有时无症状。研究表明,70%~80% 心绞痛患者可同时存在无症状性心肌缺血发作,并且其发作次数常为心绞痛发作次数的数倍之多,是一种较心绞痛更为常见的心肌缺血状态。在不同类型的心绞痛患者中,以不稳定型心绞痛患者的无症状性心肌缺血的检出率最高。

二、发生机制

无症状性心肌缺血的发作与心绞痛发作相似，均由心肌供血和需求平衡失常所诱发，包括3种情况：①心肌耗氧量增加；②心肌氧供应量（血供）减少；③以上两者并存。根据动态心电图（Holter）检测到无症状性心肌缺血时的心率，可将心肌缺血分为3型：①Ⅰ型，心率快时发生心肌缺血；②Ⅱ型，在心率增快10min内发生心肌缺血（心率增快延时作用）；③Ⅲ型，心肌缺血发作时无心率增快。其中，与心率增快有关的Ⅰ型、Ⅱ型无症状性心肌缺血常占80%以上，提示日常生活中，多数心肌缺血与心率增快（缺血阈值高）及心肌耗氧量增加有关，并且还有明显的昼夜节律性变化。而Ⅲ型心肌缺血则没有昼夜节律性变化。生理性自主神经活动的昼夜规律性变化表现为夜间迷走神经兴奋占优势，日间交感神经兴奋占优势，无症状性心肌缺血的节律性变化与自主神经活动的改变密切相关，尤其是与交感神经的变化有关。无症状性心肌缺血的昼夜节律性变化呈双重周期性。第一个发作高峰时间在早上7：00—11：00，此时间段也是心绞痛、心肌梗死和猝死的高发时间。这段时间交感神经活动增强，心率增快，血压升高，心肌耗氧量增加，导致心肌缺血发作增加。这段时间还可发现类似的一些周期性变化，如血儿茶酚胺水平升高、血小板聚集能力增强、纤维蛋白溶解活性降低等，这些因素均可能促发心肌缺血发生。无症状性心肌缺血发作的第二个小高峰在17：00—21：00。通常夜间2：00—6：00缺血发作次数最少，可能与该时间段心率相对缓慢、心肌对氧的需求降低有关。另外，此期间的缺血发作一般不伴有心率增快（缺血阈值低），提示此类缺血发作主要与冠状动脉血管张力增强、心肌供血减少有关。

大部分无症状性心肌缺血发作是在轻体力活动或脑力活动时发生，虽然多数无症状性心肌缺血时伴有一定程度的心率增快，但其远低于运动心电图试验时的心率增加，即此时心肌对氧的需求低于运动试验时的水平，因此不能单以冠状动脉固定狭窄并有心肌耗氧量增加来解释，冠状动脉痉挛等各种原因所致的心肌氧供应量（冠状循环血流）减少也可能是更重要的病理生理机制，抑或两者兼而有之，有时难以做出准确的判断。诱发冠状动脉痉挛的因素包括运动、吸烟、寒冷刺激、精神紧张等。另外，血管内皮损伤后内皮素释放及内皮舒张因子的减少，一些自体物质如血栓素A_2、某些肽类激素、血小板因子及某些神经递质（如儿茶酚胺、血清素和组胺）等亦可引起冠状动脉痉挛。上述因子在无症状性心肌缺血的发生中具有重要作用。

三、临床表现和预后

【完全无症状性心肌缺血（无症状型冠心病）】

患者完全无心肌缺血的临床症状，但相关的客观检查有心肌缺血表现。通常，这类患者多伴有动脉粥样硬化的危险因素，如中年以上、男性、高脂血症（总胆固醇、甘油三酯、低密度脂蛋白或极低密度脂蛋白增高）、高血压、吸烟、糖尿病、肥胖和早发冠心病家族史等。多数患者是在体检时偶然发现心电图（静息、动态或负荷试验）有 ST 段压低、T 波改变等，或放射性核素心肌显像（静息或负荷试验）显示心肌缺血表现。此类患者虽无临床症状，但已有心肌缺血的客观证据，必要时进行选择性冠状动脉造影有助于明确诊断。多数患者处于早期冠心病阶段，冠状动脉血管病变较轻或建立了较好的侧支循环，故预后一般较好。但随着病情的进展，有的患者可能转为心绞痛，但其中多数病例的症状不典型，发生心肌梗死也常无症状。此外，亦可能逐渐发生心脏扩大、心力衰竭、心律失常甚至猝死。

【慢性稳定型心绞痛和不稳定型心绞痛伴有无症状性心肌缺血】

慢性稳定型心绞痛患者日常生活中的心肌缺血发作仅约 1/4 表现为不同程度的胸痛发作，而大多数心肌缺血发作时无症状，其重要性易被忽视。有证据表明，大多数此类型患者能生存很多年，但有发生猝死、恶性心律失常和急性心肌梗死的危险，其本身存在的无症状性心肌缺血与心绞痛发作具有同样的预后意义，甚至更为不良。因此，对这类冠心病患者的治疗，应该包括减轻和消除心绞痛症状和无症状性心肌缺血两个方面。

不稳定型心绞痛患者是指初发劳力型心绞痛、恶化型心绞痛、各种类型的自发性心绞痛，以及新近提出的冠状动脉成形术后心绞痛和冠状动脉旁路移植术（CABG）后心绞痛等。这类患者心肌缺血发作的发生率最高，特点是发作次数多，并且 80%~90% 缺血发作时无症状，而 1~12 个月内其临床心脏事件，如猝死、致命性心律失常、急性心肌梗死、经皮冠状动脉介入治疗（PCI）或 CABG 等紧急血运重建的发生率均明显高于其他类型的冠心病患者。因此，无症状性心肌缺血可作为预测不稳定型心绞痛患者近期预后最有价值的指标。譬如，虽然经过积极的药物治疗，无症状性心肌缺血无改善者预后不良。冠状动脉三支病变且伴有频繁发作的无症状性心肌缺血者突发严重冠脉事件及病死率更高。有症状和无症状两类心肌缺血发作时间总和（总缺血负荷）较多的患者预后最差，可能与这些患者多伴有严重的多支、弥漫性冠脉血管病变有关。

【心肌梗死后无症状性心肌缺血】

急性心肌梗死后，约 2/3 的患者无心绞痛症状，其中包括部分在心肌梗死前曾有心绞痛发作而心肌梗死后心绞痛消失者。这些无心绞痛发作的患者中，1/3 以上心电图次极量运动试验可呈阳性。由于有些心肌梗死后患者伴有严重心绞痛、严重心律失常或心力衰竭，不能进行运动试验，故心肌梗死后患者的无症状性心肌缺血发生率可能更高。有资料表明，心肌梗死后患者采用 Holter 检出有心肌缺血组与单纯运动心电图试验阳性组比较，严重心脏事件的发生率前者明显高于后者，提示对心肌梗死后患者进行危险度分层或估计长期预后，采用 Holter 检测心肌缺血比运动心电图试验更有价值。心肌梗死后，冠状动脉病变广泛且伴有频繁发作的无症状性心肌缺血、左心功能不全或合并充血性心力衰竭、复杂室性心律失常或传导阻滞者预后不良。

四、检　测

【心电图运动试验】

心电图活动平板或踏车运动试验是目前诊断冠心病心肌缺血最常用的方法，通常心电图阳性判断标准是运动中或运动后出现 ST 段在水平型或下斜型压低 ≥ 1mm，或运动前原有 ST 段压低者运动后进一步降低 ≥ 1mm。在已确定的冠心病患者，运动负荷增加时典型的心电图 ST 段变化，即心电图运动试验阳性，提示心肌缺血发生，对发现运动诱发的无症状性心肌缺血有重要意义。运动中，无症状性 ST 段改变时，可发现左心室室壁运动异常。对于完全无症状者，心电图运动试验阳性对冠心病心肌缺血的预测价值受到一定限制，为提高诊断率，常需补充其他影像技术。有多项动脉粥样硬化危险因素，如糖尿病、高血压、高胆固醇血症、吸烟史或早发冠心病家族史者，心脏事件危险性明显增加。心电图运动试验假阳性可见于以下两种情况：①患者无心肌缺血，发生于电解质紊乱、束支传导阻滞、体位变动、深呼吸后或女性；②患者有心肌缺血，但无冠状动脉病变，发生于高血压左心室肥厚、二尖瓣脱垂、肥厚型心肌病、微血管性心绞痛或心脏小血管病等，应结合临床，认真分析，做出正确诊断。必要时需行冠状动脉造影明确诊断。在有明确冠心病患者，运动诱发的无症状或有症状性缺血性 ST 段压低使随后心脏事件的危险性增加。心电图运动试验在较低运动量和心率<120 次 /min 时，即出现 ST 段压低 ≥ 3mm 或伴血压下降者，无论试验期间有无胸痛症状，均应视为严重心肌缺血，常提

示存在左主干病变或严重的三支病变，若动态心电图检测还发现存在频繁发作的无症状性心肌缺血，则突发心脏事件的概率明显增加，预后不良。

【动态心电图检查】

Holter 检查可在较长时间内精确记录 ST 段偏移，重复显示缺血性 ST 段下移和计算缺血发作次数及时间，适用于同时观察运动及静息状态下冠状动脉张力增高引起的无症状性心肌缺血，是监测冠心病患者日常活动中发生无症状性心肌缺血的唯一检测手段。检查资料可提供无症状性心肌缺血发作的起始、持续、终止时间及发作频度、缺血严重程度和昼夜节律变化，以及与缺血发作相关的患者当时的精神和体力活动状态，最终对心肌缺血的机制做出推测。另外，尚可明确判断某些严重心律失常的发生与无症状性心肌缺血发作时间有无关联。这些结果对于指导选择治疗措施、选用不同作用机制的抗心肌缺血药物以及评估预后都有重要价值。目前认为，Holter 检查中出现的一过性水平型或下斜型 ST 段压低 ≥ 1mm，持续时间 ≥ 1min 对诊断心肌缺血有重要意义。在心肌缺血恢复 ≥ 1min 后，再次出现 ST 段压低，为另一次心肌缺血发作。对于已经确诊的冠心病患者，Holter 检查有典型的缺血性改变，并且不伴有心绞痛症状，应视为无症状性心肌缺血发作的证据。但对于尚未确诊为冠心病的人群，其预测冠心病心肌缺血的价值有限，通常不能仅凭 Holter 检查异常为依据，诊断无症状型冠心病合并无症状性心肌缺血。对临床完全无症状或“正常”健康人群，诊断无症状性心肌缺血，需结合其他心肌缺血相关检查及冠心病危险因素等，必要时行选择性冠状动脉造影以明确。

【核素运动心肌灌注显像】

目前较常用的 ^{201}Tl 或 ^{99m}Tc-MIBI 运动负荷心肌灌注显像，对诊断冠心病心肌缺血较为敏感，优于运动心电图试验和动态心电图检查，可明显提高无症状性心肌缺血的检出率。当冠状动脉分支血流分布的心肌节段出现明确的放射性稀疏或缺损，在 ^{201}Tl 延迟显像或 ^{99m}Tc-MIBI 静息显像显示原缺损区有放射性填充，即可诊断冠心病心肌缺血。一般来讲，核素运动或药物负荷心肌灌注显像所显示的心肌缺血的部位及范围可以反映冠状动脉病变的部位及其严重程度，但不能直接评价冠状动脉狭窄程度。所以，临床上当核素运动心肌灌注显像发现心肌缺血，即使患者并不同时伴有心绞痛症状，亦应视为无症状性心肌缺血予以重视，必要时需行选择性冠状动脉造影检查，以确定病变的部位及狭窄程度。

五、治　疗

近年来，对无症状性心肌缺血的组织学及病理学研究已经证实，长期反复发作心肌缺血，心肌组织发生营养障碍，可引起缺血区心肌组织结构的改变，如心内膜下心肌组织明显的间质纤维化、心肌细胞变性和微血管的病理性改变。许多临床研究也表明，无症状性心肌缺血与心绞痛发作具有同样的预后意义，甚至更为不良。因此，对冠心病患者的抗心肌缺血治疗，不仅在于控制心绞痛发作，还应包括积极治疗临床上更为常见的无症状性心肌缺血发作，从而最大限度地减少心肌缺血发作，预防冠心病心脏事件的发生及改善预后。

【完全无症状性心肌缺血（无症状型冠心病）】

对该类型患者，应积极采取防治动脉粥样硬化的措施，应用他汀类药物降脂调脂治疗，以防止粥样斑块加重和促进粥样斑块消退，控制或消除高血压、糖尿病和吸烟等危险因素，以防止其发展为严重的冠心病类型和降低心脏事件发生率。对静息、运动心电图或放射性核素心肌显像显示已有明显心肌缺血改变者，应适当减轻体力活动，酌情选用硝酸酯制剂、β 受体阻断药和钙通道阻滞药进行抗心肌缺血治疗。有资料显示，β 受体阻断药在有效减少日常活动诱发的心肌缺血发作、心肌缺血时间和心脏事件方面优于钙通道阻滞药，还可改变心肌缺血周期分布，特别对凌晨期间的心血管高风险事件具有特殊治疗价值。其机制主要与 β 受体阻断药能消除早晨的血压增高和心率增快有关，选用长效 β 受体阻断药可能疗效更佳。通常如多数心肌缺血发作时心率快（缺血阈值高），反映血管病变重，心肌需氧量增加诱发血氧供求失衡，应选择 β 受体阻断药 + 硝酸酯制剂；如多数缺血发作时心率不快（缺血阈值低），反映此时冠状动脉血管张力大，以心肌供血减少为主，则宜选择钙通道阻滞药或钙通道阻滞药 + 硝酸酯制剂。而有些患者，缺血发作的心率有时快，有时不快，故缺血发作处于高阈值期应选用 β 受体阻断药 + 硝酸酯制剂、β 受体阻断药 + 钙通道阻滞药或三者联合应用；处于低阈值期则应选用钙通道阻滞药、硝酸酯制剂或两者联合应用。动态心电图监测的结果有助于选择药物。对冠状动脉造影发现左主干、主要冠状动脉分支有显著狭窄病变或多支严重狭窄病变者可行 PCI 或 CABG。

【慢性稳定型心绞痛和不稳定型心绞痛合并无症状性心肌缺血】

在这类患者的治疗中，重视减轻全部心肌缺血负荷比仅仅控制心绞痛症状更为重要。因此，除积极采用抗心肌缺血药物控制心绞痛发作外，可采用动态心电图或运动负荷心电图试验重复监测无症状性心肌缺血的发作时段、发作次数、持续时间和 ST 段下降程度，观察对无症状性心肌缺血的治疗效果，避免或消除导致心肌缺血发作的诱因，并按照无症状性心肌缺血发作的生理节律性，合理调整抗心肌缺血用药，从而控制心肌缺血，并预防冠心病事件的发生。在慢性稳定型心绞痛患者，因其有症状和无症状心肌缺血发作多为心肌需氧量增加所诱发，选择 β 受体阻断药和硝酸酯制剂联合应用，疗效比单一药物更佳。由于不稳定型心绞痛患者的无症状性心肌缺血与冠状动脉痉挛有密切关系，故对发作时 ST 段抬高或有其他证据提示其发作主要由冠状动脉痉挛引起者，其药物治疗宜选择钙通道阻滞药和硝酸酯制剂联合应用，必要时亦可加用 β 受体阻断药，即三类制剂合用。某些中成药制剂也具有解除冠脉痉挛、减少血小板积聚、改善心肌缺血的作用，可以酌情选用。小剂量阿司匹林可抑制血小板聚集，减少心肌缺血发作，明显降低无症状性心肌缺血患者心脏事件的发生率。对经药物治疗仍有持续心肌缺血发作者，应及时行冠状动脉造影，明确血管病变严重程度和心室功能状态，根据病情选择施行 PCI 或 CABG。对这类患者，适宜的早期的完全血管重建治疗明显优于药物治疗，可明显减少运动诱发的心肌缺血和日常生活中的无症状性心肌缺血，降低心脏事件发生率，改善预后，提高生存率。

【心肌梗死后无症状性心肌缺血】

药物治疗可参照慢性稳定型及不稳定型心绞痛患者。尤其是 β 受体阻断药可使心率减慢，心肌收缩力下降，心肌耗氧量降低，有心肌保护作用。可提高患者的运动耐力，减轻运动时无症状性左心室功能异常和无症状性心肌缺血，减少梗死后心脏性猝死，降低病死率，对改善预后有价值。对经药物治疗仍有频繁、持续的无症状性心肌缺血发作，且属于 PCI 或 CABG 适应证者，可根据冠状动脉和左心室造影结果，酌情选择 PCI 或 CABG。对室壁瘤伴有顽固性心力衰竭、难以控制的危险性室性心律失常有外科手术指征者，在做室壁瘤切除术的同时施行 CABG。

总之，到目前为止，冠心病患者的无症状性心肌缺血的机制尚未完全阐明。内科药物治疗、介入治疗和外科手术治疗虽可减轻无症状性心肌缺血的发生率及其严重性，但其对降低冠状动脉事件发病率和改善预后的远期疗效，尚需更多前瞻性临床试验加以验证。

（唐熠达　张　璇　王文尧）

第21章 微血管性心绞痛

微血管性心绞痛(microvascular angina,MVA)是指以冠状动脉微血管障碍(coronary microvascular dysfunction,CMD)为机制,存在心肌缺血主观症状以及心肌缺血客观证据,而没有影响血流的心外膜冠状动脉狭窄的临床状况。微血管性心绞痛在临床上易被忽视,患者症状可持续存在,生活质量和预后较一般人群显著下降。因此,提高对微血管性心绞痛认识,深入了解其临床特点、发生机制,对治疗选择和预后评估具有重要意义。

一、概念和变迁

1967年,Kemp和Likoff等首次报道一组患者,临床表现为心绞痛样发作,且心电图活动平板运动试验阳性,但冠状动脉造影完全正常。因该组患者在其论文分组中为X组,另一组为N组,自此以后凡有上述特点的患者称为心脏X综合征(X综合征)。

20世纪80年代,美国学者Richard在大量研究的基础上,指出X综合征的症状是冠状动脉微小血管的功能紊乱造成心肌缺血,提出微血管性心绞痛(MVA)的概念,扩展了X综合征的外延。当时的MVA定义为:①胸痛症状可以典型,也可以不典型;可以是劳力性,也可以在静息状态下发作;持续时间可短至数秒,也可长达数小时。②冠状动脉造影完全正常。③必须具有心肌缺血的客观证据,尤其是放射性核素心肌显像的证据。④除外冠状动脉痉挛和心脏外因素。

MVA的提出是X综合征研究史上一个重要的里程碑,它从简单的现象描述深入到实质性的研究,并且大大拓宽了患病人群,使该类患者成为心绞痛的一个特殊类型。由于缺乏明确的诊断标准、研究对象存在异质性,早期MVA的研究进展缓慢,且结论存在差异。随着心肌缺血诊断技术及对冠脉微循环功能和结构层面评估方法的进展,越来越多的MVA病例在临床实践中被识别出来。而冠状动脉微血管障碍(CMD)作为MVA的主要机制,也逐渐被认识和重视。

欧美注册研究显示,约半数心绞痛患者行冠状动脉造影不能诊断阻塞性CAD,且其中约70%患者经无创检测手段可诊断出心肌缺血。此类患者再入院/重复冠脉造影率高,生活质量和预后下降,给医保系统和患者个人带来巨大的经济及生活负担。直到2018年,为对这一不断增长的患者群体开展更多临床试验以提供循证支持,冠状动脉血管运动障碍国际研究小组(COVADIS)统一了诊断标准,对 MVA 提出了标准化的定义和诊断标准。

1. 心肌缺血症状　①劳力和 / 或静息性心绞痛；②心绞痛相似症状（如呼吸急促）。

2. 无梗阻性冠状动脉疾病（狭窄<50% 或 FFR>0.80）　①冠状动脉 CTA；②冠状动脉造影。

3. 心肌缺血的客观证据　①胸痛发作时缺血性心电图改变；②在短暂 / 可逆异常心肌灌注和 / 或室壁运动异常时出现劳力性胸痛和 / 或缺血性心电图改变。

4. 冠状动脉微血管功能障碍的证据　①冠状动脉血流储备受损（根据所使用的方法界值 ≤2.0 至 ≤2.5）；②冠状动脉微血管痉挛，定义为在乙酰胆碱激发试验中反复出现症状和 / 或缺血性心电图改变，但不出现心外膜下冠状动脉痉挛；③冠状动脉微血管阻力异常，定义为微血管阻力指数>25；④冠状动脉慢血流现象，定义为 TIMI 血流帧数>25。

4 条标准同时满足，可确诊 MVA；存在缺血症状（标准 1）且没有阻塞性 CAD（标准 2），只有心肌缺血（标准 3）或冠状动脉微血管功能受损（标准 4）证据，可疑诊 MVA。

继发性 MVA，即不存在心外膜下冠状动脉狭窄，由导致心肌肥厚的心脏或全身疾病（如肥厚型心肌病、主动脉瓣狭窄和高血压心脏病）或炎症（如心肌炎或风湿免疫疾病）引起冠状动脉微血管结构异常诱发的心绞痛，其主要机制亦是 CMD。

此外，CMD 也广泛存在于阻塞性 CAD 以及冠状动脉血运重建或心脏移植后心绞痛患者中。故近年来，学术界趋向于将 MVA 的概念进一步扩展到 CMD 触发的所有形式的心绞痛 / 缺血，而不是将该术语局限在非梗阻性 CAD 情况下。2017 年，我国专家团队首次提出"冠状动脉微血管疾病（coronary microvascular disease，CMVD）"的概念，并发布了《冠状动脉微血管疾病诊断和治疗的中国专家共识》。该共识是国际上首部针对微血管疾病的专家共识，将 CMVD 概念延伸到包括微血管功能障碍和结构异常机制参与的各种缺血性心肌病类型，包括不合并阻塞性 CAD 的 CMVD（原发性稳定型微血管性心绞痛和原发性不稳定型微血管性心绞痛）、合并阻塞性 CAD 的 CMVD（稳定型心绞痛、急性冠状动脉综合征和急诊 PCI 后 CMVD）以及其他类型的 CMVD［如应激性心肌病、肥厚型心肌病、扩张型心肌病、心肌炎、主动脉瓣狭窄、安德森 - 法布里（Anderson-Fabry）病、心肌淀粉样变性等］，并对其机制、临床分型、诊断、治疗做出了讨论和初步的建议。下文主要基于 COVADIS 诊断标准的 MVA 进行论述。

二、病理生理学机制

在生理情况下，冠状动脉循环可通过提高冠状动脉血流量（coronary blood flow，CBF）以匹配心肌耗氧。冠状动脉系统包括 3 个部分：①心外膜下冠状动脉：直径为 5.0~0.5mm，在心脏表面走行后分支到心肌生成壁内血管，具有容量功能，对 CBF 的阻力很小。在收缩期，心外膜动脉积累弹性能量，在舒张期开始时被转化为动能，有助于在收缩期被压缩的心肌内血管迅速开放。②前小动脉：直径为 500~100μm，主要功能是在心外膜下冠状动脉灌注压或血流量发生改变时，通过血管舒缩维持下游小动脉的压力稳定。③小动脉：直径<100μm，其功能状态受周围心肌细胞代谢物质的影响，是 CBF 的代谢调节场所。

前小动脉、小动脉构成冠状动脉微循环，这些血管在冠状动脉造影评估中难以识别。动脉直径的快速变化可迅速降低血管阻力、增加 CBF，以应对心肌需氧量的增加（功能性充血）。这一水平上的结构和功能异常可引起结构和功能性 CMD，也是 MVA 的主要机制。而这些病理生理学改变可在不同疾病的各个临床阶段相似存在或交叉作用。

1. 冠状动脉微血管的结构异常　在具有 CAD 相关危险因素（如高血压、糖尿病）及各种类型心肌病的患者中，可发现心肌室壁间小动脉异常重塑、血管内填塞、血管管周纤维化以及毛细血管密度减低。这种弥漫性冠状动脉微血管结构改变，类似阻塞性 CAD 限流狭窄的影响，可导致 CBF 逐渐减少，从而引起片状、分散、弥漫性心肌缺血，区别于阻塞性 CAD 按冠状动脉血流分布的缺血表现。

2. 冠状动脉微血管的功能异常　导致 CMD 功能异常的机制包括微血管痉挛、微血管舒张异常、血管内皮功能和 / 或血管平滑肌细胞功能障碍等。

（1）冠状动脉微血管痉挛：1998 年由 Mohri 等描述，类似心外膜冠状动脉痉挛，在未增加的心肌氧耗需求的情况下引起心肌缺血，可诱发静息心绞痛。

（2）内皮细胞依赖性血管舒张异常：常见于存在糖尿病、肥胖、吸烟以及其他心血管疾病危险因素的患者，主要机制包括血管活性物质如内皮素 1、一氧化氮的产生和释放异常。内皮素 1 基因失调亦与冠状动脉功能障碍有关。

（3）非内皮细胞依赖性血管舒张异常：主要机制是血管活性物质通过刺激血管平滑肌细胞膜受体和细胞内信号通路而产生的血管舒张异常。

(4) 微血管栓塞:动脉粥样硬化斑块碎片、微栓子或中性粒细胞 - 血小板聚集物可栓塞冠状动脉微循环,引起 CMD。

3. 血管外机制 90% CBF 发生在心脏舒张期。舒张时间缩短及血管外压力升高,均可影响冠状动脉微循环血流,导致心肌缺血发展。左心室肥厚和左心室舒张功能障碍时,间质和血管周围纤维化增加可引起心肌内心腔内压力升高,从而减少 CBF。严重主动脉瓣狭窄和冠状动脉重度狭窄时,当舒张期冠状动脉小动脉驱动压力低于心腔内压力时,舒张时间的减少会导致 CBF 严重受损。此外,收缩期壁内血管的压迫可能阻碍舒张期心内膜下血管张力的恢复,因此收缩期心肌内和心腔内压力升高也可对心肌灌注产生负面影响。

4. 精神应激与自主神经系统 焦虑和抑郁等共患心理因素在女性和男性心绞痛患者中均普遍存在。多项研究表明,抑郁症、D 型人格(消极情感和社交抑制)与非梗阻性 CAD 患者胸痛有关。精神应激性心肌缺血是一个重要的预后指标,独立于心外膜下冠状动脉阻塞的严重程度,增加患者病死率。存在心肌缺血的非梗阻性 CAD 受试者在精神压力测试中出现外周血管反应性升高,提示可能是应激性心肌缺血机制之一。中枢和外周自主神经系统在情绪调节、疼痛处理和心血管交感神经向各器官输出中起着重要作用。在易受心理因素影响的患者中,日常生活中的精神应激可引起中枢自主神经系统失调,增加背侧前皮质扣带回和相关的边缘、皮质下和延髓自主神经的中枢活性,导致交感神经输出增加,引起外周血管及冠状动脉收缩,可在心电图上监测到缺血改变(无论是否存在 CAD)。交感神经输出增加也能扰乱一些患者(多见于女性)的抗伤害感受通路,导致心脏伤害感受异常。与梗阻性 CAD 相比,MAV 患者对输注腺苷、对比剂等产生的疼痛感受更为明显。这种疼痛敏感性的升高可能是由心脏交感神经异常激活或自主神经系统对内脏传入信号处理异常导致的,目前尚无定论。

三、诊断方法与流程

MAV 诊断的核心在于明确 CMD 类型,为患者后续治疗方案选择提供依据。冠状动脉微血管的全面评估主要包括微循环血流及微血管调节功能。

1. 测量冠状动脉血流储备(coronary flow reserve,CFR)或最小微循环阻力(与最大流速成反比)可明确微循环血流受损情况。

经胸超声冠状动脉血流显像(应用于前降支远端血流测量)、心脏磁共振成像(心肌灌注成像)或 PET(静息 / 负荷状态下心肌血流测量)是检测 CFR 的无创手段。微循环阻力的数据则主要通过在导管室进行的侵入性检查手段获得。静脉注射血管扩张剂(如腺苷、双嘧达莫)后,结合冠状动脉内压力,基于热稀释法可计算微血管阻力指数(index of microcirculatory resistance,IMR),基于冠状动脉内多普勒血流导丝技术可计算充血状态下微血管阻力。上述方法也可用于 CFR 测量。CFR 反映了心外膜下冠状动脉和微血管对 CBF 的影响,在非梗阻性 CAD 的情况下,是反映 CMD 的良好标志。研究表明,PET 及冠状动脉内多普勒超声测量的 CFR 是非梗阻性 CAD 患者 MACE 的连续预测因子。CFR 受损,独立于心外膜下冠状动脉阻塞的严重程度,与舒张功能障碍、不良事件特别是射血分数保留的心力衰竭住院相关。IMR 的测值不受血流动力学变化的影响,是目前较公认的冠状动脉微循环状态定量评价指标。IMR ≥ 25 或 CFR<2.0 提示微循环功能异常。

另外,远端冠状动脉阻力的增加,可表现为“冠状动脉慢流现象”。心外膜冠状动脉显影速度作为半定量指标,可评估血管造影血流的延迟。TIMI 血流计帧法测量从冠状动脉开始显影至标准化的远端标记显影所需的帧数,TIMI 血流帧数>25 提示微循环功能异常。此方法受冠状动脉灌注压和心率影响,且不能反映冠状动脉血流储备情况。

各种冠状动脉微血管功能评价的技术比较见表 21-1。

表 21-1　冠状动脉微血管功能评价的技术比较

方法	实用性	经济性	安全性	可重复性	操作者依赖性	微血管功能评价	CBF 定量测定
TTDE	+++	+++	+++	+++	–	–	+
SPECT	++	++	++	++	++	–	–
PET	–	–	±	+	++	+++	+++
CMR	++	++	++	+++	++	++	++
CAG	+	+	±	++	++	+	–
IMR	±	±	±	±	+	+++	++
ICD	±	±	±	–	+	+++	+++

注:–,差;+,足够;++,好;+++,非常好。

TTDE,经胸超声冠状动脉血流显像;SPECT,单光子发射计算机断层成像术;PET,正电子发射计算机断层成像;CMR,心脏磁共振成像;CAG,选择性冠状动脉造影;IMR,冠状动脉微血管阻力指数;ICD,冠状动脉内多普勒。

2. 微血管调节功能可通过乙酰胆碱激发试验评估。

乙酰胆碱具有双重作用:①通过刺激内皮细胞释放 NO 扩张血管;②通过结合毒蕈碱样乙酰胆碱受体刺激平滑肌细胞收缩血管。在血管内皮功能正常的情况下,乙酰胆碱的血管扩张作用占主导。在 MAV 患者中,冠状动脉内注射乙酰胆碱可诱发微血管痉挛,引起缺血症状,同时可伴或不伴缺血性心电图改变,而心外膜下冠状动脉无明显狭窄。如果同时进行冠状动脉内多普勒测量,可出现冠状动脉血流速度降低。

侵入性检测方法的优势在于可同时评价大血管和微血管的基础状态及舒缩功能。使用血管活性药物,如腺苷、乙酰胆碱和硝酸甘油进行的冠状动脉反应测试可进一步明确 CMD、内皮功能障碍和血管痉挛。在临床实践中,非梗阻性 CAD 患者很少进行微血管功能检测,因此难以得到支持诊断的客观证据。近期研究表明,使用结构化、系统性的方法来探索非梗阻性 CAD 患者的微循环异常和血管运动障碍,可以提高诊断率。首个针对心绞痛合并非阻塞 CAD 病患诊断进行的随机、双盲对照临床试验——CorMicA 研究发现,侵入性诊断程序(包括 CFR、IMR 和乙酰胆碱激发试验)是安全、可行的。此外,在这种侵入性诊断程序的指导下进行分层规范化医学治疗,能够有效改善病患的心绞痛情况并提高生活质量。然而,完成上述完整检查平均需 60min,故临床上广泛推广受到限制。

我国专家共识中建议,对于临床疑诊 CMVD 的患者:①在排除心外膜下冠状动脉狭窄和痉挛后,应首先采用静脉注射腺苷或双嘧达莫的方法并选用 TTDE、CMR 或 PET 等无创性影像技术测量 CFR。目前 PET 是测量 CFR 的无创性技术“金标准”。②上述患者中,如无创性技术测量的 CFR ≥ 2.0,可在冠状动脉内注射腺苷前、后,采用冠状动脉内多普勒血流导丝技术测量 CFR 和 IMR。目前冠状动脉内多普勒血流导丝是测量 CFR 的创伤性技术“金标准”。③如临床疑诊 CMVD,但冠状动脉内多普勒血流测量的 CFR ≥ 2.0,应选择冠状动脉内注射乙酰胆碱的方法,若心外膜下冠状动脉无痉挛,但出现心绞痛症状和缺血型 ST-T 改变,可诊断为 CMVD,同时应立即冠脉内注射硝酸甘油或尼可地尔对抗冠状动脉微血管的痉挛(图 21-1)。

四、治　疗

MVA 的治疗应针对微循环功能障碍的主要病理机制,主要包括内皮功能障碍及其相关危险因素、冠状动脉微血管扩张受损或微血管痉挛引起的心肌缺血和伤害感觉异常。

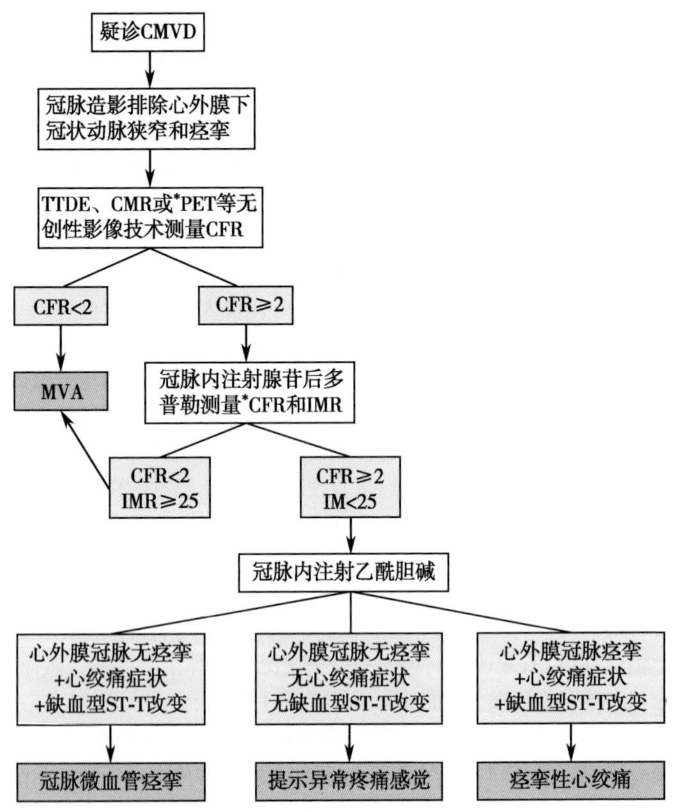

图 21-1　疑诊 CMVD 诊断流程

*诊断“金标准”。

1. 纠正内皮功能障碍，纠正心血管危险因素和改善生活方式　大多数原发性 MVA 和 CMD 患者存在内皮功能障碍。他汀类药物在内皮功能或血管平滑肌细胞功能障碍的非梗阻性 CAD 患者中仍然有益。血管紧张素转换酶抑制药可改善 MVA 患者的运动耐量和心绞痛症状。二甲双胍可改善无糖尿病 MVA 患者的内皮功能。积极管理所有心血管病相关危险因素，如高血压、糖尿病、吸烟、肥胖、久坐生活方式、高脂血症等，在大多数 MVA 患者中至关重要。

2. 心肌缺血预防和治疗　钙通道阻滞药目前可作为微血管痉挛或 CFR 异常患者的一线用药。β 受体阻断药主要对劳力诱发心肌缺血的 MVA 患者有效，其降低心肌耗氧量的作用可改善患者运动表现。尼可地尔(ATP 敏感的钾通道开放剂)和法舒地尔(Rho 激酶抑制剂)被报道在 MVA 患者中具有减少症状发作的作用。雷诺嗪(晚期钠通道阻滞药)可显著改善 CFR 明显降低的 MVA 患者的心绞痛症状、左心室舒张功能。此外,近半数患者经舌下含服硝酸甘油改善了症状,但大多数患者并不能从口服硝酸盐制剂中获益。

3. 治疗伤害感受异常 异常的心脏伤害感受可能是部分 MVA 患者胸痛的主要原因,三环抗抑郁药(如丙米嗪)可减轻此类患者症状。黄嘌呤衍生物(如氨茶碱)因其腺苷受体阻断作用,可能具有改善胸痛作用。非药物治疗,如脊髓刺激、经皮神经刺激、认知行为治疗和其他心理治疗、系统性运动和心脏康复均被认为是有效的胸痛管理方法。

4. 中医药 MVA 发病机制复杂,可能为气虚、气滞、血瘀、痰浊等相互作用,临床常用活血、行气、镇痛药物予以治疗。我国研究表明,丹红注射液、养心氏片、理气活血滴丸、愈心痛胶囊等中成药均可在 MVA 患者中起到改善症状的作用。另外,麝香保心丸、通心络胶囊、麝香通心滴丸在冠状动脉慢血流现象中证实有改善冠状动脉血流的效果。以上药物单一应用对 MVA 的治疗效果尚不明确。但在常规西医药物治疗基础上,联合使用中医药进行治疗,可以进一步增强治疗效果,改善患者主要症状。

目前 MVA 治疗的证据普遍质量较差,无法对指南建议提供有力支持。急需符合 MVA 诊断标准的高质量研究对以上治疗和其他新疗法填补空白。

我国专家共识建议,对于原发性稳定型微血管性心绞痛的治疗:①首先应控制动脉粥样硬化的危险因素,然后可选用 β 受体阻断药、钙通道阻滞药、尼可地尔、伊伐布雷定、雷诺嗪和 ACEI 控制心绞痛症状;②对于原发性不稳定型微血管性心绞痛的治疗,可选用米贝拉地尔和法舒地尔治疗;③需要开展大样本、随机、双盲、以心血管事件为观察终点的临床研究,以明确原发性 CMVD 的最佳治疗方法。

五、预 后

早期由于缺乏明确的诊断标准,且研究对象普遍存在异质性,导致临床医生以及研究者对 MVA 的理解进展缓慢。与既往观点相反,近 10 年的研究多表明存在心肌缺血的非梗阻 CAD 患者的症状可持续存在,且预后不佳。这类患者无论男女都存在 CFR 受损,其主要心血管事件和全因死亡率显著高于对照人群。在最初的 WISE 研究队列中,约 2/3 经冠状动脉造影未诊断梗阻性 CAD 的女性胸痛患者存在心肌缺血。随访期间,其主要不良心脏事件(死亡、非致命性心肌梗死、非致命性脑卒中和心力衰竭住院)风险>2.5%/年,再入院和重复冠脉造影的比例升高。在随访10年时,6.7%无明显血管造影异常和12.8%非梗阻性CAD患者发生心血管死亡或心肌梗死。2021年ACC会议上公布的ISCHEMIA-CIAO研究结果显示,非阻塞性CAD的心肌缺血患者,约半数在1年后持续存在胸痛症状,症状与缺血的客观证据并不相关,且在临床治疗中容易被忽视。

随着微循环客观评估技术的发展和普及以及相关机制研究的加深,MVA趋向于被认为是一种根据其症状、特征描述的临床状况,其病理机制可共存于其他多种心脏以及全身系统性疾病,同时可能参与很大比例的阻塞性CAD心绞痛病例的致病机制。近年来发布的梗阻性CAD血运重建临床试验阴性结果也提示,对CMD的理解和干预,可能是未来冠心病治疗的突破点。

(吴永健 何 喆)

第22章 冠心病的介入治疗

目前冠心病的治疗主要包括三种:药物治疗、介入治疗和冠状动脉旁路移植术。药物治疗是最经典的治疗方法,仍然占有重要的地位。冠状动脉旁路移植术是外科医生通过手术的方法,将大隐静脉和/或内乳动脉等作为旁路移植血管治疗冠心病。冠心病介入治疗诞生最晚,但发展最为迅速,它是在心导管技术基础上发展起来的,在现代冠心病治疗中占有非常重要的位置。冠心病介入治疗经皮通过周围动脉送入球囊导管或其他器械,解除冠状动脉闭塞或狭窄,使冠状动脉血流恢复,消除症状,提高患者的生活质量,改善预后。

1941年,Cournand等和Richards首先将心导管技术应用于临床诊断;1950—1960年,Sones、Rickets、Abrams、Judkins等开始了冠状动脉造影检查,冠状动脉造影为外科心脏旁路移植手术打下了基础。1964年,Dotter和Judkins首次应用经皮穿刺血管成形术治疗股动脉病变,但这一方法未被广泛应用。以后Zeitler等在欧洲应用这项技术并取得了一些经验。1974年,Gruentzig改良Dotter导管为圆桶状双腔球囊,经过一系列动物和周围血管的试验,证实了其安全、有效。1977年5月,Gruentzig等在旧金山外科手术中对静脉桥吻合前的患者进行了球囊扩张；同年 9 月，在瑞士苏黎世对 1 例 37 岁患者的前降支病变成功地进行了世界上首例经皮腔内冠状动脉成形术（PTCA），因此开创了冠心病介入治疗的新天地。

随后，这项技术在全世界范围内迅速推广和普及。目前将以 PTCA 为基础的可以解除冠状动脉病变的介入治疗技术，统称为经皮冠状动脉介入治疗（PCI）。伴随着许多的新技术和新方法的问世、器械的改进和技术水平的逐步提高，成功率不断提高，并发症发生率逐步减少，PCI 已成为冠心病血运重建的有效治疗方法。目前，美国每年的冠状动脉介入治疗例数已超过 100 万例，总数远远高于外科旁路移植手术例数。1984 年，我国西安郑笑莲教授在国内率先进行了 PTCA，在这之后，北京、上海、苏州和哈尔滨等地数十家医院相继开展，估计目前国内每年的冠状动脉介入治疗例数超过 100 万例，中国医学科学院阜外医院冠脉介入治疗的例数自 2011 年起一直逾万例，2019 年达到 19 586 例。

冠状动脉介入治疗技术的进步，尤其金属支架的应用，提高了 PTCA 的有效性和安全性，减少了急性和濒临闭塞等并发症，大大减少了急诊冠状动脉旁路移植术（CABG），降低了球囊扩张术后的再狭窄。药物洗脱支架（DES）的应用进一步减少了支架术后再狭窄，但第一代 DES 明显增加支架内血栓发生率。新一代 DES 与第一代 DES 比较，具备更好的临床疗效和安全性。更为重要的是，新一代 DES 并不增加极晚期支架内血栓发生率，且远低于第一代 DES。由于新一代 DES 良好的安全性和有效性，我们在 PCI 应尽量选择植入 DES，即使患者合并糖尿病、慢性肾功能不全、多支病变和左主干病变、急性心肌梗死、静脉桥血管病变、再狭窄病变和慢性完全闭塞病变等特殊情况。

第 1 节　介入治疗的适应证和禁忌证

一、适　应　证

需要 PCI 患者的临床表现多种多样，可以无症状，也可以症状非常严重，也可能合并不同程度的心功能受损。冠状动脉病变的严重和复杂程度、预期成功率、可能发生的并发症甚至死亡、缺血面积以及合并的疾病状态、费用支出等也都有很大差别，作为介入医生，要注意以上问题，同时还要考虑患者的长期预后，因此在选择进行冠状动脉血运重建方法时应十分慎重，遵循个体化原则，权衡各种治疗方法的潜在危险和可能的受益，结合本医院的技术水平、实际情况和医生本身的技术能力，在与家属和患者本人充分交换意见沟通的基础上，综合判断，做出有利于患者和病情的决策。

【无症状心肌缺血或轻微心绞痛患者】

对大多数 CCS 1 级或 2 级心绞痛患者，仅有小面积心肌缺血，又没有心肌缺血的客观证据(如运动试验阴性、运动或应激心肌显像阴性等)，冠脉狭窄<50% 或轻微症状不可能是心肌缺血引起者，应选择进行药物治疗。但对于少数患者，尽管无症状或症状轻微，活动平板运动试验、动态心电图或运动心肌显像显示严重心肌缺血的客观证据，介入治疗预期成功率高，致死、致残危险性低时，可以考虑 PCI。对于中重度的心肌缺血，有效的血运重建(PCI 或 CABG)可以降低严重或致死性心脏事件的危险性。

【稳定型心绞痛】

PCI 通常用于存在血流动力学异常的冠脉狭窄、合并运动受限的心绞痛或与心绞痛类似的症状，且对最佳药物治疗反应不佳，功能性检查提示大面积缺血(>10% 左心室)或侵入性 FFR 检测结果异常的患者。对于 LM 或多支病变患者，推荐使用 SYNTAX 评分评估 CAD 的解剖结构复杂程度以及 PCI 术后长期死亡和并发症风险在考虑选择 CABG 还是 PCI 时，应优先考虑血运重建的完全程度。

可以是单支或多支冠状动脉病变，一处或多处严重病变，当病变适合做 PCI，预期成功率高、并发症或危险性低的患者，可选择 PCI。单支病变患者一般首选 PCI。如果为 CABG 术后患者，存在一处或多处大隐静脉桥局限性狭窄，并且不适合再次手术治疗的严重病变，病变适合做 PCI，预期成功率高、并发症或危险性低的患者，也可以考虑行 PCI。对于严重的左主干狭窄(>70%)，适合血运重建但不适合 CABG 的患者，可以施行 PCI。对于多支病变，如果病变均适合 PCI，患者经济情况又没有问题，成功率高，并发症和死亡的风险很小，也可以考虑 PCI。对于 CCS 3 级心绞痛患者，造影为单支或多支病变，无缺血的客观证据，所支配的心肌面积很小，所干预的靶血管成功的可能性很小，与介入有关的并发症和死亡的可能性大，不严重的冠状动脉病变(狭窄<50%)，也可以通过药物治疗实现。稳定型心绞痛患者治疗方式的选择要根据冠脉病变、心功能、合并症、预后以及治疗费用等综合考虑而定。

【不稳定型心绞痛和非 ST 段抬高型心肌梗死患者】

对于不稳定型心绞痛和非 ST 段抬高型心肌梗死患者，入院后进行危险分层，最新指南建议对于高危患者给予早期有创治疗，而对于低危患者给予早期保守治疗(表 22-1)。

表 22-1　NSTE-ACS 患者治疗策略的选择

紧急有创治疗（2h 内）	早期有创治疗（24h 内）	延迟有创治疗（25~72h）	缺血指导的策略
顽固性心绞痛；心力衰竭；新发或加重的瓣膜反流、血流动力学不稳定；药物强化基础上休息或低运动量时反复心绞痛；持续室速或室颤	GRACE 评分 > 140 分；肌钙蛋白变化；新发或持续的 ST 段压低	无上述危险因素的糖尿病患者；肾功能不全；左心功能减低（EF<0.4）；梗死后心绞痛；6 个月内 PCI；既往 CABG；GRACE 评分为 109~140 分；TIMI 血流 ≥ 2 级	低危患者 GRACE 评分 < 109 分或 TIMI 血流 < 2 级；低危的肌钙蛋白阴性女性，无高危因素的患者由医生或患者选择

对于不稳定型心绞痛和非 ST 段抬高型心肌梗死患者，病变适合 PCI 并且没有 PCI 的禁忌证，或为左主干严重病变（狭窄 > 70%）适合 PCI 而不适合 CABG 者；或为大隐静脉桥血管局限性或多处病变不适合再次行外科旁路移植手术者，均可以考虑施行 PCI。对于不稳定型心绞痛和非 ST 段抬高型心肌梗死患者，两支或三支病变、前降支近段严重狭窄、严重糖尿病或左心功能不全，也可以考虑 PCI。图 22-1 为一例不稳定型心绞痛患者行 PCI 前后的造影对比。

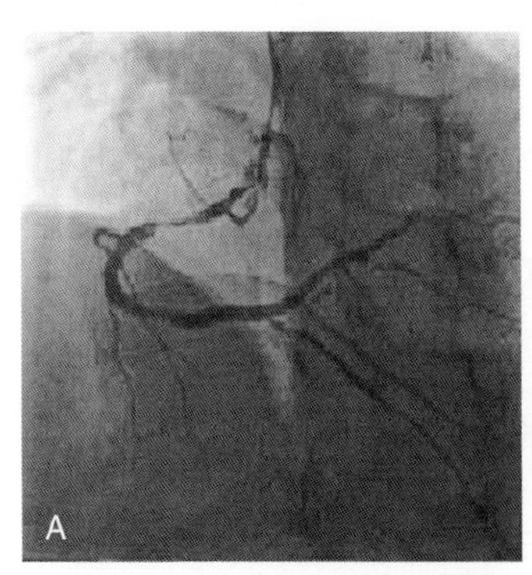

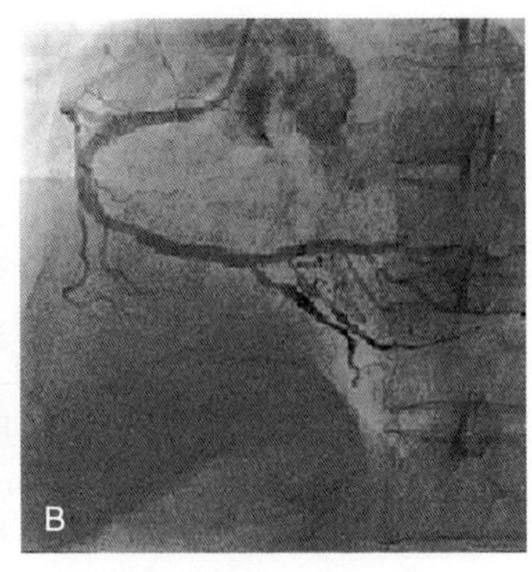

图 22-1　一例不稳定型心绞痛患者行 PCI 前后的造影对比

A. PCI 前造影示右冠状动脉近端严重狭窄；

B. PCI 术后造影示右冠状动脉近端严重狭窄消失。

【ST 段抬高型心肌梗死】

由于对急性心肌梗死发病是由血栓闭塞引起的,及时打开闭塞的冠状动脉恢复血流会降低病死率,明显改善预后。急性心肌梗死 PCI 一般分为:①直接 PCI;②补救 PCI;③溶栓治疗后 PCI;④急性心肌梗死后早期 PCI,主要针对出现反复心肌缺血发作的患者。

1. 直接 PCI　直接 PCI 较溶栓治疗更有效。在对直接 PCI 和溶栓治疗随机对比研究的荟萃分析表明,直接 PCI 能够降低短期病死率(7% *vs.* 9%,P<0.000 2),减少非致死性心肌梗死(3% *vs.* 7%,P<0.000 1),减少脑卒中(1% *vs.* 2%,P<0.000 4),降低死亡、非致死性心肌梗死和脑卒中的联合终点(8% *vs.* 14%,P<0.000 1)。目前,对于症状发作在 12h 内 ST 段抬高或伴有新发左束支传导阻滞的心肌梗死患者,有熟练介入经验的心血管内科医生(每年个人介入治疗例数超过 75 例),有正常工作的导管室(年例数大于 200 例)及器械,估计就诊至球囊扩张时间在 90min 内,应选择直接 PCI。对于发生 ST 段抬高型心肌梗死 36h 内的患者,出现心源性休克,年龄小于 75 岁,能够在休克发生的 18h 内进行 PCI,在有经验的中心由技术熟练的医生应直接 PCI。此外,患者有溶栓治疗禁忌证,可采取直接 PCI。发病超过 12h 的患者,当存在进行性提示缺血的症状、血流动力学不稳定或者威胁生命的心律失常时,应实施直接 PCI。对发病后就诊较晚(12~48h)的患者,应该考虑实施常规直接 PCI 策略。发病超过 48h 没有症状的 STEMI 患者,不建议对其闭塞梗死的相关动脉实施常规 PCI。近年研究证明,药物洗脱支架能够明显降低 ST 段抬高型心肌梗死靶血管和靶病变的血运重建、心脏不良事件,且不增加亚急性血栓的发生率。

2. 补救 PCI　补救 PCI 是指溶栓失败(即溶栓后 60~90min 的 ST 段回落率<50%)或者因血流动力学或电活动不稳定、缺血加重或持续性胸痛而进行的 PCI。

3. 溶栓治疗后 PCI　常规的溶栓治疗血管再通率一般为 50%~70%,但真正能够达到 TIMI 3 级血流者仅为 40%~50%。如果不能达到细胞水平上有效再灌注,患者预后差。开始溶栓后,建议尽快将患者转运到能够实施 PCI 的医院。如果溶栓失败,或者有提示血管再闭塞或再梗死的证据如 ST 段再次抬高,则应立即行冠状动脉造影和补救性 PCI。即使溶栓可能成功(60~90min 内 ST 段回落率>50%、出现典型的再灌注心律失常和胸痛完全缓解),在没有禁忌证时,建议常规进行早期冠状动脉造影,溶栓后常规早期冠状动脉造影及随后必要性时实施 PCI 可以减少再梗死和再发缺血。6 项研究的患者汇总分析显示,溶栓后极早期冠状动脉造影(<2h)不增

加 30d 死亡或再梗死、住院期间严重出血的风险。从发病到冠状动脉造影的时间间隔更短(<4h)可以减少 30d 和 1 年死亡或再梗死以及 30d 再发缺血。基于对此项研究的分析以及其他临床试验中溶栓到 PCI 的中位数间隔时间为 2~17h，建议在溶栓成功后 2~24h 内进行冠状动脉造影。

4. 易化 PCI　指 ST 段抬高型心肌梗死在不能马上施行 PCI 时，先给予全量或半量溶栓剂、血小板 GP Ⅱb/ Ⅲa 受体拮抗剂后，按计划即刻施行 PCI。STREAM 研究表明，对于发病<3h 的 STEMI 患者，如果不能在首次医疗接触后 1h 内实施直接 PCI，院前溶栓之后早期进行 PCI 与转运 PCI 的临床结果相似。如果训练有素的医疗人员或医疗辅助人员能够判读心电图，或者将心电图传输到医院让医师判读，则建议进行院前溶栓。目标是诊断 STEMI 后 10min 内开始溶栓。

5. 转运 PCI　目前，国外几项随机对照研究表明，转运 ST 段抬高型心肌梗死患者到有经验的中心及时行 PCI 较当场溶栓治疗使患者受益，转运过程安全，不增加意外事件，但转运时间应不超过 2h，有“绿色通道”保证一路畅通。

【冠状动脉旁路移植术后心绞痛】

冠状动脉旁路移植术(CABG)后，心绞痛复发可能由于血管重建不完全、旁路移植血管狭窄或闭塞或自身冠状动脉病变进展。手术早期(30d 内)发生心肌缺血，常为吻合口狭窄和血栓形成，动脉桥和静脉桥均可发生。冠状动脉造影可以明确缺血的原因，可协助确定最佳方式。只要技术上可行，应施行 PCI。如果桥血管内血栓多，可以使用远端保护装置。CABG 术后 1~12 个月心肌缺血复发通常由于吻合口附近的旁路血管狭窄。远端吻合口狭窄通常对球囊扩张的反应好，长期预后好于近端吻合口或旁路血管中部病变。植入支架可以改善 PCI 近期效果。术后 1 年以上心肌缺血复发通常由旁路移植血管和 / 或自身冠状动脉新病变引起，后者更适合施行 PCI。术后 3 年静脉旁路移植血管常伴有明显的动脉粥样硬化斑块；术后 10 年大约 50% 静脉旁路移植血管闭塞，仅有 50% 静脉旁路移植血管通畅，而内乳动脉旁路移植血管 95% 仍保持通畅。PCI 可以成功地扩张静脉旁路移植血管和内乳动脉旁路移植血管的局限性和多发性狭窄。需指出，退化的静脉旁路移植血管内常有大量易碎血栓，操作时可能造成血流减慢、无复流和心肌梗死，使用远端保护装置可以减少远端栓塞并发症的发生。目前认为，CABG 后出现静脉旁路移植血管慢性完全闭塞，不主张施行 PCI；对于 CABG 后有多处靶病变和多支病变、多支静脉旁路移植血管闭塞和左心室功能受损的患者，不主张施行 PCI。

二、PCI 成功的定义

PCI 成功分为血管造影成功、操作成功和临床成功。

1. 血管造影成功　冠状动脉支架年代之前公认的 PCI 成功定义为残余狭窄应<50%，同时达到 TIMI 3 级血流。随着新技术包括支架的广泛应用，目前认为 PCI 成功定义为残余狭窄应<20%。

2. 操作成功　指 PCI 已达造影成功的标准，并且住院期间没有严重的临床并发症(如死亡、心肌梗死、急诊 CABG)。死亡和急诊 CABG 是容易判定的终点，但有关介入治疗后心肌梗死的定义尚有争议。介入治疗后出现 Q 波和肌酸激酶以及同工酶(CK-MB)明显升高诊断 Q 波性心肌梗死不难。但对于非 Q 波性心肌梗死，CK-MB 升高超过正常值上限 3~5 倍才有临床意义。CK-MB 升高超过正常值上限 5 倍与并发症、预后不良有关。PCI 后常有肌钙蛋白 T 或 I 升高，较 CK-MB 升高更常见，肌钙蛋白 T 或 I 明显升高(>5 倍)与介入治疗后 1 年预后差相关。

3. 临床成功　指在造影成功和操作成功的基础上，术后患者心肌缺血症状和体征缓解或消失。根据术后随访时间的长短，又分为近期临床成功和远期临床成功，两者的区别在于 PCI 的上述临床有益作用能否持续超过 6 个月。再狭窄是影响临床长期成功的主要原因，它不是一个并发症，而是一种血管损伤后修复反应。再狭窄的发生决定介入治疗后再次靶血管(TVR)或靶病变(TLR)血运重建治疗。在支架年代前，单纯球囊扩张的并发症和再狭窄发生率高，支架的诞生减少急性期并发症和降低再狭窄率(15%~25%)，使介入治疗的安全性提高及预后改善。许多临床因素、病变特点和术后结果与再狭窄有关，包括糖尿病、既往为再狭窄、前降支近段病变、小血管病变、完全闭塞、长病变、静脉旁路移植血管病变、术后残余狭窄重。目前临床上已经开始广泛应用的新一代 DES，多项临床随机和前瞻性注册登记表明，DES 显著降低再狭窄发生率，减少再次血运重建，且并不增加极晚期支架内血栓发生率。目前认为，处理再狭窄最好的方法是再次植入药物洗脱支架或应用药物涂层球囊，具体可以根据病变部位、腔内影像学检查决定。

三、PCI 禁忌证

对于冠状动脉无明显病变者，PCI 属绝对禁忌。原来认为，无保护的左主干是单纯球囊扩张的绝对禁忌证，近年支架广泛应用，支架植入术对于选择的无保护左主干患者可行，植入药物洗脱支架效果很好。

四、PCI 相对禁忌证

预计成功率低，致死或致残危险性较高的病变；退化性弥漫狭窄或闭塞大隐静脉旁路移植血管；临界性狭窄（<50%）；急性心肌梗死直接 PCI 时对梗死非相关动脉行介入治疗；严重出血或高凝倾向者；PCI 初学者或技术不熟练者不应作为术者做急性心肌梗死的介入治疗。

第 2 节　介入治疗并发症

PCI 球囊扩张或支架过程中，由于机械地使斑块压缩、断裂、伸展等，这种损伤机制有可能带来并发症和严重的后果甚至死亡。但随着技术的提高、经验的积累以及器械的不断改进，现在做的患者数量越来越多，病变的难度也越来越大（如多支病变、高难复杂病变、左主干病变、慢性完全闭塞病变），主要并发症的发生率还有所下降。特别指出，在冠状动脉支架广泛应用以后，由急性闭塞导致的各种并发症明显下降，尤其急诊冠状动脉旁路移植术明显减少，PCI 已经成为有风险但很安全的治疗方法。以中国医学科学院阜外医院为例，2005 年 PCI 超过 3 000 例，2010 年 PCI 超过 8 000 例，目前每年已超过 18 000 例。在对该院择期冠状动脉 PCI 的回顾分析中，总的介入并发症发生率为 8.3%，操作相关病死率为 0.07%，非致死性 Q 波性心肌梗死发生率为 0.17%，急诊冠状动脉旁路移植术发生率为 0.10%，冠状动脉急性闭塞发生率为 1.99%，冠状动脉血栓形成发生率为 0.38%，重要并发症的发生率低于国内外报道。

一、冠状动脉夹层

冠状动脉夹层是扩张冠状动脉明显损伤动脉内膜，造影时表现为不同程度的充盈缺损，对比剂向管腔外渗出或管腔内线装密度增高。轻微的夹层一般不会引起危害，无须特殊处理，但术后须严密观察；严重夹层如螺旋夹层、长度超过 10mm 的夹层、已经引起前向血流减慢的夹层，可以引起急性血管闭塞、急性心肌梗死，甚至死亡。对于这些夹层，必须及时识别，积极处理，最好的办法是植入支架以预防急性闭塞。极少数患者如出现低血压、休克、大面积心肌缺血或坏死，支架植入不成功时，应立即进行急诊冠状动脉旁路移植术。预防冠状动脉夹层的措施：①导引导管进入冠状动脉口时应尽量轻柔，选择支撑力强的导引导管和使用深插技术时更应如此；

应用AL导引导管进入右冠状动脉口应特别小心。②导引钢丝推送过程中应辨明方向，仔细、柔顺地操作，始终保证导丝处于游离状态，切忌盲目、粗暴地推送。③选择较参照血管直径小一号的球囊进行预扩张，严重钙化病变除外。④避免反复扩张，尽量减少损伤。

二、冠状动脉急性闭塞

一般认为，冠状动脉急性闭塞的可能机制主要为冠状动脉夹层，其他还有弹性回缩、冠状动脉痉挛和血栓形成。发生率为2%~11%。病变血管迂曲、分叉病变、极度偏心病变、弥漫病变、完全闭塞病变、病变处有新鲜血栓等容易发生急性闭塞。PCI引起急性闭塞大多数发生在术后6h内，50%~80%以上发生在导管室内，极少在24h发生。介入干预后根据不同的冠状动脉血流状态将急性闭塞分为3种：①血流为TIMI 0~1级，称为急性闭塞（acute closure）；②狭窄加重，血流变为TIMI 2级，称为临近闭塞（imminent closure）；③造影可见夹层或血栓形成征象，残余狭窄>50%，血流为TIMI 3级，称为濒临闭塞（threatened closure）。急性闭塞发生的后果取决于闭塞血管的大小、原有冠状动脉病变情况、左心室功能以及是否存在侧支循环。典型的急性闭塞表现为突发胸痛，心电图上ST段抬高，少数表现为低血压，个别为房室传导阻滞或室颤引起猝死。一旦发现急性闭塞，首先冠状动脉内注射硝酸甘油除外冠状动脉痉挛。如果不能有效缓解，再用球囊扩张恢复血流并植入支架，选择支架宜长不宜短，完全覆盖夹层。对于小分支闭塞和远段小血管闭塞，其供血范围有限，如发生心肌梗死范围也很小的患者，可以考虑内科保守治疗。对于大血管近段闭塞导致血流动力学不稳定时，经积极的药物治疗仍不稳定者，应考虑安装主动脉球囊反搏装置，如植入支架不成功，应争取时间行急诊冠状动脉旁路移植术。如患者回监护病房出现胸痛并有心电图心肌缺血表现者，应尽快急诊冠状动脉造影明确原因并积极处理。

三、急性心肌梗死

PCI引起急性心肌梗死大多数由夹层、急性闭塞或分支血管闭塞、远端栓塞引起，发生率为4%~5%。处理原则基本同冠状动脉急性闭塞。PCI前应进行充分的抗血小板治疗，对于有并发症的患者、多支病变植入多个支架或长支架，可以给予低分子量肝素抗凝治疗。

四、慢血流和无复流

慢血流和无复流是指正常的冠状动脉血流在球囊扩张或支架

后，前向血流明显减慢甚至消失的现象，但需要排除明确的夹层、血栓形成、冠状动脉痉挛或高度狭窄引起的血流减慢。血流减为 TIMI 2 级，称为慢血流；血流减为 TIMI 0~1 级，称为无复流。慢血流和无复流的确切机制不明确，主要为严重的微血管功能异常。一般认为，由动脉粥样硬化碎屑、小的血栓栓子等引起心肌小动脉和毛细血管堵塞或由微血管痉挛所致，伴有氧自由基介导的内皮损伤，白细胞和红细胞淤滞在毛细血管床，细胞内 / 细胞间水肿伴有管壁出血。慢血流和无复流在有血栓的病变、退化的静脉桥病变、使用旋磨和旋切时等常见。在导管室无复流通常表现为心电图改变和胸痛。冠状动脉内应用硝酸甘油、腺苷、维拉帕米、地尔硫䓬，或静脉内应用硝普钠对于减轻慢血流和无血流有一定效果。在做退化的静脉桥旁路移植血管介入治疗时，尤其存在血栓的病变，远端保护装置可以减少慢血流和无复流，降低主要心脏不良事件。对于发生慢血流和无血流，经积极的药物治疗仍不好转者，如伴有血流动力学不稳定，可以安装主动脉内球囊反搏装置。

五、冠状动脉穿孔、心脏压塞

PCI 治疗中，冠状动脉穿孔的发生率为 0.1%~0.3%。年龄大、女性、使用旋磨或旋切装置、亲水涂层的超滑导丝控制不好都是容易发生冠状动脉穿孔的原因。冠状动脉穿孔一般由下列因素引起：①导丝头端穿出血管床远端，特别是在使用强有力的抗血小板治疗的情况下；②做慢性完全闭塞病变时，使用硬或较硬的导丝以及亲水涂层的超滑导丝；③球囊型号过大或球囊破裂；④使用旋切或旋磨，如旋磨头偏大；⑤复杂病变：血管极度弯曲、慢性完全闭塞、分叉病变、偏心、弥漫或呈角病变；⑥支架植入时应用过高的压力，尤其在应用支架直径已经偏大又应用过高的压力加压释放。冠状动脉穿孔的后果：冠状动脉穿孔可以引起心包出血和心脏压塞，也可以形成冠状动脉左心室或右心室瘘，还可以形成冠状动静脉瘘。临床上冠状动脉穿孔与病死率（0~9%）、心肌梗死（4%~26%）、急诊外科（24%~36%）增高、输血（34%）增多有关。如果介入中应用血小板 GP Ⅱb/ Ⅲa 受体拮抗剂，发生冠状动脉穿孔会使病死率增加 2 倍。桥血管的穿孔可以导致胸腔或纵隔出血，心脏压塞少见。为了预防其发生，在推送导丝的过程中需谨慎操作，保持导丝头端处于游离状态，一旦到位，应控制好导丝，以免穿出血管床。一旦术中发现对比剂漏入心包腔证实冠状动脉穿孔，首先将球囊送至穿孔处的近端，以较低压力长时间加压球囊阻断血流；如穿孔较大，估计通过球囊不可能堵住穿孔时，可通过球囊的中心腔注入或静脉内注射鱼精蛋白中和肝素的作用。一般由导丝引起的穿孔，球囊加压20~30min以后常可自行闭合。准备好带膜支架，对于球囊加压不能闭合的穿孔，可以迅速将带膜支架送到位加压扩张，效果良好。对于冠状动脉穿孔导致心脏压塞引起血流动力学不稳定者，需尽快行心包穿刺多孔导管引流并快速补液。这样的患者应在监护病房严密观察，尤其注意引流液的颜色和引流量，每6~12h做一次床旁超声检查。引流管至少保留6~24h。如果上述措施仍不能控制出血，血流动力学仍不稳定，应尽快外科手术。对于穿孔较大伴有严重缺血或血流动力学不稳定经上述措施积极处理仍不能控制出血的患者，应尽快急诊外科手术。极少数情况下，介入治疗顺利，结束时没有发现任何穿孔征象，但回到监护病房后数小时由于持续少量出血导致心脏压塞。因此，PCI术后早期患者感觉胸闷不适，面色苍白伴出汗，血压偏低，心率增快，心电图无明显缺血性改变，穿刺部位无出血或腹膜后出血征象者，特别是患者病变为慢性完全闭塞者，应高度怀疑冠状动脉穿孔引起心脏压塞的可能。立即行床旁超声有助于明确诊断，及时发现和正确处理会避免严重后果。

六、穿刺部位并发症

穿刺部位并发症包括出血、血肿和假性动脉瘤等。重在及时发现，及时处理。假性动脉瘤及时发现，准确包扎，大部分会消失；极少部分不消失者不要依赖延长加压时间，可以在超声引导下向瘤腔内注射凝血酶100~400U。现在假性动脉瘤需外科修补者日渐减少。

第3节　成功与并发症的预测因素

由于支架的应用，一些影响成功和并发症的病变因素有了变化，ACC/AHA专家委员会重新修订了病变分类系统，分为高度危险（至少有一处C性病变特征）和非高度危险。高度危险的病变包括：①弥漫性病变（长度>2cm）；②近段血管严重扭曲；③极度成角病变，>90°；④完全闭塞超过3个月和/或完全闭塞有桥状侧支存在；⑤病变处有不能保护的大分支；⑥退化的静脉旁路移植血管病变合并不稳定斑块。除此以外，均属于非高危病变。目前认为，冠状动脉复杂病变仍然是PCI术后不良事件的预测因素；尽管慢性完全闭塞再狭窄和操作失败的发生率高，但其急性并发症的危险并不增加。

一、临床因素

一些临床情况可以增加发生并发症的危险，包括糖尿病、高龄、女性、不稳定型心绞痛、肾功能不全、左心室功能障碍、心源性休克等。

二、左主干病变

过去认为，CABG 是无保护左主干病变治疗的“金标准”，随着支架和药物洗脱支架的应用，PCI 治疗左主干病变比例明显增加。现在认为，一般左心功能良好、冠状动脉没有钙化、左主干病变位于开口和体部、支架植入方式正确、术后严格抗血小板治疗的预后良好。左主干病变位于分叉处，即病变累及前降支和旋支开口部，往往需要比较复杂的支架植入技术，效果不如左主干开口和体部病变。

中国医学科学院阜外医院非常强调左主干病变 PCI 后有症状随时造影，没有症状一定 6~8 个月随访造影。

三、死亡危险

大多数择期 PCI 患者，由于 PCI 导致的死亡直接与冠状动脉急性闭塞有关，且绝大多数与严重的左心功能不全有关。与病死率增高相关的临床和造影因素包括高龄、女性、糖尿病、心肌梗死病史、多支血管病变、左主干病变或相当左主干病变、大面积心肌处于危险状态、原有左心功能或肾功能受损、对提供大面积心肌侧支循环的供血血管的狭窄病变进行介入治疗时。围介入治疗期脑卒中也可以增加住院和年病死率。ST 段抬高型心肌梗死急诊 PCI 病死率明显高于择期 PCI。

四、女性患者

与男性相比，PCI 治疗的女性年龄较大，合并高血压、糖尿病、高胆固醇血症以及其他疾病者较多。此外，女性患不稳定型心绞痛较多，心绞痛的严重程度也较重，充血性心力衰竭者发生率较高。一些大规模研究表明，女性住院 PCI 住院病死率高于男性。女性应用药物洗脱支架的长期效果良好，但仍不能消除性别差异。急性心肌梗死和非急性心肌梗死支架治疗对病死率影响的性别差异始终存在。

五、老年患者

年龄>75 岁是增加并发症危险的重要临床因素之一。在高龄人群中，由于病变形态和临床状况受年龄增加的影响，年龄越大，介入治疗不良后果的危险性越高。尽管 80 岁以上患者多数可以做介入治疗,但危险性明显增高。80 岁以上患者中,多有心肌梗死既往史、左室射血分数低下,常伴有充血性心力衰竭。在支架时代,介入治疗成功率和短期效果与 80 岁以下患者相似,但住院病死率和长期病死率及血管和出血并发症发生率较高。在急性心肌梗死合并心源性休克介入治疗时,>75 岁患者病死率明显高于<75 岁患者。

六、糖 尿 病

糖尿病影响血管重建方式的选择和再狭窄的发生。在美国心肺血液研究所(NHLBI)注册研究中,糖尿病患者 1 年的校正病死率和再次血管重建率明显增高。支架可以减少糖尿病患者靶血管重建治疗。几项大型国际研究评估了多支病变支架术和 CABG 的对比研究,发现这两种方法对糖尿病患者亚组的生存率没有明显差别,但糖尿病患者再次血管重建率较高。一些随机前瞻对照试验已经证明,药物洗脱支架可以明显减少再狭窄,优于金属裸支架,也证明了药物洗脱支架可以减少糖尿病患者再次血管重建率。临床上需强调介入治疗后血糖控制和二级预防。

七、CABG 术后 PCI

研究显示,大隐静脉旁路移植血管介入治疗的成功率超过 90%,病死率小于 1.2%,Q 波性心肌梗死小于 2.5%,非 Q 波性心肌梗死高于自身冠状动脉。在进行大隐静脉旁路移植血管介入治疗时,需考虑旁路移植时间、心肌缺血时间和严重程度。血小板 GP Ⅱb/Ⅲa 受体拮抗剂不能改善大隐静脉旁路移植血管介入治疗的效果。目前认为,远端保护装置可以增加退化性静脉旁路移植血管介入治疗的安全性,减少远端栓塞和心肌梗死并发症。对于 CABG 术后患者,如果可行介入治疗,尽量处理自身血管为上策;对于高龄和大隐静脉旁路移植血管病变严重者,再次择期手术可能效果更好。有些情况下,可以对有保护的左主干病变介入治疗。

第 4 节 药物洗脱支架

由于早期血管弹性回缩、晚期血管负性重塑及新生内膜过度增生等因素,单纯球囊扩张术后再狭窄率高达 30%~50%。裸金属支架植入术由于有效地制止了血管弹性回缩和负性重塑,使再狭窄率明显降低。但由于动脉壁损伤、血栓形成及炎症反应,刺激各种生长因子和细胞因子产生,通过血管平滑肌受体,使平滑肌细胞分裂,导致平滑肌细胞增生、基质分泌,平滑肌细胞向内膜迁移,使新生内膜过度增生,内膜增厚,导致再狭窄,因此支架植入术后再狭窄率仍达 20%~30%。2001 年,欧洲心脏病学会议上 RAVEL 试验结果的公布,药物洗脱支架开创了冠心病介入治疗的新纪元,使术后再狭窄率降至 5%~10%。

一、药物洗脱支架的概念

药物洗脱支架是在金属支架的平台上,通过包被于支架表面的聚合物涂层携带药物,药物自聚合物涂层中通过洗脱方式有控制地缓慢释放至心血管壁组织而发挥生物学效应(图 22-2)。第一代药物洗脱支架中,循证医学证据最多的有西罗莫司(sirolimus)洗脱支架(CYPHER 支架)、紫杉醇(paclitaxel)洗脱支架(TAXUS 支架),这两类药物洗脱支架是早期评定新药物洗脱支架效果的"金标准"。新一代药物洗脱支架通过改变药物携带和释放方式、改善支架梁的工艺进一步降低再狭窄率和降低支架内血栓率。目前应用最为广泛的包括 Resolute 支架、Xience 支架或 PROMUS 支架。同时国产药物洗脱支架也已经进展到第二代,目前常用的包括火鹰药物洗脱支架、乐普 Gureater 药物洗脱支架、吉威心跃药物洗脱支架等,它们携带的药物均为西罗莫司,其临床应用效果均可比肩国际品牌产品。药物洗脱支架的长期效果取决于人体对支架、携带药物、聚合物涂层的反应。

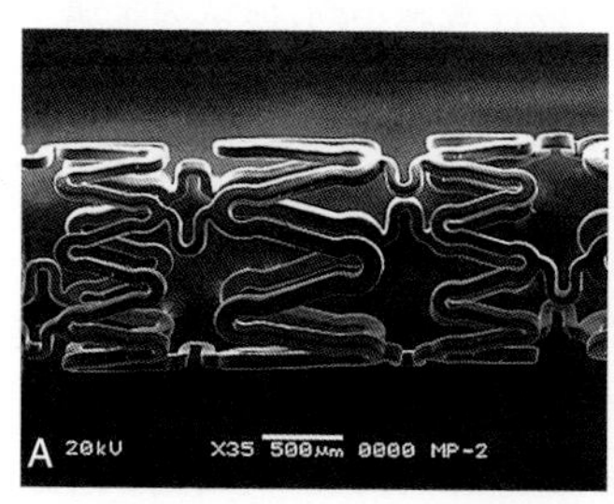

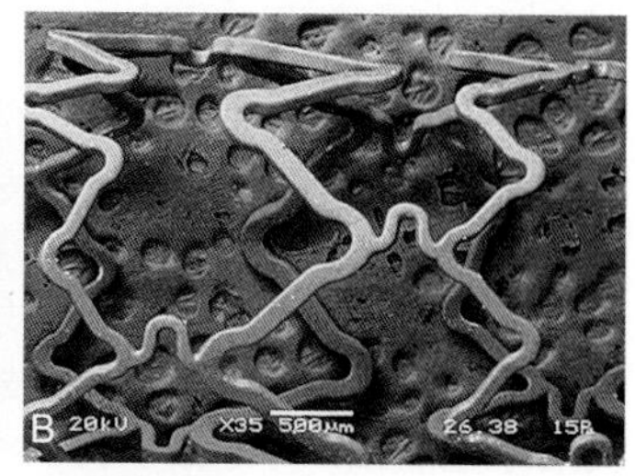

图 22-2　药物洗脱支架

A. 扩张前; B. 扩张后。

二、药物洗脱支架的作用机制

西罗莫司属大环内酯类抗生素,可与细胞内 FKBP12 蛋白受体结合,抑制 mTOR 蛋白激活,增强 p27 活性,抑制 pRb 磷酸化,阻止细胞由 G_1 期进入 S 期,从而抑制细胞增生;同时可选择性地抑制血管平滑肌细胞的迁移和增生,抑制内膜增生,促进血管受损局部内皮化。

紫杉醇是一种衍生的二萜类化合物抗肿瘤药物，能特异性地与细胞中微管和β微管蛋白结合，改变细胞骨架的平衡状态，产生结构畸变，并抑制与微管解聚作用有关的蛋白激酶活性，从而阻断平滑肌细胞有丝分裂，使其停止于G_0/G_1期和G_1/M期，抑制细胞增生、迁移和内膜增生；同时可干扰细胞信号传导，导致细胞死亡。

三、药物洗脱支架的应用

在很多方面，药物洗脱支架的应用不同于普通金属裸支架。

1. 预扩张　由于药物洗脱支架表面的聚合物涂层，在使用药物洗脱支架过程中应时刻牢记每一步都有可能损伤聚合物涂层而破坏药物释放。对于一般的病变，预扩张不应该过于激进，以免对血管壁深层损伤影响预后。进行预扩张时，选择小一号和短于病变的球囊，压力不宜过高，只要支架能无阻力地顺利通过病变即可。但对于一些狭窄程度很重、严重钙化、成角的病变、弥漫病变，在应用药物洗脱支架前，应对病变进行常规充分的预扩张。切忌对狭窄很重、高难复杂病变用力进行直接支架。原则上预扩张球囊的长度短于支架的长度，因此使用短球囊预扩张越来越普遍。

2. 药物洗脱支架的选择　一般依据造影和血管内超声测量的结果而选择，支架与参照血管的直径比为1.1∶1。如果血管直径在病变两端相差悬殊，应取平均值。与以往观念不同，原认为金属支架的直径越大越好，药物支架时代已经变为越长越好。由于药物洗脱支架的内膜增生很轻，晚期管腔丢失很少，介入治疗时没有必要追求过大的管腔获得；选择药物支架长度很重要，要求支架的长度应足够长，彻底完全覆盖病变和球囊预扩张造成的损伤段，一般要比病变长3~5mm，较选择金属裸支架长5~10mm。对于药物洗脱支架而言，增加支架长度不像金属支架再狭窄那样明显，如西罗莫司支架每增加10mm，支架内再狭窄才增加1.6%；西罗莫司是一种亲脂药物，不会释放到未被覆盖区域，如果药物洗脱支架不能完全覆盖病变，会由于边缘效应出现支架两端的再狭窄，这是金属支架不常见的现象。

3. 后扩张　对于支架残余狭窄重或支架中央有“腰”或病变两端血管直径相差很大，需要短于支架长度的高压球囊进行后扩张。在药物支架时代，没有必要过分追求后扩张，因此不是所有病例都需要后扩张。

4. 腔内影像学检查的应用　在药物支架年代，腔内影像学有非常重要的价值，包括血管内超声（IVUS）、光学相干断层扫描（OCT）能进一步优化PCI策略。支架植入前可以帮助判断靶血管直径、病变长度和形态、开口病变、主支与分支血管斑块的分布，支架植入后观察支架贴壁、有无夹层、是否完全覆盖病变、串联支架重叠情况以及应用复杂支架技术结果是否满意。但需指出，由于腔内影像学检查费用很贵，不是所有病例均需要腔内影像学检查，仅在较复杂病变和造影结果不满意时应用，尤其是左主干病变、分叉病变、慢性完全闭塞病变、再狭窄病变等。

5. 抗血小板治疗　在准备冠状动脉介入治疗的患者，要求尽量在术前 4d 服用阿司匹林 300mg、硫酸氯吡格雷 75mg 或替格瑞洛 90mg，每天 2 次；如果为急症或时间不允许，阿司匹林同前，硫酸氯吡格雷 300mg 或替格瑞洛 180mg。近年国外对于急性冠状动脉综合征患者，优先考虑使用替格瑞洛，或负荷硫酸氯吡格雷 600mg。植入药物洗脱支架的患者，常规应用阿司匹林 100mg 12 个月，以后 100mg 服用终身。对于服用后不良反应明显者、年龄>70 岁或体重小者，酌情早减量和 / 或加用胃黏膜保护药。由于植入药物洗脱支架有晚发性血栓，现在推荐硫酸氯吡格雷 75mg 应使用 1 年，对多支病变植入多个支架或左主干支架提倡最好使用 1 年以上。

尽管我国冠状动脉介入治疗起步并不晚，但早期发展相对迟缓，数量很少，尤其在支架广泛应用前，国内的外科旁路移植技术也相对不成熟，这种迟缓的发展无疑帮助医生和患者避免了一些严重并发症和死亡。支架的诞生帮助心血管内科介入医生不再过分依赖外科医生，技术的提高和药物洗脱支架的应用已经明显拓展和扩大了介入治疗的适应证，并取得了良好的效果，与国外相同，中国医学科学院阜外医院介入治疗量早已明显超过了外科旁路移植手术量。客观、公正地评价患者的病情和病变，为患者选择最合适的治疗取得最佳的治疗效果，是每一位医生的职责。

（乔树宾　刘圣文）

第 23 章　循环支持导管和装置

从 20 世纪 60 年代主动脉内球囊反搏（IABP）开始应用于临床，经皮机械循环支持（MCS）有了长足的发展。IABP 是目前使用最广泛的 MCS 装置，但是近几年临床研究并没有证实其有效性；对于心源性休克和高危经皮冠状动脉介入治疗（HR-PCI），新一代 MCS 装置正在挑战 IABP 的地位，例如 Impella、TandemHeart、体外膜肺氧合（VA-ECMO）等，能够提供更好的血流动力学支持，改善临床预后。

一、需要循环支持的临床情况

MCS 主要用于 3 种情况：HR-PCI、心源性休克和心搏骤停。其作用主要是降低左心室做功和心肌耗氧，同时维持主要脏器和冠状动脉的灌注，保持血流动力学稳定。

1. 心源性休克　心源性休克可见于多种原因，包括急性心肌梗死、院外心脏性猝死、充血性心力衰竭和 / 或瓣膜性心脏病等。SHOCK 研究的心源性休克标准包括心指数<2.0L/(min·m^2)、收缩压<90mmHg、肺毛细血管楔压 ≥ 24mmHg、依赖两种以上的血管活性药或血管升压素、伴或不伴使用 IABP。急性心肌梗死是心源性休克最常见的原因，即使在急诊介入治疗时代，病死率仍高达 30%~50%，MCS 可以改善心脏输出并减轻心室负荷。

2. 高危介入治疗（HR-PCI）　高危介入治疗的患者主要包含 3 个方面情况：①临床情况：包括心功能不全（LVEF<35%）、血流动力学不稳定、充血性心力衰竭等。②合并症情况：包括高龄（>75 岁）、严重主动脉狭窄、严重二尖瓣关闭不全、糖尿病、肝肾功能不全、慢性肺部疾病等多脏器功能受损等。③冠脉病变情况：包括多支病变，合并左主干、分叉、钙化、慢性完全闭塞等；或者病变血管为仅存的一支血管且供血范围大，术中出现夹层或血管闭塞时风险极高。对于心功能不全（LVEF<35%）且冠脉病变为无保护左主干、严重三支病变（SYNTAX 积分>33 分）或仅存单支血管病变行 PCI，院内死亡率高达 5%~15%。HR-PCI 时行 MCS 保护，目的是提供足够的心脏输出，以维持心肌、脑部、肾、肠系膜以及外周组织的灌注。

3. 心搏骤停复苏后　院外心搏骤停死亡率非常高，仅有 7%~10% 患者可以存活出院。2015 年美国心脏协会（AHA）关于心搏骤停的更新指南提出了 ECPR 的概念，即对于持续心肺复苏（CPR）的心搏骤停患者启动 VA-ECMO 治疗，以期在自主循环恢复和可逆因素纠正之前提供心肺支持。一些观察性研究报道了 ECPR 对于恢复自主循环、降低病死率、改善神经功能的有效性，但还没有随机对照研究的证据支持。

二、循环支持装置的种类

目前国内可以使用的循环支持装置包括 IABP、Impella 和体外膜肺氧合（VA-ECMO）系统。

1. IABP　IABP 经股动脉植入降主动脉，随驱动泵按心电图或动脉压力波周期性地进行充气和放气。在心脏舒张期球囊导管充气，主动脉内舒张压升高，增加冠状动脉灌注压，减轻心肌缺血，改善心肌供氧；心脏收缩早期球囊导管放气，以降低主动脉内收缩压，从而降低心脏后负荷，增加心排血量，降低室壁张力，减少心脏做功，从而减少心肌耗氧量。

1968 年，IABP 首次被用于心源性休克患者，因其操作简便，IABP 是目前应用最为广泛的经皮机械循环支持装置。虽然 IABP 改善血流动力学的效果已被大多数临床医生认可，但目前应用 IABP 的循证医学证据尚不充分，早期指南曾以Ⅰ类推荐 IABP 用于 STEMI 伴心源性休克患者，而目前 ACC/AHA 的推荐级别为Ⅱa 类（B 级证据），欧洲心脏病协会（ESC）和中华医学会心血管病学分会的推荐级别均降为Ⅱb 类（B 级证据）。IABP 仅能轻度增加心排血量（0.3~0.5L/min）和冠状动脉血流，辅助力度有限，其作用需要依赖尚存的左心室功能和心脏自身节律，当血流动力学完全崩溃时，并不能提供有效的循环支持。

IABP 球囊导管从股动脉插入，并进入胸降主动脉，球囊应位于左锁骨下动脉下方和肾动脉上方 1~2cm 处。如患者身高大于 163cm，则选择 40ml 球囊导管；如身高低于 163cm，则选择 34ml 球囊导管。胸部 X 线检查应该在第 2、3 肋间隙之间看到球囊的尖端，位置正确对于 IABP 发挥作用及防止堵塞左锁骨下动脉、肾动脉等重要动脉都是至关重要的。球囊导管植入后连接主机，以心电触发模式或压力触发模式起搏。球囊导管可保留于体内 1~2 周，最长可以维持 1 个月左右。在体内期间，终止搏动不能超过 30min。IABP 植入后建议低分子量肝素皮下注射（每日 2 次），同时球囊导管中心腔持续用肝素盐水（6 000U 肝素 +500ml 生理盐水）加压冲洗。

IABP 的禁忌证：明显的主动脉瓣关闭不全、主动脉夹层 / 主动脉瘤 / 主动脉外伤、主动脉或髂动脉严重梗阻性病变、心脏停搏或心室颤动、严重出血倾向或出血性疾病、不可逆的脑损害等。

IABP 的常见并发症：脑卒中、下肢缺血或血管损伤、IABP 球囊破坏血小板（或应用肝素）导致血小板降低、感染、长期下肢制动导致的并发症等。此外，因球囊导致的主动脉或腹腔动脉开口损伤，包括危及生命的小肠缺血、动脉粥样物质栓塞、急性肾损伤等。

2. Impella　Impella 的工作原理是通过插入左心室的轴流导管，将左心室的血液直接泵入升主动脉，达到维持外周血压及满足机体血供的目的，可实现 2.5~5.0L/min 心脏辅助泵血，增加了心排血量，可使左心室得到充分休息，减低心肌氧耗。此外，血流压力的增加和室壁张力的减少，可以增加冠状动脉血流，增加心肌供氧，改善心肌缺血。常用的 Impella 有三种型号：12F（Impella2.5）和 21F（Impella）分别可以提供 2.5L/min 和 5.0L/min 流量，新型的 14F

（Impella CP）介于两者之间，可以提供 3.0~4.0L/min 流量。Impella 对循环血流动力学的改善作用优于 IABP，研究显示，在高危 PCI 患者中，Impella 比 IABP 显著减少 90d 复合终点事件。

Impella2.5 装置植入简便，一般通过股动脉穿刺放置 13F 鞘，用 0.035in 导丝放入猪尾造影管到左心室，交换 0.018in 导丝，再将 Impella 导管沿导丝跨过主动脉瓣进入左心室，在 X 线下确定位置后撤出导丝，将导管马达调整至自动模式开始运转。美国 FDA 批准的使用时间为 6h，而欧盟最长的使用时间是 5d。

Impella 禁忌证是主动脉瓣机械瓣置换和左心室血栓，主动脉瓣狭窄和关闭不全为相对禁忌证。另外，Impella 也不能用于严重外周动脉病变或不能耐受抗凝的患者。理论上，Impella 可能加重室间隔缺损患者的右向左分流和低氧血症。

Impella 并发症：①下肢缺血、股动脉撕裂、出血是最常见的并发症：术中需使用 13F 专用撕开鞘，操作不当易造成股动脉撕裂及出血；其他血管并发症包括血肿、假性动脉瘤、动静脉瘘和腹膜后出血。②溶血反应：植入的左心室辅助装置可能会导致红细胞破裂，出现溶血反应，第一个 24h 的发生率为 5%~10%。应密切关注患者尿液，如呈现淡红色，应降低导管马达转速或撤除，持续溶血反应可能导致急性肾损伤。

3. VA-ECMO VA-ECMO 系统是一种改良版便携式心肺转流，其工作原理是通过引流管从右心房或静脉系统引出非氧合血，由泵头驱动进入氧合器中进行气体交换，然后通过灌注管将氧合后的血液泵入动脉系统，提供氧合和循环支持，以替代心肺功能。V-A 转流可以减少心室容量，同时增加左心室的收缩压、舒张压及平均动脉压，可额外增加心排血量达 6L/min 以上，增加冠脉灌注，适用于严重心肺功能不全或合并严重缺氧的心源性休克患者。VA-ECMO 救治对象通常病情极为危重，对于常规治疗包括药物或 IABP 效果不佳，患者血流动力学仍然不平稳、循环难以维持的情况下，可考虑 VA-ECMO 辅助治疗。

心源性休克患者应用 ECMO 后，随着 ECMO 辅助流量增加，左心室舒张末压、舒张末容积增加，而左心室每搏输出量减少。改善左心室收缩和舒张末压的方法：①使用正性肌力药、IABP 或 Impella 增加前向血流；②利用 IABP 减轻左心室后负荷；③房间隔造瘘、Impella 或外科左心室引流进行左心室减压；④使用利尿药、超滤或透析增加体内水分排出；⑤降低 ECMO 的转速和流量。

ECMO 禁忌证：严重不可逆的除心脏外器官衰竭，影响存活（如严重缺氧性脑损害或转移性肿瘤）；主动脉夹层等；严重凝血障碍或存在抗凝禁忌证、血管条件差等属于相对禁忌证。

ECMO 团队包括介入医生、临床心脏病专家、重症监护专家、灌注医生、心外科医生、受过专门训练的重症监护护士。VA-ECMO 系统包括静脉引血管、血泵、氧合器、血液回输管，还包括一个用于调节泵速的控制台、热交换器、多个用于采血和注射药物的端口、输入端的血氧饱和度传感器、输出端的流量传感器。股动静脉插管是 VA-ECMO 最常用的方法。患者接受 VA-ECMO 辅助期间，需要持续监测患者生命体征、血流动力学指标、ECMO 环路相关参数，以动态观察患者心肺功能变化。

并发症：①肢体缺血：典型症状包括苍白、无脉和坏疽，需要保持警惕，经常检查；②脑卒中：约 4% VA-ECMO 患者会出现缺血或出血性脑卒中，脑卒中的原因是多因素的，包括血栓事件、全身抗凝、血流动力学不稳定等；③出血：VA-ECMO 患者处于抗凝状态，容易出血，应监测 APTT（目标值为 50~75s）或 ACT（目标值为 180~250s）；④感染：ECMO 运行时间越长，感染率越高。

三、循环支持装置的选择和管理

1. 何时考虑 MCS　通常，血流动力学不稳定和心源性休克的一线治疗是正性肌力药和血管活性药。但是，并没有证据支持这些药物的益处，而且可能导致冠状动脉和外周血管收缩，因此，对于严重血流动力学不稳定的患者，可考虑植入 MCS。对于出现外周组织低灌注的休克状态，如神志淡漠、少尿（尿量<30ml/h）、血浆乳酸、肝功能指标和肌酐水平进行性升高及外周皮肤湿冷等，经过充分补充血容量，且在血管活性药物治疗下，低灌注状态物明显改善时，应考虑尽早植入 MCS。HR-PCI 患者临床状况尚可，但 LVEF 较低合并冠脉病变复杂，也可考虑植入 MCS。

2. 选择何种 MCS　目前仍缺乏足够的循证医学证据表明哪类患者需要进行哪种 MCS，心脏团队需要针对患者的病情，根据其心功能、血流动力学水平、冠脉解剖特点、本中心的临床经验和器械配备情况及患者能承担的费用，综合考虑选择合适的 MCS 装置。

在紧急情况时（如 STEMI），常会选择 IABP 作为最快捷的 MCS，以获得一定程度的血流动力学稳定。同样，对于休克早期，植入 IABP 可能会有一定效果；当进入严重的心源性休克阶段，往往需要升级 MCS。对于有经验的中心，可以快速植入 Impella2.5，能够提供比 IABP 更强的循环支持；病情继续恶化者，可以考虑 ECMO 或 Impella5.0。对于心搏骤停复苏的患者，通常合并严重的心肺功能不全，需要考虑 VA-ECMO。VA-ECMO 可以提供整体的循环支持，最大流量可达 7L/min。

对于 HR-PCI 使用 MCS，2015 年 SCAI/ACC/HFSA/STS 专家共识指出：左心功能正常或轻度减低时，如 PCI 手术不复杂，可不准备 MCS 装置；如病变复杂，PCI 在技术上有挑战或手术时间长，IABP 或 Impella 可作备用。严重左心功能不全（LVEF<35%）或近期曾发生失代偿心力衰竭，即使 PCI 手术复杂，也需要 IABP 或 Impella 备用；如严重左心功能不全合并冠状动脉复杂病变的 PCI 手术，可根据具体情况使用 Impella 或 TandemHeart，合并低氧血症或右心衰竭时可考虑 VA-ECMO。

3. 撤除 MCS　对于接受 MCS 装置辅助的患者，术后应定期评估其心脏功能状况，患者自身心脏功能有所恢复，能够承担机体血液循环工作时，应尽早撤离 MCS。

对于 HR-PCI，如病情平稳，手术结束后即可在导管室撤除 MCS。植入 IABP 患者，由 1∶1 降为 1∶2，观察 10min，循环稳定再降为 1∶3，继续观察 10min，循环稳定即可拔除。使用 Impella 辅助时，也可以采用“快速”撤机的方法，即每隔 10min 减低 2 个水平的流量，直至“P2”档位时，继续观察 10min，如循环稳定，可以考虑撤除 Impella 导管。设备调至“P1”，后撤导管到降主动脉；随后关闭设备到“P0”，撤出导管到体外。

ICU 患者撤机通常需要数小时。IABP 患者，应逐级降低辅助比例，在数小时内由 1∶1 降为 1∶2，再降为 1∶3，继续观察 3h，循环稳定即可拔除。同样，Impella 辅助的 ICU 患者撤机也需要采用“慢”撤机方法，即每隔 2~3h 减低 2 个水平流量，直至“P2”档位，继续观察 2~3h，循环稳定者可以考虑撤除 Impella 装置。VA-ECMO 撤机时通常多采用“慢”撤机方式，通常 ECMO 流量在 3~4h 内下调 1L/h 或者每 6~24h 下调 0.5L。当 ECMO 流量<1.5L/min 时，患者能够维持混合静脉血饱和度>65%，动脉血氧饱和度>90%，可考虑撤离 ECMO 系统。拔管之前进行观察，如果患者出现失代偿现象，则恢复 ECMO 支持。

四、小　结

经皮 MCS 为心血管急危重患者的救治和 HR-PCI 提供了更好的保障，临床医生应更好地了解各种 MCS 的工作原理和作用，结合实际情况，选择合适的 MCS 类型，最大限度发挥 MCS 的循环支持功能。

（尹　栋　窦克非　杨跃进）

第四部分

4

急性心力衰竭

第24章　急性左心衰竭

急性心力衰竭(AHF)是临床医生面临的最常见的心脏急症之一。许多国家随着人口老龄化及急性心肌梗死患者存活率的升高,慢性心力衰竭(心衰)患者的数量快速增长,同时也增加了心功能失代偿的患者的数量。AHF 60%~70% 由冠心病所致,尤其是老年人。在年轻患者,AHF 的原因更多见于扩张型心肌病、心律失常、先天性或瓣膜性心脏病、心肌炎等。

AHF 预后很差,住院病死率为 3%,6 个月再住院率约为 50%,5 年病死率高达 60%。AHF 分为急性左心衰竭和急性右心衰竭,前者最常见,属本部分讨论范畴。2016 年欧洲心脏病学会(ESC)更新了急性和慢性心衰指南。2018 年中华医学会心血管病学分会公布了我国急性心衰诊断和治疗指南。

一、急性心力衰竭的临床表现

AHF 是指由于心脏功能异常而出现的急性临床发作。无论既往有无心脏病病史,均可发生。心功能异常可以是收缩功能异常,亦可为舒张功能异常,还可以是心律失常或心脏前负荷和后负荷失调。它通常是致命的,需要紧急治疗。

AHF 可以在既往没有心功能异常者首次发病,也可以是慢性心力衰竭的急性失代偿。

AHF 患者的临床表现:

1. 基础心血管疾病的病史和表现　大多数患者有各种心脏病

的病史，存在引起AHF的各种病因。老年人中的主要病因为冠心病、高血压和老年性退行性心瓣膜病，而在年轻人中多由风湿性心瓣膜病、扩张型心肌病、急性重症心肌炎等所致。

2. 诱发因素

(1) 慢性心衰药物治疗缺乏依从性。

(2) 心脏容量超负荷。

(3) 严重感染，尤其是肺炎和败血症。

(4) 严重颅脑损害或剧烈的精神心理紧张与波动。

(5) 大手术后。

(6) 肾功能减退。

(7) 急性心律失常如室性心动过速（室速）、心室颤动（室颤）、心房颤动（房颤）或心房扑动（房扑）伴快速心室率、室上性心动过速以及严重的心动过缓等。

(8) 支气管哮喘发作。

(9) 肺栓塞。

(10) 高心排血量综合征，如甲状腺功能亢进危象、严重贫血等。

(11) 应用负性肌力药物，如维拉帕米、地尔硫䓬、β受体阻断药等。

(12) 应用非甾体抗炎药。

(13) 心肌缺血。

(14) 老年急性舒张功能减退。

(15) 吸毒。

(16) 酗酒。

(17) 嗜铬细胞瘤。

这些诱因使心功能原来尚可代偿的患者骤发心衰或者使已有心衰的患者病情加重。

3. 早期表现　原来心功能正常的患者出现急性失代偿的心衰（首发或慢性心衰急性失代偿）伴有AHF的症状和体征：出现原因不明的疲乏或运动耐力明显降低以及心率增加15~20次/min，可能是左心功能降低的最早期征兆；继续发展可出现劳力性呼吸困难、夜间阵发性呼吸困难、卧位需用枕头抬高头部等；检查可发现左心室增大、闻及舒张早期或中期奔马律、肺动脉第二音亢进、两肺尤其肺底部有细湿啰音，还可有干啰音和哮鸣音，提示已有左心功能障碍。

4. 急性肺水肿　起病急骤，病情可迅速发展至危重状态。突发严重的呼吸困难、端坐呼吸、喘息不止、烦躁不安并有恐惧感，呼吸频率可达30~50次/min；频繁咳嗽并咳出大量粉红色泡沫样血痰；听诊心率快，心尖部常可闻及奔马律；双肺满布湿啰音和哮鸣音。

5. 心源性休克　主要表现为：

(1)持续低血压：收缩压降至 90mmHg 以下，或原有高血压的患者收缩压降幅≥60mmHg，且持续 30min 以上。

(2)组织低灌注状态：①皮肤湿冷、苍白和发绀，出现花斑。②心动过速，心率>110 次 /min。③尿量显著减少(<20ml/h)，甚至无尿。④意识障碍，常有烦躁不安、激动、焦虑、恐惧和濒死感；收缩压低于 70mmHg，可出现抑制症状，如神志恍惚、表情淡漠、反应迟钝，逐渐发展至意识模糊，甚至昏迷。

(3)血流动力学障碍：肺毛细血管楔压(PCWP)≥18mmHg，心指数(CI)≤36.7ml/(s·m^2)[≤2.2L/(min·m^2)]。

(4)低氧血症和代谢性酸中毒。

二、急性左心衰竭严重程度分级

主要分级有 Killip 法(表 24-1)、Forrester 法(表 24-2)和临床程度分级(表 24-3)三种。

表 24-1　急性心肌梗死 Killip 法分级

分级	症状与体征
Ⅰ级	无心力衰竭
Ⅱ级	有心力衰竭，两肺中下部有湿啰音，占肺野下 1/2，可闻及奔马律，胸部 X 线片有肺淤血
Ⅲ级	严重心力衰竭，有肺水肿，细湿啰音遍布两肺(超过肺野下 1/2)
Ⅳ级	心源性休克、低血压(收缩压<90mmHg)、发绀、出汗、少尿

注：1mmHg=0.133kPa。

表 24-2　急性左心衰竭 Forrester 法分级

分级	PCWP/mmHg	CI/(ml·s^{-1}·m^{-2})	组织灌注状态
Ⅰ级	≤18	>36.7	无肺淤血，无组织灌注不良
Ⅱ级	>18	>36.7	有肺淤血
Ⅲ级	<18	≤36.7	无肺淤血，有组织灌注不良
Ⅳ级	>18	≤36.7	有肺淤血，有组织灌注不良

注：PCWP，肺毛细血管楔压；CI，心指数，其法定单位[ml/(s·m^2)]与旧制单位[L(/min·m^2)]的换算因数为 16.67。1mmHg=0.133kPa。

表 24-3 急性左心衰竭临床程度分级

分级	皮肤	肺部啰音
Ⅰ级	干、暖	无
Ⅱ级	湿、暖	有
Ⅲ级	干、冷	无/有
Ⅳ级	湿、冷	有

Killip 法分级依据临床表现和胸部 X 线检查的结果，主要用于急性心肌梗死患者，因其对此类患者预后有较大参考价值。

Forrester 分级依据临床表现和血流动力学指标，适用于包括急性心肌梗死后 AHF 在内的多种 AHF，但其依赖血流动力学监测，适用于重症监护室内患者。

临床程度的分类法主要依据临床表现，适用于各种 AHF 的快速分型急救处理，但因为临床症状和体征的敏感性和特异性往往不高，需要通过其他检查进一步评估分型。

三、急性心力衰竭的诊断

AHF 的诊断主要依据基于患者存在的基础心血管病史和潜在的心脏和非心脏诱因，临床症状和体征，同时辅以相应的实验室检查，例如心电图、胸部 X 线片、脑钠肽等生化标志物、超声心动图等，以便及时确诊并启动适宜的治疗（图 24-1）。

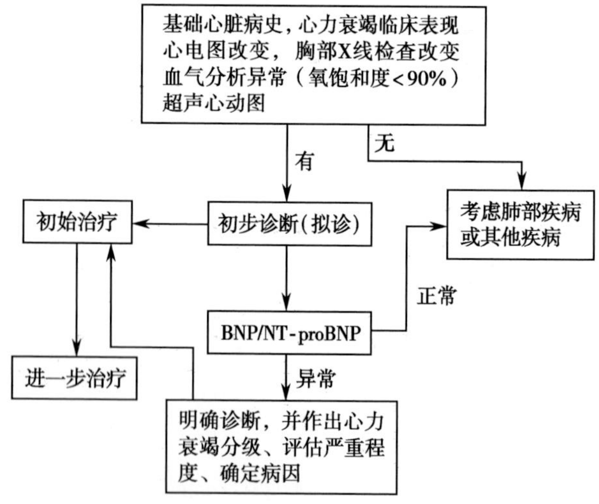

图 24-1 急性左心衰竭诊断流程

AHF 的早期治疗非常重要，特别是继发于急性冠状动脉综合征的患者。因此，对于 AHF 患者，在完善相关检查的同时，早期启动适宜的治疗是至关重要的。要立即识别和处理、紧急治疗纠正危及生命的临床情况，及时发现并处理导致 AHF 的基础疾病及诱因。

四、急性心力衰竭的辅助检查

【心电图】

AHF 时心电图多有异常改变。心电图可以辨别节律，可以帮助确定 AHF 的病因及了解心室的负荷情况。这在急性冠状动脉综合征中尤为重要。心电图还可了解左右心室 / 心房的劳损情况、有无心包炎以及既往存在的病变如左右心室肥大。心律失常时应分析 12 导联心电图，同时应进行连续的心电图监测。

【胸部 X 线及其他影像学检查】

胸部 X 线片对 AHF 的诊断具有很高的价值。肺静脉充血、胸腔积液、间质性或肺泡性肺水肿和心脏增大是 AHF 特异的表现。胸部 X 线片还可用于识别其他可能引起或加重患者症状的非心脏性疾病（如肺部感染等）。因此，对于所有疑似 AHF 的患者，胸部 X 线及其他影像学检查宜尽早完成。此外，胸部 X 线片不仅可以用于明确诊断，还可用于评估治疗效果，因此在 AHF 治疗过程中应定期复查。

CT 检查较胸部 X 线片具有更高的组织分辨力，在识别间质性肺水肿等肺间质病变以及肺部感染等方面具有更高的敏感性，在鉴别是否合并肺动脉栓塞、主动脉夹层等情况时更具有显著的优势，必要时应作为补充检查。但 CT 检查所需条件相对较高，应结合患者状况，评估风险获益，在尽量保障患者安全时进行，通常不作为 AHF 患者的初始检查。

【实验室检查】

对所有急性呼吸困难和疑似 AHF 的患者，均需急查脑钠肽（BNP）水平、肌钙蛋白、尿素氮（或尿素）、肌酐、电解质、血糖、全血细胞计数、肝功能检查、促甲状腺激素、D- 二聚体等。

血浆脑钠肽水平（BNP 或 NT-proBNP）有助于鉴别 AHF 与急性呼吸困难的非心脏原因，对 AHF 患者的病情严重程度及预后评估也有重要价值。血浆脑钠肽有高度敏感性，BNP<100ng/L、NT-proBNP<300ng/L 时通常可排除 AHF；但血浆脑钠肽水平升高并不一定能确定 AHF 的诊断，因为多种心血管疾病（急性冠状动脉综合征、心肌病变如左心室肥厚、心脏瓣膜病、心包疾病、心房颤动、心肌炎、心脏手术、电复律、心肌毒性损伤等）和非心血管疾病（高龄、贫血、肾功能不全、睡眠呼吸暂停、重症肺炎、肺动脉高压、肺栓塞、严

重全身性疾病、脓毒症、严重烧伤和脑卒中等）均会导致血浆脑钠肽水平增高，尤其是房颤、高龄和肾功能不全。使用 NT-proBNP 诊断 AHF 时，应根据年龄和肾功能进行分层：50 岁以下患者 NT-proBNP 水平 >450ng/L，50 岁以上 >900ng/L，75 岁以上应 >1 800ng/L，肾功能不全（肾小球滤过率 <60ml/min）时应 >1 200ng/L。使用含脑啡肽酶抑制剂如沙库巴曲等的药物亦可导致血浆 BNP 浓度升高，而 NT-proBNP 不受影响。此外，在一些失代偿的终末期心衰、一过性肺水肿或急性右心衰竭患者，血浆脑钠肽可能表现为低水平。临床工作中应注意结合患者的病史进行分析。

心肌肌钙蛋白的测定对及时发现 AHF 的基础病因特别是 ACS 具有重要价值。但是，很多 AHF 患者心肌肌钙蛋白浓度可有一定程度升高而不伴有明显的心肌缺血或急性冠脉事件，因此应动态复查肌钙蛋白并结合动态复查的心电图结果加以分析。

AHF 患者可能存在基础的肝肾疾病，而 AHF 导致的血流动力学紊乱（心排血量减少和静脉充血增多），可导致肝肾功能进一步受损。因此，定期复查肝肾功能、电解质对评估患者病情变化以便优化治疗方案具有一定价值。

甲状腺功能异常（减退或亢进）可促进 AHF，因此，对新诊断的 AHF 应检测 TSH 作为筛查。

全血细胞计数有助于识别贫血、感染等 AHF 诱因及合并症，对于怀疑合并感染特别是肺部感染者，可以进一步检测降钙素原水平，以指导抗感染治疗。

动脉血气分析可以评估氧合［氧分压（PaO_2）］、通气［二氧化碳分压（$PaCO_2$）］、酸碱平衡（pH、HCO_3^-、BE）和组织灌注（乳酸）等情况，严重 AHF 患者推荐进行此项检查。单纯评估氧合状况建议以指脉氧等无创性方法监测，但对于存在低心排血量、血管收缩、组织低灌注的休克状态的患者，无创监测数据不可信，应行动脉血气分析加以评估。对部分危重患者，静脉血气分析亦可用于评估通气及酸碱平衡状态。

【超声心动图】

超声心动图对于查找并评估基础心脏病变及与 AHF 相关的心脏结构和功能改变是极其重要的。超声心动图可评估左右心室的局部或全心功能改变、瓣膜结构和功能、心包病变、急性心肌梗死的机械性并发症和比较少见的占位性病变。通过多普勒超声心动图测定主动脉或肺动脉的血流时速曲线可以估测心排血量。超声心动图还可估计肺动脉压力（三尖瓣反流射速），同时可监测左心室前负荷。经胸超声心动图发现肺间质水肿和胸腔积液的征象对检出

AHF 也有价值。

血流动力学不稳定(特别是心源性休克)的患者和怀疑急性危及生命的结构性或功能性心脏异常(机械并发症、急性瓣膜反流、主动脉夹层)的患者,需要立即行超声心动图检查。首发 AHF 的患者以及心脏功能状况不明的患者,应考虑早做超声心动图检查(如果条件具备,最好在入院 48h 以内)。临床情况出现加重及恶化者,应及时复查超声心动图。

【其他检查】

缺血性心脏病伴发的 AHF,缺血是导致 AHF 的病因和诱因,也是影响预后的决定性因素,应根据现有指南评估行急诊冠状动脉造影检查及再灌注治疗的必要性并及时处理。

五、急性心力衰竭患者的监护

疑似 AHF 患者应在拟诊后尽快开始监护,同时给予相应的诊断性检查以明确基础病因。

【无创性监护】

所有危重患者,必须监测的项目有心电图、血压、血氧、呼吸等,同时完善前述实验室检查,根据病情必要时复查。

1. 心电监测　在急性失代偿阶段,心电图的监测是必需的(监测心律失常和 ST 段变化),尤其是心肌缺血或心律失常是导致 AHF 的主要原因时。对于考虑存在心肌缺血的患者,常规心电监测外还应动态复查 12 导联心电图。

2. 血压监测　开始治疗时维持正常的血压很重要,其后也应定时测量(例如每 5min 测量一次),直到血管活性药、利尿药、正性肌力药剂量稳定时。血压监测通常采用无创性袖带血压测量,但对于存在严重血管收缩(如使用了大剂量血管收缩药物)、严重低心排血量、组织灌注低下以及严重心律失常(严重心动过速或过缓、心律不齐)者,无创袖带血压不可信,应行动脉置管监测动脉内血压。

3. 血氧饱和度监测　通常以无创指脉氧监测患者血氧饱和度(SaO_2)评估患者氧合状态。对于存在低心排血量及血管收缩性、组织低灌注的休克状态的患者,以及需要同时评估通气状况(CO_2)、酸碱平衡状态以及组织灌注状态者,应行动脉血气分析检查。

4. 其他　多普勒超声可无创性地评估患者心排血量和前负荷状况。

【有创性监测】

1. 动脉置管及动脉血压监测　存在严重血管收缩(如使用了大剂量血管收缩药物)、严重低心排血量、组织灌注低下以及严重心律失常(严重心动过速或过缓、心律不齐)者,无创血压测量不可信者,应行动脉置管监测动脉内血压。

2. 中心静脉置管及中心静脉压监测　中心静脉置管可用于监测中心静脉压(CVP)及静脉氧饱和度(SvO_2)(上腔静脉或右心房处),亦方便输注液体和药物。CVP 可反映右心房压力水平,并间接反映右心室充盈或右心前负荷状态。但 AHF 时 CVP 升高应谨慎分析,因为在合并右心室顺应性下降(如合并缩窄性心包炎、限制型心肌病或大量心包积液)时,即便右心室充盈压很低,也会出现中心静脉压的升高。CVP 也会受到重度三尖瓣关闭不全呼气末正压通气(PEEP)以及肺部疾病的影响。此外,右心房压几乎与左心房压无关,因此不能简单地以 CVP 水平评估左心室充盈压。

3. 肺动脉导管(PAC)　临床上肺动脉导管检查通常采用 Swan-Ganz 漂浮导管进行。PAC 可测量中心静脉压(SVC)、右心房压、右心室压、肺动脉压、肺毛细血管楔压(PCWP),并可半连续性地测量心排血量以及混合静脉血氧饱和度、右心室舒张末容积和射血分数。PAC 除了可以评估右心前负荷之外,还可以间接评估左心室前负荷,并可以测量和估算心排血量及体、肺循环阻力,对于合并心源性休克等危重 AHF 患者血流动力学状态的评估和监测有一定价值。

4. 脉搏波指示连续心排量技术(PiCOO)　仅需中心静脉和动脉导管各一条即可完成,创伤及风险相对较小,可相对简便地连续监测心排血量、外周血管阻力、每搏输出量变化,可作为需持续血流动力学监测的危重患者的选择。

PAC 及 PiCOO 等有创血流动力学监测手段对于 AHF 的诊断并不是必要的,用于 AHF 患者的常规监测和指导治疗的价值也存在争议。目前仅推荐用于血流动力学状态不稳定、进行了标准治疗后仍存在顽固性症状(呼吸窘迫、低血压和低灌注)的患者,用以评估和监测血流动力学状态并指导容量管理和血管活性药物的使用。难治性 AHF 患者考虑行机械辅助循环或心脏移植者亦推荐行有创血流动力学检查加以评估及监测。

六、急性心力衰竭的治疗

【临床评估】

对所有疑诊 AHF 的患者,均应根据前述各种检查方法以及病情变化逐步确定临床诊断及评估病情。具体包括:①基础心血管疾病;②AHF 发生的诱因;③病情的严重程度和分级,并估计预后;④治疗效果。此种评估应多次和动态进行,以调整治疗方案。

需要强调的是,对于危重患者,及时治疗是挽救生命的关键,因此所有疑诊 AHF 患者的评估和治疗应该与诊断过程同步进行,并根据病情紧急程度和变化随时调整。

【治疗目标】

1. 控制基础病因和矫治引起心衰的诱因。

2. 缓解各种严重症状

(1)低氧血症和呼吸困难：采用不同方式的氧疗，包括鼻导管吸氧、面罩吸氧以及无创或有创的机械通气治疗。

(2)胸痛和焦虑：必要时应用吗啡等镇静药物。

(3)呼吸道痉挛：应用茶碱类等支气管解痉药物。

(4)淤血症状：适度利尿减轻肺淤血、肺水肿以及体循环淤血症状。

3. 稳定血流动力学状态，根据具体情况合理应用血管活性药物甚至机械辅助装置，维持收缩压≥90mmHg，维持组织器官灌注，保护重要脏器如肺、肾、肝和脑，防止功能损害。

4. 维持内环境稳定，纠正电解质紊乱和维持酸碱平衡。

5. 降低死亡危险，改善近期和远期预后。

【急性左心衰竭的处理流程】

急性左心衰竭患者的处理，在初始阶段以发现和及时处理危及生命的危急状态为先，在患者生命安全相对得到保障时，应及时发现和处理 AHF 的急性病因或合并症(图 24-2)。

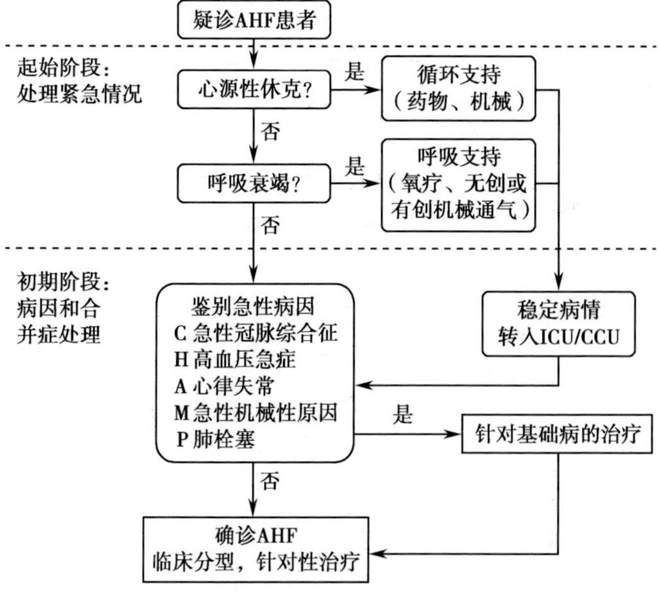

图 24-2　急性左心衰竭初始处理流程

需要紧急处理的 AHF 的主要病因及诱因，包括：①急性冠状动脉综合征（ACS）：ACS 患者应根据相应指南推荐加以处理，包括及早识别极高危患者并给予再灌注治疗等措施。②高血压急症：由于动脉血压迅速而过度增高诱发的 AHF，通常表现为急性肺水肿。迅速降低血压应作为主要的治疗目标并尽快启动。推荐采用静脉降压药物联用袢利尿药，积极、有序地控制血压。③心律失常：严重心律失常可诱发和加重 AHF 并可导致血流动力学恶化，应积极处理。对于室上性或室性快速性心律失常，首选电复律终止发作。对于缓慢性心律失常，应积极考虑临时起搏治疗。④急性机械原因：包括 ACS 的各种机械并发症（游离壁破裂、室间隔缺损、急性二尖瓣反流）、胸部外伤或心脏介入的机械并发症，继发于心内膜炎、主动脉夹层、血栓形成或心脏肿瘤等罕见原因导致的急性自体或人工瓣膜关闭不全等。急诊超声心动图检查是必不可少的诊断依据，治疗通常需要机械循环辅助以及急诊外科手术。⑤急性肺栓塞：急性肺栓塞导致休克或严重低血压时，应立即行特异性治疗。合并急性肺栓塞时可加重 AHF 患者症状及血流动力学恶化，应根据相应指南推荐加以处理。

经初始阶段筛查处理后的 AHF 患者，应根据临床表现评估血流动力学类型，给予针对性的初步治疗（图 24-3）。

1. 急性左心衰竭的急救

（1）体位：静息时有明显呼吸困难者，往往只能半卧位或端坐位，双腿下垂以减少回心血量，降低心脏前负荷。

（2）吸氧：紧急情况下均需要立即给予高流量吸氧，以纠正严重缺氧，尽快使患者 SaO_2 达到或接近 100%。当 SpO_2<90% 或动脉血氧分压（PaO_2）<60mmHg 的呼吸衰竭时，应使用麻醉机加压给氧，尽快使患者 $SaO_2 \geq 95\%$（伴 COPD 者 SaO_2>90%）。非紧急情况也可：①鼻导管吸氧，对合并 COPD 患者，从低氧流量（1~2L/min）开始，如仅为低氧血症，动脉血气分析未见二氧化碳潴留，可采用高流量（6~8L/min）给氧；②面罩吸氧，适用于严重呼吸困难、低氧血症或伴呼吸性碱中毒的患者；③给氧效果不达标时，应尽快使用无创或有创性机械通气治疗。

（3）做好救治的准备工作：至少开放 2 条静脉通道，并保持通畅。必要时可采用深静脉穿刺置管，随时满足用药的需要。血管活性药物一般应用微量泵泵入，以维持稳定的速度和正确的剂量。固定和维护好漂浮导管、深静脉置管、心电监护的电极和导联线、鼻导管或面罩、导尿管以及指端无创血氧仪测定电极等。保持室内适宜的温度、湿度，灯光柔和，环境幽静。

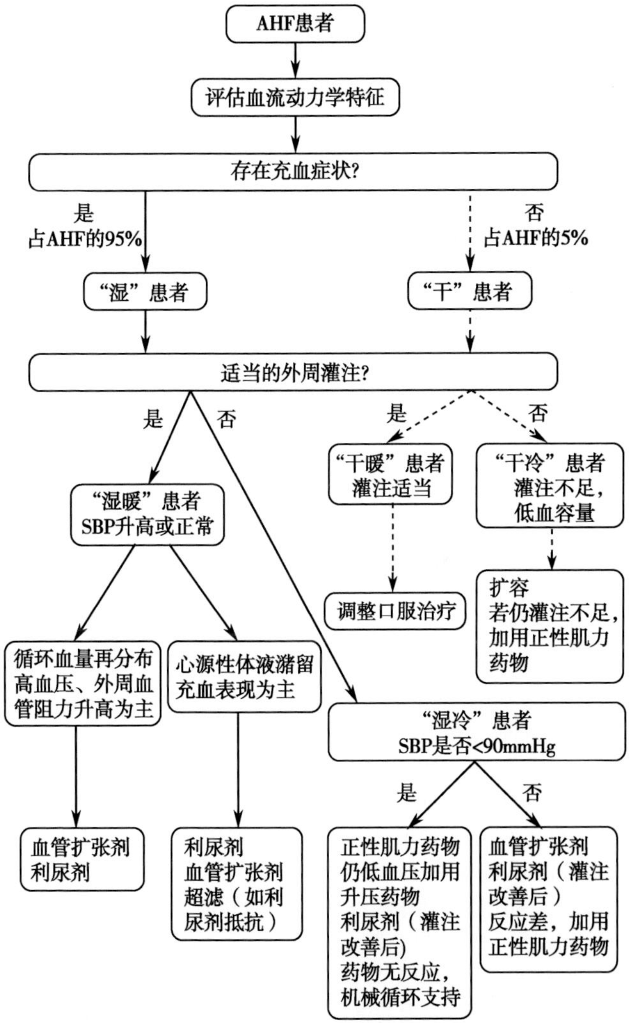

AHF患者
评估血流动力学特征
存在充血症状?
是 占AHF的95%
否 占AHF的5%
“湿”患者
“干”患者
适当的外周灌注?
是
否
是
否
“湿暖”患者 SBP升高或正常
“干暖”患者 灌注适当
“干冷”患者 灌注不足，低血容量
调整口服治疗
扩容 若仍灌注不足，加用正性肌力药物
循环血量再分布 高血压、外周血管阻力升高为主
心源性体液潴留 充血表现为主
“湿冷”患者 SBP是否<90mmHg
是
否
血管扩张剂 利尿剂
利尿剂 血管扩张剂 超滤（如利尿剂抵抗）
正性肌力药物 仍低血压加用升压药物 利尿剂（灌注改善后) 药物无反应，机械循环支持
血管扩张剂 利尿剂（灌注改善后） 反应差，加用正性肌力药物

图 24-3　急性左心衰竭患者根据临床情况的处理流程

(4) 饮食：进易消化食物，避免一次大量进食，在总量控制下，可少量多餐(6~8 次 /d)。应用袢利尿药的情况下不要过分限制钠盐摄入量，以避免低钠血症，导致低血压。利尿药应用时间较长的患者要补充多种维生素和微量元素。

(5) 容量管理：AHF 患者应准确记录每天液体出入量，条件许可时建议每天称体重，但不建议常规留置导尿。肺淤血、体循环淤血及水肿明显者应严格限制饮水量和静脉输液速度，对无明显低血容量因素（大出血、严重脱水、大汗淋漓等）者的每天摄入液体量一般宜在 1 500ml 以内，不要超过 2 000ml。保持每天水出入量负平衡约 500ml，严重肺水肿者的出入量负平衡为 1 000~2 000ml/d，甚至可达 3 000~5 000ml/d，以减少水钠潴留和缓解症状。3~5d 后，如淤血、水肿明显消退，应减少水负平衡量，逐渐过渡到出入水量大体平衡。在负平衡下，应注意防止发生低血容量、低钾血症和低钠血症等。同时限制钠摄入<2g/d。

2. 药物治疗

（1）镇静药：首选吗啡，3mg 静脉内弹丸式推注，必要时可重复使用，总量不超过 10mg。有静脉扩张、呼吸抑制、减少静脉血回流、降低心脏前负荷和减轻肺水肿的作用，对迅速缓解焦虑和呼吸困难有特效。但存在剂量依赖的不良反应，包括恶心、低血压和呼吸抑制（可能增加机械通气概率），对伴有 COPD 的急性肺水肿患者应谨慎使用，且应密切观察疗效和呼吸抑制的不良反应。对已经明显和持续低血压的休克、意识障碍、COPD 等患者则禁止使用。

激动或精神错乱的患者需要抗焦虑和镇静药物时，可谨慎应用苯二氮䓬类药物（如地西泮或劳拉西泮）。对于接受有创机械通气治疗需要镇静的患者，异丙酚能引起低血压并有心脏抑制的不良反应，而咪达唑仑等苯二氮䓬类药物心脏不良反应较少，故对于 AHF 或心源性休克患者属于首选。

（2）利尿药：有 AHF 患者均应立即使用利尿药，能通过去容量降低心脏前负荷减轻和逐渐消除肺水肿。首选静脉袢利尿药，如呋塞米、托拉塞米、布美他尼，应及早应用。既往没有接受过利尿药治疗的患者，宜先静脉注射呋塞米 20~40mg（或等剂量其他袢利尿药）。如果患者长期使用袢利尿药治疗，最初静脉剂量应等于或超过长期每日所用剂量。需监测患者症状、尿量、肾功能和电解质。可选择静脉注射或持续静脉滴注的方式，根据患者症状、临床状态调整剂量和疗程。有低灌注表现的患者应在纠正后再使用利尿药。

利尿药反应不佳或抵抗的处理：①增加袢利尿药剂量；②静脉注射联合持续静脉滴注：静脉持续和多次应用可避免因为袢利尿药浓度下降引起的钠、水重吸收；③联合使用 2 种及以上利尿药，如在袢利尿药基础上加噻嗪类利尿药、螺内酯，也可加用血管升压素 V_2 受体拮抗药；④应用增加肾血流的药物，如小剂量多巴胺或重组人脑钠肽，改善利尿效果和肾功能，提高肾灌注，但益处不明确；⑤纠正低血压、低氧血症、代谢性酸中毒、低钠血症、低蛋白血症、感染等，尤其注意纠正低血容量；⑥超滤治疗。

虽然利尿药可安全地用于大多数患者,但仍应注意其常见的不良反应,包括肾素-血管紧张素-醛固酮系统和交感神经系统的激活;低血钾、低血镁和低氯性碱中毒,可能导致严重的心律失常;肾毒性以及加剧肾衰竭。此外,过度利尿可过分降低静脉压、肺毛细血管楔压以及心室充盈,可导致每搏输出量和心排血量下降,特别见于严重心衰和以舒张功能不全为主的心衰或缺血所致的右心室功能障碍。

(3)血管扩张药:血管扩张药可降低外周循环阻力,降低心脏前、后负荷,显著增加心脏每搏输出量(SV)和心输出量(CO),改善血流动力学和组织灌注,是 AHF 救治时的首选和必备。收缩压是评估患者是否适宜应用此类药物的重要指标。收缩压>90mmHg 的患者可使用,尤其适用于伴有高血压的 AHF 患者;收缩压<90mmHg 或症状性低血压患者禁用。有明显二尖瓣或主动脉瓣狭窄以及梗阻性肥厚型心肌病患者应慎用。应用过程中需密切监测血压,根据血压情况调整合适的维持剂量。

1)硝酸酯类药物:主要通过扩张静脉降低心脏容量负荷而迅速缓解肺水肿,并有强扩张冠状动脉效用。适用于冠心病心肌缺血和二尖瓣反流的 AHF 患者。紧急时选择舌下含服硝酸甘油;静脉应用硝酸酯类药物应从小剂量起始,逐渐增加剂量,经常测量血压,防止血压过度下降。硝酸甘油静脉滴注起始剂量 5~10μg/min,每 5~10min 递增 5~10μg,最大剂量可达 200μg/min。硝酸异山梨酯静脉滴注起始剂量为 1mg/h,最大剂量为 5~10mg/h。

2)硝普钠(SNP):主要通过扩张小动脉降低外周阻力,减轻心脏后负荷,明显改善心功能,增加 SV 和 CO 能迅速减轻肺水肿。适用于高血压、后负荷增加,特别是高血压危象、急性主动脉瓣反流、急性二尖瓣反流和急性室间隔穿孔合并严重 AHF 等需快速减轻后负荷的患者。严重不良反应是低血压,因此 SNP 静脉输注应从小剂量起始 0.2~0.3μg/(kg·min),每 5~10min 增加 5μg,最大剂量为 5μg/(kg·min)。应用过程中要密切监测血压,根据血压调整合适的维持剂量。长期使用时其代谢产物(硫代氰化物和氰化物)蓄积会产生毒性反应,因此连续使用时间不建议超过 72h,有严重肝肾衰竭的患者应避免使用。减量时,硝普钠应该缓慢减量,并加用口服血管扩张药对接,避免反弹。

3)重组人脑钠肽:基本机制是抑制肾素-血管紧张素-醛固酮系统和交感神经系统的作用。既能扩张静脉、动脉(包括冠状动脉),降低心脏前和后负荷,改善心功能;同时具有促进钠排泄、利尿而减轻或消除肺水肿的效用。临床应用方法:先给予负荷剂量 1.5~2μg/kg 静脉缓慢注射,继以 0.007 5~0.015μg/(kg·min)静脉滴注;

也可不用负荷剂量而直接以维持剂量静脉输注。疗程一般为3d。

4）乌拉地尔：为α受体阻断药，可有效降低血管阻力，降低心脏后负荷，增加心排血量，适用于合并高血压急症的AHF患者。常用剂量为100~400μg/min静脉滴注，根据血压和临床状况予以调整。伴严重高血压者可缓慢静脉注射12.5~25mg。

(4) 正性肌力药：此类药物可增加心肌收缩力，进而增加心室射血分数和心排血量，因此适用于低心排血量综合征，如伴症状性低血压或CO降低伴有循环淤血的AHF患者，可改善血流动力学状态，缓解组织低灌注所致的症状，保证重要脏器的血液供应，挽救患者生命。但它同时能增加心肌耗氧量，增加钙超载，增加心律失常风险，并可能加剧心肌缺血及心衰进展。临床研究未显示其常规应用对AHF患者的益处，更甚者还可能增加临床不良事件，因此应谨慎使用。

AHF患者应用正性肌力药物注意事项：①血压降低伴低心排血量或低灌注时应尽早使用，而当器官灌注恢复和/或淤血减轻时则应尽快停用；②药物的剂量和静脉滴注速度应根据患者的临床反应调整，强调个体化治疗；③常见不良反应有低血压、心动过速、心律失常等，用药期间应持续心电、血压监测；④血压正常、无器官和组织灌注不足的AHF患者不宜使用；⑤因低血容量或其他可纠正因素导致的低血压患者，需先去除这些因素再权衡使用。

1）多巴胺：2~5μg/(kg·min)多巴胺激动β_1受体，增加心肌收缩力和心排血量，可以作为正性肌力药用于AHF伴有低心排血量的患者。当剂量>5μg/(kg·min)时，可激活α受体，增加外周血管阻力，可作为顽固性低血压患者的升压药物，但其增加左心室后负荷，增加肺动脉压和肺循环阻力，同时增加患者心率和心肌收缩力、增加心肌耗氧量，对AHF患者可能有害。

2）多巴酚丁胺：主要通过刺激β_1受体和β_2受体产生剂量依赖性的正性变时、正性变力作用，并反射性地降低交感张力和血管阻力，其最终结果依个体而不同。①对外周血管阻力的影响：低剂量时，多巴酚丁胺能产生轻度的血管扩张反应，降低心脏后负荷而增加射血量；大剂量时，它可以引起血管收缩。②对心率的影响：通常呈剂量依赖性增加，但增加的程度弱于其他儿茶酚胺类药物；但在房颤患者，心率可能增加到难以预料的水平，因为它可以加速房室传导。③对血压的影响：因其对外周血管阻力和心排血量均有影响，收缩压通常轻度增加，但也可能不变或降低。

起始剂量为2~3μg/(kg·min)静脉滴注，可以逐渐增加到20μg/(kg·min)。无须负荷量。长期接受β受体阻断药治疗的患者，多巴酚丁胺的作用减弱，需要更大剂量才能达到预期的正性肌力作用。

长时间持续静脉滴注多巴酚丁胺(24~48h 以上)会出现耐药，部分血流动力学效应消失。长时间应用时应逐渐减量。静脉滴注多巴酚丁胺常伴有心律失常发生率增加，可来源于心室和心房，这种影响呈剂量依赖性，心动过速时使用多巴酚丁胺要慎重。多巴酚丁胺还可能诱发冠心病心绞痛发作。多巴酚丁胺对 AHF 患者近期及远期预后的影响缺乏对照研究，部分试验提示其可能存在不利影响，因此应尽量缩短其使用时间，连续用药一般不超过 3~7d。

3) 磷酸二酯酶抑制剂：米力农和依诺昔酮是两种临床上常用的 3 型磷酸二酯酶抑制剂(PDE3i)。此类药物通过抑制 PDE3，抑制环磷酸腺苷(cAMP)降解，升高细胞内 cAMP 浓度，增加细胞内钙离子浓度，增强心肌收缩力，同时有直接扩张血管的作用。对于 AHF 患者，此类药物可产生明显的正性肌力及外周血管扩张效应，增加心排血量，同时伴随有肺动脉压、肺毛细血管楔压下降，外周和肺血管阻力下降。因其作用靶点非 β 受体，对于长期使用 β 受体阻断药的患者，其效应不受明显影响。对于此类患者，PDEI 的效果优于多巴胺及多巴酚丁胺。

常用剂量：米力农，负荷量 25~75μg/kg 静脉注射(>10min)，继以 0.375~0.75μg/(kg·min) 静脉滴注维持；依诺昔酮，负荷量 0.5~1.0mg/kg 静脉注射(5~10min)，继以 5~20μg/(kg·min) 静脉滴注维持。因 PDEI 类药物血管扩张效应较明显，可引起低血压，静脉推注较静脉滴注时更常见，使用时应密切观察血压变化，与其他血管扩张药联合使用尤其应谨慎。PDEI 类药物亦可导致心率加快及心律失常发生率增加，使用时应行心电监测密切观察。PDEI 类药物对 AHF 患者近期和远期预后的影响尚不肯定，但研究证实其长期使用对 CHF 患者远期预后存在不良影响，故目前不建议其长期使用，连续用药以不超过 3~5d 为宜。

4) 左西孟旦：通过与心肌细胞中的肌钙蛋白 C 结合并增强其与钙离子的结合发挥增强心肌收缩的作用；通过激活 ATP 敏感的钾通道而发挥血管舒张作用；还具有轻度的磷酸二酯酶抑制剂(PDEi)的效应。其正性肌力作用亦不依赖 β 受体，因此长期接受 β 受体阻断药治疗不影响其作用。左西孟旦的乙酰化代谢产物仍然具有药理活性，且其半衰期长达近 80h，停药后药理作用仍可持续 48h 以上。AHF 患者应用本药静脉滴注可明显增加心排血量，降低 PCWP、全身血管阻力和肺血管阻力；且临床研究表明，ACS 患者使用此药亦安全、有效。

常用剂量：负荷量 12~24μg/kg 静脉注射(大于 10min)，继以 0.05~0.2μg/(kg·min) 静脉滴注维持 24h。对于收缩压<100mmHg 的患者，不需要负荷剂量，可直接用维持剂量，以防止发生低血压。

左西孟旦静脉滴注特别是大剂量使用时，可能会出现心动过速、低血压，使用时应密切监测心电及血压。

(5)血管收缩药物(升压药物)：此类对外周动脉有显著的收缩作用，增加外周血管阻力，提高中心动脉压。常用药物如去甲肾上腺素、肾上腺素等均通过激动 α 受体发挥作用。此类药物适用于纠正了低血容量并采取了增加心排血量的措施(如应用正性肌力药物)后仍出现心源性休克或合并明显低血压状态的患者，升高中心动脉压，维持重要脏器的灌注。但血管收缩作用会进一步恶化末梢组织的灌注，同时外周血管阻力的增加也增加了心脏后负荷，不利于前向射血，可能会造成心排血量下降。心脏负荷的增加也可能导致心律失常、心肌缺血和心肌损害增加。因此，用药过程中应密切监测血压、心律、心率、血流动力学和临床状态变化，当器官灌注恢复和/或循环淤血减轻时应尽快停用。

1)去甲肾上腺素：以 α 受体激动作用为主。常用剂量为 0.2~1.0μg/(kg·min)静脉滴注维持。研究显示，对于心源性休克患者，去甲肾上腺素治疗的近期病死率和心律失常发生率均明显低于多巴胺。因此，AHF 合并心源性休克或难治性低血压时，应首选去甲肾上腺素而不是多巴胺提升血压。

2)肾上腺素：兼有 α 受体与 β 受体激动作用，多用于复苏时，较少用于升压治疗。常用剂量为 0.05~0.5μg/(kg·min)，复苏时每次 1mg 静脉注射，每 3~5min 一次。

(6)洋地黄类药物：可轻度增加心肌收缩力、增加心排血量、降低左心室充盈压和改善症状，同时其具有房室结阻滞作用，可减缓室上性心动过速的心室率。目前已较少作为正性肌力药物用于 AHF 患者的治疗。主要适应证是房颤伴快速心室率(>110 次/min)的 AHF 患者的心室率控制。

常用剂型及剂量：毛花苷 C(西地兰)0.2~0.4mg 缓慢静脉注射，2~4h 后可再用 0.2mg，24h 累积量不超过 1mg。急性心肌梗死后 24h 内患者应尽量避免使用。

(7)抗凝治疗：深静脉血栓和肺栓塞发生风险较高且无抗凝治疗禁忌证的患者，推荐使用肝素、低分子量肝素或其他抗凝剂预防血栓栓塞，除非有禁忌或不必要(因为正在用口服抗凝剂治疗)。

(8)改善预后的药物：慢性射血分数减低的心衰(HFrEF)患者出现失代偿和心衰恶化导致 AHF 时，如无血流动力学不稳定或其他禁忌证，可继续原有的优化药物治疗方案(包括 β 受体阻断药、ACEI/ARB/ARNI、醛固酮受体拮抗药)，可根据病情适当调整用量。但血流动力学不稳定(收缩压<85mmHg，心率<50 次/min)、血

钾>5.5mmol/L 或严重肾功能不全时应停用。对于新发心衰患者，在血流动力学稳定后，应给予改善心衰预后的药物。

1）血管紧张素转换酶抑制药（ACEI）：CHF 患者病情急性加重出现 AHF 时，如无血流动力学不稳定或其他禁忌证（低血压、高血钾或严重肾功能不全），可继续原有的 ACEI/ARB/ARNI 药物治疗方案，必要时可根据病情适当调整用量；否则应暂时停用，待病情稳定后重新评估后启用。

首次诊断的 AHF 患者是否应启用 ACEI/ARB/ARNI 以及何时启用，目前尚无定论。对于射血分数减低（<40%）的 AHF 患者、急性心肌梗死后 AHF 患者，可考虑加用 ACEI 类药物，但应避免在急性期、病情尚未稳定的状态下应用。起始剂量宜小，避免静脉应用，在急性期病情稳定 48h 后逐渐加量，不能耐受 ACEI 干咳不良反应者可以应用 ARB。在心排血量处于边缘状况、外周灌注不稳定时，ACEI 类药物应谨慎使用，因为它可以明显降低肾小球滤过率，导致肾功能急剧恶化以及高钾血症。

2）β 受体阻断药：慢性 HFrEF 患者发生 AHF 时，其长期服用的 β 受体阻断药通常可继续使用，根据患者血压和心率状态，剂量可适当调整，但并发心源性休克时应停用。对于新诊断的 AHF 患者，目前尚无 β 受体阻断药应用于急性失代偿期或淤血症状明显患者的研究。故在 AHF 急性期，β 受体阻断药通常是禁止使用的。急性心肌梗死患者没有明显心衰或低血压症状者，早期使用 β 受体阻断药能限制心肌梗死范围，减少致命性心律失常，并缓解缺血症状；但当患者伴有明显 AHF 症状，肺部啰音超过基底部时，早期应用 β 受体阻断药可增加心源性休克的发生率，故应慎用。

AHF 患者反复发生心肌缺血、心动过速或快速性心律失常者，如无低血压、低灌注表现，可在权衡利弊后谨慎加用 β 受体阻断药观察。药物选择可首先使用超短效静脉剂型，如患者耐受且治疗有效，可逐渐过渡至低剂量口服剂型。淤血症状明显者，应联合使用利尿药，避免症状进一步加重。

AHF 并发心源性休克属于 β 受体阻断药禁忌，长期服用者应暂时停用。长期服用 β 受体阻断药的 AHF 患者如出现心源性休克，需要应用正性肌力药物，PDEI 或左西孟旦效果优于多巴酚丁胺。

3. 非药物治疗

（1）IABP：可有效改善心肌灌注，降低心肌耗氧量，增加心排血量。

IABP 的适应证：①急性心肌梗死或严重心肌缺血并发心源性休克，且不能由药物治疗纠正；②伴血流动力学障碍的严重冠心病（如急性心肌梗死伴机械并发症）；③心肌缺血伴顽固性肺水肿；④作为心室辅助装置（ventricular assist device，VAD）或心脏移植前的过渡治疗。

IABP 的禁忌证：①存在严重的外周血管疾病；②主动脉夹层；③主动脉瓣关闭不全；④活动性出血或其他抗凝禁忌证；⑤严重血小板缺乏。

（2）机械通气：AHF 者行机械通气的指征：①出现心搏、呼吸骤停而进行心肺复苏时；②合并Ⅰ型或Ⅱ型呼吸衰竭、呼吸窘迫（呼吸频率>25 次 /min，SpO_2<90%），常规吸氧无法纠正者。

机械通气的方式有下列两种：

1）无创呼吸机辅助通气：无须气管插管、经口 / 鼻面罩经患者自身气道通气、由患者自主呼吸触发 + 定时触发的机械通气治疗。常采用持续气道正压通气（CPAP）和双水平正压通气（BIPAP）两种模式。

正压通气可减少患者呼吸肌做功、改善患者的通气状况，纠正缺氧和二氧化碳潴留；胸膜腔正压可减少回心血量，减轻心脏前负荷，减轻肺水肿。无创正压通气不仅可减轻症状，而且可降低气管插管的概率。正压通气导致回心血量减少，可引起血压下降，使用时应监测血压，低血压尤其是容量不足患者需谨慎使用。

适用于意识清醒、自主呼吸尚可、能配合呼吸机通气治疗的患者。意识不清、自主呼吸微弱或无自主呼吸以及气道条件差（气道分泌物多或存在气道梗阻）者应直接考虑气管插管及人工机械通气。无创正压通气效果欠佳或无法配合者亦应考虑转为有创机械通气。

2）气道插管和人工机械通气：应用指征为意识不清、无自主呼吸如心肺复苏时或自主呼吸微弱者、气道条件差（气道分泌物多或存在气道梗阻）者以及严重呼吸衰竭经无创正压通气治疗无效或无法配合者。有创机械通气治疗应坚持“早插早拔”原则：有指征的患者应及早果断插管，避免长时间缺氧及内环境紊乱导致全身状态进一步恶化；呼吸衰竭改善、病情相对平稳后，应尽早评估拔除气管插管，改为常规氧疗以降低长时间机械通气带来的感染风险。

（3）血液净化治疗 / 肾脏替代治疗：包括血液滤过（超滤）、血液透析、连续血液净化和血液灌流等模式，不仅可维持水、电解质和酸碱平衡，稳定内环境，还可清除代谢废物（肌酐、尿素、尿酸等）、细胞因子、炎症介质以及心脏抑制因子等。

肾脏替代治疗不作为 AHF 常规治疗手段，出现下列情况时可以考虑采用：①高容量负荷如肺水肿或严重的外周组织水肿，且对袢利尿药和噻嗪类利尿药抵抗者，可考虑超滤治疗；②难治性容量负荷过重合并急性肾损伤及严重内环境紊乱（对补液措施无效的尿少；血钾>6.5mmol/L；pH<7.2；血尿素氮>25mmol/L，血肌酐>300μmol/L）者，可考虑血液透析或连续血液净化治疗。

肾脏替代治疗可能造成与体外循环相关的不良反应，如生物不相容、出血、凝血、血管通路相关并发症、感染、机械相关并发症等。超滤治疗如脱水速度过快、超过毛细血管再充盈速度，可导致循环血量不足和低血压；透析及连续血液净化治疗应定期复查血气分析及肾功能电解质等，避免造成新的内环境紊乱。

(4) 机械循环辅助装置（MCS）：包括经皮心室辅助装置、体外生命支持装置（ECLS）和体外膜肺氧合（ECMO）装置。对于药物治疗无效的 AHF 或心源性休克患者，可短期（数天至数周）应用 MCS 特别是 ECLS 和 ECMO 治疗作为过渡治疗以稳定血流动力学和保护终器官功能，直到心脏和其他器官功能恢复或评估需要接受心脏移植或长期机械循环辅助治疗。

（杨艳敏 张 涛）

第 25 章 急性右心衰竭

急性右心功能不全又称为急性右心衰竭，是由于某些原因使患者的心脏在短时间内发生急性功能障碍，同时其代偿功能不能满足实际需要而导致的以急性右心排血量减低和体循环淤血为主要表现的临床综合征。该病很少单独出现，多见于急性大面积肺栓塞、急性右室心肌梗死等，或继发于急性左心衰竭以及慢性右心功能不全者由于各种诱因病情加重所致。急性右心衰竭常伴有血流动力学不稳定，并且是大面积肺栓塞、右室心肌梗死和心脏手术后休克患者的主要死因。因临床较为多见，若处理不及时，亦可威胁患者生命，故需引起临床医师特别是心血管病专科医师的足够重视。

一、病 因

1. 急性肺栓塞 在急性右心功能不全的病因中，急性肺栓塞占十分重要的地位。患者由于下肢静脉曲张、长时间卧床、机体高凝状态以及手术、创伤、肿瘤甚至矛盾性栓塞等，使右心或周围静脉系统内栓子（矛盾性栓塞除外）脱落，回心后突然阻塞主肺动脉或左、右肺动脉主干，造成肺循环阻力急剧升高，心排血量显著降低，引起右心室迅速扩张，一般认为栓塞造成肺血流减少>50% 时临床上即可发生急性右心衰竭。

2. 急性右室心肌梗死　在急性心肌梗死累及右心室时，可造成右心排血量下降，右心室充盈压升高，容量负荷增大。上述变化发生迅速，右心室尚无代偿能力，易出现急性右心衰竭。

3. 特发性肺动脉高压　特发性肺动脉高压的基本病变是致丛性肺动脉病，即由动脉中层肥厚、细胞性内膜增生、向心性板层性内膜纤维化、扩张性病变、类纤维素坏死和丛样病变形成等构成的疾病，迄今其病因不明。该病存在广泛的肺肌型动脉和细动脉管腔狭窄和阻塞，导致肺循环阻力明显增加，可超过正常的 12~18 倍，由于右心室后负荷增加，右心室肥厚和扩张，当心室代偿功能低下时，右心室舒张末期压和右心房压明显升高，心排血量逐渐下降，病情加重时即可出现急性右心功能不全。

4. 慢性肺源性心脏病急性加重　慢性阻塞性肺疾病（COPD）由于低氧性肺血管收缩、继发性红细胞增多、肺血管慢性炎症重构及血管床的破坏等，可造成肺动脉高压，加重右心室后负荷，造成右心室肥大及扩张，形成肺源性心脏病。当存在感染、右心室容量负荷过重等诱因时，可出现急性右心功能不全。

5. 瓣膜性心脏病　肺动脉瓣狭窄等造成右心室流出道受阻的疾病可增加右心室收缩阻力；三尖瓣大量反流增加右心室前负荷并造成体循环淤血；二尖瓣或主动脉病变使肺静脉压增高，间接增加肺血管阻力，加重右心后负荷。上述原因均可导致右心功能不全，严重时出现急性右心衰竭。

6. 继发于左心系统疾病　如冠心病急性心肌梗死、扩张型心肌病、急性心肌炎等这些疾病由于左心室收缩功能障碍，造成不同程度的肺淤血，使肺静脉压升高，晚期可引起不同程度的肺动脉高压，形成急性右心功能不全。

7. 心脏移植术后急性右心衰竭　急性右心衰竭是当前困扰心脏移植手术的一大难题。据报道，移植术前肺动脉高压是移植的高危因素，因此术前需常规经 Swan-Ganz 导管测定血流动力学参数。肺血管阻力 >4Wu（32×10^3Pa·S/L），肺血管阻力指数 >6Wu/m^2（48×10^3Pa·S/L·m^2），肺动脉峰压值 >60mmHg（1mmHg=0.133 3kPa）或跨肺压差 >15mmHg 均是肯定的高危人群，而有不可逆肺血管阻力升高者其术后死亡率较可逆者高 4 倍。术前正常的肺血管阻力并不绝对预示术后不发生右心衰竭。因为离体心脏的损伤，体外循环对心肌、肺血管的影响等，也可引起植入心脏不适应绝对或相对的肺动脉高压、肺血管高阻力而发生右心衰竭。右心衰竭所致心腔扩大，心肌缺血、肺循环血量减少及向左偏移的室间隔等又能干扰左心回血，从而诱发全心衰竭。

二、病理生理

正常肺循环包括右心室、肺动脉、毛细血管及肺静脉，其主要功能是进行气体交换，血流动力学有以下 4 个特点：①压力低，肺动脉压力为正常主动脉压力的 1/10~1/7；②阻力小，正常人肺血管阻力为体循环阻力的 1/10~1/5；③流速快，肺接受心脏搏出的全部血液，但其流程远较体循环为短，故流速快；④容量大，肺血管床面积大，可容纳 900ml 血液，约占全血量的 9%。由于肺血管有适应其生理需要的不同于体循环的自身特点，所以其血管的组织结构功能也与体循环血管不同。此外，右心室室壁较薄，心腔较小，心室顺应性良好，其解剖结构特点有利于右心室射血，适应高容量及低压力的肺循环系统，却不耐受高压力。同时，右心室与左心室拥有共同的室间隔和心包，其过度扩张会改变室间隔的位置及心腔构型，影响左心室的容积和压力，从而使左心室回心血量及射血能力发生变化，因此左、右心室在功能上是相互依赖的。

当各种原因造成体循环重度淤血，右心室前 / 后负荷迅速增加，或原有的异常负荷在某种诱因下突然加重，以及右心室急性缺血功能障碍时，均可出现急性右心功能不全。临床常见如前负荷增加的急性水钠潴留、三尖瓣大量反流、后负荷增加的急性肺栓塞、慢性肺动脉高压急性加重、急性左心衰竭致肺循环阻力明显升高及右心功能受损的急性右室心肌梗死等。急性右心衰竭发生时，肺毛细血管楔压和左心房压可正常或升高，多数出现右心室肥厚和扩张，当超出心室代偿功能时(右室心肌梗死则为右心室本身功能下降)，右心室舒张期末压和右心房压明显升高，表现为体循环淤血的体征，扩大的右心室还可压迫左心室造成心排血量逐渐下降，重症患者常低于正常的 50% 以下，同时体循环血压下降，收缩压常降至 90~100mmHg 或更低，脉压变窄，组织灌注不良，甚至会出现周围性发绀。对于心脏移植的患者，术前均存在严重的心衰，肺动脉压可有一定程度的升高，受体心脏(尤其是右心室)已对其产生了部分代偿能力，而供体是一个完全正常的心脏，当开始工作时右心室对增加的后负荷无任何适应性，加之离体心脏的损伤，体外循环对心肌、肺血管的影响等，也可引起植入心脏不适应绝对或相对的肺动脉高压、肺血管高阻力而发生右心衰竭。

分型及分级：根据是否存在淤血(分为“湿”和“干”)和外周组织低灌注情况(分为“暖”和“冷”)的临床表现，可将急性心衰患者分为 4 型，即“干暖”“干冷”“湿暖”和“湿冷”。

三、临床表现

【症状】

1. 胸闷、气短,活动耐量下降　可由肺通气血流比例失调、低氧血症造成,多见于急性肺栓塞、肺源性心脏病等。

2. 上腹部胀痛　是右心衰竭较早的症状,常伴有食欲减退、恶心、呕吐,此多由肝、脾及胃肠道淤血所引起,腹痛严重时可被误诊为急腹症。

3. 周围性水肿　右心衰竭早期,由于体内先有水钠潴留,故在水肿出现前先有体重增加,随后可出现双下肢、会阴及腰骶部等下垂部位凹陷性水肿,重症者可波及全身。

4. 胸腔积液、腹水　急性右心衰竭时,由于静脉压急剧升高,常出现胸腔积液及腹水,一般为漏出液。胸腔积液可同时见于左、右两侧胸腔,但以右侧较多,其原因不甚明了。由于壁层胸膜静脉回流至腔静脉,脏层胸膜静脉回流至肺静脉,因而胸腔积液多见于全心衰竭者。腹水大多发生于晚期,由心源性肝硬化所致。

5. 发绀　右心衰竭者可有不同程度的发绀,最早见于指端、口唇和耳廓,较左心衰竭者更为明显。其原因除血液中血红蛋白在肺部氧合不全外,常与血流缓慢,组织从毛细血管中摄取较多的氧而使血液中还原血红蛋白增加有关(周围型发绀)。严重贫血者发绀可不明显。

6. 神经系统症状　可有神经过敏、失眠、嗜睡等症状,重者可发生精神错乱。此可能由脑淤血、缺氧或电解质紊乱等引起。

7. 不同原发病各自的症状　如急性肺栓塞可有呼吸困难、胸痛、咯血、血压下降;右室心肌梗死可有胸痛;慢性肺源性心脏病可有咳嗽、咳痰、发热;瓣膜病可有活动耐力下降等。

【体征】

1. 皮肤及巩膜黄染　长期慢性肝淤血缺氧,可引起肝细胞变性、坏死,最终发展为心源性肝硬化,肝功能呈现不正常,胆红素异常升高并出现黄疸。

2. 颈静脉怒张　是右心衰竭的一个较明显征象。其出现常较皮下水肿或肝大早,同时可见舌下、手臂等浅表静脉异常充盈,压迫充血肿大的肝脏时,颈静脉怒张更加明显,此称肝-颈静脉回流征阳性。

3. 心脏体征　主要为原有心脏病表现,由于右心衰竭常继发于左心衰竭,故左、右心均可扩大。右心室扩大引起三尖瓣关闭不全时,在三尖瓣听诊可听到吹风性收缩期杂音,剑突下可有收缩期抬举性搏动。在肺动脉压升高时可出现肺动脉瓣区第二心音增强及分裂,有响亮收缩期喷射性杂音伴震颤,可有舒张期杂音,心前区可有奔马律，可有阵发性心动过速、心房扑动或颤动等心律失常。由左心衰竭引起的肺淤血症状和肺动脉瓣区第二心音亢进，可因右心衰竭的出现而减轻。

4. 胸腔积液、腹水　可有单侧或双侧下肺呼吸音减低，叩诊呈浊音；腹水征可为阳性。

5. 肝大、脾大　肝大、质硬并有压痛。若有三尖瓣关闭不全并存，触诊肝脏可感到有扩张性搏动。

6. 外周水肿　由于体内水钠潴留，可于下垂部位如双下肢、会阴及腰骶部等出现凹陷性水肿。

7. 发绀　慢性右心功能不全急性加重时常因基础病的不同存在发绀，甚至可有杵状指。

四、实验室检查

建议在所有 AHF 患者中完善心肌肌钙蛋白、血尿素氮（BUN，或尿素）、肌酐、电解质（钠、钾）、肝功能检查、促甲状腺激素（TSH）、血糖及全血计数、D- 二聚体。

1. 血常规　缺乏特异性。长期缺氧者可有红细胞、血红蛋白升高，白细胞及血小板可正常或增高。

2. 血生化　血清丙氨酸转氨酶及胆红素水平常升高，乳酸脱氢酶、肌酸激酶亦可增高，常伴有低蛋白血症、电解质紊乱等。

3. 凝血指标　血液多处于高凝状态，INR 可正常或缩短，急性肺栓塞时 D- 二聚体明显升高。

4. 血气分析　动脉血氧分压、氧饱和度多降低，二氧化碳分压在急性肺栓塞时降低，在肺源性心脏病、先天性心脏病时可升高。

5. 血清标志物　BNP 和 NT-proBNP 水平升高与右心扩大和功能不全密切相关，并可用于急性肺血栓栓塞症和肺动脉高压的危险分层。右心衰竭时，患者室壁张力增高，氧耗增加，冠状动脉供血减少，导致右心缺血或发生微梗死，继而引起肌钙蛋白水平升高。

五、辅助检查

1. 心电图　多显示右心房、右心室增大或肥厚。此外，还可见肺型 P 波、电轴右偏、右束支传导阻滞，以及Ⅱ、Ⅲ、aVF 导联和右胸前导联 ST-T 改变。急性肺栓塞时心电图变化由急性右心室扩张所致，常显示电轴显著右偏，极度顺钟向转位。Ⅰ导联 S 波深、ST 段呈 J 点压低，Ⅲ导联 Q 波显著和 T 波倒置，呈 $S_{I}Q_{III}T_{III}$波型。aVF 和Ⅲ导联相似，aVR 导联 R 波常增高，右胸导联 R 波增高、T 波倒置。可出现房性或室性心律失常。急性右室心肌梗死时，右胸导联可有 ST 段抬高。

2. 胸部 X 线检查 急性右心功能不全 X 线表现的特异性不强，可具有各自基础病的特征。肺动脉高压时，可有肺动脉段突出（>3mm），右下肺动脉横径增宽（>15mm），肺门动脉扩张与外围纹理纤细形成鲜明的对比或呈“残根状”；右心房、室扩大，心胸比增加，右心回流障碍致奇静脉和上腔静脉扩张。肺栓塞在起病 12~36h 后肺部可出现肺下叶卵圆形或三角形浸润阴影，底部常与胸膜相连；亦可有肋膈角模糊或胸腔积液阴影；膈肌提升及呼吸幅度减弱。

3. 超声心动图 所有怀疑右心衰竭的患者首选经胸超声心动图检查。急性右心功能不全时，超声心动图检查可发现右心室收缩期和舒张期超负荷，表现为右心室壁增厚及运动异常，右心排血量减少，右心室增大（右心室舒张末面积 / 左心室舒张末面积比>0.6），室间隔运动障碍，三尖瓣反流和肺动脉高压。常见的肺动脉高压征象：右心室肥厚和扩大、中心肺动脉扩张、肺动脉壁顺应性随压力的增加而下降、三尖瓣和肺动脉瓣反流。右室心肌梗死除右心室腔增大外，常出现左心室后壁或下壁运动异常。心脏瓣膜病或扩张型心肌病引起慢性左心室扩张时，不能通过测定心室舒张面积比率评价右心室扩张程度。某些基础心脏病如先天性心脏病、瓣膜病等心脏结构的异常，亦可经超声心动图明确诊断。

4. 其他 右心导管检查是确诊肺动脉高压的“金标准”（在静息状态下经右心导管检查测得平均肺动脉压 ≥ 25mmHg），对难治性右心衰竭或通过无创检查不能明确诊断时，建议行右心导管检查。肺部放射性核素通气 / 灌注扫描显示不匹配以及肺血管增强 CT 对肺栓塞的诊断有指导意义。CT 检查亦可帮助鉴别心肌炎、心肌病、COPD 等疾病，是临床常用的检查方法。选择性肺动脉造影可准确了解栓塞所在部位和范围，但此检查属有创伤性，存在一定的危险，只宜在有条件的医院及考虑手术治疗的患者中做术前检查。心脏 MRI 是评价右心功能的最重要方法，可直接评估右心室大小、质量、形态及功能。

六、鉴别诊断

急性右心功能不全是一组较为常见的临床综合征，包括腹胀、肝大、脾大、胸腔积液、腹水、下肢水肿等。由于病因不同，其主要表现存在一定的差异。除急性右心衰竭表现外，如突然发病、呼吸困难、窒息、心悸、发绀、剧烈胸痛、晕厥和休克，尤其发生于长期卧床或手术后的患者，应考虑大块肺动脉栓塞引起急性肺源性心脏病的可能；如胸骨后呈压榨性或窒息性疼痛并放射至左肩、臂，一般无咯血，心电图有右心导联 ST-T 特征性改变，伴心肌酶学或特异性标志物升高，应考虑急性右室心肌梗死；如有慢性支气管炎、肺气肿病史，此次为各种诱因致病情加重，应考虑慢性肺源性心脏病急性发作；如结合体格检查及超声心动图资料，发现有先天性心脏病或瓣膜病证据，应考虑为原有基础心脏病所致。限制型心肌病或缩窄性心包炎等疾病由于心室舒张功能下降或心室充盈受限，使得静脉回流障碍，在肺静脉压升高的同时体循环重度淤血，某些诱因下（如入量过多或出量不足）出现肝大、脾大、下肢水肿等症状，亦应与急性右心功能不全相鉴别。急性右心衰竭需与其他休克状态鉴别，特别是由左心泵衰竭所致的心源性休克，存在左心疾病及相应的左心功能检查可用于鉴别。

七、治　疗

《中国心力衰竭诊断和治疗指南 2018》见图 25-1，2016 年 ESC 急性及慢性心力衰竭诊治指南见图 25-2。

1. 一般治疗　对患者重要的心肺功能进行初步评估和持续的非侵入性监测，包括脉搏血氧含量、血压、呼吸频率和几分钟内连续心电图，对于评估通气、周围灌注、氧合、心率和血压是否足够是必要的。排尿也应监测，虽然常规导尿不推荐。呼吸窘迫 / 衰竭或血流动力学障碍的患者应被分流到能够立即提供呼吸和心血管支持的地方卧床休息及吸氧，并严格限制入液量。对于非低氧血症的 AHF，不推荐常规给氧，因为氧气可引起血管收缩并降低心排血量。若急性心肌梗死或肺栓塞剧烈胸痛时，可给予吗啡 3~5mg 静脉注射或罂粟碱 30~60mg 皮下或肌内注射以镇痛及解痉。出现低蛋白血症时，应静脉输入白蛋白治疗，同时注意纠正电解质紊乱及酸碱平衡失调。去除诱发因素，右心衰竭常见诱因有感染、发热、劳累、情绪激动、妊娠、分娩等。

2. 强心治疗　心力衰竭时应使用直接加强心肌收缩力的洋地黄类药物，如快速作用的毛花苷 C 0.4mg 加入 5% 葡萄糖液 20ml 中，缓慢静脉注射，必要时 2~4h 再给 0.2~0.4mg；同时可给予地高辛 0.125~0.25mg、1 次 /d 治疗。正性肌力药应限用于心排血量严重降低导致重要器官受损的患者，对于潜在原因是低血容量或者其他潜在可纠正因素的低血压 AHF 病例，这些原因去除之前，不推荐使用正性肌力药物。如果患者不是症状性低血压或低灌注，不推荐用正性肌力药，因为存在安全性顾虑。

3. 抗休克治疗　出现心源性休克症状时，可应用直接兴奋心脏 β 肾上腺素能受体，增强心肌收缩力和心排血量的药物，如多巴胺 20~40mg 加入 200ml 5% 葡萄糖溶液中静脉滴注，或 2~10μg/(kg·min) 以微量泵静脉维持输入，依血压情况逐渐调整剂量；亦可用多巴酚丁胺 2.5~15μg/(kg·min) 微量泵静脉输入或滴注。

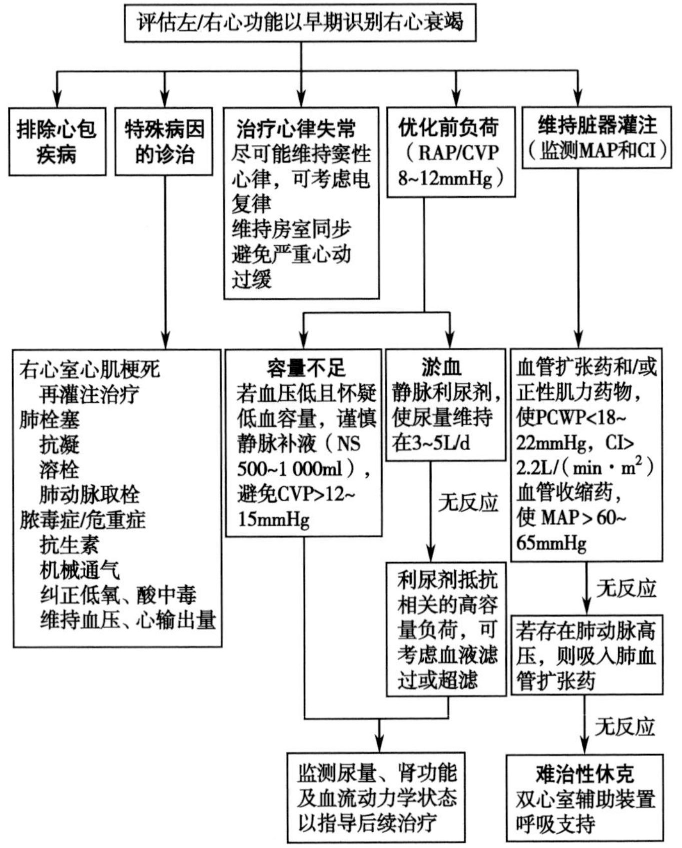

图 25-1　中国心力衰竭诊断和治疗指南 2018

RAP，右心房压；CVP，中心静脉压；MAP，平均动脉压；CI，心指数；NS，生理盐水；PCWP，肺毛细血管楔压。1mmHg=0.133kPa。

4. 利尿治疗　急性期多应用袢利尿药，如呋塞米（速尿）20~80mg、布美他尼（丁尿胺）1~3mg、托拉塞米（特苏尼）20~60mg 等静脉注射，以减轻前负荷，并每日口服上述药物辅助利尿。同时可服用有醛固酮拮抗作用的保钾利尿药，如螺内酯 20mg、3 次 /d，以加强利尿效果，减少电解质紊乱。症状稳定后，可应用噻嗪类利尿药如氢氯噻嗪（双氢克尿噻）50~100mg 与上述袢利尿药隔日交替口服，减少耐药性。

5. 扩血管治疗　应从小剂量开始谨慎应用，以免引起低血压。若合并左心衰竭，可应用硝普钠，从 6.25μg/min 起始，微量泵静脉维

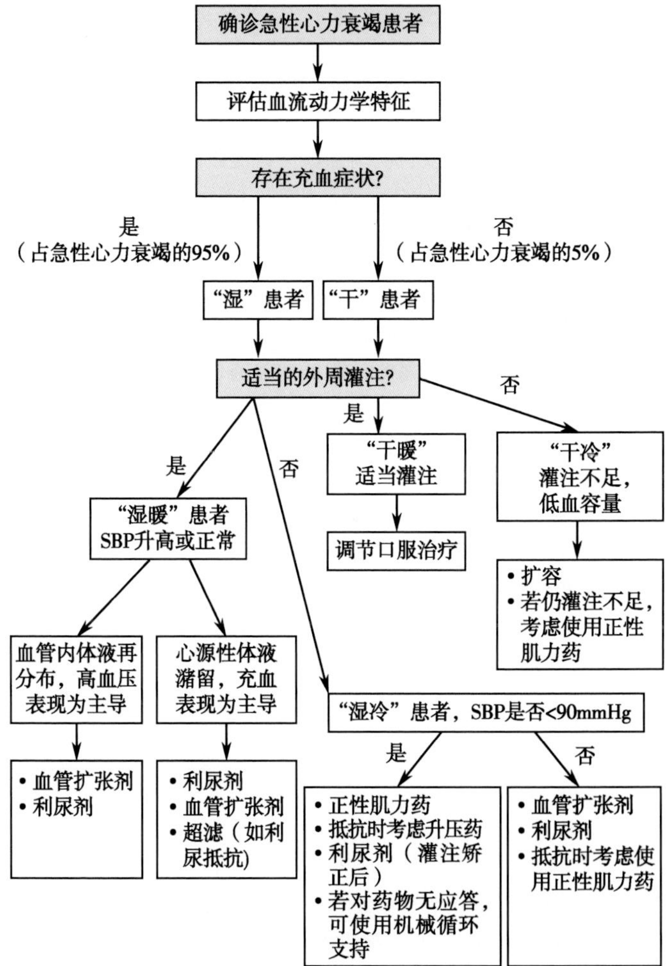

图 25-2　2016 年 ESC 急性及慢性心力衰竭诊治指南

持输入，依病情及血压逐渐调整剂量，起到同时扩张小动脉和静脉的作用，有效地降低心室前、后负荷；合并急性心肌梗死可应用硝酸甘油 5~10μg/min 或二硝酸异山梨酯 50~100μg/min 静脉滴注或微量泵维持输入，以扩张静脉系统，降低心脏前负荷。口服硝酸酯类或 ACEI 类等药物亦可根据病情适当加用，剂量依个体调整。对于肺动脉高压导致右心衰竭的患者，硝酸酯类和硝普钠不能选择性地扩张肺动脉，反而因为降低主动脉和外周动脉血压而加重右心缺血及缺氧，增加肺动脉阻力，加快患者死亡。

6. 容量管理　治疗中最关键的是容量管理，在治疗初期，应确定患者的容量状态，如患者容量状态不明、存在血流动力学不稳定或肾功能恶化，可采用有创血流动力学监测以帮助确定和维持合适的前负荷。血管活性药物在急性右心衰竭的治疗中具有重要作用，目的在于降低右心室后负荷、增加前向血流以及增加右心室灌注。主要根据血流动力学评估结果选择药物。研究显示，在拟行心脏移植的患者中使用米力农能降低肺血管阻力，增加心排血量，尤其对于严重肺动脉高压患者疗效更为明显。

7. 保肝治疗　对于肝脏淤血肿大，肝功能异常伴黄疸或腹水的患者，可应用还原型谷胱甘肽 600mg 加入 250ml 5% 葡萄糖溶液中 2 次 /d 静脉滴注，或多烯磷脂酰胆碱注射液（易善复）465mg（10ml）加入 250ml 5% 葡萄糖溶液中 1~2 次 /d 静脉滴注，可同时静脉注射维生素 C 5~10g、1 次 /d，并辅以口服葡醛内酯（肝太乐）、肌苷等药物，加强肝脏保护作用，逆转肝细胞损害。

8. 合并心律失常的治疗　右心衰竭的患者常合并室内传导阻滞，当 QRS 间期 >180ms 时，容易发生室性心动过速和心脏性猝死。此时主要治疗导致右心衰竭的原发疾病，减少室性心律失常的发生，如开通狭窄的冠状动脉、矫正心脏畸形、解除瓣膜狭窄和降低肺动脉压力。对于可诱发的单形性室性心动过速，可以考虑行射频消融治疗，对于发生猝死可能性大的患者，建议植入心律转复除颤器（ICD）。

9. 针对原发病的治疗　由于引起急性右心功能不全的原发疾病各不相同，治疗时需有一定的针对性。如急性肺栓塞应考虑 rt-PA 或尿激酶溶栓及抗凝治疗，必要时行急诊介入或外科手术（见肺栓塞章节）；特发性肺动脉高压应考虑前列环素、内皮素 1 受体拮抗剂、磷酸二酯酶抑制剂、一氧化氮吸入等针对性降低肺动脉压及扩血管治疗（见肺动脉高压章节）；急性右室心肌梗死应考虑急诊介入或 rt-PA、尿激酶溶栓治疗；慢性肺源性心脏病急性发作应考虑抗感染及改善通气、稀释痰液等治疗；先天性心脏病、瓣膜性心脏病应考虑在心衰症状改善后进一步外科手术治疗；心脏移植患者，术前应严格评价血流的动力学参数，判断肺血管阻力及经扩血管治疗的可逆性，并要求术前肺血管处于最大限度的舒张状态，术后长时间应用血管活性药物，如前列环素等。

总之，随着诊断及治疗水平的提高，急性右心功能不全已在临床工作中得到广泛认识，且治疗效果明显改善，对患者整体病情的控制起到了一定的帮助。

（梁　岩）

第五部分

5

慢性心力衰竭

第26章　收缩性心力衰竭

慢性收缩性心力衰竭(简称心衰)指多种原因引起心脏结构、功能异常和/或负荷过重导致收缩功能严重低下,泵血明显减少,不能满足全身代谢需要而产生的临床综合征。出现动脉系统供血不足伴静脉系统淤血和水肿,以及神经内分泌系统过度激活的表现,传统又称为充血性心衰。收缩性心衰是相对于舒张性心衰而言,前者是指心脏因收缩功能降低、射血减少所致,后者则是指舒张功能降低、不能阻碍静脉血液回流的结果;两者既关联又重叠,仅比重不同。由于舒张性心衰的先决评价指标是心脏收缩功能即左室射血分数(LVEF)无明显降低(伴左心房扩大和/或左心室肥厚),据此近年来国际上又将慢性心衰进一步分为:LVEF降低(<40%)的心衰(HFrEF),即传统概念的收缩性心衰;LVEF未降(≥50%)或统称为保留的心衰(HFpEF),是传统的舒张性心衰;LVEF中度降低(40%~49%)的心衰(HFmrEF),实际是收缩和舒张功能异常重叠产生的心衰。但是,HFrEF和HFpEF又不可简单地认为是收缩性心衰和舒张性心衰,而扩张型心肌病和限制型心肌病可理解为是各自经典或极端类型。心衰根据病变的解剖部位,可分为左心衰竭、右心衰竭和全心衰竭;根据心排血量(CO),可分为低排血量心衰和高动力性心衰;根据发病时间和紧急程度,可分为慢性心衰和急性心衰。临床上为了评价心衰的程度和疗效,仍按纽约心脏病协会(NYHA)将心功能分为四级。

Ⅰ级,体力活动不受限制:日常活动不引起乏力、呼吸困难和心悸。

Ⅱ级，体力活动轻度受限：日常活动即有乏力、呼吸困难和心悸。

Ⅲ级，体力活动明显受限：轻于日常活动即可引起上述症状。

Ⅳ级，任何体力活动均受限：休息时也可有上述症状。Ⅳ级又分为Ⅳa级、Ⅳb级，前者无须静脉给药，仅可室内或床边活动；后者须静脉给药治疗，不能下床。

另外，根据心血管病事件链，心衰从发生源头，可分为4期。

A期：即前心衰期，患者仅有心衰的危险因素如高血压、糖尿病等，属高危人群。

B期：即心衰前期，已有病理改变如左心室肥厚，但心功能无降低。

C期：即心衰期，因心功能已降低，出现了临床心衰表现和病史。

D期：即终末期心衰，心衰反复发作和不断进展，需强化药物治疗，且有特殊治疗指征如心脏移植。强调心衰的可预防性和早干预的关键作用。

一、左心衰竭

左心衰竭是指由于左室心肌病变或负荷增加引起的心衰。通常是由于大面积心肌急慢性损伤、缺血和/或梗死产生心室重塑致左心室进行性扩张伴收缩功能进行性（或急性）降低所致，临床以乏力、心悸、气短、呼吸困难和肺部湿啰音，心率快、心音弱、第三心音（S_3）奔马律以及双下肢水肿为主要表现。心功能慢性失代偿时，可起病隐匿、症状较轻；而急性失代偿时，则起病急骤，临床症状重，可突发急性左心衰竭肺水肿。病理生理和血流动力学特点为每搏输出量（SV）和心排血量（CO）明显降低，肺毛细血管楔压（PCWP）或左心室舒张末压（LVEDP）异常升高（≥25mmHg），伴交感神经和肾素-血管紧张素-醛固酮系统（RAAS）过度激活。高动力性心衰时，SV、CO不降低。

【病因】

1. 冠状动脉粥样硬化性心脏病（冠心病）　大面积心肌缺血、梗死或顿抑（stunned myocardium），或反复多次小面积缺血、梗死或顿抑，或慢性心肌缺血冬眠（hibernating myocardium）时。

2. 高血压。

3. 中、晚期心肌病（参见第35章）。

4. 急、慢性心肌炎　包括病毒性、中毒性、药物（如蒽环类）性、嗜酸细胞性和免疫炎症损害性心肌炎等（参见第34章）。

5. 心脏瓣膜病　中、重度心脏瓣膜病，如主动脉瓣和 / 或二尖瓣的狭窄和 / 或关闭不全。

6. 心内大量分流　中、大量心室或大动脉水平分流的先天性或后天性心脏病，如室间隔缺损、破裂、穿孔、主肺动脉间隔缺损、动脉导管未闭（PDA）和主动脉窦瘤破裂。

7. 高动力性心脏病　如甲状腺功能亢进症（甲亢）、贫血、维生素 B_1 缺乏症（脚气病）和动静脉瘘。

8. 心脏容量超负荷　急性肾小球肾炎和输液过快、过量等。

9. 大量心包积液　心脏压塞时（属“极度”舒张性心衰范畴）。

10. 严重肺动脉高压　有或未合并急性肺栓塞，右心室压迫左心室致左心室充盈受阻时（属“极度”舒张性心衰范畴）。

【临床表现】

1. 症状　气短、呼吸困难是左心衰竭的主要症状，由肺淤血或肺水肿所致。程度由轻至重表现：轻度时，活动中气短、乏力、不能平卧或平卧后咳嗽，咳白色泡沫痰，坐起可减轻或缓解；重度时，夜间阵发性呼吸困难、端坐呼吸、心源性哮喘和急性肺水肿。急性肺水肿时多伴咳粉红色泡沫痰或咯血（二尖瓣狭窄时），易致低氧血症而并发呼吸衰竭，同时伴有恐惧或烦躁等体循环动脉供血不足的症状，嗜睡（二氧化碳潴留），严重时可发生休克、晕厥甚至猝死。

2. 体征　中、重度时是迫使患者就诊的原因。患者需高枕卧位、出汗多、面色苍白、呼吸增快、血压升高、心率增快（≥100 次 /min）、心脏扩大，第一心音减弱、心尖部可闻及 S_3 奔马律，肺动脉瓣区第二心音亢进。若有瓣膜病变，可闻及二尖瓣、主动脉瓣和三尖瓣区的收缩期或舒张期杂音。两肺底或满肺野可闻及细湿啰音或水泡音；吸气时明显，呼气时可伴哮鸣音（心源性哮喘时）。慢性左心衰竭患者可伴有单侧或双侧胸腔积液和双下肢水肿。脉细速，可有交替脉，严重缺氧时肢端可有发绀。急性失代偿左心衰竭肺水肿时，端坐呼吸、大汗淋漓、焦虑不安、呼吸急促（>30 次 /min）；两肺满布湿啰音或水泡音（肺水肿时），伴粉红色泡沫痰，初期时常伴有哮鸣音，甚至有哮喘（心源性哮喘时）存在。血压升高或降低甚至休克，此时病情非常危险，需紧急抢救，稍有耽搁，患者就可能随时死亡。

【实验室检查】

1. 生物标志物　首选脑钠肽（BNP）或 N 端脑钠肽前体（NT-proBNP），对心衰的诊断、鉴别诊断及预后评估均有特异价值。因心衰能刺激心室肌大量分泌，BNP<100pg/ml 和 NT-proBNP<300pg/ml 时，可排除急性心衰；BNP<35pg/ml 和 NT-proBNP<125pg/ml 时，可排除慢性心衰。影响因素有高龄、肺部疾病和肾功能不全。心肌

肌钙蛋白 I 或 T 对缺血性心衰有确诊价值。

2. 心电图　是常规检查。对急性、陈旧性心肌梗死（MI）或严重缺血，各种心律失常和传导阻滞有诊断价值。而心电图左心室肥大劳损则不特异。

3. 胸部 X 线片　是必查项目，对诊断肺淤血、间质性和肺泡性肺水肿有确诊和疗效评估价值，是左心衰竭诊断的重要依据。对心脏各房、室大小，升主动脉、腔静脉影宽窄以及胸腔积液有无，也有提示诊断价值。

4. 多普勒超声心动图　对心脏大小和形态、瓣膜结构和功能、整体和节段性收缩功能，均可定量评价。多可见左心房、室或全心扩大，左心室壁收缩运动普遍或节段性减弱，或有室壁瘤存在，左室射血分数（LVEF）严重降低（≤ 40%），有病因诊断价值。也可发现瓣膜严重狭窄或反流、心内分流或大量心包积液，或严重肺动脉高压右心室压迫左心室等，对左心衰竭有重要的诊断和鉴别诊断价值。

5. 血气分析　急性左心衰竭时需及时检查。早期可有低氧血症伴呼吸性碱中毒（过度通气），后期可伴呼吸性酸中毒（二氧化碳潴留）。血常规、生化全套和心肌酶学可有明显异常或正常范围。

【诊断和鉴别诊断】

依据既往史、临床表现，结合胸部 X 线片有典型肺淤血和肺水肿的征象伴心影增大，超声心动图示左心室扩大（内径 ≥ 55mm）和 LVEF 降低（<40%）典型改变，以及 BNP 或 NT-proBNP 异常升高，诊断慢性左心衰竭和急性左心衰竭肺水肿并不难。诊断的难点是对慢性左心衰竭的病因诊断。需确定原发性、缺血性、高血压性、酒精性、围产期、心动过速性、药物性、应激性、心肌致密化不全和致心律失常性右室心肌病等病因。需通过结合病史、心电图、超声心动图、冠状动脉造影、核素心肌显像、心脏 CT 和磁共振成像（MRI）等影像检查综合分析和判断，多能够鉴别。对于扩张型心肌病患者，可考虑采用延迟钆增强（LGE）来鉴别缺血与非缺血性心肌损害。LGE 和 T_1 成像是评估心肌纤维化的首选影像检查，并有助于显示心肌组织的特征。心内膜心肌活检只用于考虑特殊病因致病患者，不作为常规评价。如有条件，应对肥厚型心肌病、特发性扩张型心肌病、致心律失常性右室心肌病等进行基因检测。

心源性哮喘与肺源性哮喘的鉴别十分重要，不可回避，是临床历史难题。根据肺内“水”与“气”的差别，可在肺部叩诊、湿啰音“有或无”和胸部 X 线片的肺水肿或肺气肿不同，得以鉴别。

【治疗】

1. 目标　慢性心衰（HFrEF）治疗目标：①控制心衰症状和改善

生活质量；②改善收缩功能和逆转心室重塑；③降低病死率，改善长期预后。

2. 治疗原则和用药

(1) 利尿去容量：能去心脏前负荷控制心衰症状。首选袢利尿药呋塞米 10~20mg、1 次 /d，长期服用，需适当补钾 1~2g/d、仅限水（稍限盐）入量<2 500ml/d，并保持负平衡；排出潴留的水、钠，以胸部 X 线片肺水肿和肺淤血消除为准；防治低钾、钠和氯。

(2) 血管扩张药：包括静脉（硝酸酯类）和动脉（钙通道阻滞药等）扩张药，能分别降低心脏前和后负荷而改善心功能；前者只用于缺血性心衰，后者已被神经内分泌拮抗剂所取代。

(3) 神经内分泌拮抗剂：对慢性心衰能改善收缩功能，防治心室重塑，降低病死率；包括血管紧张素转换酶抑制药 / 血管紧张素Ⅱ受体拮抗药（ACEI/ARB）、β 受体阻断药（美托洛尔、比索洛尔和卡维地洛）和醛固酮拮抗剂螺内酯，分别能使重度心衰病死率降低 26%、35% 和 30%；分别通过降血压、负性心率、肌力以及利尿起作用，前两类都从小剂量开始，渐渐加到最大耐受量；螺内酯 20mg、1 次 /d，虽以保钾利尿药“丑小鸭”出道，后来才发现原来是 RAAS 拮抗剂“黑天鹅家族一员”（RALES 研究），已是慢性心衰的基础用药；不良反应有低血压、高血钾、肌酐升高、咳嗽（ACEI）、男性乳房发育痛（螺内酯）和负性肌力（β 受体阻断药），需防范。新药沙库巴曲缬沙坦是血管紧张素受体脑啡肽酶抑制剂（ARNI）混合药，后者抑制 BNP 降解，相当于加用了拮抗 RAAS 的口服 BNP，能使心衰心血管死亡率和心衰住院风险均再降低 20%（PARADIGM-HF 研究），用法和不良反应同 ARB。

(4) 中药：芪苈强心胶囊 3~4 粒、3 次 /d，能明显降低 NT-proBNP 水平，动物实验能抗心肌纤维化，对血压、心率无影响。

(5) 其他：伊伐布雷定是窦房结 If 通道阻滞药，使心率减慢，能使心衰死亡风险减低 26%（SHIFT 研究），无负性肌力不良反应，临床可用于 β 受体阻断药禁忌或不耐受者心衰治疗。

(6) 器械治疗：心脏性猝死高危患者植入心律转复除颤器（ICD）；对有适应证者行心脏再同步化治疗（CRT）；对终末期患者应尽早使用左心辅助泵即人工心脏支持，并做好心脏移植评价和准备。

3. 预防　即治疗干预 HFA、B 期。严格控制和治疗危险因素，如高血压、高血脂、高血糖、肥胖等，戒烟限酒，规律运动；控制高血压可用 ACEI/ARB、β 受体阻断药等，以防发展成 C 期临床心衰。

4. 急性左心衰竭肺水肿急救　通常起病急骤，病情危重而变化迅速，需给予紧急救治。

(1) 目标：迅速纠正严重缺氧、异常血流动力学状态、增强心脏收缩功能和消除肺水肿。

(2) 原则：加压给氧，使用吗啡，利尿，使用血管扩张药（静脉动脉）、治疗诱因和病因，必要时气管插管和呼吸机辅助呼吸和超滤等。

二、右心衰竭

右心衰竭是由于右室心肌病变或负荷增加导致右心室功能不全的临床综合征，以肺动脉血流减少和体循环淤血或水肿为表现。大多数右心衰竭是由左心衰继发的，形成全心衰竭。其病理生理和血流动力学特点为右室心排血量降低伴舒张末压或右心房压异常升高。

【病因】

1. 右心室收缩功能降低　右室心肌病如致心律失常性右室心肌病（ARVC）、右室心肌梗死、三尖瓣下移畸形等。

2. 右心室容量负荷增加　容量输入过多、分流性心脏病（如房间隔缺损）、瓣膜性心脏病（如三尖瓣关闭不全）等。

3. 右心室压力负荷增加　肺动脉栓塞、肺动脉高压、肺动脉瓣狭窄、慢性支气管炎、肺气肿并发慢性肺源性心脏病、慢性阻塞性肺疾病（COPD）。

4. 左心衰竭并发右心衰竭　各种原因导致左心衰竭并发了右心衰竭或全心衰竭。

5. 静脉回流阻碍疾病　如大量心包积液、缩窄性心包炎和限制型心肌病。

【临床表现】

1. 症状　主要是由于体循环和腹部脏器淤血引起的症状，如食欲缺乏、恶心、呕吐、腹胀、腹泻、右上腹痛等，伴有心悸、气短、乏力等心脏病和原发病的症状。

2. 体征　颈静脉充盈、怒张，肝大伴压痛、肝颈静脉反流征（+），双下肢或腰骶部水肿、腹水或胸腔积液，可有周围性发绀和黄疸。心率快、右心室抬举样搏动，可闻及与原发病有关的心脏杂音，P_2 可亢进（肺动脉高压）或降低（如肺动脉狭窄或法洛四联症），若不伴左心衰竭和慢性阻塞性肺疾病合并肺部感染时，通常两肺呼吸音清晰，也无干、湿啰音。

【实验室检查】

1. 心电图　P 波高尖、电轴右偏、aVR 导联 R 波为主，V_1 导联 R/S>1、右束支传导阻滞等右心房、室肥厚扩大以及与所患心脏病相应的变化，可有多种形式的房性及室性心律失常，传导阻滞和室内阻滞,可有 QRS 波低电压。有肺气肿时,可出现顺钟向转位。

2. 胸部 X 线检查　右心房、室扩大和肺动脉段凸(有肺动脉高压时)或凹(如肺动脉狭窄或法洛四联症)等与所患心脏病相关的形态变化;可见上、下腔静脉增宽和胸腔积液征;若无左心衰竭存在,则无肺淤血或肺水肿征象。

3. 超声多普勒心动图　右心房、室扩大或增厚,肺动脉增宽和高压,心内解剖异常,三尖瓣和肺动脉瓣狭窄或关闭不全以及心包积液等与所患心脏病有关的解剖和病理生理的变化。三尖瓣环收缩期位移(TAPSE)/肺动脉收缩压(PASP)比值降低,已被提议用来作为右心室-肺动脉偶联的一种潜在指标,以反映右心室收缩功能降低程度。

4. 心脏 MRI　分辨力高,能显示心脏结构,测量右心室容量、质量和射血分数;准确识别右心室纤维化或脂肪。

5. 多层螺旋 CT　可评估右心室大小和功能。

6. 脑钠肽　BNP 和 NT-proBNP 虽可用于诊断右心衰竭,但特异性不高。

7. 右心导管检查　多用于肺动脉高压、难治性右心衰竭和诊断不能明确时。可测压、记录压力曲线、血氧饱和度等。

【诊断与鉴别诊断】

依据患者病史、体循环淤血的临床表现,结合心电图、胸部 X 线片和超声心动图显示右心房室扩张或右心室肥厚伴或不伴肺动脉高压的典型征象,右心衰竭确诊不难;病因诊断的鉴别需要结合临床和多种影像学检查综合判断而定。心脏 MRI 能明确 ARVC 诊断,并测定右心功能。

【治疗】

1. 右心衰竭的治疗关键　控制症状、纠正诱因及对原发病或基础心脏病的治疗。

2. 慢性右心衰竭治疗原则和措施

(1)利尿和限入量:利尿药是治疗的基础。可选择螺内酯、袢利尿药和噻嗪类利尿药;同时应限制液体摄入,以水肿消退为标准,适当限盐。需防范低钾、钠和氯。

(2)肺血管扩张剂:是Ⅰ型(原发性)肺动脉高压的治疗指征。主要有前列腺素类似物,依前列醇、曲前列环素和伊洛前列素,可改善患者的生存率、运动耐力和生活质量;5 型磷酸二酯酶抑制剂(PDE5i)和内皮素受体拮抗剂也可获益。

(3)对因治疗:即治疗基础心脏病,如治疗肺动脉狭窄、肺栓塞、三尖瓣下移畸形和严重关闭不全、左心衰竭和缩窄性心包炎等。

(4)地高辛：传统可半量长期用，但疗效无证据支持。非左心衰竭继发全心衰竭者，需谨慎使用ACEI、ARB及β受体阻断药，避免产生严重低血压。

(5)右心室辅助装置：对于严重右心衰竭或严重肺动脉高压，已严重影响到左心充盈导致循环衰竭即心源性休克者，可选择右心室辅助泵或体外膜肺氧合(ECMO)进行机械循环支持，并评价肺移植的指征和可行性。

三、全心衰竭

全心衰竭是指左、右心衰竭同时存在的心衰，传统称为充血性心衰。全心衰竭几乎均由左心衰竭继发，即先有左心衰竭，然后由容量和压力负荷传导出现右心衰竭；也不除外极少数情况下是由于左、右心室病变如心肌病同时或先后导致左、右心衰竭并存的可能。全心衰竭的病程多为慢性，若继发于左心衰竭时，症状会减轻。其病理生理和血流动力学特点为左、右室心排血量均降低，体、肺循环均淤血或水肿，伴神经内分泌系统过度激活。

【病因】

1. 同左心衰竭。

2. 不除外极少数情况下有右心衰竭的病因，如心肌病并存。

【临床表现】

1. 症状　先有左心衰竭的症状，随后逐渐出现右心衰竭的症状；由于右心衰竭时右心排血量下降能减轻肺淤血或肺水肿，故左心衰竭症状可随之减轻。

2. 体征　既有左心衰竭的体征，又有右心衰竭的体征。全心衰竭时，由于右心衰竭体征，左心衰竭的体征也可因肺淤血或水肿的减轻而减轻。

【检查】

1. 心电图　反映左心房、室肥厚扩大为主或左、右心房室均肥厚扩大和所患心脏病的相应变化，以及多种心律失常和房室传导阻滞、束支传导阻滞和室内传导阻滞图形，可有QRS波低电压。

2. 胸部X线片　心影普大或以左心房、室增大为主，以及与所患心脏病相关的形态变化；可见肺淤血、肺水肿(左心衰竭)，上、下腔静脉增宽和胸腔积液(右心衰竭)。

3. 超声心动图　左、右心房及心室均增大，或以左心房、室扩大为主，左心室整体和节段收缩功能低下，LVEF降低(<40%)，并可显示与所患心肌、瓣膜和心包疾病相关的解剖和病理生理的特征性改变。

4. 脑钠肽　包括 BNP、NT-proBNP 均升高，可用于诊断、鉴别诊断及判断预后。

5. 右心导管检查　用于个别患者疗效不理想时，能测量肺毛细血管楔压（PCWP）和心排血量，评价血流动力学障碍类型，指导治疗。

【诊断和鉴别诊断】

同左、右心衰竭。

【治疗】

全心衰竭治疗的重点还是针对左心衰竭的治疗。目标是消除水肿、控制症状，改善心功能、提高生活质量，逆转心室重塑、提高生存率。这不仅需改善血流动力学，增强心功能，而且需阻断神经内分泌异常激活的不良效应和消除病因。治疗原则为利尿、扩血管、神经内分泌拮抗、强心和对因。治疗措施如下：

1. 休息　包括体力和精神休息。能减少心脏做功需求，减轻心衰症状。

2. 利尿　是全心衰竭治疗的基础。能去除水钠潴留，消除体、肺循环水肿，控制症状和减轻心脏前负荷，改善心功能。首选袢利尿药呋塞米 10~20mg、1 次 /d 长期服用，常规补钾 1~2g/d，保持尿量>1 500ml/24h；对利尿效果不好者可选用托拉塞米（伊迈格）20~40mg、1 次 /d，或布美他尼（丁尿胺）1~2mg、1 次 /d；或选择以上两种利尿药隔日交替使用。同时，仅需严格控制水（适当限盐）入量<2 500ml/24h，并保持负平衡，消除水肿并以胸部 X 线片肺水肿吸收、肺淤血消失和肺野清晰透亮为标准。不良反应有低钾、钠和氯，需补钾，但不必严格限盐，可防范。低钠低氯患者应给予适量咸菜补充氯化钠。对顽固性水肿或低钠血症者，可选用有潴钠利尿药：血管升压素 V_2 受体拮抗剂托伐普坦，初始剂量为 7.5~15mg、1 次 /d，逐渐至最大剂量达 30mg、1 次 /d。待心衰完全纠正后，可酌情减量并维持，并根据液体潴留的情况随时调整剂量。

3. 扩血管　能迅速改善全心衰竭的血流动力学异常。扩张静脉血管，能减少回心血量、减轻肺水肿和心脏前负荷；扩张动脉血管，能直接降低外周阻力、增加心排血量。前者是硝酸酯类，因有扩张冠状动脉作用，仅限于缺血性心衰使用，不良反应有低血压和头痛，必要时减量。而后者如钙通道阻滞药则已被 RAAS 拮抗剂所取代。

4. RAAS 拮抗剂　能拮抗心衰时 RAAS 过度激活的心脏毒性作用，防治或逆转心室重塑和心衰进展，降低心衰病死率，包括 ACEI（普利类）、ARB（沙坦类）和醛固酮拮抗剂螺内酯。其中 ACEI/ARB 是降压药，也是全心衰竭治疗的首选，应从小剂量（1/4~1/3 量）

开始，根据血压逐渐增加到最大有效量，能将心衰病死率降低 26%，两者合用疗效无叠加；不良反应有低血压、高血钾、血肌酐（Cr）增高和咳嗽及血管神经性水肿（ACEI），需密切观察、防范和换成 ARB。螺内酯 20mg、1 次 /d，除作为一线利尿药外，还有抗间质增生作用，能进一步降低心衰病死率 30%（RALES 研究）；不良反应有高血钾和男性乳腺发育（gynecomastia），后者停药后即消失。两者与袢利尿药合用时，应减少补钾量。血管紧张素受体脑啡肽酶抑制剂（ARNI）沙库巴曲缬沙坦钠，沙库巴曲能通过抑制降解而提升心肌组织 BNP 水平，实际上是口服 BNP，主要起 RAAS 拮抗作用，是心衰患者必用药，对可耐受 ACEI/ARB 治疗的 HFrEF 患者，应给予 ARNI 替代 ACEI/ARB，能使心血管病死率和心衰住院风险均再降低 20%（PARADIGM-HF）。用法需从小剂量开始，不良反应同 ARB，需防范。

5. β 受体阻断药 能拮抗心衰时交感神经系统过度激活的心脏毒性作用，防治心室重塑和心衰的进展，包括美托洛尔、比索洛尔和卡维地洛。根据基础心率和血压，也从小剂量（1/4~1/3 量）开始，慢慢小幅加量致靶剂量或最大耐受量，维持心率约 60 次 /min，能降低病死率达 35%，也是治疗心衰的必选。不良反应有负性肌力、心率和降血压作用，应在充分利尿的基础上使用，并密切观察血压、心率、心律和病情变化。若有低血压、窦性心动过缓、房室传导阻滞和心功能恶化者，应及时减量或暂停使用。

6. If 通道抑制剂 新药伊伐布雷定是窦房结 If 通道电流抑制剂，能减慢心率，降低心衰病死率 26%（SHIFT 研究）而无负性肌力不良反应；对 β 受体阻断药治疗心率仍然 ≥ 70 次 /min 或 β 受体阻断药禁忌、不能耐受者可使用，用药原则和心率目标同 β 受体阻断药。

7. 强心即正性肌力药 可给予洋地黄类药物。临床研究虽为阴性结果，必要时可给地高辛半量 0.125mg、1 次 /d，长期口服维持，可避免中毒发生。只有晚期、重度失代偿性心衰患者才需静脉应用正性肌力药物，如儿茶酚胺类、钙增敏剂类和磷酸二酯酶抑制剂类。

8. 改善心肌能量代谢药 如曲美他嗪（万爽力），能改善心肌能量代谢抗心肌缺血，对心率和血压无影响，可用于缺血性心衰的治疗。

9. 中药 芪苈强心胶囊 3~4 片、3 次 /d，临床研究能降低血 NT-proBNP 水平；实验研究能抗心肌纤维化；对血压和心率无影响，不良反应为偶有胃部不适，可常规使用。

10. 抗心律失常 对快速性心律失常，无论是室上性还是室性，均应首选胺碘酮治疗，100~200mg、1 次 /d，不良反应有心动过缓、肺纤维化和甲状腺功能异常，静脉注射时应缓慢注入，避免低血压风险，需密切监测和防范；同时需纠正可能存在的低钾和低镁等电解质紊乱。对缓慢性心律失常，多与药物有关，必要时如出现 R-R 长间歇，则应安装永久起搏器。对于快速性室性心律失常如室性心动过速等，则应在药物治疗基础上评估安装植入型心律转复除颤器（ICD），以防猝死。

11. 对因和对症治疗　前者主要是缺血性心衰患者在心衰病情稳定后，需及时行血运重建治疗，包括经皮冠脉介入（PCI）或外科冠状动脉旁路移植手术（CABG），从根本上解决心衰及其加重的心肌缺血原因。糖尿病心衰患者应使用新药钠 - 葡萄糖协同转运蛋白 2（SGLT2）抑制剂如达格列净，能使合并糖尿病（包括非糖尿病）的心衰者心血管病死率降低 18%（DAPA-HF 研究）；主要通过抑制肾小管葡萄糖重吸收来降血糖，还有利尿、降体重、升血细胞比容和降血压的作用。另外，对咳、痰和喘的患者，应给予支气管祛痰、解痉和平喘用药治疗。

12. 非药物治疗　包括心脏再同步化治疗（CRT）改善心功能、植入 ICD 预防猝死和晚期心衰患者的心脏移植。所有心衰患者均应在药物治疗控制心衰症状和稳定病情后，进行上述治疗的指征评价，及时实施，以免错失良机。

经过上述规范治疗后，绝大多数全心衰竭患者的临床症状很快得以控制、血流动力学异常得以纠正、病情得以稳定，只需长期药物治疗维持即可。部分晚期心衰患者对治疗效果不佳，甚至出现反复和恶化，出现了急性失代偿性心衰者，则应立即救治；对疗效不佳者，则应按难治性心衰处理。

四、难治性心力衰竭

严重的慢性心衰患者，经上述规范利尿、扩血管、神经内分泌拮抗和强心等药物积极治疗后，心衰症状和体征无明显改善甚至恶化，称为难治性心衰。纠正血流动力学障碍即 PCWP 和 LVEDP 升高致严重肺、体循环水肿和 SV、CO 降低，是难治性心衰救治的重点。

【寻找难治性心衰的原因】

1. 重新评价难治性心衰血流动力学异常状态。以胸部 X 线片、肺 CT 和超声心动图检查结果为标准；明确是以肺水肿或低心排（血压、组织灌注）为主，原因是左心室收缩功能过低（LVEF）或以舒张性心衰为主，以针对性地治疗。

2. 重新评价难治性心衰的特殊病因，如缺血性心肌病、严重狭窄和反流瓣膜病、严重心内分流性疾病和晚期限制型心肌病等,以及时介入或外科对因治疗。

3. 寻找难治性心衰的诱因,如肺部感染、肺栓塞、电解质紊乱、药物不良反应等,及时治疗控制。

4. 重新评价治疗原则和措施的效果。重点是:①利尿、严控入量和出入量负平衡效果,可发现去容量不理想"湿"的问题;②扩血管、血流动力学和心功能改善效果,发现不充分问题;③强心、增强心肌收缩力效果,发现不理想的问题;④有上述特殊病因未获得或已失去机会治疗的问题。

【难治性心衰治疗关键措施】

1. 纠正缺氧和监测 纠正缺氧是难治性心衰治疗的第一要务。因为肺水肿影响换气功能,往往都有严重低氧血症,若得不到及时纠正,会随时发生呼吸衰竭。应高流量、高浓度甚至面罩加压或无创呼吸机呼气末正压(PEEP)给氧,保持 PO_2>100mmHg,指氧饱和度(SpO_2)>98%。而持续监测生命体征如血压(BP)、心率(HR)、呼吸频率(R)、体温(T)、指氧 SpO_2 和 24h 出入量等指标,则是难治性心衰的标配。

2. 严格去水钠潴留 是治疗难治性心衰的基石,也是消除肺水肿并改善心功能的必需措施。因水钠潴留加重心脏前负荷,可拖累心功能成衰竭,拖垮心功能成晚期衰竭,拖坏心功能成循环衰竭即心源性休克和致死。应采取加强利尿、严控水入量和出入量负平衡"三位一体"的严厉措施,应控制 24h 尿量>1 500ml、总入量<2 000ml 并维持出入量负平衡 3~5d,将体内潴留的水钠逐渐完全排出体外,以床旁胸部 X 线片为评价标准,迅速消除肺水肿和肺淤血,完全恢复肺野的透亮。每日出入量负平衡的强度,除依据临床肺部湿啰音消失外,主要依据床旁胸部 X 线片显示的肺水肿程度而定:间质性肺水肿应负>500ml,肺泡性肺水肿应负>1 000ml,极重度肺泡性肺水肿(大白肺)时应负>1 500ml;负平衡的持续时间,除根据临床上肺水肿和肺湿啰音消失外,也应以床旁胸部 X 线片显示肺水肿、肺淤血消失和肺野完全透亮的影像为标准,一般需 3~5d 或更长时间。利尿药首选袢利尿药静脉、口服或交替,并常规加用螺内酯。其间尿量多时应补钾 2~3g/d,也可以 0.3% 左右浓度静脉补钾;清淡饮食(不必严格限盐)可预防低钠和低氯。若因长期利尿限盐出现低钠(<130mmol/L)和低氯(<90mmol/L)血症而利尿效果不好,使心衰加重时,必须先给予纠正(3% NaCl 溶液 100ml 静脉内缓慢输注),再同时加强利尿,排出体内潴留的水和钠。也可选用血管升压素 V_2 受体拮抗剂如托伐普坦,同前述。需要强调的是,严格

控制液体总入量，比出入量负平衡对于难治性心衰的心功能保护更重要。如患者保持负 500ml 液体平衡不变，若入量严格控制在 24h 内<1 500ml（出量>2 000ml）和控制入量>3 000ml（出量>3 500ml）对心功能的容量负荷完全不同，前者可使心脏前负荷减轻，而后者则会明显加重心脏前负荷。若利尿效果很差，应及时进行床旁超滤治疗，滤去潴留的钠水和代谢产物。

3. 给予充分扩血管治疗 是治疗难治性心衰的主体。对逆转血流动力学障碍有特效。以静脉扩张药（硝酸酯类）联用动脉扩张药[硝普钠、重组人脑钠尿肽（rh-BNP）、ACEI/ARB 和 ARNI]，并给予足量治疗，将血压控制在 100~110/60~70mmHg，充分降低心室前、后负荷，才能大幅降低 PCWP 和 LVEDP，增加 SV 和 CO，达到最佳血流动力学效果。多数患者难治性心衰会明显好转，病情也会随之稳定。

4. 加用正性肌力药物 能增强心肌收缩的动力，增加 SV、CO，适用于左心室收缩功能严重低下，上述治疗效果差的严重心衰患者。应使用多巴酚丁胺或钙增敏药左西孟旦联合硝普钠或 rh-BNP 降低外周阻力，能显著增加 SV 和 CO，同时降低 PCWP 和 LVEDP，根本纠正难治性心衰。对于非药物引起的血压偏低（≤90/60mmHg）可能伴心源性休克患者，应改用多巴胺 3~15μg/（kg·min），除能增强心肌收缩功能外，还可升压、增加肾血流量并改善组织灌注。

5. 维持内环境稳定 在难治性心衰治疗中不可或缺。应及时检查三大常规、血气分析、血生化全套，包括肝肾功能和电解质、血栓栓塞和感染等指标，及时发现和处理电解质紊乱和酸碱平衡失调，维持机体内环境稳定和对药物的敏感性。

6. 血流动力学监测指导治疗 是难治性心衰的指征。但肺水肿的消失还需依据胸部 X 线片判断，心源性休克即循环衰竭只需依据低血压需中 - 大剂量升压药维持和组织低灌注表现则确诊不难，临床已不再依赖。若难治性心衰患者经过上述治疗出现非药物性血压下降，则应按心源性休克处理。在上述药物治疗基础上加用儿茶酚胺升压后，需立即给予循环支持。

7. 机械循环支持 是难治性心衰进展为心源性休克救治的必需措施。能增加 30%~50% SV 和 CO，以支持因左心室收缩功能低至无力承担的循环系统功能。具体包括主动脉内球囊反搏（IABP）导管的间接支持，以及 Impella 左心室泵血导管、体外膜肺氧合（ECMO）和左心室辅助泵（LVAD）的主动支持。首选 IABP，使用普及、便捷、维持时间长，增加心脑供血是优势；Impella 左心室泵血导管效果好，然而涡轮高速旋转对血细胞的破坏，维持时间短；ECMO

循环支持可靠,也能替代肺功能优势突出,然而不能增加心脑供血,与IABP合用效果最佳。对心功能严重低下的年轻患者,有条件并考虑行心脏移植时,也可直接给予LVAD支持并作为等待心脏移植的桥接;必要时还可应用右心室辅助装置(RVAD),或使用双心室辅助装置(BiVAD)。

8. 难治性心衰结局　有两种,即好转稳定和恶化。前者提示心功能基础好一些,可对接前述左心衰竭和全心衰竭的进一步治疗,包括心脏移植的评估和准备;后者提示心功能基础很差,可进一步恶化为呼吸衰竭,需气管插管、呼吸机治疗,利尿困难则需血液超滤和肾替代治疗,心源性休克需升压、促组织灌注和机械循环支持如上述,多器官功能衰竭需综合治疗,无论是心室颤动还是心搏骤停,均应电除颤和心肺复苏。恶化患者通常预后很差,病死率很高,理论上最终只有LVAD才有可能渡过难关、有机会治疗病因或心脏移植,来挽救或维持患者的生命。

（杨跃进　赵雪燕）

第27章　舒张性心力衰竭

心力衰竭(心衰)是一种异质性很强的复杂临床综合征。2016年欧洲心力衰竭指南将左室射血分数(LVEF)≥50%的心力衰竭定义为射血分数保留的心力衰竭(HFpEF),亦称为舒张性心力衰竭(diastolic heart failure,DHF)。其主要特点是有典型的心力衰竭临床症状、体征和实验室检查证据(如胸部X线检查肺淤血表现),而超声心动图等影像检查显示LVEF正常,并除外瓣膜病和单纯右心衰竭。研究发现,DHF患者约占所有心衰患者的50%。与收缩性心力衰竭(SHF)相比,DHF诊断更为困难,具有高度异质性,而且两者的治疗措施不尽相同。

一、舒张性心力衰竭的临床特点

【病因特点】

DHF常见于年龄较大的患者(≥65岁),女性比男性发病率和患病率更高,肥胖(BMI>30kg/m^2)、心房颤动(房颤)等也是DHF的危险因素。最常发生于高血压患者,特别是合并严重心肌肥厚的患者。冠心病也是常见病因,特别是由一过性缺血发作造成的可逆性损伤以及急性心肌梗死早期,心肌顺应性急剧下降,左心室舒张功能损害。DHF 还见于肥厚型心肌病、糖尿病性心肌病、心内膜弹力纤维增生症、浸润型心肌病(如心肌淀粉样变性)等。DHF 急性发生常由血压短期内急性升高和快速心率的心房颤动发作引起。DHF 与 SHF 可以合并存在,这种情况见于冠心病心衰,既可以因心肌梗死造成的心肌丧失或急性缺血发作导致心肌收缩力急剧下降而致 SHF,也可以由非扩张性纤维瘢痕替代了正常的可舒张心肌组织,心室顺应性下降而引起 DHF。长期慢性 DHF 的患者,如同 SHF 患者一样,逐渐出现劳动耐力、生活质量下降。瓣膜性心脏病同样会引起左心室舒张功能异常,特别是在瓣膜病早期,表现为舒张时间延长、心肌僵硬度增加,甚至换瓣术后部分患者舒张功能不全也会持续数年之久,即使患者的收缩功能正常。通常所说的 DHF 是不包括瓣膜性心脏病等的单纯 DHF。

【病理生理特点】

目前,DHF 病理生理学机制尚不完全明确,可能与多种合并症所致的心肌结构和功能的变化有关。系统性炎症、心外膜脂肪组织堆积、脂肪细胞分泌炎性细胞因子、冠脉微循环血管稀薄、心肌纤维化和血管硬化等,均可导致左心室损伤和左心室舒张功能不全。具体可表现为左心室舒张末期压力升高、左心室壁僵硬度增加、左心室重塑、左心房压力升高等。

心脏舒张功能取决于心室肌主动松弛和被动舒张的特性。被动舒张特性的异常通常由心脏质量增加和心肌内胶原网络变化共同导致,心肌主动松弛性的异常与各种原因造成的细胞内钙离子调节异常有关。其结果是心肌顺应性下降,左心室充盈时间变化,左心室舒张期末压增加,表现为左心室舒张期末压与容量的关系曲线变得更加陡直。在这种情况下,中心血容量、静脉张力或心房僵硬度轻度增加,或它们共同增加即可导致左心房或肺静脉压力骤然增加,甚至引起急性肺水肿。

心率对舒张功能有明显影响,心率增快时,心肌耗氧量增加,同时使冠状动脉灌注时间缩短,即使在没有冠心病的情况下,也可引起缺血性舒张功能不全。心率过快时,舒张期缩短,使心肌松弛不完全,心室充盈压升高,产生舒张功能不全。

舒张功能不全时血流动力学改变和代偿机制:舒张功能不全时舒张中晚期左心室内压力升高,左心室充盈受限,虽然射血分数正常,但每搏输出量降低,心排血量减少。左心房代偿性收缩增强,以增加左心室充盈。长期代偿结果是左心房内压力增加,左心房逐渐扩大,到一定程度时发生房颤。在前、后负荷突然增加,急性应激,房颤伴快速心室率等使左心室充盈压突然升高时,发生急性失代偿心力衰竭,急性肺淤血、水肿,出现急性心力衰竭的临床表现。

舒张功能不全的患者,不论有无严重心力衰竭的临床表现,其劳动耐力均是下降的,主要有两个原因:①左心室舒张压和肺静脉压升高,导致肺顺应性下降,这可引起呼吸做功增加或呼吸困难的症状;②运动时心排血量不能充分代偿性增加,导致下肢和辅助呼吸肌显著乏力。这一机制解释了较低的运动耐力和肺毛细血管楔压(PCWP)变化之间的关系。

【临床表现】

DHF 的临床表现与 SHF 近似,主要为肺循环淤血和体循环淤血的症状和体征,如劳动耐力下降、劳力性呼吸困难、夜间阵发性呼吸困难、颈静脉怒张、淤血性肝大和下肢水肿等。胸部 X 线片可显示肺淤血,甚至肺水肿改变。超声心动图显示 LVEF>50% 和左心室舒张功能减低的证据。表 27-1 对比了 DHF 与 SHF 的临床特点。

表 27-1　DHF 与 SHF 的特点比较

临床指标	DHF (LVEF ≥ 50%)	SHF (LVEF ≤ 40%)
症状		
劳力性呼吸困难	85%	96%
夜间阵发性呼吸困难	55%	50%
端坐呼吸	60%	73%
体格检查		
颈静脉怒张	35%	46%
肺部湿啰音	72%	70%
心脏搏动移位	50%	60%
第三心音	45%	65%
第四心音	45%	66%
肝大	15%	16%
下肢水肿	30%	40%
胸部 X 线片		
心影增大	90%	96%
肺静脉高压	75%	80%

续表

临床指标	DHF（LVEF ≥ 50%）	SHF（LVEF ≤ 40%）
BNP 水平	↑	↑↑
运动试验		
持续时间	↓	↓
动脉收缩脉压	↑↑	↑
脉压	↑↑	↑
耗氧峰值 VO_2	↓	↓↓
左心室重塑		
舒张末期容积	—	↑↑
收缩末期容积	↓	↑↑
心肌质量	↑(向心性左心室肥厚)	↑(离心性左心室肥厚)
相对室壁厚度	↑↑	↓
心肌细胞	↑直径	↑长度
细胞外基质(胶原)	↑↑	↑
左心室收缩功能		
射血分数	N~↑	↓↓
每搏输出量	N~↓	N~↓
心肌收缩力	N	↓↓
左心室舒张功能		
室腔僵硬度	↑↑	N~↓
心肌僵硬度	↑	N~↑
舒张时间常数	↑~↑↑	↑~↑↑
灌注动力学	异常	异常
舒张末期压力	↑↑	↑↑
存活率	↓↓	↓

【诊断】

对于有典型心力衰竭的临床表现，而超声心动图显示 LVEF ≥ 50% 的患者，在除外瓣膜性心脏病、各种先天性心脏病、各种原因的肺源性心脏病、高动力状态的心力衰竭（严重贫血、甲状腺功能亢进、动静脉瘘等）、心脏肿瘤、心包缩窄或心脏压塞等疾病后，可初步诊断为 DHF，并在进一步检查获得左心室舒张功能不全的证据后，确定 DHF 的诊断。

超声心动图在心力衰竭的诊断中起着重要的作用，因为体格检查、心电图、胸部 X 线片等都不能够提供用于鉴别收缩或舒张功能不全的证据。超声心动图所测的左室射血分数正常（LVEF ≥ 50%）是诊断 DHF 的必需条件。目前超声心动图评价左心室舒张功能主要包括以下参数：①e′ 速度：测量间隔侧或侧壁侧 e′，间隔侧 e′<7cm/s 或侧壁侧 e′<10cm/s 提示异常；②平均室间隔 - 侧壁 E/e′：E/e′ ≥ 15 提示异常；③三尖瓣反流峰值速度（TRPV）：TRPV>2.8m/s 提示异常；④左心房容积指数（LVAI）：LVAI>34ml/m^2 提示异常；⑤二尖瓣 E/A：左心室舒张功能异常患者需要进一步评估二尖瓣 E/A，进行左心室舒张功能分级。超声心动图除了可以获取左心室舒张功能不全的证据外，还能够简便、快速地用于鉴别诊断，如除外是否有二尖瓣、主动脉瓣反流、各种先天性心脏病、肺源性心脏病、心脏肿瘤、心包缩窄或心脏压塞等疾病。

有创血流动力学评估是诊断 DHF 最准确的工具，PCWP 急剧增加是 DHF 患者典型血流动力学反应，若出现以下情况则可以确诊 DHF：①静息时左心室舒张末期压力（LVEDP）≥ 16mmHg 或肺毛细血管楔压（PCWP）≥ 15mmHg；②运动时 PCWP ≥ 25mmHg。

DHF 的诊断标准目前还不完全统一。2016 年欧洲心脏协会建议其诊断应符合以下条件：①有心力衰竭的症状和体征；②LVEF ≥ 50%；③利钠肽水平升高［BNP>35pg/ml 和 / 或 N 末端脑钠肽原（NT-proBNP）>125pg/ml］以及有相关的结构性心脏病（左心室肥厚和 / 或左心房扩大）或舒张功能不全。我国 2019 年发布的《舒张性心力衰竭诊断和治疗专家共识》指出，对于有典型心力衰竭临床表现的患者，需完善原发疾病的临床诊断，包括心血管疾病、系统性炎症性疾病和代谢性疾病。超声心动图测量的左心室舒张功能异常和利钠肽水平升高是诊断 DHF 的主要依据（表 27-2）。

在实际工作中，临床医生在诊断 DHF 时常面临挑战，主要在于如何取得心力衰竭的临床证据。其中，胸部 X 线片可评估肺淤血情况，在肺水肿的诊断中有很高的价值。血浆 BNP 和 NT-proBNP 检测也有重要的排除诊断和预后评估的价值，心源性呼吸困难患者血浆 BNP 水平升高，但是也有资料显示，DHF 患者 BNP 水平增加不如 SHF 患者增加显著。值得强调的是，超声心动图如未发现心脏结构改变以及左心室肥厚等并不能排除 DHF，需评估患者舒张功能情况。必要时完善心脏磁共振（CMR）、正电子发射计算机断层成像（PET/CT）、心肌或非心肌组织活检以及特定的遗传学和实验室检查等，可以帮助 DHF 患者明确特定的病因。

表 27-2 DHF 的确诊标准

标准	主要证据
确切的心力衰竭的证据	临床症状和体征 + 实验室和影像证据：①心力衰竭症状和 / 或体征；②利钠肽水平升高：BNP >80pg/ml 和 / 或 NT-proBNP>220pg/ml（窦性心律），BNP>240pg/ml 和 / 或 NT-proBNP >660pg/ml（房颤）；③有相关的结构性心脏病（左心室肥厚和 / 或左心房扩大）或舒张功能不全；④心电图异常：左心室肥厚、左心房扩大、房颤；⑤生物标志物异常：炎性因子、代谢因子、纤维化因子水平异常
左心室收缩功能正常的客观证据	LVEF ≥ 50%
有左心室舒张功能异常的客观证据	①间隔侧 e′<7cm/s 或侧壁侧 e′<10cm/s；②平均 E/e′ ≥ 15；③TRPV>2.8m/s；④LVAI>34ml/m^2（窦律），LVAI>40ml/m^2（房颤）；⑤静息时 LVEDP ≥ 16mmHg，或 PCWP ≥ 15mmHg；⑥运动时 PCWP ≥ 25mmHg

二、舒张性心力衰竭的治疗

DHF 的治疗目的是缓解心力衰竭症状，减少住院次数，增加运动耐量，改善生活质量和预后。治疗主要针对症状、心血管基础疾病和合并症、心血管疾病危险因素，采取综合性治疗手段。同时建议对 DHF 患者进行心血管和非心血管合并症筛查。治疗措施包括 3 个方面：①对症治疗：缓解肺循环和体循环淤血的症状和体征；②针对病因和诱因的治疗：即积极治疗导致 DHF 的危险因素或原发病，如高血压、左心室肥厚、冠心病、心肌缺血、糖尿病以及心动过速等,对阻止或延缓 DHF 进展至关重要;③针对病理生理机制的探索性治疗:包括抗炎症药物、抗代谢紊乱药物及神经激素拮抗剂的应用,DHF 在具体的治疗方法上具有一定特点。

【急性期治疗的特点】

在急性肺水肿时,首先需调整体位,可以给予氧疗(鼻导管或面罩吸氧)、吗啡、静脉用利尿药和硝酸甘油。需要注意的是,DHF 患者过度利尿可能会导致严重的低血压,因为 DHF 时左心室舒张压与容量的关系呈一根陡直的曲线。如果有严重的高血压,则有必要使用硝普钠等血管活性药物。如果有缺血发作,则使用硝酸甘油和相关药物治疗。心动过速能够导致心肌耗氧量增加和降低冠状动脉灌注时间,容易导致心肌缺血,即使在非冠心病患者;还可因缩短了舒张时间而使左心室充盈受损,所以对于舒张功能不全患者,房颤伴快心室率常会导致肺水肿和低血压,在一些病例中需要进行紧急心脏电复律。预防心动过速发生或降低患者心率,可以积极应用 β 受体阻断药(如比索洛尔、美托洛尔和卡维地洛)或非二氢吡啶类钙通道阻滞药(如地尔硫䓬),剂量依据患者的心率和血压调整。这点与 SHF 时不同,因为 SHF 时 β 受体阻断药要谨慎应用、逐渐加量,并禁用非二氢吡啶类钙通道阻滞药。对大多数 DHF 患者,无论在急性期与慢性期,都不能从正性肌力药物治疗中获益。重组人脑钠肽(rh-BNP)是近年来用于治疗急性心力衰竭疗效显著的药物,它具有排钠利尿和扩展血管的作用,对急性发作或加重的 SHF 临床应用时起到了肯定的疗效。但对 DHF 的临床研究尚不多。从药理作用上看,它有促进心肌早期舒张的作用,加上排钠利尿、减轻肺淤血的作用,对 DHF 急性发作可起到显著效果。

【长期药物治疗的特点】

1. 血管紧张素转换酶抑制药(ACEI)/ 血管紧张素Ⅱ受体拮抗药(ARB)/ 血管紧张素受体脑啡肽酶抑制剂(ARNI)　对于 DHF 患者,血压控制目标为<130/80mmHg,ACEI 和 ARB 不但可降低血压,而且对心肌局部 RAAS 也有直接的作用,可减轻左心室肥厚,改善心室舒张功能,非常适合用于治疗高血压合并的 DHF,在血压降低程度相同时,ACEI 和 ARB 减轻心肌肥厚的程度优于其他抗高血压药物。然而,目前尚未有临床试验证实 ACEI、ARB 治疗可改善 DHF 患者预后和降低心血管病死率。新型 ARNI 尽管未在 PARAGON-HF 研究中显示降低 DHF 患者住院和心血管死亡的主要终点,但亚组分析显示女性患者可获益。在 SHF 合并左心室舒张功能障碍的患者中也可以给予沙库巴曲缬沙坦治疗。

2. β 受体阻断药　具有降低心率和负性肌力作用。对左心室舒张功能障碍有益的可能机制：①降低心率可使舒张期延长，改善左心室充盈，增加舒张期末容积。②负性肌力作用可降低耗氧量，改善心肌缺血及心肌活动的异常非均一性。③抑制交感神经的血管收缩作用，降低心脏后负荷，也可改善冠状动脉的灌注。④能阻止通过儿茶酚胺引起的心肌损害和灶性坏死。已有研究证明，此类药物可使左心室容积 - 压力曲线下移，具有改善左心室舒张功能的作用。

目前认为，β 受体阻断药对改善舒张功能最主要的作用来自减慢心率和延长舒张期。在具体应用时，可以根据患者的具体情况，选择较大的初始剂量并较快地增加剂量。这与 SHF 有明显的不同。应用 β 受体阻断药时，一般将基础心率维持在 60~70 次 /min。对于高血压合并 DHF 的患者，可使用 β 受体阻断药作为常用治疗药物。

3. 钙通道阻滞药　可减低细胞质内钙浓度，改善心肌的舒张和舒张期充盈，并能减轻后负荷和心肌肥厚，在扩张血管降低血压的同时可改善心肌缺血，维拉帕米和地尔硫䓬等还可通过减慢心率而改善心肌的舒张功能。因此在 DHF 的治疗中，钙通道阻滞药发挥着重要的作用。这与 SHF 不同，由于钙通道阻滞药有一定程度的负性肌力作用，不宜应用于 SHF 的治疗。

4. 利尿药　通过利尿减轻水钠潴留，减少循环血量，降低肺及体循环静脉压力，改善心力衰竭症状。当 DHF 为代偿期时，左心房及肺静脉压增高虽为舒张功能障碍的结果，但同时也是其重要的代偿机制，可以缓解因心室舒张期充盈不足所致的舒张期末容积不足和心排血量减少，从而保证全身各组织的基本血液供应。如此时过量使用利尿药，可能加重已存在的舒张功能不全，使其由代偿转为失代偿。当 DHF 患者出现明显充血性心衰的临床表现并发生肺水肿时，利尿药则可通过减少部分血容量使症状得以缓解。因此，整个治疗过程需定期评估容量状态和体重。

5. 血管扩张药　由于静脉血管扩张药能扩张静脉，使回心血量及左心室舒张期末容积减小，故对代偿期 DHF 可能进一步降低心排血量；而对容量负荷显著增加的失代偿期患者，可减轻肺循环、体循环压力，缓解充血症状。动脉血管扩张药能有效地降低心脏后负荷，对周围血管阻力增加的患者（如高血压心脏病）可能有效改善心室舒张功能，但对左心室流出道梗阻的肥厚型心肌病患者可能加重梗阻，使心排血量进一步减少。因此，血管扩张药的应用应结合实际病情并慎重应用。

6. 正性肌力药物　由于单纯DHF患者的LVEF通常正常，故没有正性肌力药物应用的指征，而且有使舒张性心功能不全恶化的危险，尤其是在老年急性失代偿DHF患者中。例如，洋地黄类药物通过抑制 Na^+-K^+-ATP 酶，并通过 Na^+-Ca^{2+} 交换的机制增加细胞内钙离子浓度，在心脏收缩期增加能量需求，而在心脏舒张期增加钙负荷，可能会促进舒张功能不全的恶化。DIG（digital isinvestigators group）研究数据也显示，在使用地高辛的过程中，与心肌缺血及室性心律失常相关的终点事件增加。对于那些伴有快心室率房颤的DHF患者，应用洋地黄是有指征也有益处的。因为可以通过控制心室率改善肺充血及心排血量。

7. 抗心律失常药物　心律失常（特别是快速性心律失常）对DHF患者的血流动力学常产生很大影响，故预防心律失常的发生对DHF患者有重要意义，应根据其不同的病因和病情特点来选用抗心律失常药物。

8. 其他药物　抑制心肌收缩的药物如丙吡胺，具有较强的负性肌力作用，可用于左心室流出道梗阻的肥厚型心肌病。丙吡胺的另一个作用是抗心律失常，而严重肥厚型心肌病患者，尤其是静息时有流出道梗阻者常有心律失常，此时用丙吡胺可达到一举两得的效果。

9. 他汀类药物　他汀具有抗炎作用和代谢调节作用，可诱导降低心外膜脂肪组织（EAT）代谢活性。有观察性数据表明，他汀类药物可能对DHF患者有益，但尚无随机试验证实。对于DHF或合并高胆固醇血症患者，符合他汀类使用指征，可积极应用他汀治疗。

10. 钠-葡萄糖协同转运蛋白2（SGLT2）抑制剂　针对DHF的病理生理机制，降低EAT功能异常，同时2型糖尿病也是DHF的重要危险因素。EMPEROR-Preserved研究和DELIVER研究结果均表明，SGLT2抑制剂可显著降低心血管死亡或心力衰竭住院的复合终点事件发生风险，可用于治疗DHF。

目前认为DHF与左心室舒张、顺应性和充盈异常相关，但其病理生理机制更加复杂，因此许多随机对照试验未能找到有效的治疗方法。药物可使DHF患者获益，但疗效并不明显。对于DHF的治疗，应包括容量超负荷的治疗（利尿药）、心血管和非心血管因素共存的治疗、有氧运动训练、自我保健教育，以及针对难治性或因心衰而频繁入院患者的疾病管理。对于DHF的发病机制、病理生理、诊断和治疗，还需要更多临床试验和实验证据来不断完善。

（张　健　王运红　赵　朗）

第28章　高排血量性心力衰竭

高排血量性心力衰竭是一种相对少见的心衰类型，以心脏射血功能正常和循环阻力减低为特征。正常心脏可代偿性增加 4~6 倍排血量而不出现肺静脉淤血症状，但合并严重心肌、瓣膜和心包疾病心脏常不能代偿心排血量增加的需要，或持续超过正常心排血量需要的情况，均可引起充血性心力衰竭的症状。有充血性心力衰竭症状，血流动力学检查时心排血量正常或升高的患者，可能出现高排血量性心力衰竭。

引起高排血量性心力衰竭常见的原因有体循环动静脉瘘、贫血性心脏病、因维生素 B_1 缺乏所致的脚气性心脏病（beriberi heart disease）、甲状腺功能亢进性心脏病等。

【临床表现】

1. 症状　高排血量性心力衰竭常表现为乏力、水肿、活动时气短和心悸等非特异性症状，单独出现上述症状不足以鉴别为何种心脏综合征。导致其发生的病因特征更具有提示意义，如甲亢的症状和维生素 B_1 缺乏导致的神经病变等。

2. 体征　高排血量的各种病因都有其独特的体检发现，但以下表现在所有高排血量性心力衰竭中均较常见。心率加快、脉压增大或正常、颈静脉充盈；心脏体检时可以发现心尖冲动增强，第一心音短促、清脆，主动脉瓣和肺动脉瓣区可闻及收缩中期血流杂音；在心尖和胸骨左下缘部可闻及舒张期杂音，提示通过房室瓣的血流增加；有时可闻及第三或第四心音；四肢温暖和潮红；周围血管征（水冲脉、枪击音等）阳性。

【诊断】

详细的病史和体格检查可以为心力衰竭的诊断提供线索。当心力衰竭诊断不明确时，实验室检查中心房钠尿肽水平升高提示合并心力衰竭。高排血量性心力衰竭的确诊需右心导管检查，可发现静息状态下右心压力正常或轻度升高，肺毛细血管楔压升高，高心排血量，低体循环阻力以及静息状态下心动过速等。

【治疗】

本病的治疗包括针对心力衰竭症状的治疗和针对导致高排血量性心力衰竭病因的治疗。病因不同，治疗方法也不同。下面将引起高排血量性心力衰竭的常见原因分别进行介绍。

一、体循环动静脉瘘

动静脉瘘是指动静脉之间出现不经过毛细血管网的异常通道，血液由高压力动脉流向低压力静脉，常伴有动脉瘤的形成，因此也有动静脉瘤之称。它是引起高排血量性心力衰竭的重要病因之一。

【病因与病理解剖】

动静脉瘘是指无毛细血管床介于其间的动静脉间的连接。体循环动静脉瘘有先天性和后天性之分，先天性动静脉瘘是由于血管发育畸形，导致动静脉之间有异常交通；后天性动静脉瘘大多由外伤或有创性操作造成，早期容易漏诊。终末期肾病患者常通过人工血管动静脉瘘进行血液透析治疗，心力衰竭是此类患者的常见死亡原因。梅毒性主动脉瘤破裂时，如穿破上腔静脉、肺动脉、右心房或右心室，其所产生的血流动力学改变与动静脉瘘相同。先天性动脉导管未闭实际上也是动静脉瘘的一种。病理解剖显示动静脉瘘近端的动脉扩张，动脉壁变薄，有时可形成动脉瘤。动静脉瘘的静脉也因压力升高而扩张，静脉壁有增厚现象。

【病理生理】

由于较大的动静脉间（体循环）有直接通道，所以部分动脉血流（20%~50%）就从动脉通过此短路直接进入静脉而不经过毛细血管，使周围血管阻力下降，静脉回流增加，同时导致循环系统动脉血流减少，通过神经和体液调节导致心率增快、心排血量增加，循环血容量多有增加，循环时间正常或缩短，继发心脏扩大、心肌肥厚、射血分数减低乃至心力衰竭。心脏扩大主要是心脏扩张所致，心脏肥厚因素所占地位并不重要。病理生理改变明显与否取决于体循环动静脉瘘管口径的大小和瘘口离心脏的距离；瘘口越大、离心脏越近，则其病理生理改变越明显。心脏扩大和心力衰竭出现与否亦与上述两个因素有关，但可能也与动静脉瘘存在的时期有关。

【临床表现】

在动静脉瘘处可闻及连续性、机器样杂音，在收缩期更为明显，多伴有震颤。动静脉瘘处可发生动脉瘤。

收缩压正常或略升高，舒张压降低，脉压增大。此外，水冲脉、毛细血管搏动等周围循环体征也多有出现，脉搏多明显增速。因此，临床上如发现明显的脉压增大现象而未见主动脉瓣关闭不全或其他病因，应警惕体循环动静脉瘘的存在，特别在有创伤或外科手术的时候。如用手压瘘使瘘管关闭，则舒张压可立即升高1.33~1.99kPa，脉搏立即缓慢，减慢10~30次/min，心排血量也立即降低（心动过缓反射）。这个反应只持续数分钟，血压升高是因为瘘管被阻塞，血液不能通过瘘管而必须通过微血管，因而周围阻力增加。脉搏频率降低是由于主动脉压升高刺激了主动脉壁的神经（阿托品可使心动过缓反射消失）。

心脏扩大并不少见，合并高排血性心力衰竭时可有乏力、水肿、活动耐力减低等一般心力衰竭表现。瘘的近段静脉压力多不升高，其血液的含氧量可较一般静脉为高。瘘的远段肢体往往有缺血表现，如局部溃疡，甚至局部组织坏死。但因侧支循环的形成与心排血量的增加，肢体的血液供给可以恢复正常，有时可较对侧肢体的血液供应为多，以致有瘘管的肢体皮肤温度可比对侧为高。先天性动静脉瘘，称为蔓状血管瘤，可累及全身各个部位，有广泛的侧支和瘘口，以下肢最为常见。此病虽属良性病变，但具有恶性肿瘤的生物学特征，病变常呈多发且不断蔓延和发展，累及邻近组织和器官，无自愈倾向，需要手术治疗。心力衰竭是主要临床并发症之一。

【诊断】

动静脉瘘的诊断除了上述典型临床表现以外，主要依赖于各种影像学检查。影像学诊断手段主要包括：①胸部 X 线片，是最常用的初筛本病的检查方法；②超声心动图，敏感性高于胸部 X 线片；③胸部 CT，对小病灶的检出能力较强，增强 CT 是诊断本病最方便、有效的方法，有助于确诊；④磁共振血管成像；⑤选择性数字减影血管造影，它是诊断的“金标准”，但有创且受一定的条件限制。以上这些诊断技术相结合，可以更准确地判断病变的大小、部位、数量、形态，血管壁及管腔内血流的情况，以及血流动力学特点。

【治疗】

介入放射学、栓塞技术及材料的发展，进一步提高了本病治疗的技术成功率和临床远期疗效。目前，治疗动静脉瘘的方法有经导管动脉介入栓塞术、经皮穿刺瘤腔内药物硬化治疗和手术切除。其中，经导管动脉介入栓塞术是治疗该病的主要方法，常用的栓塞材料有吸收性明胶海绵、聚乙烯醇泡沫微粒、微弹簧圈及球囊、二氰基丙烯酸正丁酯、无水乙醇、平阳霉素碘油乳剂等；对于局限型先天性动静脉瘘患者应首选手术切除，但手术时必须尽可能保持动脉的完整（静脉部分可以结扎）；而对于病变无法彻底清除或难以手术的患者，可首选经皮穿刺瘤腔内药物硬化治疗。另外，体循环动静脉瘘管易于发生细菌性动脉内膜炎，因此必要时应采取预防细菌性动脉炎的措施。

二、贫血性心脏病

贫血性心脏病是由于长期中度以上（血红蛋白<70g/L）慢性贫

血引起心脏扩大和/或心力衰竭等一系列心血管系统的病变，具有起病隐匿、病程长、并发症多、预后差等特点。

【病理生理】

贫血患者会出现血液载氧量减少，全身组织缺氧，当血液载氧量降低到一定的限度（血红蛋白<70g/L）并持续一定的时间，可以引起循环系统明显改变。长期严重的慢性贫血可导致贫血性心脏病。严重贫血可以从下列3个方面影响心脏：①组织缺氧导致无氧代谢和酸性产物增加，使外周血管持续扩张，循环阻力减低，进而激活交感神经系统；同时可因肾血流量减低激活肾素-血管紧张素系统，增加回心血量。以上机制引起心排血量增加，即高排血量型血液循环，从而增加心脏负荷，导致心脏扩大和心肌肥厚，最终进展为充血性心力衰竭。②可诱发心绞痛或导致其他冠状动脉血液供应不足。③可因心肌长期缺血而引起心肌脂肪变性等改变，以致心肌异常松弛，心肌收缩力下降。

【临床表现】

当血红蛋白为65~75g/L时，患者除了一般贫血的症状之外，常伴有循环系统的表现，可有劳力性气促、疲倦、心悸、下肢水肿等症状，有时可出现心绞痛。体格检查可发现窦性心动过速，心尖冲动强烈，周围血管扩张，皮肤温暖，水冲脉，脉压增大以及周围血管征。心尖区可闻及收缩期吹风样杂音，是循环血量增加、心脏扩大导致二尖瓣相对性关闭不全所致；心尖区轻度低音调舒张中期杂音，是通过二尖瓣口血流的速度增加所致；或胸骨左缘有轻度高音调、吹风样舒张期杂音，是由于主动脉瓣环扩张所产生；部分患者可闻及奔马律。

当血红蛋白<30g/L时，心脏明显增大，并可出现充血性心力衰竭，特别在心脏有额外负荷时，如体力劳动、发热、妊娠等，表现为体循环淤血的征象，包括颈静脉怒张、肝大（偶尔可达脐水平）和压痛、腹水、肺底啰音等。

但必须指出，当贫血患者有充血性心力衰竭表现时，首先应考虑合并其他器质性心脏病，如风湿性心脏病、脚气性心脏病等，因单纯贫血所引起的充血性心力衰竭甚为少见。

【实验室检查】

中度以上慢性贫血患者X线检查大多有心脏轻度至中度增大。当血红蛋白<30g/L时，心脏可明显扩大，且可以出现肺淤血、肺水肿等征象。超声心动图可有心脏扩大、室壁增厚，合并心力衰竭可有射血分数减低。心电图可显示窦性心动过速、窦性心律不齐、低电压、ST段压低、左心前区导联T波平坦或倒置。血常规和外周血涂

片检查可用于确定是否存在贫血以及贫血的程度。骨髓检查有助于明确病因。

以上所述的心血管方面改变一般是可逆性现象，贫血纠正后，心脏改变可有不同程度的恢复。

【治疗】

无心衰的贫血性心脏病，心功能处于代偿期，主要是针对贫血进行病因治疗，根据情况补充铁剂、叶酸或维生素 B_{12} 等。

重度贫血性心脏病发生心力衰竭时，除了一般治疗心力衰竭的措施外，还要积极治疗贫血。输血是最主要的治疗手段，应少量多次输血或输入浓缩红细胞混悬液，同时配合使用利尿药，以减少血容量，预防肺水肿。由于属于高排血量性心力衰竭，故治疗心力衰竭时以利尿和扩血管为主。由于贫血性心脏病心衰患者的血液载氧能力低，心肌缺血明显，同时利尿剂易造成血钾水平降低，易发生洋地黄中毒，且应用洋地黄类和非洋地黄类正性肌力药物可加重心力衰竭，所以只有当利尿药、血管扩张药以及输血治疗无效时才小剂量应用，一般使用快速起效制剂。

三、脚气性心脏病

维生素 B_1（硫铵）缺乏症也称脚气病，常累及神经系统和心血管系统。脚气性心脏病是由于维生素 B_1 严重缺乏持续 3 个月以上，出现以心血管系统病变为主，以及高排低阻型心力衰竭的心脏病，又称湿型脚气病。

【病理解剖】

病理改变可因脚气病的严重程度而有差异。可表现为心肌细胞水肿、变性、坏死；心肌间质水肿；心脏明显增大，尤以右心室扩张、肥大突出。

【病理生理】

维生素 B_1 是糖类代谢过程中所必需的酶系统的主要成分，是丙酮酸氧化所必需的酶。维生素 B_1 缺乏时，糖类的氧化作用即在丙酮酸阶段停顿，血液内积聚过多酸性物质，如丙酮酸和乳酸，发生代谢性酸中毒，影响心肌的能量代谢，造成心肌能量供应不足。

维生素 B_1 的缺乏主要对循环系统产生以下两种影响：①血液中丙酮酸和乳酸浓度的增加使周围小动脉扩张，周围阻力降低，静脉回流量增多，因而心排血量及心脏负荷都有所增加；②由于心肌对乳酸盐、丙酮酸盐与氧的利用率降低，导致心脏代谢功能衰竭。因此，维生素 B_1 的缺乏影响了心脏本身及周围循环。脚气性心脏病属于高动力循环性心脏病。

【临床表现】

本病可有维生素 B_1 缺乏症状，例如食欲减退、乏力、头痛、肌肉酸痛等。心血管系统相关先驱症状有活动后的心悸、劳力性气促、端坐呼吸、心前区疼痛与水肿。病情较重时可突发急性心力衰竭，出现烦躁不安、恶心、呕吐、上腹闷胀、发绀、阵发性呼吸困难或急性肺水肿、休克等。体格检查发现心脏向两侧增大、心前区可闻及收缩期吹风样杂音、第一心音减弱（第一心音减弱加上心动过速听起来像胎儿心音），右心室性舒张期奔马律及肺动脉瓣区第二心音亢进，脉压因舒张压降低而增大，大动脉上有枪击音、水冲脉与毛细血管搏动等体征。静脉压显著升高。

心电图检查除窦性心动过速外，常显示 T 波平坦或倒置、低电压、Q-T 间期延长等。心脏影像学检查可见扩张型心肌病表现，缺乏特异性。心功能测定显示高排血量性心力衰竭。

【诊断】

本病的主要诊断依据：有 3 个月以上维生素 B_1 缺乏史，伴或不伴有周围神经炎征象；急骤出现的高排血量性心衰；心脏增大，心律规律，无其他原因可查；维生素 B_1 治疗后，症状明显改善。

【治疗】

主要是补充足量维生素 B_1，轻症者可口服（每次 5~10mg、3 次 /d）或肌内注射（每次 50~100mg、1 次 /d），重症者应缓慢静脉注射（50~100mg 加入 50% 葡萄糖中）。有心力衰竭的患者要积极治疗，同时还要纠正导致本病的饮食因素。

四、甲状腺功能亢进性心脏病

甲状腺功能亢进（甲亢）性心脏病是指由于多种原因导致过量分泌的甲状腺激素直接或间接作用引起以心血管系统为主要表现的临床综合征，包括心脏扩大、心房颤动（房颤）、心力衰竭等。甲亢性心脏病发病率占甲亢的 5%~10%，且随着年龄增长，其发病率呈增高趋势，使甲亢患者病死率增加 20%。患者年龄多在 40 岁以上，男女发病比例约为 1∶2。

【发病机制】

甲亢性心脏病的发病机制尚未完全明确。主要是由于甲状腺激素对心肌蛋白的合成、心肌代谢、心肌酶、心肌收缩性、血流动力学和心脏电生理等均有直接作用，以及交感神经系统兴奋性增加和迷走神经兴奋能力障碍，使甲亢患者的心脏，特别是有基础心脏病的患者，不能承受甲亢时高动力状态的额外负担，也不能满足机体代谢增加的需要，最终导致甲亢性心脏病的发生。

【病理生理】

甲状腺激素增加心肌细胞的蛋白合成，使心肌肥厚，但心肌含水量和胶原都没有增加。甲状腺激素对心肌收缩性的作用是增加心率和每搏输出量，故心排血量可有明显的增加。一般认为，甲状腺激素使心肌收缩力增加的主要原因是钙离子-磷酸蛋白质复合物形成增多，使肌球蛋白(myosin)钙离子激活 ATP 酶活性增高，从而导致肌质网钙离子转运增加而引起的。同时，也与甲状腺激素能增加心肌细胞膜上 β 肾上腺素能受体的数量有关。以上变化均使左、右心室做功增加，心肌氧耗量增多。较长时间的甲状腺激素分泌过多可导致心脏储备能力下降。甲亢时，甲状腺激素作用于血管平滑肌细胞可产生一氧化氮，使外周血管舒张。全身血管阻力的降低使肾灌注压下降和肾素-血管紧张素-醛固酮系统激活，从而增加水钠潴留。甲状腺激素促使红细胞生成素产生增加，循环血量增多。心排血量增加和外周血管阻力下降使患者的收缩压增大，舒张压下降，因而脉压增大。同时循环时间缩短，心脏容量负荷增高，最终心排血量增多，形成高循环动力状态，甲状腺激素增加心率，造成心动过速。甲亢患者心率增快可能是甲状腺激素的毒性作用和交感神经系统兴奋性增高共同作用的结果。为此，普萘洛尔等 β 受体阻断药可以降低甲亢患者的心率，但不能使之恢复正常。此外，有证据表明，甲亢中的心动过速也与迷走神经兴奋性受损有关。

甲状腺激素分泌过多所引起的上述变化使心脏功能受损。心脏每次收缩所消耗的能量较正常多，而效率却极低，逐渐不胜负担，终于导致心力衰竭。甲亢患者出现心力衰竭时，心排血量下降，但其绝对值仍较正常为高，故属高排血量性心力衰竭。有时，病情很严重时，心排血量可降至正常范围之内或低于正常。

房颤的发生机制可能是甲状腺激素直接作用于心肌，使心房肌兴奋性增加，不应期缩短造成的。动物实验中，甲状腺激素可以增加心房率、舒张期去极化率并缩短窦房结细胞动作电位时间。

【临床表现】

甲亢患者在心脏方面的症状有心悸、呼吸困难和心前区疼痛。心悸常伴有心动过速。有时在颈部也有冲击感。心悸的程度有轻有重，轻者可仅为自觉心脏在搏动，重者可为剧烈的心脏冲撞，一般是在情绪激动或进食后出现，但也可在静息状态下出现。据研究，与正常人相比，甲亢患者的氧耗量较大而肺活量较低，所以在轻度或中度活动后可出现呼吸困难，这与因心力衰竭发生者不同。心前区疼痛常甚轻微，一般是一种沉重的痛感，但有时可出现典型心绞痛，常是发作性心律失常所引起，也可以是甲亢增加了原有冠状动脉粥样硬化的心脏负荷所致。这两种疼痛皆常在甲亢治愈后消失。以上几种症状中，以心悸最多，呼吸困难次之，心前区疼痛较少见。

房颤是甲亢在心血管方面的一个重要表现，在甲亢患者中发病率为 2%~20%，为产生心力衰竭的重要因素。甲亢患者发生房颤的危险因素为男性、高龄、病程长、缺血性心脏病、瓣膜性心脏病等。如不治疗甲亢，发作性及持久性房颤患者使用洋地黄或奎尼丁皆不利于控制心室率或消除房颤。满意控制甲亢后，一般不会再发生阵发性房颤。其他不常见的心律失常有期前收缩、心房扑动、阵发性房性心动过速，甚或阵发性室性心动过速等。

甲亢的心脏体征：心尖冲动强烈，有时搏动的震动极为强烈，扩散于胸壁，扪之如收缩期震颤。单纯甲亢心脏不增大，但心音响亮且具有冲击性。第一心音常明显亢进，心底部的心音也增强。整个心前区常可闻及Ⅱ~Ⅲ级收缩期杂音，在肺动脉瓣区最为显著。收缩期血压升高，舒张压则略降低，以致脉压增大。少数患者脉压极大，故可见明显的颈动脉搏动、水冲脉、枪击声、毛细血管搏动等周围血管征。心率通常 100~120 次 /min，有时可达 120~140 次 /min，但当达到 180~200 次 /min 时，易发生甲状腺危象。心率在活动或情绪激动时显著加快，睡眠和休息时虽有所降低，但仍高于正常。在颈部肿大的甲状腺上，常可听到连续性血管杂音，提示有动静脉沟通。

单纯的甲亢很少引起心力衰竭，尤以 40 岁以下患者更为少见；伴有其他病因性心脏病者的心力衰竭发生率大为增加，可高达 25%。房颤后心力衰竭发生率显著增加。甲亢治愈前，心力衰竭的治疗常不见效。心力衰竭发生率随着甲亢病程的加长而增高，而与后者的严重程度无明显相关。因甲亢时肺动脉及右心室压力均有增高，故甲亢患者心力衰竭主要表现为右心衰竭。除心血管方面外，甲亢主要表现为典型的突眼、凝视姿态、皮肤湿热、甲状腺增大、肌肉震颤等，对诊断皆甚为重要，但在甲亢性心脏病中有时可不甚明显，甚至无甲状腺肿大或眼部体征。这种隐匿性甲亢如有心力衰竭，可因未能发现甲亢而仅对心力衰竭进行治疗，以致效果不明显。X 线检查常提示心脏大小正常，心脏搏动有力。本病导致血流加速，致使肺动脉明显扩张。如有长期房颤或心力衰竭，则可见心影增大。严重心力衰竭时，心影向两侧增大。

心电图常无特殊改变，可见窦性心动过速、房颤或其他较为少见的心律失常。有时可见 P 波振幅增加及顶高而圆的 T 波，这是交感神经张力增加的表现。有心脏病变时，可出现 ST 段压低与 T 波平坦或倒置。

【诊断】

甲亢性心脏病的诊断依据,除有甲亢的佐证外,同时有:①阵发性或持久性房颤、心房扑动、心脏增大或心力衰竭;②排除其他原因的心脏病;③甲亢治愈后,心脏病表现随之消失。

不典型甲状腺功能亢进者,可能仅有心血管疾病方面的表现。因此,凡遇到以下情况应考虑甲亢的可能:①原因不明的阵发性或持久性房颤,心室率快而不易被洋地黄类药物控制。②非克山病流行区发生的原因不明的右心衰竭;或有循环时间不延长的心力衰竭,但患者没有贫血、发热或维生素 B_1(硫铵)缺乏症(脚气病)等,洋地黄疗效不佳。③无法解释的心动过速。④血压波动而脉压增大者。⑤器质性心脏病患者发生心力衰竭,常规治疗效果不佳者,也应想到甲亢。

确诊尚需进行血清游离 T_4 和 T_3、促甲状腺激素(TSH)等测定以证实甲亢。

【治疗】

甲亢性心脏病的治疗基础是控制甲亢本身。否则,心脏病的一般处理难以获得满意的疗效。对甲亢合并心力衰竭者,应该在用洋地黄和利尿药等处理心力衰竭的同时,使用抗甲状腺药物积极治疗甲亢。有房颤者,在甲亢未控制前,用电击复律和奎尼丁治疗很难恢复窦性心律。如药物治疗甲亢已有 1 个月或甲状腺切除后已有 2 周,甲亢已满意控制而房颤未自动复律,则可试行电击复律或奎尼丁治疗来恢复窦性心律。甲状腺手术前患者有心脏病表现并不是手术禁忌证,对房颤也是如此。如有心力衰竭,甲亢被控制后 1 个月左右,即可进行手术。

对甲亢本身的治疗可分为一般支持治疗和减少甲状腺激素分泌治疗。前者包括精神因素的去除、对患者的关怀和安慰、足够的休息、适量的镇静药、高热量饮食和足够维生素;后者包括抗甲状腺药物、甲状腺次全切除术和放射性碘治疗。

【病程及预后】

甲亢性心脏病可治愈。即使已发生心力衰竭,在获得确定诊断后及时处理也能使患者恢复健康。如未能及时发现,因而治疗未能针对病因,则可使心力衰竭恶化。伴有其他病因心脏病的甲亢,及时治疗甲亢甚为重要,因如将后者治愈,即可避免或延缓心力衰竭的发生,如已有心力衰竭,则也可使心力衰竭好转。

(周宪梁 孟 旭)

第29章　心力衰竭的心脏再同步化治疗

慢性心力衰竭（心衰）是心血管领域治疗学上的难题，是使患者丧失工作能力，具有较高患病率和死亡率的严重疾病。2012—2015年我国一项心衰流行病学调查资料显示，≥35岁人群心衰患病率为1.3%，按此比率推算，我国≥35岁人群中约有心衰患者1 370万例。心衰的死亡率与临床严重程度相关，就中重度心衰而言，5年死亡率可达50%。近年来，β受体阻断药、血管紧张素转换酶抑制药或血管紧张素Ⅱ受体拮抗药、醛固酮受体拮抗药、血管紧张素受体脑啡肽酶抑制剂、选择性钠-葡萄糖协同转运蛋白抑制剂等已在临床广泛应用，但仍有相当数量患者疗效不佳。而20世纪90年代后期发展起来的心脏再同步化治疗（cardiac resynchronization therapy，CRT），已经成为心衰治疗中不可或缺的技术和手段，得到认可和推广应用。经典CRT（图29-1）是在传统起搏基础上增加左心室起搏，通过设定适当的起搏间期，以恢复左、右心室间和左心室室内运动的同步性，提高心脏排血效率，长期应用可逆转心肌重塑、降低心衰的住院率和死亡率。

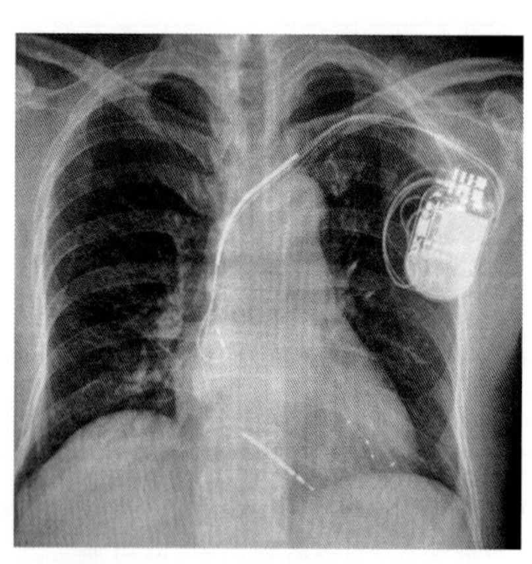

图29-1　CRT植入后X线影像

一、心脏再同步化治疗发展历程

CRT 与以往传统起搏的不同之处在于需要进行左心室起搏。早期左心室起搏需要经外科手术将电极导线缝合至左心室心外膜，直到 1998 年经心脏静脉植入了左心室电极导线，才简化了 CRT 植入操作，使其在临床推广应用成为可能。随着 2001 年首个商用双心室起搏装置的问世，相关临床试验陆续开展。最初的研究以心功能为研究指标，证实 CRT 可以改善心力衰竭患者的心功能、降低住院率。随后，以硬终点死亡率为研究目标的研究证实 CRT 降低死亡率的疗效。基于此，指南将部分合并心脏运动不同步的心力衰竭列为 CRT 的 Ⅰ 类适应证。此后，为拓展 CRT 应用人群，针对包括轻中度心功能不全、窄 QRS 时限、心房颤动等心力衰竭患者亚组人群等开展了一系列临床研究，并促进了指南的修订和更新。

我国自 1999 年开始开展 CRT，目前 CRT 植入量日益增多，2022 年全国 CRT 植入总量为 6 000 余例。同时，国内在 2006 年撰写，在 2009 年、2013 年和 2021 年分别更新了我国 CRT 建议，规范了其应用，并加速了其在临床的推广。

二、心脏再同步化治疗适应证

根据《心脏再同步治疗慢性心力衰竭的中国专家共识(2021 年修订版)》，按照国际规范，适应证分为 Ⅰ 类、Ⅱ 类、Ⅲ 类，证据级别分为 A、B、C 级。需要强调的是，CRT 适应证中，心电图方面的标准强调 QRS 形态和时限，形态呈左束支传导阻滞(LBBB)、QRS>130ms 尤其 ≥150ms 者疗效显著。

(一) Ⅰ 类适应证

1. 窦性心律、LBBB、QRS 时限 ≥150ms，尽管接受指南推荐的优化药物治疗，但 LVEF ≤35% 的症状性心衰患者，推荐植入有 / 无 ICD 功能的 CRT(A 级证据)。

2. 符合常规起搏适应证，预计心室起搏比例>40%，LVEF<40% 的收缩功能下降的心衰患者，不论房颤与否，推荐植入 CRT(A 级证据)。

(二) Ⅱa 类适应证

1. 窦性心律、LBBB，QRS 时限 130~149ms，尽管接受指南推荐的优化药物治疗，但 LVEF ≤35% 的症状性心衰患者，推荐植入有 / 无 ICD 功能的 CRT(B 级证据)。

2. 窦性心律、非 LBBB、QRS 时限 ≥150ms，尽管接受指南推荐的优化药物治疗，但 LVEF ≤35% 的症状性心衰患者，应该植入有 /

无 ICD 功能的 CRT（B 级证据）。

3. 房颤，QRS 时限 ≥ 130ms，尽管接受指南推荐的优化药物治疗，但 LVEF ≤ 35% 的症状性心衰患者，若能保证双心室起搏或今后选择恢复窦性心律的治疗策略，应该植入有 / 无 ICD 功能的 CRT（B 级证据）。

4. 既往已经植入传统起搏器或者 ICD 的心室起搏比例 >40% 患者，若心功能恶化 LVEF ≤ 35%，可以考虑升级到 CRT（B 级证据）。

（三）Ⅱb 类适应证

窦性心律，非 LBBB，130ms ≤ QRS 时限 <150ms，尽管接受指南推荐的优化药物治疗，但 LVEF ≤ 35% 的症状性心衰患者，可以考虑植入有 / 无 ICD 功能的 CRT（B 级证据）。

（四）Ⅲ类适应证

QRS 时限 <130ms 且无右心室起搏适应证的患者（A 级证据）。

三、心脏再同步化治疗植入技术

CRT 的特殊之处是增加了左心室起搏。进行左心室起搏有三种途径，一是穿间隔，从右心至左心室，这种方法损伤大，有一定并发症；二是左心室心外膜起搏，通过外科手术开胸或应用胸腔镜，将起搏电板缝至左心室心外膜处起搏左心室；三是经冠状静脉窦，将起搏电极送至心脏静脉分支起搏左心室。第三种方式无须开胸，并发症较少，是目前临床上应用的主要方法。因为 CRT 中心房和右心室电极导线植入与普通起搏器一致，所以下文主要介绍左心室电极导线的植入过程。

1. 冠状静脉窦插管　手术一般从左侧进行，选择左锁骨下 / 腋静脉穿刺或分离头静脉送入导引钢丝，然后将特殊设计的冠状静脉窦长鞘，送入冠状静脉窦。送冠状静脉窦长鞘时，可用标测用的 10 极冠状静脉窦作为导引先送入冠状静脉窦，然后将冠状静脉窦长鞘推送入冠状静脉窦。

2. 逆行冠状静脉窦造影　在植入冠状静脉窦电极导线前，首先应进行逆行冠状静脉窦造影，了解冠状静脉窦及其分支血管的走行（图 29-2）。当长静脉鞘沿冠状静脉窦电极导管送至冠状静脉窦内后，将带球囊的造影导管沿静脉鞘送入冠状静脉窦，并保留。将球囊充盈后，经造影导管打入对比剂，进行冠状静脉窦逆行造影，显示冠状静脉窦及其分支血管的分布。冠状静脉窦的主要属支包括心大静脉、心中静脉、心小静脉、左室侧静脉、左室侧后静脉、左室后静脉和左房斜静脉等。冠状静脉分支个体间存在较大变异，但几乎所有患者在心中静脉和心大静脉之间的左室壁上都存在至少一条明显的静脉,可作为左心室电极的植入部位。

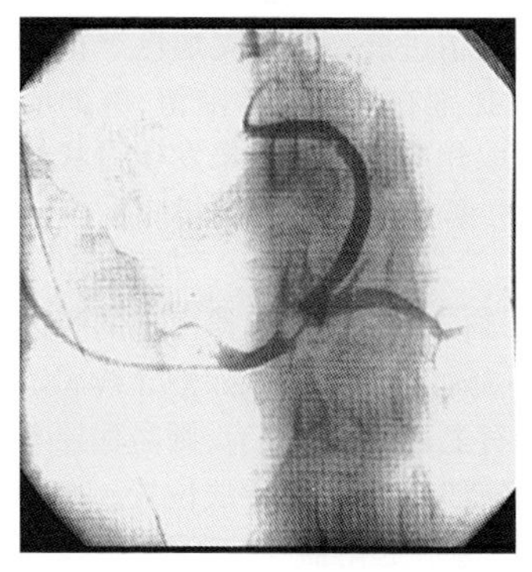
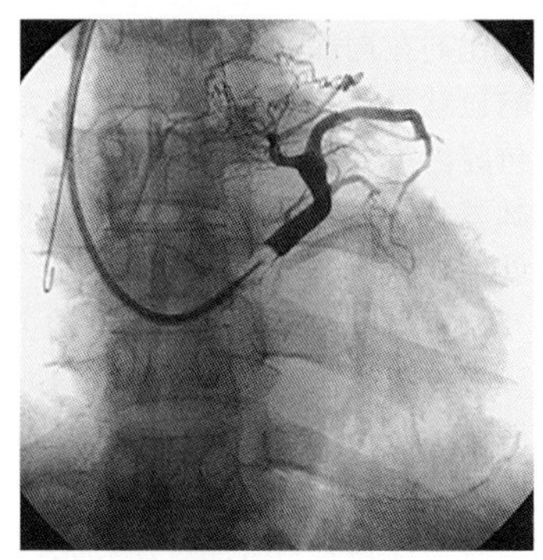

图 29-2　冠状静脉窦逆行造影显示不同的分支血管

3. 冠状静脉窦电极导线植入　冠状静脉窦逆行造影完毕后,撤出造影导管,再沿静脉鞘将电极导线送入心脏静脉分支,最好选择左室侧或后分支,也可选择其他分支血管。

4. 心室起搏阈值测试　当冠状静脉窦电极导线植入静脉分支后,进行左心室起搏阈值测试,并记录左心室电图及体表心电图。因为是心外膜起搏,所以左心室起搏阈值会相对较高。测试满意后,将电极导线与起搏装置连接,然后埋在患者左胸前皮下囊袋内。

四、左心室电极导线相关的主要并发症

1. 左心室起搏导线植入未成功　左心室导线的植入是 CRT 的关键环节,然而,由于 CRT 患者心腔显著扩张,解剖位置改变,使得冠状窦口定位困难并大大增加了冠状静脉窦插管难度。插管成功后,需要逆行冠状静脉窦造影,选择适宜的左心室导线起搏位点。目前认为,最佳的起搏位点通常是在左室侧静脉或者侧后静脉,然而冠状静脉解剖变异大,可能没有适宜角度、适宜管径的静脉可供选择。此外,导线植入过程中可因静脉壁薄弱、弯曲、钙化狭窄等增加操作难度甚至植入失败。目前报道的左心室导线植入失败率波动在 5%~13%。

2. 冠状静脉窦夹层、穿孔　植入 CRT 患者的心脏已显著扩张,往往伴随冠状静脉窦扩张和变形,窦口解剖定位改变,导致冠状静脉口定位和插管困难。此外,静脉壁菲薄无弹性、左心室导

线旋转角度和张力增大、导线设计不理想(质地偏硬、弯曲度大)等因素都会增加操作难度,导致冠状静脉窦夹层的发生甚至静脉穿孔。文献报道,夹层发生率为2%~4%。一般夹层仅表现为对比剂在局部潴留,只需密切观察病情进展。如果夹层已严重影响冠状静脉窦血液回流,表现为对比剂在局部严重潴留,并向心包腔内弥散,应及时终止手术并采取相应措施。如果发生冠状静脉窦破裂,则需要立即终止手术,根据具体情况作出相应的临床处理。

3. 膈肌刺激　膈肌刺激的主要临床表现为随起搏出现的呃逆或腹肌抽动,其发生率波动在1.6%~3%。术中起搏/除颤导线固定后,应行高电压刺激试验,观察是否有上述现象。如有,则需程控不同的左室输出向量以及输出电压,必要时及时调整导线位置。如果术后出现膈肌刺激,应行胸部X线检查和起搏器程控,了解导线位置是否有异常。如果发生了导线移位,则调整导线位置;如未移位,则通过降低输出电压或程控起搏极性的方法解决。目前,四极电极导线的应用已显著降低了膈肌刺激的发生率。

4. 左心室电极导线脱位　左心室导线脱位是术后早期常见的并发症之一,发生率为1.7%~13.6%。随着起搏工程技术的不断进展,导线的结构和功能不断改进,导线脱位率明显下降。然而,导线植入位置不当,固定不牢、肌小梁平滑、手术后过早下地活动、导线柔韧性差、心脏收缩对导线的切应力等因素都可导致导线脱位。术后需要关注心电图变化,一旦起搏心电图发生改变,需要进行X线和起搏器检查,明确是否有完全脱位或微脱位并发症的发生。完全脱位者只能进行手术,方可复位导线。微脱位可通过调整起搏输出的方法解决,然而,CRT要求100%心室起搏才能发挥疗效,而且左心室起搏是心外膜起搏,过高的起搏输出耗电量大,对起搏器电池的要求较高。

五、心脏再同步化治疗术后程控和随访

(一)程控

CRT成功植入是治疗的开始,后续还需安全、规范的程控。虽然相对于普通起搏器,CRT程控复杂、耗时、难度大,但对发挥CRT疗效十分重要。CRT程控目的包括:①了解CRT工作情况:进行起搏、感知、阻抗以及电池状态的测试,保证CRT正常工作;②优化CRT参数:确保双心室起搏(或左心室起搏)比例在98%以上,达到心脏再同步化的目的;③及时识别和处理CRT故障;④通过回顾CRT的诊断信息,了解患者心律失常及心功能情况。有鉴于此,临

床医师必须掌握该项技术。

除了与普通起搏器一致的常规起搏参数程控外,CRT 更重要的是左心室相关参数的程控。例如:起搏方式通常选择双心室起搏,部分装置可选择单纯左心室起搏或多位点起搏;心室的感知极性大多采用单独右心室感知,部分厂家可提供额外的左心室感知;左心室起搏极性更为复杂,根据左心室导线的不同,如双极导线或四极导线,起搏向量可从几种至十几种不等。设置时,要基于优化起搏输出、提升 CRT 疗效、最大限度地减少膈神经刺激并发症等原则出发。

1. 高比例左心室起搏　研究显示,左心室起搏比例>98% 者 CRT 疗效最佳。若左心室起搏比例低,需考虑左心室失夺获、自身房室传导、合并窦性心动过速或心房颤动导致自身心室率过快、频发室性期前收缩、不适当的自动模式转换等原因。鉴于此,可针对性的优化参数,如打开左心室自动阈值管理、负性 A-V 间期滞后、设置恰当的上限跟踪频率、打开心室感知反应、优化自动模式转换设置等。

2. 左心室输出的设置和优化　左心室起搏向量的选择,应综合数项指标,尽可能实现:低起搏阈值、无或高阈值的膈肌刺激、优选基底部、避开瘢痕心肌、获得尽可能窄的起搏 QRS 波和起搏左心室最晚激动位点(长的 QLV,即 Q 波起始到左心室导线感知波最高峰的时间间距,或 RV-LV delay,即右心室 - 左心室传导时间)等。随着四极电极导线和多位点起搏的推广应用,程控难度较前加大。四极电极导线可提供十余种起搏向量,可以获得低起搏阈值,同时避免膈神经刺激、降低导线脱位率,并实现植入心尖起搏基底。若具备多位点起搏功能,目前推荐选择解剖距离最远的两个位点,以期获得更佳的再同步疗效。设置左心室输出时,需综合考量起搏阈值、膈肌刺激和脉冲发生器使用寿命等因素。

3. A-V/V-V 间期的优化　目前不推荐对所有 CRT 患者进行常规超声指导下的参数优化。然而,对于部分患者,尤其 CRT 无反应者、非左束支传导阻滞植入 CRT 的人群、CRT 植入后仍存在严重二尖瓣反流者等,参数优化还是有意义的。目前,A-V/V-V 间期优化方法主要包括经验性设置、基于 QRS 时限、超声指导和自动算法优化。超声指导的参数优化包括用于优化 A-V 间期的 Ritter 法、优化二尖瓣血流频谱法、主动脉前向血流速度时间积分法等;V-V 间期优化包括主动脉前向血流速度时间积分以及心脏运动不同步性指标的改善等。近年来,基于腔内图的自动化优化算法已经普及,如 AdaptivCRT、QuickOpt/SyncAV、SmartDelay 算法等。目前推荐应常规开启自动优化算法功能。

(二) 随访

随访是 CRT 过程中重要和不可缺少的环节之一。所有接受 CRT 的患者都应进行定期、细致的随访,使 CRT 安全、有效且最大限度地发挥疗效。随访目的主要包括:①评价 CRT 疗效;②监测和优化 CRT 的功能;③及时识别和处理 CRT 相关并发症以及 CRT 无反应;④合理调整药物治疗方案;⑤跟踪和指导患者,解答疑问,并对患者和家属进行相关教育。

随访方式包括诊室随访和 / 或远程随访。随访频次分为患者出院前诊室或床旁随访、植入后 1~3 个月的早期随访、以后每 3~12 个月应进行一次的中期随访,以及当 CRT 接近择期更换指征时每次间隔 1~3 个月的晚期随访。期间,若怀疑导线或 CRT 功能障碍者,应提高随访频度。需要强调的是,即使有远程随访功能,仍推荐每年至少进行一次诊室随访。

随访内容主要涉及:①评估 CRT 疗效;②识别 CRT 无反应的原因,并优化 CRT 功能;③优化及标准化抗心衰药物治疗;④识别和处理 CRT 故障,包括左心室电极导线相关的脱位、微脱位、慢性阈值增高、膈神经刺激等。通过症状、程控测试、X 线检查等手段,及时诊断;通过程控调整左心室起搏极性、输出电压脉宽的方法多可解决,必要时需调整或新植入左心室电极导线。

总之,CRT 是心力衰竭的有效治疗手段,不但可以改善心衰症状,还可降低住院率以及死亡率。相信随着研究的不断深入,起搏技术的不断改进,器械治疗将会越来越广泛地应用于临床,给心力衰竭患者带来希望。需要提出的是,CRT 不能完全取代抗心力衰竭药物治疗,完善的药物治疗是 CRT 发挥疗效的首要条件之一。目前的研究热点——希浦系起搏(包括希氏束起搏、左束支区域起搏),因其能够纠正病变部位发生的传导延缓,恢复正常的心脏电传导,故有望成为传统 CRT 的备选,成为心脏再同步化治疗的补充方式,但其疗效和安全性仍需进一步开展大规模临床研究。

(华　伟)

第 30 章　左心辅助装置

心力衰竭(heart failure,HF)简称心衰,亦称为心功能不全(cardiac insufficiency),是指在有适量静脉回流的情况下,由于心脏收缩和 /

或舒张功能障碍,心排血量不足以维持正常组织代谢需要的一种病理生理综合征。临床上以心排血量不足、组织灌注减少以及肺循环或体循环静脉系统淤血为特征。心力衰竭常是各种心脏病的严重阶段和最终结局。心衰是一个重要的社会负担,不仅增加社会医疗开支,降低人们的生活质量,甚至导致早死。

资料表明,目前全球大约有 2 000 万例心衰患者,随着寿命的延长,患者人数也在逐年增加。2000 年,中国心血管健康多中心合作研究组的研究结果显示,我国成年人心衰的患病率为 0.19%,其中男性为 0.17%,女性为 1.10%,我国心衰的患病率低于西方国家。但是,按这个患病率计算,我国目前 35~74 岁成年人中仍约有 400 万例心衰患者。

目前心衰的治疗方法主要有药物治疗、外科手术、机械辅助循环(mechanical circulation support,MCS)、心脏移植、细胞移植,其中药物治疗占绝大部分,外科手术作用有限,心脏移植由于受供心和费用的影响,使治疗得不到广泛应用。近年来,机械辅助循环发展很快,在临床治疗方面显示出其独特的优势,有望在不久的将来越来越多地应用于临床,成为药物治疗和心脏移植治疗手段的有效补充。机械辅助循环是指用人工制造的机械装置,部分或完全替代心脏的泵血功能,保证全身组织、器官的血液供应,其中最主要的组成部分是血泵。辅助装置的应用范围也发生了变化,作为心脏移植前的过渡及永久辅助循环支持使用,不断得到应用。

1984 年,第一个经美国食品药品监督管理局(FDA)批准的 Novacor LVAD 应用于临床。1994 年,美国 FDA 批准将 LVAD 作为心脏移植前的过渡治疗使用。2001 年,REMATCH(Randomized Evaluation of Mechanical Assistance for the Treatment of Congestive Heart Failure)临床试验表明,相对于药物治疗,对于不适合心脏移植的终末期心脏患者,可以应用左心辅助装置进行永久辅助治疗。2017 年国际机械辅助循环协会 INTERMACS 注册登记(Interagency Registry for Mechanically Assisted Circulatory Support)的统计资料表明,2006—2016 年底机械循环装置的使用例数逐年增多,已经超过 22 866 例,其中绝大多数为左心室机械辅助装置(18 987 例)。近年来几乎全部为连续血流泵,搏动泵已经在绝大多数心脏中心停用。

机械辅助循环血泵的分类有多种方法,如根据辅助用的血泵是否可植入体内可分为植入装置、非植入装置,根据辅助的部位不同分为左心辅助、右心辅助、全心辅助。临床上,主要是左心衰竭的患者,所以左心辅助循环的研究最多。

一、左心辅助装置(LVAD)植入的适应证

临床普遍接受的患者临床及血流动力学标准:心指数<1.5L/(min·m^2)(药物无效或主动脉内球囊反搏后),动脉血压<80mmHg(或平均动脉压<65mmHg),肺毛细血管楔压>20mmHg,尿量<20ml/h(成人,利尿药应用后),体血管阻力>210kPa·s/L(2 100dyn·s/cm^5)。药物治疗无效,但有许多因素影响预后,例如右心室功能、瓣膜情况、冠状动脉状况、心律失常、感染、神经系统情况、肝肾功能、有无合并心外因素(如糖尿病等)、患者的体表面积、选择的辅助装置等。必须从患者角度及植入后的危险性两个方面共同评价,作出判断,减少并发症和病死率。

研究表明,早期用辅助循环比主动脉内球囊反搏(IABP)更有利于患者心功能的恢复。在临床应用中,如何选择合适病例以及直接应用辅助循环而不是应用IABP后,从而避免心功能进一步恶化,是临床医生需要解决的问题。Rao等研究表明,找出围手术期的危险因素,用危险积分判断植入后的危险性有非常重要的意义。积分>5分的预期术后病死率为46%;积分≤5分的患者,术后病死率为12%(表30-1)。

表30-1　围手术期危险因素评分

危险因素	相对危险度	积分
人工呼吸	5.3	4
心脏手术术后	3.3	2
以前有过循环支持	3.3	2
中心静脉压>16mmHg	2.1	1
凝血酶原时间>16s	2.1	1

二、左心辅助装置的种类

【血泵的类型】

根据血泵的技术发展时间可以分为三代,目前常用的辅助循环装置见表30-2。

表 30-2　常见的血泵(根据技术发展时间分类)

血泵	生产商
第一代	
HeartMate IP,VE,XVE	Thoratec 公司(美国)
Novacor	World Heart 公司(美国)
Excor	Berlin Heart 公司(德国)
Intracorporeal VAD(IVAD)	Thoratec 公司(美国)
Paracorporeal VAD(PVAD)	Thoratec 公司(美国)
BVS 血泵	Abiomed 公司(美国)
第二代	
EVAHEART	Sun Medical Technology Research 公司(日本)
Jarvik 2000	Jarvik Heart 公司(美国)
HeartMate Ⅱ	Thoratec 公司(美国)
MicroMed Debakey VAD	MicroMed 公司(美国)
第三代	
Arrow CorAide	克利夫兰诊所(美国)
Duraheart	Terumo Heart 公司(美国)
HeartMate Ⅲ	Thoratec 公司(美国)
HeartWare	Heart Ware 公司(澳大利亚)
Incore	Berlin Heart(德国)
Levacore	World Heart 公司(美国)
CH-VAD	苏州同心医疗(中国)

第一代血泵主要以搏动泵为主,由于其血栓发生率高,临床上已弃用;第二代血泵以轴流血泵或离心泵为主;第三代血泵主要特点是应用了磁悬浮或磁液悬浮技术。

1. Novacor 血泵　临床应用:是第一个应用于一名患者超过 6 年的机械辅助装置。它在世界将近 100 个医学中心中使用,以耐久性著称。只有 1.4% 患者需要重新更换血泵。1984 年,Novacor 是世界上最早用于心脏移植前过渡的心脏泵。

中国医学科学院阜外医院成功进行此泵的植入 1 例,辅助 17 个月,过渡到心脏移植(图 30-1)。

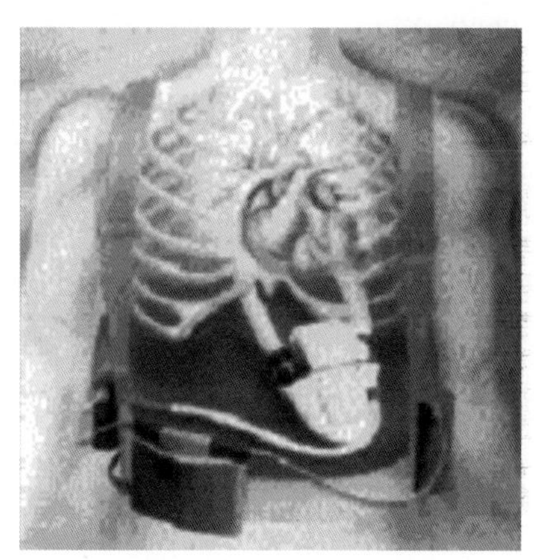

图 30-1 Novacor 血泵

2. Thoratec 血泵 产品主要有 VentedElectric(XVE)和 Implantable Pneumatic(IP)、HeartMate Ⅱ等。

1994 年,HeartMate IP 成为美国 FDA 第一个批准应用于移植前过渡的心室辅助装置。2003 年,HeartMate XVE 被批准应用于永久辅助治疗。

HeartMate Ⅱ为轴流血泵,是替代 HeartMate XVE 的产品,技术较为成熟。其临床应用已超过 20 000 例患者,最长的辅助时间是 8 年,有 100 例患者辅助时间超过 5 年。患者年龄跨度大(10~91 岁)。2003 年开始临床试验,2005 年获得欧洲 CE 认证,2010 年获得美国 FDA 认证,可以进行移植前过渡治疗及永久支持治疗。

3. BVS 5000 血泵 Abiomed Bi-Ventricular Support 5000(BVS 5000)也是一种气动的、产生搏动血流的辅助泵,可以行左心、右心及双心室辅助,适用于短期辅助。一般预计需要循环支持时间超过 7d 时,不宜应用。中国医学科学院阜外医院主要应用此泵进行短期心脏辅助,共用此泵 11 例,效果良好。

4. Jarvik 2000 血泵 Jarvik 2000 血泵为可植入的轴流泵,重约 85g,直径约 2.5cm,转速为 8 000~12 000 转 /min,在 100mmHg 后负荷下可以产生 3~6L/min 的流量。在美国、欧洲及亚洲等地获得医疗认证;作为心脏移植前过渡和永久支持治疗;最长植入时间为 7

年半，使用超过 600 例。2005 年在欧洲取得 CE 认证，用于移植前过渡治疗及永久辅助治疗。目前在美国正在进行永久辅助治疗的临床试验（图 30-2）。

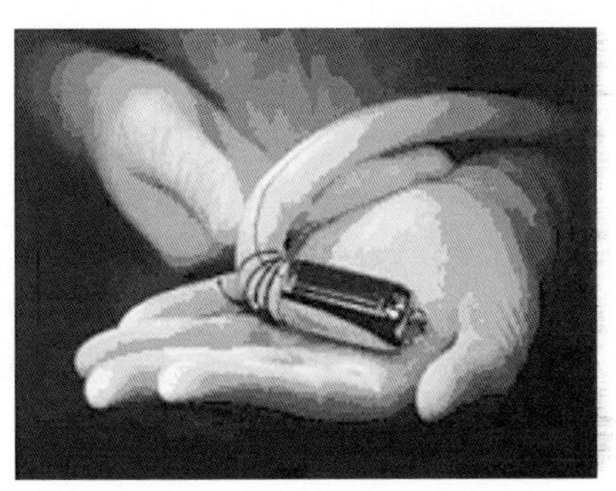

图 30-2　Jarvik 2000 血泵

5. Heart Ware 血泵　Heart Ware 血泵是一种磁液悬浮离心血泵。从左室心尖部插管，仅重 145g，可以提供 10L/min 的流量。可以放置体内，可以进行双心室辅助，为离心泵类型中体积最小的。2012 年美国 FDA 批准其可以进行移植前的过渡治疗使用。2013 年在全美 50 个心脏中心开始进行永久植入的临床试验。目前，其在 37 个国家共 230 个心脏中心使用，包括在美国有 100 个心脏中心使用，共植入数量超过 5 000 例。Heart Ware 血泵可以不用正中开胸而从侧开胸植入。

6. HeartMate Ⅲ　也是一个磁悬浮的离心泵，直径约 55mm，厚度 33mm，约重 260g，可植入胸腔、心尖部插管（图 30-3）。2015 年获得欧洲 CE 认证，用于短期和长期辅助治疗。2017 年获得美国 FDA 批准用于移植前过渡使用，2018 年 10 月批准可以用于永久辅助使用。在与 HeartMate Ⅱ进行对比的临床试验结果中，无论是泵失功的发生率、出血发生率等均明显优于 HeartMate Ⅱ，是临床上用于取代 HeartMate Ⅱ的替代产品。

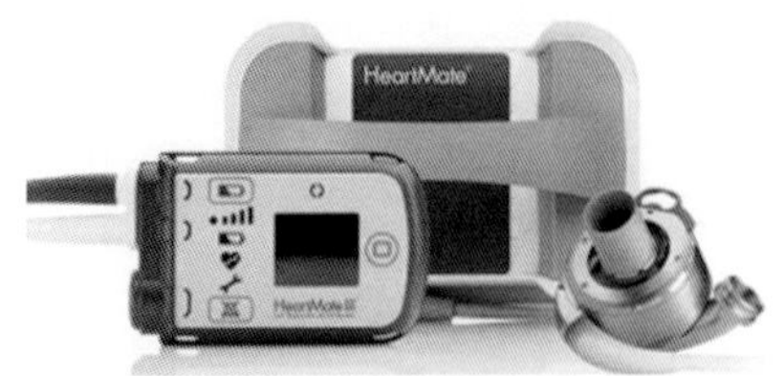

图 30-3　HeartMate Ⅲ

7. CH-VAD　是中国第一个具有完全自主知识产权的心室辅助装置,由中国医学科学院阜外医院联合我国医疗科技公司共同研制(图 30-4)。它是一种可植入式完全磁悬浮离心血泵,重约 204g,泵容积为 58ml,直径约 60cm,电源线直径为 3.7mm。转速为 1 000~4 200 转 /min,可以产生 1~10L/min 的流量。它植入时不需要额外制作囊袋,泵流入管属于一体化,可直接放置在心尖部,流出管人工血管吻合升主动脉。电线缆由左上腹穿出与控制器相连。自中国医学科学院阜外医院胡盛寿院士在 2017 年 6 月应用第 1 例以来,已经累计应用治疗 26 例终末期心力衰竭患者。该组患者 30d 生存率为 100%,1 年生存率为 96%,处于国际先进水平,最长 1 例已经生存近 30 个月。目前正在中国进行临床试验,主要用于移植前过渡治疗及永久辅助治疗。

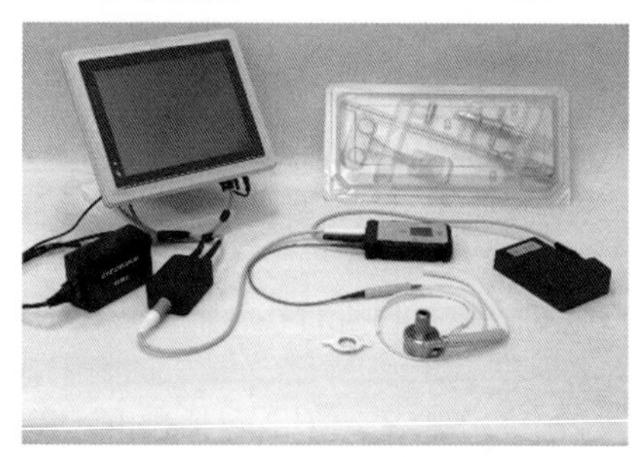

图 30-4　CH-VAD

8. 永仁心　重庆永仁心是 2014 年全套引进的日本心室辅助产品“EVAHEART 植入式左心室辅助系统”(图 30-5)。EVHAERT Ⅰ是一种可植入式离心泵,重约 420g,泵容积为 132ml,直径约 5.8cm,电源线直径为 9.8mm。转速为 800~3 000 转 /min,可以产生 1~20L/min 的流量。尽管是离心泵设计,但可以产生符合生理特征的脉动性血流。它植入时需要在腹膜外和腹直肌鞘下做一个泵等同大小的囊袋,流入管连接左心室,流出管人工血管吻合升主动脉。电线缆由右上腹穿出与控制器相连(图 30-5)。在日本应用超过 400 例,2019 年统计结果,最长植入时间为 11 年。2019 年取得国家药品监督管理局认证,用于移植前过渡治疗及永久辅助治疗。目前在美国正在进行永久辅助治疗的临床试验。

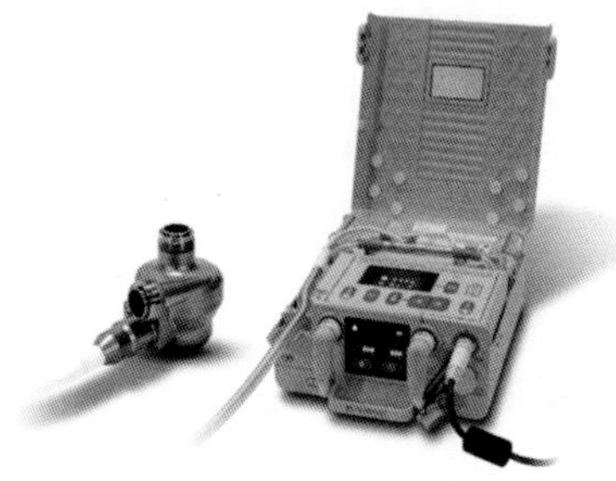

图 30-5　永仁心（EVAHEART）

三、临床应用

【左心辅助应用形式】

1. 作为心脏恢复前的过渡治疗　最早主要用于心源性休克，心脏直视手术后不能脱离人工心肺机的患者或术后发生低心排血量综合征的患者，预计低心排血量综合征是由于心脏本身原因造成的，但在近期内（短期辅助）可以恢复的，用药物治疗或 IABP 无效时应用。对于术后不能脱离体外循环机的患者，应先找出导致低心排征的原因（例如旁路移植术后，用流量计确定桥血管通畅与否；心脏前后负荷情况；合理药物的应用等），再考虑应用辅助治疗。据统计，需要 IABP 辅助的占整个心脏手术患者的 5%，在这部分患者中，大约 1/3 需要辅助循环支持。

2. 作为心脏移植前的过渡治疗　自 20 世纪 80 年代免疫抑制药环孢素应用以来，心脏移植手术广泛开展。据统计，已经有超过 4 000 例患者用辅助循环装置成功进行心脏移植前的循环支持。1994 年，HeartMate IP 是最早被 FDA 批准应用于心脏移植前过渡的辅助装置。在美国，大概有 20% 心脏移植受者在移植前接受过辅助循环支持。

3. 作为永久支持治疗　对于不适合心脏移植的终末期心脏病患者，左心辅助可以作为不适合心脏移植的心衰患者的替代治疗。2003 年 7 月，Heartmate VE 也被美国 FDA 批准应用于临床，使辅助装置的应用更加广泛，但目前的永久支持治疗仅限于不可逆的心衰终末期、不适合心脏移植的患者。

【心室辅助装置的临床应用的技术路线】

心源性休克的病因通常是心肌梗死、术后脱离体外循环机失败、慢性心衰的急性失代偿、急性心肌炎和其他心功能失调如瓣膜病或先天性畸形等。尽管应用了大剂量的正性肌力药物、IABP 辅助等，这类患者的病死率仍很高。对于此类患者，在内科或手术治疗不佳的情况下，可以采取机械辅助治疗，在机械辅助的情况下，过渡到心脏功能恢复，过渡到心脏移植或如果临时不能撤除辅助装置，可以植入长期辅助的装置。临时的心脏辅助装置目的在于迅速恢复稳定的血流动力学，以阻止多脏器功能衰竭的发生、发展。继发于心源性休克和心搏骤停的多器官功能衰竭患者进行植入长期LVAD设备治疗的效果很差（图30-6）。

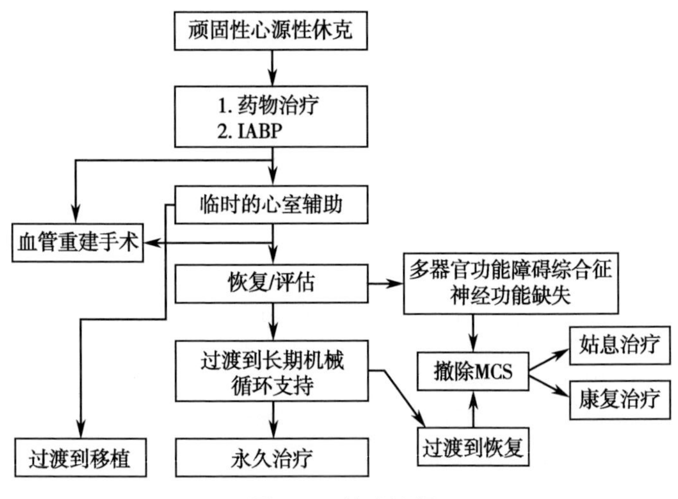

图30-6　治疗流程

四、常见并发症

机械辅助循环作为一种临床治疗方法，正日益发挥着重要作用，但它是一种有创治疗手段，有其局限性。辅助装置植入后并发症有时严重地影响患者的生活质量，甚至生命。患者的情况、手术方式及技术、术后护理、装置的选择等都与术后并发症的发生密不可分。目前认为只有血栓栓塞和装置的耐久性在不同的辅助装置之间是有差别的，其余并发症是辅助装置所共同具有的。术后常见并发症有早期有出血、气栓、右心衰竭，晚期有感染、血栓栓塞、溶血、装置引起的腹部并发症、泵失功。

【出血】

出血是所有机械装置植入常见的并发症，出血严重者可导致死亡；而且多种成分的输血可导致此后心脏移植后的排斥反应增加，影响心脏移植的效果。早期报道,Heart Mate 和 Novacor 因出血而再次手术的发生率为 50%。围手术期出血的原因:手术操作(很重要)、患者的一般情况(长期肝淤血导致的凝血机制障碍等)、植入部位、是否为再次手术、营养状况等;装置的植入可导致纤溶系统激活、血小板的隔离等。

近年来,由于辅助装置的改进、围手术期护理经验的积累,因出血而再手术的发生率有所下降。甚至有报道可以达到 2.5% 左右,而且能够很好地被控制。

【气栓】

气栓是所有装置植入时可能的并发症,但较易避免。心内和装置内未排空的气体很容易导致气栓,术中经食管超声监测心内情况,充分排空升主动脉和流出管的气体对预防气栓很有必要。泵应在左心室气体排空之后再运行,否则泵内的负压将左心室内的气体泵入循环系统,产生气栓。在带辅助装置开胸止血的患者,应先运行体外循环机再停辅助泵,否则会导致不良后果。

【右心衰竭】

右心衰竭是影响术后生存率的一个重要因素。左心辅助植入后,右心室应该有足够的射血分数,以保证肺循环有足够的血液供应去供给辅助泵的输出,低的右心射血分数不但满足不了机体的需要,而且可以导致静脉系统淤血,引起肝功能损伤、多器官功能衰竭等,后果严重。

术后治疗很重要,主要有三点:避免出血、右心室前负荷要适当、降低右心室后负荷。

【感染】

感染也是术后生活质量和远期生存率的一个重要影响因素。在 REMATCH 试验中,感染的发生率为 41%,经皮穿出处和袋囊处的感染发生率为 28%。

对于装置植入的感染问题,临床方面有三个环节需注意:①术前各种有可能引起感染因素的去除(例如营养不良、各种动静脉插管、免疫移植药物等);②手术的无菌操作及手术技巧很重要;③术后护理也是关键。有几个方面将来可能成为预防和治疗感染的研究点,包括细菌附着于装置表面的机制、慢性心衰对免疫功能的影响、细菌耐药性的机制、泵及管道表面的生物涂层及技术改进(例如用 TET 技术和体积小的轴流泵减少感染等)。

【血栓栓塞】

血栓栓塞发生率为 2.7%~35%,差别很大。在大多数情况下,认为栓子的产生主要来自泵本身。栓塞也是引起术后死亡的一个重要原因。William 研究发现,装置植入后,血小板增多,纤溶系统增强,凝血系统也增强;两个系统的不平衡,就有可能导致出血或血栓形成。

血栓的发生率受各种因素影响(例如患者的情况、泵的类型、抗凝情况及术后的用药情况、研究者的识别能力等),要减少发生率必须综合考虑。

【泵失功】

泵失功是导致不能长期植入的一个限制因素。在 REMATCH 试验中,死亡者中 17% 由泵失功引起,在植入后 24 个月时,泵失功占 35%,有 10 例患者更换了泵。

泵损坏的部位主要有:入口处的瓣膜、电机、管道、轴承的磨损等。新一代的泵失功发生率更低。辅助装置的机械故障一旦发生,须及时更换。

(孙寒松 张 岩)

第 31 章 晚期心力衰竭的肾替代治疗

晚期心力衰竭(心衰)患者常因心功能失代偿需要反复住院治疗,社会和经济负担巨大,已成为最严重的全球性健康问题之一。容量负荷过重和肺淤血症状是绝大多数急性失代偿性心衰患者住院的主要原因。液体潴留的症状和体征,如呼吸困难、疲乏、消化道症状、外周或肺水肿、体重增加等促使患者住院治疗。充分缓解患者的水钠潴留是减轻症状、降低再住院率、提高生活质量的重要措施;同时达到干体重也是神经内分泌激素拮抗剂发挥正常疗效的基础。治疗原则是清除血管内和血管外组织间隙过剩的体液,同时不进一步激活神经内分泌系统。现行的处理指南推荐利尿药为一线治疗,利尿治疗能够部分缓解淤血症状,但常不能充分纠正液体潴留,约一半患者出院时仍有淤血表现,这是导致因症状复发反复住院的重要原因,3 个月再住院率高达 24%~31%。体外超滤能够根据患者液体潴留程度,可控地清除过剩的体液,是纠正水钠潴留的有效方法。特别是近 10 年来心衰超滤技术的进步,为临床提供了更好的治疗工具,初步显示了很有希望的临床前景,已成为心衰利尿治疗的重要补充或替代。

一、心衰患者中的心肾综合征及利尿药抵抗

2010 年改善全球肾脏病预后（KDIGO）和急性透析质量指导组（ADQI）发表专家共识，明确将心肾综合征（cardiorenal syndrome，CRS）定义为心脏和肾脏其中一个器官的急性或慢性功能障碍可能导致另一器官的急性或慢性功能损害的临床综合征。通常，心肾综合征是从低心排血量综合征这个血流动力学角度来解释，而事实上，心肾之间更复杂的双向因果关系涉及生理、生化、结构和神经内分泌等一系列系统的异常。

CRS 分为 5 个亚型。Ⅰ型指急性心功能不全，如急性失代偿性心衰（acute decompensated heart failure，ADHF）导致的急性肾损伤（acute kidney injury，AKI）；Ⅱ型为慢性心功能不全导致的慢性肾功能不全；Ⅲ型指急性肾功能恶化导致的急性心功能不全；Ⅳ型为慢性肾脏病导致的心功能不全；Ⅴ型指全身系统性疾病（如败血症、糖尿病、系统性红斑狼疮、淀粉样变、血管炎等）导致心肾功能同时异常。其中，Ⅰ型、Ⅱ型 CRS 与心衰患者密切相关。Ⅰ型 CRS 中急性心衰或急剧恶化的慢性心衰使心排血量急剧降低引起肾动脉灌注不足，静脉压力增加，肾小球滤过率降低，导致 AKI。左心室收缩功能异常患者更易于发生 AKI。大剂量利尿药、对比剂的使用，或血管紧张素转换酶抑制药降低肾小球滤过率等均可能成为Ⅰ型 CRS 的诱发因素。Ⅱ型 CRS 的特点是慢性心衰使肾功能进行性恶化，从而影响患者预后和延长住院时间。在慢性心衰患者中，Ⅱ型 CRS 发生率约为 25%。即使肾小球滤过率仅轻度下降，也显著增加患者病死率，血管病变的严重性、年龄、高血压、糖尿病和急性冠状动脉综合征是Ⅱ型 CRS 的独立危险因素。利尿药相关性低血容量或药物诱发的低血压等均为肾功能恶化的影响因素。

CRS 的结果之一就是利尿药抵抗。容量管理中利尿药抵抗是较棘手的问题，临床特点为心衰症状缓解不明显，住院心衰恶化率、出院后死亡率和再住院率升高。利尿药抵抗的定义为存在心源性水肿的情况下，大剂量利尿药的利尿作用减弱或消失的临床状态，或尽管利尿药剂量递增仍无法充分控制液体潴留和淤血症状。利尿药抵抗诊断标准尚未统一，通常利尿药抵抗是指每日静脉应用呋塞米 ≥ 80mg 或等同剂量利尿药，尿量<0.5~1.0ml/（kg·h）或满足如下标准：①尽管使用了大剂量利尿药（静脉应用呋塞米 ≥ 80mg/d），仍持续存在淤血；②尿钠量 / 肾小球滤过钠量<0.2%；③每天口服呋塞米 320mg，但 72h 内尿钠排泄量<90mmol。利尿药抵抗出现如下情况可考虑行血液超滤、血液透析滤过或腹膜透析。心衰容量超负

荷且常规利尿药治疗效果不佳时推荐血液超滤治疗，如合并急性肾损伤或严重肾功能不全，选择血液透析滤过等肾脏替代治疗。慢性心衰患者长期利尿药抵抗或合并慢性肾功能不全可行腹膜透析。

二、肾替代指征

高容量负荷如肺水肿或严重外周水肿，且存在利尿药抵抗的患者可考虑超滤治疗。难治性容量负荷过重合并以下情况时可考虑肾脏替代治疗：液体复苏后仍然少尿；血钾>6.5mmol/L；pH<7.2；血尿素氮>25mmol/L，血肌酐>300mmol/L。肾脏替代治疗可能造成与体外循环相关的不良反应，如生物不相容、出血、凝血、血管通路相关并发症、感染、机械相关并发症等。应避免造成新的内环境紊乱。

三、肾替代治疗的方法

(一) 超滤

1. 简介　采用血液超滤机械性脱水纠正液体潴留已有40余年历史，其与肾小球滤过原理有一定相似之处，在超滤泵负压吸引下，利用滤器半透膜两侧建立的压力梯度滤出水分及小分子物质，形成超滤液，而血浆蛋白和血细胞不能透过滤膜孔而被留存于血液中。利用超滤原理进行脱水能够有效纠正容量超负荷，缓解水肿和淤血症状，对神经内分泌激素没有明显影响。但是这类设备主要是为清除代谢终产物设计（如肾衰竭），加之血液滤过设备操作技术要求高，涉及大量肾内科知识、技能、经验以及昂贵的人力成本等因素，虽然显示了良好的临床前景，但并没有在心内科临床得到普遍应用。

近年来，用于治疗心衰的超滤设备和技术取得了重大进步。这些新技术包括工作在10~50ml/min的低血流量蠕动泵、膜面积0.1~0.3m^{2}的小滤器、更低的体外循环容量（33~65ml）、经外周浅表静脉建立体外循环等。体外循环的血液流量会增加循环负荷，对于心功能已经丧失储备能力的心衰患者，应避免任何额外增加心脏负荷的因素。血液透析或血液滤过设备的血泵流量多为100~300ml/min，不适合心衰的超滤治疗。研究表明，体外血流量占心排血量的2%以下时，对于循环的不良影响小，可以忽略不计。因此适合心衰超滤治疗的血泵流量要<50ml/min。但是，较低的血流量也带来了更容易发生管路和滤器内凝血的问题。实际上，体外循环内凝血与单位时间内血细胞移动距离（即血液流速）有关，流速越快，越不容易凝血；与单位截面积血流的容积（即流量）关系不大。采用小膜面积滤器(0.1~0.3m^2)，并配合内径更小的体外循环管路，在较低的血泵流量时

能保证较快的血流速度。在适当的抗凝治疗下,能避免低血流量时体外循环的凝血问题。较粗大的浅表静脉(如肘正中静脉、头静脉等)能满足 30ml/min 的血流量,为经过浅表静脉建立体外循环提供了可能。这些进步从技术上保障了超滤治疗安全,专门针对心衰的病理生理,纠正液体潴留,不需要置换液和透析液,不用频繁监测电解质和血气分析,大大简化了操作流程,适宜在普通病房由心内科完成治疗,降低了人力成本,是纠正容量负荷很具特色的治疗工具。体外超滤采用的是对流机制实现溶剂和溶质同步转移,心衰专用超滤设备主要用于脱水和清除小分子溶质,不能有效地清除代谢终产物(如肌酐),也不能像血液滤过设备那样纠正严重电解质紊乱(如高血钾)。

2. 适应证

(1) 心衰伴有利尿药抵抗的患者,或利尿药缓解淤血症状效果达不到临床满意者。

(2) 心衰伴有明显的体液潴留表现,即有下肢或身体下垂部位的指凹性水肿,同时具备如下 2 项或以上者:①劳力性呼吸困难,阵发性夜间呼吸困难或端坐呼吸;②肺部湿啰音;③淤血性肝大或腹水;④颈静脉怒张 >10cm;⑤胸部 X 线片有肺淤血、肺水肿或胸腔积液。

(3) 因近期明显的液体负荷增加,导致心衰症状加重的患者。

3. 禁忌证

(1) 收缩压 ≤ 90mmHg,且末梢循环不良者。

(2) 肝素抗凝禁忌证。

(3) 严重二尖瓣或主动脉瓣狭窄。

(4) 急性右室心肌梗死。

(5) 需要透析或血液滤过治疗者。

(6) 全身性感染,有发热、全身中毒症状、白细胞升高等表现。

4. 开始超滤的时机　ACC/AHA 指南不强调利尿药抵抗,有明显的体液潴留即是超滤的指征。对利尿药抵抗或药物治疗无效者,中国和 ACC/AHA 的推荐一致。对于何时开始超滤治疗(治疗时机),近年来的研究倾向于早期使用,不必等到尝试利尿药治疗无效后才应用。特别是左心衰竭呼吸困难症状严重的患者,超滤能定时定量地清除过剩的体液,比利尿药更可靠,能快速改善症状,为救治赢得时间。一旦病情进展到药物治疗无效的顽固性心衰阶段或严重的心肾综合征,将超滤作为一种"挽救性"的治疗措施,患者难以获益。

5. 实施规范

(1) 开始超滤治疗前,应明确心衰的诊断,评估患者液体负荷状态，确定超滤治疗的适应证和禁忌证。获取患者体重和治疗前的实验室检查资料，如血常规、凝血指标、电解质、肾功能等。向患者或家属解释治疗过程，患者可以在病床上活动，保持舒适体位。

(2) 血压、心率、呼吸和经皮血氧饱和度监测，必要时检测中心静脉压（CVP）。

(3) 选 8F 或更大的双腔中心静脉导管，做股静脉或颈内静脉穿刺置管。标称主腔和副腔流量不低于 90ml/min。外周静脉条件良好者，也可以采用 16G 或 18G 静脉留置针，经头静脉、肘正中静脉等浅表静脉建立体外循环。同时建立静脉输液 / 药物通道。

(4) 体外循环管路和滤器，用 500ml 生理盐水 +5 000U 普通肝素进行预冲，充分排出气体和浸泡滤器，避免空气残留，以延长滤器使用寿命。预冲时间不少于 30min。

(5) 抗凝治疗：连接患者和血液进入管路前启动抗凝治疗，可采用普通肝素或低分子量肝素抗凝。普通肝素负荷量为 1 500~3 000U，初始维持量 500U/h，保持活化部分凝血活酶时间（APTT）在正常值的 1.5~2.5 倍或 65~85s，或激活全血凝固时间（ACT）180~220s。每 4~6h 测定 APTT，据此调整肝素剂量。也可采用低分子量肝素抗凝，首剂量 75~100U/kg 于治疗前 30min 静脉（不要皮下）给药，每 6~8h 追加首剂的半量，不必检测 APTT。年龄>70 岁或血肌酐升高者应适当减量。

(6) 初始血泵流量 30ml/min，根据压力判断静脉导管是否能够满足流量要求，并相应增减速度。初始超滤速度为 200ml/min，根据病情、患者反应、液体负荷状态和脱水计划做后续调整。

(7) 治疗期间，血流动力学应保持稳定。在治疗的第一个小时内，每 15min 检测血压和心率，之后每小时一次。每 4h 测量体温。如血压持续下降（收缩压<90mmHg）、心率增快，应降低超滤速度，必要时药物干预。仍不能维持血压时，暂停或中止超滤治疗。

(8) 定时观察、记录和评估呼吸困难、肺部啰音、水肿程度等指标的变化，判定淤血症状和体征的缓解程度和治疗终点，达到治疗终点后停止治疗。用尽可能少的生理盐水完成体外循环管路回血，心衰超滤专用管路加滤器总容积为 65ml，通常 100ml 生理盐水就能完成回血。

(9) 记录每小时尿量。

(10) 密切注意穿刺点、皮肤黏膜、消化道等部位的出血情况。

(11) 在治疗观察表上按时间顺序记录呼吸困难等主要症状、生命体征、超滤量、液体出入量、压力参数、血泵和超滤速度等。

(12) 超滤治疗结束后或治疗过程中每 24h 复查血常规、电解质和肾功能等必要的实验室检查。

6. 注意事项

(1)低钠血症：低钠血症是晚期心衰患者常见的电解质紊乱，超滤治疗本身不能纠正低钠血症。在超滤治疗降低容量负荷的同时，根据临床需要经肠道或静脉补充氯化钠，是纠正低钠血症的选项之一。有超滤脱水的保障，消除了临床上补充钠引起液体负荷增加的顾虑。

(2)低蛋白血症：对于合并低蛋白血症的患者，血浆胶体渗透压降低会增加超滤时发生低血压的风险。超滤直接从血浆中清除体液，作为代偿机制，组织间隙的液体同步向血管内移动，这个回流速度称为血浆再充盈率(plasma refill rate，PRR)，通常成年人的 PRR 在 500ml/h 以上。促使液体从组织间隙流向血管内的主要动力是血浆胶体渗透压，治疗期间超滤速度和 PRR 的动态平衡决定了血浆容量的变化。对于低蛋白血症患者，在超滤治疗过程中，补充白蛋白能提高 PRR，促进血管外液体向血管内回流，有助于防止发生低血容量。

(3)低血压：伴低血压状态的患者，如收缩压 ≤ 90mmHg，且末梢循环良好，四肢温暖，没有末梢循环不良的表现，并对血管活性药(如多巴胺)反应敏感者，应在密切观察血压和心率下进行超滤治疗，超滤速度控制在 200ml/h 以内。

(4)超滤期间利尿药的使用：超滤治疗期间不提倡同时使用利尿药，超滤结束后根据临床情况选择利尿药种类和剂量。利尿药抵抗或利尿效果差的患者，在超滤治疗期间患者可能恢复对利尿药的敏感性，如果此时仍在使用较大剂量的利尿药，尿量会骤然增多，造成液体出量的不可预测性，增加低血钾等电解质紊乱的风险。

(5)血管内、组织间隙及细胞内水的清除：晚期心衰患者的超滤治疗实际上是在相对短的时间内清除由于心功能不全长期积攒在血管内、组织间隙以及细胞内的多余液体，缓解患者液体潴留造成的临床症状，属于缓解晚期心衰患者水钠潴留的短时间内治标治疗，之后因心衰持续存在液体再次出现潴留时可再次进行超滤以缓解症状。这涉及血管内液体、组织间隙内液体及细胞内液体三个部分。人体 2/3 的液体位于细胞内，1/3 位于细胞外，细胞外液体中 2/3 存在于间隙中，1/3 构成了血管内的血容量。因此血管内容量不能反映全身容量，尤其是在心衰状态下。心衰患者激活肾素 - 血管紧张素 - 醛固酮系统，增加血管紧张素Ⅱ的水平，激活交感肾上腺轴增加血清游离皮质醇，造成水钠潴留。对于时间较长、反复心衰较重的患者，这种水钠潴留不仅发生在第三间隙中，而是更多地存在于细胞内,造成细胞内水肿。因此在超滤的过程中首先要在不影响血流动力学的情况下缓慢移除血管内及第三间隙中多余的水分,其次还要考虑到细胞内水肿的清除。血浆晶体渗透压是维持细胞内外水平衡重要的决定因素,其中钠离子又是决定血浆晶体渗透压的要素,在超滤期间维持血钠水平在正常高限有利于缓解细胞内水肿,对于低钠血症患者,可以在超滤的过程中在严密监测血钠的情况下考虑适当给予高钠治疗,造成血管内及组织间隙内高钠状态,以提高血浆及组织间隙晶体渗透压,缓解长期慢性心衰造成的细胞内水肿。血管内液体可以在最短的时间内由超滤去除,组织间隙液体需进入血管内才能去除,而细胞内液体需要与组织间隙液体交换后再进一步与血管内液体交换后才能被超滤去除,因此该过程比较缓慢,可在进行超滤治疗的早期给予高钠治疗,在治疗结束时由于钠离子进入细胞内、细胞内水进入血管内使血钠水平回归正常。补钠期间应注意补钠速度,加强检测血钠浓度,避免发生血钠快速升高及高钠血症。

7. 终点 超滤的治疗目标是纠正容量超负荷,达到体液容量正常,淤血症状和体征的缓解尽可能达到临床满意。何时中止治疗,即超滤终点的确定要综合淤血症状和水肿的缓解程度、超滤总量、CVP、血细胞比容等指标判断。随着累计超滤量的增加,呼吸困难等症状将逐渐缓解、肺部啰音减少、水肿减轻、体重下降。通常开始治疗时血泵流量设为20~30ml/min,超滤速度设为200~300ml/h,根据患者的治疗反应、血压、心率等,相应地调整超滤速度,直至淤血症状充分缓解或达到临床满意。以呼吸困难为主要表现的左心衰患者,24h超滤总量不宜超过3 000ml;以体循环淤血、外周水肿表现为主的右心衰,除非有严重组织水肿,24h内超滤总量不宜超过5 000ml。

如治疗期间血压进行性下降,收缩压低于90mmHg,伴心率加快,可能意味着低血容量,应降低超滤速度,必要时暂停或中止治疗。低蛋白血症患者更容易发生低血容量。

CVP是前负荷状态的客观指标之一,随着超滤量增加,CVP会逐渐下降至接近正常水平,有助于判断超滤终点。缓慢连续超滤多不致影响血细胞比容,一旦开始升高,提示血液开始浓缩,应停止超滤。床旁肺部超声检查测定肺含水量,能反映肺水肿程度,是判断减容治疗效果的重要研究方向。

(二)连续肾脏替代治疗

体外超滤治疗与血液透析或血液滤过不同,不能有效清除代谢终产物,对于血肌酐水平明显升高等有透析指征者,应使用连续性肾脏替代治疗(continuous renal replacement therapy,CRRT)。

1. 适应证

(1)容量超负荷,尿量<0.5ml/(kg·h)连续 6h,伴或不伴利尿药抵抗。

(2)严重代谢性酸中毒,pH 持续<7.2,剩余碱<-8mmol/L。

(3)血清肌酐值处于 KDIGO 2 级(血清肌酐值较基线水平增加 2~2.9 倍)。

(4)血钾>6.0mmol/L 且对胰岛素和利尿治疗不敏感。

(5)低心排血量导致肾功能不全利尿药抵抗。

2. 治疗时机选择 晚期心衰患者肾脏替代治疗时机的选择应充分评估患者内环境状态,综合分析血清电解质(高钾血症及严重的电解质紊乱)、酸碱平衡、渗透压、液体容量及心脏功能和代谢产物水平等,做到个体化治疗。不必满足所有条件才启动 CRRT,而是分析患者迫切需要解决的问题,选择恰当时机开始 CRRT。

3. 实施规范

(1)血管通路的选择:颈内静脉、锁骨下静脉及股静脉均可作为 CRRT 通路备选静脉。重症心衰患者多有颈内静脉中心静脉导管、肺动脉漂浮导管,以监测中心静脉压、肺动脉压,测量心排血量、输注血管活性药物及输液治疗。为了避免血液中血管活性药物水平不稳定,甚至达不到治疗剂量,尽量避免选择颈内静脉作为 CRRT 通路;同时,重症心衰患者血流动力学不稳定,需预留出体外膜肺氧合(ECMO)导管施工区域。血滤中心静脉留置导管的直径较粗,锁骨下静脉穿刺并发症处理相对困难,不首选锁骨下静脉作为 CRRT 通路。多以股静脉作为目标静脉。股静脉可为重症心衰患者 CRRT 通路的首选静脉,右侧颈内静脉为次选静脉。并且建议使用超声引导完成目标静脉穿刺置管操作,以减少穿刺并发症的发生。

(2)治疗模式的选择:采用连续性静脉 - 静脉血液滤过(continuous veno-venous hemofiltration,CVVH)模式较为多见。这种模式可通过对流方式清除体内水溶性代谢产物,同时可进行超滤,清除体内多余水分,维持液体平衡。连续性静脉 - 静脉血液透析滤过(continuous veno-venous hemodia filtration,CVVHDF)模式对于严重酸中毒治疗效果优于 CVVH 模式。这种模式通过对流和弥散方式清除体内代谢产物,同时也可进行超滤作业。随着应用经验的积累和枸橼酸抗凝技术的优化,CVVHDF 的临床应用范围逐渐扩大。CVVHDF 模式的血液流速要比 CVVH 低,对于心衰及血流动力学欠稳定的患者更加安全。

(3)抗凝方式的选择:进行 CRRT 过程中,离体血液会与管道及滤器接触，激发人体凝血系统，因此需要进行抗凝治疗。可采用的抗凝方式有两种：局部抗凝和全身抗凝。

1）局部抗凝：局部抗凝包括枸橼酸抗凝和肝素-鱼精蛋白抗凝。目前临床使用枸橼酸局部抗凝成为主流，后者较少使用。枸橼酸抗凝指血液离体进入管道后与枸橼酸混合，枸橼酸与血液内钙离子螯合而发挥抗凝作用。经过净化的血液返回体内前，补充离子钙，恢复其凝血功能。滤器后游离钙在0.2~0.4mmol/L即可达到良好抗凝效果，体内游离钙离子在1.0~1.2mmol/L即达到了良好的中和效果。枸橼酸抗凝还可以减少肝素诱导血小板减少症的发生。对出血风险较高的患者而言，局部抗凝减少对体内凝血系统扰动，优势较全身抗凝明显。只要没有枸橼酸抗凝禁忌证，如重度肝功能不全、肝性脑病、严重的活动性出血等，枸橼酸局部抗凝都是行CRRT治疗的抗凝首选。

2）全身抗凝：是指静脉或血滤管道内持续泵入肝素、阿加曲班、甲磺酸萘莫司他等抗凝药物，或皮下注射低分子量肝素，实现体内与血滤管道共同抗凝治疗，目前临床应用最多还是肝素全身抗凝。泵入的肝素在体内及血滤管道内部同时存在，以发挥抗凝作用。

(4)治疗剂量的选择：25~35ml/(kg·h)能够在不缩短滤器使用寿命的情况下，在较短的时间内稳定内环境，是较为合适的剂量。如患者同时存在感染因素，应调高剂量，以便持续有效地清除炎症介质。

4. 注意事项

(1)前后稀释的选择：后稀释法可提高CRRT治疗效率。后稀释法可较前稀释法将小分子滤过率提高15%~19%，但后稀释法会增加滤器内血栓形成的风险，缩短滤器使用寿命，影响治疗效果。前稀释法对于有凝血倾向、血细胞比容>40%者更为合适，虽然在一定程度上降低了滤过效率，但其延长滤器使用寿命，降低治疗成本，因此前稀释法对于临床而言更为合适。

(2)抗凝有效性及安全性监测：对于抗凝，既要监测其有效性，又要重视其安全性。采用枸橼酸局部抗凝时，要监测滤器后钙离子浓度，对于肝功能异常者，需要监测天冬氨酸转氨酶(AST)、γ-谷氨酰转肽酶(GGT)和总胆红素(TBIL)水平。选择肝素及低分子量肝素全身抗凝者，需要监测APTT在60~80s。同时监测血小板数量变化，以便及时发现肝素诱导血小板减少。

5. 治疗终点　结合重症心衰患者特点，通过胸部X线片及超声心动图来评估容量，若患者无容量超负荷表现，酸碱平衡稳定，电解质保持在正常水平，血管活性药剂量不大，无严重感染证据，每日尿量>500ml,即可作为终止 CRRT 治疗的指标。

四、联合辅助中的肾脏替代治疗

晚期重症心衰患者多进行机械辅助治疗以过渡到心脏移植或作为终点治疗,如 ECMO 联合 IABP 或左心室辅助治疗。此类患者多合并肾功能不全,在此期间患者因为 AKI 的发生或原有慢性肾功能不全加重均会出现利尿药抵抗、酸碱平衡紊乱、电解质内环境紊乱、代谢产物堆积等现象。在心脏机械辅助同时需要行肾脏替代治疗。此时应选择 CRRT 作为肾脏替代方式,具体内容与上述 CRRT 治疗的原则相同,但有几点需特殊强调。

1. 管路连接方式　ECMO 辅助患者通常选取股动静脉进行,为行 CRRT 而新增血管通路将增加感染、出血等并发症。现代多种 CRRT 机可与 ECMO 管路相连接,减少新增血管通路的相关风险。需注意在 CRRT 动脉端需连接至 ECMO 人工膜肺后方,CRRT 静脉端连接至 ECMO 人工膜肺前方,操作中避免气体进入 ECMO 管路。需更改 CRRT 机动脉端压力报警设置,避免因 ECMO 管路正压造成 CRRT 误报警。当 ECMO 撤机后,可选择右侧颈内静脉作为 CRRT 血管通路。

2. 抗凝　心脏辅助装置多需抗凝,同期行 CRRT 时需根据机械辅助要求适当调整抗凝。建议如无明确禁忌证,可选择枸橼酸局部抗凝,这样既能在机械辅助全身抗凝的情况下保证 CRRT 的正常运转,又能减少因兼顾 CRRT 与机械辅助两者抗凝要求在抗凝调整过程中出现出血及血栓事件的发生。如存在枸橼酸抗凝禁忌证也可选用肝素进行全身抗凝,抗凝过程中首先保证机械辅助循环的抗凝要求。

3. 结束治疗后还血　联合辅助患者心功能通常极差,当因治疗结束或需要更换滤器时应缓慢(通常以 20~50ml/min 的速度)还血,以减少短时间内心脏负荷快速增加,此时因机械辅助仍在运转,抗凝指标通常不会使 CRRT 在缓慢还血过程中发生凝血。

五、心肾联合移植

心脏移植与实体器官移植同期进行已成为多器官衰竭的治疗方式之一。心肾联合移植是晚期心衰伴有肾衰竭患者可选择的治疗方法。美国心肾联合移植的数量从 1987—1996 年的 98 例(占全部原位心脏移植的 0.5%)升至 2007—2016 年的 845 例(占全部原位心脏移植的 4%)。与单纯心脏移植相比,心肾联合移植可以明显改善伴有肾功能不全[eGFR ≤ 20ml/(min·1.73m^2)、在纳入心脏移植等候名单时或纳入后需要依赖肾脏透析的患者]的心脏移植患者术后5年生存率。心肾联合移植患者术前合并症多,多伴有糖尿病、肺动脉高压、透析等问题,且近年来心肾联合移植术前合并高危因素患者较早年增加,但随着免疫抑制药的进展和术后监护能力的改善,心肾联合移植术后患者预后结果仍然很令人满意。关于心肾联合移植的伦理问题还需进一步探讨。

(张海涛 杜 雨)

第32章 心脏移植的适应证与禁忌证

D期心力衰竭(心衰)病死率高,患者生活质量极差,心脏移植成为改善生活质量和延长生存时间的唯一最有效的治疗方法。国际心肺移植协会(International Society of Heart and Lung Transplantation, ISHLT)报告表明,心脏移植术后一半以上的患者生存时间超过11年。随着免疫抑制治疗经验的积累,中国医学科学院阜外医院单中心在2004—2022年共完成1 211例心脏移植,院内存活率为95.7%,术后1年、3年、5年、7年和10年生存率分别为94%、91%、88%、85%和78%,中远期存活率高于国际平均水平15%。2022年,我国心脏移植数量有710例,远少于北美每年3 000多例和欧洲1 800多例。随着我国脑死亡捐献器官量的不断增加,捐献供心数量上升空间巨大,但是由于多数心衰患者未能在合适的时机进行心脏移植评估,丧失了手术机会。同时部分心衰严重患者在有相对禁忌证的情况下进行心脏移植,增加了围手术期的风险和缩短了移植后长期生存时间。因此,了解心脏移植的适应证和禁忌证,以及影响心衰患者术后生存的危险因素,对我国终末期心衰治疗水平的提高至关重要。

器官移植不仅局限于医学专业内容,也涉及社会学、法学和伦理学问题。由于可用的供者在同一时间点相对短缺,且存在一定的家庭问题和经济问题,所以必须对受者进行严格评估和选择。而随着器官移植技术的规范管理,候选者病例提交医学伦理委员会评估也已经成为一个必不可少的环节。评估心衰患者是否适宜进行心脏移植是一个十分复杂的过程,需结合患者既往病史、一般情况、心衰预后、多器官功能和社会心理因素等多个方面进行综合考虑。对于已经入选心脏移植等待名单的候选者,特别是高风险和有相对禁忌证的患者，还应该在术前接受严格的限水和利尿，应用静脉血管活性药和机械辅助等措施治疗心衰，降低肺动脉高压，逆转可逆性的肝肾功能不全；同时采取控制血糖、抗感染、营养支持等多种支持治疗措施，以期减少心脏移植围手术期并发症和提高术后近、远期生存时间。

一、心脏移植适应证

心脏移植的总适应证是终末期心脏病，并且估计心脏移植后预期生存时间长于不接受移植的生存时间。

1. 心源性休克、对静脉正性肌力药物依赖或对机械辅助装置依赖（包括主动脉内球囊反搏装置和心室辅助装置）的患者是目前最明确的适应证。这些患者虽然最有可能通过心脏移植获益，但同时也是心脏移植手术死亡的高风险受者。一项对西班牙 15 个中心 704 例紧急心脏移植患者的研究显示，心源性休克和心衰急剧恶化植入机械辅助装置过渡至心脏移植受者院内死亡率分别为 43% 和 27%，依赖静脉正性肌力药和休息有心衰症状而需要植入机械辅助装置患者的院内死亡率为 18%；后者死亡率明显低于术前病情危重的前两组患者。

2. 反复发作的药物治疗效果不佳的难治性心绞痛，且无法进行内、外科冠状动脉成形术治疗，估计短期预后差。反复发作危及生命的心律失常，对药物治疗、导管消融和 / 或植入除颤器治疗无效。这两种非严重心功能不全的适应证占心脏移植总量 5% 以下。

3. 反复发生非服药顺从性不好所致的液体平衡难以维持或肾功能不稳定。这是指严格液体摄入量情况下，心衰患者加量服用利尿药仍出现水肿，严重肺淤血。血肌酐升高，住院治疗降至正常，短期内再次升高，都是终末期心衰的表现，提示应该尽早进行心脏移植评估。

二、心脏移植的禁忌证

心脏移植的选择通常根据心脏移植获益和面临的死亡风险（禁忌证或相对禁忌证）两个方面决定（表 32-1）。临床上，这两个方面有所重叠。经过多年来心脏移植临床经验的积累，虽然绝对和相对排除标准已经不像以前那样严格，但是各种合并症（如严重肝肾功能不全或肺动脉高压等）和负面社会心理因素等，仍然导致围手术期风险增加或长期生存受到影响。

值得注意的是，近年来部分禁忌证在个案中已经被成功打破，因此建议由心衰专家委员会和移植专家在仔细衡量风险和获益后，

表 32-1 心脏移植的禁忌证

绝对禁忌证	相对禁忌证
1. 存在系统性疾病，预计生存期<2 年，包括 5 年内活动的 / 近期发现实体器官 / 血液系统的恶性肿瘤（白血病、PSA 持续增高的高度恶性前列腺肿瘤） 2. 呈活动性系统性红斑狼疮、结节病或淀粉样变性累及全身多系统 3. 不可恢复的肾脏或者肝功能衰竭，而无法联合移植的患者 4. 临床症状严重且未能进行血管再通的脑血管疾病 5. 明确的阻塞性肺疾病（FEV_1<1L/min） 6. 固定的肺动脉高压 7. 肺动脉收缩压>60mmHg 8. 平均跨肺动脉压差>15mmHg 9. 肺血管阻力>6Wood	1. 年龄>72 岁 2. 活动性感染（VAD 导致的器械相关性感染除外） 3. 活动性消化性溃疡 4. 长期血糖控制较差（糖化血红蛋白>7.5% 或 58mmol/L），并发终末期器官损害（非增殖性视网膜病变除外） 5. 严重外周血管 / 中枢血管疾病，不能介入 / 手术治疗的外周血管疾病 6. 有症状的颈动脉狭窄临床症状严重且未能进行血管再通的脑血管疾病 7. 未矫正的腹主动脉瘤>6cm 8. 病理性肥胖（体重指数>35kg/m²）或者恶病质（体重指数<18kg/m²） 9. 肌酐清除率<30ml/min（除非心肾联合移植或计划心脏移植后延迟的肾移植） 10. 胆红素>2.5mg/dl，血清转氨酶增高持续 3 倍以上，未使用华法林时 INR>1.5 11. 严重肺功能不全，FEV_1<正常值的 40% 12. 6~8 周内发生的肺梗死 13. 难以控制的高血压 14. 严重不可逆的神经或者神经肌肉疾病 15. 活动性精神疾病 / 社会心理的不利因素 16. 6 个月内药物、烟草或者酒精滥用史 17. 100d 内有肝素诱导的血小板减少史

决定候选者是否适宜进行心脏移植。机械循环辅助过渡至心脏移植,可帮助存在一种或多种可逆转合并症(如合并癌症、肥胖、肾功能不全和可逆性肺动脉高压),暂时有禁忌证的患者,经过机械循环辅助后一段时间,再次进行心脏移植候选评价。

三、心脏移植受者筛选流程

当心衰患者接受评价时,首先明确是否存在潜在的、可能逆转的因素,如酗酒、毒品或液体摄入量控制不到位及引起水钠潴留药物如非甾体抗炎药未停止使用。其次,还要评价药物治疗的充分性和有效性。如果逆转心衰的药量尚未达到最大目标剂量或最大耐受量,可以给予优化药物治疗几个月后再评价心衰程度。我们在临床工作中,确实遇见过不少依从性好的心衰患者经过精心药物治疗后,病情好转不需要再考虑心脏移植。如果患者无可逆性因素,并且给予最佳药物方案治疗后,仍持续表现为Ⅲb/Ⅳ级心衰,就应该开始心脏移植相关评价。

对于缺血性心脏病和瓣膜性心脏病的患者,要评价存活心肌和瓣膜疾病的严重程度,请相关专家会诊,以明确是否有介入或者外科手术的指征;要重视并且评估积极治疗心律失常后是否心功能不全有逆转的可能:房颤应控制心室率或者恢复窦性心律;室性心律失常可以采取药物治疗、ICD 或者射频消融;QRS 波延长的患者可以考虑采用双心室起搏。但是也必须注意,当患者已经存在心脏移植的相对禁忌证,比如血肌酐升高或肺动脉高压,应尽早转入心脏移植团队进行评估。我们在临床上遇见过一些 ICD 或 CRT-D 的心衰患者不了解心脏移植的禁忌证,希望心脏移植时已经丧失了机会;或术前既有肾功能不全、心脏移植后服用免疫抑制药肾功能损害加剧,短期内就需要长期血液透析治疗。

非卧床的心衰患者进入终末期心衰阶段通常表现为一个隐匿的过程,因此建议最好由专科医生进行随访,及时发现一些影响心脏移植术后生存的术前危险因素(如肺动脉高压和肾功能不全等),适时作心脏移植术前评估(图 32-1)。

文献报道,PeakVO_2<10ml/(kg·min)时发生无氧代谢患者是心脏移植的绝对适应证。因可耐受 β 受体阻断药的患者生存率提高,心脏移植指征由 PeakVO_2<14ml/(kg·min)变为≤12ml/(kg·min)(或<55% 预计值),不能耐受 β 受体阻断药的患者 PeakVO_2 在<14ml/(kg·min)可以接受为心脏移植相对适应证。PeakVO_2 在>14ml/(kg·min),心衰患者 1 年生存率>90%,暂时不需要进行心脏移植。

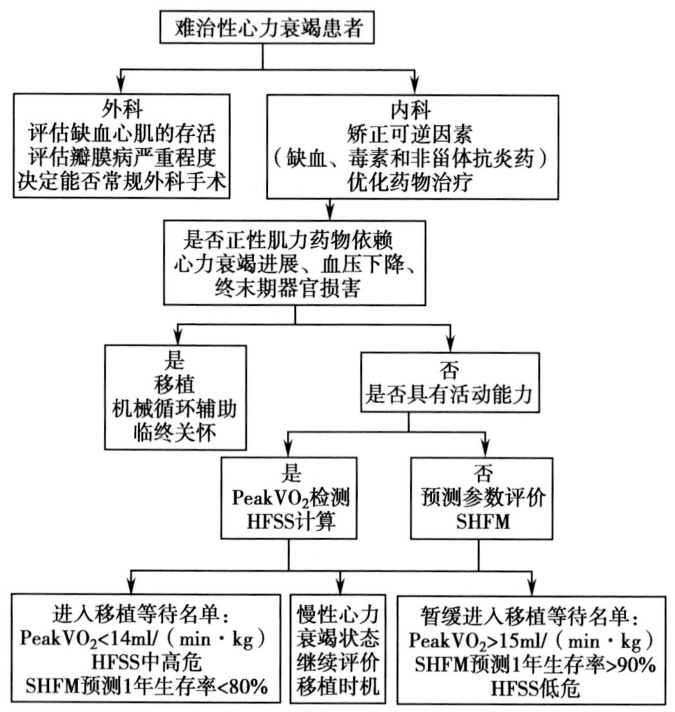

图 32-1 心脏移植受者筛选流程

$PeakVO_2$，CPET；HFSS，心力衰竭生存评分；
SHFM，西雅图心力衰竭模型。

运动心肺功能测试(cardiopulmonary exercise test，CPET)是评价患者是否具有心脏移植指征的一个极其有价值的工具。测试配备需要活动平板或踏车试验仪，配有对 O_2 和 CO_2 做出快速反应的分析仪。CPET 用于评价心脏移植最早开始于 20 世纪 80 年代末。据报道，不同峰值氧耗量($PeakVO_2$)能够较好地预测心衰患者生存率。持续心功能Ⅲ~Ⅳ级(NYHA 分级)，虽然经过最佳药物治疗，但症状改善不明显；应用 CPET，心衰评分(heart failure survival score，HFSS)和西雅图心衰模型(Seattle heart failure model，SHFM)来评估心衰患者的预后。心衰患者 $PeakVO_2$<10ml/(kg·min)，1 年生存率 71.7%，2 年生存率为 69%，远低于全球心脏移植患者平均生存率 87% 和 83%；$PeakVO_2$ 10~14ml/(kg·min)的患者，1 年生存率 87.2% 与全球心脏移植患者平均生存率 87% 近似，提示有必要进行进一步风险分层，HFSS 能够进一步筛选出 1 年内死亡率较高的心衰患

者。PeakVO_2>14ml/(kg·min)提示运动耐量尚存，1 年的生存率大约是 94%，暂时不需要心脏移植。2016 年更新的 ISHLT 指南建议无 CPET 禁忌证的心脏移植候选者，仍然采用 CPET 进行入选评估。峰值心肺运动量定义为在最佳药物治疗下呼吸交换率(RER)>1.05，并且达到无氧阈。但不建议仅仅以 PeakVO_2 值制定心脏移植入选标准。对于不能耐受 β 受体阻断药的患者，以 PeakVO_2 ≤ 14ml/(kg·min)为入选移植参照标准。对于能够耐受 β 受体阻断药的患者，以 PeakVO_2 ≤ 12ml/(kg·min)为入选移植参照标准。CRT 不改变以上推荐的 PeakVO_2 风险评估参照值。对于年轻患者(<50 岁)及女性患者，可以考虑使用其他替代标准与 PeakVO_2 联合指导入选标准，包括 PeakVO_2 ≤ 50% 预计值。对于次极量 CPET(RER<1.05)，使用 CO_2 通气当量斜率(VE/VCO_2 slope)>35 作为移植入选标准也可以考虑。对于肥胖患者(BMI>30kg/m^2)，可以考虑使用去脂体重校正 PeakVO_2。去脂体重校正 PeakVO_2<19ml/(kg·min)可以作为评估预后的最优阈值。

20 世纪 90 年代曾经建立并且前瞻性验证了一个用于预测生存率的临床模型。其中能够精确预测 1 年生存率的小部分变量用于心衰生存评估(HFSS)系统中(表 32-2)。该模型中最重要的预测因素：心衰的病因如是否有冠心病、静息状态的心率、平均体循环动脉压、左室射血分数、室内传导阻滞的存在与否、PeakVO_2 和血清钠。HFSS 评分是各预测因子和系数乘积之和。评分>8.1 分，表示低危；评分<8.1 分，代表中高危。HFSS 模型中的中高危患者适宜进入心脏移植等待者名单。

表 32-2　心力衰竭生存评分(HFSS)

项目	数值(x)	系数(β)	乘积
缺血性心肌病	1	+0.693 1	+0.693 1
静息心率	90	+0.021 6	+1.944 0
左室射血分数	17	−0.046 4	−0.788 8
平均血压	80	−0.025 5	−2.040 0
左心室传导延迟(QRS 时限 ≥ 120ms)	0	+0.608 3	0
峰值摄氧量	16.2	−0.054 6	−0.884 5
血钠浓度	132	−0.047 0	−6.204 0

注：低危组，≥ 8.10 分；中危组，7.20~8.09 分；高危组，<7.20 分。

Seattle 心衰模型是从 PRAISE 研究(前瞻性随机氨氯地平生存评价研究)中推导出来的,并通过随后的临床研究数据进行了验证。Seattle 模型中包含了 HFSS 模型中 7 个参数中的 5 个,仅心率和 $PeakVO_2$ 未包括在其中。从临床试验中得到的患者对于治疗反应也被输入模型,因此进入模型推导的所有患者被假定为对 β 受体阻断药,血管紧张素转换酶抑制药和 / 或双心室起搏反应敏感。另外,由于利尿药高剂量是病死率高的重要因素,该模型还将利尿药剂量转换成等量呋塞米的日毫克进行计算。尽管存在一些缺点,Seattle 心衰模型仍然是一个心衰危险分层的工具。国际指南将 Seattle 心衰模型中 1 年病死率>20% 的患者列入心脏移植等待者名单。

四、受者年龄和合并症对心脏移植术后生存的影响

【高龄】

心脏移植上限年龄一直存在争议,目前仍没有绝对的上限标准。20 世纪 70 年代,心脏移植只在年龄小于 50~55 岁患者中开展。但现在国际上有一半心脏移植患者年龄在 50~64 岁。ISHLT 统计数据表明,65 岁以上心脏移植患者 10 年生存率为 44.4%,而 35~47 岁的患者为 57.2%。但是,随着心脏移植技术的发展,心脏移植上限年龄不断提高,2019 年 ISHLT 注册数据显示,60~69 岁和>70 岁受者的心脏移植生存情况(术后 1 年 83.8% *vs.* 86.9%,3 年 77.8% *vs.* 78.9%,5 年 71.9% *vs.*70.7%,7 年 64.4% *vs.* 56.9%),差异无统计学意义。Goldstein 报道美国 332 例年龄>70 岁的心脏移植受者术后第一年生存率较低,未矫正的中位生存时间 8.5 年低于 60~69 岁中位生存时间 9.8 年,但年龄>70 岁受者发生排斥反应较少。因此目前认为,年龄 ≤ 72 岁患者可以考虑心脏移植。中国医学科学院阜外医院心脏移植患者最大年龄为 73 岁,术后存活 5 年,生活质量良好。65 岁以上心脏移植患者排斥反应发生率较低,这主要是由于随着年龄增长,免疫功能衰退。中国医学科学院阜外医院对年龄>60 岁的心脏移植患者,在心内膜心肌活检监测下,维持霉酚酸酯剂量 1.0g/d,低于年轻患者剂量,未发生排异相关的死亡。但必须注意的是,高龄患者心脏移植术后恶性肿瘤、感染和肾衰竭发生率增加。另外,年老患者糖皮质激素相关的糖尿病和骨质疏松发生率更高。由于老年人脏器储备能力有限,因此即使合并症不严重,也需要对整体认知和各个器官衰老程度进行更加严格评估。

【肺动脉高压】

心脏移植围手术期可发生右心和 / 或左心衰竭,而孤立的

右心室衰竭较双心室衰竭更常见。主要原因是供心是正常人心脏，右心室未经过肺动脉高压的负荷锻炼，加之解剖结构上室壁较薄，对缺血再灌注损伤远较左心室敏感。而长期左心衰受者部分存在肺动脉高压或 PVR 升高，容易致使供心术后早期发生急性右心衰竭或心源性休克的并发症。ISHLT 报告表明受者术前跨肺压差>15mmHg，或者 PVR>5Wood 单位，明显增加术后 30d 病死率。为此，准备心脏移植受者需做 Swan-Ganz 或右心导管检查，且在等待移植期间一般需要间隔 3~6 个月重复测量一次，心衰症状恶化时有可能需要酌情加做 Swan-Ganz 导管。当体循环收缩压 ≥ 90mmHg，肺动脉收缩压 ≥ 50mmHg，跨肺血管压（TPG）≥ 15mmHg 和 / 或 PVR ≥ 3Wood 单位，应该应用强化利尿、扩血管药和静脉正性肌力等药物［其中以米力农和新活素（冻干重组人脑钠肽）效果较明显］后，动态观察肺动脉压和 PVR 的下降情况。当在治疗 24~72h 后效果不满意，可以强化药物治疗数周后再次评价肺动脉压，也可以应用主动脉内球囊反搏（IABP）观察肺动脉压下降情况。中国医学科学院阜外医院 50 余例心脏移植术前 IABP 过渡至心脏移植的案例显示，IABP 通过卸左心负荷，逆转左心衰引起肺动脉高压（对二尖瓣中大量反流的效果更佳），改善肝肾等器官的灌注，有效降低了心脏移植的围手术期并发症，缩短术后 ICU 住院时间。对短期内 IABP 降低肺动脉压改善器官灌注不满意的患者，可以植入心室辅助装置 3~6 个月，再评估肺动脉压和各脏器功能的恢复情况是否适宜心脏移植。

【肾功能不全】

患者心衰加重时，通常血肌酐水平升高程度呈现动态变化。美国 2/3 的移植中心指出，血肌酐>3mg/dl 是心脏移植的绝对禁忌证。德国 43% 的移植中心将血肌酐>5mg/dl 的不可逆性肾功能不全视为绝对禁忌证，另外 43% 的中心将其视为相对禁忌证。对于血肌酐升高或 eGFR 下降的患者，需进行进一步的诊断性检查，包括肾脏超声、尿蛋白定量及肾血管性疾病的评估。目前我国将长期血肌酐>2mg/dl 或肌酐清除率<30ml/min，作为心脏移植的相对禁忌证。受者肾功能不全，不但增加围手术期死亡风险，也使得免疫抑制药环孢素和他克莫司应用困难，从而增加排异反应的风险和其他并发症的发生率，继而长期生存受到影响。现代的手术水平和免疫抑制治疗策略已经允许实施心肾联合移植或心脏移植合并计划性延迟肾移植。这种联合移植对当代心脏移植的适应证和禁忌证提出挑战。已积累的证据显示，多器官联合移植需要谨慎对待，应该选择最合适的个体以使有限的供体资源得到最大化的应用。

【糖尿病】

移植手术期间需要大剂量皮质激素，术后免疫抑制药他克莫司和环孢素，以及长期服用皮质激素均可能导致血糖难以控制，据此实体脏器移植早期糖尿病是禁忌。近10余年来，随着糖尿病实体脏器移植患者数量增加，且生存期限尚令人满意，糖尿病已经不是心脏移植的禁忌。目前，仅将糖尿病合并非增殖性视网膜病成为心脏移植的禁忌。中国医学科学院阜外医院的观察显示经过筛选的糖尿病患者与无糖尿病患者的生存曲线，在心脏移植5年后与才开始有分离趋势。ISHLT注册数据证实，即使对糖尿病患者进行严格筛选，其1年和5年死亡率仍然上升20%~40%。对于合并靶器官损害的糖尿患者进行心脏移植后的生存情况，目前还缺乏明确的数据支持。糖尿病合并自主神经功能障碍的患者和无症状性低血糖患者进行心脏移植评估需要特别关注。虽然原发视网膜病变没有被列为心脏移植的禁忌证，但对增殖性视网膜病变患者的入选应该谨慎。

【肥胖】

肥胖患者接受心脏直视手术后的发病和死亡风险较高，体现在其创伤修复能力弱，感染风险、下肢血栓形成和肺部并发症增加等方面。虽然，ISHLT的大型注册数据发现患者体重并不是影响5年生存率的危险因素。但是对于BMI>35kg/m^{2}患者，通常移植前等待时间更长，找到合适供体的难度更大，许多单中心研究表明这部分患者术后并发症更多。因此，对于严重肥胖的患者，在列入移植候选者名单前应强制减重，力求达到BMI<30kg/m^2。肥胖患者等待捐献心脏较长，在等待期间发生心功能恶化往往需要MCS，可以给其创造减轻体质量的时间，但需要告知肥胖患者一旦选择MCS过渡，感染并发症和心脏重复手术都将增加移植手术风险。总体来说，移植前BMI>30kg/m^{2}患者似乎与移植后的不良预后相关。

五、不同病因与心脏移植后存活率

【淀粉样变性】

原发性心肌淀粉样变，由于可能在心脏移植后的供心受累，且可能在心脏以外器官中发生快速的淀粉样物质沉着，导致全身器官功能衰竭，被认为是心脏移植的禁忌证。美国一项调查发现10例淀粉样变性，未进行化疗的患者进行原位心脏移植后，心脏受累复发，其他脏器病情进展，长期生存率下降，48个月时生存率仅为39%。中国医学科学院阜外医院2例淀粉样变性患者，心脏移植后未进行化疗。虽然心功能正常，但均于术后2年死亡。其中一例死于小肠淀粉样变性导致的出血；另一例进展为多发性骨髓瘤，化疗过程中因感染死于多器官衰竭。英国一项 24 例心脏淀粉样变性的研究发现，10 例原发性淀粉样变性，未接受化疗的患者心脏移植后，平均在 11 个月时复发，5 年生存率仅为 20%。与之对比的是，7 例经过化疗或者干细胞移植的患者，在心脏移植后平均生存时间增至 29 个月，5 年生存率为 36%。而其他 7 例非原发性淀粉样变性的患者，5 年生存率为 64%。由于淀粉样变性是一种系统性疾病，需要对主要表现为心肌淀粉样变性的患者进行心脏移植前严密筛查。目前国际指南推荐的排除标准包括 2 个以上的脏器受累，脏器损伤程度达到排除标准，如肌酐>2.0mg/dl，碱性磷酸酶>250IU/L，对心衰治疗反应不佳的大量浆膜腔积液，或者严重的自主神经功能失调，如直立性低血压属于心脏移植绝对禁忌。

家族性淀粉样变性最常见的是由于肝脏产生的甲状腺素转运蛋白突变引起的，心衰进展较为缓慢，且比原发性淀粉样变性预后好。一些中心对这些患者采用心肝联合移植，疗效较好。但这种治疗方法仍应是试验性的，并且只能局限在对该治疗方法进行研究的中心进行移植手术。

【先天性心脏病】

随着成人先天性心脏病生存时间的延长，心脏移植中心成人先天性心脏病患者的数量呈增长趋势。目前，国际上进行心脏移植的患者中有 3% 是复杂先天性心脏病导致的心衰。这些患者心脏移植后 30d 的生存率明显低于缺血性或者扩张型心肌病患者，主要是由于术中或者术后出血。成人先天性心脏病心脏移植术后 1 年的生存率逐渐提高，1982—1991 年为 76%，而 2002—2007 年高达 80%。术后生存时间超过 1 年的患者，10 年的生存率良好。当对先天性心脏病患者进行筛查时，肺循环阻力的评价非常关键，但对于已行 Fontan 循环的患者，评价肺循环阻力难度较大。对于复杂先心的患者，要认真评价姑息手术的必要性，因为手术可能给以后的移植带来弊端。如 FONTAN 手术可能导致肺血管阻力增加，其他脏器损伤(如出现蛋白丢失性肠病、静脉侧支循环增加）增加将来心脏移植的复杂性。

30 年前，左心发育不全综合征的姑息手术效果极差，促使将心脏移植作为无法手术修复或姑息手术的先天性心脏病的首选治疗方法。心脏移植治疗左心发育不良综合征的成功，进一步使儿童移植中心将心脏移植作为主要治疗手段，应用于其他手术治疗效果较差的领域。其中室间隔完整的肺动脉闭锁，合并右心室依赖型冠脉循环，复杂的心房异位综合征，后者在功能性单心室的同时合并肺静脉异常回流和严重的房室瓣或半月瓣疾病。

20 年前,采用心脏移植治疗先天性左心发育不全综合征患儿的存活率优于分期的姑息性手术。然而,决策分析模型表明,左心发育不全综合征的治疗策略的选择——心脏移植手术或姑息性手术,受初次手术的死亡率和器官来源的影响。虽然移植作为左心发育不全综合征的主要治疗方法获得成功,但由于婴儿心脏移植候选者等待供心时间长,死亡风险较高,使其临床应用受到一定限制。

在先天性心脏病的治疗中,修复性或姑息性手术的成功使人们期望这些患者能够活到成年,并产生了一种新的疾病种类——成人先天性心脏疾病。由于这种疾病实际上无法治愈,继而心肌功能障碍、瓣膜性心脏病、残余肺动脉高压和心律失常的发病率持续增加,死亡率高。

先天性心脏病是儿童和成人心脏移植死亡率增加的一个危险因素,主要是由于围手术期风险增加。这些患者由于存在外科粘连、主动脉 - 肺动脉侧支血管、肺动脉总外周阻力增加、肺静脉和体静脉静脉回流异常和大血管位置异常等情况,往往导致移植物缺血时间延长、围手术期出血和术后早期移植物衰竭并发症发生率上升。但是,在那些存活过围手术期的儿童和成人天性心脏病移植患者,生存率与其他诊断组的生存率一样好,甚至更优。

采用腔静脉肺动脉连接或 Fontan 手术治疗的功能性单心室的患者,随着年龄的增长,其心脏功能状态容易持续恶化。除了明显的心衰症状外,这些患者可能会发展为蛋白质丢失性肠病,表现为低血清白蛋白和免疫球蛋白、外周性水肿和腹水、粪便 α_1 抗胰蛋白酶升高,生存预后不良。即使在中心静脉压相对较低和心排血量保持不变的情况下,这些患者仍可发生蛋白质丢失性肠病。对于蛋白质丢失性肠病患者,在 Fontan 手术后进行心脏移植时,几乎所有患者的蛋白质丢失性肠病都得以治愈。这种蛋白质丢失性肠病的治愈情况,在中国医学科学院阜外医院 8 例其他病因的心脏移植患者中也得到了验证。

先天性心脏病的心脏移植适应证:

1. 功能单心室伴 C、D 期心衰患儿符合下述情况,心脏移植可作为初始治疗方法　①冠状动脉主干严重狭窄或闭锁;②房室瓣或半月瓣中、重度狭窄或反流;③严重心室功能障碍。

2. 实施根治或姑息手术治疗先天性心脏病的患儿,病情进行性加重且伴 C 期心衰,符合下列情况应考虑心脏移植　①肺动脉高压可能进展为不可逆肺血管病变;②严重主动脉瓣或房室瓣关闭不全,预计常规手术效果不佳;③常规手术无法纠正的严重紫绀;④持续存在的蛋白丢失性肠病和/或塑形性支气管炎，对内科药物及手术治疗无效者。

3. 实施根治或姑息手术治疗先天性心脏病患者，反复发作伴有症状的室性心律失常，对各种其他治疗措施无效的，考虑心脏移植。

4. 先天性心脏病心脏移植应在同时有先天性心脏病和心脏移植内外科治疗经验的医疗中心进行。受者术前需要通过心脏磁共振或 CT 成像技术等，系统评估胸腔内器官的位置和解剖异常，以利于指导手术策略、评估肺血管阻力、确定肺血来源、判断主要动/静脉是否通畅和胸壁静脉侧支情况、是否存在其他器官系统疾病（如肝硬化），是否存在术前感染或长期慢性感染。以上这些不利因素都可能影响移植术后治疗或无法被移植缓解。此外定量评估针对特定人类白细胞抗原（HLA）的抗 HLA 抗体水平，评估患者和患者家属可能影响移植后处理的社会心理环境至关重要。

（黄　洁　郑　哲）

第六部分

6

心肌炎与心肌病

第33章 心 肌 炎

心肌炎是一种心肌局限性或弥漫性炎性非缺血性疾病。心肌炎的临床谱非常广泛,包括急性心肌炎、慢性心肌炎、炎症性心肌病以及心肌炎症反应等。由于其临床表现差异性较大,故其诊断依赖于心内膜下心肌活检的病理结果。

一、流行病学

心肌炎的发病率为(10~22)/10 000。2013 年,全球共有 150 万例心肌炎患者。虽然心肌炎的发病有年龄、种族以及性别的差异,但总体而言,心肌炎主要累及年轻人以及中年人,平均诊断年龄约为 42 岁。

二、病 原 学

心肌炎的病因很多,包括感染性(病毒、细菌、真菌、寄生虫等)、自身免疫性(如 Churg-Strauss 综合征、克罗恩病、巨细胞性心肌炎、肉瘤样病等)、药物高反应性(如青霉素、氯氮平、天花疫苗、破伤风类毒素等)及对化疗药物的慢性暴露等。其中,病毒感染是最重要的原因。据统计,在欧洲及美国,柯萨奇病毒和细小病毒 B19 是心肌炎最常见的病因。德国的一项单中心数据报道,细小病毒 B19 是心肌炎最常见的病因(55.7%),其次是人类疱疹病毒(24.1%)及 EB 病毒(1%)。

三、分 型

目前关于心肌炎的分型应用最广泛的是1987年发布的Dallas标准：心肌炎心内膜下心肌活检的组织学证据为心肌炎症细胞浸润并伴有相邻心肌细胞的变性和坏死。如果没有心肌细胞的变性和坏死，可视为边界性心肌炎。当炎症细胞浸润存在时，可进一步分为淋巴细胞性、嗜酸细胞性、巨细胞性、肉芽肿性或多核细胞性心肌炎。1991年，Lieberman等将心肌炎分为4种类型：暴发性心肌炎、急性心肌炎、慢性活动性心肌炎和慢性迁延性心肌炎。Sagar等则从临床角度出发，将心肌炎分为可能性亚临床性急性心肌炎、可能性急性心肌炎和明确的心肌炎。

四、病理生理

目前研究发现有三种途径参与病毒性心肌炎。初始阶段，病毒通过受体介导的噬心肌细胞核糖核酸病毒的内吞作用直接侵袭心肌细胞，形成最初的病毒血症，继之以自然杀伤细胞以及巨噬细胞介导的细胞内炎症反应阶段，即导致细胞因子如白细胞介素1（IL-1）、IL-2、肿瘤坏死因子，以及干扰素γ介导的炎症反应。在经心内膜心肌活检证实的心肌炎中，炎症细胞浸润在淋巴细胞性心肌炎中最常见（55%），其次为边界性心肌炎（22%）、肉芽肿性心肌炎（10%）、巨细胞性心肌炎（6%）、嗜酸细胞性心肌炎（6%）。这种炎症状态可进展为轻微、中度及重度。最后，CD^+和克隆B细胞活化使炎症持续化，伴有心肌细胞坏死，心脏功能异常。

五、临床表现

心肌炎患者通常伴有不典型的全身症状，如发热、肌肉酸痛、呼吸道症状以及胃肠道症状等。多数情况下，心脏受累为急性及暴发性。急性心肌炎初始症状可表现为心悸或者运动性呼吸困难，或类似急性冠状动脉综合征，如胸痛、心律失常、心力衰竭等。

急性期后，病毒介导的心肌炎症有3种可能的临床过程：①病毒被完全清除且无残留，即完全愈合；②病毒感染持续存在；③病毒感染导致自身免疫介导的炎症反应并持续存在。后两种情况下，患者可由急性心肌炎并进展为慢性扩张型心肌病。

部分患者以暴发性心肌炎的方式发病，表现为急性发病且快速进展性心肌炎，其临床特征包括严重的急性心室运动障碍，多伴有正常的左心室舒张末期内径，3d内发展为心力衰竭，偶尔会有病毒感染的前兆和发热。其中10%的暴发性心肌炎患者伴有急性进展性血流动力学障碍，并需要机械辅助治疗，约 10% 的暴发性心肌炎患者以猝死为首发症状。

六、诊 断

心肌炎的诊断通常是排他性诊断。心肌炎的临床症状几乎与急性冠状动脉综合征、心肌病、瓣膜病以及心包炎难以区分。心肌炎可伴有胸痛、心肌损伤标志物（心肌肌钙蛋白以及肌酸激酶）水平的升高、心电图的异常包括（ST-T 段的压低或抬高、T 波倒置以及病理性 Q 波形成等）。超声心动图的表现也没有预测价值，轻型的心肌炎可以没有明显的超声学发现。超声心动图往往在鉴别暴发性心肌炎与急性心肌炎时有意义，前者多表现为左心室壁明显增厚而左心室直径正常，而后者多表现为左心室舒张末期内径增加。鉴于炎症反应可以为局灶性，故节段性室壁运动异常不能用于区分心肌炎与急性冠状动脉综合征。此外，通常需要行冠脉造影来区分心肌炎和急性冠状动脉综合征。

在 AHA/ACC/ESC 指南中，心内膜下心肌活检仍然是诊断心肌炎的金标准。心内膜下心肌活检应该用于新发生的（<2 周）、左心室正常或扩张的合并有血流动力学恶化的患者（Ⅰ类推荐，B 级证据）。心内膜下心肌活检应该用于不能解释的 2 周至 3 个月内首发心力衰竭，伴有左心室扩大、恶性室性心律失常、二度或三度房室传导阻滞，对 1~2 周常规治疗无反应患者（Ⅰ类推荐，B 级证据）。

在过去的几十年中，心脏磁共振检查（CMR）作为一种安全的、无创的检查越来越广泛应用于评估心室功能、心室直径，其流速在心肌炎下通常会发生高边。在对比剂作用下，CMR 对于急性心肌炎组织充血，严重的炎症反应以及心肌坏死有至关重要的诊断价值。与心肌炎相关的炎症、水肿、坏死通常反映于如下 3 个 CMR 参数：①T_1 加权像（钆为对比剂）全心心肌早期增强显影；②在 T_2 加权像上，局部或全心心肌信号强度增强提示心肌水肿；③钆增强扫描时，心肌呈延迟强化信号。该 3 条标准为路易斯湖标准（Lake Louise Criteria）。最近的专家共识建议，满足如上 2 条，即可以认为 CMR 诊断的准确性。钆增强延迟强化是心肌炎全因死亡率、心脏病病死率以及猝死的独立危险因素。

七、治 疗

心肌炎的治疗可以广义地分为支持性治疗和病因治疗。

1. 心肌心包炎的治疗 有胸痛症状，但心肌酶、心功能正常时，处理与心包炎相同，秋水仙碱 1~2mg/d，并逐渐减量，可以用于缓解症状。也可以用小剂量的非甾体抗炎药。

2. 急性冠状动脉综合征样症状的治疗 有胸痛症状，但心肌酶、心功能正常时，排除心脏缺血、肺栓塞及消化系统急症时，处理与心包炎相同。

3. 心律失常的治疗 在心动过缓或传导阻滞的情况下，在心肌炎急性期，可予以临时起搏。急性期持续性快速室性心律失常或者有症状的非持续性室性心律失常，建议使用胺碘酮，但不建议植入心律转复除颤器（ICD）。评估 ICD 的植入应该在心肌炎慢性期且伴有持续性心律失常发作。如果患者有持续反复性的快速心律失常发作，建议行电生理检查及射频消融。

4. 心力衰竭的治疗

（1）心力衰竭的药物治疗：患者有心力衰竭的症状应该按照 ACC/AHA/ESC 的指南，规范抗心力衰竭治疗，包括 β 受体阻断药、ACEI/ARB 类药物。研究证实 β 受体阻断药可以改善心肌炎患者心室功能，减少住院时间，提高生存率。但是 β 受体阻断药不能用于急性充血性心力衰竭患者。在容量负荷过重的患者可以使用利尿药，有助于减缓心肌炎进展为扩张型心肌病。在心功能Ⅱ~Ⅳ级（NYHA 分级）患者，推荐使用醛固酮受体拮抗剂，可以缩短住院时间以及提高生存率。其他新药如肾素抑制剂，伊伐布雷定目前临床研究无明显改善预后的结果。

（2）心力衰竭的器械或循环辅助治疗：尽管大部分伴有心力衰竭的心肌炎患者对药物治疗有效，但仍有小部分患者需要器械或者循环辅助治疗。器械或者循环辅助的治疗依赖于病情的进展和血流动力学的状态。短暂的器械辅助包括主动脉球囊反搏（IABP）、体外膜肺氧合（ECMO）、心室辅助（Impella），在可能恢复的重症心肌炎患者中应该考虑使用。尤其是 ECMO 对于症状重的暴发性心肌炎似乎有更高的缓解率。在采用 ECMO 治疗的所有心力衰竭病因中，心肌炎的存活率最高，不同报道表明高达 58%~95% 的患者能够脱离支持。同样，心室辅助装置已经被用来帮助心肌炎和严重心力衰竭的儿童和成人患者恢复，部分可最终移除装置而不进行移植。这些结果表明，在扩张型心肌病中，心肌炎的诊断可能是一个积极的预后因素。心肌炎患者需要血管活性药和 / 或器械支持并不一定意味着预后不佳。

ECMO 可以用于评估患者需要永久或短暂的器械辅助治疗。尽管大部分患者在 ECMO 支持下可以康复，仍有小部分心肌炎患者需要长时间器械辅助治疗，甚至需要心脏移植。心室辅助过渡至心脏移植的患者的近期生存率远高于 ECMO 过渡至心脏移植的患者，与因其他疾病行心脏移植的患者的生存率基本相同。

5. 康复治疗　在心肌炎的康复期,6个月内建议患者避免有氧运动和竞技运动。6个月后建议患者复查左心室功能和左心室直径。当患者左心室功能正常,左心室直径正常,且无相关的心律失常时建议患者开始运动。若患者是稳定的心力衰竭状态,应该做相关运动量调整,避免过度运动。

6. 免疫抑制药治疗　作为病因治疗,免疫抑制药包括泼尼松、硫唑嘌呤及环孢素,在早期的随机对照试验(RCT)并没有发现有良好的临床获益,包括全因死亡率以及左心室功能。近年来,研究发现环孢素、糖皮质激素、硫唑嘌呤、治疗性单克隆抗体(Muronomab)可以改善巨细胞性心肌炎患者预后,提高生存率。近期研究发现在心肌炎后心肌病,抗心力衰竭药物治疗无效的患者中使用环孢素和泼尼松可以有效改善左心室功能,提高生活质量。静脉滴注丙种球蛋白亦有相关研究,但与对照组相比,未明显改善左心室功能。另外,研究发现,免疫吸附治疗可以清除抗体和体液免疫标志物,有效改善血流动力学状态,并缓解心肌炎症。

7. 抗病毒治疗　目前尚没有美国FDA认可的抗病毒药物可以应用于心肌炎。目前动物实验研究发现干扰素β在肠病毒以及腺病毒介导的心肌炎中清除病毒基因和改善左心室功能的作用,但是在临床试验中并没有达到在所有患者中均可以清除病毒的状态。

八、预　后

一般情况下,大部分伴有心力衰竭的症状和体征的心肌炎患者通常伴有轻度的左心室功能障碍,伴有轻度的左室射血分数(LVEF)的下降(40%~50%)。这些患者在数周乃至数月内可以完全康复。在伴有明显心力衰竭症状和体征,LVEF<35%,左心室舒张末期内径>60mm的患者约有50%进展为慢性但稳定的心功能异常状态,25%患者会持续恶化,剩余25%患者会完全康复。

急性心肌炎的生存率变化较大,说明心肌活检证实的心肌炎的临床表现和预后的关联性较差。鉴别不良预后的危险因素与非缺血性心肌病的基本相同:晕厥的病史、束支传导阻滞、LVEF<40%、心功能Ⅲ~Ⅳ级(NYHA分级)及肺动脉高压为不良预后的独立危险因素。心肌炎后出现心力衰竭并伴有心律失常及胸痛的患者中,如无及时心脏移植,其长期生存率亦比较低。相反,在年轻的暴发性心肌炎的患者中,在经过数周适当的对症及机械辅助治疗后却可以达到完全康复。1年以及11年无心脏移植的生存率可达90%以上。出乎意料的是,伴有轻微症状的急性心肌炎通常在发病时就开

始伴有持续性心肌损伤，在无心脏移植状态下，其 1 年以及 11 年生存率为 85% 以及 45%，也说明了在治疗过程中反复行心肌活检的重要性。

暴发性心肌炎的死亡率与急性心肌炎不同。其院内死亡率可达 25%。在无心脏移植状态下，暴发性心肌炎和非暴发性心肌炎其 9 年以 11 年生存率分别为 64.5%、100%。

总而言之，心肌炎是一种心肌炎症性疾病，其临床表现和进展差异较大，其诊断为排他性诊断，心内膜下心肌活检是诊断心肌炎的“金标准”。虽然免疫抑制药抗病毒治疗目前研究是热点，但是支持治疗（包括药物及器械辅助治疗）是心肌炎治疗的核心。

（黄 洁　李岳华）

第 34 章　扩张型心肌病

扩张型心肌病（dilated cardiomyopathy，DCM）是一类以左心室扩大和收缩功能减低为特点的心肌疾病，1995 年由世界卫生组织（WHO）命名，是最常见的心肌病类型，临床上以心力衰竭（心衰）为主要表现，是目前我国心衰的第 4 位常见病因，可以出现各种心律失常、血栓栓塞并发症，有较高的猝死发生率。其明确诊断后的 5 年生存率约为 50%，随着对 DCM 病因认识的加深、心衰药物治疗的进步、植入型心律转复除颤器（ICD）等预防猝死技术的应用、DCM 早期筛查和诊断的开展，近 10 年来，在医疗发达地区，DCM 的 5 年生存率已提高到 85%。有关 DCM 患病率的资料有限，1985 年美国 Olmsted 县的调查结果为 36.5/10 万，2002 年我国分层整群抽样调查结果为 19/10 万。

一、病　因

DCM 是一类心脏形态和功能的诊断，其病因尚未完全阐明。1995 年，WHO 和国际心脏病学会联合会（ISFC）曾将其归为原发性心肌病，即原因不明的心肌疾病。近年来，由于分子生物学和分子遗传学研究的深入，对 DCM 的认识逐步深化，2006 年美国心脏协会（AHA）提出了新的分类方法，依据基因和遗传表现将心肌病分为遗传性、混合性和获得性三大类，而且重新定义了原发性心肌病，意指原发于心肌的疾病，即单纯心肌受累或主要累及心肌的疾病。同时，相应提出了继发性心肌病的概念，指全身系统性疾病累及心肌而出现的心肌疾病，如系统性红斑狼疮等全身免疫性疾病时的心肌病。2007 年中华医学会在此基础上提出了我国的“心肌病诊断和治疗建议”，2018 年中华医学会心血管病分会提出了“中国扩张型心肌病诊断与治疗指南”，将 DCM 的病因做如下分类：

1. 原发性 DCM

（1）家族性 DCM（familial dilated cardiomyopathy，FDCM）：约占 1/3。有家族史：其亲属中有确诊的 DCM 患者或不明原因猝死者；遗传学研究发现有基因突变的证据。目前已在 60% 的 FDCM 患者中发现 60 个 DCM 相关基因。遗传规律：常染色体显性、隐性遗传和 X 染色体连锁遗传。已经明确的突变基因类型和位点见表 34-1。基因突变造成的心肌结构或功能蛋白异常，导致心脏整体结构和功能异常，最终表现为 DCM。一些特发性 DCM 患者，虽无明确家族史，也可能是基因突变所致；只因无遗传学检查证据，暂时不能明确遗传学诊断。

（2）获得性 DCM：主要由环境因素和 / 或遗传易感性共同作用引起的 DCM。这些环境因素有下列几种。

表 34-1　已识别的家族性 DCM 的突变基因

突变基因所编码的蛋白质	染色体位点	其他表型
常染色体显性遗传		
心脏肌钙蛋白 T（cardiac troponin T）	1q32	无
心脏 β 和 δ 肌聚糖	5q33-34	肌营养不良
心脏 β 肌球蛋白重链（β-myosin heavy chain）	14q1	无
心脏肌动蛋白（cardiac actin）	15q14	无
α 原肌球蛋白（α-tropomyosin）	15q22.1	无
核层蛋白（lamin）A/C	1p1-q21	传导系统疾病
结蛋白（desmin）	2q35	骨骼肌病
心脏 ryanodine 受体（钙离子释放通道蛋白）	1q42-43	致心律失常性右室心肌病和运动诱发的室性心动过速

续表

突变基因所编码的蛋白质	染色体位点	其他表型
常染色体隐性遗传		
桥粒相关蛋白(desmoplakin)	6p24	羊毛状发和皮肤角化症
X 染色体连锁遗传		
抗肌萎缩蛋白(dystrophin)	Xp21	骨骼肌病
心脏磷脂代谢酶(taffazin)	Xq28	身材矮小和中性粒细胞减少症

1)感染或免疫性损伤:病毒、细菌、真菌、立克次体和寄生虫均可感染心肌或通过免疫反应损害心肌,并最终发展成为 DCM。病毒性心肌炎最常见,并已经动物模型证实。常见病毒有柯萨奇病毒、流感病毒、腺病毒、巨细胞病毒和人类免疫缺陷病毒等。这些病原微生物感染心肌后可有明确急性心肌炎的临床表现,部分患者发展为 DCM,称为心肌炎后 DCM;也可以呈隐匿性感染,在一段时间后因心衰发现 DCM。

2)理化因素损伤:包括乙醇、化疗药物、毒品、微波及放射线等,可损伤心肌。心肌病变的发生与接触这些理化因素的剂量和时间有关,也与个体对损害的易感性有关。它们所引起的 DCM 分别称为酒精性心肌病、药物中毒性心肌病、放射性心肌病等。

3)围产期心肌病:发生于妊娠最后 1 个月和分娩后 5 个月内的 DCM。确切发病机制不明,可能有多种因素,如孕期的激素和代谢变化、心脏负荷增加、遗传易感性等。

4)营养缺乏:如微量元素硒缺乏,见于早年流行于我国克山县附近的克山病,是一种地方性 DCM。

5)心动过速性心肌病:是长期持续性或反复发作的快速心律失常导致的 DCM。心房颤动、心房扑动、室上性心动过速、室性心动过速未控制的快速心室率均可引起;心室率越快、持续时间越长,越易引起心脏扩大和收缩功能降低。

(3)特发性 DCM:约占 1/3。原因不明,既无明确家族遗传病史,也无明确获得性病因和继发性病因。

2. 继发性 DCM

(1) 自身免疫性疾病：如系统性红斑狼疮、胶原血管病等，可因心肌损害而出现 DCM 的各种临床表现。

(2) 内分泌和代谢性疾病：嗜铬细胞瘤、甲状腺疾病、肉毒碱代谢紊乱、糖原贮积症等，因内分泌和代谢的异常影响到心肌而出现 DCM 表现。

(3) 其他器官疾病并发的心肌病：如尿毒症性心肌病、贫血性心肌病、淋巴瘤浸润性心肌病等。

二、临床表现

DCM 起病隐匿，大多数患者在出现心衰或心律失常的症状时才被发现，少数在临床症状出现前，因健康检查、其他疾病就诊或因直系亲属中有 DCM 患者而行超声心动图检查时发现。DCM 病程中，可在各种诱因作用下急性加重，呈现急性心衰的表现，也可表现为慢性心衰的过程，但随时有猝死和血栓栓塞危险。若未获规范治疗，患者的病情将进行性恶化，在现代规范的药物和非药物治疗下，多数患者的病情可获良好控制而不再恶化发展，部分患者可恢复正常。

【症状】

1. 心衰　早期表现为活动耐力降低。日常或较重体力活动时出现心悸、胸闷、气短和乏力等症状，也可出现气短不能平卧、或平卧后咳嗽伴白色泡沫样痰，甚至夜间阵发性呼吸困难。在水钠潴留基础上，任何诱因下，可急性加重而出现急性左心衰表现：呼吸困难、不能平卧、端坐呼吸，伴气喘、大汗、咳白色或粉红色泡沫样痰；全心衰时则食欲缺乏、腹胀、恶心和呕吐，双下肢水肿。

2. 心律失常　因各种心律失常而出现心悸、头晕、黑矇等症状，严重者可有晕厥发作，甚至猝死。

3. 血栓栓塞　包括动脉系统栓塞，如心脏、脑、肠系膜和肢体动脉栓塞，因心房颤动左心耳血栓或左心室附壁血栓脱落所致；静脉系统栓塞，如肺动脉栓塞，因下肢深静脉血栓脱落造成。

【体征】

1. 心脏体征　心浊音界向左下扩大。听诊心音弱、心率快、可有舒张期 S3 奔马律；有房性或室性期前收缩、二度至三度窦房或房室传导阻滞和心房颤动时心律不齐；心尖部可闻及柔和的收缩期杂音，提示有二尖瓣关闭不全。

2. 心衰体征　左心衰时，有气喘、面色发白、呼吸困难，呼吸音粗、双肺底细湿啰音；加重时则有端坐呼吸，肺部湿啰音、哮鸣音等。全心衰竭时，可出现颈静脉充盈、肝大和压痛、下肢及腰骶部可凹性水肿等体循环淤血表现。严重者可出现急性肺水肿的表现：极度呼吸困难、咳粉红色泡沫样痰、满肺湿啰音、面色苍白大汗，若不能及时控制，患者随时有生命危险。

3. 合并症体征　低氧血症时口唇发绀，高胆红素血症时黄疸，脑栓塞时出现神经系统的体征。

三、辅助检查

【心电图】

DCM 患者心电图检查几乎均有异常。可见各种心律失常：房性或室性期前收缩、非持续性或持续性室性心动过速、短阵房性心动过速、阵发性室上性心动过速、阵发性或持续性心房颤动（房颤）或扑动、各种程度的窦房或房室传导阻滞、窦性停搏、左束支或右束支传导阻滞。也有左心房、室扩大的表现，非特异的 ST-T 改变，病理性 Q 波，胸前导联 R 波增长不良，需与陈旧性心肌梗死相鉴别。24h 动态心电图信息更详细。

【影像学检查】

1. 胸部 X 线片　能明确肺淤血、肺水肿和胸腔积液等征象；以左心室扩大为主的心影增大，心胸比>0.5。

2. 超声心动图　显示左心室扩大、弥漫性室壁运动减弱、左室射血分数（LVEF<45%）降低。常见左心房扩大，二尖瓣轻中重度关闭不全。有些患者右心室和右心房亦扩大。部分患者可见左心室附壁血栓、心肌致密化不全、心包积液等。

3. 心脏磁共振成像（CMR）　因分辨率高，能精确测量各房室大小、室壁厚度，发现心房或心室内附壁血栓、心肌致密化不全。DCM 主要表现为以左心室扩大为主的心脏扩大，左心室壁厚度变薄，LVEF 减低，可有左心房扩大、双侧心房扩大、全心扩大。钆延迟强化显像可以发现心肌纤维化改变，有助于判断患者的预后。

4. 核素心肌显像　对心电图病理性 Q 波者，能明确有无心肌梗死。

5. 冠状动脉 CT 和造影　对于有多个冠心病危险因素，怀疑缺血性心肌病，心电图有病理性 Q 波患者，能明确冠脉解剖及其病变。

6. 心内膜心肌活检　可明确心肌病理改变特点和性质。用于特殊病例如在规范治疗效果差、病因不明和特殊类型的 DCM 患者，如巨细胞性心肌炎、心肌结节病、心脏淀粉样变、心脏肿瘤等，明确心肌病理和病因。

【实验室检查】

1. 常规检查　包括血常规、尿常规、肝肾功能、电解质、心肌酶、血脂、血糖、甲状腺功能、红细胞沉降率、C 反应蛋白、凝血功能、血气分析等，以了解是否有代谢紊乱和各器官功能异常。

2. 心衰生物标志物　血浆脑钠肽（BNP）或 N 末端脑钠肽前体（NT-proBNP），能反映心衰严重程度，以帮助心衰病情、疗效判断和预后分析。

3. 心肌损伤标志物　肌钙蛋白 T 和 I（TnT 和 TnI），在心衰急性加重期可呈阳性，提示心肌急性损伤和坏死。需除外急性心肌梗死或急性心肌炎。

4. 免疫标志物　抗心肌抗体（anti-heart autoantibody，AHA）是一类人体产生的针对自身心肌蛋白分子的抗体。目前发现的 AHA 有 5 种：抗线粒体腺嘌呤核苷异位酶（ANT）抗体（即抗线粒体 ADP/ATP 载体抗体）、抗肾上腺素能 β_1 受体抗体、抗胆碱能 M_2 受体抗体、抗肌球蛋白重链抗体和抗 L 型钙通道抗体。AHA 检测阳性反映患者体内存在自身免疫损伤，常见于心肌炎后 DCM。

5. 遗传标记物　即 DCM 相关基因。二代测序技术的应用使得 DCM 患者的基因检测易于开展和更加准确。在家族性 DCM 患者已确定 60 个相关基因。建议对初诊的 DCM 患者、家族性 DCM 患者的一级亲属进行基因检测。

【病理表现】

从心脏移植的受体心脏标本和尸检心脏标本可见，DCM 的病理形态上表现为心脏重量增加，以左心室扩大为主的全心扩大，房室腔内径增加，肌小梁变细、变薄，紧贴心壁，肌小梁间常有附壁血栓，尤以心尖部最易出现。心内膜有灶性或弥漫性增厚（厚度一般不超过 3mm）。心肌细胞有程度不同的变性和肥大，间质纤维增生，慢性炎症细胞浸润。

四、诊　断

DCM 是心肌病中以左心室扩大为表现的类型，诊断包括形态学和病因学两方面，以利于早期诊断和治疗。

1. 形态学诊断　左心室扩大和收缩功能减低是病理特征，依靠胸部 X 线片和二维超声心动图（2DE）等影像学检查容易确诊。中国指南指出符合以下诊断标准即可确诊：①左室舒张末内径（LVEDD）>55mm（男性）或>50mm（女性）；②左室射血分数（LVEF）<45%。

2. 病因学诊断　虽比较难，但治疗意义大。需明确能累及心肌引起心脏扩大和收缩功能减低的常见疾病，包括冠心病、高血压、心脏瓣膜病等；明确 DCM 的原发性和继发性病因，前者包括家族遗传性、获得性和特发性病因。因为除遗传性和特发性外，其他原因的DCM均应去除病因，以获得更好疗效或治愈。传统DCM缺血性和非缺血性病因分类中，前者可防治者占2/3。后者需对病史尤其对既往史、个人史和家族史详细调查，结合心血管病影像学检查和基因检测综合判断。

3. 病因鉴别诊断

(1)缺血性心肌病：多有心肌梗死和/或心绞痛病史，心电图显示异常Q波、2DE室壁节段运动异常(RWMA)、放射性核素心肌灌注显影缺失、心脏磁共振(CMR)心肌片状瘢痕和冠状动脉CT或造影检查均可确诊，并可择期行冠脉介入治疗(PCI)或外科旁路移植(CABG)手术。

(2)高血压性心衰：高血压是引起左心室扩大和心衰的常见原因。高血压治疗不规范甚至未治疗史，以及扩大的左心室其室壁偏厚而没有明显变薄者，即可初步确诊。规范强化药物治疗能一举两得。

(3)瓣膜病性心肌病：中重度主动脉瓣狭窄或关闭不全、二尖瓣脱垂合并中重度关闭不全等，均可引起左心室扩大和收缩功能降低，多普勒超声心动图检查可确诊，应行外科换瓣治疗。但对于二尖瓣重度反流伴LVEF<35%者，需除外DCM合并中、重度功能性二尖瓣关闭不全；影像学很难鉴别，治疗效果均差，唯一能鉴别方法是听诊，收缩期响亮粗糙杂音为前者，柔和杂音为后者；应分别行外科换瓣和内科药物或瓣尖钳夹介入治疗。

(4)先天性分流性心脏病：如室间隔缺损左心室容量负荷增加，导致左心室扩大，但收缩功能不降低伴肺动脉高压是特点。早年偶有，现在很少见。外科手术修补或介入封堵治疗是首选。

(5)肥厚型心肌病晚期：可呈DCM样改变。病史长和影像学检查演变即可确诊。需强化药物治疗。

4. 病因诊断

(1)家族性DCM：明确的DCM患者，具备下列家族史之一即可诊断。①一个家系(包括先证者在内)≥2例患者；②一级亲属中有尸检为DCM或有50岁以下不明原因猝死者。目前只能药物治疗，未来可有基因治疗方法。

(2)酒精性心肌病(alcoholic cardiomyopathy，ACM)：明确的DCM患者，有长期大量饮酒史(WHO标准：女性>40g/d，男性>80g/d，饮酒史>5年)即可确诊。完全戒酒和强化药物治疗可望治愈。

(3)围产期心肌病(peripartum cardiomyopathy，PPCM)：DCM在围产期(产前1个月至产后5个月)发病者，即确诊。强化药物治疗可望治愈。

(4) 心动过速性心肌病(tachycardiomyopathy，TCM)：明确的DCM患者，具有持续性心动过速(心室率>160次/min)数月以上发作史，即可确诊。强化药物治疗可望治愈。

(5) 心肌炎后DCM：明确的DCM患者，有下列证据之一即确诊。①明确病毒性心肌炎病史；②明确心肌炎后自然演变史；③肠病毒RNA的持续表达。伴AHA检测为阳性，即免疫性DCM。

(6) 中毒性心肌病：明确的DCM患者，之前有肿瘤放疗和/或化疗，或使用心肌毒性药，或吸食毒品史，多可确诊。除强化药物治疗外，需停止毒物接触。

(7) 继发性DCM：①自身免疫性心肌病，明确的DCM患者，又有系统性红斑狼疮、胶原血管病或贝赫切特病证据。②内分泌代谢性心肌病，明确的DCM患者，具有嗜铬细胞瘤、甲状腺疾病、肉毒碱代谢紊乱证据。③其他继发心肌病，明确DCM患者，又有尿毒症性、长期贫血或淋巴瘤等疾病。

(8) 特发性DCM：明确的DCM患者，找不到上述明确病因者。

五、治　疗

DCM的治疗主要针对临床C期和D期(终末期)心衰。治疗目的：控制症状、稳定病情，改善心功能和生活质量，降低病死率和改善长期预后。对于慢性心衰和急性失代偿性心衰，病情、病理生理和血流动力学障碍特点各不相同，各自治疗原则和措施如下。

【慢性(C期)心衰的治疗】

主要是针对DCM慢性心衰(CHF)的治疗，以药物治疗为主，部分辅以非药物治疗。治疗原则：利尿去容量、扩血管改善心功能、拮抗神经内分泌改善预后和必要时强心。措施如下。

1. 利尿　能去除水钠潴留，消除肺水肿，控制症状，是CHF治疗之基础。首选袢利尿药呋塞米10~20mg，每日1次，需补钾1~2g/d，清淡(非低盐)饮食，仅限制水的入量<2 500ml/24h，并保持出入量负平衡，以胸部X线片肺水肿、肺淤血消失，肺野清亮为标准。不良反应有低钾、钠和氯，需防范。

2. 扩血管　能减轻心脏前、后负荷，改善收缩功能和血流动力学，是慢性心衰治疗之必需。扩静脉能降低心脏前负荷，消除肺水肿并改善收缩功能；扩动脉能降低心脏后负荷，直接增加心排血量。前者是硝酸酯类，因有扩冠的优势，主要用于缺血性心肌病心衰，后者如钙通道滞断药等已被血管紧张素转换酶抑制药(ACEI)和血管紧张素Ⅱ受体拮抗药(ARB)所取代。

3. 拮抗神经内分泌 能拮抗神经内分泌因子的心肌毒性作用，防治和逆转心室重塑，降低病死率，是慢性心衰治疗之支柱。包括肾素 - 血管紧张素 - 醛固酮系统（RAAS）抑制药：ACEI（普利类）、ARB（沙坦类）及螺内酯和 β 受体阻断药（美托洛尔、卡维地洛和比索洛尔）。首选 ACEI 或 ARB，依据基础血压从小、中剂量开始，逐渐增至最大耐受量，即维持血压 110/70mmHg 左右，长期服用；能使慢性心衰的病死率降低 26%；两者合用无叠加疗效。不良反应有低血压、高血钾、升血肌酐（Cr）和咳嗽（可换成 ARB），需监测和防范。在此基础上或过程中，须加用 β 受体阻断药，也根据基础心率和血压，从 1/4~1/3 片的小剂量开始，逐渐加到目标量，即维持心率在 65 次 /min 左右，长期服用能使慢性心衰病死率再降低 35%。不良反应有负性肌力和心率减慢，故重度心衰、心动过缓和房室传导阻滞者慎用。螺内酯 20mg，每日 1 次，已作为一线利尿药使用，能使慢性心衰病死率再降低 30%。不良反应有高血钾和男性乳房发育胀痛，在与袢利尿药合用时应减少补钾量。另外，新药血管紧张素受体和脑啡肽酶抑制药（ARNI）通过抑制 BNP 降解而升高血和心肌组织的 BNP（另一类 RAAS 拮抗剂），实际上是 BNP 口服制剂，能使慢性心衰的病死率再降低 20%，不良反应同 ARB。

4. 强心 地高辛通过抑制心肌细胞 Na^+-K^+-ATP 酶活性，使细胞质内钙浓度增加而增强心肌收缩力。虽临床研究结果是阴性，然而对心率偏快或伴有快速房颤的慢性心衰患者仍可以使用。通常每日半片（0.125mg），可长期服用，能避免过量。

5. 其他 中药芪苈强心胶囊 3~4 粒、3 次 /d，临床研究能降低血浆 NT-proBNP 水平，实验研究能抑制心肌纤维化，对血压和心率无影响，应常规使用。新药窦房结 If 通道阻滞药伊伐布雷定能降低心率，而无 β 受体阻断药的负性肌力作用，能使慢性心衰病死率降低 26%（SHIFT 研究），对于 β 受体阻断药不能耐受者替代使用。

6. 抗心律失常 对快速心律失常，无论室上性还是室性，应加服胺碘酮 0.1~0.2g、1 次 /d 维持，对控制心室率有特效，无心肌抑制，还有扩张冠状动脉的作用。不良反应有甲状腺功能异常和肺间质纤维化，量大时容易发生，需监测。而对心律失常伴心动过缓的治疗难题，可使用中药参松养心胶囊 3~4 粒、3 次 /d，不减低反会增加心率，也无心肌抑制的不良反应。

7. 抗栓 2DE 等影像学检查发现心房或心室内附壁血栓者，合并房颤者经 $CHADS_2$-VASc 评分男性 ≥ 2 分或女性 ≥ 3 分时，或已有血栓栓塞并发症者，均有抗栓治疗指征。可口服华法林，维持 INR 在 1.8~2.5，或给予新型口服抗凝药如达比加群、利伐沙班等。

经过上述规范而强化药物治疗，几乎所有患者病情都能稳定。心功能可改善，部分患者心室重塑得以逆转，扩大心脏逐步缩小，收缩功能可恢复接近正常。特别是首次发病或诊断的 DCM 患者，药物治疗多能使病情恢复并保持长期稳定。也有 DCM 史 6 年；或 LVEDD 80mm，LVEF 20% 的 DCM 患者，经过药物治疗，最终逐渐恢复正常的病例。所有 DCM 的慢性心衰患者，必须长期坚持服药，决不可因病情暂时好转而随意停药，否则会因病情反复发作和不断进展致终末期（D 期）心衰阶段，预后很差。而即使是 D 期心衰患者，更须持续强化的规范药物治疗，才能防止病情的反复、恶化和进展！另外，对于重度 DCM：LVEDD 大，LVEF 很低的 C 期及早期 D 期心衰患者，即使病情稳定时，也应提前评价心脏移植指征，做好心脏移植准备，以免错过机会。

8. 非药物治疗　主要有心脏再同步化治疗（CRT）起搏器，房室顺序起搏，又使左右心室收缩同步，适用于合并完全性左束支传导阻滞，QRS 波增宽，QRS 时限 > 150ms 的 DCM 患者；ICD 有除颤功能预防猝死，对持续性室性心动过速史或心搏骤停复苏成功且状态良好者是适应证；两者合一的心脏再同步化治疗除颤器（CRT-D），适应证同上述。另外，对心功能已恢复的 DCM 患者，持续性心房颤动也可行射频消融治疗恢复窦性心律。

9. 控制病因和诱因　治疗原发病，去除 DCM 上述病因；避免诱因如随意停药、负性肌力药过量、过量饮水、过饱饮食、过量活动、过度劳累、用力排便和感冒、感染等，以免心衰的反复加重和进展。

【急性失代偿心衰的治疗】

急性失代偿心衰的治疗是指对 DCM 患者慢性心衰的急性加重或发作的救治。急性失代偿心衰也是终末期（D 期）心衰患者反复住院的原因。其本质是因急性左心室收缩功能再降低或水钠潴留再增加，引起慢性心衰血流动力学急性恶化，即心排血量更降低和左心室舒张末压（LVEDP）更升高，致临床症状急性加重而产生的急性左心衰肺水肿。临床特点：患者呈端坐位、严重呼吸困难（>30 次 /min）、咳嗽伴咳白色或粉红色泡沫样痰，两肺满布湿啰音，偶伴喘鸣音（心源性哮喘），心率快、血压高和 S3 奔马律，面色苍白、大汗淋漓。需立即紧急救治，迅速控制症状稳定病情，否则随时有生命危险。急救原则包括给氧、吗啡、利尿、扩血管和强心等，治疗措施包括下列方面。

1. 给氧、监测和建立静脉通道　立即高流量、高浓度面罩加压或无创呼吸机呼气末正压（PEEP）给氧是纠正严重缺氧所必需，确保指氧饱和度（SpO_2）>98%。同时应持续监测心率、血压和 SpO_2；尽快建立静脉通道，是给药生命线。

2. 吗啡　对缓解严重呼吸困难有特效。通过抑制呼吸而减少胸腔负压回吸静脉血涌入肺部，减轻肺水肿。通常 3mg 静脉注射，隔 3~5min 可重复给药，总量不超过 15mg。不良反应有恶心、呕吐和呼吸抑制，对慢性阻塞性肺病（COPD）应半量慎用或禁用。

3. 利尿　能去除水钠潴留，减少容量，减轻肺水肿。首选袢利尿药呋塞米 20mg，静脉注射，10~20min 可以重复，必要时可以静脉持续滴注。一般给药后 20~30min 开始排尿，尿总量应 >500ml。不良反应是轻度扩静脉降压作用。

4. 扩血管　能迅速改善和纠正血流动力学异常。扩静脉能减少回心血量，减轻肺水肿和心脏前负荷，改善心功能；扩动脉能直接降低心脏后负荷，增加心排血量；两者必须合用。前者主要是硝酸酯类，首选硝酸甘油（NTG）0.5mg（1 片）舌下含服，根据病情 3~5min 可重复给药，总量不超过 1.5mg，然后 10~50μg/min 持续静脉滴注，或硝酸异山梨酯（异舒吉）50~100μg/min 持续静脉滴注。后者首选硝普钠 10~20μg/min，持续静脉滴注，可根据血压逐渐加量，维持血压在 120/70mmHg 左右或平时水平，也可使用重组人脑利钠肽（rh-BNP）静脉输注替代硝普钠，调药原则同硝普钠。不良反应有低血压，须密切观察血压变化，下降较快时及时减量，<110/70mmHg 时应立即减至最小剂量维持；另外，伴有机械梗阻如重度主动脉瓣狭窄者，有血压骤降的风险。

5. 强心　能增强心肌收缩力而增加心排血量。虽然左心衰肺水肿时由于交感神经激活，血儿茶酚胺水平很高，一般无须强心剂，但是对晚期 DCM 患者 LVEF<35% 时，给予强心剂有指征。首选多巴酚丁胺或左西孟旦等。

6. 其他　根据病情变化的对症处理，包括对心源性哮喘的解痉平喘、病情需要时的抗感染治疗及其他有指征的对症用药等。

7. 好转判断　经过上述急救，患者排尿 >500ml 后，急性左心衰肺水肿症状可迅速得到控制和渐渐缓解。呼吸困难明显减轻、白色或粉红色泡沫样痰消失、端坐位能安静躺着、肺部湿啰音明显减少减轻，高血压渐渐降至（110~120）/（60~70）mmHg，心率从 >100 次 /min 渐渐降至 80 次 /min，呼吸频率从 >30 次 /min 渐渐降至 <25 次 /min，指氧 SpO_2>98%。此时病情稳定是相对的，极易反复；急救丝毫不能放松，否则病情会反复和继续恶化。应继续治疗方案，并可追加利尿药，争取排尿 1 000~2 000ml，并以胸部 X 线片肺水肿明显到完全吸收为准。

8. 实验室检查　应立即检查电解质、肝肾功能、血常规、尿常规和血气分析，以及时发现和纠正电解质紊乱和酸碱平衡失调，维护机体内环境稳定。尽快拍摄床旁胸部 X 线片，评价基础肺水肿严重程度，并随时复查评价疗效；有条件时也应立即检查床旁多普勒超声心动图，以明确左心室大小、收缩功能和瓣膜结构及功能的变化。

9. 稳定病情 对经急救病情好转患者，须继续稳定病情以防反复甚至恶化至关重要。在上述急救方案和治疗措施不变的前提下，在静脉用药逐渐减量时，应及时给予足量口服药替代。利尿药常规加用呋塞米 20mg 口服，每日 1 次，需要时静脉补充，同时严格限制总入量<2 000ml/24h 并保持负平衡，以胸部 X 线片上肺水肿消退、肺淤血消失和肺野清亮为标准。同时防范低钾、钠和氯，以及个别的高钠和氯。这是病情长期稳定的基础和防止反复的根本。NP 或 rhBNP 逐渐由 ACEI/ARB 口服替代，只有缺血性心衰需保留硝酸酯换成口服制剂；螺内酯 20mg，每日 1 次口服作为利尿药常规给药；病情稳定后心率多是增快的，应加用 β 受体阻断药，从小剂量开始，逐渐加量，维持心率在 65 次 /min 左右。最终所有药物治疗及不良反应防范和治疗均对接上述慢性心衰治疗方案和措施。

10. 恶化者救治 是急性左心衰肺水肿急救的另一临床结局。

(1) 严重呼吸衰竭（PaO_2<50mmHg 或伴有 $PaCO_2$>60mmHg）：需立即气管插管呼吸机辅助呼吸。

(2) 利尿困难或无尿：需要及时血液超滤或肾脏替代治疗，排出多余的水和代谢产物，并维持肾功能和内环境稳定。

(3) 心源性休克：即循环衰竭，由急性左心衰肺水肿恶化而成，病情重、病死率高、预后差，表现为低血压（血压<90/60mmHg）和组织低灌注。需立即升血压，首选多巴胺 5~10μg/（kg·min）持续静脉滴注，紧急时可先 3~5mg 静脉注射，3~5min 可重复；必要时加用肾上腺素或去甲肾上腺素 1~5μg/min 持续静脉滴注，需维持血压>90/60mmHg 或平时水平，否则患者会很快死亡。还需机械循环辅助，包括主动脉内气囊反搏（IABP）、左心室导管泵（Impella）、体外膜式氧合装置（ECMO）或其他左心室辅助装置，能间接和直接增加心排血量而支撑循环功能，能救命；并应给予小剂量硝普钠 5~20μg/min，静脉输注，以保证脑、心脏、肾等生命器官的组织灌注。特别重要的是，对于 D 期急性失代偿性心衰的 DCM 患者，应该尽早植入左心室辅助装置替代治疗，以争取桥接心脏移植的最后机会。

(4) 多器官功能衰竭：是由于急性左心衰肺水肿病情反复加重发展的结果。如不及时、有效地处理，预后差。

(5) 心律失常：缓慢心律失常多与低血压和药物有关，升血压治疗多可纠正；必要时如 R-R 长间歇时，应临时起搏器治疗。快速心律失常无论是室上性还是室性，均应使用胺碘酮静脉注射和持续滴注；心房扑动、心房颤动伴心室率快时，也可给予毛花苷 C 静脉注射；一旦血流动力学不稳定即血压下降时，立即给予直流电复律。若心室颤动反复发生即电交感风暴发生，除立即除颤外，还应给予静脉注射并持续输注 β 受体阻断药，以降低交感神经兴奋性，首选短效的艾司洛尔。

(6) 心搏骤停：在急性左心衰肺水肿急救的任何时间均可能发生。无论是低血压、心室颤动和心脏停搏任何原因，均应立即紧急心肺复苏。

【DCM 心衰的预防】

在 2DE 检查普及的当代，主要针对有发生 DCM 的危险因素(A 期)者和无任何心衰症状的早期 DCM 患者(B 期)。特别是：①DCM 患者的一级亲属；②肿瘤放、化疗者；③大量饮酒者；④妊娠期和分娩后；⑤心肌炎患者；⑥自身免疫性疾病患者；⑦吸毒者；⑧心电图 ST-T 异常；⑨2DE 显示左心室偏大，LVEF 正常偏低者；均应常规和定期检查 2DE，以早发现、早诊断和早治疗。尽早使用 ACEI/ARB、ARNI、β 受体阻断药、螺内酯等药物持续强化治疗，以有效防治和逆转左心室重塑，完全能够预防 DCM 进展和 CHF 的发生。

六、预　后

早年 DCM 患者的预后较差，平均生存期约为 5 年；与给药和服药治疗不规范、非强化、随意停药和失访致慢性心衰反复、进展和不断恶化有关。但在临床中，只要医患双方都能做到规范给药和服药的强化和持续治疗以及定期随访，不但能使病情维持长期稳定，而且能够防止和逆转左心室重塑，持续改善甚至恢复收缩功能，实现长期高质量生存。有些患者可以生存长达 20 年以上。

(杨跃进　韦丙奇)

第 35 章　肥厚型心肌病

一、引　言

肥厚型心肌病(hypertrophic cardiomyopathy，HCM)是一种以心肌肥厚为特征的心肌疾病，主要表现为左心室壁增厚，通常指二维超声心动图测量的室间隔或任意左心室壁厚度≥15mm，或者有明确家族史者厚度≥13mm，通常不伴有左心室腔的扩大，需排除负荷增加如高血压、主动脉瓣狭窄和先天性主动脉瓣下隔膜等引起的左心室壁增厚疾病。

HCM典型者表现以室间隔肥厚为主。左心室腔容积正常或缩小。根据左心室流出道有无梗阻可分为梗阻型和非梗阻型。HCM是遗传性心肌病之一，通常为常染色体显性遗传。HCM临床症状变异性大，有些患者可长期无症状，而有些患者首发症状就是猝死。儿童或青年时期确诊的HCM患者症状多、预后差。症状与左心室舒张功能降低、流出道梗阻、心功能受损、心律失常等有关。

二、病因与病理生理

【病因】

绝大部分HCM呈常染色体显性遗传，约60%的成年HCM患者可检测到明确的致病基因突变，目前分子遗传学研究证实40%~60%为编码肌小节结构蛋白的基因突变。已发现27个致病基因与HCM相关，5%~10%由其他遗传性或非遗传性疾病引起，另外还有25%~30%为不明原因的心肌肥厚。

【病理生理】

HCM具有复杂的病理生理机制，有多种机制相互作用的参与。

1. 心室壁增厚　多为不均衡、非对称、局部性增厚，常位于室间隔上部、主动脉瓣下的心内膜，称为非对称性室间隔肥厚。心室壁增厚是HCH最重要的病理生理基础。

2. 左心室流出道梗阻　根据静息状态或激发试验时左心室流出道的瞬时峰值压差（left ventricular outflow tract gradient，LVOTG）≥30mmHg定义为左心室流出道梗阻（left ventricular outflow tract obstruction，LVOTO）。原因包括室间隔上段、主动脉瓣下区心内膜的异常肥厚形成的机械性梗阻及二尖瓣前叶收缩期前向运动（systolic anterior motion，SAM）现象接近室间隔基底产生的动力性梗阻。

3. 舒张功能异常　心肌缺血、缺氧、能量代谢障碍，导致心肌主动舒张功能受损；心室肥厚、心肌纤维化、心室几何形状改变等，心室壁顺应性降低（僵硬度增加），导致心室被动充盈过程受限，共同导致心室舒张功能异常。

4. 心肌缺血　病因主要包括心肌细胞肥大导致氧供和需求失衡以及心室壁内冠脉结构异常引起冠脉微血管功能障碍。

5. 心肌纤维化　主要包括间质性纤维化和修复性纤维化（瘢痕）两种类型；另外还有小血管周围纤维化和丛状纤维化。

三、临床表现

肥厚型心肌病的病理生理改变主要与室壁肥厚、流出道梗阻、左心室舒张功能障碍、心肌缺血、心肌纤维化等相关。这些改变常同时存在并相互作用。因此临床表现呈多样化。

多数患者起病缓慢,约 1/3 有家族史。男性患病率约为女性的 3 倍。多数患者无症状或仅有轻微症状,随年龄增加,症状日趋明显,某些患者首发临床症状可以是晕厥甚至猝死。

【主要症状】

1. 呼吸困难　约 90% 有症状的患者出现呼吸困难。多在劳累后出现,严重者呈端坐呼吸或夜间阵发性呼吸困难。主要原因是左室舒张末期压力升高,肺静脉压升高,导致肺淤血。如果室间隔肥厚伴发二尖瓣关闭不全,可加重肺淤血。

2. 胸痛　约 40% 患者出现胸痛。常于劳累后出现,类似心绞痛,可典型或不典型,含服硝酸甘油后症状加重。主要原因是肥厚心肌需氧增加而冠状动脉供血相对不足,或心室壁内张力增高导致壁内冠状动脉受压,使得冠状动脉血流减少等。

3. 心悸、乏力　部分患者心悸明显,可能的原因为心律失常,如各种期前收缩、心动过速等。还有部分患者乏力明显,可能与左心室舒张功能降低或冠脉血管血流较少等因素相关。

4. 头晕与晕厥　多在活动时发生。由于心率加快,使原已舒张期充盈欠佳的左心室舒张期进一步缩短,加重充盈不足,心排血量减低,血压下降所致。此外,活动或情绪激动时,由于交感神经兴奋,使肥厚的心肌收缩加强,加重流出道梗阻,使心排血量锐减而引起症状。另外,15%~25% HCM 患者至少发生过一次晕厥或近似晕厥。原因主要为心律失常和血流动力学异常(LVOTO 和运动低血压)。

5. 心力衰竭　多见于晚期 HCM 患者,主要原因是左心室舒张末压显著增高,导致左心房压升高,出现肺淤血,严重时出现肺水肿;同时晚期 HCM 患者呈现广泛心肌纤维化,左心室收缩功能也减弱,进一步加重心力衰竭。

6. 心脏性猝死　心脏性猝死(sudden cardiac death,SCD)是年轻 HCM 患者猝死的主要原因。主要机制是致命性心律失常(自发性心室颤动和持续性室性心动过速)。

【体征】

在无压差的无症状患者、心肌轻度肥厚或心尖肥厚者可无异常体征。临床常见的异常体征包括:

1. 心脏触诊 可有抬举性搏动或心尖双搏动，部分患者可触及收缩期震颤。

2. 心脏听诊 心脏听诊常见的两种杂音与左心室流出道梗阻和二尖瓣反流有关。左心室流出道梗阻通常是室间隔局部肥厚及SAM现象引起，第一心音后紧邻 S_1 出现明显的递增递减型杂音，在心尖和胸骨左缘之间最清晰。流出道梗阻加重时可使心脏杂音增强，常见于患者从蹲、坐、卧等体位变换为直立体位时，或Valsalva动作、室性期前收缩后代偿性搏动或使用硝酸甘油后。

四、辅助检查

【心电图】

1. 仅有15%~25% HCM患者心电图完全正常。约80% HCM患者出现非特异性ST-T改变或复极异常，且可早于临床症状出现。

2. 心尖部位的HCM常见巨大倒置的T波，尤其 V_2~V_4 导联T波深倒置。

3. 20%~50%的患者有深而窄的异常Q波，常涉及 V_2~V_6 或Ⅱ、Ⅲ、aVF导联。

4. 常伴发各种心律失常，包括心房颤动、心房扑动、多发性室性期前收缩。约50%呈多形或成对的室性期前收缩或室性心动过速。

【动态心电图】

所有HCM患者均应行24~48h动态心电图监测，以评估室性心律失常和猝死的风险，有助于判断心悸或晕厥的原因。

【超声心动图】

超声心动图包括经胸超声心动图（transthoracic echocardiography，TTE）、经食管超声心动图（transesophageal echocardiography，TEE）和心肌声学造影（myocardial contrast echocardiography，MCE），是HCM患者诊断、治疗方法选择及治疗效果评估的首选检查方法。

成人HCM超声心动图诊断标准：左室心肌任何节段或多个节段室壁厚度≥15mm，并排除引起心脏负荷增加的其他疾病，如高血压、瓣膜病等。

1. TTE ①检测左心室节段从基底至心尖最大舒张期室壁厚度；②对左心室舒张功能进行综合评价；③对于静息LVOTG <50mmHg的有症状患者，推荐在坐位和仰卧位的运动过程中检查，目的是检测左心室流出道梗阻和运动诱导的二尖瓣反流；④评价二尖瓣及瓣下相关结构如二尖瓣叶冗长、乳头肌移位等是否参与LVOTO形成；⑤评价左心房形态功能等；⑥评价心室收缩功能。

2. TEE　可以作为 TTE 声窗差患者的附加检查，尤其适用于 LVOTO 机制不明、室间隔减容治疗前评价二尖瓣结构或怀疑二尖瓣自身异常引起的重度二尖瓣反流等特殊情况。

3. MCE　①有助于左室心尖部肥厚或室壁瘤患者的诊断；②拟行室间隔酒精消融术的患者建议术前行冠脉内注射对比剂 MCE 检查，保证酒精消融位置正确。

【胸部 X 线片】

HCM 患者胸部 X 线片可见左心室增大，亦可在正常范围，可见肺淤血，晚期 HCM 患者往往伴发肺淤血明显或肺水肿。

【核素心肌扫描】

目前主要利用 SPECT 负荷 / 静息心肌灌注显像评价心肌缺血及 PET 评估心肌代谢功能。

【磁共振成像】

心脏磁共振成像（cardiac magnetic resonance imaging，CMRI）是目前评估 HCM 最重要检查手段。钆对比剂延迟强化（late gadolinium enhancement，LGE）是识别心肌纤维化最有效的方法。多表现为肥厚心肌内局灶性或斑片状强化。

CMRI 检查指征：①可疑 HCM，但超声诊断不明确；②可疑心尖部或侧壁肥厚及非缺血性心尖室壁瘤的患者；③需进一步评估左心室结构及心肌纤维化；④与其他以左心室肥厚为表现的心肌病进行鉴别诊断；⑤拟行外科心肌切除术，如超声心动图不能清晰显示二尖瓣和乳头肌的解剖结构等；⑥如条件允许，所有确诊或疑似 HCM 的患者均应行 CMRI 检查。

【心肺运动试验】

客观评价 HCM 患者心肺功能和治疗效果；运动耐量下降的病理生理原因；发现运动后低血压患者；鉴别 HCM 与运动员心肌肥厚；筛查隐匿肥厚型梗阻性心肌病及 SCD 风险。

【冠状动脉 CT 或冠状动脉造影】

冠状动脉 CT 或冠状动脉造影适用于有明显心绞痛症状，冠状动脉的情况将影响下一步治疗策略的患者或拟行心脏手术的患者；对于有心搏骤停的成年幸存者或合并持续性室性心律失常的患者也建议行冠状动脉评估。

【心导管检查】

疑诊 HCM，存在以下一种或多种情况，可行心内导管检查：①需要与限制型心肌病或缩窄性心包炎鉴别；②怀疑左心室流出道梗阻，但临床表现和影像学检查之间存在差异；③需行心内膜活检鉴别不同病因的心肌病；④拟心脏移植的患者术前评估。

【左心室造影】

显示左心室收缩期和舒张期左心室形态，测量左心室舒张末压以及左心室至升主动脉的压力。HCM 患者左心室造影特点：①由于 HCM 病变部位不同，左心室造影时形态各不相同，如心尖 HCM 患者左心室舒张期形态呈“黑桃尖形”或“铲状”，左心室中部梗阻患者左心室收缩期形态呈“沙漏形”或“哑铃状”。②左心室测压显示左心室舒张末压升高，提示左心室舒张功能不全。③左心室至升主动脉连续测压有助于鉴别肥厚型梗阻性心肌病与主动脉瓣狭窄，前者左心室腔与流出道间存在压差，后者左心室与主动脉间存在压差。

【心内膜心肌活检】

临床评估提示存在心肌浸润（如心肌淀粉样变）、沉积（如糖原贮积症）或炎症（如巨细胞心肌炎），在其他检查方法不能明确时有助于 HCM 的鉴别诊断。

【实验室检查】

①评价心功能，如 BNP 或 NT-proBNP 水平的变化；②评价心肌损伤，如 TnT 或 TnI 水平的升高，或两者均升高提示与不良心血管事件相关；③炎症指标在病情评估及预后判断中发挥一定作用。

【基因检测】

家族性 HCM 为常染色体显性遗传，子代有 50% 概率遗传该致病突变基因。散发 HCM 患者可能是由于患者携带突变基因。大约 60% 的 HCM 患者可找到明确的致病突变基因，有家族史的患者突变基因检出率最高。

五、诊断及鉴别诊断

1. 成人 HCM 的诊断标准　①非完全因心脏负荷异常引起的心室壁增厚，任意心脏影像学检查发现一个或多个左室心肌节段室壁厚度 ≥ 15mm，其中左心室壁最大厚度 ≥ 30mm 称为极度左心室肥厚。②右心室肥厚诊断标准为右心室壁最大厚度 ≥ 8mm，其中右心室壁最大厚度 ≥ 10mm 称为极度右心室肥厚。③家族性或散发的 HCM 患者左心室壁厚度在 13~14mm，不能轻易否定其为 HCM，需综合评价后明确诊断。④特殊人群，如首发表现为左心室扩大、室壁变薄、收缩功能降低等终末期心力衰竭特征的 HCM 患者，孤立性室间隔基底段增厚的老年患者，高强度训练引起的生理性肥厚及合并高血压、瓣膜病等心脏后负荷病理性增加患者，临床无法明确诊断时需要行基因检测。

2. 亲属 HCM 的诊断标准　确诊 HCM 患者的一级亲属出现不能用其他原因解释的左心室壁增厚、任意心脏影像学检查发现一个或多个左室心肌节段室壁厚度 ≥ 13mm，可以作为一级亲属临床诊断 HCM 标准。

3. 家族性 HCM 的诊断标准　指除先证者外，三代直系亲属中有两个或以上成员被诊断为 HCM，或存在与先证者相同的基因突变位点，伴 / 不伴有心电图及超声心动图异常者，可诊断为家族性 HCM。

4. 鉴别诊断

(1) 心室间隔缺损：收缩期杂音部位与梗阻型 HCM 的杂音相近，但多为全收缩期，心尖区多无杂音，超声心动图即可鉴别。

(2) 主动脉瓣狭窄和先天性主动脉瓣下隔膜：主动脉瓣狭窄心肌肥厚 70%~80% 为对称性轻度肥厚，可引起心脏后负荷增加，导致心肌发生代偿肥厚，其症状和杂音性质与 HCM 相似，但有如下特点：①主动脉瓣狭窄的收缩期杂音部位较高，以胸骨右缘第 2 肋间和胸骨左缘第 3 肋间明显，杂音向颈部传导，改变心脏前后负荷措施对杂音强度影响不大。②胸部 X 线检查示升主动脉扩张，主动脉瓣可有钙化影。③超声心动图检查可见主动脉瓣叶明显增厚、收缩期开放受限、瓣口面积明显缩小。④左心导管检查提示左心室与左心室流出道之间无压差存在，而左心室与主动脉之间有明显的收缩期压差。

先天性主动脉瓣下隔膜临床表现与主动脉瓣狭窄类似，超声心动图可见对称性心肌肥厚，瓣下隔膜需要仔细检查。CMR 检查清晰可见隔膜。

(3) 高血压性心肌肥厚：患者高血压病史较长，心肌肥厚通常呈对称性、均匀的低回声，室壁厚度一般 ≤ 15mm，失代偿期左心腔可增大。心电图示左心室高电压。经严格血压控制 6~12 个月后左室心肌肥厚可减轻或消退。筛查 HCM 致病基因有助于鉴别诊断。

(4) 冠心病：与 HCM 相比，心绞痛、心电图 ST-T 改变与异常 Q 波为两者共有，但冠心病无特征性杂音，常伴发高血压及高脂血症；超声心动图无室间隔增厚，但可能有节段性室壁运动异常。确诊依赖冠状动脉造影。

六、治　疗

HCM 治疗原则是以缓解症状、预防并发症和减少死亡风险为主要目标。多数患者应进行危险评估分层，其中包括完整的病史询问、体格检查、超声心动图、24~48h 动态心电图、CMR 以及实验室检查等。大多数患者只需药物治疗，梗阻患者或猝死风险高危患者须介入、起搏器及外科手术治疗。

【一般治疗】

应避免劳累激动、突然用力；避免使用强心药物（如洋地黄类）、

β 受体激动药(如异丙肾上腺素)、动脉及静脉血管扩张药(硝酸甘油、5 型磷酸二酯酶抑制剂)、大剂量利尿药等。

【药物治疗】

1. β 受体阻断药　使心肌收缩力减弱,降低心肌氧耗及减轻 LVOTO,减慢心率,改善左心室舒张充盈,从而改善症状。作为一线治疗药物可选用美托洛尔、比索洛尔,从小剂量起始,逐渐增加至最大耐受剂量(患者能够耐受情况下静息心率达到 55~60 次 /min)。普萘洛尔应用最早,疗效肯定,仍可应用,起始 10mg/ 次,每日 3~4 次,逐渐加量,最大剂量 200mg/d。

2. 钙通道阻滞药　具有负性肌力和负性频率作用,减轻 LVOTO,改善心室舒张期充盈和局部心肌血流灌注。推荐维拉帕米以改善症状(小剂量开始,可加至最大耐受剂量)。对 LVOTG ≥ 100mmHg、重度心力衰竭或窦性心动过缓的患者,维拉帕米应慎用。

3. 丙吡胺　Ⅰa 类抗心律失常药物,有较强负性肌力作用,可抑制心肌收缩力,减慢射血速率,减轻 SAM 和二尖瓣反流,减少 LVOTG,无致心律失常效应,也不增加 SCD 风险。

4. 其他药物　①应避免使用洋地黄类药物,除非合并心房颤动或收缩功能障碍。②小剂量利尿药可考虑应用于有症状或伴液体潴留的 HCM 患者,以改善呼吸困难症状。③心房颤动患者建议抗凝治疗。

【起搏器治疗】

1. 双腔起搏器　有助于降低 LVOTG 和严重症状,使患者的症状得以改善。①目的:右心房 - 右心室顺序起搏,缩短房室间期;同时右室心尖部起搏改变了心脏除极顺序,使室间隔基底段除极延迟,使得左心室整体收缩性降低,LVOTO 减轻,达到改善症状和提高运动耐量的目的。②适应证:静息或刺激时 LVOTG>50mmHg、窦性心律且药物治疗无效的患者;有心肌消融术、外科手术禁忌证者;术后发生心脏传导阻滞风险较高者;房室顺序起搏并优化 A-V 间期,以降低 LVOTG;改善 β 受体阻断药和 / 或维拉帕米的疗效;当存在房性心律失常药物控制心室率不满意时,可考虑行房室结消融加永久起搏器植入治疗。

2. ICD　在高危患者,尤其是有持续性、单形性室性心动过速的大多数患者,或有猝死危险者应植入 ICD,可有效预防 SCD。应用 HCM 预测模型(HCM Risk-SCD)对患者进行个体化的 5 年风险评估,5 年 SCD 风险 ≥ 6% 建议 ICD 植入、<4% 不建议 ICD 植入、4%~6% 者根据具体情况而定。

方程式:5 年 SCD 风险 =1–0.998exp(预后指数)。

预后指数＝[0.159 398 58×最大室壁厚度(mm)]－[0.002 942 71×最大室壁厚度 2(mm2)]＋[0.025 908 2×左心房内径(mm)]＋[0.004 461 31×最大(静息/Valsalva 动作)左心室流出道压差(mmHg)]＋[0.458 308 2×SCD 家族史]＋[0.826 391 95×非持续性室性心动过速]＋[0.716 503 61×不能解释晕厥]－[0.017 999 34×临床评估年龄(岁)]。

【经皮室间隔心肌消融术治疗】

经皮室间隔心肌消融术是通过导管将乙醇注入前降支的一支或多支间隔支中，造成相应肥厚部分的心肌梗死，使室间隔基底部变薄，以减轻 LVOTG，可改善症状、增加活动耐量。

1. 临床适应证　①适合于经过严格药物治疗 3 个月、基础心率控制在 60 次 /min 左右、静息或轻度活动后仍出现临床症状；或药物治疗有严重不良反应、NYHA 心功能Ⅲ级以上或加拿大胸痛分级Ⅲ级的患者。②尽管症状不严重，NYHA 心功能未达到Ⅲ级，但 LVOTG 高及有其他猝死的高危因素，或有运动诱发的晕厥的患者。③外科室间隔切除或植入带模式调节功能的双腔(DDD)起搏器失败者。④有增加外科手术危险的合并症的患者。

2. 有症状患者血流动力学适应证　经胸超声心动图和多普勒检查，静息状态下 LVOTG≥50mmHg 或激发后 LVOTG≥70mmHg。

3. 形态学适应证　①超声心动图示室间隔肥厚，梗阻位于室间隔基底段，并合并与 SAM 征有关的左心室流出道及左心室中部压差，排除乳头肌受累和二尖瓣叶过长。②冠状动脉造影有合适的间隔支，间隔支解剖形态适合介入操作。心肌声学造影可明确拟消融的间隔支为梗阻心肌提供血供，即消融靶血管。③室间隔厚度≥15mm。

4. 禁忌证　①非梗阻性 HCM。②合并必须行心脏外科手术的疾病，如严重二尖瓣病变、冠状动脉多支病变等。③无或仅有轻微临床症状，无其他高危因素，即使 LVOTG 高，亦不建议行经皮室间隔心肌消融术。④不能确定靶间隔支或球囊在间隔支不能固定。⑤室间隔厚度≥30mm，呈弥漫性显著增厚。⑥终末期心力衰竭。⑦年龄虽无限制，但原则上对年幼患者禁忌，高龄患者应慎重。⑧已经存在左束支传导阻滞。

5. 并发症　①死亡：治疗相关死亡率为 1.2%~4.0%。②高度或三度房室传导阻滞：发生率为 2%~10%，需植入起搏器进行治疗。③束支传导阻滞：发生率可达 50%，以右束支为主。④心肌梗死：与前降支撕裂、乙醇泄漏、注入部位不当等有关。⑤急性二尖瓣关闭不全或室间隔穿孔，一旦出现，需要急诊外科手术进行治疗。

【外科手术治疗】

外科室间隔心肌切除术包括经典 Morrow 手术和目前临床应用较多的改良扩大 Morrow 手术。经典 Morrow 手术切除范围：主动脉瓣环下方 5mm，右冠状动脉窦中点向左冠状动脉窦方向 10~12mm，向心尖方向深达二尖瓣前叶与室间隔碰触位置，切除长约 30mm 的心肌组织，切除厚度为室间隔基底部厚度的 50%。改良扩大 Morrow 手术心肌切除的范围扩大至心尖方向，切除长 50~70mm 的心肌组织，包括前和后乳头肌周围的异常肌束和腱索，右侧接近室间隔膜部，左侧至二尖瓣前交界附近，并对除室间隔膜外的部分后间隔和左前侧游离壁肥厚的心室肌进行切除，可有效扩大左心室容积，与经典的 Morrow 手术相比，其切除范围更广泛。

1. 适应证 ①药物治疗效果不佳，经最大耐受剂量药物治疗仍存在呼吸困难或胸痛或其他症状（如晕厥、先兆晕厥）。②静息或运动激发后，由室间隔肥厚和二尖瓣收缩期前移所致的 LVOTG ≥ 50mmHg。③对于部分症状较轻（NYHA 心功能Ⅱ级），LVOTG ≥ 50mmHg，伴发二尖瓣中重度关闭不全、心房颤动或左心房明显增大等情况的患者，也应考虑外科手术治疗。

2. 并发症 ①完全性束支传导阻滞的风险约为 2%（在术前存在完全性右束支传导阻滞的患者风险更高），②室间隔穿孔、心室破裂和主动脉瓣反流。

七、随 访

1. 临床稳定 HCM 患者，建议每年 1 次随访，包括心电图、动态心电图、超声心动图、实验室检查等临床评估；病情进展的患者，可随时进行心电图、超声心动图、实验室检查等临床评估。

2. 新出现心悸症状的患者，要及时进行动态心电图检查。

3. 临床稳定的患者，建议每 2~3 年进行 1 次 CMRI；病情进展的患者，建议每年进行 CMRI。

（康连鸣）

第 36 章 致心律失常性心肌病

既往致心律失常性右室心肌病（arrhythmogenic right ventricular cardiomyopathy，ARVC）以主要累及右心室为特征，但近年研究发现该类疾病也可累及双心室或主要累及左心室，故提出致心律失常性心肌病(arrhythmogenic cardiomyopathy,ACM)的概念,包含并拓展了既往所称的 ARVC。ACM 是一种由基因和环境共同导致的罕见心肌疾病,病理上以心肌细胞丧失、被纤维和 / 或脂肪组织替代和炎症为特征,临床上主要有心电学紊乱的表现(包括各种心律失常甚至心搏骤停)和心肌结构功能改变的表现(心力衰竭)。

一、致心律失常性心肌病的临床特点

【流行病学特点】

目前估算 ACM 的人群患病率为 1∶(1 000~5 000)。该疾病的发病和猝死可发生在任何年龄段的患者,但主要见于 12~50 岁人群。男性的发病率稍高于女性,运动员的发病率高于一般人群。中国医学科学院阜外医院 2005—2018 年 60 例因 ACM 接受心脏移植患者的发病年龄平均值及标准差为(30.03 ± 11.74)岁,其中 58.3% 为男性。该疾病可以家族聚集性和散发病例形式出现。

【病因与发病机制】

1. ACM 的病因

(1) 遗传因素:基因突变是 ACM 的重要病因,至少 60% 的 ACM 患者存在一个或一个以上已知致病基因单个或多个位点的突变。目前已发现的潜在致病基因包括编码心肌细胞桥粒的基因(*PKP2*、*DSP*、*DSC2*、*DSG2* 和 *JUP* 等)和非桥粒基因,后者包括基础突变基因(*PLN* 和 *TMEM43* 等)、与其他心肌病重叠的基因(*SCN5A*、*LMNA*、*TTN*、*FLNC* 和 *DES* 等)以及其他少见基因(*CTNNA3*、*CDH2*、*TJP1*、*ANK2* 和 *TP63* 等)。这些突变的遗传方式多数为常染色体显性,少数为常染色体隐性。

家族聚集性病例的致病基因突变检出率高于散发病例,有致病基因患者相比无致病基因患者的一级亲属符合 ACM 诊断标准和心律失常的风险均增加。但基因型与 ACM 临床表型之间并不完全匹配。研究发现基因突变携带者中外显率较低、表现度变异大,且患者常在一个或数个基因上存在多个潜在致病突变。多项研究提示 ACM 患者有相关基因突变的亲属中 30%~40% 符合该疾病诊断标准。此外,研究报道在 ACM 患病人群中约 36% 未检测出已知的相关突变。

(2) 环境因素:多项研究表明,高强度耐力运动作为心脏的机械应激与 ACM 患者室性心律失常和心脏重构的恶化有关。运动可以增加相关基因突变携带者的外显率和室性心律失常风险。此外,发现 ACM 患者的心肌组织中存在炎症反应和病毒,但自身免疫因素以及病毒感染与 ACM 发病的相关性仍有待进一步研究。

2. ACM 的病理生理学机制

(1)闰盘重构：心肌细胞间闰盘增宽、桥粒中桥粒斑蛋白及中间丝的正常连接受损、斑珠蛋白移位、缝隙连接重构等，可导致心肌细胞间黏度下降，心肌细胞受损、凋亡或坏死性凋亡；此外，心肌细胞钠通道(Nav1.5)可发生重构。上述改变为心律失常的发生提供了组织学基础。

(2)心肌细胞丧失：心肌细胞丧失是 ACM 的典型病理改变之一，原因包括细胞间连接削弱导致的心肌细胞易损性增加，以及多个通路启动的程序性死亡。

(3)纤维脂肪浸润：介导纤维浸润的相关通路包括经典的转化生长因子(TGF)β/SMAD2 和非经典的 TGF-β-MAPK 等，介导脂肪浸润的相关通路包括 Wnt、Hippo-Yes 相关蛋白(HYP)、过氧化物酶增殖物激活受体(PPAR)γ 等。纤维脂肪浸润是心肌细胞丧失的代偿机制之一，也成为室性心律失常(尤其是折返性心律失常)发生的组织学基础。

(4)炎症：ACM 患者心肌病理常见斑片状炎症浸润，以 T 淋巴细胞为主。炎症常呈非持续性改变，多在疾病的急性期发生，与疾病加速恶化及室性心律失常的发生有关。炎症与心肌细胞丧失和纤维脂肪替代的因果关系仍不明确。

总结来看，目前认为 ACM 的病因和发病机制主要是以基因突变为基础，在环境因素诱发下，心肌细胞闰盘和离子通道发生重构，导致心肌细胞受损及程序性死亡，原有心肌丧失并被纤维脂肪组织替代，且伴有炎症反应。上述结构改变导致了心律失常和心力衰竭的发生。但基因、环境与临床表型的关系复杂，ACM 的具体病理生理机制仍需进一步研究阐明。

【病理改变】

1. 大体 根据累及的心脏部位，ACM 可划分为右心室型、左心室型和双心室受累型。经典的右心室病理改变部位是“发育不良三角区”，即右心室流入道(右心室下壁)、右室心尖部和漏斗部(肺动脉圆锥部)，但最新研究发现右室心尖部多在疾病晚期受累，实际的病变起始点应为左心室后外侧壁，故修正“三角区”为右心室流入道(右心室下壁)、左心室后外侧壁和漏斗部(肺动脉圆锥部)。病理改变常自外膜下心肌起始，逐渐蔓延到内膜下以至透壁，在较薄弱的右心室游离壁可引起室壁变薄、室壁瘤形成。2018 年我国学者根据中国医学科学院阜外医院 60 例 ACM 行心脏移植患者的病理特征、基因型和影像学特点，提出了“阜外分型”。该分型将 ACM 的病理特征分为如下 4 类。第一类：右心室弥漫受累伴左心室后外侧壁受累，病理改变以脂肪替代为主；第二类：右心室前壁伴左心室中度弥漫受累，病理改变右心室以脂肪替代为主，左心室以纤维替代为主；第三类：右心室前壁伴弥漫性左心室受累（以左心室下壁为著），病理为纤维脂肪替代；第四类：弥漫性左心室受累，以左心室下壁为著，右心室无明显受累，病理为纤维脂肪替代。

2. 镜下　光镜下典型表现为心肌细胞丧失、被纤维脂肪组织代替分割，替代区炎症细胞浸润（T 淋巴细胞为主，亦可见单核细胞），残留的心肌细胞呈肥大和空泡变性。心肌细胞丧失常见斑片状分布，偶见急性期出现节段性分布，后者临床表现可类似心肌梗死。在少数 ACM 类型，如 Carvajal 综合征中可仅有心肌细胞丧失和纤维替代，而不出现脂肪替代。电镜下见心肌细胞内线粒体增多、增大，未见其他特异性改变。

【临床表现】

ACM 患者主要表现为心律失常和 / 或充血性心力衰竭，但临床表现存在明显的异质性。部分患者以心搏骤停、猝死为首发症状，检查发现恶性心律失常如持续性室性心动过速、心室扑动、心室颤动。一项研究显示接近 50% 的 ACM 患者出现心搏骤停，可发生于病程的任何时期，年轻患者更常发生恶性室性心律失常和心脏性猝死。而部分患者则表现为血流动力学稳定的室性（如室性期前收缩、短阵室性心动过速）或室上性心律失常，且呈长期反复发作的“良性过程”。此外部分患者以心力衰竭表现为首发症状，其中多数患者开始即表现为双侧心室受累并进行性加重的全心衰竭，表现为劳力性呼吸困难等肺循环淤血症状和肝脏肿大、下肢水肿等体循环淤血的症状，有些患者早期仅突出表现为右心衰竭，出现体循环淤血的症状和体征，后期则发展至双侧心室受累的全心衰竭。亦有一小部分患者可呈现类似心肌梗死的胸痛、心电图 ST 段改变和血清肌钙蛋白水平升高。患者体格检查早期多无明显异常，后期可出现心律失常或心力衰竭的体征。

【辅助检查】

1. 心电图　特征性表现为右胸 V_1~V_3 导联 Epsilon 波（QRS 波末与 T 波起始段之间的一种低幅棘波或震荡波）、T 波倒置，与右心室激动传导异常和右心室扩张有关。多有室性期前收缩、阵发性或持续性室性心动过速，特别是右心室起源的室性心动过速（QRS 波现为左束支阻滞），甚至心室颤动等室性心律失常表现。另有部分患者表现为完全性右束支阻滞、心房颤动、心房扑动、QRS 碎裂波等。Marcus 等研究发现，信号平均法描记心室晚电位，对几乎所有弥漫性病变患者具有诊断价值，对约 74% 的节段性病变患者具有诊断价值。但这些心电图改变在其他心脏病中亦可见到，不具有诊断特异性。“阜外分型”的第一类与第二类患者主要表现为低 QRS 波、右胸 V_1~V_3 导联 QRS 波增宽、出现 QRS 碎裂波、完全性右束支阻滞、T 波倒置，而第三类与第四类患者无明显改变。

2. 超声心动图　是目前诊断和随访 ACM 患者的一线影像学手段，但诊断特异性与敏感性欠佳。典型表现为右心室扩大与节段性或弥漫性室壁运动障碍。以充血性心力衰竭为主要表现者，多表现全心扩大，与典型的扩张型心肌病相似。以心律失常为突出表现者，M 型超声心动图可见舒张期右心室下壁膨出和收缩期弥漫性或节段性室壁运动减弱。心尖部囊样改变及肺动脉圆锥扩张，特别是发育不良三角区室壁局灶性结构改变具有部位相对特异性，对诊断有一定的帮助。“阜外分型”的第一类与第二类患者均有明显的右心室扩大，左心室扩大或正常，射血分数下降；第三类与第四类患者全心扩大伴射血分数显著降低。新近发展的应变超声技术，通过分析右心室机械弥散度，可预测患者恶性心律失常发生风险。三维超声技术可进一步提升右心室形态及功能的评估能力。

3. 心脏磁共振（cardiac magnetic resonance，CMR）　能够全面评价心脏形态结构、组织特征、心功能及血流情况。目前推荐使用 R 波触发的双反转恢复 TSE/FSE 序列及 SSFP 亮血序列评估心脏形态与收缩运动情况，使用压脂序列评估心肌脂肪浸润程度，脂肪替代平扫呈高信号，压脂扫描呈低信号。钆延迟增强扫描（late gadolinium enhancement cardiac magnetic resonance，LGE-CMR）可显示心肌纤维脂肪替代呈高信号，鉴别 ACM 与其他类型心肌病。与超声心动图相比，心脏核磁可重复性更高，诊断特异性更强。新近出现的磁共振心肌应变分析技术与 3D-LGE 技术可进一步评价 ACM 患者预后。

4. 心脏计算机断层扫描（cardiac computer tomography，cardiac CT）　与 CMR 相似，能较全面地评估心脏形态结构，通过组织密度差异与影像后处理等方式评价心肌脂肪浸润程度。目前广泛应用的多层螺旋 CT 与能谱 CT，射线剂量小、检查时间短，适用于不耐受磁共振检查的患者（如幽闭恐惧症、ICD 植入、合并严重心律失常等）。四维心脏 CT 技术的出现与发展，有望替代右心室造影，进一步提高诊疗效率。

5. 右心室造影　为有创影像学评估手段，主要评价右心室形态与收缩功能，主要用于无创影像学手段无法准确评估右心室形态及功能时。

6. 心内膜心肌活检　经静脉途径于右心室壁心内膜取部分心

肌进行病理检查,证明有脂肪和纤维脂肪组织浸润,具有确定诊断的价值。然而,受累的右心室壁薄且脆性高,取材时室壁穿孔的危险很大。另外,病变有时不累及右心室壁全层,多数患者室间隔并不受累,此时心内膜活检就会出现假阴性。此外,部分正常人心肌中可能也存在小岛状脂肪浸润,所以心内膜活检并不能客观、准确地反映问题,评价其价值时应慎重。

【诊断和鉴别诊断】

ACM 表型多,患者亲属外显率低,目前仍缺乏特异性检查手段与统一的诊断标准。由于 ACM 名称由既往 ARVC 拓展而来,当前诊断 ACM 仍主要沿用 2010 年提出的 ARVC 修订版专家组诊断标准(Task Force Crteia 2010,TFC 2010),包括主要与次要标准两方面(表 36-1)。若满足 2 个主要标准或 1 个主要标准 +2 个次要标准或 4 个不同项目中的次要标准即可诊断 ACM;若满足 1 个主要诊断标准且有 1~3 个不同项目中的次要标准,则为临界诊断 ACM;若仅满足 1 个主要诊断标准或满足 2 个不同项目中的次要标准,则疑诊 ACM。

ACM 主要与以下疾病鉴别:

1. 以心律失常为主要表现者　右心室流出道来源的室性心动过速:两者都有 QRS 波宽大室速的表现,可通过电生理检查相鉴别。

2. 以心脏结构与功能异常为主要表现者

(1)Uhl 畸形:为一种极罕见先天性心脏病,以右心室发育不全为主要特点,主要表现为右室心肌部分或完全缺如,右心室显著扩张,壁薄,仅有 1~2mm,似羊皮纸样,心肌无明显脂肪浸润。ACM 是一种进展性疾病,常合并明显纤维 - 脂肪浸润并渐进性加重。此外,部分病例报道 Uhl 病常合并智力低下,这亦可与 ACM 相鉴别。

(2)扩张型心肌病:当 ACM 患者双心室受累扩大或合并心衰时,需要与扩张型心肌病相鉴别。ACM 心电图常表现为源自右心室的频发室性期前收缩、室性心动过速;超声心动图和磁共振成像有助于鉴别诊断。

(3)结节病:是 ACM 拟表型的一种,常表现为胸前导联 V_1~V_3 中出现 T 波倒置、室性心动过速、频繁室性期前收缩及多种右心室形态异常,心脏磁共振与心肌活检有助于两种疾病的鉴别。

(4)孤立性心肌炎:部分心肌炎在修复的过程中,心肌内也会出现脂肪组织浸润,临床上也有多种心律失常表现,但通常这些脂肪浸润分布较分散而有别于 ACM。

表 36-1 致心律失常性右室心肌病修订版专家组诊断标准

项目	主要标准	次要标准
整体或局部功能异常或结构改变		
二维超声心动图	局限性右心室收缩运动异常或室壁瘤合并下述任一表现（舒张末期）： 胸骨旁切面：右心室流出道宽度 ≥ 32mm 或 ≥ 19mm/m^2（校正 BMI 后） 胸骨旁切面：右心室流出道宽度 ≥ 36mm 或 ≥ 21mm/m^2（校正 BMI 后） 面积变化分数 ≤ 33%	局限性右心室收缩运动异常或室壁瘤合并下述任一表现（舒张末期）： 胸骨旁长轴：右心室流出道宽度 29~32mm 或 16~19mm/m^2（校正 BMI 后） 胸骨旁短轴：右心室流出道宽度 32~36mm 或 18~21mm/m^2（校正 BMI 后） 面积变化分数 34%~40%
心脏磁共振	局限性右心室收缩运动异常或右心室收缩不同步合并下述任一表现： 体表面积右心室舒张末容积率：男性 ≥ 110ml/m^2；女性 ≥ 100ml/m^2 右室射血分数 ≤ 40%	局限性右心室收缩运动异常或右心室收缩不同步合并下述任一表现： 体表面积右心室舒张末容积率：男性 100~110ml/m^2；女性 90~100ml/m^2 右室射血分数 41%~45%
右心室造影	局限性右心室收缩运动异常或室壁瘤形成	

续表

项目	主要标准	次要标准
组织特征	在一处或多处心肌组织标本中，形态测定分析发现残余心肌细胞<60%（肉眼观测<50%）且右心室游离壁心肌组织存在心肌纤维化，不论是否合并脂肪替代	在一处或多处心肌组织标本中，形态测定分析发现残余心肌细胞60%~75%（肉眼观测50%~65%）且右心室游离壁心肌组织存在心肌纤维化，不论是否合并脂肪替代
复极异常	14岁以上患者右胸前导联V_1~V_3或更大范围T波倒置（在不存在完全性右束支传导阻滞及QRS时限≥120ms的情况下）	14岁以上患者右胸前导联V_1、V_2（在不存在完全性右束支传导阻滞的情况下）或V_4~V_6导联T波倒置 14岁以上患者右胸前导联V_1~V_4导联T波倒置合并完全性右束支传导阻滞
去极化或传导异常	右胸导联V_1~V_3出现Epsilon波（QRS波末与T波起始段之间的一种低幅棘波或震荡波）	1. 体表心电图QRS波时限<110ms者，同时满足信号平均心电图晚电位3个判断标准中的一项或一项以上： (1)信号平均后QRS时限≥114ms (2)QRS波终末部40μV以下低振幅信号持续时间≥38ms (3)QRS波终末40ms处均方根电压≤20ms 2. V_1~V_3导联自S波最低点至QRS波末（含R'波）测量到的QRS波终末去极时限≥55ms（完全性右束支传导阻滞患者除外）

续表

项目	主要标准	次要标准
心律失常	呈左束支传导阻滞形态的持续性或阵发性室性心动过速同时额面电轴向上（Ⅱ、Ⅲ、aVF 导联为负向或不定型波，aVL 导联为正向波）	持续性或阵发性右心室流出道性室性心动过速，左束支传导阻滞形态同时合并额面电轴向下（Ⅱ、Ⅲ、aVF 导联为正向波，aVL 导联为负向波），若额面电轴无明显偏向则要求 24h 动态心电图期前收缩数>500 个
家族史	一级亲属中有人满足此标准且确诊 ARVC 一级亲属中有人通过尸检或外科手术获得病理标本并确诊 ARVC 在疑似患者中检测出与 ARVC 相关或可能出现的基因突变类型	一级亲属中有疑似 ARVC 病例，但无法确定患者是否满足此标准 一级亲属中有猝死病例，猝死发生年龄<15 岁，怀疑是 ARVC 患者 二级亲属中有通过病例或此标准确诊的 ARVC 患者

二、致心律失常性心肌病的治疗

【治疗】

ACM 的内科治疗主要是对症治疗。对有孤立性右心衰竭或全心衰竭的患者,可使用利尿药、血管扩张药、强心药(地高辛、儿茶酚胺和磷酸二酯酶抑制剂)、β 受体阻断药、血管紧张素转换酶抑制药等治疗(参见慢性心力衰竭的治疗)。对于以心律失常为主要表现者,可用抗心律失常药物,如胺碘酮、美西律等,必要时植入 ICD 预防猝死,部分患者亦可考虑射频消融术。若患者进入心力衰竭终末期,则可考虑心脏移植手术。此外,ACM 患者应避免参加任何竞技类体育运动,可适当进行低强度体育活动,对于患者家属,尤其是携带基因突变者,即使无明显临床表现,也应减轻体力活动强度,严防疾病进展,降低恶性心律失常、心力衰竭、猝死等不良事件的发生风险。

【预后】

本病的自然病程大致分为:①临床隐匿期。患者仅有“良性心律失常”或者无任何症状,影像学可无异常。个别患者则以心原性晕厥或猝死为首发表现,此期中的年轻患者在运动时容易出现心电不稳定,导致严重心律失常和猝死发生,因而早期诊断有重要意义,同时,应限制运动量和方式。②明显心电紊乱期。患者表现为严重心律失常、反复晕厥,本期心脏性猝死的发生率很高。③慢性心力衰竭期。表现为主要累及的心室出现扩大、心力衰竭,如累及较薄弱的右心室可形成室壁瘤。继而进展为全心衰竭,似扩张型心肌病。④终末期。患者需心脏移植治疗。

总之,本病预后虽不完全清楚,但多非良性过程,预后不容乐观。

(张　健　王运红　赵雪梅)

第 37 章　限制型心肌病

限制型心肌病(restrictive cardiomyopathy,RCM)是以舒张功能异常为特征,表现为限制性充盈障碍的心肌病。WHO 的定义为“以单或双心室充盈受限,舒张期容积缩小为特征,但心室收缩功能及室壁厚度正常或接近正常。可出现间质的纤维增生。可单独出现,也可与其他疾病(淀粉样变性、伴或不伴嗜酸性粒细胞增多的心内膜疾病)同时存在”。2008 年欧洲心脏病学会(ESC)的定义为:在收缩容积正常或降低(单 / 双心室)、舒张容积正常或降低以及室壁厚度正常的情况下发生的限制性左心室生理学异常。限制性左心室生理异常的特点为由心肌僵硬度增加所致的左心室充盈状态，表现为心室压力显著升高而心室容积仅轻度增加。限制型心肌病的发病率较扩张型心肌病和肥厚型心肌病少见，但并非罕见，所以应同样引起临床重视。

一、病　因

心肌纤维变性、心肌浸润或心内膜心肌瘢痕组织形成是心脏限制性充盈障碍的主要原因。限制型心肌病可以是特发性、遗传性或是各种系统性疾病的结局。多种特异性的原因可导致限制型心肌病，往往原因不明。遗传性限制型心肌病通常以常染色体显性遗传为特征，有报道显示本病在一些家族中可能与肌钙蛋白I基因突变有关。而一些家族中，限制型心肌病与结蛋白基因突变导致的传导性缺陷有关（通常与骨骼肌肉病有关）。此外，有研究显示，限制型心肌病还可通过常染色体隐性遗传，如*HFE*基因变异常可引起血色病或糖原贮积病，另有研究显示，法布里（Fabry）病可通过X连锁遗传。限制型心肌病继发于系统性疾病的有淀粉样变性、结节病、类癌综合征、硬皮病和蒽环霉素中毒等。不同年龄阶段，常见限制型心肌病的病因不同，成人最常见的限制型心肌病是心脏淀粉样变性；儿童中常见于放射性或蒽环类药物引起的限制型心肌病；婴幼儿的患者，需注意除外与遗传有关的戈谢（Gaucher）病及糖原贮积症等疾病。

二、分　类

限制型心肌病可分为心肌疾病和心内膜心肌病两大类。其中心肌疾病又可分为：①非浸润型心肌病，包括特发性和家族性心肌病等；②浸润型心肌病，指心肌细胞间有异常物质沉积，如淀粉样变性、Gaucher病等；③贮积性心肌病，指心肌细胞内贮积异常物质，如血色素沉着病、尼曼匹克病、Fabry病等。心内膜心肌病多以心内膜纤维化为特征，又可分为闭塞性及非闭塞性心肌病（表37-1）。

三、临床表现和体格检查

乏力、呼吸困难和运动耐力下降是限制型心肌病的常见主诉，这是由于心室充盈受限导致的。严重的患者还会出现水肿、端坐呼吸、肝大、少尿、腹水及消化道淤血的症状。体格检查可见血压偏低，脉压小，颈静脉怒张，库斯莫尔（Kussmaul）征阳性（吸气时静脉压升高），心脏浊音界扩大，心律失常，可闻及第三心音、第四心音。

表 37-1　限制型心肌病分类

心肌疾病	非浸润型心肌病
浸润型心肌病	特发性
淀粉样变性	糖尿病心肌病
结节病	肌原纤维肌病
原发性高草酸尿症	弹性假黄瘤病
贮积性疾病	肌小节蛋白异常
Fabry 病（弥漫性体血管角质瘤）	沃纳（Werner）综合征
Gaucher 病（戈谢病）	**心内膜心肌病**
遗传性血色病	类癌性心脏病
糖原贮积病	心内膜纤维化
Ⅰ型黏多糖病（Hurler 综合征）	心内膜弹力纤维增生症
Ⅱ型黏多糖病（Hunter 综合征）	癌症
尼曼匹克（Niemann-Pick）病	医源性（药物、射线）

当合并二、三尖瓣关闭不全时，常会听到二、三尖瓣收缩期反流性杂音。双肺可闻及湿啰音。双下肢水肿。除心脏查体外，还应对患者进行仔细、全面的全身检查，为进一步明确病因提供线索。患者出现巨舌、眶周紫癜、甲营养不良、痛温觉障碍等表现时，需考虑心肌淀粉样变性。青铜色或石板灰色皮肤需考虑血色病。双肺哮鸣音、结节性红斑需考虑结节病。智力低下、生长迟缓、向心性肥胖需考虑糖原贮积病。

四、辅助检查

【心电图】

可见电压异常、ST-T 改变、异常 Q 波等；各种心律失常，包括窦性心动过速、心房颤动、心房扑动、室性期前收缩、束支传导阻滞等改变。肢体导联低电压（QRS 波 ≤ 5mV），往往提示以心肌淀粉样变性为代表的浸润型心肌病，而高电压则需考虑血色病、Fabry 病、糖原贮积症等贮积性心肌病。

【超声心动图】

常见双心房明显扩大，心室壁厚度增厚，室壁运动幅度明显降低，有时可见左室心尖部内膜回声增强，甚至血栓使心尖部心腔闭塞。房室瓣膜增厚，回声增强。多普勒超声心动图典型表现为舒张期快速充盈突然终止，可测到二、三尖瓣反流。尽管大多数限制型心肌病患者早期 LVEF 正常或接近正常，整体长轴应变检测（global longitudinal strain，GLS）可在早期显示出明显的收缩功能障碍。此外，心脏淀粉样变性在超声心动图上还可表现为细颗粒状或“火花”样的高回声光亮心肌表现。结节病晚期超声心动图可表现为室间隔基底段变薄、动脉瘤和节段性室壁运动异常。嗜酸性粒细胞增多性心内膜炎则表现为内膜下肌层回声增强，且附壁血栓较为多见。

【影像学检查】

胸部 X 线检查可见心房扩大和心包积液导致的心影扩大，并可显示肺淤血和胸腔积液的情况。CT 扫描、磁共振成像能够准确测定心包厚度，可以用来鉴别限制型心肌病和缩窄性心包炎。心脏磁共振成像能够提供有关心肌和心包结构的较为精确的空间分辨力，提供了更为全面准确的解剖和组织学信息，是诊断限制型心肌病中非常有用的无创检查方法。延迟钆显像（LGE）可以直观判断和评价心内膜心肌的纤维化程度；特征的心内膜下广泛强化（斑马征）将有助于心肌淀粉样变的诊断。T_2 加权显像可用于识别结节病心肌中的炎症区域，T_2 弛豫时间可用于量化血色病患者心脏铁沉积。心脏 PET 成像可准确反映心肌代谢水平，已被越来越多地用于限制型心肌病的诊断。结节病患者 FDG-PET 心脏多呈斑片状组织摄取。放射性核素检查可进行心血池显像，测定心脏射血分数、心室容积及心排血量等。

【心导管检查】

心导管检查是鉴别限制型心肌病和缩窄性心包炎的重要方法。约 50% 限制型心肌病患者能够和缩窄性心包炎患者一样出现典型“平方根”的心室压力波形。但限制型心肌病典型的表现为左心室充盈压超过右心室充盈压达 5mmHg 以上，这种差别可受运动、输液或 Valsalva 动作的影响而增大，这一点与缩窄性心包炎患者不同。缩窄性心包炎患者的左、右心室的舒张压相似，一般不超过 5mmHg。限制型心肌病的肺动脉收缩压常高于 50mmHg，而缩窄性心包炎则较低。此外，限制型心肌病患者的右心室舒张压平台常较低，而缩窄性心包炎的患者至少达到右心室收缩压峰值的 1/3。

【心内膜心肌活检】

经皮穿刺心内膜心肌活检在限制型心肌病的病因诊断中有重要价值，如诊断和鉴别诊断缩窄性心包炎、心肌淀粉样变性和血色素沉着病等。

五、鉴别诊断

限制型心肌病，尤其是以右心室病变为主的限制型心肌病，在临床上与缩窄性心包炎表现相似，故应注意进行鉴别。对有急性心包炎、心脏手术、放疗病史、X 线检查示心包钙化，胸部 CT 或磁共振检查示心包增厚（>4mm 时有价值）而室壁不厚的患者，支持缩窄性心包炎；而对有多发性骨髓瘤、淀粉样变性、心脏移植等病史或限制型心肌病家族史，心电图上有心房或心室肥大、束支传导阻滞、房室传导阻滞，辅助检查提示室壁增厚而心包不厚，心房明显扩大的患者支持限制型心肌病的诊断。超声心动图、CT 和 MRI 对两者的鉴别有较大帮助，心尖部心腔闭塞及心内膜增厚支持心肌病的诊断。对于鉴别诊断困难的病例，可做心室造影、心导管检查和心内膜心肌活检。

六、治　疗

【对因治疗】

对于有明确原因的限制型心肌病，应首先治疗其原发病。如对嗜酸性粒细胞增多综合征的患者，嗜酸性粒细胞增多症是该病的始动因素，造成心内膜及心内膜下心肌细胞炎症、坏死、附壁血栓形成、栓塞等继发性改变。因此，治疗嗜酸性粒细胞增多症对于控制病情的进展十分重要。糖皮质激素（泼尼松）、细胞毒药物等能够有效地减少嗜酸性粒细胞，阻止内膜心肌纤维化的进展。据报道，还可以提高生存率。一些与遗传有关的酶缺乏导致的限制型心肌病还可进行酶替代治疗及基因治疗。对于淀粉样变性，应根据淀粉样变性的具体分型进行治疗。

【对症治疗】

1. 降低心室充盈压　硝酸酯类药物、利尿药可以有效地降低前负荷，减轻肺循环和体循环淤血，降低心室充盈压，减轻症状，改善患者生活质量和活动耐量，但不能改善患者的长期预后。但应注意，限制型心肌病患者的心肌僵硬度增加，血压变化受心室充盈压的变化影响较大，过度地减轻前负荷会造成心排血量下降，血压下降，病情恶化，故硝酸酯类药物和利尿药应根据患者情况，酌情使用。应谨记限制型心肌病患者的容量管理治疗窗较窄。β 受体阻断药能够减慢心率，延长心室充盈时间，降低心肌耗氧量，有利于改善心室舒张功能，可以作为辅助治疗药物，但在限制型心肌病治疗中的作用并不肯定。

2. 限制型心肌病以舒张功能受限为主，洋地黄类药物无明显疗效，但合并心房颤动时，可以用于控制心室率，亦可使用胺碘酮转复，并口服预防。但抗心律失常药物对于预防限制型心肌病患者的猝死无效，可植入 ICD 治疗。

3. 抗凝治疗　本病易发生附壁血栓和栓塞,可给予抗凝或抗血小板治疗。

【外科治疗】

对于严重的心内膜心肌纤维化,可行心内膜剥脱术,切除纤维性心内膜。伴有瓣膜反流者可行人工瓣膜置换术。对于有附壁血栓者,行血栓切除术。对于特发性或家族性限制型心肌病伴有顽固性心力衰竭者,可考虑行心脏移植。有研究显示,儿童限制型心肌病患者即使没有明显的心衰症状,仍有较大的猝死风险,所以主张对诊断明确的患儿应早期进行心脏移植,可改善预后。

七、结　语

引起限制型心肌病的病因较多。在临床中诊断该病,应注意了解患者的家族史,了解患者的既往病史,如有无反复输血史、放射性治疗史、蒽环类药物用药史,是否有转移性肿瘤、肾功能不全病史及骨髓瘤病史等。体格检查除心脏外,还应注意有无巨舌、古铜色皮肤、肝脾大等。血常规检查应注意有无嗜酸性粒细胞增多表现。心电图低电压往往提示以淀粉样变为代表的浸润性限制型心肌病;而高电压应注意除外血色素沉着病、Fabry 病、糖原贮积症等贮积性心肌病。超声、CT、MRI 等影像学检查往往会给诊断和鉴别诊断提供大量有用信息。随着基因检测水平的不断发展和进步,目前研究已经发现了导致限制型性心肌病的多个基因位点及相关发病机制,这些机制的阐释对心肌病的诊断和治疗均提供了方向。如近年来 PRKAG2 心脏综合征、LAMP2 心肌病等基因缺陷导致的限制型心肌病疾病正逐步被人们所认识。治疗方面包括单克隆抗体、骨髓干细胞移植、酶替代治疗、基因治疗的研究方兴未艾,有的研究还显示了很好的疗效。

（张　健　王运红　田鹏超）

第七部分

7

心律失常

第38章　抗心律失常药

一、抗心律失常药分类

表38-1为目前较通用的抗心律失常药的分类、各类药物的电生理效应及心电图改变。

【第Ⅰ类抗心律失常药】

膜抑制剂，主要降低心肌细胞对Na^+的通透性，使0相去极化上升程度及幅度减低，从而减慢传导，同时延长快反应纤维有效不应期(ERP)，降低4相去极化坡度，从而降低自律性。又分为三个亚类：Ⅰa类、Ⅰb类和Ⅰc类。

【第Ⅱ类抗心律失常药】

β肾上腺素受体阻断药，主要通过降低或阻断交感神经对心脏的作用，抑制4相自动去极化速率，延长房室结传导时间。

【第Ⅲ类抗心律失常药】

主要电生理效应是通过延迟复极时间，延长动作电位间期(APD)、ERP。

【第Ⅳ类抗心律失常药】

钙通道阻滞药，主要通过阻断慢Ca^{2+}通道的开放，抑制慢反应纤维的0相后期去极化及2相复极速率，从而降低传导速度及延长ERP。

表 38-1 各种抗心律失常药电生理效应及心电图改变

类别	［0］相上升速度	APD	ERP	ERP/APD	心肌传导速度	旁路传导速度	PP	PR	QRS	QT
							间期			
Ⅰa	↓↓	↑↑	↑	↑	↓↓	↓↓	↑↑	0↑	↑	↑↑
Ⅰb	↓	↓		↑	0↑	↓	↑	0	0	0
Ⅰc	↓↓↓	↑	↑	↑	↓↓↓	↓↓	↑↑	↑	↑↑	
Ⅱ	0↓	↓	↑	↑	0	0	↑↑↑	↑	0↑	↑↑
Ⅲ	0↓	↑↑↑	↑	↑	↓	↓↓↓	↑↑↑	↑	0↑	↑↑↑
Ⅳ	0	0	↑	↑	↓	0	↑↑↑	↑	0↑	0

注：↑，延长；↓，减低或缩短；0，无变化；APD，动作电位间期；ERP，有效不应期。

二、临床常用的抗心律失常药

【第 Ⅰ 类抗心律失常药】

1. 奎尼丁(quinidine)

(1)临床药理：具有Ⅰa 类药细胞电生理效应。口服吸收快，生物利用度约 70%(44%~98%)。90% 经肝脏代谢，10%~13% 的原形药从尿中排出。单次服药的 $t_{1/2}$ 为 4~6h。心律失常者稳态 $t_{1/2}$ 为 4.5h。高效液相法有效血药浓度为 0.7~5μg/ml，中毒浓度为 5μg/ml。

(2)适应证：室上性心动过速(室上速)、房性或结性期前收缩、心房颤动(房颤)、心房扑动(房扑)；预激综合征(预激)合并室上性心律失常；室性期前收缩(室早)、室性心动过速(室速)及心室颤动(室颤)。

(3)禁忌证：对奎宁或本品过敏者，妊娠期及哺乳期妇女；洋地黄中毒；心源性休克；严重肝、肾功能损害；起搏或传导功能异常；低血钾均应视为禁忌。

(4)不良反应：心脏传导阻滞及加重心衰，多形性室速或室颤；腹泻、恶心、呕吐、头晕及耳鸣；低血压、惊厥、精神障碍、呼吸抑制、皮疹、发热及溶血性贫血减少。

(5)用法：转复阵发性室上速、房颤及房扑时，用药前 1d 先试服 0.2g，观察过敏及特异质反应。第 1 天 0.2g，每 2h 一次，连续 5 次；如无效且无不良反应，第 2 天增至每次 0.3g；第 3 天 0.4g，每 2h 一次，连续 5 次。每日总量不应超过 2.5g，恢复窦性心律后改为维持量，维持量用 0.2g，每日 3~4 次。缓释片维持量为 300~325mg，每 8~12h 一次。

2. 利多卡因(lidocaine)

(1)临床药理：具有Ⅰb 类药细胞电生理效应。口服吸收良好，但肝脏首过效应高达 70%，主要经肝代谢，代谢速度与肝血流量有关。治疗血浆浓度为 2~5μg/ml，超过 10μg/ml 部分可产生毒性，超过 15μg/ml 可致严重中毒。

(2)适应证：适用于急性心肌梗死、心脏手术、心导管、洋地黄中毒等导致的室性心律失常。

(3)禁忌证：二度或三度房室传导阻滞、双分支传导阻滞、严重窦房结功能障碍及严重肝功能障碍应慎用。

(4)不良反应：头晕、倦怠、语言不清、感觉异常、肌肉颤动，甚至惊厥、神志不清及呼吸抑制。大剂量可致严重窦性心动过缓、传导阻滞及心肌收缩力下降。变态反应可致皮疹、水肿及呼吸停止。

(5)用法：首次静脉注射 50~100mg，2~3min，必要时每隔 5min

后重新注射 1 次，1h 内不宜超过 300mg，继以 1~4mg/min 静脉滴注维持。

儿童首次静脉注射 0.5~1mg/kg，2~3min，必要时可重复一次，总量不宜超过 3mg/kg，继以 0.015~0.03mg/kg 静脉滴注维持。老年人及肝功能不良，严重心衰或休克者应减量。

3. 美西律（mexiletine）

(1) 临床药理：具有 Ⅰb 类药细胞电生理效应。口服由肠道吸收快而完全。口服生物利用度约为 90%。血药浓度达峰时间为 1.5~4h。治疗血浆浓度为 0.75~2μg/ml。该药主要经肝代谢，代谢物可能无活性。

(2) 治疗应用：口服适用于慢性室性心律失常，包括室早及室速。静脉注射适用于急性室性心律失常。

(3) 药理作用：严重窦房结功能障碍，如二度或三度房室传导阻滞及双分支传导阻滞；严重肝功能障碍均应禁用。

(4) 不良反应：静脉用药发生率更高，可致窦性心动过缓或窦性停搏，室内阻滞，加重室性心律失常、低血压及心衰，胃肠反应神经系统症状有头晕、震颤、复视、昏迷及惊厥等。

(5) 用法：成人维持量 600~900mg/d，分 3~4 次服。10~15min 内首次静脉注射 100~200mg（5% 葡萄糖 20ml 稀释），然后以 0.5~1.5mg/min 维持，3~4h 后减量至每分钟 0.75~1mg，维持 24~48h。

4. 莫雷西嗪（moracizine）

(1) 临床药理：具有 Ⅰb 类药细胞电生理效应。口服容易吸收，生物利用度为（45 ± 30）%。经肝脏代谢及肾脏排泄。有效血药浓度为（147.5 ± 11.1）μg/nl。

(2) 适应证：主要适用于室性心律失常，对室上性心律失常疗效差。

(3) 禁忌证：心脏传导阻滞、窦房结功能不全者应禁用。严重心功能不全及肝、肾功能障碍者慎用。

(4) 不良反应：可加重心脏传导阻滞，使 QRS 波增宽，抑制窦房结功能。CAST 效应：恶心、食欲缺乏、头晕、头痛、震颤、麻木、欣快感、视力障碍及皮疹。

(5) 用法：150~300mg，每 6h 一次，或每日 6~15mg/kg，分 3~4 次口服。低于 600mg/d 者疗效差。

5. 普罗帕酮（propafenone）

(1) 临床药理：具有 Ⅰc 类药细胞电生理效应。口服吸收良好，但首过效应明显。生理利用度 4.8%~23.5%，患者单次服药为（3.6 ± 0.2）h，多次服药则为 6~7h。有效血药浓度个体差异大，平均 588~800ng/ml。

(2)适应证：口服主要适用于室性心律失常，其次为室上性心律失常，但静脉注射适用于中止阵发性室速及室上速。

(3)禁忌证：严重窦房结功能障碍；二度或三度房室传导阻滞；双分支阻滞，心源性休克均禁用。心衰室内阻滞 QRS>0.12s。

(4)不良反应：可致窦性停搏或传导阻滞；加重室性心律失常，低血压及心力衰竭；头晕、抽搐、定向障碍、乏力；轻度恶心、便秘、口干；肝转酶水平升高及胆汁淤积性肝炎。

(5)相互作用：①华法林与其在血浆蛋白结合部位产生竞争，可使游离型药浓度增加，致增强其效应及毒性。②与其他抗心律失常药合用加重心脏不良反应。③与降压药合用可增强降压效应。④可能增加血清地高辛浓度。

(6)用法：口服 450~900mg/d，少数需 1 200mg，6~8h 一次分服。儿童每日 5~7mg/kg。静脉注射 1~1.5mg/kg，必要时 20min 后重复一次，继以 0.5~1mg/min 维持。儿童静脉注射 1mg/kg。

【β 受体阻断药】

1. 美托洛尔(metoprolol)

(1)临床药理：本品口服吸收迅速完全(>95%)，生物利用度约为 50%。$t_{1/2}$ 为 3~5h，在肝内代谢，经肾排泄，尿内以代谢物为主，仅少量(3%~10%)为原型物。

(2)适应证：可用于治疗室上性快速心律失常、室性心律失常、洋地黄类及儿茶酚胺引起的快速性心律失常，对高血压、冠心病和儿茶酚胺增多所致的快速性心律失常更有效。本品能拮抗儿茶酚胺效应，可治疗甲状腺功能亢进引起的心律失常。

(3)禁忌证：二度或三度房室传导阻滞、失代偿性心衰(肺水肿、低灌注或低血压)；有临床意义的窦性心动过缓、病态窦房结综合征、心源性休克；末梢循环灌注不良、严重的周围血管疾病。

(4)不良反应：心血管系统不良反应有心率减慢、传导阻滞、血压降低、心力衰竭加重、外周血管痉挛导致的四肢冰冷或脉搏不能触及、雷诺症。疲乏和眩晕占 10%，抑郁占 5%。消化系统不良反应有恶心、胃痛。

(5)用法：口服，12.5~25mg，每日 2 次，可增加剂量 50mg，每日 2 次。静脉应用美托洛尔，应该在有经验的医生指导下进行。同时，应仔细监测患者的血压和心电图，并备有复苏抢救设施。室上性快速性心律失常：开始时以 1~2mg/min 的速度静脉给药，用量可达 5mg(5ml)；如病情需要，可间隔 5min 重复注射，总剂量 10~15mg(静脉注射后 4~6h，心律失常已经控制，用口服制剂维持，每日 2~3 次，每次剂量不超过 50mg)。

2. 阿替洛尔(atenolol)

(1)临床药理:口服吸收快,吸收率仅46%~62%,尿中排出原型药85%~100%。

(2)适应证:用于治疗室上性快速心律失常、洋地黄类及儿茶酚胺引起的快速心律失常。本品能拮抗儿茶酚胺效应,可治疗甲状腺功能亢进引起的心律失常。

(3)禁忌证:二度或三度房室传导阻滞,失代偿性心衰(肺水肿,低灌注或低血压);有临床意义的窦性心动过缓、病态窦房结综合征、心源性休克;末梢循环灌注不良、严重的周围血管疾病。

(4)不良反应:诱发和加重心衰;窦性心动过缓、房室传导阻滞;皮疹、关节痛;支气管痉挛。

(5)用法:口服剂量25~100mg/d,每日1次或分2次服。

3. 普萘洛尔(propranolol)

(1)临床药理:口服吸收率90%以上,广泛地在肝内代谢。

(2)适应证:目前在抗心律失常方面已较少使用。可以用于窦性心动过速、房速、房颤、房扑心室率的控制。

(3)禁忌证:哮喘患者不宜用。有房室传导阻滞、阻塞性肺疾病、充血性心力衰竭或糖尿病等宜不用或慎用。

(4)不良反应:治疗初期可出现眩晕、疲倦、失眠、恶心、呕吐、肌肉痛和哮喘等。长期用药可能引起严重心动过缓,诱发急性心衰。

(5)用法:开始剂量宜小,每次10~20mg,每日3~4次。

4. 艾司洛尔(esmolol)

(1)临床药理:为一种超短效、高选择性β_1受体阻断药,减缓心率,降低收缩压,降低心肌耗氧量,起效快,作用时间短;终止滴注,β_1受体阻滞作用20min后完全消除,血流动力学效应30min后恢复基准水平。

(2)适应证:围手术期(诱导麻醉、麻醉期间或手术后)出现心动过速及窦性心动过速、房扑、房颤控制心室率。

(3)禁忌证:支气管哮喘或有支气管哮喘病史,严重慢性阻塞性肺疾病;窦性心动过缓,二度、三度房室传导阻滞;难治性心功能不全,心源性休克;对本品过敏者。

(4)不良反应:偶见低血压,心动过缓,多发生在用药5min后。

(5)用法及用量:治疗快速性室上性心律失常,负荷量为0.5mg/kg,维持量可用0.25~0.5mg/(kg·min)。

【Ⅲ类抗心律失常药】

1. 胺碘酮(amiodarone)

(1)临床药理:本品为第Ⅲ类抗心律失常药。口服吸收迟缓,生物利用度 31%~65%,主要经肝脏代谢,长期服药后 $t_{1/2}$ 为(19 ± 9)d。

(2)适应证:口服适用于治疗及防止各种快速性心律失常发作,尤其是预激合并的各种心律失常。静脉注射可用于中止阵发性室上速,尤其是合并预激者。可降低快速房颤或房扑的心室率。可用于经利多卡因治疗无效的室性心律失常。

(3)禁忌证:有甲状腺功能异常史或已有功能异常;碘过敏;二度、三度房室传导阻滞;双分支传导阻滞;长 QT 综合征;病态窦房结综合征均禁用。心功能严重不全,低血压或休克静脉注射时应慎重。肝、肺功能不全者口服亦应慎重。

(4)不良反应:可致严重窦性心动过缓、窦性停搏或窦房传导阻滞、房室传导阻滞,多形性室速伴以 QT 延长;注射可致低血压。可致甲状腺功能亢进或减退、恶心,呕吐,便秘。角膜下色素沉着,影响视力,周围神经病。可致肺间质或肺泡纤维性肺炎,临床有气短、干咳、胸痛、红细胞沉降率快、血细胞增多,严重者可致死。偶有报道致低血钙及血清肌酐升高。静脉注射时易产生静脉炎,故宜用较大静脉。可使地高辛、阿普林定、奎尼丁、普鲁卡因胺及乙酰卡尼(N- 乙酰普鲁卡因胺)血药浓度增高,并加重不良反应。

(5)用法:室上性心律失常可用 400~600mg/d,分 2~3 次服,1 周后改为维持量 200~400mg/d。室性心律失常,可服 800~1 200mg,分 3 次,1~2 周后改为 200~600mg/d 维持。静脉注射可用 5mg/kg 缓慢注射 10~15min,15~30min 后可重复 1 次。或以 5~10mg/kg 静脉滴注 30~60min,24h 内可重复 2~3 次,每日总量不宜超过 1 200mg。静脉用药时应临时测血压、心率及心律。

2. 索他洛尔(sotalol)

(1)临床药理:本品兼具Ⅱ(阻断 β 受体)、Ⅲ(延长心肌动作电位时限)类抗心律失常药的特性。口服盐酸索他洛尔的生物利用度基本上是完全的(超过 90%),口服后(2.5 ± 0.98)h 达到峰浓度,2~3d 达到稳态血药浓度,半衰期为 10~20h,消除的主要途径是肾排泄,80%~90% 以原型由尿液排出,其余由粪便排出。

(2)适应证:适用于各种危及生命的室性快速性心律失常。

(3)禁忌证:禁用于支气管哮喘、窦性心动过缓、二度或三度房室传导阻滞(除非安放了有效的心脏起搏器),先天性或获得性长 QT 综合征、心源性休克、未控制的充血性心力衰竭以及对本品过敏的患者。

(4)不良反应:心血管系统,如心动过缓、呼吸困难、胸痛、心悸、水肿、心电图异常、低血压、致心律失常、晕厥、心衰;消化系统,如恶心、呕吐、腹泻、消化不良、腹痛、胃肠胀气;肌肉系统,如痉挛;神经、精神,如疲劳、眩晕、虚弱、头痛、睡眠障碍、抑郁、感觉异常、情绪改变、焦虑;生殖系统,如性功能紊乱。致心律失常的不良反应发生率为4.3%。

(5)用法及用量:口服80~120mg/次,每日2~3次,剂量可增至0.24~0.32g/d。

3. 伊布利特(Ibutilide)

(1)临床药理:本品为第Ⅲ类抗心律失常药。静脉注射伊布利特能延长离体或在体心肌细胞的动作电位,延长心房和心室的不应期,即发挥第Ⅲ类抗心律失常药的作用。然而,电压钳的研究表明,在纳摩尔浓度水平(10^{-9}),伊布利特主要通过激活缓慢内向电流(主要是钠电流)使复极延迟,这与其他Ⅲ类抗心律失常药阻断外向钾电流的作用明显不同。通过上述作用,即伊布利特能延长心房和心室肌细胞的动作电位时程和不应期,在人体起到其抗心律失常的作用。

(2)适应证:伊布利特注射液用于近期发作的房颤或房扑逆转成窦性心律,长期房性心律不齐的患者对伊布利特不敏感。伊布利特对持续时间超过90d的心律失常患者的疗效还未确定。

(3)禁忌证:药物过敏史,多形性室速病史;未植入起搏器的病态窦房结综合征,二度或二度以上的房室传导阻滞及QTc间期>440ms;存在低钾血症(<3.5mmol/L)、低镁血症(<0.8mmol/L)慎用;心动过缓小于55次/分,近期心功能不全LVEF小于35%,LVEF小于40%且正在服用Ⅰ类或Ⅲ类抗心律失常药慎用;近1个月发生的心肌梗死和不稳定的心绞痛慎用;严重肝肾功能障碍,正在服用影响QTc间期的药物慎用;妊娠期及哺乳期慎用;年龄小于18岁慎用。

(4)不良反应:伊布利特最严重的不良反应是尖端扭转形室速,虽然有报道注射液在临床试验中患者没有明显的不适感。在临床Ⅱ期或Ⅲ期研究中,586名因房颤或房扑接受伊布利特治疗的患者中,149(25%)的患者报告出现与心血管系统有关的不良反应,包括连续性多行性室性心动过速(1.7%)和间歇性多形性室性心动过速(2.7%)。

(5)用法:伊布利特注射液推荐剂量见表38-2。在下列情况应该立即停止使用本品:原心律失常消失;出现连续性或间歇性室性心动过速;QT或QTc明显延长。

注射完本品后,患者应用连续心电图监测观察至少4h,或等到QTc间期恢复到基线。如果出现明显的心律不齐现象,应延长监测时间。在本品给药及随后对患者的监测过程中,必须配备有经验的人员和合适的仪器设备，如心脏复律器 / 除颤器以及治疗连续性室性心动过速包括多形性室性心动过速的药物。

表 38-2　伊布利特注射液推荐剂量

患者体重	首次注射（10min 以上）	第二次注射
≥ 60kg	1 支（1mg 富马酸伊布利特）	首次注射结束后 10min，若心律失常未消失，可在首次注射结束 10min 后再次注射等量本品，注射时间持续 10min
<60kg	0.1ml/kg（相当于 0.01mg/kg 富马酸伊布利特）	

4. 屈奈达隆（dronedarone）

（1）临床药理：屈奈达隆具备 Vaughn-Williams 抗心律失常药物分类中所有 4 类药物的治疗机制，但尚不清楚哪类机制对屈奈达隆产生的临床效应起主要作用。

（2）适应证：屈奈达隆是抗心律失常药，适用于阵发性或持续性房颤或房扑患者，减低住院风险，近期房颤 / 房扑发作和伴心血管风险因子患者，窦性心律或心律可复律的患者。

（3）禁忌证：禁用于心衰类别Ⅳ或最近失代偿症状性心衰、一度及二度房室传导阻滞或病态窦房结综合征（除使用功能性心脏起搏器）、心动过缓（心率<50 次 /min）、同时用强 CYP3A 抑制剂、同时用延长 Q-T 间期及可诱发尖端扭转型室速药物和中成药、Q-Tc 间期 ≥ 500ms、严重肝损伤、妊娠期及哺乳期妇女。

（4）不良反应：在临床试验中观察到最多的不良反应为腹泻、恶心、腹痛、呕吐和虚弱。在说明书中任何处描述担忧下列安全性：新发心衰或心衰恶化、非保钾利尿药的低钾血症和低镁血症及 Q-T 间期延长。

（5）用法及用量：每日 2 次，早餐和晚餐各 1 片（400mg）。

【第Ⅳ类抗心律失常药】

1. 维拉帕米（verapamil）

（1）临床药理：本品为第Ⅳ类抗心律失常药。口服吸收率可达 90%，但首过效应明显，生物利用度仅 10%~20%，主要经肝脏代谢。

（2）适应证：适用于中止折返性室上速及正常图形的预激合并室上速的发作。可降低房颤或房扑的心室率。对室性心律失常效应差，但左心室特发性室速敏感。

（3）禁忌证：病态窦房结综合征、二度或三度房室传导阻滞、重度心衰或低血压应禁用。

(4)不良反应：静脉注射可致低血压；偶可致窦性心动过缓或窦性停搏、二度以上房室传导阻滞。

(5)用法：首次可用5mg或0.075mg/kg静脉注射2~3min，继以0.005mg/(kg·min)静脉滴注或30min后重复5mg，口服40~80mg，每8h一次。总量不宜超过720mg/d。

2. 地尔硫䓬(diltiazem)

(1)临床药理：属于第Ⅳ类抗心律失常药。口服吸收迅速、完全，口服吸收率>40%，但由于肝脏的首过代谢效应，生物利用度仅40%左右。静脉注射后药物迅速出现在胆汁和胃肠道中。$t_{1/2}$ 4~6h，96%~99%在体内代谢，代谢物60%经粪便排泄，40%经尿排出体外。

(2)适应证：静脉滴注可以治疗室上速；控制房颤、房扑的心室率；治疗房性期前收缩。

(3)禁忌证：房室传导阻滞、病态窦房结综合征、低血压及孕妇禁用。明显心功能减退者、哺乳期妇女慎用。

(4)不良反应：眩晕、头痛、面红、失眠；胃肠道症状；房室传导阻滞；低血压；偶见肝损害；静脉注射给药时可引起窦性心动过缓、窦性停搏、重度房室传导阻滞。

(5)用法：口服15~30mg，每日3~4次。静脉注射，首次用量0.25mg/kg稀释后缓慢静脉注射。维持量5~15mg/h，静脉滴注。

【其他抗心律失常药】

1. 三磷腺苷(adenosine triphosphate)

(1)临床药理：抑制慢通道，激活钾通道，缩短窦房结及房室结动作电位时程，增加膜电位；抑制窦房结自律性，减慢房室结传导。静脉快速给药，$t_{1/2}$ 为1~6s，进入组织后迅速降解，2min后作用完全消失。

(2)适应证：终止房室结折返性及房室折返性心动过速；暂时性减慢房速、房扑或房颤患者的心室率。电生理检查时用于心动过速的鉴别诊断。对旁路传导和室速无效。

(3)禁忌证：老年人或冠心病患者慎用，有过敏史者禁用。窦性心动过缓、窦性停搏及传导阻滞者禁用。

(4)不良反应：面红、呼吸困难、胸部压迫感、头晕、头痛、头胀、恶心、呕吐等；低血压；一过性缓慢性心律失常。

(5)相互作用：与甲基黄嘌呤类咖啡、茶碱合用有拮抗作用，与双嘧达莫合用作用增强，与卡马西平合用可加重房室结传导阻滞。

(6)用法：10~20mg不经稀释静脉注射，单剂量不超过30mg。

2. 腺苷(adenosine)　药理作用、适应证、禁忌证和不良反应与三磷腺苷类似。

(1)临床药理：静脉注射腺苷很快转入红细胞和内皮细胞，消除半衰期为 1.5~10s，药物在血浆内很快代谢，在细胞内形成肌苷和腺苷单磷酸。最大药理作用见于静脉注射后 30s。双嘧达莫阻滞细胞摄取腺苷，增加腺苷的效能，咖啡因、茶碱则降低腺苷效能。

(2)用法：成人起始剂量是以 6mg/1~2s 静脉注射，若心动过速不终止，隔 1~2min 后再给 12mg，可重复应用。

三、各种心律失常的药物治疗

对各种心律失常，均应注意寻找是否有其他因素引起的心律失常，并且对之进行治疗。①电解质紊乱，尤其是血钾过低最为常见。镁离子的缺乏也应注意。②由于服用药物而引起的心律失常，如洋地黄类制剂等。很多抗心律失常药也具有产生心律失常的不良反应。③患有某些疾病，如甲状腺功能亢进、酸碱失衡等。过量的烟、酒也易诱发心律失常。

【房性期前收缩】

无器质性心脏病，去除诱因，一般并不需要治疗，症状明显者可选择药物治疗，伴有缺血和心衰者不主张长期使用抗心律失常药治疗。对诱发室上速、房颤的房性期前收缩，可选择药物治疗。药物治疗：β 受体阻断药阿替洛尔 6.25~25mg，每日 2 次；美托洛尔 12.5~25mg，每日 2 次。钙通道阻滞药维拉帕米 40~120mg，每日 2 次；地尔硫䓬(合心爽)15~30mg，每 6h 一次。Ⅰ类抗心律失常药普罗帕酮 100~200mg，每 6h 一次。

【房性心动过速】

治疗目的是终止发作或控制心室率，可选择 β 受体阻断药；普罗帕酮 150~200mg，每 6h 一次；维拉帕米 40~120mg，每日 2 次；地尔硫䓬 15~30mg，每 6h 一次；胺碘酮。需长期治疗者除选择上述药物，对于心衰患者首选胺碘酮，心功能正常者，可选择Ⅰa 或Ⅰc 类药物。

【心房颤动、心房扑动】

阵发性房颤发作时的治疗：包括转复和控制心室率，普罗帕酮 70mg+5% 葡萄糖溶液 20ml 静脉注射；静脉注射去乙酰毛花苷注射液 0.4~0.8mg，或静脉应用钙通道阻滞药或 β 受体阻断药，其目的是使心室率下降到 100 次 /min 以下。

胺碘酮静脉滴注(剂量同室上速的治疗)，对发作不久的患者具有较高的终止发作效果。

维持窦性心律：胺碘酮、索他洛尔；普罗帕酮，莫雷西嗪；奎尼丁。控制心室率：β受体阻断药；钙通道阻滞药。预防血栓形成：阿司匹林；华法林，维持 INR 在 1.8~2.5。

【阵发性室上性心动过速发作时的治疗】

1. 普罗帕酮 70mg+5% 葡萄糖溶液 20ml 缓慢静脉注射。

2. 维拉帕米 5mg 稀释于 5% 葡萄糖溶液内缓慢静脉注射，注射后 10min 内仍无效，可以重复一次。

3. 腺苷 6~12mg 静脉注射。

4. 胺碘酮 300mg（或 5mg/kg）稀释在 5% 葡萄糖溶液 100ml 内静脉滴注，30min 内滴完。

【室性期前收缩】

需要治疗的室性期前收缩，依据其出现的情况选用治疗方案：

1. 急性心肌梗死的室性期前收缩 先用利多卡因 50~100mg 静脉注射，然后以 1~3mg/min 的速度静脉滴注。美西律首次用 100~200mg 稀释后静脉内缓慢注射，然后以 1~4mg/min 的速度持续静脉滴注。美西律：先以 100~200mg 每日 3 次开始，有效后再逐步减量维持。

2. 器质性心脏病伴有心功能减退者 首选胺碘酮治疗。

3. 无器质性心脏病者 可选用β受体阻断药、美西律、普罗帕酮、胺碘酮等。

【室性心动过速及心室颤动的防治】

1. 起源于右心室的特发性室速 普罗帕酮、维拉帕米、β受体阻断药、腺苷、利多卡因。起源于左心室的特发性室速：首选维拉帕米。

2. 伴有器质性心脏病的室性心动过速 目前首选的药物是胺碘酮，开始时每日 1.0~1.2g，连续用药 7~10d 后再转为维持量 0.3~0.4g/d。普罗帕酮、普鲁卡因胺、索他洛尔或β受体阻断药用于心功能正常者。

【对尖端扭转型室性心动过速的治疗】

1. 停用洋地黄和Ⅰ类、Ⅲ类抗心律失常药。

2. 给予异丙肾上腺素 0.1mg 稀释于 100ml 液体中，以 0.5~1.0μg/min 的速度静脉滴注。

3. 静脉补充钾。

4. 如发作时间较长，应行电转复。

（楚建民）

第 39 章　心脏电生理检查与射频消融术

第 1 节　心脏电生理

一、心脏电生理解剖

【心肌细胞的类型】

心脏是一个由心肌组织构成并具有瓣膜结构的空腔器官，是血液循环的动力装置。组成心脏的心肌细胞并不是同一类型的，可以根据组织学特点、电生理特性以及功能上的区别，将其粗略地分为两大类型。一类是被称为工作细胞的普通心肌细胞，包括心房肌和心室肌，含有丰富的肌原纤维，执行收缩功能。工作细胞不能自动地产生节律性兴奋，但是可以在外来刺激的作用下产生兴奋，同时具有较弱的传导兴奋的能力。另一类被称为自律细胞，是特殊分化了的心肌细胞，它们含肌原纤维甚少或完全缺乏，收缩功能已基本丧失。自律细胞除了具有兴奋性和传导性之外，还具有自动产生节律性兴奋的能力，组成心脏的特殊传导系统。特殊传导系统是心脏内发生和传播兴奋的组织，起着控制心脏节律性活动的作用。

【心脏传导系统的组成】

1. 窦房结　位于上腔静脉和右心耳的界沟内，长 1~2cm，宽 0.5cm，主要由 P 细胞和过渡细胞组成。P 细胞是自律细胞，位于窦房结的中心部分，过渡细胞位于周边部分，不具有自律性，其作用是将 P 细胞自动产生的兴奋向外传播到心房肌。窦房结的供血来自窦房结动脉，起自右冠状动脉占 55%，起自左冠状动脉占 45%。此外，房支、支气管动脉的分支以及来自左冠状动脉的 Kugel 动脉也负责窦房结的部分血供。

2. 结间束　即连接窦房结与房室结之间的心房优势传导途径，由部分浦肯野细胞和普通的心肌细胞并行排列而成。结间束根据解剖部分可分为上结间束（Bachmann 束）、中结间束（Wenckebach 束）、下结间束（Thorel 束）共三个优势传导途径。上结间束自房间隔上缘，又分为两束，一束左行延伸进入左房间隔，为房间传导的主要束支；另一束下行终止于房室结。结间束的传导速度远快于普通心肌纤维,并且有抗高血钾的功能。高血钾时,心房肌不再兴奋,窦房结冲动可以沿结间束经过房室结继续下传心室,即窦室传导。

3. 房室交界区 是心脏传导系统中位于心房和心室间相连部位的特殊心肌结构,是心房兴奋传入心室的通道。房室交界区由三部分组成:房室结的心房扩展部(房结区)、房室结(结区)以及房室束的近侧部(结希区)。房室交界区的功能包括兴奋的双向传导作用、传导的延搁与过滤作用以及作为次级起搏点的起搏作用。房室交界区由房室结动脉、左房后支和房间隔前动脉供血,其中房室结的血供主要来自起源于右冠状动脉中隔支的房室结动脉。

4. 房室束 又称希氏束,起自房室结穿入中央纤维体的穿部,走行于室间隔肌部与中央纤维体之间(未分叉部),最后在室间隔膜部开始分为左、右束支(分叉部)。房室束是传导系统中心房与心室冲动的唯一重要通路,全长 10~20mm,临床上可以通过放置导管电极记录到特殊的电位图,即希氏束电图。

5. 左束支系统 左束支总干自房室束发出后分为较大的后分支和较小的前分支,后分支和前分支在中间隔区连接在一起,形成左间隔分支。左前分支由前降支的穿隔支供血,左后分支由右冠脉的后降支和左冠脉的左室后支双重供血。急性心肌梗死时,如果出现左后分支或左束支阻滞,说明多支血管受累,预后通常不佳。

6. 右束支系统 右束支自房室束发出后沿室间隔下行,分为三段,各自供应前乳头肌、右心室游离壁、右心室下间隔表层。右束支形状较为细长,在室间隔膜部下方与左前分支紧密相邻,两者常同时受损,形成临床常见的右束支与左前分支双束支阻滞。右束支的血供来自前降支的第一穿隔支,故急性前壁心肌梗死时可以合并右束支传导阻滞。

7. 浦肯野纤维网 是左、右束支的最后分支,在心内膜下交织成心内膜下网,并垂直向心外膜延伸,深入心室肌构成心肌内网,最终与心肌细胞相连接。一根浦肯野纤维可以兴奋数以千计的心肌纤维。

8. 常见的传导系统变异

(1)房室交界区双径路:房室交界区的传导可以出现纵向分离的双径路或多径路。各条径路的传导速度和不应期不尽相同,是房室交界区折返性心动过速的解剖基础。

(2)Kent 束:又称房室旁束,于 1893 年由 Kent 率先报道,为直接连接于心房肌和心室肌之间的一股心肌纤维。该束起源于房室环附近的心房肌，可以位于左、右房室环的任何部位，经过房室环的浅面，终止于心室肌。Kent 束是预激综合征的解剖生理基础，临床上可以应用外科手术切断、射频消融、电消融等阻断该束，从而治愈房室折返性室上性心动过速。

（3）James 束：后结间束的大部分纤维和前中结间束的小部分纤维可绕过房室结右侧面，终止于结的下部或房室束的近侧部，构成旁路纤维，分别称为房结旁路和房希旁路，于 1931 年由 James 首次提出。这些 James 旁路纤维由于不经过房室结的延搁，可使 P-R 间期缩短，但 QRS 波正常。曾认为是 LGL 综合征的解剖生理学基础，目前发现该纤维束在正常心脏中普遍存在。

（4）Mahaim 纤维：曾认为是由房室结与右室心内膜之间的连接纤维（结室纤维），或房室结与右束支之间的连接纤维（结束纤维），但目前认为，多数 Mahaim 纤维还是右心房游离壁与右束支远端之间的连接纤维。它途经三尖瓣环，呈前向递减性传导，心动过速发作时呈左束支传导阻滞图形的宽 QRS 波心动过速。

二、心肌细胞的电生理特性

心肌组织具有兴奋性、自律性、传导性和收缩性 4 种生理特性。心肌的收缩性是指心肌能够在肌膜动作电位的触发下产生收缩反应的特性，是心肌的一种机械特性。兴奋性、自律性和传导性则是以肌膜的生物电活动为基础的，故又称为电生理特性。心肌组织的这些生理特性共同决定着心脏的活动。

【心肌的兴奋性】

所有的心肌细胞都具有兴奋性，即具有在受到刺激时产生兴奋的能力。通常采用引起细胞兴奋的最小刺激强度，即刺激阈值，来衡量心肌的兴奋性。阈值大表示兴奋性低，阈值小表示兴奋性高，阈值的大小受多种因素共同影响，而并非一成不变。

兴奋性的周期性变化：心肌细胞兴奋性的周期性变化影响着心肌细胞对重复刺激的反应能力，对心肌的收缩反应和兴奋的产生以及传导过程具有重要作用。以心室肌为例，心肌细胞一次兴奋过程中，其兴奋性的变化可分为以下几个时期（图 39-1）：①有效不应期；②相对不应期；③超常期；④易损期。

【心肌的自律性】

组织、细胞能够在没有外来刺激的条件下，自动地发生节律性兴奋的特性，称为自动节律性，简称自律性。具有自动节律性的组织或细胞，称为自律组织或自律细胞。

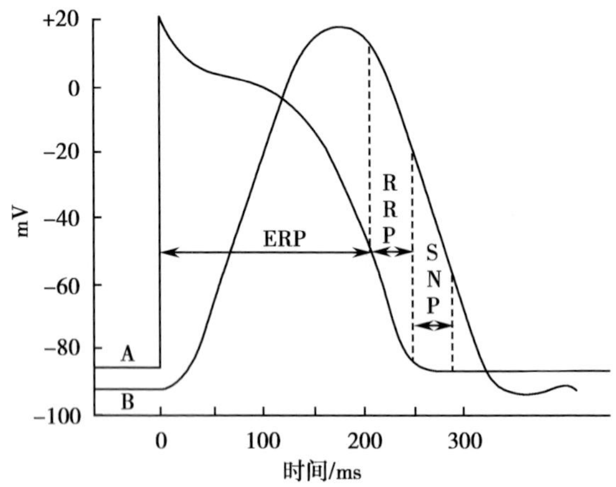

图 39-1　心室肌动作电位期间兴奋性的变化及其与机械收缩的关系

A，动作电位；B，机械收缩；ERP，有效不应期；RRP，相对不应期；SNP，超常期。

【心肌的传导性】

传导性是指兴奋或动作电位能沿细胞膜不断向远处扩布的特性。心肌在功能上是一种合胞体，心肌细胞膜的任何部位产生的兴奋不但可以沿整个细胞膜传播，并且可以通过闰盘传递到另一个心肌细胞，从而引起整块心肌的兴奋和收缩。

正常情况下，窦房结发出的兴奋通过心房肌传播到整个右心房和左心房，尤其是沿着心房内的"优势传导通路"迅速传到房室交界区，经房室束和左、右束支传到浦肯野纤维网，引起心室肌兴奋，再直接通过心室肌将兴奋由内膜侧向外膜侧心室肌扩布，引起整个心室兴奋。

衡量心肌细胞传导性的指标是动作电位沿细胞膜传播的速度。细胞的直径与细胞内电阻呈反变关系，直径小的细胞内电阻大，产生的局部电流小于粗大的细胞，兴奋的传导速度也较后者缓慢。心肌细胞中末梢浦肯野细胞的直径最大，兴奋传导速度最快；窦房结细胞直径很小，传导速度很慢；而结区细胞直径更小，传导速度也最慢。由于房室交界区是正常时兴奋由心房进入心室的唯一通路，交界区的这种缓慢传导使兴奋在这里延搁一段时间之后才向心室传播，可以使心室在心房收缩完毕之后才开始收缩，不至于产生房室收缩重叠的现象。可以看出，心脏内兴奋传播途径的特点和传导速度的不一致性，对于心脏各部位有次序地、协调地进行收缩活动，具有十分重要的意义。

三、心律失常的发生机制

【自律性】

通常自律性分为正常自律性和异常自律性。正常自律性心脏的基本起搏点在窦房结，自律性的产生是由于前述窦房结细胞的 4 自动去极化。影响窦房结自律性的因素包括窦房结细胞的最大舒张期电位、去极化阈电位以及 4 相去极化的斜率。异常自律性由实验干预或疾病因素引起，在跨膜电位发生异常的情况下容易出现自律性。异常自律性可以发生于心脏任何部位，其机制在于心肌细胞静息膜电位明显降低后发生的自发舒张期去极化，并由此激起重复脉冲，即膜电位降低引起的自律性或称异常自律性。当窦房结的正常自律性受到抑制，或异常自律灶发放的频率高于窦性心律时，即可产生心律失常。

【触发活动】

触发活动是一种异常的细胞电活动，是指心肌细胞在其动作电位的复极过程中，动作电位上的振荡性后电位或称后去极化达到去极化的阈电位时，发生了一次新的去极化和兴奋反应，这一新的去极化称为触发活动。起触发作用的搏动可以是正常窦性或其他异常搏动，包括外加的电刺激。这些后去极化如果能达到起搏阈值便造成异常的自律活动。如果该异常自律活动后的后去极化又引起另一次异常自律活动，反复循环，自律活动便不要外界的触发就能持续重复发生。

根据触发活动在先前动作电位中出现的时相，可分为早期后去极化（2、3 相）和延迟后去极化（4 相）。触发性心律失常可以被电刺激诱发和终止，心动过速的间期与诱发的期前刺激联律间期成正比，对钙通道阻滞药敏感，并有逐渐减速自行终止的倾向。

【折返激动】

正常情况下，窦房结发出的激动顺序地经过心脏各部位组织，使其产生一次兴奋后，该激动最终消失。在某些特定条件下，一次激动可以通过传导折回原先已经激动过的心肌处。如果这些心肌已经脱离了前次激动的不应期，则能再次去极化，这样便形成了折返激动。

折返有三个必要条件，包括激动传导的双径路、一条径路单向阻滞、另一条径路缓慢传导。折返性心律失常也可以被电刺激诱发或终止，心动过速的间期与折返环的长度和传导速度有关，而与外来刺激频率无关，如果折返环上某一点的不应期延长并超过折返周期，心动过速便得以终止。

第2节 射频消融术

一、历史回顾

自1891年Arsonval应用高频交流电可以避免手术期间普通交流电的不良作用以来，高频交流电中的射频电流已在外科手术中应用了一个多世纪。1960年以后，临床电生理学的理论和技术有了较大发展，心外膜和心内膜标测及心脏程序刺激技术的应用，使得人们对多种心动过速的机制和解剖基础有了更深入的认识。

首先应用于导管消融术的能源为直流电，1981年，Scheinman等首次经导管采用直流电消融房室交界区获得成功。行导管消融术时，电极导管放置于心内膜靶点处作为负极，板状电极紧贴皮肤作为正极。用一台标准的体外复律除颤器以200~300J能量放电，可产生2 000~3 000V，10~15A的强大电流，放电时间一般为5~6ms。通过导管释放的直流电能，在局部产生强大的电场和火花，引起温度和压力的急剧升高，局部组织损伤由强大的电场及热损伤和气压伤共同造成。由于此种方法造成的损伤范围难以精确控制，远离靶点的区域也可能被严重损伤，严重的并发症包括冠状窦和心室游离壁破裂、心脏压塞、心肌梗死、心源性休克、恶性心律失常及猝死等时有发生，阻碍了这一技术的广泛应用。

1985年，Huang等首次在闭胸式动物模型上使用射频电流，通过常规的2mm电极导管成功消融犬的房室交界区，造成了完全房室传导阻滞。1987年，Borggrefe等应用射频电流消融人的房室旁路获得成功。此后，射频导管消融技术快速发展并在临床广泛应用，目前已成为常用的治疗快速心律失常的非药物治疗技术之一。

二、射频消融的生物物理学基础

【射频能量的物理特性】

射频电流是一种高频交流电，其波形为连续正弦波，频率为100~2 000kHz，介于可听声波与超声之间。根据输出形式、电压、波形以及功率的不同，射频电流可以达到3种不同的电手术效应：

1. 电手术切割对组织产生电火花和切割作用　放电时，电极与组织被薄层蒸汽分裂开，蒸汽内可见到短而强烈的电火花，止血作用极小，作用类似手术刀。

2. 电手术凝血　放电时电极离开组织产生长的火花，首先产生表浅的凝血，之后随着凝血过程继续，发生较深的坏死，焦痂硬而黑，使组织炭化。这种电火花不具有明显的切割作用，主要用于手术中止血。

3. 电手术干燥　没有电火花的低频率凝固。电极与组织密切接触，深处凝固迅速扩散。焦痂相对较软，为淡褐色。导管射频消融利用了射频能量的第三种作用，即干燥作用，以避免在心脏内产生电火花和高电压伤。

目前临床上应用于心律失常的射频消融多采用单极能量输出方式。射频电流发生器有两个输出端通过导线与人体相连，其中一根经消融导管进入患者体内，到达心脏靶点部分，称为主动电极或消融电极；另一根经一电极板与患者皮肤表面接触，称为无关电极。这样人体和射频电流发生器之间就构成了完整的电回路。主动电极的表面积相对于体表电极板要小，其电流密度要高于体表电极板，对局部组织的热效应足以产生一个局限的损伤区，而面积较大的无关电极仅引起局部皮肤温度的轻微上升。

【射频能量的热效应】

主动电极与组织接触后，电流从金属电极头流入低阻抗和湿润的组织。导管顶端的电极本身并不产热，它只是将射频电流导入与之密切接触的心脏组织的电导体。由主动电极发出的电流与无关电极之间构成电回路，形成的电场作用于组织中的带电离子，使之运动，与组织及液体介质摩擦而产生热量，称为阻力性电热效应。在阻力性电热效应中，所产生的能量与射频电流密度的平方成正比。单极方式放电时，组织某一点的电流密度与该点距主动电极距离的 4 次方成反比，随着与主动电极距离的增大，射频电流在组织内所产生的热量将迅速减低。在距离主动电极 1mm 的范围内，射频电流才具有阻力性电热效应，这一范围以外的组织损伤主要依靠传导来的热量造成。

【射频能量的解剖和组织学作用】

经导管释放的射频电流进入组织后，使组织内温度升高，使细胞内外水分蒸发，在局部产生界限清楚的凝固性坏死，很少破坏周围正常组织。由于电流从电极到组织辐射性流动，损伤的形态常为圆形或卵圆形。急性期的组织学改变包括中央的均匀性凝固坏死区及周围的出血坏死区。显微镜下可见损伤区中央为嗜碱性凝固性坏死，呈灰白色，周围有一层出血区，伴有单核细胞和中性粒细胞浸润，呈明显急性期反应，与正常组织间有一明确分界。慢性期的组织学改变发生在损伤区逐步修复的过程中，主要为发白增厚的瘢痕。显微镜下可见纤维组织和肉芽组织生成及慢性炎症渗出。已经证实，在射频消融后的瘢痕组织周围未发现缓慢传导区，不大可能产生电激动的折返运动，很少会于此再产生新的心律失常。

三、仪器与设备

尽管迄今为止导管射频消融术已经积累了足够的经验，成为一项相当安全的操作，但仍不能否认有一定比例的并发症发生。为最大限度地保证患者的安全，除了由具有丰富经验的专业技术人员操作以外，心导管室良好的设施和足够的外围支持条件对于减少并发症，及时、有效地处理危及生命的并发症也同样重要。

【介入性心血管操作的通用设备】

介入性心血管操作的通用设备包括配有影像增强仪的单向或双向可转动的 C 臂 X 线造影机、相应的计算机系统、12 导联心电图机、心脏直流电复律除颤器、心脏临时起搏器、多导电生理记录仪、凝血时间监测器、心包和胸腔穿刺引流设备、心肺复苏的必要设备和相应的抢救药品等。

【多导心电生理记录仪】

多导心电生理记录仪是心电生理导管室的核心设备之一，用于收集、储存、显示、记录和分析电生理检查和消融过程的电生理学资料、图形和数据。一台用于射频消融的多导心电生理记录仪必须同时具备有以下特点：

1. 足够多的输入通道　包括 12 导体表心电图，24 道心内电图，2 道压力及 4 道直流信号输入通道，输出到显示器的通道至少应有 16 道。其中 24 道心内电图通道用于分析大量的心内电图资料，4 个直流信号输入通道用于同步输入与射频消融有关的外部信号，如刺激脉冲、射频输出功率、消融导管头端的温度、放电时阻抗变化等。

2. 足够高的采样频率　采样频率即每秒对信号进行采样的次数，对信号放大等处理过程中的失真具有重要意义。采样频率越高，信息丢失越少，保真度越高。心内电信号的高频成分频率一般为 500Hz，所以生理记录仪的采样频率至少应为 1kHz。否则，将因采样间期过宽，丢失信息较多而使波形失真。

3. 足够低的泄漏电流　心内输入通道应与电源线路及直流信号输入通道隔离，防止机器泄漏电流进入人体。目前，大多采用浮地式隔离电路以防止泄漏电流进入人体引起危险。泄漏电流必须低于美国心脏协会规定的标准（$<10\mu A$）。

4. 调节增益以及可调的高通和低通滤波的性能　以适当地衰减输入信号，滤除杂波的干扰。通常情况下，当信号经过 30Hz 或

40Hz（高通）和 400Hz 或 500Hz（低通）滤波后，希氏束和大多数心内电图记录最为清晰。

5. 配套的计算机系统　以处理、分析、显示、储存、输出所采集到的心电信号。

【程序刺激器】

程序刺激器是诱发心律失常、了解心脏各部位传导性能和兴奋性的必备仪器。程序刺激器应具有在广阔的周长范围内（10~2 000ms）进行起搏的能力，同时应具有感知并与当前心电信息同步的能力，以及能够根据需要以各种不同方式释放刺激脉冲的能力。

【射频消融仪】

射频消融仪是提供消融能源即射频电流的仪器，目前一般采用频率为 500kHz 的射频电流，波形为连续性非调制正弦波。射频消融仪应能以可调整的功率输出或温度控制输出两种不同方式工作，放电时间采用顺计时或倒计时方式。放电时，输出功率、阻抗、导管头端温度及放电时间显示在射频仪的显示器上。

【导管】

导管包括用于标测和用于消融的电极导管。导管一般由编织的涤纶（聚酯纤维）或聚氨酯制成，有可旋转的物理特性，导管的粗细为 3~8F（3F=1mm），内有金属导丝，远端与电极相连，近端为导管插头，可插接于多道生理仪的连接转换器中。

标测导管上的环状电极一般由铂金属制成，环宽 2mm，电极的数目和电极间距有多种类型，适用于不同种类心律失常的标测。常见的标测导管包括普通的双极导管、希氏束标测用的 4 极导管、冠状静脉窦标测用的 10 极导管以及三尖瓣环和肺静脉标测用的 20 极导管。

消融导管有较大的导管顶端（常用的 4mm 或 8mm），因此又称为大头导管。消融导管具有多种不同曲度、形状、尺寸以及硬度的型号可供选择。此外，消融导管的顶端后 8~10cm 可通过导管的手柄在体外操纵，使之向一个方向甚至两个方向弯曲，以利于到达心腔内不同位置的靶点进行消融。

四、心脏电生理检查

心脏电生理检查主要用于明确心律失常的起源处及其发生机制，并根据检查的结果指导进一步的射频消融治疗，是导管射频消融术中的一个必要环节。此外，心脏电生理检查还可应用于评估患者将来发生心律失常事件的可能性，评估植入型心律转复除颤器对快速心律失常的自动识别和终止功能，以及通过起搏的方式终止持久的室上性心动过速和心房扑动等。

心脏电生理检查由两大部分组成：一是记录心内电活动。将导管安放在心脏内任何部位，调整滤波频率和适当增益，便可以记录到该处局部电位波，其中以希氏束电图最具有重要意义；二是在心内不同部位进行电刺激，观察不同部位电活动的反应，以右心房上部、冠状静脉窦内和右室心尖部为最常用的刺激部位。

【电极导管的放置和记录】

心电生理检查时，通常把导管分别放置在右心房侧壁上部和下部、右室心尖部、冠状静脉窦和希氏束区域。也可根据需要将导管放置在心腔的其他一些部位，进行左心导管术时应适当给予肝素抗凝。在绝大多数患者，常规采用改进的 Seldinger 技术，自上肢或下肢的血管将电极导管放置于心腔内，仅需在穿刺部位应用局部麻醉，检查过程中患者的意识保持清醒。

1. 右心房　通常采用下肢静脉穿刺的方式，将记录导管经下腔静脉系统放置在右心房内。右心房后侧壁高部与上腔静脉交界处(HRA)是最常用的记录和刺激部位。

2. 右心室　与右心房导管类似，右心室导管也多采用下腔静脉的穿刺途径。右室心尖部(RVA)是最易辨认的，在此处进行记录和刺激的重复性最高。

3. 左心房　左心房电活动的记录和起搏较难。因冠状静脉窦围绕二尖瓣环走行，故通常采用将导管放置在冠状静脉窦(CS)内的方式间接记录或起搏左心房。采用自颈静脉穿刺 - 上腔静脉途径或股静脉穿刺 - 下腔静脉途径均可将电极导管成功送入位于右心房间隔面后方的冠状静脉窦口，常用的冠状静脉窦导管为 6 极或 10 极的记录电极，根据各极的先后激动顺序可以协助定位左侧起源的心律失常。

4. 希氏束　位于房间隔的右心房侧下部，冠状静脉窦的左上方，卵圆窝的左下方，靠近三尖瓣口的头侧。希氏束是心房和心室间主要的或唯一的传导途径，希氏束电图(HBE)也是心脏电生理检查中不可缺少的组成部分。将导管经下肢静脉穿刺后送入右心房，在三尖瓣环口贴近间隔处可以记录到希氏束电图。希氏束电图由一组波群组成，其中心房电位波由 A 代表，希氏束电位波由 H 代表，心室电位波由 V 代表。将希氏束电图结合右心房与右心室记录的电位，可以测量出激动经过心脏不同部位时的传导时间。

【常用的程序刺激方式及作用】

程序刺激是为心电生理检查事先设定的刺激方式。应用不同方式、不同频率的心腔内刺激，体表心电图与心腔内电图对其进行同步记录，以观察心脏对这些刺激做出的反应。常用的刺激部位为右心房上部的窦房结区域（HRA）及右心室的心尖部（RVA）。常用的刺激方式包括频率逐渐递增的连续刺激和联律间期逐渐缩短的期前刺激。

连续刺激是指以周长相等的刺激（S_1）做连续刺激（S_1S_1），持续10~60s。休息数秒后，再以较短的周长（即较快的频率）再次进行 S_1S_1 刺激，如此继续进行，每次增加刺激频率 10 次 /min，逐步增加到 170~200 次 /min，或出现房室传导阻滞时为止。

期前刺激是指在自身心律或基础起搏心律中引入单个或多个期前收缩（期前）刺激。常见的方式为 S_1S_2 刺激，即释放出一个期前刺激。先由 S_1S_1 刺激 8~10 次，称为基础刺激或基础起搏，在最后一个 S_1 之后发放一个期前的 S_2 刺激，使心脏在定律搏动的基础上发生一次期前搏动。逐步更改 S_2 的联律间期，便可达到扫描刺激的目的。如果在感知心脏自身的 8~10 个 P 波或 QRS 波后发放一个期前刺激，形成在自身心律的基础上出现一次期前搏动，则称为 RS_2 刺激。

将两种不同的刺激方式与不同的刺激部位（HRA 或 RVA）相结合，可以观察到心脏对各种不同刺激的反应，也可以诱发出有临床意义的心律失常，并判断出该心律失常发生的机制，为进一步的射频消融治疗提供重要的信息。

五、常用的标测技术

确定适合发放消融能量的位置的过程构成了心内电标测，精确的标测技术有助于指引射频能量释放的准确位置。常用的标测方法包括激动顺序标测、起搏标测以及拖带标测。根据标测过程中采用电极的不同，又可以分为双极标测法和单极标测法。

【双极标测法】

双极标测法作为常规标测方法，广泛应用于各种心律失常的射频消融中。双极心内电图通过放消融导管头端电极和其邻近1~2mm 远的环状电极之间的电位差而获得。其优势在于可以最大限度地去除远场电活动的干扰，仅保留局部的电信号；局限性在于仅能提供有关时间的参数，而形态对消融靶点的指引作用较小，同时由于两个电极同时参与记录，不利于准确判断电活动起源点的位置，增加了总的操作时间和无效放电的次数。

【单极标测法】

单极标测法作为独立的标测方法或双极标测的重要补充，目前已陆续开展于多种心律失常的射频消融治疗中。单极心内电图是通过放大导管头端电极（即探查电极）与远端电极（又称无关电极）之间的电位差而获得。其优势：除了提供有关时间的参数以外，心内电图上的形态特征也可以被用于判定异位激动的起源部位以及电极与组织接触的质量好坏；局限性：有着包含远场干扰信号的先天缺陷，在瘢痕组织附近或是消融逐渐进行的过程中采集到的电信号较小，可能会被远场电位所掩盖。

【激动顺序标测法】

激动顺序标测法是最普遍使用的标测技术，主要应用于以自律性增高或触发激动为根本机制的快速性心律失常（如局灶性房性心动过速）以及旁路参与的室上性心动过速的射频消融治疗中。标测的方法是移动尖端可控的导管，一直到发现最早的激动部位。激动顺序标测的关键在于选择一个稳定出现的波形作为参照系（如体表心电图的 P 波），将不断移动的标测电极记录到电位的时间与之比较，直到寻找出满意的最早激动部位，即释放射频能量的靶点。

【起搏标测法】

与激动顺序标测密切相关的技术是起搏标测技术。一旦通过激动顺序标测法寻找到了消融的靶点，就可以通过导管顶端的电极对心腔进行起搏，然后把起搏时的心脏激动顺序与心动过速时的激动顺序相比较。如果全 12 导联心电图的 QRS 波（或 P 波）形态和激动顺序在该部位起搏时与起搏前完全一致时，将该部位作为靶点进行消融通常是可以获得成功的。

【拖带标测法】

拖带标测是一种类似起搏标测的技术，主要应用于以折返为根本机制的房性或室性心律失常中。当起搏导管位于折返的环路上，或通过保护性峡部与环路上的某一个部位连接，在该部位以比心动过速稍快的频率进行起搏时，心脏的激动顺序以及获得的心电图形态与心动过速时的完全一致，且起搏终止后第一个周长比心动过速延长不超过 30ms，称为隐匿性拖带。在该部位进行消融，通常可以获得成功。相反，如果获得的波形与激动顺序与心动过速时不完全一致，则称为显性拖带，提示该起搏点位于折返环关键峡部以外的部位。

六、常见心律失常的射频消融

【预激综合征与隐匿性旁路】

旁路是一种异常的结外连接，它沿着房室沟连接心房和心室的心外膜表面。旁路可以根据其在二尖瓣环和三尖瓣环上的位置、传导的类型（递减性或非递减性传导）以及传导的方向（前向、逆向或双向传导)而分类。根据心动过速时激动沿房室结前传或逆传的特点,分别将房室折返性心动过速(AVRT)称为顺向型房室折返性心动过速(O-AVRT),及逆向型房室折返性心动过速(A-AVRT)。能够双向传导的旁路在体表心电图可以表现为心室预激,如合并房室折返性心动过速(顺向型多见,逆向型亦可),则称预激综合征。单向逆传的旁路又称为隐匿性旁路,只能引起顺向型 AVRT。单向前传的旁路只能引起逆向型 AVRT,如果合并心房颤动发作,沿旁路快速前传的激动则有诱发心室颤动的危险。

对于房室旁路参与的房室折返性心动过速的射频消融,发放射频能量的最适部位:①消融电极记录的电位中有 A 波,有 V 波,A 波小于 V 波,提示电极处于瓣环位置;②显性预激旁路前传时,V 波比体表心电图 delta 波最早起点早 10~30ms,有时可于此处记录到旁路电位(即 AP 电位);③隐匿性旁路在心室起搏或心动过速发作时,消融电极标测到 VA 融合的部位;④如为左侧旁路,可凭借冠状静脉窦电极协助定位。在最适的消融靶点确定以后,持续发放射频能量 30~60s,在成功消融的部位通过旁路的传导通常在射频能量发放后 1~5s 内阻断。

【房室交界区折返性心动过速】

发生于房室交界区内有功能性的两条通道,即快径路和慢径路之间的折返引起的心律失常,称为房室结折返性心动过速(AVNRT)。由于快径路传导速度快,不应期长,慢径路传导速度慢,不应期短。通常情况下,心动过速沿慢径路前传,快径路逆传,即慢 - 快型 AVNRT,少数情况下也可见到快径前传的快 - 慢型 AVRT 或多条慢径之间折返的慢 - 慢型 AVRT。

房室交界区折返性心动过速的消融治疗目前一般采用消融慢径的术式,因为消融快径后常可导致房室间传导延缓,而且术中有较高的损伤希氏束导致完全性房室传导阻滞的风险。慢径消融多采用解剖定位法,有时亦可在消融电极上记录到一个跟随心房电位后的“缓慢电位”。此外,在放电的过程中可能出现的加速性交界区心律也有预测消融成功的意义,但同时需注意警惕此时也提示有发生严重房室传导阻滞的可能。

【房性心动过速】

如前所述,由自律性增高或触发激动机制引起的局灶性的房性心动过速的射频消融主要依靠精确的激动顺序标测。通过操纵在右心房或左心房内的一个或一个以上的可控导管,寻找心房内激动最早的部位,该部位的激动通常至少提前体表心电图的 P 波 30ms。亦可通过起搏标测进一步验证靶点的位置。在消融部位确定后,发放 30~60s 的射频能量,以终止心动过速的发作。

由手术瘢痕介导的折返性房性心动过速属于一种特殊类型的房内折返性的心动过速(IART),心动过速由围绕外科手术瘢痕所形成的大折返而介导,故又称为大折返性房性心动过速(MAT)。理想的消融部位是具有缓慢传导性而受到保护的狭窄区域,即瘢痕的一端和附近的瓣环、上下腔静脉等解剖性屏障之间的区域。射频消融的术式是在该峡部进行线性消融直到该部位的传导出现双向阻滞。

【心房扑动】

心房扑动(房扑)属于大折返性房性心动过速中的一种特殊类型。根据折返环的不同,又可将房扑分为右心房峡部依赖的典型房扑、非右心房峡部依赖房扑和不纯房扑。

右心房峡部依赖典型房扑,其折返环涉及右心房下部介于三尖瓣环和下腔静脉瓣之间的下腔静脉瓣下峡部,因激动在峡部呈缓慢传导,对折返持续起着关键的作用,因此又称为右心房峡部依赖性房扑,根据折返环的方向可分为顺钟向和逆钟向折返两种类型。典型房扑的导管消融通过放置在低位右心房的可移动消融导管来实施。在传导关键的下腔静脉瓣下峡部进行线性消融,直至该部传导呈双向阻滞,即可成功消融典型房扑,应用放置于右心房内的 20 极环状 Halo 导管有助于快速判断峡部传导的双向阻滞。

非右心房峡部依赖的房扑是指不涉及下腔静脉瓣下峡部的任何固定的心房折返环路的房扑,其机制和消融与前述瘢痕折返性的房性心动过速类似,在此不再赘述。

不纯房扑的折返环不固定,房扑波的形态与心房率多变,可以认为它是介于典型房扑与心房颤动之间的房性紊乱心律,故又称为不典型房扑,需要采用与心房颤动的射频消融类似的方案进行治疗。

【室性心动过速】

导管消融治疗室性心动过速的成功与否主要取决于心动过速的类型和发生机制。对于发生于有器质性心脏疾病基础上的室性心动过速而言,特发性或束支折返性室性心动过速的射频消融有更高的成功率和安全性。

发生在无器质性心脏病患者的室性心动过速,常被认为是特发性室性心动过速,可以通过激动顺序标测或起搏标测的方法确定消融靶点。通过激动顺序标测证实室性心动过速的最早激动部位通常在体表心电图 QRS 波起始前至少 25ms,在该部位记录到的浦肯野电位(即 P 电位)也有提示消融靶点的作用。

在束支间折返的室性心动过速，可以通过消融束支治疗。显然，消融右束支较消融左束支更能够让人接受，因此，右束支是更常选择的靶点。在希氏束远端记录到右束支分支电位的部位即为消融靶点，放电消融后可以成功治疗束支折返性室性心动过速。

合并有缺血性心脏病、致心律失常性右室心肌病、扩张型心肌病等器质性心脏疾病的室性心动过速导管消融较为复杂和困难，可根据室速发作时血流动力学是否稳定，结合采用激动标测、拖带标测、基质标测、起搏标测等多种技术寻找起源点或关键峡部进行消融，可详细参考相关章节。

【不适当窦性心动过速】

不适当窦性心动过速（IST）是一个病因不明的临床综合征，以静息时心率增快及对运动或应激反应过度为特征，最常见于从事与医疗有关职业的年轻女性。其可能的机制在于有自律性增强的原发性窦房结的功能紊乱，或是交感神经活动增强，以及窦房结 β 肾上腺素能敏感度增强导致的原发性自主神经功能紊乱。

不适当窦性心动过速的治疗要点在于对窦房结组织进行改良消融，以消除过快的窦房结频率，并使窦房结功能在一定程度上维持。消融的术式是沿着长达 4cm 的界嵴自上而下对自律性最高的窦房结头部及中部进行广泛的改良消融，目前该种心律失常的消融疗效尚不十分确切。

【心房颤动】

心房颤动是最常见的心律失常，在人群中发病率较高，而且发生率随着年龄的增长而增加。在过去的 20 余年中，随着对心房颤动发生机制认识的不断深入，导管射频消融治疗由最初的实验室阶段发展为现在的已经在全世界的绝大多数电生理研究中心广泛应用的局势。心房颤动的导管消融策略目前主要包括肺静脉（前庭）电隔离术和左心房线性消融术。

肺静脉电隔离术于 1996 年由 Haïssaguerre 最先提出。应用 10 极或 20 极的肺静脉环状标测电极导管（如 Lasso 导管）记录到来自肺静脉内的电位信号，并以此作为指引进行肺静脉开口的环状消融电隔离或肺静脉的节段性消融电隔离，达到阻止肺静脉内电位传出的作用。肺静脉电隔离术的成功率为 50%~80%，最常见的并发症为肺静脉狭窄。为避免节段隔离带来的肺静脉狭窄，肺静脉前庭电隔离术于 2003 年由德国 Kuck 实验室的欧阳非凡教授等设计，结合肺静脉环状标测电极导管和三维标测系统在肺静脉前庭进行环肺静脉消融，治疗的终点在于完全的肺静脉与左心房间电位隔离。采用该术式消融的 1 年成功率可达 60%~80%。近年亦开始广泛应用冷冻球囊消融达到肺静脉电隔离，可达到与射频消融相似的成功率。

左心房线性消融术于2000年由意大利的Pappone首先报道。该消融策略已经过多次改进，目前广泛应用的术式包括首先利用三维标测系统对左心房内解剖结构进行重建，然后分别围绕左上、下肺静脉及右上、下肺静脉进行环状线性消融，最后在左心房顶部及左心房峡部进行线性消融。该消融术式不要求完全的肺静脉电位隔离，成功率据术者报道为80%~90%。

左心房后壁电隔离、碎裂电位消融、自主神经节消融、主频消融、转子消融以及基质消融等消融策略尚在探索节段，可参考房颤导管消融相关章节。

七、射频消融的并发症

导管射频消融术以其肯定的疗效和相对较小的创伤已经在多数机制明确的快速性心律失常中作为临床首选的治疗方案。不可否认的是，这种有创的治疗方案存在一定的并发症发生的可能，尤其是对于缺少导管操作经验的初学者而言。与穿刺有关的并发症可以造成局部的损伤，包括靶血管以外的血管损伤、局部血肿、动静脉瘘、假性动脉瘤、气胸以及穿刺局部的神经损伤等。消融术中的并发症包括导管打结、断裂、瓣膜损伤、血管夹层、心肌穿孔、心脏压塞、肺静脉狭窄、心房 - 食管瘘、即刻发生的完全性房室传导阻滞等。消融术后的并发症包括血栓形成及血栓性静脉炎、肺动脉栓塞、肢体动脉栓塞、迟发性完全性房室传导阻滞、迟发性心脏压塞等。对于患者和医务工作者而言，特别是进行导管操作的术者，都应该清楚地了解消融治疗可能导致的并发症，以最大可能避免或减少并发症所带来的危害。

八、结　论

导管射频消融技术经过全世界心脏电生理学工作者的共同努力，已经发展为一项相当成熟的介入治疗技术。它开创了介入电生理学的全新局面，取代了绝大部分快速性心律失常的外科治疗，也大大动摇了传统的以药物为主线的心律失常治疗对策。随着导管设计和操作技术的不断改进，操作者经验的不断积累，在科学技术日新月异的将来，射频消融治疗心律失常的适应证将进一步拓宽，更多的心律失常患者会因此获益匪浅。

（马　坚　郭晓刚）

第 40 章　室上性快速心律失常

室上性快速心律失常代表了一大系列的心律失常，其共同特点为心动过速起源于心室“上游”，包括窦房结、心房、房室交界区，在临床较为常见。本章所涉及的主要类型有阵发性室上性心动过速（室上速）、房室折返性心动过速（AVRT）、房室结折返性心动过速（AVNRT）、局灶性房性心动过速（房速）和大折返性房速（MRAT，即传统定义心房扑动，简称房扑，为免混淆，文中二者同时使用）。心房颤动（房颤）是最常见的室上性快速心律失常，因另有专门章节论述，在此不再赘述。这些心律失常虽然大多为非致命性，但由于容易反复发作以及药物治疗困难，使患者生活质量、工作能力下降或使心功能恶化、基础心脏病加重。因此正确诊断和最佳的治疗选择非常重要。现简单介绍各种类型室上性快速心律失常的主要机制、诊断要点、临床特征、发作时的处理、预防复发的药物和非药物治疗、可能的并发症及预后等，作为临床诊断、治疗的参考依据。

一、室上性心动过速

折返、自律性增高与触发活动是室上速的主要发病机制，以折返最为常见，折返相关性室上速包括 AVRT（包括持续性交界区折返性心动过速，PJRT）、AVNRT 与房扑。而局灶性房速则以自律性增高或触发活动多见。

【临床表现】

患者就诊时经常无症状，阵发性心悸是重要的诊断线索。表现为有规律的突发突止的发作特点，而窦性心动过速则为非阵发性，逐渐加速和逐渐减慢可资鉴别。刺激迷走神经可以终止通常提示有房室结参与的折返机制。症状严重程度常取决于心室率、有无心脏病基础、室上速的持续时间及患者的自我感觉。室上速发作时除心悸症状外，因心房利钠肽分泌增多可伴尿频现象；晕厥可见于心动过速发作时心室率过快（如房颤经房室旁路前传），或心动过速突然终止时长时间心脏停搏，也可见于伴有心脏结构异常者，如肥厚型心肌病、主动脉瓣狭窄或有脑血管疾病等。持续数周或数月的室上速伴快速心室率的患者可导致心动过速性心肌病。

【诊断】

描记完整的心动过速时与窦性心律的 12 导联心电图对心动过速诊断极为重要（图 40-1）。至少应记录到 1 次发作时的 12 导联心电图。12 导联心电图自动分析系统并不可靠，有时会做出错误的心律失常诊断，需要人工分析鉴别纠正。对于频发短暂心动过速者，常规心电图往往难以捕捉，应行 24h 动态心电图（Holter）检查。发作次数少的患者可采用远程心电遥测装置或长程 Holter 检查；对发作少但有严重血流动力学障碍的患者，可选择植入式心脏事件记录仪。如果心律失常明显和运动有关，可采用运动心电图检查。若病史不充分或采用其他措施未能证实的心律失常患者，也可选择经食管电生理检查进行诱发和诊断。对有明确病史和典型发作特点的病例，可以采用有创心电生理检查直接进行诊断和导管消融治疗。

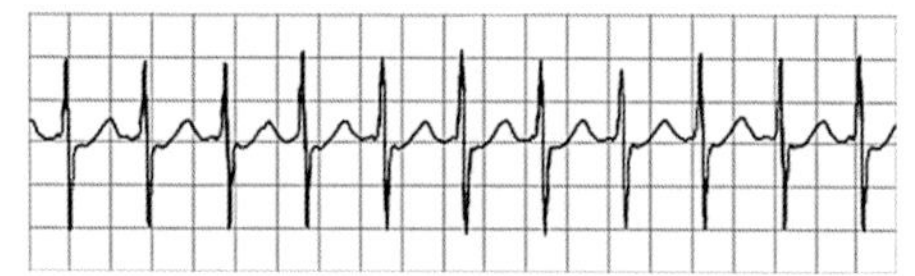

图 40-1 室上速发作时心电图

1. 窄 QRS 波心动过速 发作体表心电图 QRS 时限 ≤ 120ms；通过观察发作 QRS 波节律、房率与室率的关系、逆传 P 波（P′ 波）及 R-P 间期有助于鉴别不同类型的窄 QRS 波心动过速（图 40-2）。如 P′ 波部分隐藏于 QRS 波内，使其终末部分变形，V_1 导联呈“伪 r 波”，下壁导联呈“伪 s 波”，多提示典型 AVNRT。若 P′ 波重叠在 ST 段，R-P′ 间期>90ms，支持 AVRT。如 R-P 间期长于 P-R 间期，提示可能为房速、非典型 AVNRT 或 PJRT（图 40-2）。

2. 宽 QRS 波心动过速 发作体表心电图 QRS 时限>120ms；诊断应首先考虑室性心动过速（室速），并需与某些特殊类型的室上速鉴别（图 40-3），后者占 25%~30%。可见于：①合并束支阻滞或心室差异性传导：束支阻滞可以在窦性心律时就已存在或心动过速时才出现，由于心室率过快在束支系统产生的差异传导，也可因开始的长短周期现象引发差异传导。②房室旁路前传：多种室上性快速心律失常可合并旁路前传，如局灶性房速、MRAT（房扑）、房颤、逆向型 AVRT（由旁路前传、正常房室传导系统或另一条旁路逆传）。其中表现为左束支传导阻滞（LBBB）者也可由少见特殊房室旁路引起，如房束旁路（Mahaim 纤维）介导的 AVRT 等。有助于室速诊断的心电图特征为房室分离和心室融合波，其他表现包括胸前导联 RS 时限（R 波起始到 S 波底点）>100ms 和 QRS 波均为正向或均为负向。而如果心律绝对不整，首先考虑房颤合并房室旁路前传。此外，应警惕急性广泛透壁性心肌梗死时心电图可出现墓碑样改变，此时多合并窦性心动过速而类似宽 QRS 波心动过速。

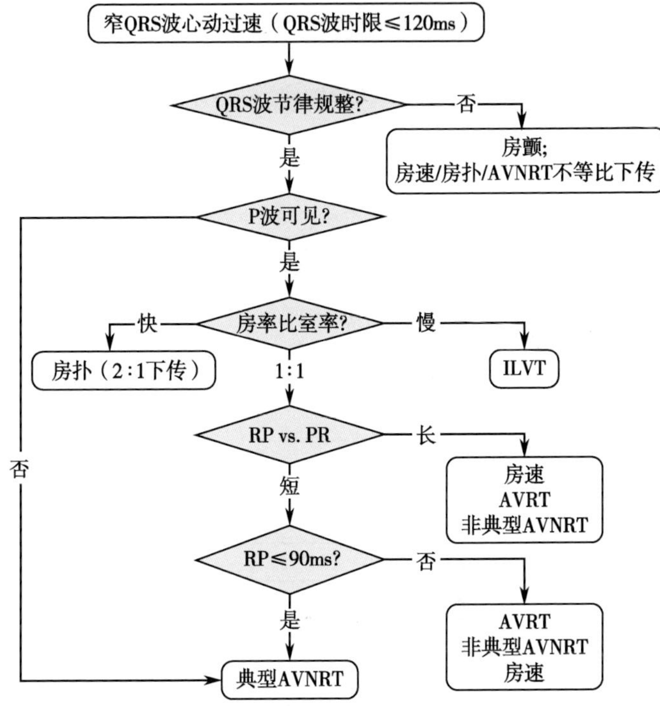

图 40-2　窄 QRS 波心动过速的鉴别诊断程序

窄 QRS 波心动过速心电图鉴别流程图。为便于临床使用，本图仅列出常见诊断。ILVT，特发性左心室室速。

【治疗】

根据病史与心电图资料，一旦诊断明确，即应针对其机制及血流动力学状态采取相应的急、慢性治疗措施。对宽 QRS 波心动过速不能明确诊断的患者，治疗原则同室速。某些终止室上速的药物如维拉帕米、地尔硫䓬有可能使室速患者血流动力学恶化，给药前应注意鉴别诊断。无论为室速或是室上速，只要血流动力学不稳定，最有效的处理方法是直流电复律。

1. 窄 QRS 波心动过速的急性期治疗（图 40-4）

（1）迷走神经刺激：主要采取屏气或强化瓦氏动作（同时平卧抬腿）、颈动脉窦按摩、咽喉刺激，而冷水浸脸、按压眼球等目前已不常用，可终止 19%~54% 心动过速发作。需注意的是，按压眼球有导致视网膜脱落风险，颈动脉窦按摩需警惕颈动脉窦高敏患者。

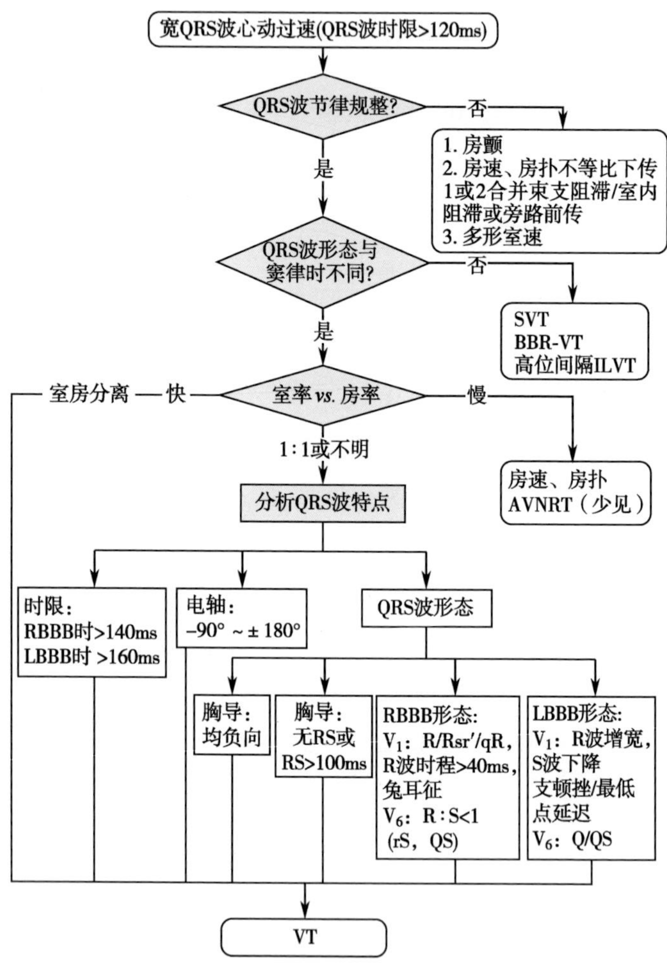

图 40-3　宽 QRS 波心动过速的鉴别诊断程序

宽 QRS 波心动过速心电图鉴别流程图。为便于临床使用，本图仅列出常见诊断。BBR-VT，束支折返性室速；ILVT，特发性左心室室速。

(2)静脉应用抗心律失常药：腺苷因起效快和半衰期短，多作为首选，使用时需快速推注，有过敏性哮喘、冠心病病史者不宜选用。1%~15% 患者可能诱发短阵房颤，对预激综合征患者不利。静脉注射非二氢吡啶类钙通道阻滞药或 β 受体阻断药，起效稍慢但维持时间长，可有效抑制触发室上速的房性与室性期前收缩，减少室上速的复发率。使用时需注意观察低血压和心动过缓不良反应。临床上酌情选用静脉普罗帕酮,但须警惕其负性肌力作用导致血流动力学恶化。

(3)食管超速起搏终止心动过速。

(4)血流动力学不稳定的室上速患者可立即予直流电转复治疗。治疗过程中均应监测和记录心电图,观察终止和心律反应情况,有助于对心律失常的进一步诊断。心动过速终止于 P 波,之后无 QRS 波,支持 AVRT 和 AVNRT;终止于 QRS 波,支持局灶性房速。用药后暴露房室不等比下传,则支持为局灶性房速或 MRAT(房扑),可排除 AVRT,而 AVNRT 相当罕见。

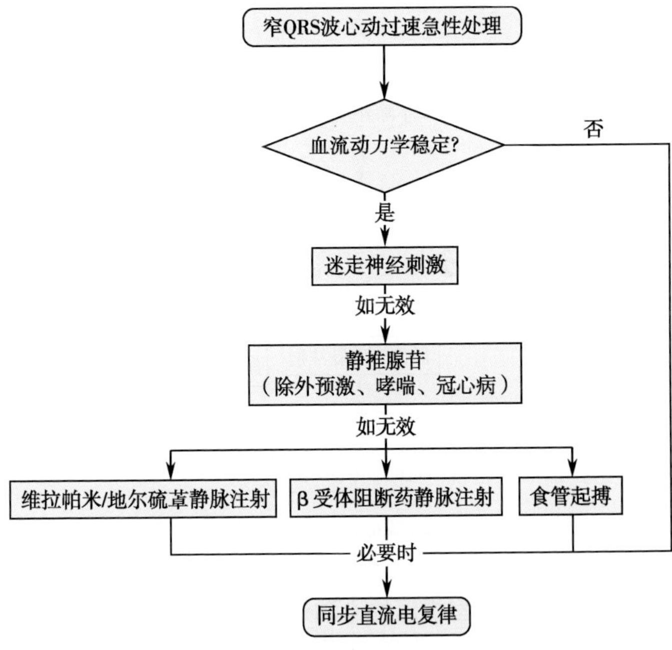

图 40-4　窄 QRS 波心动过速的急性期处理程序

2. 宽 QRS 波心动过速的急性期治疗(图 40-5)

(1)直流电复律:血流动力学不稳定的心动过速应立即行直流电复律。对极度快速心室率且节律绝对不整的宽 QRS 波心动过速(房颤合并预激综合征)建议紧急电复律,如血流动力学尚稳定,也可尝试用药物,此时禁用单纯抑制房室结传导的药物。

(2)抗心律失常药:无器质性心脏病和血流动力学稳定的患者可选用普罗帕酮、索他洛尔和普鲁卡因胺。有左心室功能障碍和心衰征象者首选胺碘酮更为安全。对血流动力学稳定，诊断为室上速者按窄 QRS 波心动过速处理。

(3) 经旁路前传的宽 QRS 波心动过速可按室上速处理，但注意避免使用影响房室结传导的药物。洋地黄过量所致的室速则主要针对洋地黄过量处理。

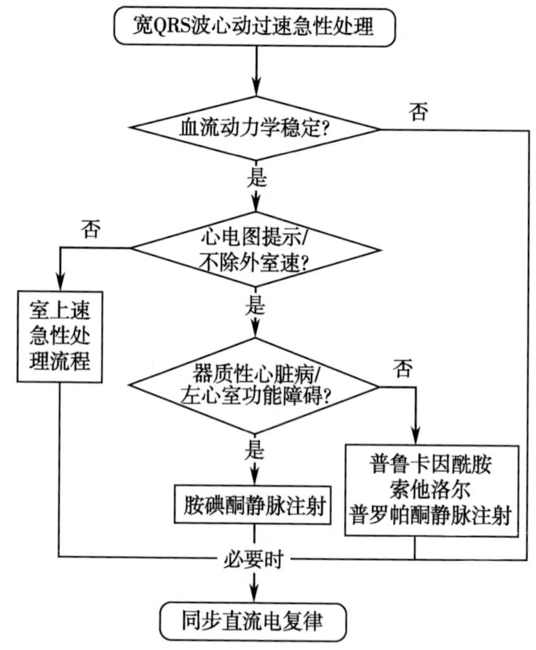

图 40-5　宽 QRS 波心动过速的急性期处理程序

二、房室折返性心动过速(AVRT)和房室结折返性心动过速(AVNRT)

【房室折返性心动过速】

房室结外存在连接心房肌和心室肌的异常通路是 AVRT 的解剖学基础。旁路如只具有逆向传导功能，称为“隐匿性”；而具有前向传导功能的旁路，则称为“显性”，心电图表现为预激图形（图 40-6）。预激程度取决于经由房室结与房室旁路传导的比例。有些患者旁路前向传导可呈间歇性，心电图表现为间歇预激。显性旁路通常同时具有双向传导功能，仅有前向传导功能的旁路较少见。

AVRT 按房室结的传导方向分为顺向型和逆向型 AVRT。经房室结前传而经旁路逆传的折返激动为顺向型 AVRT，表现为窄 QRS 波心动过速，临床最为常见；而逆向型 AVRT 的折返环激动方向与之相反，经旁路前传，逆传则经房室结或另外并存的旁路，因此表现为宽 QRS 波心动过速。

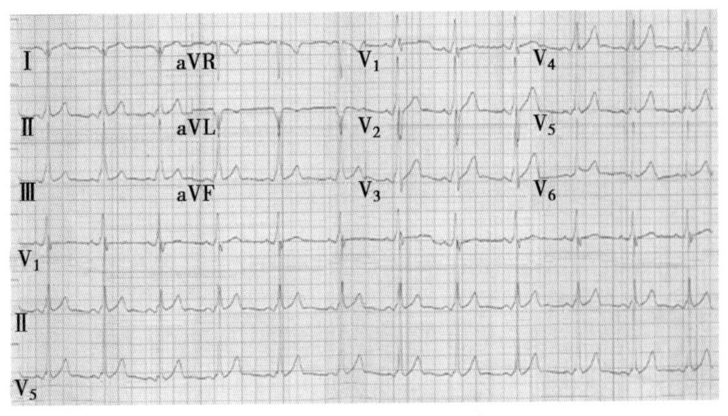

图 40-6　预激综合征

预激综合征伴房颤（图 40-7）则是一种潜在危及患者生命的心律失常，如果旁路的前向不应期短，心室率可以极快，而导致室颤。预激患者的心脏性猝死发生率为 0.15%~0.39%。预激合并房颤患者多数年纪较轻，无器质性心脏病，其症状取决于旁路不应期，当后者<250ms 时（R-R 间期<250ms）属于高危状态，应积极电复律，并建议射频消融治疗。间歇性预激或用药后预激波易消失说明旁路的传导弱与不应期较长，属低危患者。

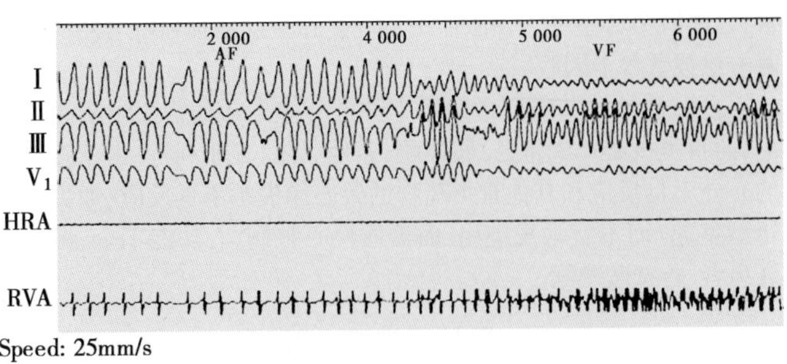

图 40-7　房颤伴预激旁路前传导致室颤

【房室结折返性心动过速】

AVNRT 的折返环位于房室交界区，由房室结和结周组织构成的功能相互独立的快径和慢径组成。典型的 AVNRT 以慢径前向传导、快径逆向传导，故称为慢 - 快型 AVNRT。少见的类型还有快 - 慢型和慢 - 慢型 AVNRT，其折返环分别为快径前传、慢径逆传和两条慢径之间折返所致。无论何种类型 AVNRT，射频消融慢径均可达到根治疗效。

【治疗原则】

两者是最常见的室上性快速心律失常，AVNRT 女性多于男性。流行病学显示其发病年龄，AVRT 为(23 ± 14)岁，AVNRT 为(32 ± 18)岁。阵发性室上速发作较频繁的患者首选治疗应为择期射频消融术根治。

抗心律失常药目前主要用于急性期治疗及某些不愿意接受消融治疗或无条件进行消融治疗患者的预防性治疗。用于改变房室结传导的药物有地高辛、β 受体阻断药、腺苷、维拉帕米和地尔硫䓬；用于抑制旁路传导的抗心律失常药有Ⅰ类(普鲁卡因胺、丙吡胺、普罗帕酮和氟卡尼)和Ⅲ类(依布利特、索他洛尔和胺碘酮)。

急性终止心动过速的发作需静脉给药。对宽 QRS 波心动过速(预激)患者的处理需做特殊考虑：对逆向型 AVRT 患者，药物治疗是针对旁路或房室结，因为这两条途径都是心动过速折返的组成部分。如果心动过速是在两条旁路之间的折返，房室结仅仅是心动过速的旁观者，则抑制房室结传导的药物也就无效。腺苷因其可诱发房颤，伴快速心室率需慎用。可选用依布利特、普鲁卡因胺、普罗帕酮或氟卡尼，以减慢或阻断旁路传导。预激患者发生局灶性房速或 MRAT(房扑)时，可经旁路 1∶1 传导，更不能应用房室结抑制性药物，宜使用抑制旁路传导药物，即使这些药物不能转复房性心律失常，也能减慢心室率。预激伴房颤宜静脉注射依布利特、普罗帕酮、氟卡尼或普鲁卡因胺。

预防性治疗药物通常选用Ⅰ类抗心律失常药普罗帕酮和氟卡尼，而Ⅲ类抗心律失常药(胺碘酮、索他洛尔、多非利特)由于胺碘酮的心外不良反应和其他Ⅲ类药物的致心律失常不良反应(如尖端扭转型室速)而不宜常规应用，而器质性心脏病、心功能不全、慢性心衰患者，首选胺碘酮。

三、局灶性房性心动过速

【局灶性房性心动过速】

局灶性房速指起源于心房某一局灶部位的规律性的心动过

速，激动由起源灶向心房其他部位呈离心性传导，心房率通常在100~250 次 /min，很少达到 300 次 /min。窦房结和房室结在局灶性房速的发生和维持中不起作用。

1. 临床表现　局灶性房速可以呈短阵非持续性、阵发持续性或无休止性。短阵非持续性和阵发持续性房速多见，房速可由短阵的数个心房波组成，持续数分钟、数小时或数日自行终止。呈短阵性发作或持续时间短的房速最为常见，往往症状较轻，常由 Holter 记录提示诊断。持续性房速较为少见。局灶性房速通常为良性，但如呈无休止性发作，也可导致心动过速性心肌病。成年人的局灶性房速伴有基础心脏疾病者多见，也可见于正常心脏者。房速时通常表现为 1∶1 房室传导，如伴有房室传导阻滞，多见洋地黄过量和低血钾等。

2. 诊断

(1) 心电图诊断：局灶性房速的心电图表现为长 RP 心动过速（即 R-P 间期 > P-R 间期），可因 P 波落在前一个 QRS 波的 T 波上，有时不易识别。与 MRAT（房扑）不同，局灶性房速发作中的 P 波之间多有等电位线。如果心房率过快或有房内传导障碍，P 波宽大和等电位线消失，则与 MRAT（房扑）难以鉴别。另外，即使房速时心电图可见清晰 P 波和等电位线，也不能完全排除 MRAT（房扑），特别当有复杂的器质性心脏病和 / 或有先天性心脏病外科手术史时。根据局灶性房速时体表 12 导联心电图的 P 波形态，有助对起源部位的初步判断。P 波在 Ⅰ 和 aVL 导联呈负向，V_1 导联呈正向，提示左心房起源。此外，下壁导联 P′ 波呈正向，提示起源部位较高，反之下壁导联 P 波负向，提示起源部位较低。起源于高位界嵴或右上肺静脉房速的 P 波形态可与窦性心律的 P 波形态相似，然而前者的 P 波在 V_1 导联多呈正向。

(2) 心内电生理诊断：①局灶性房速时能标测到较体表心电图 P 波明显提前的局部电位；②心房激动顺序符合由局部最早心房激动点呈放射状传导；③局部行心房刺激的激动顺序与自发房速时完全相同；④在局灶点行单点消融可以终止心动过速发作；⑤排除 MRAT（房扑）。心内标测表明，房速的起源点多集中在某些特定的解剖区域，如右心房的起源点多从窦房结至房室结沿界嵴分布，也可起源于冠状静脉窦口附近及右心耳；而左心房的起源点常位于肺静脉、房间隔或二尖瓣环上，也可起源于左心耳。引起局灶电活动的机制为自律性异常增高、延迟后除极引起的触发活动或微折返。

3. 治疗　局灶性房速的治疗有多种选择，药物治疗的效果并不理想。

(1) 急性期治疗：①兴奋迷走神经的物理方法，偶尔有效，已很少应用。②静注腺苷类药物，可终止大多数的局灶性房速，部分病例用药后房速不终止，但会出现房室阻滞。③静脉给予β受体阻断药或非二氢吡啶类钙通道阻滞药，少数房速可以终止或可以通过抑制房室传导而控制心室率。④静脉给予Ⅰa、Ⅰc或Ⅲ类抗心律失常药(胺碘酮和索他洛尔)，通过抑制异位灶的自律性或延长动作电位时程可使部分病例终止房速发作。心功能不全患者最好选用胺碘酮。⑤心房起搏和电复律，对自律性房速，心房起搏可使起搏后的心动过速频率一过性减慢，但不能终止心动过速。对于药物无效的患者也可试用电复律治疗。

(2) 长期药物治疗：首选β受体阻断药或非二氢吡啶类钙通道阻滞药，有一定疗效且不良反应小。也可与Ⅰa、Ⅰc类抗心律失常药(氟卡尼或普罗帕酮)合用，或应用Ⅲ类抗心律失常药(索他洛尔和胺碘酮)，选择药物前要考虑到可能的致心律失常危险和药物不良反应。因房速多发生于有器质性心脏病的老年人，应用Ⅰc类抗心律失常药前需格外慎重。

(3) 导管消融治疗：无论房速的机制是自律性增高、触发活动还是微折返，局灶性房速都可以通过射频消融其局灶起源点而得到根治，而且目前已成为持续性尤其是无休止房速的首选治疗方法。对于药物无效或无休止性的房速，特别已出现心动过速性心肌病时，导管消融是最佳治疗方法。

【多源性房速】

多源性房速属不规则的房速，其特点为P′波形态多变(三种或三种以上)、频率不一、节律不整，有时不易与MRAT鉴别。此种心律失常的最常见原因是肺部疾病，其次是代谢或电解质紊乱、洋地黄过量。抗心律失常药很少有效，部分病例钙通道阻滞药有效。由于多存在严重的肺部疾病，因此通常禁用β受体阻断药。治疗主要针对原发的肺部疾病和/或纠正电解质紊乱。慢性期治疗可以应用非二氢吡啶类钙通道阻滞药，而电复律或导管消融均无效。对于多源性房速导致的心动过速心肌病患者，可进行房室结消融联合心室起搏(优先选择希氏束或左束支起搏)治疗。

四、大折返性房性心动过速(MRAT，房扑)

传统房速与房扑的定义主要基于心电图特征，以心房率是否大于240~250次/min，或以是否可见连续锯齿波或者有无等电位线来界定。心脏电生理学结果表明，房扑系折返所致，因折返环通常占据了心房的大部分区域，属“大折返”，因此称为MRAT。MRAT根据其电生理机制可分为三尖瓣峡部依赖性 MRAT(通常又称为典型性心房扑动)与非三尖瓣峡部依赖性 MRAT。

【三尖瓣峡部依赖性 MRAT】

快速而规则的心房节律,频率 250~350 次 /min。下腔静脉至三尖瓣环间的峡部(简称峡部)是其折返环的关键部位,因此称为峡部依赖性 MRAT,通常又称为典型性心房扑动。其折返方向可为围绕三尖瓣环呈逆钟向或顺钟向折返。

1. 临床表现　常有心悸、胸闷、乏力等症状。有些患者症状则较为隐匿,仅表现为活动时乏力。MRAT 可诱发或加重心功能不全。25%~35% 的房颤患者可同时发生 MRAT,由于其心室率快,症状往往明显。大多数情况下,MRAT 呈 2∶1 房室传导,即 MRAT 频率如为 300 次 /min,则心室率为 150 次 /min。有时也可以不等比下传。在极少数情况下,MRAT 伴 1∶1 房室传导,从而产生严重症状。

2. 心电图诊断　逆钟向折返的峡部依赖性 MRAT 的心电图特征为Ⅱ、Ⅲ、aVF 导联的 F 波呈负向,V_1 导联的 F 波呈正向,移行至 V_6 导联时则 F 波演变为负向波。顺钟向折返的峡部依赖性 MRAT 的心电图特征则相反,表现为Ⅱ、Ⅲ、aVF 导联的正向 F 波与 V_1 导联的负向 F 波,移行至 V_6 导联时演变为正向 F 波。除上述心电图表现外,有时偶见其他少见类型的心电图变化,如出现双波或围绕下腔静脉开口折返,只有经心脏电生理检查和 / 或消融后才能确定是否为峡部依赖性。

3. 治疗

(1)MRAT 的急性期治疗:MRAT 患者是否需要急诊处理取决于其临床表现。如患者有严重的血流动力学障碍或心衰,应立即行直流电复律。复律的能量在大多数患者仅需 50J 即可成功。MRAT 呈 2∶1 或高度房室阻滞时,血流动力学多较稳定。急性期药物治疗原则以控制心室率为主,但有时实现较为困难,如多种药物仍无法控制心室率,需考虑直流电复律。可选药物包括毛花苷 C、钙通道阻滞药和 β 受体阻断药。对 MRAT 药物复律而言,静脉应用依布利特等Ⅲ类抗心律失常药要明显优于索他洛尔或Ⅰ类药物。胺碘酮复律效果较差,但可有助于控制心室率。此外,经食管心房快速起搏可能转复房扑或转为房颤,此时心室率相对易于控制。

(2)MRAT 的慢性期治疗:①Ⅰ类抗心律失常药:氟卡尼、普罗帕酮有效率为 50%。需要强调的是,Ⅰc 类药物治疗 MRAT 时必须与 β 受体阻断药或钙通道阻滞药合用,因为Ⅰc 类药物可减慢 MRAT 频率,容易引起 1∶1 房室传导,反而使心室率加快。②Ⅲ类抗心律失常药:多非利特口服最高剂量(500μg,每日 2 次)维持窦性心律在 1 年或以上者可达 73%。在有些疾病的急性病程中，如严重肺部疾病、心脏或肺部外科术后及急性心肌梗死期间，不少患者可能发生 MRAT，这些患者恢复窦性心律后通常不需要抗心律失常药维持治疗。③MRAT 的抗凝治疗：研究显示，未经充分抗凝的 MRAT 患者直流电复律后血栓栓塞发生率达 2.2%。因此，对 MRAT 持续时间超过 48h 的患者，在采用任何方式的复律之前均主张给予抗凝治疗。此外，MRAT 患者需考虑进行长期抗凝治疗，但抗凝治疗适应证目前推荐参考房颤。④导管消融治疗：通过射频消融阻断三尖瓣环和下腔静脉入口之间的峡部，造成双向阻滞，可以治愈峡部依赖性 MRAT，成功率高，目前已成为首选治疗方法。

【非峡部依赖性 MRAT】

与峡部依赖性 MRAT 相比，非峡部依赖性 MRAT 较为少见。多数与心房瘢痕有关。先天性心脏病矫正术、二尖瓣手术或心房迷宫术等累及心房的心脏手术是非峡部依赖性 MRAT 的常见原因，此种 MRAT 又称为瘢痕相关性 MRAT。峡部依赖性 MRAT 与瘢痕相关性 MRAT 可并存，从而导致双环折返现象。这类 MRAT 的心电图 F 波与峡部依赖性 MRAT 波形有相似之处，但波形不同，有些患者的心电图 F 波很难辨认，确诊必须依靠心内膜标测。如 MRAT 患者曾有过先天性心脏病手术史，则应怀疑为非峡部依赖性 MRAT。房间隔缺损修补术所致的右心房手术切口，可能是成人瘢痕相关性 MRAT 的主要原因。折返激动常围绕手术瘢痕折返，导管消融的难度远远大于峡部依赖性 MRAT，常规消融方法难获成功，需采用三维标测系统确定折返的关键径路线性消融常可成功阻断折返环。此外，MRAT 也可位于左心房，常发生于房颤射频消融术后。随着房颤射频消融术的普及，该类型的 MRAT 发病率呈上升趋势，对于有房颤射频消融病史的患者需警惕该类型 MRAT。

五、特殊情况下的室上性心律失常

【妊娠并发室上性心律失常】

约 50% 妊娠妇女可有房性期前收缩，通常为良性，能耐受。妊娠期间，持续性心律失常较为少见，占 0.2%~0.3%，其中阵发性室上速发作症状加重者占 20%。几乎所有的抗心律失常药均能穿透胎盘屏障，因此用药必须考虑到可能对胎儿的不良影响。尽管致畸危险最多发生于妊娠开始的 8 周内，但后期也可引起不良作用，故妊娠期间尤其在妊娠前 3 个月内应尽可能避免使用抗心律失常药。对症状轻、无器质性心脏病者，主要以心理疏导为主，仅在症状难以忍受或心动过速引起血流动力学障碍时才给予抗心律失常药干预。

如果妊娠前已有明确室上速发作的妇女，应尽可能先行射频消融治疗。对于已妊娠而药物治疗无效或难以耐受发作症状的特殊患者，必要时也可在妊娠中期(4~6 个月)进行介入治疗，目前采用三维标测技术可以极低射线甚或零射线下消融治疗。直流电复律在妊娠的各阶段都是安全的，必要时可以应用。

【成人先天性心脏病合并室上性心律失常】

随着先天性心脏病存活到成年人的患者人群增加，室上性心律失常的发生率上升。此类患者如未行心脏矫形手术，因心房充盈压力的增加容易发生心律失常，尤以 MRAT 和房颤多见。外科手术在心房内的切口也易导致瘢痕相关性 MRAT。埃布斯坦(Ebstein)畸形患者约 25% 合并房室旁路或房束旁路，右侧旁路或多旁路发生率较高。AVRT、MRAT、房颤或局灶性房速均常见。临床表现基于心脏畸形和心律失常的严重程度，往往可导致病情急性加重甚至引起猝死。通常外科手术治疗前对符合导管消融指征的患者均应选择先行射频消融治疗相关室上性心律失常。外科修补术后的 MRAT 必须考虑可能为非峡部依赖性(即切口或瘢痕所致)机制所引起，消融治疗最好在有经验的医疗中心采用三维标测方法进行以提高成功率。

【交界区异常快速心律(交界性心动过速)】

1. 局灶性交界性心动过速　起源灶位于房室结、结周组织或希氏束，心房及心室均不参与。心电图特征为频率 110~250 次 /min，窄 QRS 波形或典型束支阻滞图形；可见房室分离或 1∶1 逆传现象；电生理检查显示心室除极前均有 H 波。电生理机制可能是自律性增高或触发活动，属临床非常少见的心律失常类型。患者心脏结构多数正常或有先天性心脏病，如房间隔缺损、室间隔缺损。如心动过速无休止发作时可以导致心功能不全。药物治疗 β 受体阻断药有一定疗效。静注氟卡尼可减慢或终止心动过速，也可长期口服用药。导管消融可以根治，但也存在发生房室传导阻滞的潜在危险。

2. 非阵发性交界性心动过速　同属局灶性交界性心动过速，为一种良性心律失常，但起源是病理性。心动过速的 QRS 波窄，心率 70~120/min，发作时频率逐渐加快，终止时逐渐减慢，不能被起搏终止，其发生机制可以是高位交界区自律性增高或触发活动。此种心动过速多提示存在严重病理情况，如洋地黄中毒、低血钾、心肌缺血或心脏手术后，以及心肌炎或慢性阻塞性肺病伴低氧血症时。非阵发性交界性心动过速较局灶性交界性心动过速不同，1∶1 的房室关系更为多见。某些情况下可能见到房室结前传的文氏现象，特别是洋地黄中毒时。治疗措施最主要是纠正基础病因。若洋地黄中毒伴有室性心律失常或高度房室传导阻滞，可考虑使用洋地黄抗体片段。房室结自律性的频率快于窦性心律,引起房室失同步的情况并不少见,如无不适,可视为生理状态,无须治疗。非阵发性交界性心动过速持续发作可给予β受体阻断药或钙通道阻滞药治疗。另外,持续性交界区心律失常是窦房结功能不良的表现。刺激交感神经会增加房室交界区的自律性,也可导致交界区心律。房室交界区的激动逆传心房,心房于房室瓣关闭时收缩,有时会引起类似“起搏器综合征”的表现,可见“大炮A波”或出现低血压。

【不适当窦性心动过速】

不适当窦性心动过速(IST)是指无明确的生理、病理诱因,静息状态时窦性心率加快的异常状况。其可能的机制为窦房结自律性增加或窦房结自主神经调节异常,交感神经张力过度增高而迷走神经张力减弱。此类患者医务人员较多见,绝大多数(约90%)为女性,起病年龄多在30~50岁,可能与医务人员容易觉察自身心率有关。主要症状为心悸表现,但胸痛、气短、头晕及晕厥前兆等也有报道。症状可因人而异,部分患者可能并无明显不适,仅在常规体检时被发现,症状严重者需用药物,辅以心理治疗。通过临床相关检查可以排除心动过速的继发性原因。

诊断标准:①Holter监测白天心率持续在100次/min以上,而夜间心率可正常。②心动过速和相关症状呈非阵发性;③P波形态与心内激动顺序和窦性心律时一致;④除外继发性原因,如甲亢、嗜铬细胞瘤、心衰、贫血、心肌炎等。导致心动过速心肌病的风险尚不明确,但可能性较小。β受体阻断药和伊伐布雷定为首选药物,必要时两者可联用,非二氢吡啶类钙通道阻滞药如维拉帕米、地尔硫䓬可用于存在窦房结折返的患者。对难治性IST,导管消融改良窦房结也是一种治疗选择,有肯定的疗效。因其预后良好,症状也轻微,药物如能有效控制心率,一般无须采用有创性的介入治疗方法。

(张奎俊 牛国栋)

第41章 心房颤动的诊断与药物治疗

心房颤动(房颤)是临床最常见的持续性快速心律失常,发生率随年龄而增加。房颤对临床的主要危害是增加血栓栓塞的危险,房颤患者与非房颤者比较,脑卒中的发生率增加5倍,病死率增加2

倍。而且房颤使心排血量下降,长期房颤伴快速心室反应可导致心动过速性心肌病。房颤的治疗仍然是当前心律失常治疗中的最薄弱环节,三个主要策略为:恢复并维持窦性心律、控制心室率以及预防血栓栓塞形成。由于抗心律失常药物长期治疗的疗效较差,而且有药物相关不良反应,主要是致心律失常的不良反应。因此,非药物治疗的手段引起了人们的关注,主要为导管射频消融。尽管房颤有多种治疗方法,但迄今为止,仍然是危害全人类健康的重大临床问题。继 2006 年 ACC/AHA/ESC 三个学会联合推出房颤指南后,欧洲和美国的相关学会每隔 1~2 年均会对房颤指南进行更新,国内也于 2018 年公布了关于房颤中国专家共识的更新版。

一、房颤的流行病学

Framingham 研究表明,50~59 岁人群中房颤的发生率为 0.5%,60~69 岁为 1.8%,70~79 岁为 4.8%,80~89 岁为 8.8%,60 岁以后显著增加,平均每 10 年发病率增加 1 倍。实际上,房颤已成为一种新的流行病,随着老龄化社会的进展,房颤的发生率和房颤患者数量逐年增加,其危害也相应增加。国内周自强等在 2004 年首次对中国房颤现状进行了大规模流行病学研究。对 14 个自然人群的 29 079 例进行了调查,其中房颤患者为 224 例,房颤发生率为 0.77%,根据中国 1990 年标准人口构成标准化后患病率为 0.61%,其中房颤患病率在 50~59 岁人群中为 0.5%,而大于 80 岁组上升为 7.5%。中国男性房颤总发生率约为 0.9%,略高于女性的 0.7%。

二、房颤的分类

临床上常见的有按病因分类及按房颤时间分类,其他还有按心电图特征、按心室率快慢等分类方法。根据房颤发作的时间和特点,目前指南将房颤分为阵发性房颤、持续性房颤、长程持续性房颤和永久性房颤。具体定义如下:

阵发性房颤(paroxysmal atrial fibrillation):持续时间<7d 的房颤,常<48h,多为自限性。

持续性房颤(persistent atrial fibrillation):持续时间>7d,需要药物或电复律才能转复为窦性心律者。持续性房颤可以是心律失常的首发表现,也可以是由阵发性房颤反复发作转为持续性房颤。

长程持续性房颤(long-standing persistent atrial fibrillation):房颤持续时间超过 1 年,拟采用节律控制策略,即接受导管消融治疗。

永久性房颤(permanent atrial fibrillation):转复失败的或转复后 24h 内又复发的房颤。可以是非自限性心律失常的首发表现或由反复发作的自限性房颤发展而来。对于持续较长时间、不适合转复或患者不愿意转复的房颤也归于此类。

其他一些特殊类型房颤在临床中经常被提及，现简要说明如下：

首诊房颤（first diagnosed atrial fibrillation）：首次检测到的房颤，不论其是否首次发作、有无症状、是何种类型、持续多长时间、有无并发症等。

瓣膜性房颤（valvular atrial fibrillation）：指的是中、重度二尖瓣狭窄（具有需要外科干预的可能性）以及机械瓣置换术后的房颤。

非瓣膜性房颤（nonvalvular atrial fibrillation）：除瓣膜性房颤外均属于非瓣膜性房颤，包括合并轻度二尖瓣狭窄、二尖瓣成形或生物瓣置换术后的房颤。

沉默性房颤（slilent atrial fibrillation）：又称无症状性房颤（asymptomatic atrial fibrillation），是指没有临床症状的房颤。

三、房颤的抗凝治疗

房颤对临床的主要危害是增加血栓栓塞的危险，房颤患者与非房颤者比较，脑卒中的发生率增加 5 倍，病死率增加 2 倍。缺血性脑卒中是病死率增加的最主要原因，而房颤是发生缺血性脑卒中的独立危险因素，其发生率也随年龄而增加，50~59 岁为 1.5%，60~69 岁为 2.8%，70~79 岁为 9.9%，80~89 岁为 23.5%。由非瓣膜性房颤引起的缺血性脑卒中占 15%~20%。因此，对房颤患者，尤其是老年房颤患者，预防缺血性脑卒中发生显得尤为重要。但发生血栓栓塞的高危房颤患者同时又是出血的高危患者，因此，对于每一例房颤患者均需进行血栓栓塞和出血风险评估。

【脑卒中和出血的危险评估】

以往临床常用的脑卒中危险分层为 $CHADS_2$ 评分系统，当 $CHADS_2 \geq 2$ 分时，为脑卒中的高危患者，需华法林抗凝治疗。ESC 2010 指南提出应用新的评分系统——CHA_2DS_2-VASc 评分系统（表 41-1）进行房颤患者脑卒中风险评估。将房颤的危险因素分为主要危险因素（脑卒中史或一过性脑缺血发作及年龄 ≥ 75 岁）和临床相关的非主要危险因素（心衰、高血压、糖尿病、女性、年龄 65~74 岁和血管疾病，即心肌梗死、复合型主动脉斑块以及外周动脉疾病等）。对于非瓣膜性房颤患者，建议根据危险因素选择抗栓治疗策略，男性 CHA_2DS_2-VASc 评分 ≥ 2 分，女性 CHA_2DS_2-VASc 评分 ≥ 3 分，推荐抗凝治疗。男性 CHA_2DS_2-VASc 评分为 1 分，女性 CHA_2DS_2-VASc 评分为 2 分的非瓣膜性房颤，可考虑采取抗凝治疗，但不再推荐应用抗血小板药物。

表 41-1　$CHADS_2$ 与 CHA_2DS_2-VASc 积分

危险因素	$CHADS_2$	CHA_2DS_2-VASc
充血性心衰 / 左心室功能不全	1	1
高血压	1	1
年龄 ≥ 75 岁	1	2
糖尿病	1	1
脑卒中 /TIA	2	2
血管疾病		1
年龄 65~74 岁		1
性别（女性）		1
总分	6	9

在抗凝治疗开始前对抗凝出血风险进行评估是房颤患者评估的一部分。目前常用 HAS-BLED 评分评价房颤患者抗凝出血风险（表 41-2），积分 ≥ 3 分时提示出血“高危”。从房颤患者血栓栓塞危险分层和抗凝出血危险评估可以看出，出血和血栓具有很多相同的危险因素，例如老龄和血栓栓塞史，既是脑卒中同时也是出血的重要危险因素。出血风险增高者发生血栓栓塞事件的风险往往也高，这些患者接受抗凝治疗的临床净获益可能更大。因此，只要患者具备抗凝治疗的适应证，仍应进行抗凝治疗，而不应将 HAS-BLED 评分增高视为抗凝治疗的禁忌证。对于 HAS-BLED 评分 ≥ 3 的患者，应注意筛查并纠正增加出血风险的可逆因素，例如没有控制好的高血压（收缩压 > 160mmHg）、INR 不稳定、合用一些可能增加出血的药物（如阿司匹林）以及酗酒等，并在开始抗凝治疗之后加强监测。

表 41-2　HAS-BLED 出血风险积分

字母	危险因素	分值
H	高血压（hypertension）	1
A	肝肾功能异常（abnormal）	1 或 2
S	脑卒中（stroke）	1
B	出血（bleeding）	1
L	INR 不稳定（labileINR）	1
E	年龄 ≥ 65 岁	1
D	药物或嗜酒	1 或 2

【华法林抗凝治疗】

华法林抗凝治疗曾经是预防房颤患者发生缺血性脑卒中唯一有效的、不可取代的药物。20 世纪 80 年代后期至 90 年代初，国外相继开始了大规模、随机对照的临床试验，其结果表明华法林抗凝治疗能使非瓣膜性房颤患者脑卒中的发生率明显降低，但严重出血并发症的发生未见明显增加；由此确立华法林抗凝治疗的重要性。

尽管华法林抗凝治疗的效果已毋庸置疑，但该药也存在一些局限性：不同个体的有效剂量变异幅度较大、有效治疗窗较窄、抗凝作用易受多种食物和药物的影响、在用药过程中需频繁监测凝血功能及 INR。华法林抗凝治疗的效益和安全性取决于抗凝治疗的强度和稳定性。临床研究证实抗凝强度为 INR 2.0~3.0 时，华法林抗凝治疗的临床获益最大，既可有效预防脑卒中事件，又不明显增加出血的风险。如果 INR<2.0，出血并发症少，但预防脑卒中的作用显著减弱；INR>4.0，出血并发症显著增多，而进一步降低脑卒中事件的作用有限。因此，在应用华法林治疗过程中，应定期监测 INR 并据此调整华法林剂量。

华法林始用剂量 2.0~3.0mg/d，2~4d 起效，多数患者在 5~7d 达治疗高峰。因此，在开始治疗时应每周监测 INR1~2 次，抗凝强度稳定后（连续 3 次 INR 均在监测窗内），每月复查 1~2 次。

【新型口服抗凝治疗】

新型口服抗凝药（NOAC）包括凝血酶抑制剂达比加群（dabigatran）和Ⅹa 因子拮抗剂利伐沙班（rivaroxaban）、阿哌沙班（apixaban）、依度沙班（edoxaban）等，通过与凝血酶或Ⅹa 因子可逆性结合而发挥抗凝作用。临床试验证明，对房颤患者，NOAC 是一类有效降低脑卒中风险，安全性较好的口服抗凝药。NOAC 的优点：①不需像华法林那样常规监测抗凝强度；②除特殊情况（肾功能不全、高龄、低体重等）外，对一般治疗人群，不需要调整剂量；③口服后吸收快，血药浓度较快达到峰值并发挥抗凝作用；④半衰期较短，停药后抗凝作用消失较快；⑤不受食物影响。因此，NOAC 已越来越多地用于临床，并受到广泛关注。目前国内已上市的 NOAC 有达比加群和利伐沙班两种药物。

达比加群酯是前体药物，口服后在体内转化为具有直接抗凝血活性的达比加群，与凝血酶的纤维蛋白特异结合位点结合，阻止纤维蛋白原裂解为纤维蛋白，阻断血栓形成。达比加群酯生物利用度较低（6.5%），口服迅速吸收，2~3h 即达血浆峰浓度，清除半衰期为 15h，约 80% 以原型形式经肾脏排除。利伐沙班在胃和小肠吸收，生物利用度为 60%~80%，口服 3h 后血浆内药物浓度达峰，半衰期 9~13h，65% 以原型通过尿液排出，其余经肝脏代谢后通过胆汁 / 粪便排出。

利伐沙班在胃和小肠吸收，生物利用度为 60%~80%，口服 3h 后血浆内药物浓度达峰，半衰期 9~13h，65% 以原型通过尿液排出，其余的经肝脏代谢后通过胆汁 / 粪便排出。阿哌沙班的生物利用度大约为 66%，口服后 1~3h 血浆内药物浓度达峰，半衰期 8~15h。约 25% 经肾脏排泄，75% 经肝脏和胆道排泄。依杜沙班的生物利用度在 45%~50%，口服后 1~2h 血浆内药物浓度达峰，半衰期 9~11h，主要经肾脏排泄。

NOAC 具有稳定的剂量相关性抗凝作用，受食物和其他药物的影响小，应用过程中无须常规监测凝血功能，便于患者长期治疗。临床研究显示 NOAC 预防脑卒中（包括缺血性和出血性）的疗效均不劣于华法林。RE-LY 研究提示，口服低剂量达比加群酯（110mg，2 次 /d）预防房颤患者血栓栓塞事件的有效性与华法林相似，并可降低大出血的发生率，明显降低颅内出血的发生率；而大剂量达比加群酯（150mg，2 次 /d）与华法林相比，可进一步降低脑卒中和系统性血栓栓塞事件，达比加群 150mg，2 次 /d 组缺血性脑卒中的发生率低于华法林组（降低 24%，P=0.03）；大出血的发生率与华法林相近。ROCKET-AF 研究发现，利伐沙班（20mg，1 次 /d）在预防非瓣膜病房颤患者血栓栓塞事件方面的疗效不劣于，甚至优于华法林，且具有更好的安全性。一项包括 RE-LY、ROCKET AF、ARISTOTLE 和 ENGAGE AF 随机对照试验（共 42 411 例患者服用 NAOC）的荟萃分析发现，与华法林比较，这 4 种 NOAC 疗效肯定：①降低所有脑卒中和体循环栓塞 19%；②缺血性脑卒中发生率降低 8%，但差异无统计学意义，说明 NOAC 对缺血性脑卒中的疗效不劣于华法林；③全因死亡率下降 10%。

在安全性评估中，出血风险是评估所有抗凝药安全性最重要的指标。所有 NOAC 大型临床试验的结果均显示，与华法林比较，NOAC 颅内出血和出血性脑卒中的风险较低。这 4 项大型临床试验的荟萃分析结果表明，NOAC 与华法林比较，颅内出血风险下降 52%，出血性脑卒中下降 51%。大出血下降 14%。胃肠道出血增加 25%。而且在亚裔人群中，上述优势尤其明显。

【房颤抗凝治疗推荐】

2018 年中华医学会心电生理和起搏分会更新了房颤的中国专家共识（《心房颤动：目前的认识和治疗建议》），对于房颤患者的抗凝治疗具体建议如下：

1. Ⅰ类

(1)对所有房颤患者应用 CHA_2DS_2-VASc 积分进行血栓栓塞危险评估(A 级证据)。

(2)CHA_2DS_2-VASc 评分 ≥2 分的男性或 ≥3 分的女性房颤患者,应长期接受抗凝治疗(A 级证据)。

(3)在抗凝药物选择中,如无 NOAC 的禁忌,首选 NOAC,也可选用华法林抗凝(A 级证据)。

(4)应用华法林抗凝时,应密切监测 INR,并尽可能使 INR 在 2.0~3.0 的时间(TTR)维持在较高水平(A 级证据)。

(5)中度以上二尖瓣狭窄及机械瓣置换术后的房颤患者应选用华法林进行抗凝,INR 维持在 2.0~3.0(B 级证据);房扑的抗凝治疗原则与房颤相同(C 级证据)。

(6)不同类型房颤的抗凝治疗原则一样(B 级证据)。

(7)应定期对房颤患者抗凝治疗的必要性进行评估(C 级证据)。

2. Ⅱa 类

(1)对所有行抗凝治疗的房颤患者,应进行出血危险因素评估,识别和纠正可逆的出血危险因素(B 级证据)。

(2)一般情况下,对于依从性比较好的 CHA_2DS_2-VASc 评分为 1 分的男性和为 2 分的女性房颤患者也应接受抗凝治疗(B 级证据)。

3. Ⅱb 类

对应用华法林进行抗凝治疗的房颤患者,尽管已加强管理,如果 TTR 不能维持在较高水平,或患者倾向于服用 NOAC,在没有禁忌证的情况下(如机械瓣)可改用 NOAC(A 级证据)。

4. Ⅲ类

(1)抗凝药物与抗血小板药物的联合应用可增加房颤患者的出血风险,如果没有其他应用抗血小板药物的适应证,应避免两者联合应用(B 级证据)。

(2)CHA_2DS_2-VASc 评分为 0 分的男性和为 1 分的女性非瓣膜性房颤患者,不建议应用抗凝或抗血小板药物预防脑卒中(B 级证据)。

(3)不建议单独抗血小板药物治疗用于房颤患者血栓栓塞事件的预防(A 级证据)。

(4)不建议中度以上二尖瓣狭窄(C 级证据)及机械瓣置换术后的房颤患者(B 级证据)应用 NOAC 预防血栓栓塞事件。

【房颤导管消融围手术期的抗凝】

1. Ⅰ类

(1)术前已服用治疗剂量的华法林或 NOAC,房颤导管消融围手术期无须中断抗凝（A 级证据）。

（2）消融术中给予普通肝素抗凝时，应调整肝素用量以维持活化凝血时间（ACT）250~350s（B 级证据）。

（3）消融术前未正规抗凝的房颤患者，术后如果采用华法林抗凝治疗，需在起始治疗时给予低分子量肝素或普通肝素进行桥接（C 级证据）。

（4）射频消融术后推荐华法林或 NOAC 抗凝治疗至少 2 个月（C 级证据）。

（5）术后抗凝 2 个月后是否继续抗凝，取决于患者的脑卒中风险（C 级证据）。

2. Ⅱa 类　术前未进行系统抗凝或术前中断华法林或 NOAC 抗凝治疗者，应于术后止血后 3~5h 启动抗凝治疗（C 级证据）。

【房颤、房扑转复中的抗凝问题】

1. Ⅰ类

（1）对房颤或房扑持续 ≥48h 或时间不详的患者，至少在复律前 3 周和复律后 4 周应用华法林（INR 2.0~3.0）或 NOAC 抗凝（B 级证据）。

（2）对房颤或房扑持续 ≥48h 或时间不详伴血流动力学不稳定者，需立即复律，应尽快启动抗凝，建议使用肝素或使用低分子量肝素（C 级证据）。

（3）所有房颤患者在复律后是否需长期抗凝治疗，取决于血栓栓塞风险的评估结果（C 级证据）。

（4）当计划早期转复时，应行经食管超声心动图（TEE）检查，如排除心脏内血栓，则可提前复律（B 级证据）。

（5）经 TEE 发现血栓的患者，应有效抗凝至少 3 周（C 级证据）。

2. Ⅱa 类

（1）每次房颤或房扑复律前应尽快启动肝素或 NOAC 抗凝治疗（B 级证据）。

（2）已明确房颤持续 <48h 的患者，可在没有 TEE 的情况下直接复律（B 级证据）。

四、房颤的节律控制和心率控制

【节律控制】

窦性心律是人类的正常心律，理论上节律的控制对患者更为有利，可以使患者症状缓解、心功能改善、血栓事件的风险降低。但目前所有比较节律控制和心室率控制的临床试验均未发现两者在主要心血管事件（脑卒中 / 栓塞、住院、心衰）和死亡率上存在差别。另外,节律控制还存在一些不足:①成功率及有效性不足,维持窦性心律困难;②抗心律失常药物带来的不良反应。而心室率控制更为方便并且避免了抗心律失常药物不良反应。鉴于上述各自的优点及不足,学者主张针对患者房颤病因及发作特征选择治疗方案。如突发房颤并伴快速心室率导致明显心功能失代偿,应以电转复治疗为首选;对于其他患者,是否行心律转复应权衡成功转复与长期维持窦性心律的可靠性而定。节律控制适用于经充分室率控制治疗后仍有症状的房颤患者,其他适应证还包括心室率不易控制的房颤患者、年轻患者、心动过速性心肌病、初发房颤、患者节律控制的意愿。

2018 年的中国房颤指南中关于药物转复房颤的适应证如下:

Ⅰ类:①无缺血性或结构性心脏病病史的患者,推荐氟卡尼、普罗帕酮作为房颤的复律药物(A 级证据);②缺血性和/或结构性心脏病患者,推荐胺碘酮作为房颤的复律药物(A 级证据)。

Ⅱa 类:①无缺血性或结构性心脏病病史的患者,伊布利特可作为房颤的复律药物(B 级证据);②经选定的近期发作的房颤且无明显结构性或缺血性心脏病的患者,经安全性评价后,可单次口服氟卡尼或普罗帕酮("口袋药"方法)用于患者自我复律(B 级证据)。

Ⅱb 类:维纳卡兰可考虑用于伴有轻度心衰(心功能Ⅰ级或Ⅱ级)、冠心病、左心室肥厚房颤患者的复律(B 级证据)。

Ⅲ类:①不建议地高辛和索他洛尔用于药物复律(A 级证据);②不建议院外应用奎尼丁、普鲁卡因胺、丙吡胺进行药物复律(B 级证据);③不建议多非利特在院外使用(B 级证据)。

大多数阵发性或持续性房颤患者,恢复窦性心律后房颤复发风险仍然很高,抗心律失常药物可减少房颤复发频率、缩短房颤持续时间。选用抗心律失常药物进行节律控制时,首先应考虑药物的安全性,其次考虑药物的有效性。在启动抗心律失常药物治疗时,应仔细分析心电图改变,监测 P-R 间期、Q-T 间期和 QRS 时限,有助于识别药物致心律失常风险。服用抗心律失常药物维持窦性心律应注意以下原则:①治疗的目的在于减轻房颤相关症状;②抗心律失常药物维持窦性心律的效果有限;③抗心律失常药物的有效性主要表现为减少房颤发作(而不是消除房颤);④一种抗心律失常药物无效可换用其他抗心律失常药物;⑤药物的致心律失常效应和心外不良反应常见;⑥同疗效相比,更应重视抗心律失常药物应用的安全性。抗心律失常药物的定位在于减少房颤发作,选择抗心律失常药物时应首先考虑到药物的安全性。指南对于一线药物和二线药物的推荐主要是依据药物的安全性较有效性更重要这一原则。关于药物治疗维持窦性心律的适应证如下:

Ⅰ类：①选择抗心律失常药物应仔细评估，结合并发疾病、心血管危险和潜在的严重致心律失常作用、心外毒性作用、患者意愿以及症状负担等考虑（A 级证据）；②氟卡尼、普罗帕酮、索他洛尔或屈奈达隆，用于预防左心室功能正常且无病理性左心室肥厚的症状性房颤的复发（A 级证据）；③屈奈达隆用于预防无心衰的稳定性冠心病患者的症状性房颤的复发（A 级证据）；④胺碘酮用于预防心衰患者症状性房颤的复发（B 级证据）。

Ⅱa 类：①在预防房颤复发方面，胺碘酮比其他抗心律失常药更为有效，但是其心外不良反应更常见且随时间而增加。因此，应首先考虑其他抗心律失常药物（C 级证据）。②使用抗心律失常药物治疗的患者，应定期评估治疗的安全性与有效性（C 级证据）。③应在抗心律失常药治疗启动时监测心率、QRS 时限和 Q-T 间期、心动过缓或传导阻滞（C 级证据）。④拒绝射频消融或非消融适应证者，药物治疗诱发或加重窦房结功能不良时，应考虑起搏治疗以保证继续抗心律失常药物治疗（B 级证据）。

Ⅲ类：Q-T 间期延长（>500ms）或有明显窦房结病变或房室结功能不良且未植入起搏器的患者，不建议接受抗心律失常药物的治疗（C 级证据）。

【心率控制】

房颤时控制心室率有助于增加心室充盈、心肌供血，改善患者症状。临床医生应根据患者基础疾病、全身情况和患者意愿选择治疗策略。房颤心室率控制包括急性心室率控制和长期心室率控制。对于需急性心室率控制的房颤患者，应评估心室率增快的原因，根据患者临床特征、症状、左室射血分数（LVEF）和血流动力学特点选择合适的药物。长期心室率控制方法包括长期口服药物控制心室率以及房室结消融 + 永久性心脏起搏器植入。但房颤心室率控制的目标目前尚无统一标准。既往指南建议行严格的心率控制策略，即静息时心率控制在 60~80 次 /min，而中度体力活动时控制在 90~115 次 /min。RACE Ⅱ研究评估了宽松心室率控制（静息心率<110 次 /min）和严格心室率控制（静息心率<80 次 /min）对房颤患者预后的影响，发现两种治疗策略的主要复合终点（心血管病死亡、心衰住院、脑卒中、栓塞、出血、恶性心律失常事件）差异无统计学意义。因此，对于无严重的快速心率相关症状者，采用宽松的心率控制策略（静息时心率<110 次 /min）是合理的。

2018 年中国房颤指南中关于房颤的心室率控制建议如下：

1. Ⅰ类

（1）口服 β 受体阻断药、非二氢吡啶类钙通道阻滞药（维拉帕米、地尔硫䓬）或地高辛（B 级证据），推荐用于 LVEF ≥ 40% 的房颤患者心室率控制。

（2）口服 β 受体阻断药或地高辛（B 级证据），推荐用于 LVEF <40% 的房颤患者心室率控制。

（3）推荐静脉使用 β 受体阻断药（艾司洛尔、美托洛尔）或非二氢吡啶类钙通道阻滞药（维拉帕米、地尔硫䓬）用于急症但不伴有预激综合征房颤患者的心室率控制。若血流动力学不稳定，推荐直接同步电复律（B 级证据）。

2. Ⅱa 类

（1）宽松心室率控制（静息心率<110 次 /min）应作为心室率控制的初始心率目标（B 级证据）。

（2）当单一药物未能达到心室率控制目标时，应联合药物治疗（B 级证据）。

（3）对于预激合并房颤、妊娠合并房颤，节律控制而不是室率控制应作为首选管理方法（C 级证据）。

（4）对于心室率快速、症状明显，且药物治疗效果不佳，同时节律控制策略又不适合的患者，应行房室结消融联合永久性起搏器植入以控制心室率（B 级证据）。

3. Ⅱb 类

（1）对于血流动力学不稳定或 LVEF 显著降低的患者，可考虑静脉使用胺碘酮以急性控制心室率。

（2）在其他药物治疗无效或禁忌的情况下，可考虑口服胺碘酮用于心室率控制（C 级证据）。

4. Ⅲ类　对于永久性房颤患者，不建议抗心律失常药物常规用于心室率控制。

五、房颤的上游治疗

房颤药物治疗不能有效维持窦性心律的原因可能在于炎症和纤维化引起的结构性心房重构，房颤的上游治疗因干预结构重构而有可能有效维持窦性心律。上游治疗是治疗房颤的非离子通道靶点新型药物治疗策略，可以减少心房结构重构、肥大、扩张、炎症、纤维化、氧化应激、内皮撕裂、弹力膜断裂、基质分泌、肌成纤维细胞生成和凋亡，并可能帮助改善房颤持续状态的基质。上游治疗包括调节非离子电流靶点的药物（血管紧张素转换酶抑制药，ACEI）、血管紧张素Ⅱ受体拮抗药（ARB）、他汀类、鱼油及其他。

左心功能不全的患者和高血压伴有左心室肥厚的患者使用 ACEI/ARB 可以预防新发房颤。在房颤复律后，在抗心律失常药物的基础上加用 ACEI/ARB，以减少房颤复发。β 受体阻断药维持窦性心律的疗效弱于Ⅰ类或Ⅲ类抗心律失常药，但长期应用其不良反应也明显少于Ⅰ类和Ⅲ类抗心律失常药。可用于预防房颤复发。对于窦性心律伴左心功能不全的患者，β 受体阻断药治疗与安慰剂相比可降低新发房颤风险。一些小规模随机对照试验表明围手术期他汀治疗能减少术后房颤风险；然而，另一项安慰剂对照试验显示，在选择性心脏手术围手术期使用瑞舒伐他汀治疗并不能预防术后房颤或围手术期心肌损伤。2018 年中国房颤指南对于房颤的非抗心律失常药物的建议如下：

1. Ⅱa 类

(1) 心衰合并 LVEF 降低的患者，可使用 ACEI/ARB 和 β 受体阻断药预防新发房颤（A 级证据）。

(2) 高血压，尤其是伴有左心室肥厚的患者，可使用 ACEI/ARB 和 β 受体阻断药预防新发房颤（B 级证据）。

2. Ⅱb 类

(1) 接受电复律并使用抗心律失常药物仍复发的房颤患者，可预防性应用 ACEI/ARB 治疗（B 级证据）。

(2) 对于阵发性房颤，可单独使用中药参松养心胶囊（B 级证据）或稳心颗粒（C 级证据）维持窦性心律，也可与传统抗心律失常药物联合使用（C 级证据）。

3. Ⅲ类　ACEI/ARB 用于轻微或没有基础心脏病的阵发性房颤患者的二级预防（B 级证据）。

（陈柯萍）

第 42 章　心房颤动的消融治疗

一、房颤消融的适应证

心房颤动（房颤）是临床最常见的快速性心律失常之一。流行病学的资料显示，我国房颤的总患病率在 0.7% 左右，且随着人口的老龄化，发病率逐年增加。而传统的药物治疗疗效有限，且有诸多不良反应。自 1998 年 Haïssaguerre 等在《新英格兰医学杂志》上提出肺静脉是大部分阵发性房颤的触发灶以来，房颤的导管消融进展迅速，已成为治疗房颤的主要方法之一。

近年来多个临床研究也已证实导管消融治疗在维持窦性心律、

降低房颤负荷以及改善生活质量等方面均优于抗心律失常药物治疗，特别是在阵发性房颤以及持续性房颤早期方面。一些临床试验也探讨了导管消融在治疗房颤合并心力衰竭患者中的疗效，初步的结果显示，房颤合并心力衰竭导管消融的成功率与无心力衰竭房颤者相近，维持窦性心律组术后左心室功能、运动耐量及生活质量明显改善，而围手术期并发症的发生率与无心力衰竭者相比无明显差异，特别是MRI无心房纤维化征象的心衰患者中。

根据国内外的指南及治疗建议，目前导管消融治疗房颤的适应证如下：

1. Ⅰ类　症状性阵发性房颤患者，若经至少一种Ⅰ类或Ⅲ类抗心律失常药物治疗后效果不佳或不能耐受者，可行导管消融（A级证据）。

2. Ⅱa类

（1）反复发作、症状性阵发性房颤患者，使用Ⅰ类或Ⅲ类抗心律失常药物之前，导管消融可作为一线治疗（B级证据）。

（2）症状性持续性房颤患者，使用抗心律失常药物治疗后无效或不能耐受者，导管消融可作为合理选择（B级证据）。

（3）症状性持续性房颤患者，使用抗心律失常药物治疗之前，权衡药物与导管消融风险及疗效后，导管消融可以作为一线治疗（C级证据）。

（4）伴有心力衰竭、肥厚型心肌病、年龄>75岁的房颤患者，在应用抗心律失常药物之前或之后均可考虑行导管消融，但须慎重权衡导管消融风险及疗效（B级证据）。

（5）伴有快慢综合征的房颤患者，导管消融可为合理治疗选择（B级证据）。

（6）对于职业运动员，考虑到药物治疗对运动水平的影响，导管消融可以作为一线治疗（C级证据）。

3. Ⅱb类

（1）对于症状性、长程持续性房颤患者，无论之前是否接受过抗心律失常药物治疗，权衡药物与导管消融风险及疗效后，均可行导管消融（C级证据）。

（2）对于一些无症状阵发性或持续性房颤患者，权衡导管消融风险及疗效后，均可行导管消融（C级证据）。

4. Ⅲ类

（1）存在左心房/左心耳血栓（C级证据）。

（2）存在抗凝药物治疗禁忌的房颤患者选择导管消融（C级证据）。

在决定是否选择导管消融治疗房颤时，除了上述适应证，还有一些影响导管消融结果的因素需要考虑，包括年龄、左心房大小、房颤类型、房颤持续时间、有无二尖瓣反流及其程度、有无基础心血管疾病及其严重程度、术者经验以及有无心脏外科手术史等。一般对于年龄偏大，左心房前后径>55mm、心房肌纤维化、房颤持续时间过长和伴有明确器质性心脏病而未完全纠正者，导管消融术后的复发率会高于无这些伴随情况的房颤患者。

二、房颤导管消融围手术期的处理

一般而言，房颤导管消融的围手术期包括术前 3 周、术中至术后 2~3 个月。围手术期管理包括评估手术适应证、安全性和基础情况，抗凝和血栓排查，抗心律失常药物应用，术中镇静或麻醉，以及预防、发现和治疗并发症等方面。

(一) 术前准备

导管消融术前建议完善以下检查：①血尿便常规、出凝血时间、甲状腺功能评估和生化检查，评价心脏、肝、肾功能和出凝血功能，排除甲状腺疾病及血液系统疾病，并指导术中及术后用药。②记录窦性心律和心律失常发作时的常规 12 导联体表心电图，常规行 24h 或 48h 动态心电图检查。心电图检查不仅可以了解伴随心律失常的类型，而且可以了解窦房结和房室结的功能，便于消融术后分析消融治疗效果和发现可能的心律失常并发症。③超声心动图，了解心腔大小和射血分数，评价心脏功能。④胸部 X 线片，了解是否有脊柱畸形及肺部疾病，如直背综合征、脊柱侧凸或前凸、肺气肿或肺大疱。⑤常规行经食管超声心动图（TEE）检查（建议术前≤48h 检查），明确左心房是否有血栓。如有心房血栓的证据，必须正规抗凝至少 2 个月，证实血栓消失后再行导管消融治疗。⑥建议行心脏和肺静脉多排 CT 成像检查，通过重建的左心房及肺静脉形态，了解肺静脉形态和解剖变异，并可在术中用三维标测融合影像技术指导消融。

房颤导管消融围手术期脑卒中风险增加，因此应给予系统的抗凝治疗，如患者存在抗凝禁忌，则不应考虑消融治疗。建议术前所有经 CHA_2DS_2-VASc 评分≥2 分的阵发性房颤患者和所有持续性房颤患者，均需口服华法林或者新型口服抗凝药物（NOAC）至少 3 周。对于服用华法林的患者，以往所使用而术前停用华法林患者给予普通肝素或低分子量肝素桥接的方法已被证明会增加出血并发症发生率，因此目前建议导管消融围手术期不中断华法林抗凝，控制 INR 2.0~3.0 在治疗水平即可；对于服用 NOAC 的患者，已有 Re-

Circuit 研究及 Venture-AF 研究分别证实了房颤消融围手术期中不间断使用达比加群与利伐沙班安全性及有效性。

术前一般无须停用抗心律失常药物，若患者为持续性房颤，顾虑消融后出现心动过缓的情况，可在手术当日停用抗心律失常药物。根据患者自身治疗的需要，围手术期可继续应用与其自身疾病相关的药物。

（二）术中用药

房颤消融术中必须静脉应用普通肝素抗凝，维持 ACT 在 300~350s。对于不间断服用华法林的患者，术中仍需充分的肝素抗凝，使 ACT 达标，但需要根据手术当日 INR 及患者体重等因素酌情减少普通肝素用量，避免 ACT 超标。对于肝素过敏（heparin allergy）的患者，可考虑使用阿加曲班。近期研究显示，在全身麻醉条件下进行的导管消融可获得更好的疗效，但由于条件所限，临床实践中，多数的导管消融治疗是在无全身麻醉的条件下进行的。在消融术中，有部分消融区域邻近自主神经分布区，患者常感明显疼痛，可使用吗啡、丙泊酚、芬太尼等药物进行镇痛治疗，但使用的过程中需行血氧饱和度监测，警惕呼吸抑制，并常规准备相应拮抗或急救药品以及气管插管的设施。术中有些患者还可能出现较严重的迷走反应，需常规准备阿托品或山莨菪碱（654-2）。

（三）术后管理

若患者房颤消融过程顺利，术后一般在普通病房观察即可。因术中肝素应用较多，术后应卧床 6~12h，穿刺伤口局部压迫止血。注意观察血压、心律和心电图的变化以及心脏压塞、气胸、血管并发症等的发生。术后一旦出现胸闷、憋气、心率增快、血压偏低时，应及时行床旁超声检查，以除外心包积液或心脏压塞。临床建议如有条件，术后应常规行床旁超声检查，以除外心包积液。对于冷冻球囊消融术后的患者，少数患者术后有痰中带血的现象，一般可在 1 周内自行愈合，密切观察即可，一般不需停用抗凝药物。如术后 6~40d 出现的延迟发热状态，无论是否伴有神经系统相关症状，都应排除左心房 - 食管瘘或心包 - 食管瘘，需立即行螺旋 CT 检查，并尽量避免经食管超声心动图或胃镜检查。对于术后出现活动性呼吸困难、咯血的患者，应注意除外肺静脉狭窄，需及时行肺通气 - 灌注现象及增强 CT 检查。

术后早期是血栓形成的高危时期，因此需在术后当日继续应用口服抗凝药物治疗至少 2 个月。对于术前未服用抗凝药物的患者，如术后口服华法林治疗，需重叠使用低分子量肝素，直至 INR 达标。此后是否继续应用口服抗凝药物应视患者的血栓风险而定，一

般而言对于 CHA_2DS_2-VASc 评分 ≥ 2 分应推荐长期抗凝。国内外所有的专家共识均强调，是否继续进行抗凝治疗应取决于患者的 CHA_2DS_2-VASc 评分，而不是房颤消融是否成功。

消融术后 3 个月内也是各种房性心律失常的高发期，可考虑服用抗心律失常药物 3 个月进行预防。已有一些临床，如 5A 或丹麦研究的结果显示，早期使用抗心律失常药物可减少房性心律失常的早期复发。特别是对于持续性房颤患者，建议术后常规应用抗心律失常药物（推荐胺碘酮）3 个月，以利于逆转心房重构和窦性心律的维持。在解剖上，左心房后壁与食管相邻，故在房颤的消融过程中有可能会对食管产生不同程度的损伤。这一点也被一些临床研究所证实，因此也建议在消融术后给予 8 周的质子泵抑制药抑酸治疗以减少食管损伤。

三、房颤导管消融方法

（一）房颤消融的术式

房颤的导管消融主要包括肺静脉电隔离（PVI）或环肺静脉电隔离（CPVI）以及在此基础之上的联合消融（包括线性消融、非肺静脉触发灶消融和 / 或基质标测消融、碎裂电位消融、转子标测消融、神经节消融以及肾去交感化等）（图 42-1）。对于阵发性房颤，多数中心使用单纯的 CPVI 即可，如有证据表明存在肺静脉外的触发灶，也会对其进行消融，但一般不需要在心房内进行线性消融或者基质改良。对于持续性行房颤或长程持续性房颤，单纯的 CPVI 疗效并不十分理想，故国内外学者在 CPVI 的基础上进行了各种附加消融，以期增加消融效果，但具体疗效还待更多的循证医学证据的确认。

【环肺静脉电隔离】

环肺静脉电隔离（CPVI）由欧阳非凡教授首先在临床上广泛使用，这种术式通过对消融肺静脉前庭组织的消融，以期实现肺静脉和左心房之间的永久电隔离，并实现口外的异位触发灶及局部神经节改良，阻断潜在的肺静脉前庭部位的微折返和颤动样传导，其消融终点为肺静脉与心房间的双向电传导阻滞。至今所积累的循证医学证据表明，肺静脉电隔离（PVI）或环肺静脉电隔离（CPVI）是房颤消融的基石，是目前房颤消融的主流术式及必要策略，也是所有复杂房颤消融方法首先要达到的目标。近期出现的一些新技术，如冷冻球囊等，易化了手术过程，并减少了手术相关的并发症。

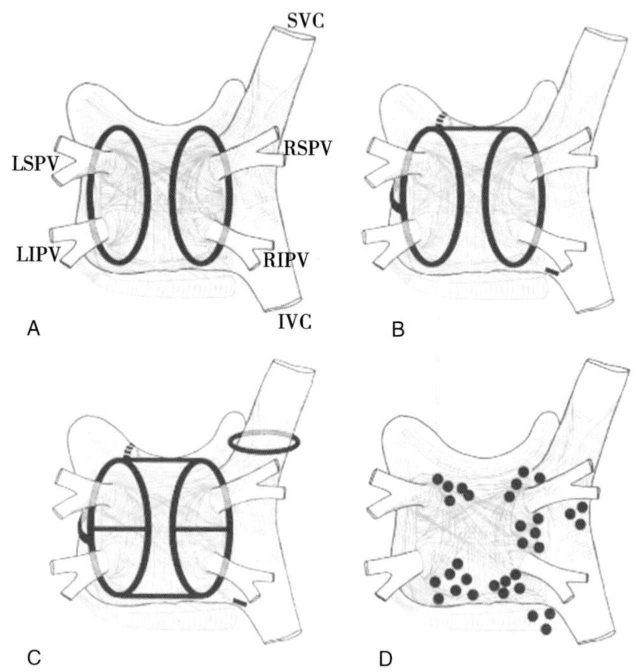

图 42-1　房颤消融部位示意图

A. 环肺静脉电隔离；B. 环肺静脉加顶部线、二尖瓣及三尖瓣峡部线、前壁线；C. 在 B 图的基础上附加肺静脉间消融线、后壁底部线及上腔静脉隔离；D. 转子或 CFAEs 消融部位。

【环肺静脉电隔离基础上结合其他消融的复合术式】

房颤的电生理机制包括触发因素和维持基质两个方面，针对这两个方面发展出了非肺静脉触发灶消融、线性消融、碎裂电位消融、基质改良、转子消融等术式，以期在肺静脉电隔离的基础上进一步提高持续性房颤及长程持续性房颤的消融疗效。

1. 非肺静脉触发灶消融　非肺静脉触发灶起源点多位于左心房后壁、左心耳、上腔静脉、界嵴、卵圆窝、冠状窦、欧氏嵴、Marshall 静脉及房室瓣环交接处。行非肺静脉触发灶消融，需要通过异丙肾上腺素、腺苷或三磷酸腺苷进行诱发，而后结合体表心电图及心内标测进行定位，并对其进行消融。若非肺静脉触发灶不能诱发，可考虑经验性消融。需要指出的是，电隔离左心耳可能会增加脑卒中的风险，需慎重考虑，如需隔离左心耳，建议同时行左心耳封堵或结扎手术以预防血栓栓塞事件。

2. 线性消融　线性消融源自对外科迷宫Ⅲ术式的模仿，目的在于阻断折返路径、改变房内激动、延长激动周长、减少心房基质。常见的消融线包括三尖瓣峡部线、二尖瓣峡部线、后壁顶部线或顶部加底部(Box)线、前壁线等，但线性消融的疗效存在争议。很大程度上，线性消融所带来的收益被其带来的左心房房扑所抵消，因此对于线性消融，必须通过标测及起搏方法确认消融线的双向传导阻滞，否则一旦出现左心房房扑，药物很难控制，对患者的生活质量影响很大。

3. 复杂碎裂电位消融　复杂碎裂心房电位(CFAEs)指房颤时心房连续低振幅(0.06~0.15mV)的碎裂激动电位，平均周长≤120ms 且无基线持续 10s 以上，伴或不伴有多波折电位。碎裂电位消融终点包括碎裂电位消失、房颤转复窦性心律或房速/房扑等。该消融方法的疗效也存在一定的争议。

4. 基质改良　房颤的维持需要一定的心房基质参与，而纤维化的心房组织为这种基质重要组成部分。有研究表明，心房纤维化瘢痕也是消融术后复发的独立危险因素，而针对基质进行消融可提高消融疗效。基质改良一般在窦性心律下进行，通过电压标测，识别心房基质(包括瘢痕区和低电压区，通常瘢痕区的定义为局部电压≤0.05mV，低电压区的定义为局部电压≤0.5mV)，并对基质区域存在的异常电位进行消融。但目前对于心房基质识别的准确程度尚待提高，一些远场电位、噪声干扰可能会被误识别，过于广泛的消融还可能会导致心房僵硬综合征。近些年来出现的高精密度标测，可能会更精准地识别左心房基质病变，从而有效地指导基质改良，提高消融获益，但仍需更多的临床证据证实。

(二) 消融的工具及能量

目前应用于房颤导管消融的工具及能量包括射频、冷冻、超声、激光、脉冲电场(pulsed electrical field)消融等，其中以射频消融的应用最为广泛。冷冻球囊消融的使用也日渐增加成为主要的消融方法，而其他能源多在研发或临床探索阶段。

1. 射频消融　射频消融是目前导管消融房颤应用最为广泛的消融能源。通过盐水灌注导管逐点接触心房组织，发放消融电流对局部组织进行加热，从而形成组织损伤(图 42-2)。通过压力监测消融导管输出的射频能量及消融时间是近年研究的热点，如何设置最佳的射频参数，以达到预期透壁损伤又可避免损伤毗邻组织的目的，仍需进一步探讨。

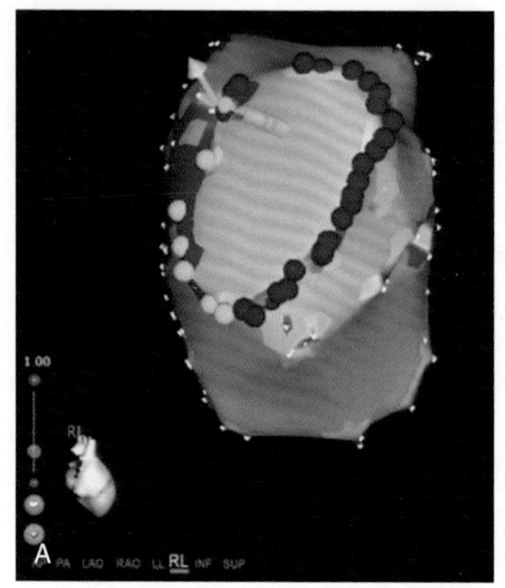

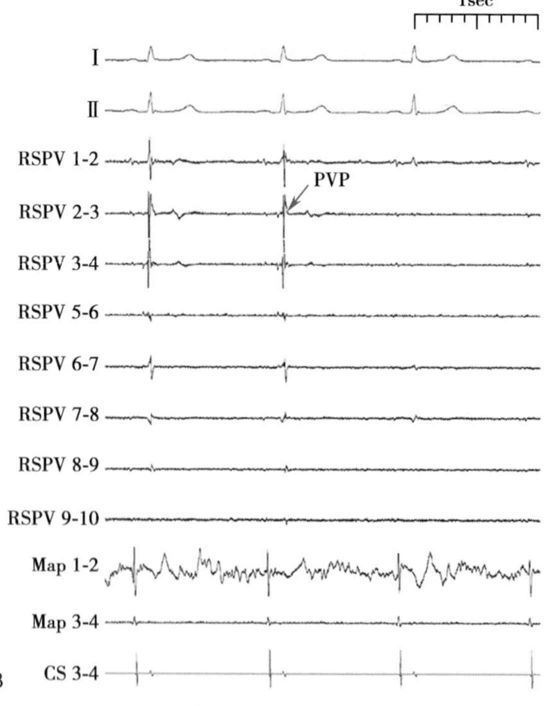

图 42-2 使用射频能量进行逐点消融完成肺静脉电隔离

A. 术中构建的左心房三维电解剖图，红色点为消融点；B. 术中同步记录的多导联图，从中可以看到肺静脉电位（PVP，红色箭头所指处）消失。

2. 冷冻球囊消融　冷冻球囊消融（cryoballoon ablation，CBA）通过球囊封堵肺静脉，在球囊内释放液态一氧化二氮，使球囊的周围组织冷冻坏死以形成瘢痕，以达到肺静脉隔离的目的（图 42-3）。与射频消融相比，冷冻球囊用于肺静脉消融具有导管稳定性更好、产生的瘢痕边界连续均匀、相邻组织完整性好、患者舒适感较高等

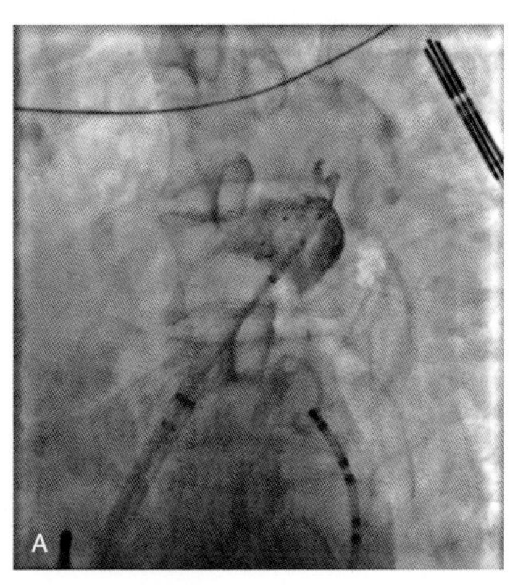

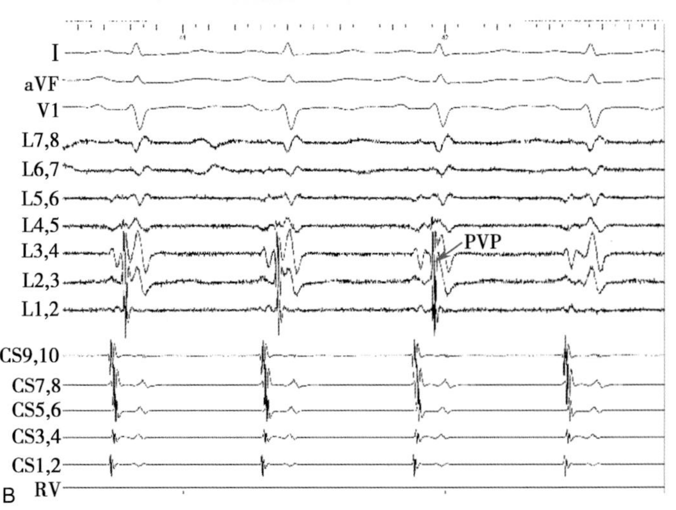

图 42-3　使用冷冻球囊单次消融实现肺静脉电隔离

A. 术中使用冷冻球囊封堵左上肺静脉，造影显示封堵良好；B. 术中同步记录的多导联图，从中可以看到冷冻过程中肺静脉电位（PVP，红色箭头所指处）消失。

优点。以STOPAF、FIREANDICE为代表的多个研究均已证明冷冻球囊导管消融治疗房颤的安全性及有效性，并具有学习曲线短、严重并发症少以及减少再住院率等优势。自2005年CBA在欧洲上市以来，在全球范围内得到迅速推广，我国自从2013年12月开展至今，应用已超过2万例。目前的国内外指南均将冷冻球囊消融技术作为实现CPVI的标准方法之一。

（三）房颤消融疗效的评判

近年来，国内外指南对房颤导管消融的成功及复发的标准做了统一，定义如下：

1. 消融成功　消融3个月后，不使用抗心律失常药物而无房颤、房扑或房速发作。如术后使用抗心律失常药物，判断时间应是停用抗心律失常药物5个半衰期以后或停用胺碘酮3个月后。

2. 治疗有效　消融3个月后，使用术前无效的抗心律失常药物而无房颤、房扑或房速发作；或消融术后房颤发作负荷明显降低。

3. 早期房颤复发　指术后3个月内发生持续时间≥30s的房颤、房扑或房速。由于部分早期复发的房性心律失常会自愈，故一般早期复发不计入总复发率内，因此术后的前3个月被称为“空白期”。但有一些研究显示，消融术后早期房颤、房速复发是房颤消融失败的独立预测因素。

4. 房颤复发　消融3个月后发生的，持续时间≥30s的任何房性心律失常；根据复发时间又分为晚期复发（术后3~12个月）和远期复发（术后12个月后复发）。

虽然房颤消融成功及复发的定义做了统一，但由于部分复发的房性心律失常并无相关症状，因此是否复发，很大程度上依赖于术后随访的频率及检测工具（心电图、动态心电图或植入式心电记录仪）。

（四）房颤消融复发后的处理

对于术后早期复发患者，一方面部分患者可自愈，另一方面心房组织的炎症水肿可能未完全消退，因此建议以口服抗心律失常药物控制为主，不建议行再次消融治疗。对于晚期或复发的患者，强烈建议再次消融以增加消融的成功率。研究表明，首次消融失败而接受再次消融的患者多表现为肺静脉传导的恢复，因此再次消融时首先需要验证肺静脉传导是否恢复，如有恢复，需行补点消融或重新行单侧的环肺静脉消融。房颤复发的另一原因为肺静脉外的触发灶所致，尤其在肺静脉传导未恢复的患者中可能为主要原因，因此需静脉使用异丙肾上腺素以识别触发灶并消融之，如无诱发，也可考虑经验性隔离上腔静脉。对于肺静脉已完全隔离且异丙肾上腺素未诱发的患者，如何选择消融策略较为困难，行线性消融或复杂碎裂电位消融目前仍有争议。

对于消融术后出现的房速患者，由于新发的房速常伴快速心室率(2∶1 房室传导)，其症状更重，且抗心律失常药物往往疗效不佳，故需再次消融。术后新发的房速类型往往与首次消融的术式相关：首次消融为单纯 CPVI 的患者，新发的房速多与环肺静脉消融线上的漏点相关；首次行 CPVI+ 线性消融的患者，新发房速往往与消融线上的漏点相关。

四、房颤导管消融的并发症

房颤导管消融手术时间相对较长，导管操作较多，因此其并发症也较其他消融手术为多。虽然随着经验的积累及标测系统功能的改进和导管设计工艺的进步，房颤导管消融并发症呈下降趋势，但发生率仍高达 5%~6%，有些并发症还存在一定的致命性及致残性。因此，熟悉并发症的成因、临床表现以及处理方法极为重要。常见的并发症：穿刺相关的并发症，如局部血肿、动静脉瘘、假性动脉瘤、气胸以及穿刺局部的神经损伤、腹膜后出血等；心脏相关的并发症，如心脏压塞、肺静脉狭窄、心包炎等；心脏毗邻组织相关并发症，如心房 - 食管瘘、膈神经损伤、自主神经损伤、食管周围迷走神经损伤、支气管损伤等；血栓栓塞和器械相关并发症，如导管打结、断裂等。

(一) 血管穿刺相关的并发症

血管穿刺相关的并发症通常由不当的穿刺操作所致，发生率与患者年龄、解剖变异及术者的经验相关。其中，假性动脉瘤及动静脉瘘较为常见，腹膜后出血发生率低，但较为凶险，需外科干预。因房颤消融术中及术后需较强的抗凝治疗，故对于血管穿刺并发症的处理较为棘手，应以预防为主。特别是对于冷冻球囊消融的患者，由于其外鞘较粗(15F)，一旦误穿动脉进鞘后多数需外科处理。

(二) 心脏相关的并发症

1. 心脏压塞　房间隔穿刺、心腔内导管操作损伤以及消融时发生的爆裂伤均可导致心脏压塞。术中如患者突发呼吸困难、烦躁、意识模糊或丧失、血压突然降低，需立即明确有无心脏压塞，可通过其特征性影像学表现(心影搏动消失和透亮带)确诊，必要时可通过超声进一步明确。心脏压塞一旦发生，需立即抢救，主要措施包括应用血管升压药物维持血压，心包穿刺引流，必要时需外科开胸手术。一般情况下，如及时发现处理，大部分患者通过心包引流可转危为安。

2. 肺静脉狭窄　肺静脉与左心房相连，且为主要的消融靶点，一旦受损,则会形成纤维挛缩,造成狭窄。多数学者将肺静脉狭窄定义为肺静脉直径减少 50% 以上,也有部分学者将其定义为经食管超声心动图测定的肺静脉血流速度>0.8m/s。无论是射频消融还是冻消融,均可能发生肺静脉狭窄,但绝大多数为轻度,无临床症状;但如果单支肺静脉闭塞或多支狭窄,可导致明显的临床症状和体征,这些症状和体征多在术后 1 周至数月内出现,通常表现为活动后气促、咳嗽、咯血和反复发作的抗生素无效的肺炎等。房颤消融术后出现上述症状的患者需行增强 CT 检查以明确是否存在肺静脉狭窄。避免在肺静脉口内消融或选择较大的冷冻球囊(如 28mm)是预防肺静脉狭窄的关键。一旦出现症状性肺静脉狭窄,处理极为棘手。通常药物治疗不能有效缓解症状,需要导管介入治疗。现有的肺静脉内球囊扩张和支架植入术有较好的即刻治疗效果,但术后再狭窄率高达 50% 以上,部分患者经多次介入手术效果仍不理想。

(三) 血栓栓塞 / 空气栓塞

血栓栓塞是房颤导管消融的严重并发症,目前文献报道的绝大多数为脑卒中。导致脑卒中的原因可以是血栓脱落以及消融所致的焦痂脱落等,严重的脑卒中可致残甚至致命。空气栓塞则可阻塞冠状动脉,导致急性心肌梗死。预防的方法:消融术前充分抗凝,排除左心房及左心耳内血栓形成;在房间隔穿刺和肺静脉造影过程中,应注意避免气体通过穿间隔鞘管进入左心房,冷冻球囊因其鞘较粗,尤其需要警惕空气栓塞;消融术中保证持续抗凝,根据 ACT 时间来调整普通肝素的用量。

(四) 心脏毗邻组织损伤

1. 食管损伤及心房 - 食管瘘　食管的位置邻近左心房后壁,射频和冷冻消融均可发生食管损伤。按照食管受损伤的严重程度不同,分别表现为食管红斑、食管溃疡或心房 - 食管瘘 / 食管心包瘘。其中心房食管瘘是房颤导管消融最严重的并发症,任何在左心房后壁进行消融的术式均存在发生此并发症的可能。据报道,射频消融治疗房颤心房 - 食管瘘的发生率为 0.1%~0.25%,而冷冻球囊消融发生心房 - 食管瘘的概率低于 1/10 000。心房 - 食管瘘原因主要是消融导致毗邻的食管组织造成水肿甚至坏死,如坏死灶与左心房后壁穿孔灶紧邻,再加上胃液反流及局部滋养动脉损伤等因素,则可能会形成“瘘管”,一旦出现,则绝大多数致命或致残。

心房 - 食管瘘多在消融术后 1~3 周内出现(术后第 1 天至术后 2 个月均可出现),临床表现为发热、畏寒和动脉系统栓塞症状,以及呕血、便血等消化道症状。一旦怀疑,需避免胃镜及经食管超声心动图检查,可通过 CT 以明确诊断。一旦确诊,需尽快行外科手术治疗,否则致死率极高。

2. 膈神经损伤　各种消融能量包括射频、冷冻、超声及激光等均可能导致膈神经损伤,其中又以冷冻球囊消融导致膈神经损伤的发生率最高,主要发生在右侧肺静脉冷冻消融过程中。解剖上,右侧膈神经走行于右上肺静脉与上腔静脉之间,因此在冷冻消融右侧肺静脉时可能会损伤右侧膈神经,需要注意监测膈神经,避免损伤。轻度的膈神经损伤患者基本无症状,而严重的膈神经损伤患者可有呼吸困难、活动后气急等临床表现。目前,针对膈神经损伤没有较好的处理办法,只能随访观察,但大部分患者可在术后随访中恢复。常用的预防方法是在消融时起搏膈神经,通过检测膈肌运动来监测膈神经功能。一旦发现膈肌运动减弱或消失,要立即停止冷冻消融,多数情况下,冷冻消融停止后观察数分钟至数十分钟,膈神经的功能即可恢复。

3. 自主神经活性改变　房颤消融的潜在不良反应是心脏自主神经调节失衡。已有报道肺静脉电隔离或环肺静脉消融可使支配窦房结的自主神经发生改变。这些改变包括静息窦性心律轻度升高,心率变异性降低,减速能力和加速能力降低。通常在肺静脉电隔离消融术后 1 个月内恢复,但也有少数患者可持续 1 年。

4. 食管周围迷走神经损伤　食管周围迷走神经损伤主要是由于左心房后壁高强度消融所致的透壁性损伤所致,出现为幽门痉挛、胃胀、呕吐等症状,发生率为 1% 左右,多数可自行好转。可通过术中监测食管温度和避免在心房内膜近食管下段区域消融进行预防。

总之,通过 20 余年的发展,房颤导管消融取得了迅速的发展,随着手术技术的成熟及工具的不断完善,目前对于阵发性房颤及早期的持续性房颤具有较高的成功率以及很低的并发症发生率。相信随着循证医学证据的积累以及理论上的突破,房颤导管消融中存在的问题和争议也可以逐步解决。

(孙 奇　欧阳非凡)

第 43 章　室性心动过速

一、概　论

在所有心律失常中,室性心动过速[(ventricular tachycardia)简称室速]对血流动力学的影响最大,一般被认为是临床风险性最高的心律失常。在介绍室速之前，有必要明确一些关键的定义，图 43-1 为 2017 年国际室速指南所列举的主要室性心律失常图例。

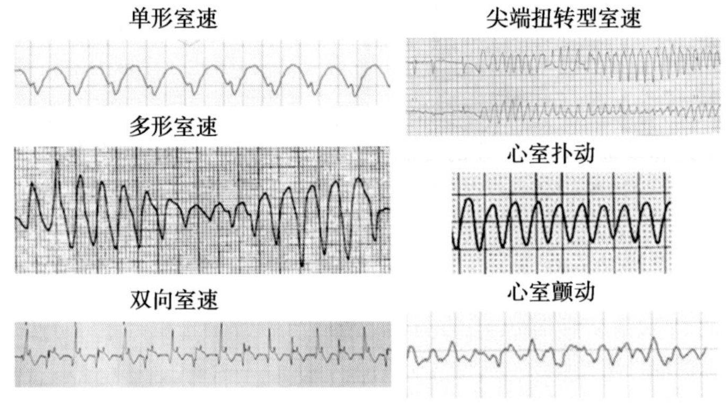

图 43-1　2017 年 AHA/ACC/HRS 联合室速指南的室速定义示例图

室速：≥3 个连续的周长短于 600ms（100 次 /min）的起源于心室的 QRS 波群。

持续性室速：持续超过 30s 或虽然不到 30s 但因血流动力学不稳定而需要转复的室速。

非持续性室速：3 搏及以上但可自行终止的室速。

心室扑动（室扑）：达到 300 次 /min（周长 200ms）并呈正弦波样等电位线。

心室颤动（室颤）：肉眼可见快速而不规律、形态多样且通常快于 300 次 /min（周长<200ms），往往是猝死的前奏。

室速 / 室颤电风暴：24h 内植入型心律转复除颤器（ICD）不适当地放电或持续性室速、室颤发作≥3 次。

心脏性猝死：发生在症状起始 1h 内的猝发及非预期的死亡，或无症状患者在 24h 内推测因心律失常或血流动力学崩溃所致的死亡。

室速的分类多种多样，可根据起源部位分为右心室流出道室速、左心室流出道室速、分支性室速；根据形态可分为单形性室速、多种单形性室速、多形性室速（指一次室速发作中 QRS 波形态逐搏发生改变）等；根据其对药物的敏感性可分为维拉帕米敏感性室速、腺苷敏感性室速；根据发生机制则可分为束支折返性室速、自律性增高性室速；亦可根据其基础心脏病而分为器质性或特发性、离子通道性，乃至进一步细分为致心律失常性右室心肌病室速（ARVC）、缺血性室速等。这些多样的分类也反映了室速的复杂性。

室性期前收缩（室早）的发生随年龄增长。虽多为良性，但大规模随访数据提示总体上与心血管事件的增高有关，尤其是多源室早。非持续性室速也是心源性死亡的独立预测因素，但具体到某位患者，则需要进行综合评价。在器质性心脏病基础上发生的持续性室速和室颤提高了猝死的可能性。特发性单形室速往往是局灶起源且预后良性，而发生在无器质性心脏病基础上的多形性室速和室颤往往提示心脏离子通道病，具有较高的猝死风险。

1. 室速的病理机制　室速的电生理机制包括自律性增高机制、触发机制以及折返性机制。但这些都建立在心肌细胞的病理基础之上，包括心肌细胞离子通道异常、细胞之间缝隙连接与纤维化等。发生于无明显器质性心脏病患者的特发性室速占室速的大部分，中国医学科学院阜外医院的数据显示可达 90%，多伴有频发性室早。其中，右心室或者左心室流出道室速约占 2/3。此类室速主要是触发机制，以往推测其发生与心肌炎有关，近来的研究证实了这一点。其病变面积直径往往在 6~15mm，我们见到的最大的病灶直径可达 40mm，此种情况可产生形态类似但频率不同的多种室速，其形态可能只在个别导联有差别。

自律性机制的室速无论在特发性还是器质性室速中均比较少见。大量临床资料已经证实，折返性机制在器质性的单形、持续性室速的发生机制当中占了大多数。一般认为，折返性室速的发生必须要有一个缓慢传导通路的存在，该慢传导通路周围应有病变心肌作为其永久性或功能性的屏障。较易引发折返性室速的心肌病主要有 ARVC、冠心病、肥厚型心肌病以及扩张型心肌病。与左束支的分支（左后分支占绝大多数）末梢的浦肯野纤维有关的左心室特发性室速早已被证实为折返性机制，不过其折返环较小，从导管治疗的角度而言多数可被视为局灶性。

2. 室速的风险评价　在对室速进行处理之前，应对其风险性进行评价，以便对各种治疗措施予以权衡，制订恰当的处理对策。应该牢记，首要目标是防治因为室性心律失常而导致的猝死。表 43-1 列举了临床主要评价措施。基础心脏病、年龄、左心室舒张末期内径、心功能等因素与室速的风险相关度较高。而家族史和心电图异常对心脏离子通道病诊断价值较大。必须指出，针对每个患者的室速猝死风险的评估以及处理策略是复杂而个体化的，需要参照相关学术团体以及医疗监管部门制定的最新的共识 / 指南或规范施行。

表 43-1　室速风险评价手段

手段	获取的信息
病史和体检	年龄、心衰、既往心脏病史和家族心源性猝死史
心电图	心律失常；窦性心电图是否有陈旧心肌梗死或其他异常
超声 / 磁共振	心脏结构、LVEF
同位素显像	LVEF
Holter	室早、室速发作特点、心率变异性、心率减速力
信号平均心电图（SaECG）	有无晚电位
运动试验	运动诱发的心律失常、缺血
冠脉 CT/ 造影	冠状动脉状况；LVEF（无创 / 有创）
电生理检查	心律失常的可诱发性（有创）

3. 室速诊断的基本原则　尽管心肌纤维化、心肌梗死、代谢异常、既往心脏手术史、室壁瘤和引起心脏与胸壁相对位置改变的胸壁畸形等因素均可能在不同程度上对体表心电图的标测精度有所限制，但体表心电图仍然是室速起源点最好的第一推测指标。即使在最不正常的心脏，根据心电图也能将心律失常的起源部位判定在 15~20cm^2 范围内。所以应尽可能捕捉患者每次室速的 12 导联心电图。普通 3 导联 24h 动态心电图虽可提供室速是否多源、发作频度情况等信息，但不能对室速起源进行定位。即使是普通体表心电图，若室速频率较快（>220 次 /min），从单个体表导联可能难以识别 QRS 波的起始部，这对判定室速的起源会造成很大困扰，而多导联（3 导联或 12 导联）同步记录就有助于识别 QRS 波的起始及 V_1 导联的束支阻滞类型。而 12 导联的 Holter 资料无论对室速的诊断、定位或是风险评价方面的价值就更高，但需注意导联位置不准导致的误差。因此，尽可能全面地获取 12 导联的发作心电图对于确定室速 / 室早起源、标测手段和治疗方案有重要的意义。

在根据体表心电图对室速起源进行判断时有一些基本的规律：

（1）左束支传导阻滞（LBBB）图形的室速一般总是源于右心室，而右束支传导阻滞（RBBB）图形的室速则源于左心室。

（2）在任何导联出现 QS 波，即提示激动正离开该导联所在的位点。

（3）QS 波越窄，其起源点就越靠近室间隔和 / 或希氏 - 浦肯野系统(希浦系统)。

(4)起源于心内膜或中层心肌的室速 QRS 波起始上升往往较快,而起源于心外膜的室速则大多以宽 QRS 波及起始和上升支宽钝为最基本的特征。

总体而言,室速的 QRS 波越宽(未服药的情况下),则室内传导速度越慢,最典型的病例见于室速起源于有严重瘢痕的游离壁。此外,使用阻滞 Na^+ 通道的抗心律失常药和 / 或有代谢异常(高钾血症、酸中毒),在室上性心动过速(室上速)或室速均可导致宽 QRS 波。

鉴于流出道室速在临床所见到的室速中占了大部分,迅速、准确地识别出此类室速在临床特别有价值。判断是否是流出道起源室速的最重要依据是看Ⅱ、Ⅲ、aVF 导联,若均为直立的大“R”波则提示是流出道起源(需注意,这三个导联上即使只有一个导联见到 s 波,即可排除流出道起源)。之后再根据 V_1 导联的形态确定是左心室还是右心室起源(RBBB 提示左心室起源,LBBB 则提示右心室起源,部分难以识别左右者往往位于主动脉根部)。不过,由于左、右流出道室速的机制和治疗均相同,对于临床无创性处理而言,只要能够判断其起源于流出道即可,鉴别究竟是左心室或右心室流出道并不重要。

本章将对一些常见的室速进行简要介绍,重点在于临床的诊断和治疗适应证。

二、特发性室速

特发性室速是指经过详细的病史、体格检查,并经过心电图、X 线、超声心动图等检查排除了持续存在的明显器质性心脏病患者所发生的室速。显然,这样的分类基础是较为粗略的,但在当前缺乏更好分类手段的情况下依然被沿用。特发性的室速主要包括右心室流出道(RVOT)室速(亦称腺苷敏感性室速)、特发性左心室室速(亦称维拉帕米敏感性室速或分支性室速)以及左心室流出道(LVOT)室速。

1. 流出道室速(outflow tract ventricular tachycardia,OTVT)　右侧和左侧心室流出道均可发生。根据中国医学科学院阜外医院的资料,此型室速多见于中、青年患者,患者平均就诊年龄约 37 岁,无明显性别差异。该型室速约占全部特发性室速的 2/3,而其中 2/3 又主要表现为“频发的单形室性期前收缩、部分成对成串”,即反复发作的单形性室速(repetitive monomorphic ventricular tachycardia,RMVT),此型室速往往被诊断为“心肌炎后遗症”,大多给予抗心律失常药治疗而未被建议接受介入治疗。

虽然流出道室速被归类于特发性室速，但相当比例的患者伴有右心室流出道的局部心肌变薄、瘤样扩张等异常。在发病机制方面，此类室速绝大多数为触发机制。一般多数为儿茶酚胺敏感性，即多在激动、运动、劳累、饮酒等情况下易发作。

【诊断】

诊断要点：体表12导联心电图表现为LBBB（右心室流出道）或RBBB（左心室流出道）图形且Ⅱ、Ⅲ、aVF导联均为R型（图43-2）。对于主动脉根部起源者，则大致接近右心室流出道但有两个突出特征：① V_1 导联r波明显较 V_2 导联宽钝、高大；② V_3 导联为R型。

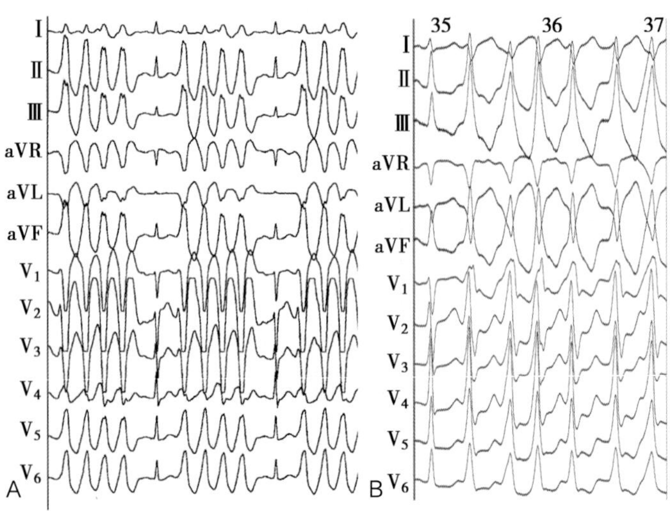

图43-2　右心室流出道偏后侧起源室速（A）和左心室流出道室速（B）

临床上多数的室早也起源于流出道，其心电图特点完全一致。一般而言，这一类的期前收缩和室速属于良性，对于无器质性心脏病的患者绝大多数情况下不具有致命性，如果室速起源于右心室流出道后壁（V_1 导联直立）且频率较快，容易导致血流动力学不稳定，出现黑矇乃至晕厥，其比例可以高达近20%，除非有Brugada综合征、儿茶酚胺敏感性室速或致心律失常性心肌病等证据，否则预后一般均良好。

频发的室早可导致扩张型心肌病表现，但诊断的前提是在消融之后短期内（一般术后3~4个月复查超声）心脏迅速缩小。究竟频发室早在什么情况下会导致心动过速性心肌病样改变，尚需进一步研究。偶有期前收缩二联律导致低血压的病例。

【药物治疗】

虽本类室速被称为腺苷敏感性室速，但因腺苷昂贵、不易保存，且可导致一过性房室阻滞等因素，较少应用，可静脉瞬时注射三磷酸腺苷（ATP）10~20mg。不过，几乎所有的抗心律失常药均可能对此种室速有效。相对而言，β 受体阻断药、Ⅰc 类抗心律失常药普罗帕酮、钙通道阻滞药等的效果较为突出，其有效率大致为 30%~60%。在室速发作时，一般首选普罗帕酮 70mg/ 次静脉注射。口服药物也以普罗帕酮、β 受体阻断药为首选。综合考虑疗效、疗程及不良反应的因素，胺碘酮不适合作为首选，也不宜长期使用。新近的研究证实其与心肌炎的关系并认为激素治疗有一定效果。

【介入治疗】

由于病变较局限，多数病例只需经股静脉穿刺放入消融导管即可有效地标测、消融。射频消融治疗此类室速的成功率为 60%~95%，取决于室速病灶的部位与数目、标测的技术和医生的经验和水平。一般 RVOT 室速 / 室早绝大多数起源于肺动脉瓣环附近，瓣上或瓣下均可消融成功，少数病例需在肺静脉窦乃至延展的肌袖消融。主动脉根部的左、右冠窦也是较常见的病灶起源。比较有挑战性的病例是室速起源位于左心室顶部外膜侧者，内膜难以透壁，多经过心大静脉消融，但有损伤冠状动脉的风险。我们提出了内、外膜多次有效消融后等待 2~3 个月观察迟发效应的策略获得较好效果，最大限度地保证了患者安全。部分病例有局部左、右心室流出道多出口的现象。

需要注意，排除了离子通道病和器质性心脏病的流出道室速，即使合并黑矇或晕厥，亦不应植入 ICD 而应将消融作为首选治疗。此外，确实有极少数流出道室性期前收缩因联律间期过短而引发室颤，因室性期前收缩次数往往极少，标测消融难度较大，可能需要消融 +ICD 植入以保证安全。

临床上许多自幼有频发室性期前收缩的年轻患者可能并无明显的症状或者其症状已可耐受，但考虑到消融治疗具有较高的根治率和安全性，并且费用也不高。而大规模人群随访频发室性期前收缩总体伴有心脏病死亡率增加，因此还是应建议患者接受根治性的消融治疗。

2. 左心室分支性室速（fascicular ventricular tachycardia，FVT）　也称维拉帕米敏感性室速或左心室特发性室速。其发病机制为折返性机制，与浦肯野纤维网及周围心肌有关，绝大多数位于左后分支区域，少数起源于左前分支附近，偶有靠近希氏束者。曾有学者报道其发生与左心室假腱索有关，后来被大量证据推翻。此型室速多见于东亚人群，绝大多数于青少年时期发病，男性所占比例超过 80%。

【诊断】

绝大多数的分支性室速心电图仅表现为 RBBB 及电轴左偏（左后分支起源），偶见 RBBB 伴电轴右偏（左前分支起源）（图 43-3）。需要注意两点：

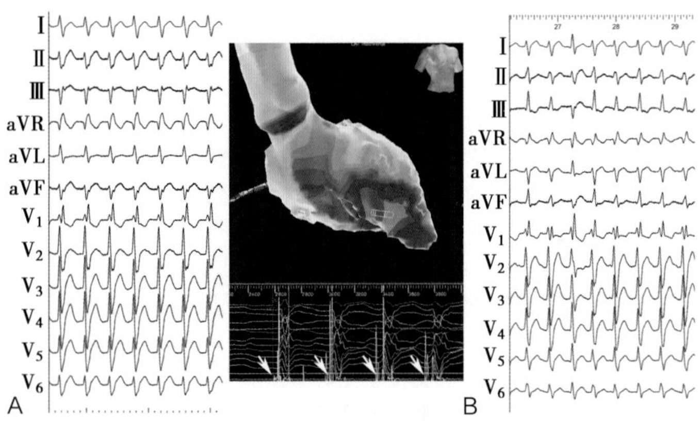

图 43-3 左心室分支性室速

图 A 为消融前左后分支室速，中间彩图为左后分支远端消融靶点（注意下方心内电图白色箭头所指的消融电极记录到的浦肯野电位），消融阻断左后分支远端但未破坏折返环，其室速逆行至左束支再经左前分支传出形成图 B 的左前分支起源形态（注意第 3 个 QRS 波仍然从左后分支传出）。

（1）血流动力学影响轻微：因其起源点位于希浦系统，所造成的心室激动的不同步（QRS 波增宽）程度是所有室速中最轻的，因此，大多数分支性室速的 QRS 波时限较短（平均 110ms），加上其对维拉帕米反应良好，很容易被误诊为室上速。我们曾经遇到数例罕见的永久性室速患者，150~200 次 /min 的顽固性分支性室速持续达 1~3 个月，药物治疗均无效，虽然后期均可能造成肺和体循环淤血以及心动过速性心肌病，但其室速持续如此之久，也说明其恶性程度很低。

（2）可见于器质性心脏病患者：扩张型心肌病或缺血性心脏病以及其他心肌病患者偶尔也可以发生分支性室速，关键在于室间隔存在病变。其诊断主要取决于心电图特点，而不应因为有心肌病的存在而诊断为器质性室速，导致治疗决策失误。

【药物治疗】

发作时采用维拉帕米静脉注射是首选，成人一般 5mg/ 次，注射时间应不少于 1min。少数发作时间较长的患者，如维拉帕米无效，可以给予普罗帕酮 70mg/ 次静脉注射。鉴于其阵发性的发作特点，一般不主张通过平时口服药物预防发作。

【介入治疗】

与流出道室速发生于锥管状的结构不同，分支性室速一般位于室间隔左侧表面，为一平面结构，因此其标测定位相对容易，一般也只需分别经股静脉和股动脉送入希氏束和消融导管。并且，由于绝大多数的分支性室速的发生均与左后或左前分支的浦肯野纤维网及局部心肌有关，一般可依靠浦肯野电位辅助定位，其消融成功率可达到 90%。但相应发生房室传导阻滞的风险在室速的消融中也最高。就消融策略而言，多数学者相信阻断左后分支即可奏效，事实上，此种策略的成功率并非如想象的高。消融造成左后分支阻滞之后室速仍然发作的且转变为类似左前分支起源情况并不少见（图 43-3）。原因在于消融阻断了左束支远端而残存的折返环位于消融灶上方，室速激动逆传至左束支之后从左前分支传出。除了依靠浦肯野电位之外，还应该结合激动顺序标测。原则上理想靶点局部电位在室速时应较体表心电图平均提早 25ms 及以上。另外，由于其折返环路较小，起搏标测也可有标准，尤其是诱发重复性较差的病例。有学者推崇在室间隔高密度标测折返环并寻找舒张期电位以期阻断折返环。

导管消融治疗分支性室速时，也可因定位不准确和 / 或消融未形成不可逆的损伤灶而导致患者发生无休止，甚至是永久性分支性室速。好在其血流动力学一般较稳定，可择期再行消融。

3. 其他部位起源的特发性室速　除了上述的流出道和分支性室速，偶可见到其他部位起源的室速。大致有左心室乳头肌起源、二尖瓣环附近起源、游离壁起源以及右心室非流出道起源和调节束起源。

（1）左心室乳头肌起源的室性期前收缩 / 室速：这是近年被认识的一个亚型，左前乳头肌起源相对较多。其心电图特点为 RBBB 形态的 V_1 导联 QRS 波起始的 q 波及电轴右偏。无论是左前或左后乳头肌起源，其准确的判断取决于三维电 - 解剖标测。在药物治疗方面并无特殊选择。导管消融有望根治，但因乳头肌结构的特殊性而有较高挑战性。心内超声的应用可提高标测和导管定位的准确性，但消融失败率和复发率仍然相对较高，尤其应注意避免造成乳头肌损伤乃至断裂。事实上，乳头肌（尤其是左后乳头肌）的间隔侧往往也有浦肯野纤维网的存在，相当一部分左后乳头肌室性期前收缩、室速较难与左后分支性室速鉴别，需依靠三维影像和电解剖标测结果。

（2）左心室游离壁室速 / 室性期前收缩：临床部分患者经超声、MRI 以及冠状动脉造影排除了明显的器质性心脏病，却有室速或室性期前收缩存在，并且标测证实其起源于左心室游离壁，其范围自靠近二尖瓣环的基底部到左心室游离壁中段均有。从我们的经验来看，起源点越靠近二尖瓣环（左心室基底部），室速的频率越慢，越不容易发生持续性室速，而多以频发室性期前收缩为主。此型室速可发生于任何年龄层，亦无性别差异。其机制似乎也有折返、触发，甚至自律性机制。其中一些为顽固性的折返性机制，可持续数月且药物效果欠佳（胺碘酮只能将其频率降低），以致发生心动过速性心肌病。好在大多数此类室速的频率不超过 120 次 /min。

（3）右心室调节束起源的室速 / 室性期前收缩：此类型比较少见。其心电图特征表现为 LBBB 形态、电轴偏左上以及 QRS 波的移行在 V_4 导联之后。有引发室颤的风险。治疗方面建议尝试导管消融，必要时可以结合植入 ICD。心电图特点：RBBB，Ⅰ、aVL 导联呈 QS 型；下壁导联 RS 型；胸前 R 移行在 V_3 导联之前。

口服药物可尝试普罗帕酮、美西律、维拉帕米、胺碘酮等。导管消融有望根除，合并室颤者有必要植入 ICD 预防猝死。

三、器质性心脏病室速

器质性心脏病室速是相对于特发性室速而言，指发生于有器质性心脏病患者的室速。器质性心肌病包括任何类型的心肌病、瓣膜性心脏病和先天性心脏病。相对于特发性室速的单纯和低风险，伴发于器质性心脏病的室速临床表现更为多样，且治疗效果往往较差，致命性更高。理论上，所有器质性心脏病患者均有可能出现室性心律失常，尤其是在心力衰竭加重和电解质紊乱时。本文着重介绍相对常见的几类器质性心脏病室速的临床特点和治疗对策。需要强调的是，目前 ICD 加药物治疗对于所有伴有血流动力学不稳定的器质性室速都应是治疗首选，而导管消融更多的是以减少发作、改善症状为主要目标，或在无法或不能耐受 ICD 治疗的情况下作为次选疗法。

(一) 致心律失常性心肌病（arrhythmogenic cardiomyopathy，AC）室速

致心律失常性心肌病室速是一组以心肌坏死、纤维化和脂肪替代为基础病理并常合并室性期前收缩 / 室速为主要表现的心肌病。其中最主要的是 ARVC，曾被称为致心律失常性右室发育不良（ARVD）。大量研究表明，多数病例与桥粒蛋白相关基因，尤其是 *PkP2* 变异有关；也有学者认为其发生可能与病毒感染或炎症机制有关。主要病理改变为脂肪和纤维替代、心室扩大、室壁变薄、单个或多个室壁瘤。多发于中青年，是年轻人最常见的猝死原因，有报道显示由伴发 ARVC 的室速所导致的猝死约占年轻人猝死总数的 50%。但 WHO 的专门工作组早在 1996 年发现此病为获得性的心肌细胞凋亡、坏死继而被脂肪和纤维组织替代，因此建议改称 ARVC。中国医学科学院阜外医院的研究显示，致心律失常性心肌病临床上可表现为右室心肌病、左室心肌病或双心室受累的心肌病（后两者极易被误诊为扩张型心肌病）一组疾病，且各种类型均可伴或不伴发室性心律失常。临床观察和实验研究证实，交感神经兴奋性或较高的体育锻炼水平与室性心律失常发生的早晚、频度乃至严重性存在正相关。由于临床上 ARVC 占绝大多数且各种亚型的诊疗策略相似，因此本节仍以 ARVC 为主进行阐述。

ARVC 的室速往往是多形性的，约 80% 患者可记录到两种及以上形态的室速，以右心室非流出道室速为主（即 Ⅱ、Ⅲ、aVF 导联即使仅有一个导联可见 s 或 S 或 QS 波，提示非流出道起源），部分患者也可能伴有 RVOT 室速或室性期前收缩，还可能出现左心室室速。其室速的机制多数为折返性机制。

【诊断】

目前 ARVC 的诊断标准是采用 Marcus 2010 提出的标准。相较于 WHO 工作组 1996 年的标准，目前的标准提高了心律失常和心电异常的价值、量化了影像学诊断的标准。诊断的确立需要具备两个主要依据，或一个主要依据加两个次要依据，或四个次要依据（表 43-2）。

起源于右心室非流出道、V_1 导联表现为 LBBB 形态的室速，绝大多数都是 ARVC 或心脏结节病。心脏结节病虽相对罕见，但临床表现包括心电图特征与室速等均难以与 ARVC 鉴别，心肌活检是主要的鉴别手段。否则，误诊误治将严重影响结节病患者预后。其他器质性右心室相关的室速主要见于先天性心脏病术后，尤其法洛四联症术后（平均 19 年后发作室速，部分合并房扑房速）、室间隔缺损修补术后以及肺动脉瓣狭窄矫正术后。

表 43-2 目前 ARVC 的诊断依据

	主要依据	次要依据
右心室整体或局部功能障碍或结构改变	二维超声：右心室局部无运动、运动障碍或室壁瘤，伴下列表现之一（舒张末期） 1. 胸骨旁长轴（PLAX）RVOT≥32mm（PLAX/BSA≥19mm/m^2） 2. 胸骨旁短轴（PSAX）RVOT≥36mm（PSAX/BSA≥21mm/m^2） 3. 面积变化分数（FAC）≤33% MRI 示右心室局部无运动 / 运动障碍或收缩不同步，伴下列表现之一：①右心室舒张末容积（RVEDV）/BSA≥110ml/m^2（男）或≥100ml/m^2（女）；②右室射血分数（RVEF）≤40% 右心室造影示右心室局部无运动、运动障碍或室壁瘤	二维超声：右心室局部无运动或运动障碍，伴下列表现之一（舒张末期） 1. PLAX RVOT≥29mm 且<32mm（PLAX/BSA≥19mm/m^2 且<19mm/m^2） 2. PSAX RVOT≥32mm 且<36mm（PSAX/BSA≥18mm/m^2 且<21mm/m^2） 3. 面积变化分数（FAC）>33% 且≤40% MRI 示右心室局部无运动 / 运动障碍或收缩不同步，伴下列表现之一：①RVEDV/BSA≥100ml/m^2 且<110ml/m^2（男）或≥90ml/m^2 且<100ml/m^2（女）；②RVEF>40% 且≤45%
室壁组织学特征	至少一份活检形态学分析显示残余心肌细胞<60%（或估计<50%），伴右心室游离壁心肌组织为纤维组织所替代，伴或不伴脂肪组织替代	至少一份活检形态学分析显示残余心肌细胞60%~75%（或估计50%~65%），伴右心室游离壁心肌组织为纤维组织所替代，伴或不伴脂肪组织替代

续表

	主要依据	次要依据
心室复极异常	右胸导联 T 波倒置（V_1~V_3 导联或更远），年龄>14 岁，无完全性右束支阻滞	右胸导联 T 波倒置（V_1~V_2 导联），年龄>14 岁，无完全性右束支阻滞
心室除极或传导异常	右胸导联 Epsilon 波（V_1~V_3 导联）	1. 标准心电图 QRS<110ms 情况下，SAECG 至少 1/3 出现晚电位 2. 滤过 QRS（fQRS）时限 ≥ 114ms 3. QRS 波终末低于 40μV 部分（低电压信号）时限 ≥ 38ms 4. 终末 40ms 均方根电压 ≤ 20μV 5. V_1、V_2 或 V_3 导联 QRS 波终末激动时限 ≥ 55ms（自 S 波最低点至 QRS 末端，包括 R′ 波），除外完全性右束支传导阻滞
心律失常	持续性或非持续性 LBBB 型室速，伴电轴向上（Ⅱ、Ⅲ、aVF 导联 QRS 波负向或不确定，aVL 导联正向）	1. 持续性或非持续性 RVOT 型室速，即 LBBB 型伴电轴向下（Ⅱ、Ⅲ、aVF 导联 QRS 波正向，aVL 导联负向）或电轴不明确 2. Holter 示 24h 室性期前收缩>500 个
家族史	一级亲属满足确诊标准或病理改变或患者发现致病突变	一级亲属猝死<35 岁或满足疑诊标准或二级亲属满足确诊标准

ARVC 基因检测的阳性比例大约 60%，*PkP2* 等基因阳性对诊断和预后有明确价值。研究发现基因的阳性与室速发生率以及其恶性程度有关。但相当多医院的超声和磁共振医生对此病的认识不足，MRI 的阳性检出率大多低于 50%，尤其是早中期患者漏诊较多。有研究表明如果临床特别提示其注意 ARVC 可能，则又可导致 50% 假阳性。理论上，若无局部心肌病变，就不可能发生折返性的室速，但在超声和 MRI 无法发现病变证据的早期，电生理检查就可以找到电学异常，主要表现为局部的碎裂电位，提示局部心肌存在病变。因此，电生理检查应该在 ARVC（尤其是早期阶段）的诊断中发挥更重要的作用。而现行标准提高了心电学和心律失常的诊断依据等级，使我们可以不依赖影像学检查也可对 ARVC 做出诊断。

典型的 ARVC 室速心电图特点：LBBB，Ⅱ、Ⅲ、aVF 导联为 QS、rS 或 RS 型（图 43-4）。部分患者可能为多形性，部分患者可能合并 RVOT VT 甚至左心室室速。部分患者（尤其是早期）可能仅有室性期前收缩。有研究提示，右心室室性期前收缩的 QRS 时限 >180ms 则诊断 ARVC 的敏感性和特异性可高达 98%。

除了慢性心力衰竭，我们发现相当一部分 ARVC 患者合并心室血栓，心脏严重扩大者甚至还可以有右心房血栓；房扑和房颤也是常见的合并症，合并窦性心动过缓者往往预后更差。在治疗前应进行全面检查和评估。

【药物治疗】

由于临床证据显示高强度体育锻炼可促进心律失常的发生，而停止锻炼或降低运动强度可减少室速发作，因此，即使尚无临床循证依据，此类患者已常规使用 β 受体阻断药，并建议降低劳动和体育锻炼强度，避免摄入咖啡因及饮酒等。室速发作时，临床上紧急终止可采用胺碘酮或普罗帕酮静脉注射；如果血流动力学不稳定，应行体外电复律。预防发作的药物：可选胺碘酮和索他洛尔。其他可选择普罗帕酮加 β 受体阻断药、美西律等。有血栓形成的患者应该给予抗凝治疗。

【介入治疗】

ICD 是具有猝死高风险患者的首选治疗对策，尽管它只是姑息性的控制措施。仅就治疗原则而言，对室速频率 >220 次 /min，或者有黑矇 / 晕厥史或家族猝死病史的患者，应常规建议其植入 ICD，而导管消融仍然是替代或补充选择。需要指出的是，植入 ICD 除了经济负担之外，也存在其他的困扰。有报道植入约 6 年之后，可能有超过 20% 患者会发生 ICD 导线断裂、绝缘层破损等问题以致 ICD 失效并且处理起来相当棘手。因此，在向患者建议采纳 ICD 治疗的同时，也应告知此种可能性，以免患者期望值过高。

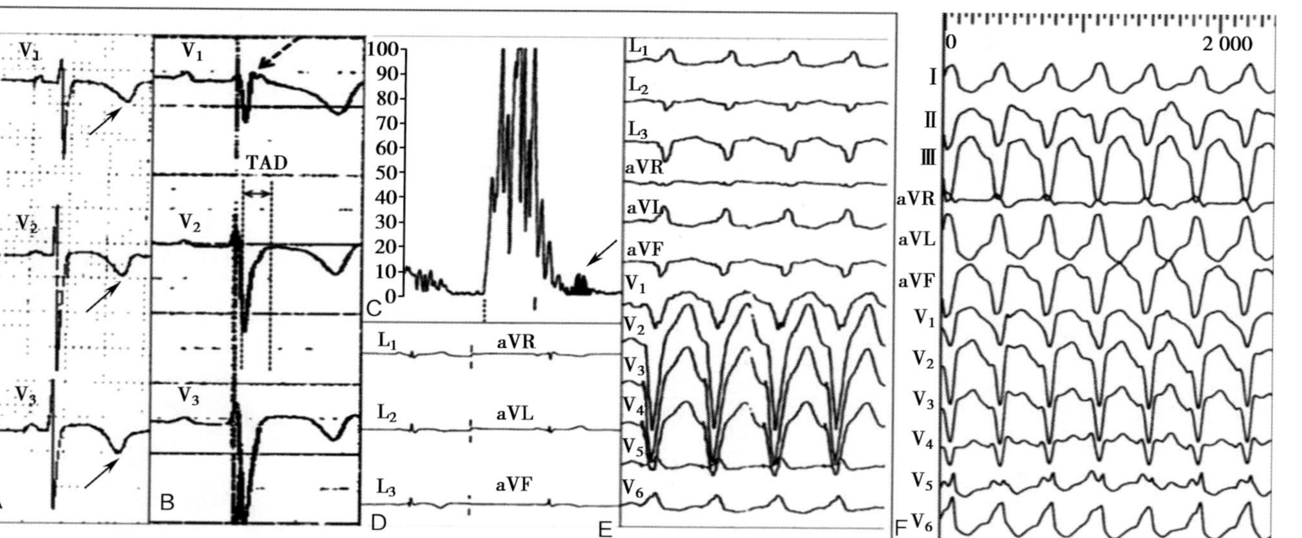

图 43-4　ARVC 典型的心电异常

A. 箭头所指为 V_1~V_3 导联的复极异常；B. V_1 导联的 Epsilon 波和超过 55ms 的终末除极时间 (TAD)；C. 箭头所指为晚电位；E、F. 常见的 ARVC 室速形态。

该型室速曾被视为导管消融的禁忌。由于受经济等因素的制约，我们自20年前基于国情开始探索以导管消融作为一线治疗，发现其病灶面积较大，率先提出了针对机制的“片状消融”策略，经过多年的完善，结合其他学者的延迟电位标测，已经成为器质性室速的主流消融模式。另外，近年研究发现，相较于心内侧复杂的结构，心外膜的病变更加容易标测及消融，因此，经剑突下穿刺心包进行心外膜标测和消融明显提高了此类室速的消融成功率。总体而言，目前此类室速的导管消融成功率为60%~80%，且其失败率和再发率均较高。尽管如此，根据我们的近20年累积的国际最大系列的经验，即使无法根除室速，大多数患者仍然能从消融中获益。在一组200余例患者中，超过一半曾经被建议植入ICD，但在接受了消融之后，无一例植入ICD且随访中室速所致的猝死发生率亦极低，即使是有室速再发的患者，其室速频率也明显低于消融前（消融前平均>200次/min，消融后平均160次/min），并且术前室速发作时静脉给予胺碘酮无效的患者，术后小剂量普罗帕酮均能奏效。

（二）心肌梗死后室速（post myocardial infarction ventricular tachycardia）

在欧美地区，冠心病心肌梗死患者伴发的室速和室颤是导致患者猝死的主要因素，尤其是急性冠状动脉综合征。由于缺乏相关的大规模临床观察资料，其在中国人的发病率目前仍不清楚，临床观察其发生率在东亚人群似乎低于欧美。新近美国一项大系列院外猝死病例的尸检结果提示，缺血性心脏病仍然是头号猝死原因。急性缺血期往往好发多形室速乃至室颤，慢性期室速的多为折返性机制，与缺血-坏死-存活心肌细胞交错的慢传导区密切相关。图43-5的模式图反映了目前对于此类室速的折返性机制的认识，也可用来解释ARVC等非缺血性心肌病折返性室速的折返机制。

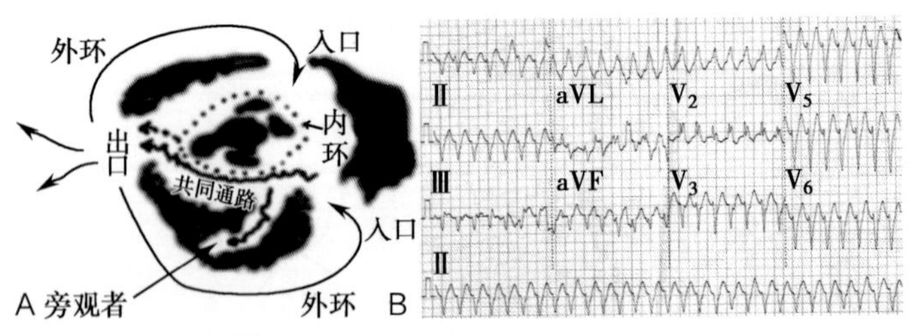

图43-5 心肌梗死后室速

A. 缺血性室速折返环模式图；B. 左心室游离壁缺血性室速。

显然,对于此型室速,对其风险性的评价较一般的患者更加重要。Willems 总结了其心肌梗死后患者的临床变量与死亡率之间的关系(表 43-3)。

表 43-3 心肌梗死后室速的临床变量与死亡率的关系

变量	风险率(*RR*)	95% *CI*	*P*
首次室速 / 室颤发生于心肌梗死后 6 周内(48h~6 周)			
>70 岁	4.5	2.6~7.7	0.000 01
心搏骤停	1.7	1.0~2.8	0.002 5
Killip Ⅲ或Ⅳ级	3.5	1.5~4.4	0.003 1
前壁心肌梗死	2.2	1.2~3.9	0.015 8
既往多次心肌梗死	1.6	0.9~2.7	0.105 7
首次室速 / 室颤发生于心肌梗死后 6 周之后			
Q 波性心肌梗死	2.1	0.8~5.9	0.073 4
心搏骤停	1.7	1.1~2.9	0.045 5
Killip Ⅲ或Ⅳ级	1.7	0.8~3.4	0.186 1
既往多次心肌梗死	1.4	0.8~2.4	0.255 9

【诊断】

理论上,任何发生于心肌梗死后患者的室速都应该诊断为心肌梗死后室速。虽然其可以是多形性的,但绝大多数还是起源于游离壁,因此冠心病患者的 RBBB 图形室速,均应考虑与心肌缺血有关。

【药物治疗】

几乎所有的抗心律失常药都会被用于此型室速的治疗。无论是急性发作的静脉注射或是长期口服维持,胺碘酮均为首选。但对于急性缺血期发生的室速,利多卡因往往更加有效,尤其是胺碘酮效果不佳者。近年增加了一个静脉注射药尼非卡兰。除非患者心肌修复或坏死以致室速病灶消失,否则没有药物能够真正地治愈室速。另外,心肌病变的发展也可能会产生新的室速。一旦患者出现血流动力学不稳定,应给予体外电复律。由冠脉痉挛导致的室速 / 室颤的治疗是个特例,一般建议患者戒烟加口服二氢吡啶类钙通道阻滞药即可有效防止发作。

对所有的缺血性室速,均应注意心功能与电解质情况,以避免室速频繁发作甚至蜕变为室颤。

【介入治疗】

如患者发作时血流动力学不稳定，有黑朦、晕厥等情况，除非被证实为冠脉痉挛所致，否则均应常规建议其接受 ICD 治疗。对于 LVEF 已低达 20% 左右的终末期患者，现有的资料显示患者受益有限。这些患者可能会受益于能提供再同步功能的器械（心脏再同步化治疗起搏器 / 除颤器，CRT-P/CRT-D）。

导管消融面临的主要难题是如何能够快速、准确地标测到室速折返路径；其次，即使已找到了关键折返通路，如何能够保证能在心肌梗死瘢痕与心肌交织的区域形成足够深的有效损伤灶。目前国际上导管消融治疗心肌梗死后室速的成功率难以令人满意。即使是单形性室速，即时成功率为 57%~90%，但复发率较高。近年的消融策略是增加外膜标测消融途径（尤其是下壁心肌梗死），通过标测低电压和延迟电位进行目标基质均质化的片状消融，有研究表明其较传统的诱发、标测、消融、再诱发检验的策略疗效相当，甚至略优，但耗时短，并发症更少。部分心功能极差血液动力学不稳定者，有少量使用左心室辅助装置甚至 ECMO 完成消融的病例。对于猝死高危患者，ICD 依然是治疗的首选。

（三）束支折返性室速（bundle branch reentrant ventricular tachycardia，BBR VT）

此型室速最常见的基础心脏病为扩张型心肌病和缺血性心肌病。患者往往伴有左心室功能障碍和充血性心力衰竭症状。在扩张型心肌病室速中，此型占比可达 40% 左右。它也是唯一的其折返路径已经完全清楚的折返性室速。2003 年我们团队在国内首次确诊了 BBR VT 并成功地进行了消融治疗。近年发现部分临床未见明显器质性心脏病的患者，存在希浦系统的传导障碍，也可发生束支折返性室速。

希氏束（至少其远端）、双束支、浦肯野系统以及心室肌是折返环路不可或缺的组成部分。希浦系统的传导异常被认为是导致此类心律失常的关键因素，其典型的表现为心室内传导延迟或束支阻滞，窦性心律时 H-V 间期一般>60ms。图 43-6 为其折返发生的示意图。一般以 LBBB 型最多见，因为左束支似乎天然地倾向于前传延迟或阻滞，因此，此型室速在希氏束激动之后一般以右束支前传，在激动了室间隔之后沿左束支逆传，回到希氏束，再一次开始此折返过程。也可能反过来沿左束支前传而右束支逆传，我们在几例患者同时诱发了两种形态的室速。还有一种情况是折返限于左束支内，由左前和左后分支及部分心室肌参与，此时心电图为 RBBB 型。

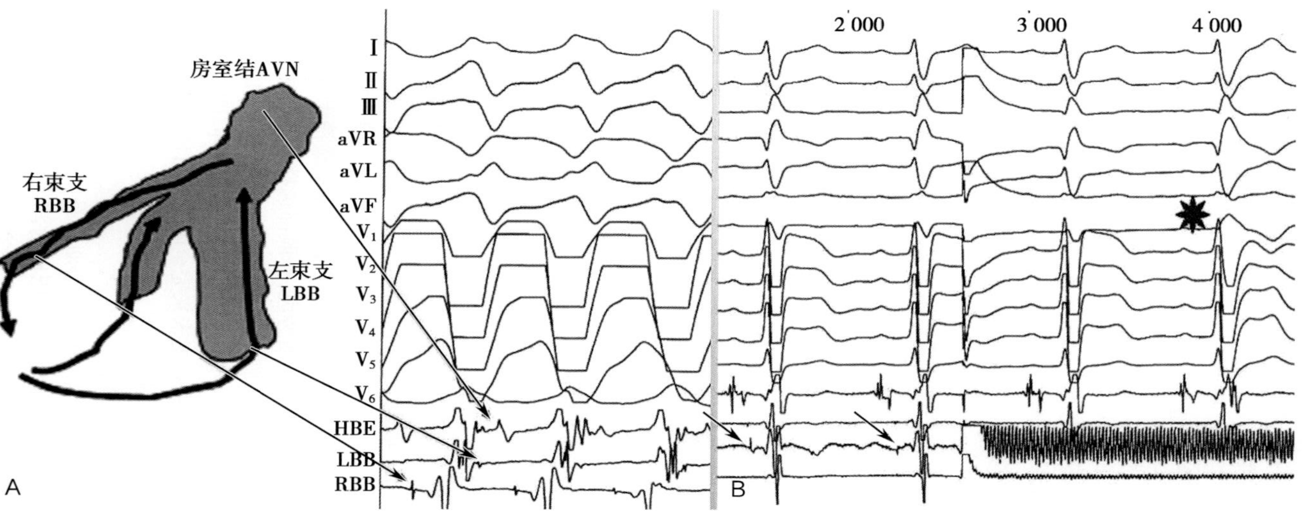

图 43-6　束支折返性室速示意图和心内标测图

A. 其折返自右束支前传、左束支逆传；B. 在右束支消融即刻形成了完全性右束支阻滞（星号），室速不能再发作。

临床上有以上表现的室速患者，即使没有明显的心脏扩大，也应考虑 BBR VT 的可能性。另外，虽然多数扩张型心肌病患者的窦性心电图往往表现为 LBBB，但并不表示其左束支真正存在阻滞，而只反映其传导延迟，易于形成束支间的折返。

【诊断】

对于扩张型心肌病和缺血性心脏病患者的单形持续性室速均排除是否束支折返性室速。诊断要点：注意窦性心律时是否有一度房室传导阻滞和 / 或束支阻滞存在，若有，就更倾向于 BBR VT 的诊断。部分患者需要心内电生理学检查测量 H-V 间期延长并诱发室速。

国外资料显示大多数此类室速表现为 LBBB 型，亦即通过右束支前传、左束支逆传，这被认为与左束支本身相对倾向于逆传的特性有关。但我们的经验提示中国人表现为 RBBB 型（通过左束支前传、右束支逆传）的束支折返性室速比较多见，也有发生在左前与左后之间的折返。最终确诊有赖于心内电生理检查，根据希浦系统电位与心室电位和关系判断折返环。原则上，扩张型心肌病和缺血性心脏病患者若发生单形持续性室速，均应建议其接受心内电生理检查以除外束支折返性室速，以避免因 BBR VT 而不适当地接受 ICD 植入治疗。

【药物治疗】

因折返需要希浦系统的参与，所以能影响希浦系统的药物一般都应有效。但临床上往往因为合并心功能障碍而使得药物的使用有诸多顾虑。

【介入治疗】

与其他的器质性心脏病室速不同，由于其发病机制明确，容易被根治，且花费相对较低，所以此型室速不应植入 ICD。消融阻断左或右束支均可根除室速。因多数扩张型心肌病患者大多已有 LBBB（相对的传导延迟而非完全阻滞），有人认为应首选消融左束支。但临床上从操作的便利性及习惯考虑，一般都选择消融右束支。鉴于扩张型心肌病和缺血性心脏病多以左心室病变为主且 LBBB 发生率较高，消融右束支形成 RBBB 后即可阻断折返环（图 43-6），原本前传功能就有所减退的左束支未来完全阻滞的可能性约有 15%，可建议患者预防性地植入起搏器。

（四）其他心肌病室速

1. 肥厚型心肌病室速　肥厚型心肌病是以心肌非对称性肥厚、心室腔变小为特征的一组心肌病，肥厚的部位可位于室间隔上部、左心室中段或心尖部，临床上存在左心室血液充盈受限、舒张期顺应下降及不同程度的心室排空受阻。根据左心室流出道有无梗阻，又分为梗阻性和非梗阻性两种。遗传性肥厚型心肌病占有较大的比例，相当多的患者呈家族性发病。儿茶酚胺水平高等内分泌因素亦有一定影响。

肥厚型心肌病患者易伴发房颤，其中梗阻性更易伴有室速乃至室颤，发生猝死。评估猝死风险的因素包括年龄、左心室壁最大厚度、左心房径、左心室流出道压差、猝死家族史、非持续性室速和晕厥史。有相关网站和应用程序可输入计算。

【诊断】

即使有明显梗阻性症状或合并心律失常者，肥厚型心肌病室速的临床诊断主要依靠影像学依据，尤以超声最为普遍，是否存在梗阻可能需要结合药物激发。磁共振成像、CT、核素和左心室造影亦可帮助判断。而发作时的心电图则是诊断合并心律失常的主要依据。心内电生理检查用以确定可疑的室性心律失常但诱发失败不能排除室速或室颤。基因检测对于治疗有指导价值。

【药物治疗】

除了基础的 β 受体阻断药和钙通道阻滞药治疗之外，近年已有肌节蛋白靶向药物展现出良好的疗效，在基因治疗方面也有较多进展。对于室性心律失常，目前仍然首选胺碘酮。

【手术和介入治疗】

无论是经冠脉或直接心尖穿刺注射乙醇、外科切除或导管消融肥厚心肌，均有可能在解除肥厚与梗阻的同时消除或减少室性心律失常的发生。部分持续性室速亦可通过导管消融直接消除。

2. 其他心肌病室速　临床上存在心肌淀粉样变、左心室致密化不全、心脏结节病、巨细胞或淋巴细胞性心肌炎等相对较少见的心肌病，均可发生室性心律失常并具有较高的猝死或心衰风险。其确诊除了影像学异常外，更多依靠心肌活检。活检的结果对于指导正确的治疗具有决定性价值。如果是免疫异常性的特殊心肌病，原则上激素与免疫抑制药会有效果，而贸然介入治疗往往于事无补甚至适得其反。除此之外，高危猝死患者只能依靠 ICD，心功能恶化无法控制者最终只能施行心脏移植，但心肌炎患者移植后有复发可能。

四、心脏离子通道病室性心动过速

心脏离子通道病是指因基因异常导致心脏某种离子通道功能障碍的致心律失常性疾病。临床最常见的为长 QT 综合征等。以家族猝死病史、多形性室速、室颤和晕厥乃至猝死高发为特征，但常规影像学检查一般没有器质性心脏病表现。虽然心电图是比较敏感而重要的诊断手段，近年基因检测技术的迅速普及，使得此类疾病的诊断依据变得更加充分可靠。虽然还有早复极综合征、短 QT 综合征等其他离子通道疾病，本节主要讨论下列三种相对常见且诊疗方案较明确的情况。

1. Brugada 综合征（Brugada syndrome，BrS）　1992 年西班牙 Brugada 三兄弟首先报道了一组具有室颤史且心电图表现右侧胸前导联（V_1~V_3 导联）ST 段抬高的患者。1996 年日本学者将其命名为 Brugada 综合征，其主要特征为心脏结构正常，右侧胸前导联（V_1~V_2 导联）ST 段抬高，伴或不伴 RBBB 和室颤所致心脏性猝死。后来发现其呈常染色体显性遗传，基因突变检出率为 30% 左右，最常见的是 *SCN5A* 基因，迄今已发现 18 个相关基因，主要编码钠离子、钾离子和钙离子通道。该病分布广泛，东至日本，西至地中海沿岸，以东南亚地区某些种族为核心高发。在我国北方地区极为罕见，主要见于江浙地区、东南沿海及西南一带。男性是女性的 8~10 倍。该病预后较差，心源性猝死平均发病年龄为（41 ± 15）岁，比例约占总猝死人群的 4%。

Brugada 综合征心电图异常的病理与电生理机制主要是右心室流出道外膜与内膜间电势差，存在延迟除极和早复极两种学说。我们从业非接触式标测最早在人体证实其为右心室流出道的延迟除极所致。

【诊断】

晕厥与猝死幸存者需高度怀疑此病。家族猝死史也有价值。临床上 V_1~V_2 导联 ST 段抬高（尤其在第 3 肋间）。虽然 BrS 心电图曾经有三种分型，但经过多年临床实践发现其受各种生理、病理乃至药物影响极易误判，目前仅认为第一型（图 43-7）有诊断价值，即使Ⅰ型 BrS 心电图，亦可见于右心室流出道心肌缺血、炎症和肿瘤患者。此外，基因筛查已经成为常规诊断手段。

【药物治疗】

绝大多数抗心律失常药对此病无效，而氟卡胺、阿义马林、普罗帕酮等还可激发其心电异常。临床上口服药物主要为奎尼丁。

【介入治疗】

植入 ICD 曾经是猝死高危患者唯一的可靠疗法。2007 年我们率先尝试标测，发现其为 RVOT 的延迟除极，在内膜侧消融取得了心电图正常化、室颤减少乃至消失的效果，后来结合外膜消融，取得了非常可靠的效果（图 43-7）。导管消融有望成为此病的一线根治疗法。但经验表明，Brugada 综合征的病变范围存在差异和进行性的可能。

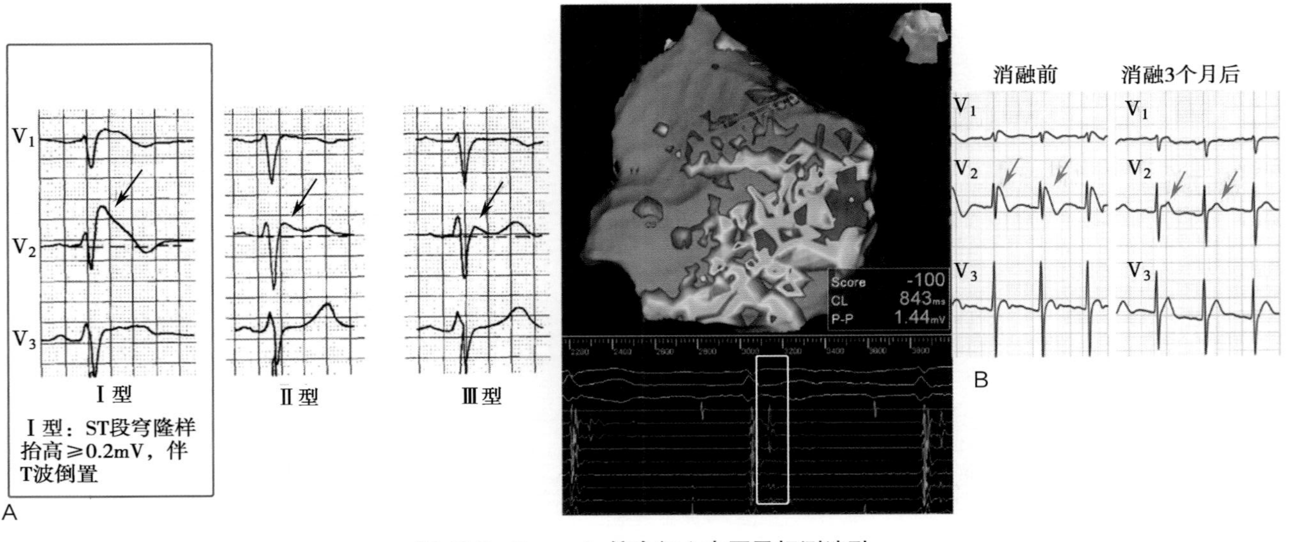

图 43-7　Brugada 综合征心电图及标测消融

A. I 型为典型 Brugada 综合征心电图，彩图为一中年男性右心室流出道和游离壁外膜标测，可见大片低电压延迟电位（白色框中）区；B. 消融前、后心电图变化。

2. 儿茶酚胺敏感性室速(catecholaminergic polymorphic ventricular tachycardia,CPVT) CPVT 是以常染色体显性遗传为主的原发性心电疾病,多见于 7~12 岁青少年,常无心脏结构异常,在运动或情绪刺激下,诱发出双向或多形性室速,可蜕变为室颤,具有较高的猝死风险。尽管 CPVT 较为罕见,但具有极高的外显率,30% 存在猝死家族史,未经治疗者,20 岁前的病死率可高达 50%。典型的 CPVT 由 *RyR2* 基因突变所致。成人型 CPVT 约占总发病率的 30%,多于 20~40 岁发病,多无致病突变,女性多见,预后较好。

【诊断】

CPVT 的诊断较容易。青少年有运动时晕厥,除外器质性心脏病和静息时心电图异常者,运动或静脉注射异丙肾上腺素激发双向室性期前收缩之后继以多形室速、室颤即可拟诊(图 43-8)。基因检测可提供更强证据。

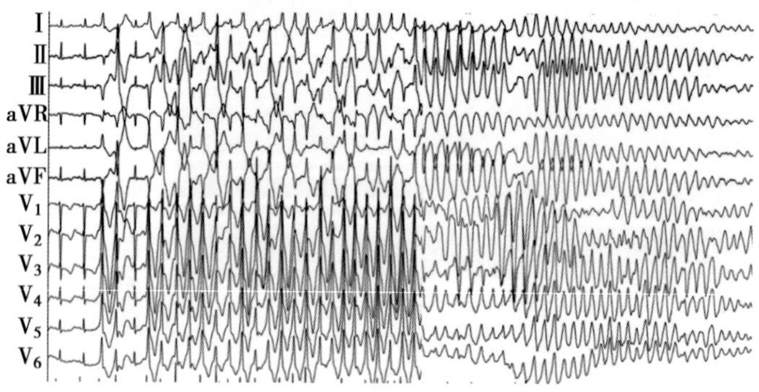

图 43-8 CPVT 诱发图

18 岁患者运动时晕厥史。在平卧及做好体外电复律准备下静脉滴注异丙肾上腺素,第 3 及 4 个 QRS 波为室性期前收缩但下壁导联极性相反,呈现双向室性期前收缩,之后发生多形性室速并迅速转为室颤。基因检测证实有 *RyR2* 突变。

【药物治疗】

药物治疗的目标是减轻心肌肾上腺素能激动,原则上是给予最大耐受量的 β 受体阻断药;此外,使用减少肌质网自发性钙释放及触发活动的氟卡胺。但儿童天性与此病之间的矛盾使得远期预后较差。

【介入治疗】

控制交感神经兴奋性的另一手段则是左胸或双侧星状神经节

切断术,结合药物治疗,其对 CPVT 的疗效有明显改善,但需要更多病例的长期随访。我们尝试对引发室颤的室性期前收缩进行消融,取得了令人鼓舞的初步成效,但前提是病灶相对较少。

3. 长 QT 综合征(long QT syndrome,LQTS)　药物及多种原因可导致 Q-T 间期延长,本处仅讨论先天性 LQTS。LQTS 极易导尖端扭转型室速(Torsa de point,TDP),具有较高的潜在致命性。最常发生于各种原因(先天性或获得性)所导致 Q-T 间期延长时,一般当 QTc 间期>0.47s 被认为具有发生尖端扭转型室速的高风险。

【诊断】

主要建立在心电图 QTc 间期延长的基础上。临床发作 TDP 的诱因和特征有助于分型。心电图特征是诊断的主要依据,但服药情况、心律失常病史及潜在心脏病均有帮助其诊断。心电图主要表现为同一导联 QRS 波极性反转。

【药物治疗】

对于先天性 LQTS,由于交感活性增高而触发 TDP,只要有晕厥猝死史或 QTc 间期≥470ms,就使用大剂量 β 受体阻断药。获得性 TDP 一般首选利多卡因,或与溴苄胺或苯妥英钠合用;也可用硫酸镁、维拉帕米、钾通道激活剂。对于Ⅲ型 LQTS,也可由通过起搏、异丙肾上腺素、阿托品等提高心率而缩短 Q-T 间期以避免发生 TDP。长期治疗要避免使用细胞膜活化性抗心律失常药。

【介入治疗】

LQTS 发生机制被认为是整体性的心肌电生理性能异常,因此尚无人尝试采用导管消融进行干预。但切除星状神经节显示出较好疗效。对于获得性的 TDP,植入起搏器后快速起搏可缩短 Q-T 间期。而药物所致的 TDP 或 β 受体阻断药效果差者应考虑植入 ICD。

室速具有较高的临床风险,但此类疾病种类繁多且即使同一种室速的异质性也大多较高。在过去的 10 年里,相关的临床前瞻对照研究屈指可数,本章在篇幅允许的情况下对此类疾病进行了概述。希望大家在临床工作中注意室速猝死风险的评估,但又需掌握好个体化的原则。

(姚　焰)

第 44 章　缓慢性心律失常

缓慢性心律失常是临床常见的心律失常,在老年人中发生率更高。根据其发生的部位,缓慢性心律失常可以分为病态窦房结综合征、房室传导阻滞以及束支传导阻滞。

一、病因及病理

缓慢性心律失常的常见病因:①特发性的传导系统纤维化、退行性变等;②各种器质性心脏病,如心肌病、风湿性心脏病、冠心病,尤其是心肌梗死后;③各种原因的心肌炎症,如风湿性、病毒性心肌炎和其他感染药物;④迷走神经兴奋,常为夜间发生、非持续性;⑤药物影响,如洋地黄类和抗心律失常药物;⑥高血钾、尿毒症等;⑦心脏外科手术损伤、导管射频术并发症。

病态窦房结综合征的病理改变主要为淀粉样变性或脂肪浸润、窦房结胶原支架异常、窦房结动脉病变等不明原因的退行性病变,导致窦房结及其邻近组织的器质性病变。房室传导阻滞的病理改变主要为传导系统或心肌退行性变,如原因不明的心脏支架退行性变、原因不明的传导系统纤维化、其他病变引起的心肌纤维变性、退行性变导致传导阻滞。

二、临床表现

缓慢性心律失常起病隐袭,进展缓慢,有时被偶然发现。其临床表现主要取决于心动过缓的程度:如心率≥50 次 /min,可以不引起症状;如心率<50 次 /min 或者出现大于 3s 的长间歇,可以出现相关的症状,即症状性心动过缓。症状性心动过缓是指直接由于心率过于缓慢,导致心排血量下降,重要脏器及组织尤其大脑供血不足而产生的一系列症状,如一过性晕厥、近似晕厥、头晕、黑矇等;长期心动过缓也可引起全身性症状,如疲乏、运动耐量下降以及充血性心力衰竭等,可持久或间歇发作。出现症状性心动过缓是植入永久心脏起搏器的适应证。

三、心电图特征

【病态窦房结综合征】

病态窦房结综合征(sick sinus syndrome,SSS,简称病窦综合征)又称窦房结功能障碍(sinus node dysfunction,SND),是指由于窦房结或其周围组织的功能障碍导致窦房结冲动形成障碍,或窦房结至心房冲动传导障碍所致的多种心律失常和多种症状的综合病征。病态窦房结综合征包括一系列心律失常:窦性心动过缓、窦性停搏、窦房传导阻滞、慢快综合征。心电图表现:①严重的窦性心动过缓,心率小于 50 次 /min。②窦性停搏和 / 或窦房传导阻滞,PP 间歇大于 3s。③慢快综合征，表现为阵发性心动过速和心动过缓交替出现，患者症状可由于心动过速和 / 或心动过缓，药物治疗心动过速可加重心动过缓使治疗矛盾。心动过速为室上性心动过速（室上速）、心房颤动（房颤）或心房扑动（房扑）。④交界区或室性逸搏节律。下面分别介绍：

1. 窦性心动过缓（sinus bradycardia）　窦性心律慢于每分钟 60 次称为窦性心动过缓，常见于健康成人，尤其是运动员、老年人和睡眠时，其他常见原因，如药物影响，β 受体阻断药、钙通道阻滞药（地尔硫䓬、维拉帕米）、洋地黄等。心电图为窦性心律，心率低于 60 次 /min，常伴有窦性心律不齐，严重窦性心动过缓时可产生逸搏（图 44-1）。此时，心电图可产生房室分离，需与房室传导阻滞鉴别。

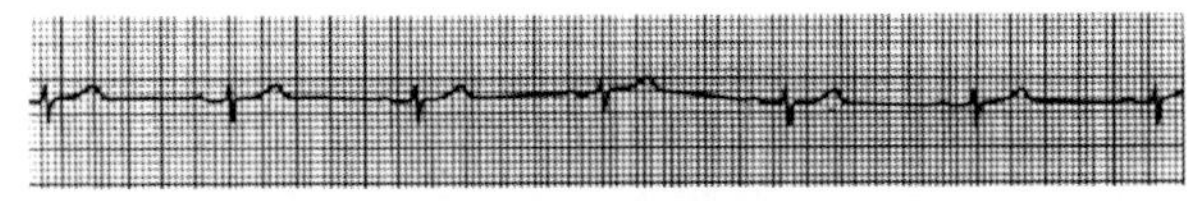

图 44-1　窦性心动过缓

2. 窦性停搏（sinus arrest）　是指窦房结不能发放冲动导致一段时间内不产生冲动，心房无去极化和心室无搏动。心电图示在一段较平常 P-P 间期显著延长的时间内不见 P 波，或 P 波与 QRS 波均不出现，而长的 P-P 间期与基本的窦性 P-P 间期之间无公倍数关系（图 44-2）。长间歇后可出现结性或室性逸搏。如窦性停搏时间过长，可出现结性或室性自主性心律。若房室交界区或心室未能及时发出冲动，患者可有头晕，甚至发生晕厥和抽搐，即阿斯综合征。

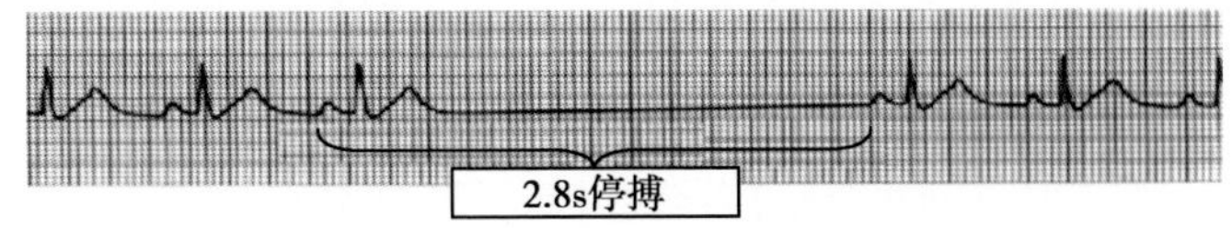

图 44-2　窦性停搏及交界性逸搏

3. 窦房传导阻滞（sinoatrial block）　是指窦房结冲动的短暂阻滞，即窦房结产生的冲动，部分或全部不能到达心房，引起心房和心室停搏。窦房传导阻滞按其阻滞程度可分一度、二度和三度。一度窦房传导阻滞在心电图上无表现，只有二度窦房传导阻滞才能从心电图上表现出来。心电图表现为 P 波之间出现长间歇，是基本 P-P 间期的倍数。窦性停搏则没有这样的倍数关系，可据此进行鉴别诊断。有些病例可见文氏现象，与二度房室传导阻滞中的文氏现象相似，表现为P-P间期而不是R-R间期进行性缩短，直至出现长间歇（图44-3）。窦房传导阻滞后可出现结性或室性逸搏。

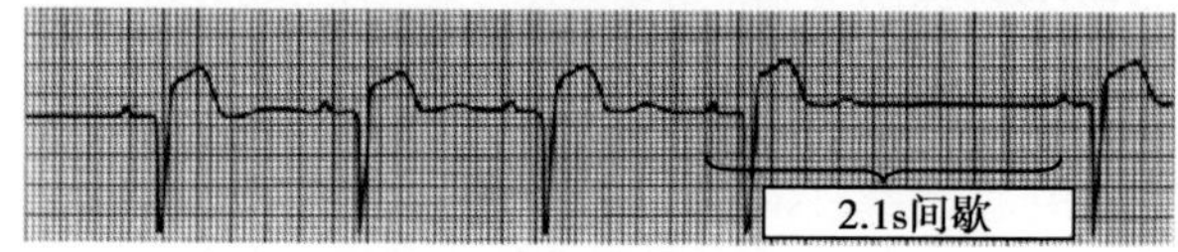

图44-3 二度窦房传导阻滞文氏现象

4. 慢快综合征 心动过缓与心动过速交替出现。心动过缓为窦性心动过缓、窦房传导阻滞、窦性停搏。心动过速为室上速，主要为房性心动过速（房速）、房扑和房颤（图44-4）。

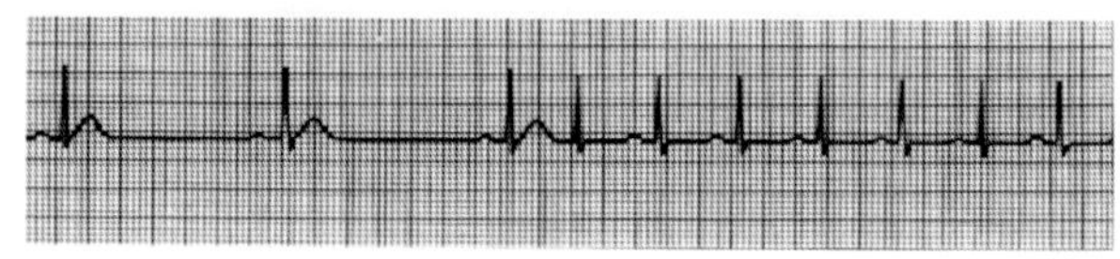

图44-4 慢快综合征

5. 逸搏（escape beat）与逸搏心律（escape rhythm） 逸搏是基本心搏延迟或阻滞后，异位起搏点被动地发生冲动所产生的心搏。最常发生的部位是房室交界区，但亦可发生于心室或心房。连续发生的逸搏称为逸搏心律。交界区性逸搏心律为连续3次以上的交界性逸搏。心率慢而规则，40~60次/min，P波见不到或呈交界区型，即在Ⅱ、Ⅲ、aVF导联中倒置，aVF导联中直立。QRS波形态与窦性时相同。P波可能在QRS波之前、中或后。室性逸搏心律为起源于心室内的异位逸搏心律，心率30~40次/min，见于窦房结或心房和房室交界组织处于抑制状态或位于房室束分支以下的三度房室传导阻滞时，亦可由奎尼丁等药物中毒引起，亦常为临终前的一种心律。心电图示心室律规则或不规则，QRS波宽大畸形（起源于束支近端的畸形可不明显）。临终前的室性逸搏心律，QRS时限可达0.16s以上，并呈多种形态、心室率慢而规则，室性逸搏心律可严重影响心排血量，引起低血压、休克或阿斯综合征。

【房室传导阻滞】

房室传导阻滞（atrio ventricular block，AVB）是指冲动在房室传导过程中受到阻滞，分为不完全性和完全性两类。前者包括一度和二度房室传导阻滞，后者又称为三度房室传导阻滞，阻滞部位可在房室结、希氏束及双束支。

1. 一度房室传导阻滞　每个 P 波后都有相应的 QRS 波出现，但是 P-R 间期延长。心电图表现为 P-R 间期>0.20s，每个 P 波后均有 QRS（图 44-5）。理论上，这一延迟可以在传导系统的任意一点上出现，但实际上最多发生于房室结或以上位置。在 90% 病例中，当阻滞发生于房室结水平时 QRS 波变窄。而在超过 45% 病例中，当发生束支传导阻滞或一度房室传导阻滞合并宽 QRS 波时，可表示房室结以下水平阻滞。

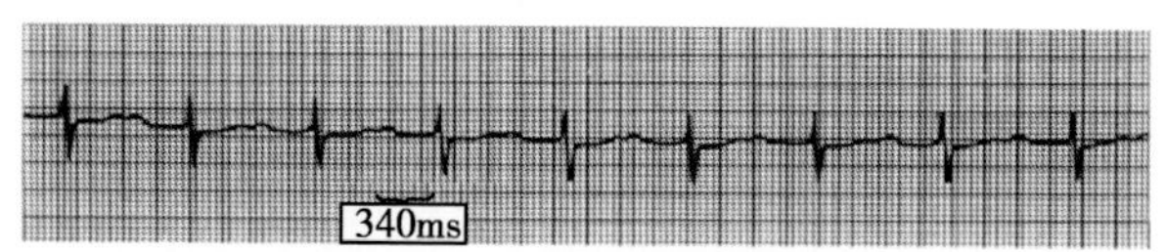

图 44-5　一度房室传导阻滞

2. 二度房室传导阻滞　部分心房激动不能传至心室，心电图显示一部分 P 波后无相应的 QRS 波，房室传导比例可能是 2∶1、3∶2、4∶3 等。二度房室传导阻滞可分为两型：Ⅰ型又称文氏（Wenckebach）现象，或称莫氏（Mobitz）Ⅰ型；Ⅱ型又称莫氏Ⅱ型，Ⅰ型较Ⅱ型为常见。

在典型的二度Ⅰ型房室传导阻滞中，发生阻滞的心动周期前有渐进的 P-R 间期延长和 R-R 间期缩短。心电图表现 P-R 间期逐渐延长，直至 P 波受阻与心室脱漏；R-R 间期逐渐缩短，直至 P 波受阻；包含受阻 P 波的 R-R 间期比两个 P-P 间期之和为短；阻滞后的第一个心动周期中会伴随一个 P-R 间期的缩短（图 44-6）。二度Ⅰ型房室传导阻滞几乎都发生于房室结水平，尤其在伴随窄 QRS 波时。

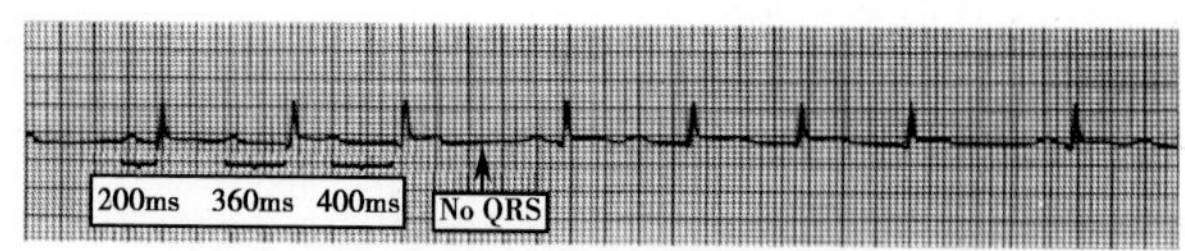

图 44-6　P-R 间期逐渐延长直到心室搏动脱落，心室频率不规律

二度Ⅱ型房室传导阻滞与Ⅰ型相同的是，部分 P 波未传到心室而不能产生 QRS 波。所不同的是，Ⅱ型房室传导阻滞的发生无 P-R 间期延长。而且阻滞后的第一个心动周期也无变化。心电图表现 P-R 间期固定，可正常或延长。QRS 波有间期性脱漏，阻滞程度可经常变化，可为 1∶1、2∶1、3∶1、3∶2、4∶3 等。下传的 QRS 波多呈束支传导阻滞图形。Ⅱ型房室传导阻滞的水平在房室结下，即希氏束内及希氏束以下。逸搏心律的起搏位点较低，因此心律不稳定，发生猝死的危险性大。逸搏心律的频率越慢，QRS 波越宽大畸形，说明逸搏位点越低，危险性也越大。需要永久起搏治疗。

2∶1 房室传导阻滞，在这一特殊类型中，每隔一个 P 波才有 QRS 波，所以就无法判断未下传的 P 波后是否有 P-R 间期的延长（图 44-7）。因此，2∶1 阻滞不能诊断为二度Ⅰ型或二度Ⅱ型房室传导阻滞。除依据 QRS 波的宽度以外，可以通过 Holter 检查，观察 Holter 记录上有无二度Ⅰ型或二度Ⅱ型的心电图表现，据此判断此 2∶1 阻滞为哪一型。

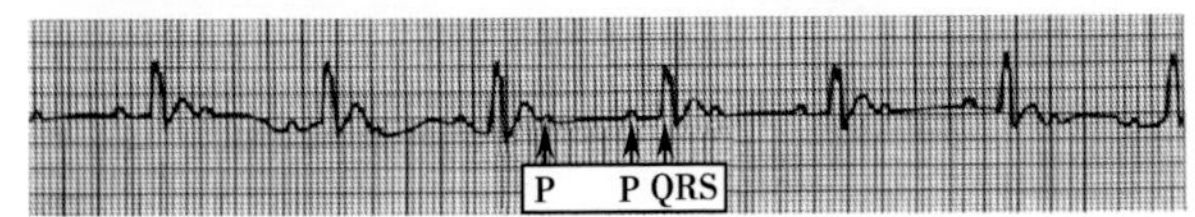

图 44-7　2∶1 阻滞不能诊断为二度Ⅰ型或二度Ⅱ型房室传导阻滞

3. 三度房室传导阻滞　又称为完全性房室传导阻滞，心房冲动完全被阻不能传到心室，心电图表现为完全的房室分离，P 波与 QRS 波相互无关；心房率比心室率快；心室心律由交界区或心室自主起搏点维持（图 44-8）。阻滞水平既可以在房室结，也可以在房室结下。依据异位 QRS 波的宽度和频率有助于判断阻滞的部位，如阻滞位于希氏束分支以上，则逸搏起搏点多源于房室交界区紧靠分支处出现高位心室自主心律，QRS 波不增宽。如阻滞位于双束支，则逸搏心律为低位心室自主心律，QRS 波增宽或畸形。邻近房室交界区高位逸搏心律的速率常为 40~60 次 /min，而低位心室自主心律的速率多在 30~50 次 /min。

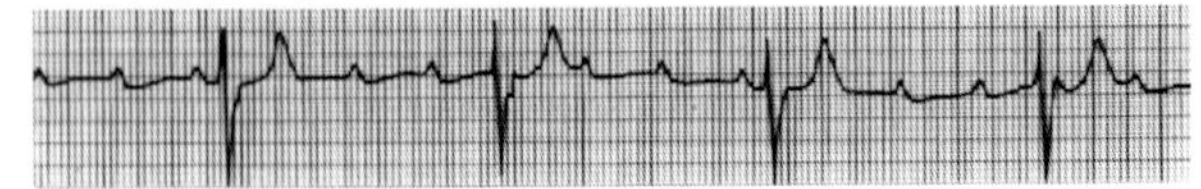

图 44-8　三度房室传导阻滞

心房冲动不能传导到心室，心室频率 =37 次 /min，心房频率 =130 次 /min，P 波与 QRS 波的关系不固定。

【束支传导阻滞】

束支传导阻滞指的是希氏束分支以下部位的传导阻滞，一般分为左、右束支传导阻滞及左前分支、左后分支阻滞。束支传导阻滞、分支阻滞及非特异性室内阻滞通常无症状,不需直接治疗,但常有不良的预后意义。尤其对于心力衰竭合并束支传导阻滞者,其病死率增加,是心脏再同步化治疗的指征。

1. 右束支传导阻滞(RBBB)　可见于健康者,但在前壁心肌梗死时 RBBB 的出现提示实质性损害。在结节病,新出现的 RBBB 可能提示进行性心脏受损。暂时性 RBBB 可发生于肺梗死后。心电图表现为 QRS 波异常:① V_1 导联呈 rsR 型,r 波狭小,R′ 波高宽;② V_5、V_6 导联呈 qRs 或 Rs 型,S 波宽;③ Ⅰ 导联有明显增宽的 S 波、aVR 导联有宽 R 波;④ T 波与 QRS 波主波方向相反。完全性与非完全性右束支传导阻滞表现在 QRS 时限上,前者 QRS 时限 ≥ 0.12s,后者则<0.12s。

2. 左束支传导阻滞(LBBB)　QRS 波异常,心电图表现:① V_5、V_6 导联出现增宽的 R 波,其顶端平坦,模糊或带切迹(M 形 R 波),其前无 q 波;② V_1 导联多呈 rS 或 QS 型,S 波宽大;③ Ⅰ 导联 R 波宽大或有切迹;④ T 波与 QRS 波主波方向相反。QRS 时限 ≥ 0.12s 为完全性阻滞,QRS<0.12s 为非完全性阻滞。LBBB 使心电图其他诊断受干扰,如急性前壁心肌梗死。

3. 左前分支传导阻滞　心电图表现:①电轴左偏 −45°~−90°;② Ⅰ、aVL 导联为 qR 型,R 波在 aVL 导联大于 Ⅰ 导联;③ Ⅱ、Ⅲ、aVF 导联为 rS 型,S 波在 Ⅲ 导联> Ⅱ 导联;④ QRS 时限<0.11s,大多数正常。

4. 左后分支传导阻滞　心电图表现:①电轴右偏(达 +120° 或以上);② Ⅰ,aVL 导联为 rS 型,Ⅱ、Ⅲ、aVL 导联为 qR 型;③ QRS 时限<0.11s。

5. 双束支传导阻滞　双束支传导阻滞是指左、右束支主干部位传导发生障碍引起的室内传导阻滞。每一侧束支传导阻滞有一、二度之分。若两侧阻滞程度不一致,必然造成许多形式的组合,出现间歇性,规则或不规则的左、右束支传导阻滞,同时伴有房室传导阻滞,下传心动的 P-R 间期、QRS 波规律大致如下:①仅一侧束支传导延迟,出现该侧束支传导阻滞的图形,P-R 间期正常;②如两侧为程度一样的一度阻滞,则 QRS 波正常,P-R 间期稍延长;③如两侧传导延迟(一度)而程度不一,QRS 波呈慢的一侧束支传导阻滞图形,并有 P-R 间期延长,QRS 波增宽的程度取决于两束支传导速度之差,P-R 间期延长程度取决于下传的束支传导性;④两侧均有二度或一侧为一度,另一侧为二度,三度阻滞,将出现不等的房室传导和束支传导阻滞图形;⑤两侧都阻断,则 P 波之后无 QRS 波。

当一幅心电图前、后对照能看到同时有完全性左束支传导阻滞及完全性右束支传导阻滞的图形，伴或不伴有房室传导阻滞，可以肯定有双束支传导阻滞。如仅见到一侧束支传导阻滞兼有 P-R 间期延长或房室传导阻滞，只能怀疑，因这时的房室传导阻滞也可由房室结、房室束病变引起，若希氏束电图检查仅有 A-H 间期延长而 H-V 间期正常，可否定双束支传导阻滞。

6. 三分支传导阻滞　右束支传导阻滞伴交替的左前分支和左后分支阻滞引起左束支和左束支的传导阻滞(称三分支阻滞)，这种形式常伴有莫氏Ⅱ型房室传导阻滞。

四、诊　断

【心电图及 Holter 等心电检查】

缓慢性心律失常主要通过心电图及 Holter 等心电监测方法确诊。对于间歇性发生的缓慢性心律失常，Holter 检查可了解到最快和最慢心率、窦性停搏、窦房传导阻滞、房室传导阻滞等缓慢性心律失常，有助于明确诊断。

【阿托品试验】

对于怀疑病态窦房结综合征患者，可以进行阿托品试验，方法为静脉注射阿托品 1.5~2mg，注射后 1、2、3、5、10、15、20min 分别描记心电图或示波连续观察，如窦性心律不能增快到 90 次 /min 和 / 或出现窦房传导阻滞、交界区性心律、室上性心动过速为阳性。如窦性心律增快 >90 次 /min 为阴性，多为迷走神经功能亢进，有青光眼或明显前列腺肥大患者慎用。目前临床上已较少使用。

【经食管心房起搏检测窦房结功能】

经食管插入双极起搏导管，电极置入左心房后面，然后接人工心脏起搏器，行快速起搏，频率由 90 次 /min、100 次 /min、120 次 /min，逐渐增至 150 次 /min，每次调搏持续 1min，然后终止起搏，并描记心电图，看窦房结经历多长时间能温醒并复搏，自停止刺激起搏至恢复窦性 P 波的时间为窦房结恢复时间。病窦综合征者固有心率在 80 次 /min 以下(予阿托品 2mg 加盐酸普萘洛尔 5mg 静脉注射后测定)，窦房结恢复时间 >1 500ms，窦房传导时间 >180ms。

【心内电生理检查】

缓慢性心律失常的心内电生理检查内容包括评定窦房结功能、评定房室结功能以及评定希氏 - 浦肯野系统(希浦系统)功能。具体方法如下：

1. 应用一种低频率(比窦性心律低 10~20 次 /min)和两种较高频率心房起搏 30~60s,测量窦房结恢复时间和校正的窦房结恢复时间。

2. 在基础状态和心房递增刺激下测量 H-V 间期,评价希浦系统功能。如果基础评估不能得出结论,应用阿义马林(1mg/kg,静脉注射),普鲁卡因胺(10mg/kg,静脉注射)或丙吡胺(2mg/kg,静脉注射)缓慢静脉输入进行药物诱发。

【运动试验】

踏车或活动平板运动试验时,出现高度或三度房室传导阻滞,是植入永久心脏起搏器的适应证。或者运动后心率不能明显增加,同时有伴随症状,提示窦房结变时功能不良,也是植入永久心脏起搏器的适应证。

【植入型循环心电监测仪】

植入型循环心电监测仪(implantable loop recorder,ILR)又称植入型心电事件记录仪(insertable cardiac monitors,ICM),是埋植皮下的长程心电图记录设备,电池寿命最长可达 36 个月,当事件发生后,仪器可自动记录数分钟的心电图;也可由患者激活 ILR 记录,仪器能记录激活前及激活后的心电图。其优点是能获得持续高质量的心电图记录及事件记录,因此能判断症状与心电图之间的相关性。缺点是为有创性的检查手段,一次投入的费用较昂贵,而且不能同时记录血压等其他生理参数。对于不明原因晕厥,怀疑与心律失常有关,但无足够临床证据的患者可进行 ILR 检查。图 44-9 为一不明原因晕厥患者植入 ILR 后记录的一次晕厥发作,心电图提示为缓慢心律失常,植入起搏器后患者晕厥不再发生。

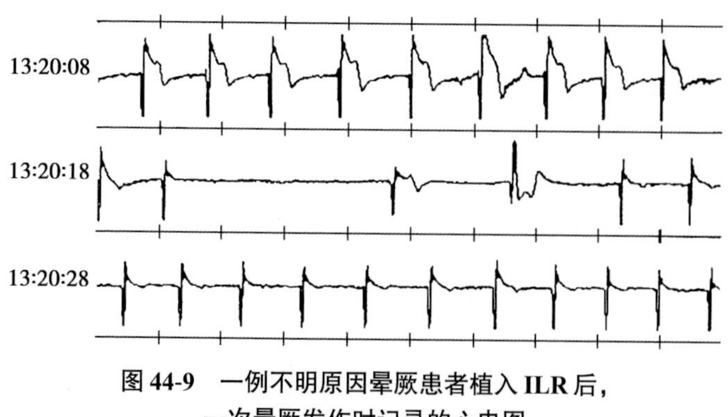

图 44-9　一例不明原因晕厥患者植入 ILR 后,一次晕厥发作时记录的心电图

五、治　疗

【病因治疗】

首先应尽可能地明确病因，如心肌炎则可用能量合剂、大剂量维生素 C 静脉滴注或静脉注射；急性心肌梗死进行冠状动脉血运重建，改善冠状动脉供血等。如为外科术后损伤所致，用激素治疗减轻充血、水肿。

【药物治疗】

对于心率慢，出现心动过缓症状明显的患者，可以试用阿托品或异丙肾上腺素以暂时提高心率。避免使用减慢心率的药物如 β 受体阻断药及钙通道阻滞药等。必要时植入临时心脏起搏器或永久心脏起搏器。

【植入永久心脏起搏器】

出现症状性心动过缓是植入永久心脏起搏器的适应证，下面分别介绍。

1. 病态窦房结综合征　是临床上最常见的一种起搏器适应证，植入起搏器对患者的生活质量肯定能带来好处，也能使部分患者的生存时间延长。在考虑是否应行起搏治疗时，应仔细评价上述心律失常与症状的关系，包括使用动态心电图等多种手段。心脏电生理检查可测得一些参数，如窦房结恢复时间等来评价窦房结功能，但因其敏感性和特异性较差，临床意义不大。病态窦房结综合征也可表现为窦房结变时性功能不良，对运动或应激无反应或反应低下。频率适应性起搏器可使该类患者在体力活动时心脏的频率提高以适应生理的需求。对于运动员和长期有较大运动量的年轻人来说，平时心率就比较慢，常低于 50 次 /min，甚至 40 次 /min，休息和睡眠时心率则更慢，但窦房结功能正常，也无症状，心率慢是由于增强的迷走神经功能引起，一般不考虑起搏治疗。

2018 年 ACC/AHA/HRS 关于心动过缓和心脏传导延迟患者的评估和管理中，对病态窦房结综合征即窦房结功能障碍的起搏适应证建议如下：①对症状性 SND 患者，无可逆因素，推荐永久心脏起搏器治疗，以提高心率并改善症状（Ⅰ,C-LD）。②对接受指南指导的药物治疗引起的症状性 SND 患者，在该药物为必须且无替代治疗方案的情况下，推荐永久心脏起搏器治疗，以提高心率并改善症状（Ⅰ,C-EO）。③对由慢快综合征导致的症状性心动过缓患者，可进行永久心脏起搏器治疗，提高心率并减轻低灌注引起的症状（Ⅱa,C-EO）。④对症状性变时性功能不全的患者，可进行具有频率应答功能的永久心脏起搏器治疗，增加活动时的心率并改善症状（Ⅱa,

C-EO)。⑤对不适症状可能由 SND 引起的患者,可考虑口服茶碱试验,以提高心率,评估症状的改善情况以及永久起搏治疗的可能效果(Ⅱb,C-LD)。

同时,在 2018 年指南中,对于窦房结功能障碍患者的起搏方式也给予建议如下:①对症状性 SND 患者,推荐基于心房起搏的永久起搏治疗,优于单心室起搏治疗(Ⅰ,B-R)。②对症状性 SND 且房室传导功能正常、无传导障碍证据的患者,推荐双腔起搏或单心房起搏治疗(Ⅰ,B-R)。③对于症状性 SND 且房室传导正常的患者,如果植入双腔起搏器,建议尽量减少心室起搏(Ⅱa,B-R)。④对于症状性 SND 患者,预期心室起搏比例不高或者有严重合并症,影响生存期或临床结果,可应用单心室起搏治疗(Ⅱa,C-EO)。

2. 成人获得性完全性房室传导阻滞　房室传导阻滞分为一度、二度、三度(即完全性阻滞)。高度房室传导阻滞是指连续两个或两个以上 P 波被阻滞的严重二度阻滞。按解剖学分类阻滞位置可以在希氏束上、希氏束内和希氏束下。依阻滞的严重程度不同,患者可以从没有症状到因过缓的心室率而出现晕厥等严重症状,严重的症状也可由于继发于心动过缓时的室性心动过速。二度Ⅱ型、高度及三度房室传导阻滞,只要除外可逆性原因,不论有无症状,都需要植入永久心脏起搏器。而二度Ⅰ型房室传导阻滞患者是否需要心脏起搏器治疗,在很大程度上取决于患者是否存在与心动过缓相关的症状。对一度房室传导阻滞起搏治疗的必要性难以结论。临床上有一种情况为长 PR 综合征,由于 P-R 间期过长,超过 300ms,造成心室舒张期充盈减少,产生类似起搏综合征的临床表现,使用双心腔起搏纠正 P-R 间期能改善患者的临床症状。因此,对房室传导阻滞是否需要起搏治疗决定于阻滞位置及患者是否有症状。

2018 年 ACC/AHA/HRS 关于心动过缓和心脏传导延迟患者的评估和管理中,对房室传导阻滞患者的起搏适应证建议如下:①对获得性二度Ⅱ型房室传导阻滞、高度房室传导阻滞或三度 AVB 患者,无可逆因素,推荐永久心脏起搏器治疗,无论患者是否有症状(Ⅰ,B-NR)。②对神经肌肉系统性疾病患者,包括肌营养不良或者 Kearns-Sayre 综合征,如果合并传导障碍,出现二度房室传导阻滞、三度房室传导阻滞或者 H-V 间期 ≥70ms,推荐永久起搏治疗,无论是否有症状。如有必要且预期生存时间>1 年,推荐植入 ICD(Ⅰ,B-NR)。③对永久性房颤合并症状性心动过缓,推荐永久心脏起搏器治疗(Ⅰ,C-LD)。④对接受指南指导的药物治疗引起的症状性房室传导阻滞患者,在该药物为必须且无替代治疗方案的情况下,推荐永久起搏治疗，提高心率，改善症状（Ⅰ,C-LD）。⑤对浸润性心肌病如心脏结节病或心肌淀粉样变的患者，发生二度Ⅱ型房室传导阻滞、高度房室传导阻滞或三度房室传导阻滞，可应用永久起搏治疗，如有必要且预期生存时间>1 年，可考虑植入 ICD（Ⅱa,B-NR）。⑥对核纤层蛋白 A/C 基因突变的患者，如果出现 P-R 间期>240ms 和 LBBB，可应用永久起搏治疗，如有必要且预期生存时间>1 年，可植入 ICD（Ⅱa,B-NR）。⑦对显著的一度房室传导阻滞或者二度Ⅰ型房室传导阻滞患者，如果出现与其明确相关的症状，可应用永久起搏治疗（Ⅱa,C-LD）。⑧对神经肌肉性疾病，如Ⅰ型肌营养不良，出现 P-R 间期>240ms，QRS 时限>120ms，或者束支传导阻滞，可考虑永久起搏治疗，如有必要且预期生存时间>1 年，可考虑植入 ICD（Ⅱb,C-LD）。

同时，2018 年 ACC/AHA/HRS 关于心动过缓和心脏传导延迟患者的评估和管理中，对于房室传导阻滞患者的起搏方式给予的建议如下：①对合并 SND 和房室传导阻滞的有永久起搏指征的患者，推荐双腔起搏治疗，优于单心室起搏（Ⅰ,A）。②对有永久心脏起搏器植入指征的房室传导阻滞患者，预期心室起搏比例不高或者有严重合并症，患者双腔起搏治疗的获益受限，单心室起搏治疗是有效的（Ⅰ,A）。③对窦性心律，植入单心室起搏器后出现起搏器综合征的患者，推荐更改为双腔起搏治疗（Ⅰ,B-R）。④对有永久起搏指征的房室传导阻滞患者，如果 LVEF>36% 且<50%，心室起搏比例大于 40%，可选择保持心室生理性激动顺序的起搏方式（如再同步治疗或希氏束起搏），优于传统右心室起搏（Ⅱa,B-R）。⑤对有永久起搏指征的房室传导阻滞患者，如果 LVEF>36% 且<50%，预期心室起搏比例小于 40%，可选择右心室起搏（Ⅱa,B-R）。⑥对有永久心脏起搏器植入指征的房室传导阻滞患者，如果阻滞部位在房室结，希氏束起搏治疗可保持心室的生理性激动（Ⅱb,B-R）。⑦对永久性或持续性房颤的患者，如果有起搏器治疗的指征而不计划进行节律控制策略，则不应植入心房导线（Ⅲ,C-LD）。

3. 束支传导阻滞　反复晕厥是双分支和三分支阻滞常见的表现。尽管无肯定的证据起搏能降低猝死的发生率，但能减轻患者的症状。在这一类患者，有时症状是由合并的室性心动过速引起，必要时应行电生理检查加以评价。在这类患者中，电生理检查还具有另外一个重要性，那就是在双分支阻滞患者 H-V 间期延长进展为三度房室传导阻滞和发生猝死的机会增加，应考虑起搏治疗。

2018 年 ACC/AHA/HRS 关于心动过缓和心脏传导延迟患者的评估和管理中，对束支传导阻滞的起搏适应证建议如下：①晕厥伴束支传导阻滞的患者，若 H-V 间期 ≥ 70ms，或电生理检查证实结下传导阻滞，推荐永久性起搏器治疗（Ⅰ，C-LD）。②交替性束支传导阻滞患者，推荐永久心脏起搏器治疗（Ⅰ，C-LD）。③对于有 Kearns-Sayre 综合征伴束支传导阻滞的患者，永久性起搏器治疗是合理的，如有必要且预期生存时间 >1 年，可考虑植入 ICD（Ⅱa，C-LD）。④对于 Anderson-Fabry 疾病和 QRS 时限 >110ms 的患者，可以考虑永久性起搏器治疗，如有必要且预期生存时间 >1 年，可考虑植入 ICD（Ⅱb，C-LD）。⑤ LVEF 轻中度降低（36%~50%）伴 LBBB（QRS 时限 ≥ 150ms）的心力衰竭患者，可以考虑植入 CRT（Ⅱb，C-LD）。⑥束支传导阻滞伴 1∶1 房室传导的无症状患者（无其他起搏治疗指征的情况下），不推荐永久心脏起搏器治疗（Ⅲ，B-NR）。

（陈柯萍）

第 45 章　心脏性猝死

随着疾病诊断技术和治疗手段的迅速发展，心脏病的总病死率有所降低，但心脏性猝死（sudden cardiac death，SCD）依然是危害民众健康和威胁人类生命的重要疾病。据估计，全球每年约有 3 000 000 例 SCD 事件发生。其中，美国 SCD 年发生率为 0.1%~0.2%，每年有 20 万 ~45 万人死于 SCD，约占总死亡人数的 13%。欧洲和日本与之接近，亚太部分地区和国家的调查显示，SCD 发生率为 0.01%~0.18%。而在中国，一项国家十五攻关项目首次得出的中国 SCD 流行病学资料显示：我国 SCD 发生率为 41.84/10 万，约占总死亡的 9.5%，若以 13 亿人口推算，SCD 总人数约为 54.4 万 / 年，死亡人数和肺癌相当，达脑卒中的 1/3，总人数多于美国。

一、心脏性猝死的定义及分类

SCD 的定义不一，对定义的根本分歧在于出现症状到死亡的时间界定。早先美国心肺血液研究所曾将其定义为症状发生后在 24h 内死亡者，世界卫生组织（WHO）原先的定义是 6h。目前学界基本接受美国心脏病学会、美国心脏协会、欧洲心脏病学会 2008 年发表的相关指南的定义："由各种心脏原因引起，死亡发生于症状出现后

1h 之内的院外、急诊室或到达医院时已经发生的死亡"。SCD 大多发生在有心脏病的患者,也可以发生在所谓的正常人,死亡的时间和方式是意外和不能预期的。因此,SCD 具有"自然的""骤然发生""快速""不能预期"等特性。

SCD 与心搏骤停(sudden cardiac arrest,SCA)常被混淆为同义词,应予以区分。SCD 是所有生物学功能不可逆转的停止,而 SCA 可以自然或通过紧急的救治有逆转的可能。

SCD 死亡原因可以是心室颤动(室颤)、室性心动过速(室速)、心脏停搏或者非心律失常原因。目前 Hinkle-Thaler 的 SCD 分类法是最常用的,这个分类法把猝死与充血性心力衰竭的关系考虑在内(表 45-1)。但是,可以进行危险分层的 SCD 特指恶性室性心律失常导致的猝死,因为这部分患者经干预治疗(体内或者体外除颤)可逆转。

表 45-1 心脏性猝死的 Hinkle-Thaler 分类

Ⅰ. 心律失常性猝死(最常见)
(无循环虚脱情况下,骤然意识丧失和脉搏消失)
1. 意识和脉搏丧失之前无循环功能障碍
2. 之前有充血性心力衰竭,轻度,非致残性的
3. 之前有致残性充血性心力衰竭
Ⅱ. 循环衰竭性猝死
1. 主要由外周循环衰竭所致
2. 主要由心肌泵衰竭所致
Ⅲ. 不能分类的猝死(非心脏性猝死)

二、心脏性猝死的相关因素

SCD 与年龄有明显相关性。发生率呈双峰的年龄分布,第一个峰在出生后 6 个月(婴儿猝死综合征,不在此讨论),而第二个峰在 45~75 岁。但在 75 岁以上人群发生率相对下降,主要是由于其他死因的相对增多的影响。关于遗传因素在 SCD 中的作用,目前认为,基因突变和相关的基因多态性通过多步级联合效应对动脉粥样硬化、斑块不稳定、血栓栓塞和致心律失常等与冠脉事件相关的每一步都发挥重要影响。绝经后女性冠脉事件危险增加,SCD 危险也相应增加。SCD 危险的种族差异,研究结果不一,并无定论。

与冠状动脉粥样硬化有关的生物和行为传统危险因素对于识

别群体水平发生 SCD 是有用的,但对个体的价值有限。SCD 的家族聚集性作为疾病的特殊表现形式可能有助于识别 SCD 易患的特殊基因异常。高血压、左心室肥厚是 SCD 危险因素。吸烟、肥胖、糖尿病与 SCD 有关。近期生活方式(工作、家庭、环境)包括精神情绪的重大变动等也与心肌梗死和 SCD 有关。

SCD 的发生危险在以下人群中依次增加:正常人群、高危亚组人群(具有导致首次冠脉事件多重危险因素的人群)、有任何冠脉事件史、左室射血分数(LVEF)低下或心力衰竭、心搏骤停复苏者、心肌梗死后室性心律失常患者。

三、心脏性猝死的病因

各种心脏病均可导致 SCD(表 45-2),但以冠心病为最主要的原因,在西方国家可能占 SCD 原因的 80%。20%~25% 冠心病以猝死为首发表现,心肌梗死患者 75% 可发生 SCD。除冠心病外,SCD 的第二大病因是心肌病。此外,一些先天性或遗传性疾病也是猝死的原因,如长 QT 综合征、Brugada 综合征、马方综合征等。

表 45-2 发生心脏性猝死的病因

冠心病	急性冠状动脉综合征、缺血性心肌病
心肌疾病	肥厚型心肌病、扩张型心肌病、左心室肥厚、心肌炎、高血压、致心律失常性右室心肌病、心脏瓣膜病、先天性心脏病
原发性心电异常	长 QT 综合征、Brugada 综合征、心室预激综合征(WPW 综合征)、特发性室速 / 室颤、电解质紊乱、药物尤其抗心律失常药物的致心律失常作用

四、心脏性猝死的病理生理

促使发生 SCD 的机制可能是缺血性、心电性或机械性的。有上述疾病或其他异常的患者易于发生 SCD。这些因素的相互作用是 SCD 的病理生理的一个重要方面(图 45-1)。自主神经系统的激活是关键性事件,导致交感性张力增高和副交感性影响减弱,其结果是血压、心率、血小板凝聚和血液黏稠度增高。这些改变使室速 / 室颤阈值减低,趋于使动脉粥样硬化斑块破裂、血小板凝聚,从而引起缺血性事件(心绞痛或心肌梗死)或心电异常性事件(心律失常),导致 SCD。

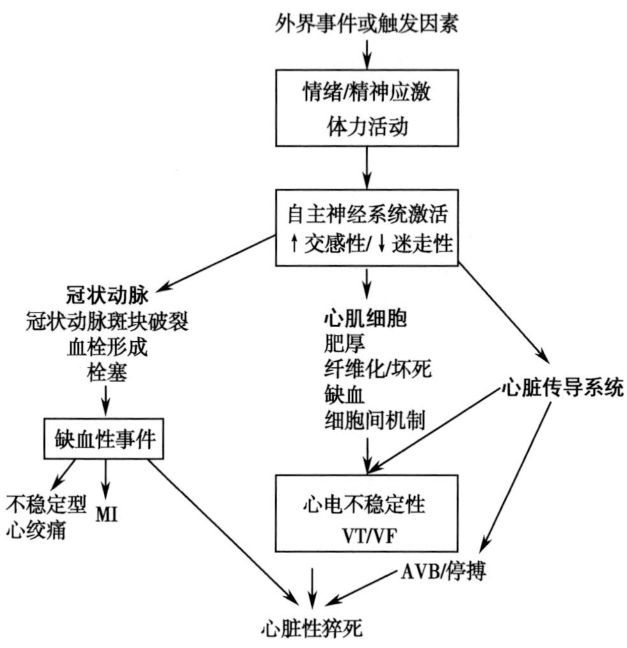

图 45-1 心脏性猝死的病理生理

五、心脏性猝死的临床表现

SCD 临床表现可分为 4 个组成部分：①前驱症状；②终末事件的发生；③心搏骤停；④生物学的死亡。

【前驱症状】

前驱症状是新的心血管症状的出现或原有的症状加重，诸如胸痛、呼吸困难、心悸或疲乏无力，发生在终末事件之前的数日、数周或数月。不幸的是，所有研究资料表明，前驱症状既不敏感，也缺乏特异性。

【终末事件的发生】

特异的症状一般是急骤发生的心悸或心搏加速、头晕、呼吸困难、软弱无力或胸痛。比这些特异症状更为重要的是心血管状态的显著改变。在许多病例，这段时间非常短暂，患者往往不能回忆起在晕厥发生之前有任何症状。

终末事件的发生代表了心脏的结构性异常与功能性影响之间的相互作用。短暂性心肌缺血可引起心绞痛或心律失常的症状，而再灌注可骤然诱发严重的心律失常。延迟的、不充分的或不适当的

治疗可导致室速 / 室颤。自主神经系统的改变可引起心脏局部或整体的电生理特性的变化，结果是易产生心律失常以及心肌环境的代谢状态发生改变。

【心搏骤停】

心搏骤停的特征是突然意识丧失（由于脑血流量不足而致）、呼吸停止和脉搏消失。心搏骤停的心电机制是室颤（在证实的医院外发生的心搏骤停患者中占 60%~80%）、缓慢性心律失常或心脏停搏（20%~30%）和持续性室速（5%~10%）。除了这些心电机制外，其他较少见的机制包括电 - 机械分离（electro-mechanical dissociation）、心脏破裂、心脏压塞、血流的急性机械性阻塞（例如大的肺动脉栓塞）以及大血管的急性事件（如大动脉穿孔或破裂）等。

【进展到生物学死亡】

如无治疗干预，持续 4~6min 的室颤可引起不可逆的大脑损害。8min 内若缺乏生命支持治疗措施，即刻复苏和长时间存活几乎不可能。

六、高危患者的识别

全面认识 SCD 的危险因素，进行危险评估及预测是有效防治 SCD 的关键因素，联合多项指标进行综合评估是非常必要的。目前用于评估 SCD 风险的危险因素主要包括但不限于下述。

【心搏骤停复苏病史】

既往有过心搏骤停复苏史的患者被认为是 SCD 的高危患者。在这些患者中，50% 会在首次心搏骤停事件后 1 年内再次发生。一旦心搏骤停发生在医院外，患者生存率将不足 2%~15%。

【心肌梗死】

心肌梗死是 SCD 的独立危险因素。心肌梗死患者 SCD 的发生率是正常人的 4~6 倍。若同时合并左心室功能减低或室性心律失常，危险性将进一步增加。心肌梗死后 LVEF＜40%，伴有非持续性或可诱发、药物不可抑制的室速患者，SCD 的 5 年发生率可高达 32%。

【心力衰竭】

尽管心力衰竭在病理生理机制、药物治疗及器械治疗方面都取得了重大进展，但心力衰竭患者 SCD 的发生率并无明显降低。左心功能不全是器质性心脏病患者 SCD 的高危预测因素。新近研究表明：LVEF ≤ 35% 若伴有频发室性期前收缩、短阵室速、晕厥或先兆晕厥，或 LVEF 显著减低＜25% 则具有更高的 SCD 风险。

【无创技术】

无创性心脏检查方便易行、费用低、易普及,也易被接受。目前常用的指标包括 LVEF、QRS 波宽度和形态、Q-T 间期和离散度、心室晚电位、T 波电交替、Holter 记录到频发复杂室性心律失常、心率变异性、窦性心律震荡等。

(1)LVEF:LVEF 降低是预测 SCD 重要指标,但基于尚有部分 SCD 发生在 LVEF 相对较高的患者,提示这项技术的敏感性尚可,但有一定的局限性。

(2)QRS 波宽度和形态:QRS 波宽度是心室激动时间和室内、室间传导延迟的简单指标。QRS 时限>120ms 是高危患者的筛选指标,尤其是心力衰竭呈现左束支阻滞图形者。

(3)Q-T 间期及 QT 离散度:Q-T 间期延长 ≥440ms、QT 离散度大、Q-T 间期变异性增加与自发室速 / 室颤及 SCD 风险的增加有关。

(4)心室晚电位(信号平均心电图):晚电位是指 QRS 波结束后的低幅信号。心肌梗死后,梗死或瘢痕区心室肌激动传导延迟,使 QRS 波后持续存在低幅电活动,其与碎裂电位有关,可成为折返的基质,与室速 / 室颤的发生相关。

(5)T 波电交替:T 波电交替是 T 波逐搏出现振幅、形态、方向的变化,可反映单个细胞水平的复极交替。T 波电交替阳性是心律失常事件的强有力预测因子。

(6)动态心电图(Holter 监测):频发和复杂的室性心律失常是死亡率升高的重要标志。

【脑钠肽或 N- 末端脑钠肽前体】

脑钠肽(BNP)水平预测 SCD 和室性心律失常的价值较好。荟萃分析显示 BNP 上升预测 SCD 的相对危险度为 3.68,因此 BNP 也是 SCD 独立预测因子。

【心内电生理检查】

电生理检查(EPS)已被广泛用于评估室性心律失常并对 SCD 进行危险分层,尤其对有冠心病、陈旧心肌梗死的患者。目前的指南中指出,对于合并左心功能不全或心脏结构异常的不明原因晕厥患者,以及心肌梗死所致非持续室速,LVEF<40% 的患者,实施 EPS 进行 SCD 的危险分层被为 I 类推荐。

目前,尚无 SCD 的最佳危险分层策略。虽然各个指标均有一定的价值,但尚不够敏感和特异。总的来说,以下人群为 SCD 的高危人群:心搏骤停幸存者、曾有室性心律失常 / 晕厥发作、心肌梗死后、有心搏骤停家族史、任何原因引起的 LVEF 低下等。对上述患者,临床医生常联合应用心电图、动态心电图、超声心动图、心功能测定、心室晚电位、心率变异性、T 波电交替等无创性检查指标，结合遗传性标志物（如相关致病基因）和临床综合判断，并进行危险度分层。有创的电生理检查更有助于发现高危患者。

七、心搏骤停的防治

高质量心肺复苏（cardio pulmonary resuscitation，CPR）对于心搏骤停的救治至关重要。CPR 是一系列提高心搏骤停后生存机会的救命措施，主要包括基础生命支持（basic life support，BLS）和高级心血管生命支持（advanced cardiovascular life support，ACLS）。成功的 CPR 需要一整套协调的措施，各个环节紧密衔接，即组成生存链（chain of survival）：立即识别心搏骤停并启动急救系统、尽早进行心肺复苏，着重于胸外按压、尽早除颤，有效的高级生命支持、综合的心搏骤停后治疗。生存链每个环节的成功依赖于前面环节的效果。指南强调先进行胸外按压（circulation，C），再行保持气道通畅（airway，A）和人工呼吸（breathing，B）的操作，即 CPR 的程序是 C—A—B。

大部分 SCD 是由于恶性心律失常所导致，及时进行电除颤至关重要。抢救人员在胸外按压过程中如有可能，应立即应用除颤器给予一次电击，能量双相波为 200J，单相波为 360J。电击后继续进行胸外按压 CPR 2min，再检查心律，如需要，可再次电击。如果电击后稍后室颤又复发，可按前次能量再次电击。在准备除颤器时，不要停止 CPR 的操作，这一点十分重要。当至少 1 次除颤和 2min CPR 后室速 / 室颤仍持续时，可给予肾上腺素或升压素。当室速 / 室颤对 CPR、除颤和血管活性药均无反应时，可静脉给予胺碘酮。对于电 - 机械分离或心室停搏患者，应立即进行 CPR 2min，再重新检查心律，观察心律有无变化，如无变化，继续循环，进行上述抢救措施。一旦有应用抢救药品的条件时，应给予肾上腺素或升压素，不推荐使用阿托品。

不能得到及时、有效的除颤治疗是 SCD 复苏成功率低的主要原因，从心搏骤停发生到除颤的时间与存活率呈负相关，3min 内得到除颤，有 74% 患者存活，3min 后存活率下降至 49%。而目前在大多数国家，从目击者发现患者发生心搏骤停到急救人员赶到现场为患者除颤的时间平均为 9min。为了争分夺秒挽救生命，国外开展了公众应用除颤（public access defibrillation，PAD）计划，即在公共场所如火车站、社区、飞机场甚至飞机上等放置非常便于使用的自动体外除颤器（AED），如同灭火器一样。当患者发生心搏骤停，在场同事或目击者会立即使用这种自动体外除颤器使心搏骤停患者能最快得到除颤。

植入型心律转复除颤器（ICD）被公认为是预防 SCD 的最有效方法。当患者发生心搏骤停时，植入体内的 ICD 系统能自动识别心律失常，并在 10~20s 内释放电击除颤，转复为正常心律，成功率几乎为 100%。由于能植入体内，又是自动放电工作，因此预防猝死的效率大大提高。目前需要植入 ICD 的指征主要有两方面：一是曾发生过心搏骤停者，即猝死经抢救存活者，或心电图发现持续室速，尤其是合并器质性心脏病患者，即二级预防；二是有 SCD 高危因素的患者，如心肌梗死后合并室性心律失常或心力衰竭患者，尤其 LVEF ≤ 35%，为一级预防。

目前，传统的经静脉 ICD 应用最为广泛，具有抗心动过缓起搏、抗心动过速起搏、低能量转复和高能量除颤的功能。其在猝死一级及二级预防中的地位被充分认可。目前的 I 类植入指征主要包括：

1. 因非可逆原因的室速 / 室颤导致心搏骤停或者出现血流动力学不稳定的室速，预期生存时间 > 1 年，推荐植入 ICD。

2. 器质性心脏病合并自发持续性室速，预期生存时间 > 1 年，推荐植入 ICD。

3. 器质性心脏病出现不明原因的晕厥，电生理检查能够诱发出持续性单形性室速，预期生存时间 > 1 年，推荐植入 ICD。

4. 缺血性心脏病导致的 LVEF ≤ 35%，心肌梗死 40d 后或血运重建 90d 后，经最佳药物治疗后心功能 Ⅱ 级或 Ⅲ 级（NYHA 分级），预期生存时间 > 1 年的患者，推荐植入 ICD。

5. 缺血性心脏病导致的 LVEF ≤ 30%，心肌梗死 40d 后或血运重建 90d 后，经最佳药物治疗后 NHYA 分级 Ⅰ 级，预期生存时间 > 1 年，推荐植入 ICD。

6. 因既往心肌梗死导致的非持续性室速，LVEF ≤ 40%，电生理检查能够诱发出持续性室速、室颤，预期生存时间 > 1 年，推荐植入 ICD。

7. 非缺血性心脏病导致的 LVEF ≤ 35%，经最佳药物治疗后心功能 Ⅱ 级或 Ⅲ 级，预期生存时间 > 1 年，推荐植入 ICD。

8. 致心律失常性右室心肌病患者，合并一项猝死危险因子[心搏骤停幸存者、持续性室速、右室射血分数（RVEF）或 LVEF ≤ 35% 的显著心功能不全]，预期生存时间 > 1 年，推荐植入 ICD。

9. 症状性长 QT 综合征患者、儿茶酚胺敏感性多形性室速患者，若优化 β 受体阻断药治疗无效或不能耐受，仍有反复持续性室速或晕厥发作，推荐 ICD 治疗。

然而，由于传统的经静脉 ICD 植入需要有静脉入路，目前存在一定比例的操作和 / 或导线系统断裂感染相关并发症，因此，部分患者应用受限。目前，针对没有方便的静脉通路或具有高感染植入风险的患者，可考虑应用全皮下植入型心律转复除颤器（S-ICD）。S-ICD 脉冲发生器及导线均在胸部皮下，可提供 80J 的双相除颤波，已被研究证实可有效转复室颤，目前在我国也有了一定的应用经验。其植入Ⅰ类适应人群定义为：符合 ICD 植入适应证的患者，若无静脉通路或感染高风险者，同时又不需要或预计不需要起搏治疗心动过缓、终止室速或再同步双心室起搏者，推荐植入 S-ICD。

针对由于感染等原因需要移除 ICD 系统、等待移植或尚不满足 ICD 植入指征的猝死高危患者，可应用可穿戴式除颤器（WCD）。

此外，导管消融也是室性心律失常的有效治疗手段，亦可预防 SCD。消融策略、风险、获益与心律失常的机制和位置有关，对一部分患者有效，应个体化评估。

八、心搏骤停生还者的处理

经成功复苏的医院外心搏骤停幸存者，40%~60% 于住院期内死亡。国内调查表明，我国院内复苏成功率约 25.5%，有高达 80% 以上的患者在自主循环恢复后的最初数小时或几天内死亡，存活出院率仅 6.5%。由于心搏骤停而导致全身各脏器长时间的缺血，机体在复苏成功后又进入更为复杂的新的病理生理过程。有鉴于此，提出“心搏骤停后综合征（post-cardiac arrest syndrome，PCAS）”这一概念，强调其特殊而复杂的病理生理过程。它包括：①心搏骤停后的脑损害；②心搏骤停后的心肌损害；③全身性缺血 / 再灌注损伤；④导致心搏骤停未解除的病理生理过程。各阶段的病理生理、临床表现及潜在治疗见表 45-3。

表 45-3　心搏骤停后综合征不同阶段的病理生理、临床表现及潜在治疗

病理生理阶段	病理生理	临床表现	潜在治疗
心搏骤停后的脑损害	脑血管自动调节受损、脑水肿、缺血性神经变性	昏迷、抽搐、肌阵挛、认知障碍、植物状态、继发帕金森病、脑卒中、脑死亡等	治疗性低体温，优化血流动力学，气道保护及机械通气，控制抽搐，维持氧合（SaO_2 94%~96%），支持治疗
心搏骤停后的心肌损害	心肌顿抑、急性冠状动脉综合征	心排血量降低、低血压、心律失常、心力衰竭	血运重建、正性肌力药物、IABP、左心室辅助装置、ECMO

续表

病理生理阶段	病理生理	临床表现	潜在治疗
全身性缺血/再灌注损伤	全身炎症反应综合征、血管调节受损、高凝状态、肾上腺功能受抑、组织氧供/氧需受损、感染易感性增加	进行性组织缺氧/缺血、低血压、心力衰竭、发热、高血糖、多器官功能衰竭、感染	升压药物、血液滤过、控制体温、控制血糖、使用抗生素治疗感染
导致心搏骤停的未解除的病理生理过程	急性冠状动脉综合征、心肌病、慢性阻塞性肺病、哮喘，脑血管意外、肺栓塞、中毒、脓毒症、肺炎、低血容量	因病因而异	根据患者情况和疾病进行相应治疗

心搏骤停后综合征可进行如下分期：①急性期是心搏骤停自主循环恢复后20min，此阶段可发生在现场、转运途中或医院急诊；②早期阶段为自主循环恢复后20min至6~12h，早期的损伤有限，干预可能最有效，主要是器官支持；③中期是自主循环恢复后6~12h至72h，此期器官损伤仍在继续，应采取积极的特殊治疗；④恢复期是自主循环恢复72h后至出院；⑤出院后即为康复期。

根据目前的有效证据，PCAS早期的治疗目标：平均动脉压维持在65~90mmHg，中心静脉压维持在8~12mmHg，中心静脉压血氧饱和度>70%，尿量>1ml/(kg·h)，血清乳酸浓度正常或偏低。治疗：氧合与通气，使氧饱和度维持在94%~96%，避免过度通气及高碳酸血症；循环支持，补充容量使中心静脉压达到8~12mmHg，必要时使用血管活性药及机械循环辅助设备，如主动脉内球囊反搏(IABP)等；急性冠状动脉综合征的处理，对ST段抬高型心肌梗死致PCAS患者应立即做冠状动脉造影，必要时行冠脉介入治疗；亚低温治疗，对PCAS无意识成人患者，需降温至32~34℃，并至少持续24h。在第一个72h的发热要用退热药治疗，同时注意癫痫的控制与预防；控制血糖，血糖浓度最好控制在 8mmol/L 以下。

大多数 PCAS 患者会出现意识障碍，部分为植物状态。预后的预测方法：心搏骤停和复苏的临床情况、患者病情、神经系统检查、电生理检查、生化标志物和神经影像学检查等。尽管亚低温治疗可能影响 PCAS 神经功能预后，但还需要改进其应用及监测方法，以便追踪脑损伤的变化和对治疗的反应。

（张　澍　陈柯萍　牛红霞）

第 46 章　长 QT 综合征和 Brugada 综合征

自 1995 年发现遗传性心律失常第一个离子通道致病基因以来，心律失常的遗传学研究取得了长足的进展，发现了至少 56 个致病基因和上千个致病突变位点。2019 年，以惠汝太和宋雷教授为代表的我国临床遗传学家撰写发表了我国最高水平的《单基因遗传性心血管病基因诊断指南》，对遗传性心律失常的基因检测提出了规范化建议，遗传学的理念和技术在遗传性心律失常的诊治中起到越来越大的作用。

一、长 QT 综合征

【概述】

长 QT 综合征（LQTS）患者心脏结构正常，表现为 Q-T 间期延长（QTc 间期 ≥ 480ms）和 T 波异常，心律失常发作时多呈典型的尖端扭转型室性心动过速（TdP），易发晕厥和猝死。多数 LQTS 先证者静息 12 导联心电图有 Q-T 间期延长，但也有 10%~40% 患者静息时 Q-T 间期正常，称为“隐匿型”LQTS。运动试验、儿茶酚胺激发试验以及 Holter 动态心电图有助于提高诊断的敏感性。LQTS 的患病率约为 1/2 500，男性多在青春期之前、女性多在青春期之后出现临床症状，不予治疗的有症状患者 10 年病死率可达 50%。LQTS 主要为常染色体显性遗传模式，亦有恶性程度更高且与耳聋相关的常染色体隐性遗传模式（如 Jervell-Lange-Nielsen 综合征）。

目前已报道的 LQTS 致病基因至少有 19 个。明确的致病基因有 9 个（表 46-1），其中 *KCNQ1*（LQT1）、*KCNH2*（LQT2）及 *SCN5A*（LQT3）为常见的致病基因，约占遗传性 LQTS 患者的 75%；其他 4~19 型 LQTS 均为罕见，散发（或新发）突变的发生率低于 5%~10%。同时有耳聋表型的 Jervel-Lange-Nielsen 综合征（JLNS）患者患病率约为 1/100 万。药物诱发的继发性 LQTS 中,10%~20% 患者存在基因突变,新生儿猝死综合征(SIDS)的基因突变率可达 50%。

表 46-1 长 QT 综合征明确致病基因

基因名称	基因 ID	遗传模式	占比
KCNQ1	3 784	AD,极少 AR	30%~35%
KCNH2	3 757	AD	25%~30%
SCN5A	6 331	AD	5%~10%
KCNE1	3 753	AD,极少 AR	少见
KCNJ2	3 759	AD	少见
CACNA1C	775	AD	少见
CAV3	859	AD	少见
CALM1	801	AD	少见
CALM2	805	AD	少见

注:AD,常染色体显性遗传;AR,常染色体隐性遗传。

【临床表现】

LQTS 在 20 岁以前发病的占 60%;男性占 24%,女性占 76%。发病症状包括晕厥、黑矇、心悸、胸闷及头晕等;诱发因素包括情绪紧张或激动,劳累、运动或体力劳动,突然惊吓 / 电话铃响,休息或睡眠时,突发心动过缓,使用延长 Q-T 间期的药物等。遇到表 46-2 的情况需要怀疑 LQTS。

表 46-2 需要怀疑长 QT 综合征的情况

1. 头昏目眩或晕厥前兆反复发作
2. 情绪波动、体力活动或压力引起的晕厥
3. 伴随胸痛或心悸的晕厥
4. 不明病因的癫痫
5. 令人无法解释的溺水
6. 先天性耳聋伴 / 不伴晕厥
7. 婴儿心动过缓
8. 有晕厥、癫痫或猝死的家族史
9. 婴儿猝死综合征的同胞兄妹
10. 已知 LQTS 患者的直系亲属

【诊断】

目前临床上仍然采用 Schwartz 评分表进行 LQTS 的诊断(表 46-3)。对于 QTc 间期处于临界值的患者(0.44~0.47s),需进一步检查确诊。Valsalva 试验可能会引起隐性 LQTS 患者 Q-T 间期延长、显著 U 波、T 波电交替或室性心律失常。24h Holter 记录可能发现 Q-T 间期延长。运动试验可能诱发 QTc 间期延长。对高度可疑患者进行遗传学检测,目前推荐检测的靶基因包括上表中 9 个明确的致病基因,检测的阳性率可达 50%~60%。

表 46-3 遗传性 LQTS 的诊断标准

诊断依据	记分
ECG 表现	
QTc＞480ms	3
460~470ms	2
＞450ms	1
TdP*	2
T 波交替	1
T 波切迹(3 导联以上)	1
静息心率低于正常 2 个百分位数	0.5
临床表现	
晕厥:紧张引起	2
非紧张引起	1
先天性耳聋	0.5
家族史	
家庭成员中有肯定的 LQTS	1
直系亲属中有<30 岁的心脏性猝死	0.5

注:* 除外继发性 TdP;QTc 为 QT/$\sqrt{RR}$ (QT 为实测的 Q-T 间期,RR 为心率数);得分>4 分,为肯定的 LQTS,2~3 分为可能的 LQTS。

LQTS 患者的 T 波时程和形态常呈多变特点,显著 U 波、T-U 融合波也常见,Q-T 间期还随心率而变化。如果一个患者评分为 2~3 分,建议做系列心电图跟踪。Q-T 间期随年龄和性别有所不同,男性 QTc 间期小于女性。但婴幼儿和儿童的 QTc 间期稳定,显示无性别差异。

【基因检测】

最近的中国指南建议对 LQTS 患者及家族人员进行基因检测,包括表 46-1 中列出的 9 个明确致病基因。

1. 排除已知继发原因的无症状 QTc 间期延长患者,青春前期 Q-T 间期>480ms,成人>500ms(Ⅰ类推荐,C 级证据)。

2. 排除已知继发原因的无症状 QTc 间期延长患者,青春前期 Q-T 间期>460ms,成人>480ms(Ⅱb 类推荐,C 级证据)。

3. 药物激发试验可诱导出尖端扭转型室速的患者(Ⅱb 类推荐,C 级证据)。

4. LQTS3 型患者 QTc>500ms 时,使用钠通道阻滞药(美西律、氟卡尼、雷诺嗪)进行快速口服药实验,若可以将 QTc 缩短 40ms 以上,则可以加用该口服药进行治疗(Ⅱa 类推荐,B 级证据)。

5. 基因检测出携带≥2 个致病基因突变的 LQTS 患者或先天耳聋的 Jervell-Lange-Nielsen 综合征患者具有高 SCD 风险,可积极考虑进行预防性 ICD 植入(Ⅰ类推荐,B 级证据)。

(1)LQTS1 患者应避免剧烈运动,尤其是游泳;LQTS2 患者应避免突然听到响亮的声音(如闹铃、电话铃等)(Ⅱa 类推荐,C 级证据)。

(2)尚未接受 β 受体阻断药治疗而发生心搏骤停的 LQT1 患者应首先考虑 β 受体阻断药口服治疗或左侧心交感神经切除术,而不是优先考虑 ICD 植入,除非患者为幼年起病(Ⅱa 类推荐,B 级证据)。

【治疗】

1. TdP 的紧急处理 大多数 TdP 可以由直流电击来终止,预防 TdP 复发是关键。紧急措施包括停用可能诱发 TdP 的药物、抑制早期后除极(EAD)、提高基础心率、服用镇静药等。

Mg^{2+} 可有效抑制 TdP。Mg^{2+} 通过阻滞 Ca^{2+} 内流抑制触发性心律失常。采用 2g 硫酸镁溶于 20ml 10% 葡萄糖溶液中静脉注射。对无症状的室性早搏二联律患者(即将发生 TdP)注射速度要慢(2g/2min);而对 TdP 正在发作过程中的患者,注射速度要快(2g/30~60s)。隔 5~15min 可再次给药 2g。也可以 3~10mg/min 持续静脉滴注。但大剂量时注意中毒反应。丧失膝反射是镁中毒的信号。严重中毒会出现低血压、昏睡,甚至心搏骤停。补镁的同时要补钾,使血清钾水平>4.5mmol/L。补镁的同时必须补充足够的钾,要使血清钾水平>4.5mmol/L。利多卡因通过阻滞钠内流也可能抑制 EAD，但对 TdP 患者的有效率只有 50%。提高基础心率临时起搏最有效，开始时起搏频率设在 100~140 次 /min，心律失常得到控制后，起搏频率设在可预防室性期前收缩的最低频率。在获得性 LQTS 患者，异丙肾上腺素可以提高基础心率预防 TdP 的复发；而在遗传性 LQTS 患者，禁用异丙肾上腺素，β 受体阻断药是有效药物。恐惧也能引起心律失常，所以镇静很重要，麻醉可能有助于缓解“心律失常风暴”。

2. 遗传性 LQTS 的长期治疗　LQTS 的标准治疗是避免诱发因素，抗肾上腺素能治疗（β 受体阻断药，左心交感神经切除术 LCSD），对少数病例，需要辅以起搏器或埋藏式心脏复律除颤器（ICD）治疗。

避免诱发因素主要包括噪声（摇滚乐、打猎、突然的铃声）、强烈的情绪波动和压力过大，限制参加竞技性体育运动，鼓励患者在体力活动或热天时饮用电解质丰富的液体，避免和纠正可能延长 Q-T 间期的药物等（表 46-4）。

表 46-4　长 QT 综合征的诱因

心源性	心律失常（完全心脏阻滞，严重心动过缓性心律失常），冠心病，心肌炎，低体温
代谢性	酗酒，可卡因或有机磷化合物中毒，心肌缺血，神经性厌食症或贪食症，电解质紊乱（低钾血症，低镁血症，低钙血症），甲状腺功能低下，液体蛋白饮食
神经源性	脑血管意外，脑炎，蜘蛛膜下腔出血，创伤性脑损伤，自主神经系统疾病，人类免疫缺陷疾病
药源性	心脏科用药：奎尼丁，普鲁卡因胺，丙吡胺，索他洛尔，伊布利特，胺碘酮，苄普地尔，多非利特，氟卡尼，吲达帕胺，伊拉地平，莫昔普利，尼卡地平 非心脏科用药：红霉素，格帕沙星，左氧氟沙星，司帕沙星，喷他脒，金刚烷胺，氯喹，酚噻嗪类，氟哌啶醇，特非那定，阿司咪唑，酮康唑，伊曲康唑，普罗布考，酮色林，西沙必利，地昔帕明，氯丙嗪，多拉司琼，氟哌利多，苯丙氨酯，氟西汀，膦甲酸，磷苯妥英，卤泛群，丙米嗪（米帕明），左醋美沙多，美索达嗪，那拉曲坦，奥曲肽，帕罗西汀，匹莫齐特，利培酮，沙美特罗，舍曲林，舒马普坦，他莫昔芬，硫利达嗪，替扎尼定，文拉法辛，齐拉西酮，佐米曲普坦，三环抗抑郁药，罂粟碱，免疫抑制药，蒽环类化疗药，三氧化二砷等

3. β 受体阻断药 β 受体阻断药是一线治疗药物。绝大多数 LQTS 患者首选普萘洛尔，对不能耐受或不能坚持服药者，可给予长效制剂，如纳多洛尔、美托洛尔。但对于 LQTS3 型患者 QTc 间期>500ms 时，使用钠通道阻滞药（美西律、氟卡尼、雷诺嗪）进行快速口服药实验，若可以将 QTc 间期缩短 40ms 以上，则可以加用该口服药进行治疗（Ⅱa 类，B 级）。

β 受体阻断药是长期甚至终身治疗，剂量应该达到可耐受的最大剂量。对于 1 型 LQTS，所有 β 受体阻断药都可以使用。国外普萘洛尔（每日 2~4mg/kg）和纳多洛尔（每日 0.5~1mg/kg）最常用，国内是普萘洛尔和美托洛尔最常用；对于 2 型 LQTS，纳多洛尔最有效，普萘洛尔可能有效，美托洛尔的疗效不肯定；对于 3 型 LQTS，β 受体阻断药效果最不肯定，目前建议普萘洛尔或合用美西律。运动试验时的峰值心率下降 30% 可能为 β 受体阻断药到达最大合适剂量的指标之一。β 受体阻断药的合适剂量应保持在能控制症状为度。应通过临床表现、Holter 跟踪、运动试验等定期评价治疗效果。使用最大耐受量的 β 受体阻断药，可使长期病死率降到 6%。β 受体阻断药对胎儿的危险性很低。首选长效普萘洛尔。

4. 植入型心律转复除颤器（ICD） 发生过心脏停搏或在服用 β 受体阻断药的情况下仍发生晕厥的患者需考虑 ICD 治疗，对伴有耳聋的 JLN 综合征、带有 2 个或多个突变的有症状患者应采用预防性 ICD 治疗。ICD 治疗是终身治疗，且有并发症，因此对年轻患者治疗前应充分评估风险 / 获益比。LQTS1 型患者有心搏骤停尚未开始使用 β 受体阻断药者，应首先使用 β 受体阻断药或左侧交感神经去除术（1eft cardiac sympathetic denervation，LCSD）治疗，特别是婴幼儿，其植入 ICD 的风险较高。LQTS 相关性猝死家族史不能作为生存患者 ICD 植入的指征，除非患者本身具有发生恶性心律失常的高危因素。不建议将 ICD 作为无症状 LQTS 患者，特别是年轻患者的一线治疗手段。高危 LQTS 患者应考虑使用 ICD，尤其是有 β 受体阻断药禁忌证者。

5. 左心交感神经切除术（LCSD） 常可降低心律失常的发生，适用于对 β 受体阻断药不能耐受或无效者。术后 6 个月内 QTc 间期是否>500ms 是衡量患者术后危险性高低的重要指标。

二、Brugada 综合征

【概述】

1992 年西班牙著名学者 Brugada 兄弟首次报道了 8 例具有室颤史且心电图表现为右束支传导阻滞和右胸前导联（V_1~V_3 导联）

ST 段抬高的患者，并将这些病症统称为一种综合征。1998 年将此病症命名为 Brugada 综合征（Brugada syndrome，BrS），其主要特征为心脏结构及功能正常，右胸导联 ST 段抬高，伴或不伴右束支传导阻滞及因室颤所致的心源性猝死。

Brugada 综合征患者大多数为男性，发病年龄为（40 ± 15）岁，年龄最小的仅出生后 2d，最大的达 84 岁。Brugada 综合征约占所有心脏猝死者的 4%~12%，占无器质性心脏病猝死者的 20%~60%，是 40 岁以下人群中仅次于交通意外的第二大死亡原因。

Brugada 综合征在人群中的发病率为 1~5/10 000，且亚洲人群发病率明显高于西方国家，尤以东南亚国家发病率最高，突然发生、夜间突然死亡或原因不明的死亡，故有东南亚夜间猝死综合征之称。日本 Brugada 综合征的发病率为 0.15%~0.27%，菲律宾为 0.18%，而欧洲为 0~0.017%，北美地区 0.005%~0.1%。1~77 岁人群均可罹患 Brugada 综合征，患病年龄为（41 ± 15）岁，以 40 岁左右患者多见。

【临床表现】

Brugada 综合征以心电图上特征性的 Brugada 波，即右胸前 V_1~V_3 导联 ST 段穹隆型抬高为特征，伴致死性室性心律失常或心脏性猝死或家族史，并具有遗传异质性的心脏电紊乱疾病。晕厥或猝死多为首发症状，一般发生在夜间睡眠或静息状态时。由 Brugada 综合征引起的猝死占所有猝死病例的 4%~12%，占心脏解剖结构正常猝死病例的 20%。

Brugada 综合征的心电图表现分为 3 型。1 型的诊断标准为 ST 段穹隆样抬高 ≥ 0.2mV，伴 T 波倒置；2 型的诊断标准为 ST 段马鞍型抬高 ≥ 0.2mV 或下斜形 ST 段抬高 ≥ 1mV，T 波直立或双向；3 型诊断标准为 ST 段马鞍型或穹隆样抬高 < 1mV。这三种类型可以在同一个患者中顺序出现或由药物引发，1 型 Brugada 综合征心电图才是诊断 Brugada 综合征的依据。

大部分遗传性 Brugada 综合征患者典型的心电图改变可以被钠通道阻滞诱发出来，国外采用静注阿义马林 1mg/kg、氟卡尼 2mg/kg 等。目前国内专家提示使用普罗帕酮：1~1.5mg/kg 于 5min 内静脉注入，20min 后患者如无不适，则可追加 0.5mg/kg 于 2.5min 内静脉注入，总量 < 2mg/kg，也有一定的作用。进行药物诱发试验时，药物推注需缓慢，同时进行严密的心电监测，并确保检查室内具备能迅速进行电复律的设备。

【临床诊断】

1. 无论钠通道阻滞药应用与否，在多于 1 个右胸导联出现 1 型

Brugada 心电图表现，且伴以下情况之一者：有记录的室颤、多形性室速（如 CPVT）、心脏猝死家族史（<45 岁）、家系成员中有“穹隆型”心电图改变、心电生理检查中可诱发室速 / 室颤、晕厥或夜间濒死样呼吸，可诊断为 Brugada 综合征。若仅有以上心电图特征，则称为“特发性 Brugada 综合征样心电图改变”。

2. 基础情况下，多于 1 个右胸前导联出现 2 型心电图改变，应用钠通道阻滞药后变为 1 型或 ST 段抬高超过 2mm，并存在一个或更多的上述临床表现时也可诊断为 Brugada 综合征，而药物诱导后 ST 段抬高<2mm 不可诊断为 Brugada 综合征。

3. 基础情况下，多于 1 个右胸前导联出现 3 型心电图改变，应用药物后转变为 1 型，并存在一个或更多的上述临床表现时，可诊断为 Brugada 综合征，但需排除药物诱导后由 3 型转变为 2 型患者。

【鉴别诊断】

1. 特发性室颤　Brugada 综合征家族遗传史，静息时典型的心电图表现或药物激发试验阳性等特征可与特发性室颤相鉴别。

2. 右束支传导阻滞　大多数 Brugada 综合征病例在左胸前导联上并不存在典型加宽的 S 波，提示并不存在真正的右束支传导阻滞。

3. 急性前间壁心肌梗死　心肌梗死时 V_1~V_3 导联可出现 ST 段抬高，但心肌梗死时典型的心前区疼痛症状，心肌酶谱的变化，尤其是冠脉造影等可用来与 Brugada 综合征相区别。

4. 早期复极综合征（ERS）　ERS 和 Brugada 综合征具有某些共同的心电图表现和药理调节机制，而且 ERS 的心电图和 Brugada 综合征心电图可互相转化。究竟是一种疾病的两种心电图表现，还是不同的疾病，尚无定论。

5. 致心律失常性右室心肌病（ARVC）　ARVC 可表现出 Brugada 综合征的心电图表现和症状，因此，在诊断 Brugada 综合征之前，必须通过影像学检查排除 ARVC 的可能性。钠通道阻滞药诱发试验有助于两者的鉴别。

6. 其他　常见右胸前导联 ST 段抬高的疾病还包括左心室室壁瘤、急性心肌炎、右心室梗死、夹层动脉瘤、急性肺栓塞、高钙血症、高钾血症等，也需与 Brugada 综合征相鉴别。根据 Brugada 综合征的典型临床表现和心电图表现，以及利用心电生理检查等其他实验室和器械检查等很容易将这些疾病与 Brugada 综合征鉴别。

【遗传机制】

Brugada 综合征为常染色体显性遗传，报道的相关致病基因超过 20 个（表 46-5），但目前只有编码心脏钠通道 α 亚基的 *SCN5A*

基因为 Brugada 综合征的明确致病基因，占 Brugada 综合征患者 25%~30%，其他基因的致病性仍存疑。基因检测可协助临床诊断可疑病例，但基因检测本身不能诊断 Brugada 综合征（Ⅱa 类，C 级）。

由于基因筛查率低（<30%），65%~70% 仍未知其致病基因。

表 46-5　Brugada 综合征的分型和致病基因

分型	位点	基因 / 蛋白	离子通道	先证者发生率
BrS1	3p21	*SCN5A*/Nav1.5	↓I_{Na}	20%~25%（高加索） 10%~15%（亚洲）
BrS2	3p24	*GDP1L*/G3PD1L	↓I_{Na}	罕见
BrS3	12p13.3	*CACNA1C*/Cav1.2	↓I_{Ca}	6%~7%
BrS4	10p12.33	*CACNB2b*/Cavβ2b	↓I_{Ca}	4%~5%
BrS5	19q13.1	*SCN1B*/Navβ1	↓I_{Na}	1%~2%
BrS6	11q13-14	*KCNE3*/MiRP2	↑I_{to}/I_{ks}	<1%
BrS7	11q23.2	*SCN3B*/Navβ3	↓I_{Na}	罕见
BrS8	7q35	*KCNH2*/Kv11.1	↑I_{Kr}	1%~2%
BrS9	12p12.1	*KCNJ8*/Kir6.1	↑$I_{K\text{-}ATP}$	罕见
BrS10	7q21-23	*CACNA2D1*/Cavá2ð-1	↓I_{Ca}	罕见
BrS11	17p13.1	*RANGRF*/MOC1	↓I_{Na}	罕见
BrS12	Xq22.3	*KCNE5*/MiRP4，Kv4.3	↑I_{to}	罕见
BrS13	1p13.2	*KCND3*/Kv4.3	↑I_{to}	罕见
BrS14	15q24.1	*HCN4*/If	↑I_{k}	罕见
BrS15	3p21.2-p14.3	*SLMAP*/SLMAP	↓I_{Na}	罕见
BrS16	19q13.33	*TRPM4*/NSCCa	↓I_{Na}	8%
BrS17	11q23	*SCN2B*/Navβ2	↓I_{Na}	罕见
BrS18	3p22.2	*SCN10A*/Nav1.8	↑I_{Na}	2.5%~16%

续表

分型	位点	基因 / 蛋白	离子通道	先证者发生率
BrS19	6q22	*HEY2*/Nav1.5	↑I_{to}	罕见
BrS20	12p11.21	*PKP2*/plakophilin-2	↓I_{Na}	2.5%
BrS21	12p12.1	*ABCC9*/SUR2A	↑$I_{K\text{-}ATP}$	4%~5%
	3q28-q29	*FGF12*/ 成纤维细胞生长因子 12	↓I_{Na}	罕见
	7q21.11	*SEMA3A*/Semaphorin-3A	↑I_{to}	罕见
	7q31.31	*KCN*D2/ 钾离子通道亚家族 D2	↑I_{to}	罕见

【基因诊断】

SCN5A 基因是目前指南推荐的唯一候选基因。适用人群推荐：

1. 推荐家族成员及其他相关亲属行特定突变检测（Ⅰ类推荐）。

2. 基于病史、家族史以及心电图表现（静息 12 导联心电图和 / 或药物激发实验），临床怀疑 Brugada 综合征的患者行 *SCN5A* 基因检测（Ⅱa 类推荐）。

3. 不推荐孤立的 2 型或 3 型 Brugada 心电图个体进行基因检测（Ⅲ类推荐）。

4. 特定的突变基因检测被推荐用于家庭成员，并按照 Brugada 综合征致病突变的一个指标的情况下确定合适的亲属。

5. 若家系中的先证者已被确认携带致 Brugada 综合征的突变基因，则强烈建议对一级亲属进行临床筛查及针对特异突变的基因检测。

【治疗】

1. 奎尼丁　通过阻滞 I_{to}，使 Brugada 波正常化，减少室颤的发生。使用剂量为 1 200~1 500mg/d。其他Ⅰa 类和Ⅰc 类抗心律失常类药（氟卡尼、普罗帕酮）列为禁用药物。胺碘酮与 β 受体阻断药无效。

2. ICD　是治疗 Brugada 综合征唯一有效的措施。目前建议下列患者植入 ICD：

（1）有症状的 Brugada 综合征患者心电图表现为 1 型的（包

括自发或使用钠通道阻滞药后)，出现过猝死先兆的，都应该接受ICD 治疗。出现如晕厥、癫痫或者夜间濒死呼吸时在仔细排除心外原因后，植入 ICD 治疗。EPS 仅用于需要排除室上性心律失常。

(2) 无症状患者心电图表现为 1 型 Brugada 综合征(包括自发或使用钠通道阻滞药后)，如有猝死家族史，且怀疑是由 Brugada 综合征所致的，应该接受心内电生理检查。对于没有心源性猝死家族史，心电图表现为 1 型 Brugada 综合征的患者，电生理检查有助于确诊。

3. 导管射频消融治疗　选择性消融右心室前壁(包括右心室流出道)心外膜，去除 Brugada 波。这一方法是否能减少心律失常事件的发生，仍有待长时间的随访观察。

(浦介麟)

第 47 章　心脏起搏器

植入性心脏起搏器(心脏起搏系统)是一种植入于体内的心血管植入型电子器械(cardiovascular implantable electronic devices，CIED)，通过发放电脉冲，刺激心脏搏动，达到心脏疾病治疗的目的。自 1958 年第一台心脏起搏器植入人体以来，起搏器制造技术和工艺发展迅速，其功能日趋完善。目前植入性起搏器治疗已成为一种常规治疗技术，为治疗心动过缓和心脏传导阻滞而在临床广泛应用。将人工心脏起搏系统(脉冲发生器和导线)植入人体，经导线将脉冲发生器的电流引入心脏，刺激心脏兴奋，继而收缩产生搏动，使患者的心率恢复正常，维持有效泵血功能。起搏系统主要有单心腔(仅起搏心房或心室)和双心腔(顺序起搏心房和心室)两种起搏方式，前者简单经济，后者更为生理。为恢复心脏同步化目的心脏再同步起搏器(CRT)，用于治疗心力衰竭和改变心室激动顺序的起搏，用于治疗梗阻性肥厚型心肌病，不在本章讨论。

一、适应证

心脏起搏治疗用于治疗缓慢性心律失常。不同医院和 / 或医生对永久性起搏器治疗适应证的认识有所不同。对某些心脏传导系统病变是否需要植入起搏器仍然存在着争议。同样的传导系统病变在不同的临床状态下对是否需要植入起搏器观点也不一样。随着对心律失常机制认识不断加深以及起搏工程技术进步，心脏起搏治疗适应证也在不断扩展。除了对明确的病态窦房结综合征和房室传导阻滞有肯定的治疗效果外，一些非心动过缓型疾病如充血性心力衰竭、梗阻性肥厚型心肌病等也开始列入广义的起搏治疗适应证范围。

植入性心脏起搏器治疗的适应证主要是“症状性心动过缓”。症状性心动过缓是指直接由于心率过于缓慢，导致心排血量下降，重要脏器及组织（尤其是大脑）供血不足而产生的一系列症状，如发作性晕厥或近似晕厥、头晕、黑矇等；长期心动过缓也可引起全身性慢性脏器供血不足的表现症状，如疲乏、怕冷、记忆力减退，运动耐量下降以及充血性心力衰竭等。ACC/AHA/NASPE将植入性心脏起搏器治疗的适应证按其需要程度分为以下三个等级。

第Ⅰ类适应证：根据病情状况，有证据或专家们一致认为起搏治疗对患者有益、有用或有效。相当于我国的绝对适应证。

第Ⅱ类适应证：根据病情状况，起搏治疗给患者带来的益处和效果证据不足或专家们的意见有分歧。在第Ⅱ类适应证中又进一步根据证据 / 观点的倾向性分为Ⅱa（倾向于支持）和Ⅱb（倾向于不支持）两个亚级。相当于我国的相对适应证。

第Ⅲ类适应证：根据病情状况，专家们一致认为起搏治疗无效，甚至某些情况下对患者有害，因此不需要 / 不应该植入心脏起搏器。相当于我国的非适应证。2010年，中华医学会心电生理和起搏分会（CSPE）建议采用其新的适应证标准。其主要方面如下：

（一）窦房结功能障碍永久性起搏治疗的建议

Ⅰ类适应证

1. 窦房结功能障碍表现为症状性心动过缓，包括频繁的有症状的窦性停搏及窦房阻滞（C级证据）。

2. 因窦房结变时性不良而引起症状者（C级证据）。

3. 由于某些疾病必须使用某些类型和剂量的药物治疗，而这些药物又引起或加重窦性心动过缓并产生症状者（C级证据）。

（二）成人获得性完全性房室传导阻滞永久性起搏治疗的建议

Ⅰ类适应证

1. 任何阻滞部位的三度和高度房室传导阻滞伴下列情况之一者

（1）有房室传导阻滞所致的症状性心动过缓（包括心力衰竭）或继发于房室传导阻滞的室性心律失常（C级证据）。

(2)需要药物治疗其他心律失常或其他疾病，而所用药物可导致阻滞加重或症状性心动过缓(C 级证据)。

(3)虽无临床症状，但业已证实心室停搏>3s 或清醒状态时逸搏心率≤40 次 /min，或逸搏心律起搏点在房室结以下者(C 级证据)。

(4)射频消融房室交界区导致的三度和高度房室传导阻滞(C 级证据)。

(5)心脏外科手术后发生的不可逆性房室传导阻滞(C 级证据)。

(6)神经肌源性疾病(肌发育不良、克塞综合征等)伴发的房室传导阻滞，无论是否有症状，因为传导阻滞随时会加重(C 级证据)。

(7)清醒状态下无症状的房颤合并心动过缓者，有 1 次或更多至少 5s 的长间歇(C 级证据)。

2. 任何阻滞部位和类型的二度房室传导阻滞产生的症状性心动过缓(B 级证据)。

3. 无心肌缺血情况下运动时的二度或三度房室传导阻滞(C 级证据)。

(三) 慢性双分支和三分支传导阻滞永久性起搏治疗建议

Ⅰ类适应证

1. 双分支或三分支传导阻滞伴高度房室传导阻滞或间歇性三度房室传导阻滞(B 级证据)。

2. 双分支或三分支传导阻滞伴二度Ⅱ型房室传导阻滞(B 级证据)。

3. 交替性束支传导阻滞(C 级证据)。

以上心律失常一般应排除有急性原因的存在。

二、心脏起搏系统及起搏方式

与临时起搏不同，永久起搏需将一套能植入的起搏系统(包括 1 个脉冲发生器和 1~2 根，特殊情况下多达 4 根导线)埋置在患者体内。脉冲发生器由锂电池和微电子线路组成，使用寿命可达 6~10 年。脉冲发生器的电子线路越来越智能化，起搏器除了能发放脉冲起搏心脏外，还能感知患者自身心律，达到按需发放与患者自身心搏同步的目的。起搏器各种工作参数在起搏器植入后能在体外经皮肤使用程控仪读出和更改，即起搏器的程控功能。脉冲发生器只需要埋置在胸部皮下脂肪下层，发放的电脉冲经导线引入心脏。导线由导电性能好的金属材料制成，外包聚氨酯或硅橡胶绝缘层，具有很好的生物相容性，顶端为直径约 1mm、长 3mm 导线头接触心内膜。为能较好地使导线固定在心内膜肌小梁之间，导线顶端有翼状倒钩，防止移位，此方式称为被动固定导线。考虑到部分患者心脏扩大、心肌病变明显，导线固定困难，厂家设计了一种螺旋形导线，医生可将导线顶端旋进心内膜下以达到良好固定目的，此方式称为主动固定导线。为使起搏器植入后阈值保持在较低水平，目前使用的激素释放导线，在植入后 1~2 周药物会缓慢释放到周围局部心肌组织，抑制炎症反应，从而维持较低起搏阈值水平。

1974 年，美国心脏病学会（ACC）和美国心脏协会（AHA）联合专门委员会首次提出描述起搏器基本功能的五位字母代码。此后，北美起搏和电生理学会（NASPE）以及英国起搏和电生理学会（BPEG）负责定期更新代码。此代码被指定为起搏名称的 NBG 代码（表 47-1）。代码有 5 个字母，第一位字母表示起搏的心腔，第二位表示感知的心腔，第三位表示起搏器感知后的反应，第四位表示程控功能或频率自适应（临床常称为频率反应性），第五位表示抗心动过速功能。临床一般只用前三位，如 VVI，表示心室起搏心室感知抑制型，也就是常用的心室按需起搏。目前频率自适应功能已很普及，即起搏器通过特殊传感器监测患者活动需求，能自动按需要调整起搏频率的功能，已达到更为生理的目的。此外，起搏器还具有多种自动化功能，能根据患者心脏状况和需要改变起搏器的工作状态。

表 47-1　NBG 代码

Ⅰ	Ⅱ	Ⅲ	Ⅳ	Ⅴ
起搏心腔	感知心腔	感知后反应	程控特性频率调节	抗心动过速功能
0= 无	0= 无	0= 无	0= 无	0= 无
A= 心房	A= 心房	T= 触发	P= 单项程控	P= 起搏（抗心动过速）
V= 心室	V= 心室	I= 抑制	M= 多项程控	S= 电击
D= 双腔（A+V）	D= 双腔（A+V）	D= 均有（T+I）	C= 遥测 R= 频率调节	D= 都有（抗心动过速 + 电击）

三、术前器械准备

【起搏器选择】

一旦患者的病情符合上述的一种或多种适应证，经治医生需要在不同厂家和众多品种的起搏器中选择出对患者最为合适的种类,如单心腔、双心腔,是否需要频率适应性功能,单极还是双极导线,各种起搏器的程控参数及范围,是否需要更进一步的功能,如自动起搏方式转换功能、磁共振兼容的功能等。除此以外,在我国尤其还应考虑患者的经济承受能力。在选择起搏器的时还应考虑的一个问题是患者病情的发展。如有窦房结功能不全的患者会进展为房室传导阻滞和心房颤动(房颤),最好应选择带有自动起搏方式转换功能的双心腔频率适应性起搏器。在上述选择过程中对单心腔、双心腔的选择最为重要,因为后者能为患者提供生理性起搏。

生理性起搏器应尽可能近似地模拟心脏自身第一起搏点(窦房结)和特殊传导系统(房室结、希氏 - 浦肯野系统)的生理功能。对生理性起搏系统的基本要求是,为房室(AV)顺序同时为患者静息时和活动时提供适当的起搏频率。前者必须双腔起搏,则需要能恰当地感知和起搏心房、心室的稳定的导线,而脉冲发生器的设计要能协调心房和心室的刺激有稳定的心房感知以达到“心房跟踪频率”,而为维持正常的 AV 关系;后者则需要生理性传感器的帮助,提供频率应答功能。无论是单心腔或双心腔起搏器,具有频率反应性是生理性心脏起搏的重要特征。保持频率反应性有两个途径:首先在房室传导阻滞的患者,可利用患者自身心房率来决定适当的心室起搏频率,即心房跟踪起搏(VAT、VDD 和 DDD)方式;如窦房结功能不全的患者,可使用起搏器频率反应功能如 AAIR、DDDR。具有频率反应功能起搏系统的传感器大致可以分为 4 类:直接的代谢指示物、间接的代谢传感器、非代谢的生理性指标和直接的身体活动(体动)传感器。

选用起搏器时,为最大限度改善患者的生活质量,避免对患者不利的起搏血流动力学,首选生理性起搏。一为双腔起搏器(DDD),二考虑是否需要频率反应起搏器,临床常说带“R”功能的。例如:①双心腔起搏器(DDD);②频率适应性单腔起搏器(AAIR、VVIR);③频率适应性双心腔起搏器(DDDR、AAIR、VDDR)。理论上都应植入生理性(双腔和 / 或频率适应性)起搏器。不适合双心腔起搏器是:①有心房颤动伴缓慢心室率合并房室传导阻滞,心室率缓慢的患者;②心房不能应激,心房静止的患者;③某些患者心房解剖结构不适合放置心房导线。经济负担能力也是可能需考虑的因素之一。双心腔起搏器的应用包括植入、随访及程控,较单心腔起搏器复杂,因此在某些医院医生的植入技术也是考虑的因素。不能植入双心腔起搏器患者,一般应用心室单心腔起搏器即 VVI,如患者年轻,最好选用有频率反应功能起搏，就 VVIR。心房单心腔起搏（AAI）有其简便及经济的优点，但其日后不可预测的房颤及房室传导阻滞降低了该治疗的安全性，故目前临床少用。

四、患者准备

患者准备包括医护人员准备和患者自我准备。目前永久心脏起搏器植入术大多为择期手术，但也有少数患者诊断明确在急诊室就决定施行永久心脏起搏器植入术。在决定施行永久心脏起搏器植入手术前，医生应反复了解患者情况，进一步明确适应证，排除非适应证和禁忌证。术前对患者全身及心脏情况做全面评价，调整水、电解质平衡，改善心功能。向患者及家属说明手术目的、必要性和术中、术后需与医生配合的事项，也需说明可能的并发症，需患者或家属签署知情同意书。患者本人应对治疗的目的和意义足够明确，因为要植入一套电子器械永久留在体内，需要有充分的思想准备。对手术过程及术后注意事项应充分了解，才能使手术过程顺利，术后起搏器发挥最佳的作用。

五、起搏器植入

起搏器临床应用的发展也反映在植入技术方面。早年起搏导线植入需采用开胸经心外膜方法，手术创伤大，技术要求高，给医生和患者带来很大不便。1965 年后，经静脉植入导线技术得到广泛应用，使起搏器植入手术大为简化，20 世纪 80 年代开始采用锁骨下静脉穿刺技术植入导线，将起搏系统的植入技术向前又推进一步。目前 99% 起搏器埋植均采用经静脉法。

1. 手术的条件及准备　起搏器植入手术必须在严格无菌条件下进行，以专门的心导管室最为理想。植入手术应由专门从事该项专业工作的技术队伍完成，包括受过专门训练的专科医生、工程技术员和护士。相对固定人员有利于提高手术成功率、减少并发症。心导管室仪器设备包括以下几个方面。① X 线机：能以后前位和侧面观察心脏影像，带影像增强器、电视屏幕及摄像等功能；②起搏分析仪：是植入起搏器必不可少的专用仪器，用于起搏导线定位时参数测试包括起搏阈值、心内 P/R 波振幅、起搏系统包括心脏阻抗等；③心电监护记录仪：能了解是否有效的心脏起搏，并持续监测手术过程中患者心律变化，保证安全；④血压和血氧饱和度监测：重要的生命体征监测有助于及时发现病情变化和处理，保证患者安全；⑤除颤器、麻醉机及急救药品：植入起搏器时，心内插入导线是一项有创性操作，心室颤动的发生率尽管甚低，但有手术中死亡的风险，尤其对心功能差的患者风险更大。

2. 术中患者麻醉方案及药物选择　经静脉插入心内膜导线的起搏器植入手术一般均采用局部麻醉，一般用 0.5%~1% 利多卡因，术前可给予少量镇静药（如地西泮）。对儿童和少数老年人或因其他原因不能配合手术的患者，可加用静脉麻醉。

3. 起搏导线及脉冲发生器植入技术　经静脉植入起搏器技术要点：静脉选择，起搏导线固定，导线参数测试、连接并埋植起搏器。可供导线插入的静脉共有 6 条：左、右头静脉，左、右锁骨下静脉和腋静脉。头静脉需采用切开方法，目前已经很少用。锁骨下静脉和腋静脉则采用穿刺技术。锁骨下静脉途径和腋静脉途径各有利弊：锁骨下静脉穿刺较为方便快捷，但有可能损伤肺，部分患者锁骨和肋骨的间隙较小，会导致导线植入困难；腋静脉穿刺损伤到肺部的可能性小。对于一位专科医生来说，必须掌握不同静脉穿刺技巧，这样在遇到疑难病例时才不会束手无策。

导线沿血管腔内顺行进入右心房及右心室。插送过程中始终应在 X 线透视下进行，做到“无阻力送管”，以确保安全。对合并先天性心脏病、心脏外科术后和大心脏患者术前应将心脏 X 线片、超声心动图结果仔细研究。手术时，在切开或穿刺静脉前先对患者行 X 线透视，再次了解其心肺状态，以便在发生并发症时有 X 线影像对照。

为保证术后起搏器工作正常，应将起搏导线固定在稳定并起搏参数满意的部位。除了 X 线影像的指导外，起搏参数测试是起搏器植入术中一个重要步骤。由于心腔内各部位起搏参数不同，术者应将导线送入理想的部位（图 47-1）。起搏阈值是指能刺激心肌引起心脏激动（夺获）的最小电量。以一定脉宽下电压高低（临床常用）或一定电压下脉宽大小来表示。阈值过高会引起术后起搏器不夺获或增加起搏器电池消耗。一般规定在脉宽 0.5mm 时，心房起搏阈值应低于 1.5V，心室应低于 1.0V。另一个重要的起搏参数是心腔内 P 波和 R 波振幅，是保证起搏器同步工作的关键。一般心房内 P 波振幅应大于 1mV，心室 R 波振幅应大于 5mV。

脉冲发生器可埋植于胸前左侧或右侧，囊袋大小应适宜。脉冲发生器应置于胸大肌筋膜上面，避免过深或过浅，以防止出血、肌肉刺激或囊袋破溃。为预防术中及术后出血倾向，术前应停用肝素和新型口服抗凝药。服用华法林者应停药或减量调节 INR 在 1.5 左右。抗血小板类药物应根据患者用药指征做适当调整，如患者不是必须，停用 5~7d。

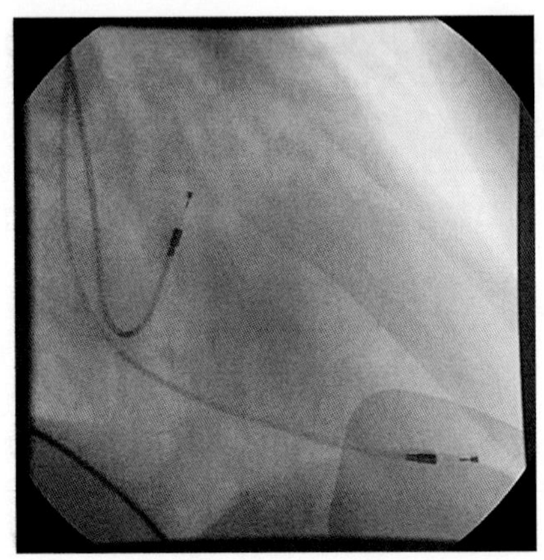

图 47-1 双腔起搏器心房心室导线植入后影像

六、起搏器植入术后的随访

对已植入起搏器的患者进行定期随访是起搏器过程中的重要环节，通过随访，可了解起搏器的治疗效果，及时发现和处理手术及起搏器本身可能出现的并发症及其故障，了解起搏器是否处于最佳工作状态，使患者得到最优治疗效益。近年来随着起搏器工程技术的迅速发展，不断有新型或带有新功能起搏器在临床上应用，因此更需加强起搏器的随访工作。

起搏器的随访工作应由专门的起搏门诊负责，起搏器随访内容主要有 4 个方面：了解患者病情、评价起搏器工作状况、优化起搏器各项功能、合理分析和利用起搏器诊断信息。具体包括：①了解起搏器工作状况；②测试起搏参数，进一步评价其工作状况；③合理程控使其工作在最优状态，达到生理性起搏目的；④及时发现并处理起搏器故障；⑤预测和确认电池耗竭；⑥治疗原发病，防止和处理并发症；⑦保存患者记录和设立数据库；⑧对患者及其家属进行有关起搏器知识的宣传及教育。

术后不同时期，起搏器随访的频率和目的也不同，通常分为 3 个阶段。①急性期：植入后 1~3 个月。建议常规情况下在术后 3 个月进行首次随访，其目的是评价起搏器效果及患者症状改善情况，检查有无并发症，主要内容为检查起搏器囊袋愈合情况、监测急性期起搏阈值变化以及确定导线稳定性。②中期：植入术后 3 个月至起搏器更换前 1 年。这个期间起搏器工作稳定可每半年到一年随访一次，保持起搏器以最优状态工作。③终末期：更换前 1 年，预计快到起搏器电池寿命耗竭时，应加强随访，可每 1~3 个月随访一次。终末期随访的目的在于确定起搏器更换时机。对于起搏依赖的患者，不建议到起搏器电池耗竭再考虑更换，应提前更换。

考虑到患者专门为起搏器随访来医院的不方便性，对于急性期后的患者，可以采用远程随访的方式。远程随访是常规随访的重要补充，不仅能大大减轻患者及家属时间和经济上的花费，而且也大大降低医生的随访压力。目前各公司均已有功能强大的带有远程随访功能的起搏器和配套的随访设备，未来随访功能会日趋重要。但远程随访还不能代替诊室随访。患者的心血管疾病本身可能就需要诊室随访来处理潜在的医疗问题。近年来新型起搏器大量应用于临床，由于有包括自动化功能在内的许多新的功能开发及应用，起搏器的随访方案也产生相应变化，其个体化要求更高。

作为起搏器随访门诊基本设备应包括：心电图监护及记录装置、各公司产品程控仪、必要的抢救设备。随访门诊应建立独立的患者及起搏器档案和资料库。随访内容：①病史采集，注意症状是否消失、延续或再现，起搏器植入部位皮肤即囊袋恢复情况；②起搏心电图记录（图 47-2）；③起搏器储存资料回放复习及分析；④起搏阈值等参数测试；⑤起搏系统功能状态及电池消耗情况。

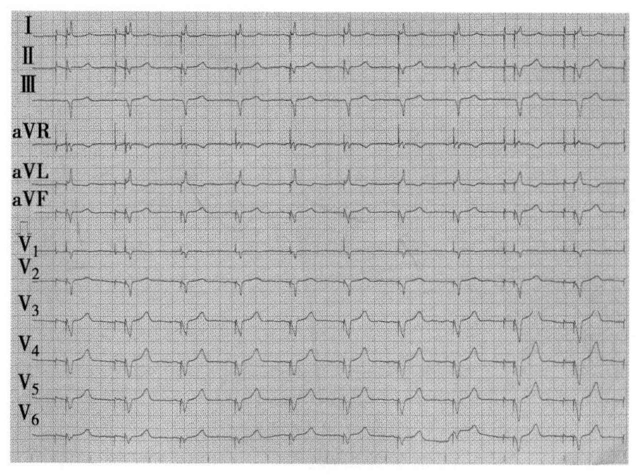

图 47-2　双腔起搏心电图

随访工作的重点是确定起搏的疗效，分析诊断起搏系统故障和明确起搏器更换指征。常规更换起搏器是指起搏器电池正常耗竭。每种起搏器均有自己的正常使用寿命，一般单心腔起搏器 8~10 年，双心腔起搏器 6~8 年。起搏器在使用过程中电池耗竭到接近寿命(end of life,EOF)时,提示需要更换称为更换指征(ERI)。ERI 可以起搏频率 / 加磁频率下降、脉宽增加甚至改变起搏方式来表示,目前生产的起搏器可以直接经程控仪显示起搏器预计剩余使用时间和更换指示。

七、起搏器治疗并发症

人工心脏起搏植入术为一有创性治疗手术,并且与一套电子器械有关,并发症的发生是不可避免的。产生并发症的原因大致可分为:①与植入术有关的并发症;②与炎症反应(排异和感染)有关的并发症;③与起搏系统(脉冲发生器、导线)有关的并发症。从并发症的发生的时间上可分为:①早期并发症,常出现在术后 1 个月内;②后期并发症,常出现在术后 1 个月后;③发生于任何时期的并发症。下面列举几个常见并发症及其预防。

【气胸和血气胸】

常发生于选择锁骨下静脉穿刺法放置导线。在穿刺过程中损伤同侧肺尖部,引发气胸,或损伤锁骨下动脉和肺尖则可导致血气胸。气胸和血气胸可发生于穿刺即刻或术后 24~48h。预防方法是当穿刺技术不熟练或由于患者身体结构原因导致穿刺不顺利时,尽可能选用头静脉放置导线。穿刺锁骨下静脉时最好在 X 线影像指导下进行。气胸和血气胸可发生在手术过程中,也可以在手术后 24~48h。一旦出现此并发症,则视肺压缩情况、出血量大小和患者肺功能状态决定相应的治疗措施。气胸仅占胸腔容积 10% 以下或肺尖压迫至第 2、3 肋间的患者,一般不需行胸腔穿刺,通常于术后 1~2 周内逐渐吸收。但需严密监测和观察。如肺压缩面积超过 30%,患者有症状,则需行胸腔穿刺抽出气体。在下述情况下应放置胸腔引流管:①气胸达胸腔的 30% 以上,抽气后肺仍不能复张者;②严重呼吸困难;③血气胸。

【出血、血肿】

当分离头静脉或锁骨下静脉穿刺以及制作脉冲发生器囊袋时,可引起出血或组织渗血,出血的部位有皮下组织弥漫性渗血和囊袋血肿,这是手术相关的常见并发症之一。术前应对患者的凝血功能进行必要的检查,包括出、凝血时间和凝血酶原时间。如服用血小板抑制剂,根据病情酌情停用。服用华法林患者应调整 INR 至 1.5,应用肝素治疗的患者,需停用肝素至少 6h,术后 24~48h 后才能恢复使用肝素或华法林。术中应注意止血,可采用电刀止血。囊袋内可局部使用表面凝血酶或冷沉淀物制剂,起到快速止血和减少血肿形成的作用。一旦发现出血并发症,应立即分析原因,采取相应措施。一般以局部加压包扎,严重者需打开囊袋去除积血和血块。

【囊袋伤口破裂和感染】

伤口破裂多发生于术后第 1 周内,主要见于①囊袋血肿或炎症反应造成伤口缝合处的张力过大;②糖尿病患者,因其自身免疫力低下,术后伤口易患感染,并且愈合缓慢。感染为起搏器术后最为棘手的并发症,发生率为 2%~19%。根据发生的时间可分为早期感染(术后 2 周内)和晚期感染(手术 1 个月以后)。早期感染的常见菌种为金黄色葡萄球菌,而晚期感染则多由白色葡萄球菌引起。常见原因除患者自身免疫力低下外,手术过程中无菌操作不严格;局部出血、血肿未及时处理;缝合线结反应继发感染;囊袋皮肤感染都可能是术后感染原因。应以预防为主,一旦感染,原则上应尽早采取外科清创手术,摘除被感染的整个起搏系统,在远离原感染病灶的部位或对侧胸壁重新埋置新的起搏器。可采用一次性手术,同时摘除感染起搏器和埋置新起搏系统。也可分阶段进行治疗,首先摘除起搏器和行局部清创术,放置临时起搏器,经抗生素治疗控制感染后,植入新的起搏器。

【心肌穿孔】

术中发生的心肌穿孔与患者心脏结构特殊和操作不当有关;术后发生的心肌穿孔则多因导线过硬或张力过大,不断冲击组织结构较薄的右心室所致,尤其在心肌病和体形较瘦患者。原则上,一旦确诊为心肌穿孔,即应将导线轻轻撤出并重新放置。如果心肌穿孔引起了心脏压塞,应立即行心包穿刺术或外科开胸手术。

【静脉血栓栓塞和闭塞】

导线刺激静脉血管壁,或对静脉壁的机械性压迫,引起血栓形成。表现为:①上腔静脉闭塞和上腔静脉综合征;②血流动力学改变或肺栓塞;③上肢肿胀和疼痛。急性静脉血栓多局限于导线的静脉插入处,如锁骨下静脉或头静脉。急性期采取静脉滴注肝素,随后口服华法林 3 个月以上。慢性静脉闭塞的诱发因素为导线对静脉壁的机械性压迫,引起血栓和炎症反应刺激局部纤维组织过度增生。必要时可采用静脉球囊扩张术治疗静脉闭塞,重建血运,发生肺栓塞的机会不多,但应警惕和重视,一旦诊断,积极处理。

【起搏器综合征】

早年认为是植入心室单腔起搏器患者血流动力学甚至神经心理异常的一组临床症状,目前可理解为非房室顺序和左右协调生理起搏,引起血流动力学异常的临床表现。轻者仅为轻度胸闷、头晕、头胀,血压下降,严重时可发生晕厥和 / 或充血性心力衰竭。暂停心室起搏,症状消失。可发生在术后即刻,也可发生在术后数月甚至1年后。其发生机制并不十分清楚,包括丧失正常的房室收缩顺序、二尖瓣和三尖瓣反流、心室去极化异常、室房逆传以及心律失常等。有效处理为更换心房、双心腔起搏或降低起搏频率,减少心室起搏。

【导线移位】

导线移位是心脏起搏治疗中最常见的并发症,多见于术后1周内。移位有明显移位和微脱位两种,前者胸部X线片上导线的位置明显异常,后者则从胸片上难以明确诊断。移位的发生与导线顶端造型、患者心脏结构和术者的技术熟练程度有关。导线移位后应尽早手术重新调整电极的位置。对患者心脏结构明显异常如心脏较大,导线放置过程困难的患者,术后前2d患者尽量卧床,避免较大体位活动,可防止再次移位。

【导线损伤和断裂】

植入术中导线受损的发生率远远高于所发现者,主要是因为术者的操作失误:①使用手术刀或剪刀不慎破坏了导线的绝缘层或将整个导线切断;②固定导线时未使用所附带的保护袖套,而是将固定缝线直接结扎在导线上;③引导钢丝通过导线的弯曲处,用力过猛,穿过电极圈和绝缘层,引起损伤。导线损伤一旦发现,应予更换;④常见于锁骨下部位导线断裂,与锁骨和第1肋骨之间压迫和摩擦有关;⑤少数断裂在心腔内,可能与手术放置过程中不恰当旋转有关,或放置后形成旋力加上心脏收缩舒张运动造成断裂。术后任何时候导线断裂,原则上均应重新更换。双极导线出现部分断裂,可体外程控为单极起搏方式,以暂时获得正常的起搏,后择期进行更换。双心腔起搏器一根导线断裂可先试行程控至单纯心室起搏或心房起搏方式。

【脉冲发生器故障】

脉冲发生器故障可分电池提前耗竭和电子线路部分故障,后者较少见。处理脉冲发生器故障最重要的是如何准确判断是故障而不是起搏系统某种功能现象。如双极起搏,脉冲信号会很小;过度感知会引起长间歇;起搏器介导心动过速酷似起搏器奔放等。在分析脉冲发生器故障时,应使用程控仪,会同起搏器厂家工程人员一起分析,一旦明确为故障,则予以更换。

八、起搏治疗新进展

经过半个多世纪的发展,起搏治疗已经成为成熟的疗法,起搏器植入技术得到广泛的普及,起搏器的各项功能已经日臻完善。近年来,起搏治疗技术的最新发展主要有以下方面:①起搏器的磁共振兼容；②无导线起搏器；③希氏 - 浦肯野系统（希浦系统）起搏。

1. 由于磁共振和起搏器相互干扰，传统起搏器曾被列为磁共振检查（MRI）禁忌。这是由于起搏器材质和构造原因，MRI 检查中产生的磁场对起搏器的工作及导线心肌接触部位的可能的影响。但临床上越来越多的患者在植入起搏器后因各种疾病需要行 MRI 检查。为此，磁共振兼容起搏器通过设计、材料及生产工艺的改进，大大提高起搏器在磁场中的安全性。①减少起搏器内原器件中铁磁性材料；②用霍尔传感器替代簧片开关，避免其在磁场中不正常地关闭；③改变导线几何构型并增加过滤装置，减少导线在磁场中产热和电子干扰；④ MRI 兼容起搏器的电路中还带有专门的滤波器，屏蔽部分范围的电磁波、外能量，避免其进入到脉冲发生器的电路和电池系统而造成电子元器件的损害和干扰。2009 年，全球首台 MRI 兼容起搏器用于临床。目前越来越多的患者植入兼容 MRI 起搏器，同时国内外专业学会也为此类起搏器制定了相应的 MRI 检查流程，确保其能安全地接受 MRI 检查。

2. 传统起搏器因工作需要将导线通过静脉途径植入心腔内，脉冲发生器与导线相连埋藏于胸壁皮下。起搏器术后许多并发症都与起搏器囊袋和导线相关，包括囊袋血肿、感染，导线断裂和移位。另外一些患者由于各种原因导致上肢静脉通路闭塞，无法经传统静脉途径植入起搏器。为此，最近应用的无导线起搏器克服了上述的问题，将脉冲发生器和电极集成微小化并置于心腔内，直接起搏心脏。2013 全球第一台无导线起搏器用于临床。国内已有多家医院植入了无导线起搏器。目前用于临床的是 Micra，重量仅为 2g、1ml，MRI 兼容、能使用 10 年，起搏器通过专门的递送装置一般经股静脉途径植入心腔内，体表不再有起搏器囊袋，也避免了日后破溃和感染的可能，也不会出现导线磨损和断裂的风险，给患者美观及运动带来优点。无导线起搏器是心脏起搏器领域的飞跃性创新，未来可能是心脏起搏器领域的发展趋势。目前 Micra 无导线起搏器只用于植入在右心室，VVI（R）起搏方式，但通过程序改进，可实现房室顺序起搏。

3. 希浦系统起搏　生理性起搏包括起搏部位、顺序生理和起搏间期生理。以往将心室导线置于右室心尖部，是考虑到心尖部丰富的肌小梁有助于导线固定，但实际并不生理。长期右室心尖部起搏会导致心室激动不同步，在心功能减低的患者中会增加心衰风险。随着主动固定导线应用，心室导线可以置于心腔内任何部位。将导线植入到希氏束，通过激动自身传导系统，才能真正进一步实现心室起搏部位生理性。以往受限于植入器械，希氏束起搏不易到位，且有长期阈值增高的风险。随着植入器械的改进，通过预先塑形的鞘管可以方便地将导线植入到希氏束，心室起搏 QRS 波形与正常下传 QRS 波完全相同。最新的研究显示，左束支区域起搏（图 47-3）同样可作为生理性起搏部位，而且对于部分有传导阻滞或束支阻滞的患者更为安全，同时起搏阈值和导线长期稳定性都优于希氏束起搏，也在临床上开始研究及应用。

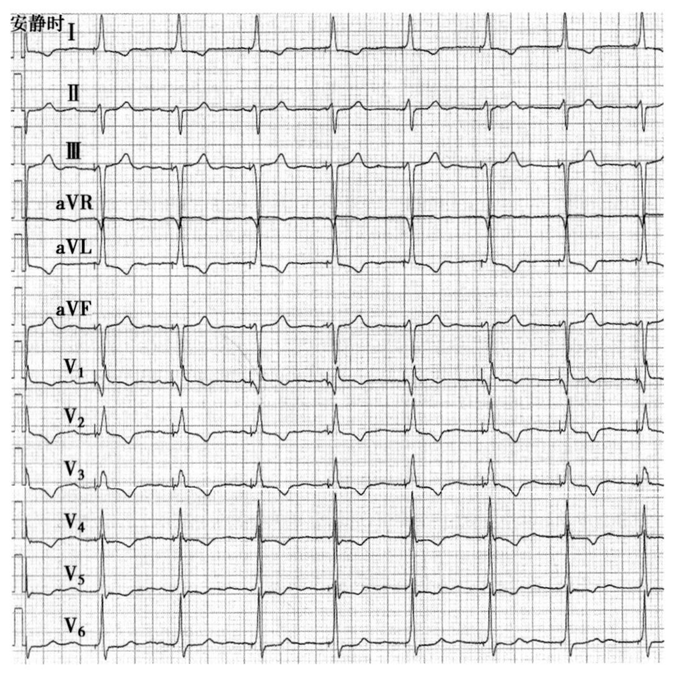

图 47-3　左束支起搏示意图

（张 澍　陈若菡）

第 48 章　植入型心律转复除颤器

一、概　述

心脏性猝死（SCD）是现代医学面临的一个重要问题，在美国，每年夺去 30 万 ~40 万人的生命。相比国外，虽然我国 SCD 发生率较低，但由于人口基数大，根据华伟、张澍等发表的我国 SCD 流行病调查资料显示，我国 SCD 的发生率为 41.84/10 万，按 13 亿人口推算，总人数大约为 54 万 / 年，位居全球各国之首，防治工作任务异常艰巨。SCD 的主要原因以前一直不清楚，直至心电图监测技术的应用，证实了医院外心脏停搏者多数是由心室颤动(室颤)引起的，大部分患者(>80%)先出现室性心动过速(室速)，持续恶化发生室颤。因为室颤自行转复非常少见，因此，一个最重要的决定室颤患者生存的因素是：从室颤发生到得到除颤治疗的时间。医院外心脏停搏的总病死率很高(>75%)，主要由于不能得到及时、有效的除颤治疗。由 Mirowski 最早设计的植入型自动除颤器为恶性室性心律失常的治疗提供了一个确实有效的治疗方法，开辟了一个新的治疗领域。体内自动除颤器可以在心律失常发生 10~20s 内释放电击除颤，在这段时间，除颤成功率几乎为 100%，这种装置可以对自发性室颤做出有效的反应，感知危及生命的恶性室性心律失常，并进行有效的治疗，防止 SCD 的发生。在过去 10 余年的应用中，植入型心律转复除颤器(ICD)已经被证明了其防止院外 SCD 的效果。ICD 技术发展非常迅速，具有诊断和多种治疗功能的新一代 ICD 开始在临床应用。ICD 的临床适应证也不断放宽。至 20 世纪 90 年代，ICD 技术的发展已经对 SCD 的治疗产生了深远的影响，越来越多的患者得到了 ICD 治疗。

应用体内电除颤的历史可以追溯到 20 世纪 60 年代，由 Mirowski 和 Schuder 等成功地证明了用上腔静脉和右室心尖部的电极可以进行有效的体内除颤，最初的工作是由 Mirowski 及其同事在 Baltimore 的 Sinai 医院进行的，他们成功地在犬身上进行了植入型自动除颤试验，经过 10 年的研究和改进，Mirowski 及其同事于 1980 年 2 月 4 日在美国的约翰·霍普金斯(Johns Hopkins)大学医学中心成功地在人体埋入世界上第一例植入型自动除颤器。1985 年，美国食品药品监督管理局(FDA)正式通过 ICD 临床应用，在此之前仅有 35 个医学机构进行临床研究和应用，至 20 世纪 80 年代末，世界上已有 400 多个医学中心，已植入了 1 万多只 ICD，根据有关机构统计，至 1995 年，新植入的 ICD 总数将超过为 10 万只，每年新植入 ICD 超过 2 万只。2005 年，美国一年植入量超过 18 万只。而我国 1992 年植入第 1 台 ICD，至 2005 年，总数不到 1 000 例，近几年应用量增长较快，年增长率保持在 10% 以上，2017 年植入 ICD 4 092 例，但与国外相比差距较大。

二、结构和功能

ICD系统主要包括两个基本部分：脉冲发生器和识别心律失常、释放电能的电极导线系统。脉冲发生器的能源由两个锂-银、钒五氧化物电池提供，其外壳由钛金属制成，连接头由环氧化物制成。连接头有3~4个电极插孔，可以与除颤以及感知导线连接。不同ICD生产厂家ICD设计有所不同，目前脉冲发生器的重量为50~100g，体积为30~100ml。ICD系统通常使用心内膜或心外膜电极来感知心律失常，目前的ICD系统大多采用心内膜导线，不仅用这些导线感知心律失常，而且用它进行抗心动过速起搏以及VVI或DDD起搏治疗，这类导线还可以释放电能量进行除颤。心内膜导线集感知、起搏和除颤于一身，最远端为一对起搏和感知电极，其后为心内膜弹簧除颤电极，电极固定方式有主动和被动固定两种。选择何种类型的导线须根据植入手术时除颤阈值测定结果来定。近年来出现了全皮下植入ICD（S-ICD）。手术将脉冲发生器和导线植入胸部皮下，无须X线透视且不经静脉途径，避免了静脉导线相关并发症，安全性良好，缺点是无心脏起搏功能。

目前的ICD系统绝大多数采用心率作为心律失常的感知参数，也有些系统除了心率外，还应用其他参数。应用心率作为心律失常感知参数时，当心率超过ICD预先设定的心律失常心率标准，则心律失常被感知，并触发ICD系统充电及通过除颤电极释放电能除颤，如果第一次电击不成功，则ICD系统重新工作和释放另外的电击进行除颤，一般可连续释放3~6次电击，直至除颤成功。新一代的ICD系统除了转复/除颤功能外，还具有抗心动过速起搏治疗以及抗心动过缓起搏治疗，这些系统可以给一种或多种心律失常以不同的反应。例如，对于持续性室速，ICD系统识别后首先进行抗心动过速起搏治疗以终止心动过速；若无效或心动过速恶化，则进行低能量的心律转复电击治疗；若仍无效，则进行较高能量的除颤治疗；除颤治疗后，若心率慢，还可进行心室起搏治疗。所有这些治疗方式可以通过体外程控加以选择以及设定参数。除颤能量大小可以通过体外程控设定，对于室颤，通常除颤能量为15~30J，对于单形性室速的转复则选择更低的能量。下面详细介绍ICD的一些基本功能。

【室速和室颤的识别】

抗心动过速起搏、心脏复律及除颤均依赖于ICD自动对室速和室颤的精确识别。已有多种判断指标被用来自动识别室速和室颤，但到目前为止，以单纯的心率（heart rate）作为判断心动过速的主要标准，仍是自动 ICD 中应用的最主要方法。预先在 ICD 设置室速和室颤的识别频率，如心动过速频率超过室速识别频率（例如 160 次 /min），则被 ICD 判断为室速。如心动过速或室颤频率超过室颤的识别频率（例如 220 次 /min），则被 ICD 判断为室颤而进行治疗。除频率以外，可程控指标尚有发作的突发性（onset）、心率稳定性（stability）及心率持续性。发作的突发性指标主要用于鉴别窦性心动过速和室速。因为大多数窦性心动过速都是逐渐开始的，而大多室速都是突然发作的，借此而将两者区别开来。心率稳定性指标旨在识别心动过速中排除房颤，因为房颤的心动周期是不规则，即“不稳定”的，而一般心动过速时则是“稳定的”，故而可以识别是心动过速还是房颤。心率的持续性指标主要是用于防止 ICD 对非持续性室速在已恢复窦性心律的情况下电击。

当然，单一的识别参数不可能正确地识别所有的心律失常，而根据每一患者的具体情况选定组合参数将会更切合实际。另外，应用双腔 ICD 的 P-R 逻辑分析指标可明显减少不适当的误识别。

【心动过缓心脏起搏功能】

部分植入 ICD 的患者在除颤后心搏缓慢，需要快速心脏起搏以尽快恢复正常的血流动力学，此外，一部分患者合并窦房结或房室传导功能障碍，同时需要心脏起搏治疗，目前的经静脉植入 ICD 均具有心动过缓心脏起搏功能，通过右心室的心内膜电极进行感知和起搏，起搏方式为 VVI，起搏频率及电压等参数可以根据需要通过程控仪来调整。

【抗心动过速起搏】

抗心动过速起搏（ATP）是一种程序期外刺激或短阵快速刺激起搏心室以终止心动过速的一种方法。和高能电击一样，抗心动过速起搏可有效地终止室速，但抗心动过速起搏不引起患者疼痛不适，而且电能消耗少。因而与高能电击相比，患者能更好地耐受抗心动过速起搏，并相应延长起搏器的使用寿命。另外还能缩短高能电击充电所需要时间。主要方式包括：固定频率的短阵快速刺激（burst）和自动递减扫描刺激（autodecrement 或 RAMP）。此外，还有一些其他扫描刺激方式，较少应用。

【低能量复律】

低能量复律（cardioversion）的电击能量一般在 5J 以下。1982 年，Zipes 首次证实了低能量转复室速的可行性。低能量复律起初用于重症监护病房（ICU）和电生理实验室，后来研制成功低能量复律的植入型装置用以代替抗心动过速起搏器，期望该装置能最大限度地减少高能量电击带来的不适,而同时又能克服抗心动过速起搏所具有的使室速加速的危险性,然而植入型低能量复律器也同样被证明具有使室速加速恶化为室颤的危险性。由于没有支持性的高能量除颤,这种复律器因而不能安全地被使用。Wasp 等在对 13 例患者的研究中发现,低能量复律的成功率为 62%,促进室速加速的发生率为 14%。Ciccone 的实验显示,低能量转复室速的成功率为 52%,促使室速加速的发生率为 8%,另外在低能量复律之后,有 18% 患者出现缓慢心律失常。多数研究表明,虽然低能量复律和快速心室起搏一样能有效地终止室速,但如与支持性抗心动过缓起搏和高能量除颤一起应用时,将会更加安全,更加实用。

【高能量除颤】

目前,大多数除颤器最大释放能量为 30~34J。ICD 在感知并确认发生室颤后,经过几秒的充电后释放高能量除颤(defibrillation)脉冲(图 48-1),目前新一代 ICD 可连续释放 1~6 个高能量除颤脉冲。

【信息储存记忆功能】

ICD 还具有信息储存记忆功能,可将心律失常发作以及治疗过程的信息(包括数据以及心内电图)储存起来,医生可根据临床需要,随时通过体外程控仪,读取储存的信息,以帮助临床诊断,判断 ICD 治疗效果,以及及时地调整诊断和治疗参数。以美敦力 227 型 ICD 为例,它可将每次随访期间(如 3 个月)的所有快速室性心律失常发作的时间、次数以及治疗结果的信息储存在 ICD 里,若发生除颤或抗心动过速起搏治疗,它可详细记录室速或室颤发生时间,发作时的心率,得到 ATP 或除颤治疗的情况,以及治疗前后的心内电图。随着技术进步,ICD 的信息储存容量不断增加,目前新一代的 ICD 可储存长达 30min 的心内电图,为医生判断和分析 ICD 的工作情况提供有价值的信息。

三、适应证

最早植入的适应证:有顽固性室速 / 室颤,药物治疗无效,并且至少 2 次发生心脏停搏。后来这个严格的标准被放宽为,只发生 1 次心脏停搏或有持续性室速伴有血流动力学改变,而药物治疗无效并不适合外科手术治疗的患者。随着第 3 代抗心动过速起搏功能的 ICD 系统的开发和应用,适应证进一步放宽。

ICD 治疗的适应证主要是两类人群:①既往心搏骤停或有持续性室性心律失常病史的患者;②心肌梗死后或非缺血性心肌病心功能不全的患者。

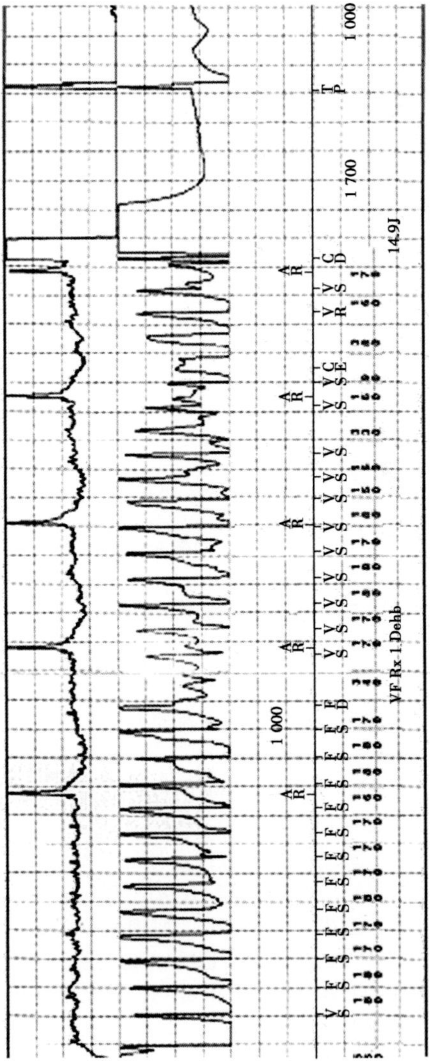

图 48-1　ICD 识别心室颤动，自动释放 15J 高能量除颤成功

美国心脏病学会、美国心脏协会和美国心律协会(ACC/AHA/HRS)于 2017 年 10 月正式公布了《室性心律失常患者的管理和猝死预防的指南》(表 48-1)。抗心律失常装置植入心脏起搏器指南首次在 1984 年发布,1991 年、1998 年、2002 年和 2008 年分别进行了更新。随着人们对室性心律失常认识的不断深化,以及新的循证医学证据的不断积累,ACC/AHA/HRS 联合再次对该指南进行了修订,其中也包括了近几年来新的临床研究和进展部分。

表 48-1 ACC/AHA/HRS 2017 年室性心律失常患者的管理和猝死预防的指南关于 ICD 应用适应证

1. 推荐级别

Ⅰ类:意见一致,公认应植入

Ⅱ类:意见分歧

Ⅱa 类:意见倾向于植入

Ⅱb 类:意见倾向于不植入

Ⅲ类:意见一致,不同意植入

2. 依据级别

A 级:资料来源于多个随机的临床试验,并包含了大量病例

B 级:资料来源于数目有限的临床试验,且所包含的病例数相对较少,或来源于设计合理的非随机试验的资料分析或是观察性注册资料

C 级:以专家们的一致意见作为建议的主要依据

3. ICD 应用适应证

Ⅰ类

(1)非可逆性原因引起的室颤或血流动力学不稳定的持续室速所致的心搏骤停(B 级证据)

(2)伴有器质性心脏病的自发的持续性室速,无论血流动力学是否稳定(B 级证据)

(3)原因不明的晕厥,在心电生理检查时能诱发有血流动力学显著临床表现的持续室速或室颤(B 级证据)

(4)心肌梗死所致 LVEF ≤ 35%,且心肌梗死 40d 或者血运重建 90d 以上,NYHA 心功能Ⅱ或Ⅲ级(A 级证据)

(5)NYHA 心功能Ⅱ或Ⅲ级,LVEF ≤ 35% 的非缺血性心肌病患者(A 级证据)

(6)心肌梗死所致 LVEF ≤ 30%,且心肌梗死 40d 或者血运重建 90d 以上,NYHA 心功能Ⅰ级(A 级证据)

(7)心肌梗死所致非持续室速,LVEF ≤ 40% 且心电生理检查能诱发出室颤或持续室速(B 级证据)

续表

(8) 肥厚型心肌病患者，如为室速 / 室颤导致的心搏骤停的幸存者，或出现自发持续性室速并导致晕厥或者血流动力学不稳定（B 级证据）
(9) 致心律失常性右室心肌病患者合并一项高危因素（心搏骤停复苏后、持续性室速、显著心功能不全 RVEF/LVEF ≤ 35%）（B 级证据）
(10) 心脏结节病患者，如出现持续性室速，或者为心搏骤停的幸存者，或者 LVEF ≤ 35%（B 级证据）
(11) 长 QT 综合征、儿茶酚胺介导的多形性室速、短 QT 综合征、Brugada 综合征、早期复极综合征、特发性室颤等离子通道疾病，如出现过心搏骤停（B 级证据）

Ⅱa 类

(1) 原因不明的晕厥，伴有明显左心室功能障碍的非缺血性扩张型心肌病（B 级证据）
(2) 心室功能正常或接近正常的持续性室速（C 级证据）
(3) 肥厚型心肌病，有一项以上主要 SCD 危险因素（C 级证据）
(4) 致心律失常性心肌病合并晕厥，如考虑晕厥为室性心律失常所致（C 级证据）
(5) 服用 β 受体阻断药期间发生晕厥和 / 或室速的长 QT 综合征（B 级证据）
(6) 在院外等待心脏移植的患者（C 级证据）
(7) 有晕厥史的 Brugada 综合征患者（C 级证据）
(8) 有明确室速记录但没有引起心搏骤停的 Brugada 综合征患者（C 级证据）
(9) 儿茶酚胺敏感性室速，服用 β 受体阻断药后仍出现晕厥和 / 或室速（C 级证据）
(10) 心脏结节病患者，LVEF>35%，如电生理检查能够诱发出持续性室性心律失常，预期生存时间>1 年（C 级证据）
(11) 因冠状动脉痉挛导致心搏骤停复苏后，药物治疗无效或者不能耐受（B 级证据）

Ⅱb 类

(1) 非缺血性扩张型心肌病，LVEF ≤ 35%，NYHA 心功能Ⅰ级（C 级证据）
(2) 有 SCD 危险因素的长 QT 综合征患者（B 级证据）
(3) 有晕厥和严重器质性心脏病，侵入性和非侵入性检查不能明确原因（C 级证据）

续表

(4)有猝死史的家族性心肌病患者(C 级证据)
(5)左心室致密化不全患者(C 级证据)
(6)因冠状动脉痉挛导致心搏骤停复苏后,预期生存时间>1年,在药物治疗的基础上(B 级证据)
(7)肥厚型心肌病患者合并非持续室速或者运动后血压发生显著变化,排除其他猝死高危因素(B 级证据)
Ⅲ类
(1)即使符合上述Ⅰ、Ⅱa 和Ⅱb 类适应证,但预期寿命短于1年(C 级证据)
(2)无休止的室速或室颤(C 级证据)
(3)存在明显的精神疾病,可能被器械植入术加重,或是不能进行系统的随访(C 级证据)
(4)没有条件行心脏移植或 CRT-D 治疗,药物难以控制的 NYHA 心功能Ⅳ级的心力衰竭患者(C 级证据)
(5)原因不明的晕厥,既没有可诱发的室性快速性心律失常,也不合并器质性心脏病者(C 级证据)
(6)合并预激综合征的房性心律失常、右心室或左心室流出道室速、特发性室速,或无器质性心脏病的分支相关性室速,经手术或导管消融可治愈者(C 级证据)
(7)没有器质性心脏病,由完全可逆病因导致的室性快速性心律失常(如电解质紊乱、药物或创伤)(B 级证据)

SCD 二级预防是指在发生心搏骤停或持续性室速的幸存者中预防 SCD 的发生。一级预防是指未发生过心搏骤停或持续性室速的患者预防 SCD。具有 SCD 的高危因素,曾经发生过不明原因的晕厥,推测晕厥可能是由于室性心律失常导致者属于二级预防的范畴。

2017 年的指南与 2008 年指南相比:①强调了对 ICD 的 SCD 一级预防;②关于 ICD 在非缺血性心肌病患者中的应用价值,新指南纳入了更多新的证据。基于 DANISH 等临床试验的结果,指南建议扩张型心肌病患者在最优化治疗(包括药物治疗)的基础上,心功能Ⅱ～Ⅲ级(NYHA 分级),LVEF ≤ 35%,预期生存时间>1 年的患者应植入 ICD;③对于符合 ICD 植入适应证,但缺乏合适的血管入路或者感染高风险患者,同时这些患者目前不需要、预测将来也不需要起搏来治疗心动过缓或者终止心动过速,或者作为心脏再同步化治疗(CRT)的一部分,S-ICD 为Ⅰ类推荐。

ICD 的应用建议，特别是应用于一级预防时，仅适用于那些已经接受最佳药物治疗且生存状态良好，预期寿命超过 1 年的患者。一般人群心力衰竭患者的生存率很难估计，因为不同临床试验的预测模型中，研究人群的并存疾病和年龄各不相同。因心衰反复住院特别是伴有肾功能损害的患者，其死于心衰早期的风险较高。

【经静脉电极导线植入】

非开胸导线植入系统目前广泛应用于临床。1993 年，美国 FDA 正式批准通过了第三代的非开胸 ICD 系统，使 ICD 的植入量进一步增长。自 1994 年以来，经静脉单极除颤系统开始在临床应用，进一步简化了手术过程，提高了除颤效果，推动了临床的广泛应用。临床应用结果表明，至少 95% 患者采用非开胸 ICD 系统可以得到满意的除颤阈值。国内自 1996 年开始应用非开胸 ICD 系统，发展较快。

目前在临床上应用的非开胸 ICD 系统根据除颤电极的构成大致可以分为两类：

1. 以心内线圈电极为主的除颤系统　虽然各个厂家设计有所不同，但右心室的三极感知和除颤导线基本相同，经静脉植入的心内膜三极感知和起搏导线，在此之后为一用于除颤的线圈电极，在电极的心房段加设另一线圈电极，构成除颤电路。这些系统在临床应用时，大多数患者可得到满意的除颤效果，但仍有相当一部分患者不能得到满意的除颤阈值，而改用其他非开胸 ICD 系统或开胸植入 ICD 系统。

2. 单极除颤系统　单极除颤系统是指除颤器外壳本身作为除颤的一个电极，与心内的线圈除颤电极构成除颤电路。该系统具有以下特点：

(1) 手术操作进一步简化，只需经静脉植入一根三极的感知与除颤电极，将除颤器直接埋于左胸前的皮下或胸肌下，由右心室的线圈电极与左胸前的除颤器外壳构成除颤电路。

(2) 除颤阈值低，因为除颤器外壳作为除颤电极，大大地增加了除颤电极的面积，从而进一步有效地降低了除颤阈值。

【除颤阈值测试】

当感知和除颤导线固定后，导线与体外除颤测试系统连接进行除颤阈值测定。进行除颤阈值测定时，首先需要诱发室颤。室颤的诱发方法有两种：一种为 T 波电击，即在 T 波易损期上以低能量电击诱发室颤；另一种方法为 50Hz 交流电刺激。两种方法均能非常有效地诱发出室颤。虽然除颤阈值的标准各个医学中心有所区别，但大多数医院采用连续两次 20J 或以下的能量能有效除颤作为成功标准,即除颤阈值≤20J,才可考虑电极与脉冲发生器连接,并将脉冲发生器植入。也有某些医院采用15J作为植入ICD的标准。目前ICD系统最大除颤能量在30~34J,除颤阈值应低于最大的除颤能量10J以上(安全界限),以保证最大能量释放时高于95%成功率。某些新的ICD系统最大释放能量可达35~40J。可以允许植入ICD时除颤阈值为20~24J。完成阈值测定后,将脉冲发生器与导线连接,诱发室颤,检验整个ICD系统感知心律失常和除颤功能及效果。

【除颤器植入】

目前临床上应用除颤器均埋藏于患者胸前(图48-2),作为单极除颤系统的一个极,除颤器必须埋藏在左胸前。ICD胸前植入可埋于肌肉下囊袋或皮下囊袋,视患者胸前皮下组织而定,若患者较瘦,皮下脂肪少,可将ICD埋于肌肉下,对于皮下脂肪较多的患者,可将ICD埋于皮下囊袋。以往的ICD植入手术通常在手术室进行,由于非开胸除颤系统简化了手术过程,目前大多数在导管室进行,由心内科医生植入。

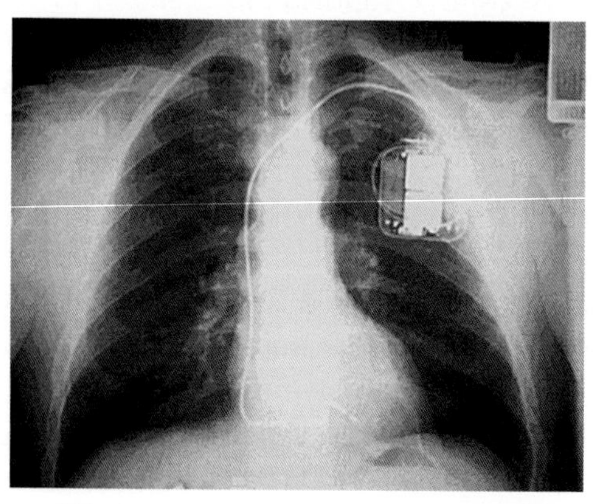

图48-2　经静脉植入ICD后的X线影像

四、双腔ICD

研究表明,植入型心律转复除颤器经常会发生误放电,误放电的比例可达27%~41%,使植入ICD的患者生活质量下降,而误放电多发生于患者出现室上性快速心律失常,如心房颤动、心房扑动、室上性心动过速、窦性心动过速等。因此如何准确地识别室速和室上性快速心律失常是减少误放电的关键。双腔ICD增加了心房导线,可直接记录心房的电活动,为准确识别室上性快速心律失常提供了条件。以美敦力双腔 ICD 为例，双腔 ICD 采用分别心房 P 波与心室 R 波的逻辑关系来准确区分室上性与室性心律失常。另外，结合心率指标、R-R 间期规律指标等进一步提高了识别的准确率。

应用双腔 P-R 逻辑分析指标可明显减少不适当地识别导致的误放电，临床研究报道，300 例应用双腔 ICD 患者采用 P-R 逻辑分析指标，在随访过程发生的 1 092 次心动过速发作中，室速和室颤识别率为 100%。92% 所有发作被准确分类和识别，与单腔 ICD 单纯应用频率识别指标相比，减少误放电 72%，明显地提高了植入 ICD 患者的生活质量。

研究表明，植入 ICD 的患者有许多伴有心动过缓，需要双腔起搏治疗，与单腔 ICD 相比，双腔 ICD 除了可更准确地识别和治疗快速室性心律失常，而且更有效地用于治疗心动过缓。因此双腔 ICD 与单腔 ICD 相比，有下列优点：

1. 植入 ICD 的部分患者中需要心动过缓起搏治疗。
2. 房室顺序起搏对于心功能不全者可改善或保持心功能。
3. 基于心房起搏的双腔起搏可防止一些快速房性心律失常发作。
4. 双腔 ICD 可以准确识别室上性快速心律失常，减少误放电。

五、CRT-D

【COMPANION 临床试验】

约 30% 心衰患者由于传导系统阻滞导致心脏功能失同步。对于合并 QRS 波增宽的 25%~30% 严重心衰患者，CRT 改善收缩功能并逆转左心室重构，两者均为扩张型心肌病（DCM）临床表现的病理生理机制；对于缺血性心肌病伴或不伴心力衰竭患者，ICD 治疗降低了病死率（MADIT-Ⅱ）。从理论上讲双心室同步起搏 + 植入型除颤器治疗（三腔 ICD，CRT-D）可降低心衰患者的病死率。

2003 年心力衰竭患者药物、起搏和除颤器治疗对比研究 COMPANION 研究结果显示：① CRT 与 CRT-D 均可降低联合终点事件发生率（总病死率和 / 或心衰入院率）；② CRT 治疗使病死率呈下降趋势（12 个月病死率降低 24%）；③联用 ICD 与 CRT 治疗（CRT-D）使病死率进一步下降，导致后者明显降低（12 个月病死率降低 36%）。因此，对于有 CRT 植入指征的患者，应尽可能地植入带有除颤功能的 CRT-D。

六、S-ICD

传统 ICD 经静脉植入，存在经静脉导线植入相关并发症和囊袋感染问题。因此,非静脉植入方式除颤技术应运而生。近几年逐渐应用于临床的 S-ICD 便是解决静脉导线相关并发症的一种新方式。全球范围内针对 S-ICD 的安全性及有效性开展了多项研究。IDE 研究为 S-ICD 最重要的研究之一,研究中所有成功植入 S-ICD 的患者诱发室速 / 室颤均成功转复,首次电转复成功率达 92%,随访至 180d 时 99% 患者无 S-ICD 引起的并发症,器械相关感染率为 5.6%,拔除率 1.2%,无全身感染或心内膜炎,无恶性心律失常死亡。基于该研究结果,S-ICD 在美国获准上市。

2016 年 S-ICD 获得 CFDA 批准在中国上市,正式拉开中国 SCD 疾病预防和治疗“无触”新纪元。S-ICD 由脉冲发生器以及带除颤线圈的电极组成(图 48-3)。S-ICD 的植入手术无须 X 线透视且不经静脉途径,避免了静脉导线相关并发症,安全性良好。目前 S-ICD 主要缺点为缺乏起搏及超速起搏功能。

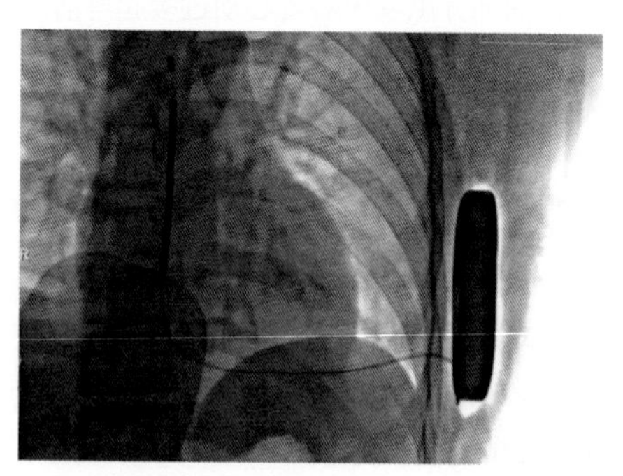

图 48-3 S-ICD 的 X 线影像

七、防止 SCD 效果评价

【ICD 与抗心律失常药物】

抗心律失常药物与植入型除颤器(antiarrhythmic sversus implan-table difibrillation,AVID)的临床试验,目的是比较对于室颤或只有血流动力学改变的顽固性室速患者应用 ICD 与抗心律失常药物胺碘酮或索他洛尔相比,是否可降低总病死率。共 1 016 例患者纳入研究,入选试验的患者条件:①发生过室颤。②发生过室速伴晕厥。③室速无晕厥但 LVEF<40% 以及收缩压<80mmHg,接近晕厥患者。试验随机分为两组,一组应用抗心律失常药物胺碘酮或索他洛尔,另一组应用非开胸 ICD 系统。经过 3 年的前瞻性随访,AVID 临床试验于 1997 年结束,结果显示:植入型心律转复除颤器

与抗心律失常药物(胺碘酮或索他洛尔)相比,第一年可降低总病死率 39%,第二、三年可降低总病死率 27% 和 31%。结论:对于致命性室性心律失常患者,ICD 应作为首选治疗。

【ICD 与充血性心力衰竭】

MERIT-HF 试验中,不同心功能 NHYA 分级患者的死因分析表明,近一半的心衰患者死于心律失常,因此 ICD 对心衰患者而言非常重要。心衰患者是否需要植入 ICD 主要参考发生 SCD 的危险分层以及患者的整体状况和预后,最终结果要因人而异。重度心衰患者的预期存活时间和生活质量不高,ICD 可能不是最佳治疗策略。

1. MADIT-Ⅱ试验　心肌梗死后,左心室功能不全的患者具有充血性心力衰竭以及心律失常相关猝死的危险。研究者推论,既往发生心肌梗死及左心室功能不全的患者,瘢痕组织可能是一个重要的恶性室性心律失常的触发因素。多中心自动除颤器植入试验Ⅱ是设计评价既往心肌梗死伴有 LVEF<30% 的患者预防性植入除颤器(不进行电生理检查诱发心律失常)潜在改善生存率的效果。试验于 1997 年 7 月开始,患者入选标准:心肌梗死后 4 周,LVEF ≤ 30%,随机分为常规药物组和 ICD 组。试验终点:各种原因引起的死亡。结果:共入选患者 1 232 例,平均随访 20 个月。此项研究结果提示植入除颤器可改善既往心肌梗死后 LVEF ≤ 30% 患者的生存率。与常规药物治疗相比,除颤器治疗可减少 31% 死亡危险性。电生理检查或诱发室性心律失常并不作为本试验入选标准。此次试验显示植入除颤器可以改善既往心肌梗死伴左心室功能不全患者的生存率。因此,预防性植入除颤器在这些患者中是值得推荐的。

2. SCD-HeFT 临床试验　2004 年 3 月,具有里程碑意义心力衰竭 SCD 试验(sudden cardiac death in heart failure trial,SCD-HeFT)的结果公布,显示 ICD 治疗能延长心功能不全患者的寿命。本研究共收入 2 521 例患者,研究中 1/3 患者接受了 ICD;1/3 患者接受用于控制快速性心律失常胺碘酮的治疗;1/3 患者接受安慰剂治疗。其结果显示,中度心功能不全患者,接受 ICD 治疗的病死率较未植入 ICD 下降 23%。NIH 研究显示对于有 SCD 危险的患者,应给予更积极的诊断和治疗。本试验也提示作为预防性用药,胺碘酮不能提高生存率。基于上述临床研究的结果,ACC/AHA/HRS《2008 年心脏节律异常器械治疗指南》将心肌梗死后或非缺血性心肌病心功能不全的患者(LVEF ≤ 35%)列入 ICD 植入的一类适应证。

八、术后随访及ICD更换

【ICD术后随访】

因为ICD电容需要周期性工作以保持其功能，因为需要测量充电时间，评估电池容量，患者在植入ICD后需要每3~6个月随访一次。通常进行非介入性的体外电池测量以及整个ICD系统工作的评估，有时也需要介入性的（如插入心内导管）电生理随访。所有目前的ICD系统均可通过体外程控仪程控了解ICD的工作情况。目前的ICD系统均具有记忆功能，可记录每次心律失常发生情况及除颤治疗情况。通过体外程控，可将这些资料调出。有时患者的临床表现也有助于明确ICD电击，在ICD放电前，有时患者会出现头晕及晕前表现，提示室性心律失常的出现。除颤时患者通常会有明显电击感觉。而在某些室速的抗心动过速起搏治疗或低能量的电转复时，患者有时无明显感觉。

合适与不合适的放电有时很难区别。例如，房颤伴快速心室率超过ICD心律失常的感知频率，可能会触发放电并记录下来，非持续性室速有时也会触发放电。这种情况多见于早期没有第二次确认功能的ICD产品，目前新一代的ICD具有放电前第二次确认功能，可以消除非持续性室速的不必要放电。由电极导管破裂导致的感知功能障碍（过感知），有时会由于干扰信号触发放电。电极导管破裂可以通过X线检查发现。窦性心律时发生放电，提示ICD系统的感知功能不良，分析窦性心律时的周长以及放电时的心率周长，有助于诊断和调整ICD的感知和识别功能。

【ICD更换】

绝大多数植入ICD系统的患者，当有证据表明电池耗竭时，如充电时间延长，应考虑更换脉冲发生器，约50%患者更换脉冲发生器后发生过电击或抗心动过速起搏治疗，提示这些患者对ICD的需求。对于植入ICD后从未发生过电击的患者，当电池耗竭时是否更换脉冲发生器应根据患者的具体情况决定。例如患者心律失常种类、发生情况、心脏病本身严重程度、电生理检查结果等，绝大多数在植入ICD期间没有发生电击的患者仍应考虑更换，因为有许多患者在植入ICD许多年后仍发生电击，说明患者对ICD治疗的需要。更换脉冲发生器时可进行选择，可选择同型号产品，也可选择换代产品。目前大多数ICD可与已应用的导线系统相匹配。除颤导线通常不需要更换，除非发生问题。在进行更换手术时，应重新测试整个导线系统是否仍有效感知心律失常以及有效的除颤，还可测试新的脉冲发生器的工作情况。临床经验表明，大多数患者植入的导线系统，更换脉冲发生器时，反复测试，工作良好，仅有极少数患者在更换脉冲发生器时，测试除颤阈值较前升高。早期的 ICD 使用寿命仅 2 年左右，而目前的新一代的 ICD 使用寿命可达到 8~10 年。许多潜在的因素，包括心脏病的类型和严重程度、心功能状态、细胞内电解质浓度、导线系统结构、除颤脉冲波形和相位方式以及某些药物等均可影响除颤阈值。植入 ICD 系统后虽然一些药物治疗改变、疾病本身变化，但大多数因素保持相对稳定。药物对除颤阈值的影响在实验研究和临床研究有所不同。目前的一些临床研究提示，胺碘酮可造成除颤阈值改变。研究表明，与未服用胺碘酮的患者相比，长期服用胺碘酮的患者可使除颤阈值有意义地升高。对这些患者，在更换脉冲发生器时，应反复测试阈值，保证新植入的脉冲发生器能有效地除颤，并有一定的高于除颤阈值的安全除颤能量界限。

（华　伟　顾　敏）

第八部分

8

肺血管病

第 49 章　肺血栓栓塞症

一、引　言

肺血栓栓塞症(肺栓塞,PTE)是内源性或外源性栓子堵塞肺动脉或其分支引起肺循环障碍的临床和病理生理综合征。发生肺出血或坏死者称肺梗死。肺栓塞是第三位常见心血管疾病,仅次于冠心病和高血压。在西方国家,未经治疗的肺栓塞病死率高达30%,占全部疾病死亡原因的第三位。急性肺栓塞患者早期如能正确诊断,及时给予有效治疗,大多数患者预后良好,病死率可降低至2%~8%。不幸的是,该病误诊率高达 70%~80%。即使在西方发达国家,急性肺栓塞得到正确诊断,有效治疗者也不足 1/3。高危患者如不能及时诊断、正确治疗,将因血流动力学受损而危及生命;侥幸存活的患者,部分将发展成慢性血栓栓塞性肺动脉高压、慢性肺源性心脏病而致残,丧失劳动能力,预后极差。绝大多数肺栓塞患者可能存在静脉血栓形成的易患因素。常见的易患因素包括卧床少动、创伤、术后,慢性心肺疾病、肥胖、恶性肿瘤、妊娠、口服避孕药以及某些凝血、纤溶机制的先天性缺陷(如蛋白 S、蛋白 C 缺乏和凝血因子Ⅴ*Leiden* 基因突变)等。由于此病漏诊率、误诊率、病死率、致残率均高,已成为严重危害患者健康和生命质量的国际性的重大医疗保健问题。

提高肺栓塞的诊断水平,最为重要的是要有科学的诊断思路,综合分析,正确判断。在怀疑肺栓塞的病例中,90% 是根据临床症状,仅 10% 是因为胸部 X 线片或增强 CT 检查发现高度提示肺栓塞的放射影像学所见才被怀疑的。因此,对怀疑肺栓塞患者,应仔细询问病史,分析发病及症状特点,注意有无静脉血栓栓塞的高危因素。但是肺栓塞的症状或体征均缺乏特异性,且不敏感,如不仔细观察、分析,极易误诊为其他心肺疾病而延误治疗。研究显示,既往无心肺疾病的肺栓塞患者,97% 有呼吸困难(尤以活动时明显)、呼吸急促或胸痛。通常,呼吸困难、晕厥或发绀预示患者有致命性危险。肺栓塞患者起源明确的栓子 70%~90% 来自下腔静脉区域,尤其是下肢深静脉。而深静脉血栓形成(DVT)患者,50%~70% 并发肺栓塞。因此,DVT 被认为是 PTE 的标志。DVT 和 PTE 是静脉血栓栓塞症(VTE)同一疾病过程的两种表现。这就要求临床医生必须重视对下肢深静脉的检查。但临床上对这一常见、重要的肺栓塞危险因素常缺乏足够认识和重视,影响了 PTE 的诊断,特别是部分外伤、手术后或制动的患者,由于存在的 DVT 未能检出,没有给予及时处理或处理不当等,导致患者出现突然的呼吸困难而发病,甚至死亡。因此,熟悉 PTE 及 DVT 的临床表现,对缺乏原因的进行性呼吸困难尽早考虑 PTE 诊断并给予恰当治疗,对减少漏误诊,降低 PTE 发病率、病死率,改善预后至关重要。临床上联合运用某些变量综合判断可以对 PTE 患病率进行客观评估,称 PTE 临床预测规则或称评分系统。常用的有加拿大 Wells 评分系统和修订的 Geneva 评分系统(表 49-1)。

表 49-1 肺栓塞患病概率临床评分系统

修订的 Geneva 评分系统		Wells 评分系统	
变量	分值	变量	分值
易患因素		**易患因素**	
年龄>65 岁	+1		
既往 DVT 或 PTE	+3	既往 DVT 或 PTE	+1.5
1 个月内手术或骨折	+2	近期手术或制动	+1.5
恶性肿瘤活动期	+2	癌症	+1
症状		**症状**	
单侧下肢痛	+3		
咯血	+2	咯血	+1

续表

修订的 Geneva 评分系统		Wells 评分系统	
变量	分值	变量	分值
临床体征		**临床体征**	
心率		心率	
75~94 次 /min	+3	>100 次 /min	+1.5
≥95 次 /min	+5		
下肢深静脉触痛及单侧肿胀	+4	DVT 的临床体征	+3
临床判断		临床判断	
PTE 临床患病概率	总分	PTE 临床患病概率	总分
低	0~3	低	0~1
中	4~10	中	2~6
高	≥11	高	≥7
		PTE 临床患病率	
		不太可能	0~4
		很可能	>4

但是，单纯临床资料不足以确定肺栓塞诊断，需选择合适、相对特异性影像学检查并结合临床资料进行综合分析。至于选择何种影像学方法，则取决于现有条件以及患者血流动力学不稳定程度和原有基础心肺疾病等情况。

二、临床表现

【症状】

肺栓塞的临床表现多种多样，缺乏特异性，主要取决于血管堵塞的程度、发生速度和心肺的基础状态，轻者可无任何症状；重者患者可发生休克，甚至死亡。常见的症状有：

1. 呼吸困难　尤以活动后明显。既往无心肺疾病的患者，呼吸困难是肺栓塞最常见的症状，发生率 73%~90%，尤以活动时明显。迅速出现的单纯呼吸困难通常是由于更靠近中心部位的肺栓塞所致。对于既往有心肺疾病的患者，呼吸困难加重可能是提示肺栓塞的唯一症状。值得指出的是，临床上经常将肺栓塞患者劳力性呼吸困难（患者有时叙述为憋气或胸闷等）误诊为冠心病，劳力性心绞痛。但仔细分析病情，结合心电图，血气分析、超声心动图以及胸部X线等检查，症状与客观检查不相符，应考虑肺栓塞的诊断。

2. 胸痛　发生率约 70%。其中胸膜性胸痛多见，约占 66%，多与呼吸有关，咳嗽时加重，通常为较小血栓栓塞周边小的肺动脉，累及胸膜所致；胸骨后心绞痛样疼痛约占 4%，通常为较大血栓栓塞靠近中心部位的肺动脉所致，可能代表右心室缺血，其血流动力学改变较有胸膜性胸痛的患者更显著。

3. 烦躁不安、惊恐甚至濒死感　发生率约 55%。

4. 咳嗽　多为干咳，发生率 20%~37%。

5. 咯血　为肺梗死所致肺泡出血的结果，一般量不多，血呈鲜红色，数日后可呈暗红色，发生率 13%~30%。大咯血少见，多见于慢性血栓栓塞性肺动脉高压的患者，是由于支气管黏膜下代偿性扩张的支气管动脉破裂出血所致。

6. 晕厥　多见于重症肺栓塞或为慢性血栓栓塞性肺动脉高压的首发或唯一症状，发生率 11%~20%。

7. 心悸　发生率 10%~18%。

8. 腹痛　Smith 报道 1 例 28 岁女性因急腹症入院，死亡，经尸检证实为肺栓塞；Saviotti 报道 1 例 60 岁男性，因反复胸痛、上腹痛，伴心电图缺血性改变收住院，冠状动脉造影正常，诊断为冠状动脉痉挛，后因患者症状再发死亡，尸检证实为肺栓塞。因此，肺栓塞的患者腹痛虽少见，但易误诊，预后差，需引起重视。

【体征】

1. 呼吸急促（呼吸频率 >20 次 /min）　发生率约 70%，是最常见的体征，尤以活动时明显，呼吸频率最高可达 40~50 次 /min。

2. 窦性心动过速　发生率 30%~40%。

3. 发绀　发生率 11%~16%，多由于肺内分流或心内分流（即卵圆孔开放）所致。

4. 发热　发生率约 43%，多为低热，少数可有中度以上发热（约 7%），约持续 1 周。

5. 气管向患侧移位。

6. 肺内可闻及哮鸣音和 / 或干湿啰音　前者发生率约 5%，后者发生率 18%~51%。

7. 肺血管杂音　杂音随吸气增强。

8. 部分患者可闻及胸膜摩擦音。

9. 胸腔积液　发生率 24%~30%。通常积液量少，临床上难以察觉。

10. 肺动脉高压和右心功能不全的体征 ①颈静脉充盈或搏动(最有意义的体征，约 12%)；②右心室呈抬举性搏动；③胸骨左缘第2、3 肋间可有收缩期搏动，触及肺动脉瓣关闭性震动；④肺动脉瓣区第二心音亢进或分裂(23%)，部分患者可闻及收缩期喷射音或喷射性杂音(23%)；⑤胸骨左缘第 4 肋间可闻及三尖瓣反流性杂音；⑥可闻及右心性第三及第四心音分别为室性或房性奔马律；⑦心律失常，如各种期前收缩、室上性心动过速、心房扑动及颤动等；⑧肝脏充血；⑨腹水；⑩心包摩擦音或心包积液的征象等。

11. 下肢深静脉血栓形成所致的肿胀、压痛、僵硬、色素沉着和浅静脉曲张等 通常呼吸困难、晕厥或发绀预示患者有致命性危险，须及早正确诊断及治疗；而临床上有典型肺梗死三联征者(即呼吸困难、胸痛及咯血)不足 1/3。因此，要求全科医生在熟悉肺栓塞临床表现的基础上，综合分析检查结果，排除可能的心肺等疾病，而考虑到该病的诊断，减少误诊与漏诊。

三、实验室检查

【血浆 D- 二聚体含量测定】

D- 二聚体主要用于血流动力学稳定的疑似中低可能性的急性肺栓塞患者的排除诊断。由于 D- 二聚体水平随着年龄增长而自然增加，且升高常见于肿瘤、严重感染或炎症、妊娠期或住院患者等很多种情况，因此不能用于确诊肺栓塞。在急诊室，酶联免疫吸附测定阴性的 D- 二聚体结果联合临床可能性评估，能排除 30% 疑似肺栓塞的患者，避免继续检查。D- 二聚体诊断的特异性随年龄的升高而逐渐下降，年龄>80 岁的老人，疑似肺栓塞的 D- 二聚体特异性降低约 10%。随年龄调整的 D- 二聚体临界值(>50 岁患者为年龄 ×10μg/L)可提高诊断的特异度。而根据年龄校正的 D- 二聚体界值能够提高老年人 D- 二聚体的检测效能，减少 CT 肺动脉造影(CTPA)检查的使用，同时敏感度不受影响。此外，新指南对疑似肺栓塞的患者也推荐使用 YEARS 临床判断标准排除肺栓塞，即根据三个临床指标：DVT 征象、咯血和肺栓塞的可能性最大，联合 D- 二聚体值进行判断。如三项指标阴性 +D- 二聚体<1 000ng/ml，或有至少 1 项指标 +D- 二聚体<500ng/ml 可排除肺栓塞，不需进行 CTPA 检查。使用该方法，48% 患者避免了 CTPA 检查。而采用 Wells 评分和固定的 D- 二聚体阈值 500ng/ml，只有 34% 患者获益。

【血清酶学检查】

肺栓塞时，血清酶学改变缺乏敏感性和特异性。部分患者出现白细胞计数增多、红细胞沉降率增快，约 15% 急性肺栓塞和 85% 肺梗死患者可同时出现血清乳酸脱氢酶升高和胆红素升高，但天冬氨酸转氨酶、血磷酸肌酸激酶和羟丁酸脱氢酶正常。由于乳酸脱氢酶的升高也见于心力衰竭、休克、妊娠、肾脏及肝脏疾病、贫血、肺炎、肿瘤以及手术后等，缺乏特异性，因此血清酶学检查对肺栓塞的诊断价值不大。但对肺梗死与急性心肌梗死的鉴别有较大帮助。近年有报道，肌钙蛋白 T 升高与肺栓塞预后有关。

【血气检查】

血气分析是诊断肺栓塞有价值的筛选指标。特别是既往无心肺疾病而血气分析显示低氧血症、低碳酸血症、呼吸性碱中毒以及 $P_{(A-a)}O_2$ 增大的患者，应高度怀疑肺栓塞，此时应结合临床情况选择行放射性核素肺通气 / 灌注显像或增强 CT 或肺动脉造影检查，以尽早确立或排除肺栓塞的诊断，进行及时、有效的治疗。通常，肺血管床堵塞 15%~20% 即可出现低氧血症（$PaO_2 \leqslant 80mmHg$），大部分患者还并存低碳酸血症和肺泡 - 动脉血氧差［$P_{(A-a)}O_2$］增大。急性肺栓塞患者 76% 有低氧血症，93% 有低碳酸血症，86%~95%$P_{A-a}O_2$ 增大。动脉血氧分压正常者不能除外肺栓塞。

四、辅助检查

【心电图】

据报道，91%~97% 急性大面积肺栓塞患者心电图有改变，特别是伴随缺乏原因的劳力性呼吸困难而出现的右心室负荷过重的心电图变化更具诊断意义。肺栓塞的心电图无特异性改变，多在发病后数小时出现，常于数周内消失，因此肺栓塞患者心电图要做动态观察。最常见的改变是窦性心动过速，$S_ⅠQ_ⅢT_Ⅲ$型，T 波 V_1~V_4 导联倒置。QRS 波电轴多数右偏，$S_ⅠS_ⅡS_Ⅲ$征和顺钟向转位，完全性或不完全性右束支传导阻滞，右心室肥厚。有时肺栓塞的心电图改变不够典型，应常规做右胸前导联心电图，并动态观察心电图变化。

【胸部 X 线片】

常见的征象有肺浸润或肺梗死阴影，多呈楔形，凸向肺门，底边朝向胸膜；患侧膈肌抬高，也可出现纵隔和气管向患侧移位；可见胸腔积液，区域性肺血管纹理稀疏、纤细，部分或一侧肺野透过度增强。可见肺动脉段突出，主肺动脉扩张，右肺下动脉横径增宽(也可正常或变窄)，中心肺动脉扩张与外围纤细形成鲜明的对照征比较少见，右心室常扩大。正常的放射线胸片不能除外肺栓塞的诊断。

【影像学检查】

对于疑诊肺栓塞的患者，可行 CTPA 检查，该检查可以显示主肺动脉至亚段肺动脉的结构。胸部 CTPA 有增加乳腺癌可能的终生风险，而核素肺通气 / 灌注显像辐射剂量低、示踪剂使用少、较少引起变态反应，是一种对疑诊肺栓塞患者重要的诊断方法。建议优先用于临床可能性低、胸部 X 线片正常的门诊患者、年轻（尤其是女性）、妊娠、对对比剂过敏以及严重肾功能不全者，但需要注意假阳性和假阴性的情况。通气显像的目的是提高特异度。CTPA 诊断肺栓塞的准确性与有创性肺动脉造影相当。磁共振肺动脉造影敏感度低、临床证据少、对仪器设备要求高（急诊难以普及），目前很少应用于肺栓塞的诊断。

此外，2019 年 ESC（欧洲心脏病学会）急性肺栓塞诊断和治疗指南更新了使用 CTPA 和肺核素扫描诊断肺栓塞时的辐射剂量。对于血流动力学不稳定的疑似肺栓塞患者，指南建议尽快给予床旁经胸超声心动图检查，如超声心动图提示右心室功能不全，病情相对稳定者应进行 CTPA 检查，如无法进行 CTPA 检查，可按高危肺栓塞处理。对于超声无右心功能不全或 CTPA 阴性的患者，应寻找引起休克或血流动力学不稳定的其他原因。更新后的流程更加符合临床实践，避免因强行检查所带来的风险。

【超声心动图检查】

超声心动图对心功能评价、肺动脉压力测定、危险分层、决定肺栓塞治疗方案、疗效评估以及预后分析等方面具有独特价值。特别是临床上危重肺栓塞患者，无法完成核素肺显像或增强 CT 检查，可仅依据超声心动图结果行溶栓治疗。近年来，文献报道，局部右心室游离壁功能异常是急性肺栓塞特异征象。此征象在 85 例患者的诊断敏感性 77%，特异性 94%。另外，超声仪器较普及，检查快速、便捷，费用低廉，便于临床使用和推广。经胸与经食管超声心动图能间接或直接提示肺栓塞存在征象。①间接征象：右心室扩张，右肺动脉内径增加，左心室内径变小，室间隔左移及矛盾运动，以及肺动脉压增高等。②直接征象：肺动脉主干及其分支内发现栓子。当并发肺动脉高压和肺源性心脏病时，出现相应的超声征象，如肺动脉和右心室流出道血流加速度、三尖瓣跨瓣压差增加及右心房室增大等。超声心动图另一重要价值是与其他心脏病的鉴别诊断。

【深静脉检查】

肺动脉栓塞的栓子绝大多数来自下肢深静脉，因此静脉血栓的发现虽不能直接诊断肺栓塞，但却能给予很大的提示。下肢静脉血栓形成的物理检查近半数正常，因此常需借助其他检查方法加以证实，常用的方法有超声多普勒血管检查、放射性核素静脉造影、肢体阻抗容积波图和静脉造影等。

五、治疗原则

【一般处理】

重症患者应监测呼吸、心率、心律、血压、心电图以及血氧等变化。酌情给予镇静镇痛药及小剂量抗焦虑药，以缓解疼痛、解除紧张及焦虑，通常非甾体抗炎药可能比麻醉剂缓解胸膜刺激引起的胸痛更有效。氧分压低于 60~65mmHg，尤其是存在低心排血量者，应给予持续吸氧。可采用面罩或鼻导管，通常鼻导管吸氧即可，吸入氧浓度应使血氧饱和度 90% 以上为宜。纠正低氧血症可以逆转因栓塞引起的肺血管收缩。缓解迷走神经张力过高引起的肺血管痉挛和冠状动脉痉挛，可给罂粟碱 30mg 皮下、肌内或静脉注射，每小时一次，该药还有镇静和减少血小板聚集的作用。对怀疑肺栓塞患者，应尽早给予肝素治疗。如果准备溶栓，应避免有创检查及穿刺部位出血。限制静脉补液量（不宜超过 500ml），避免右心室充盈压进一步升高，以免诱发右心衰竭。对血压正常而心排血量减低患者，可给予多巴酚丁胺或多巴胺增加心排血量，同时有可能降低肺血管阻力。此外，如患者粪便秘结，咳嗽剧烈，应给予通便、镇咳等辅助治疗，尽量避免腹部压力增高。急性肺栓塞患者适当制动、严禁肢体按摩；晚近的研究表明，经肺扫描证实，早期离床活动和腿部加压疗法，与制动相比，肺栓塞的发生率类似。

【急救措施】

合并休克者给予多巴胺、多巴酚丁胺、肾上腺素或去甲肾上腺素等药物，一般多巴胺 5~10μg（/kg·min），多巴酚丁胺 3.5~10.0μg/（kg·min），或去甲肾上腺素 0.2~2.0μg（/kg·min），持续静脉滴注，使收缩压维持在 90~100mmHg（12~13.3kPa），心指数＞2.5L/（min·m^2）及尿量＞50ml/h。迅速纠正引起低血压的心律失常，如心房扑动、心房颤动等。如出现呼吸衰竭且严重低氧血症，可短时应用机械通气治疗。同时积极进行抗凝和溶栓治疗。由于大部分研究结果来自动物实验，因此上述药物对高危血流动力学不稳定患者的益处尚有争议，使用上述药物时一定要监测生命体征。对危重患者除积极的支持治疗外，应尽早给予溶栓等快速恢复肺血流的方法，以挽救生命。

【抗凝治疗】

抗凝治疗是肺栓塞的基本治疗。临床高度可疑急性肺栓塞，在等待诊断结果过程中，建议开始应用胃肠外抗凝治疗如非片段肝素（UFH）即普通肝素、低分子量肝素（LMWH）和戊糖肝素即磺达肝癸钠等。一旦确诊急性肺栓塞,如果没有抗凝禁忌,推荐尽早启动抗凝治疗,初始抗凝推荐选用LMWH、UFH、磺达肝癸钠、负荷量的利伐沙班或阿哌沙班。对于高危患者准备实施溶栓,或患者存在严重的肾功能不全(30ml/min),以及严重肥胖者推荐给予普通肝素。这主要因为UFH半衰期短,药效便于监测以及鱼精蛋白可以快速将其逆转。根据体重调整的肝素用量表,Raschke抗凝方案见表49-2。急性肺栓塞,开始口服抗凝治疗的患者,若适合服用直接口服抗凝药(阿哌沙班、达比加群酯、艾多沙班或利伐沙班),推荐服用。若选用利伐沙班或阿哌沙班,在使用初期需给予负荷剂量;若选择达比加群酯或者艾多沙班,应先给予胃肠外抗凝药物至少5d。选择服用华法林的患者必须由肝素过渡到华法林。通常在肝素治疗的第1或2天给予华法林。华法林首剂加倍,此后2.5~3mg/d口服,根据国际标准化比值(INR)调整剂量,将其控制在2.0~3.0。INR达标持续2d,则可以停用肝素,或合用肝素至少4~5d,以后根据INR值调整华法林剂量。对于抗磷脂抗体综合征患者,推荐服用华法林无限期治疗。对于肺栓塞事件,没有可识别危险因素的患者,应考虑延长抗凝治疗时间。对于危险因素持续存在的患者(除抗磷脂抗体综合征以外),应考虑延长抗凝治疗。对于肺栓塞事件,具有轻微暂时性/可逆性危险因素的患者,应该考虑延长抗凝治疗时间。服药6个月后,建议将阿哌沙班和利伐沙班减量服用。癌症合并肺栓塞的患者,除胃肠道癌症外,建议将艾多沙班或利伐沙班作为LMWH的替代方案。不推荐妊娠期和哺乳期妇女服用直接口服抗凝药。

表49-2 Raschke抗凝方案(根据体重调整的肝素用量)

APTT		肝素剂量的调节	APTT测定时间
s	控制倍数		
		首剂负荷量80U/kg,随后18U/(kg·h)维持	4~6h
<35	<1.2	80U/kg静脉推入,然后增加4U/(kg·h)	3h
36~45	1.2~1.5	40U/kg静脉推入,然后增加2U/(kg·h)	
46~70	1.~2.3	维持原剂量	24h
71~90	2.3~3.0	将维持量减少2U/(kg·h)	
>90	>3.0	停药1h,随后减量3U/(kg·h)继续给药	

【溶栓治疗】

溶栓治疗能快速溶解血凝块，恢复肺灌注。治疗 24h 后，单用肝素的患者肺血流无明显改善，而加用溶栓药物的患者总的肺灌注缺损减少了 30%~35%。然而，7d 后，两者肺血流灌注的改善情况却相似，总的肺灌注缺损减少 65%~70%。所以，如果没有溶栓绝对禁忌证，伴有休克或低血压的肺栓塞患者应给予积极的溶栓治疗。对于中危患者，溶栓治疗仍有争议。目前认为，治疗的目标在于预防永久性右心功能不全、慢性血栓栓塞性肺动脉高压的发生和生活质量的下降。目前几项多中心临床试验正在进行中。对于低危患者，溶栓与肝素抗凝相比，生存率、病死率无明显差异，但出血的危险性增加，故主张单用肝素抗凝治疗。目前溶栓治疗的适应证：①急性高危肺栓塞且无明显出血并发症的风险。②急性中危肺栓塞患者，出现预后不良的临床证据（如新出现的血流动力学不稳定，呼吸衰竭恶化，严重的右心室功能障碍和严重的心肌坏死）且出血风险较低。③低危患者不建议溶栓治疗；急性中危肺栓塞伴轻度右心室功能不全，轻度心肌坏死，且无临床恶化的患者不宜溶栓治疗。常用的溶栓药有链激酶、尿激酶、重组组织型纤溶酶原激活剂（rt-PA）。目前我国推荐的溶栓治疗方案：①尿激酶 20 000IU/kg 持续静脉滴注 2h；② rt-PA 50~100mg 持续静脉滴注 2h。溶栓结束后，当活化部分凝血活酶时间（APTT）降低到对照值的 1.5 倍（通常是 1.5~2.0 倍）以内，开始皮下注射低分子量肝素，次日口服抗凝药物。溶栓治疗的绝对禁忌证：①任何时间发生的出血性脑卒中或不明原因脑卒中；② 6 个月内缺血性脑卒中；③中枢神经系统损害或肿瘤；④近期（3 周以内）重大创伤 / 手术 / 头部外伤；⑤ 1 个月内胃肠道出血；⑥活动性出血。溶栓治疗的相对禁忌证：① 6 个月内短暂缺血发作；②口服抗凝药；③孕妇及产后 1 周；④无法压迫的穿刺；⑤创伤性复苏；⑥顽固性高血压（收缩压＞180mmHg）；⑦晚期肝脏疾病；⑧感染性心内膜炎；⑨活动性溃疡。

【手术和介入治疗】

参见第 51 章。

急性肺栓塞抗凝治疗 3 个月后，存在肺通气灌注扫描不匹配，且有症状的患者，结合超声心动图、脑钠肽和 / 或心肺运动测试的结果，建议转诊到肺动脉高压 / 或慢性血栓栓塞性肺动脉高压（CTEPH）专业中心进一步评估。

（柳志红　罗　勤）

第50章 慢性肺动脉高压

一、肺动脉高压

(一) 概念和流行病学

肺动脉高压(pulmonary hypertension,PH)是指肺动脉压力升高超过一定界值的一种血流动力学状态,可导致右心负荷增大和右心功能不全,可以是一种独立的疾病,也可以是并发症或综合征。

普通人群中肺动脉高压患病率约为1%,年龄>65岁的人群中可高达10%。左心疾病所致肺动脉高压及肺部疾病和/或低氧所致的肺动脉高压最为常见。已有的流行病学报道多针对动脉型肺动脉高压(pulmonary arterial hypertension,PAH),其他类型肺动脉高压的报道相对较少。PAH的患病率为(15~60)/100万,年发病率为(5~10)/100万。国外登记注册研究表明,约半数PAH为特发性肺动脉高压(idiopathic pulmonary arterial hypertension,IPAH);在疾病相关PAH中,以结缔组织病最为常见,后者中又以系统性硬化病的比例最高。慢性心力衰竭患者肺动脉高压的患病率随功能分级的恶化而增加。高达60%严重左心室收缩功能不全患者和70%射血分数保留的心力衰竭患者可出现肺动脉高压。在左心瓣膜疾病中,肺动脉高压的患病率随瓣膜损害和症状的严重程度加重而增加。几乎所有症状严重的二尖瓣疾病患者和65%症状性主动脉瓣狭窄患者都伴有肺动脉高压。轻度肺动脉高压在严重间质性肺病和严重慢性阻塞性肺病中常见,但重度较少见。西班牙一项登记注册研究报道,慢性血栓栓塞性肺动脉高压(chronic thromboembolic pulmonary hypertension,CTEPH)的年患病率和年发病率分别为3.2/100万及0.9/100万。

在传统治疗时代,美国登记注册研究报道原发性肺动脉高血压(目前的分类对应IPAH、HPAH和减肥药物相关PAH)的1年、3年和5年生存率分别为68%、48%和34%。近年来,随着PAH靶向药物的广泛应用,PAH生存率有所提高。英国和爱尔兰登记注册研究在2012年报道的原发性肺动脉高压的1年、2年、3年和5年生存率分别为92.7%、84%、73.3%和61.1%。随着肺动脉内膜剥脱术(PEA)的推广,CTEPH的生存率也得到了很大改善。西方登记注册研究报道未接受手术治疗的CTEPH患者的1年、2年和3年生存率分别为88%、79%和70%,而接受了PEA手术的患者对应生存率分别为 93%、91% 和 89%。

（二）血流动力学定义

根据 2015 年欧洲心脏病学会与欧洲呼吸学会发布的《肺动脉高压诊断和治疗指南》，肺动脉高压血流动力学定义为在海平面，静息状态下，标准右心导管测定的平均肺动脉压（mPAP）≥ 25mmHg。目前大多数临床试验都使用了这个标准。以肺毛细血管楔压（PCWP）15mmHg 为界值，肺动脉高压分为毛细血管前肺动脉高压（≤ 15mmHg），包括第 1、3、4 及部分 5 型肺动脉高压；毛细血管后肺动脉高压（>15mmHg），包括第 2 和部分 5 型肺动脉高压。根据肺舒张压梯度（DPG）和 / 或肺血管阻力（PVR）可将毛细血管后肺动脉高压分为单纯毛细血管后肺动脉高压（DPG<7mmHg 和 / 或 PVR ≤ 3WU）和混合性肺动脉高压（DPG ≥ 7mmHg 和 / 或 PVR>3WU）。

2018 年在法国尼斯召开的第六届世界肺动脉高压大会建议将肺动脉高压的血流动力学定义更新为 mPAP>20mmHg，并将 PVR ≥ 3WU 引入所有毛细血管前肺动脉高压的定义。肺动脉高压血流动力学定义的改变并不意味着要治疗临界肺动脉高压患者（mPAP 21~24mmHg），而是强调对这部分人群进行密切监测和随访。临界患者是否能从特定的干预中获益仍缺乏证据。

（三）临床分类

1973 年在瑞士日内瓦召开的第一次世界肺动脉高压大会上，肺动脉高压被分为两类，即原发性肺动脉高压与继发性肺动脉高压。在第二届世界肺动脉高压大会上（1998 年，法国依云），依据各种肺动脉高压发病机制、临床特征和治疗措施的异同，首次将肺动脉高压归为五大类，即动脉型肺动脉高压、左心疾病引起的肺动脉高压、肺部疾病和 / 或缺氧性肺动脉高压、慢性血栓栓塞性肺动脉高压以及多种不明机制的肺动脉高压。随着对肺动脉高压认识的进一步加深，世界肺动脉高压大会对肺动脉高压的分类进行了多次更新，但这五大临床分类的原则和框架基本保持不变，已被广泛接受与应用。2015 年 ESC/ERS《肺动脉高压诊断与治疗指南》的肺动脉高压的临床分类如下（表 50-1）。

2018 年尼斯会议对临床分类进行了进一步更新，1 型 PAH 中新增了“1.5 对钙通道阻滞药长期有反应的肺动脉高压”，这一亚类预后较好，临床治疗和管理独特。“1’ 肺静脉闭塞病和 / 或肺多发性毛细血管瘤”更新为“1.6 伴有明显肺静脉或肺毛细血管受累的肺动脉高压”。原“1’’ 新生儿持续性肺动脉高压”记为 1.7。5 型中原 5.2、5.3 合并为“5.2 系统性和代谢性疾病”，并新增“5.4 复杂性先天性心脏病”，包括节段性肺动脉高压、单心室生理学和弯刀综合征。这一亚类由于其复杂独特的病理生理，常无法根据肺动脉高压的一般定义进行诊断，需具体分析。

表 50-1 肺动脉高压临床分类

1 动脉型肺动脉高压
1.1 特发性肺动脉高压
1.2 遗传性肺动脉高压
1.2.1 BMPR2
1.2.2 其他突变
1.3 药物、毒物诱发的肺动脉高压
1.4 相关性肺动脉高压
1.4.1 结缔组织病
1.4.2 HIV 感染
1.4.3 门静脉高压
1.4.4 先天性心脏病
1.4.5 血吸虫病
1’ 肺静脉闭塞病和 / 或肺多发性毛细血管瘤
1’.1 特发性
1’.2 遗传性
1’.2.1 *EIF2AK4* 突变
1’.2.2 其他突变
1’.3 药物、毒物或放射线诱发
1’.4 相关性
1’.4.1 结缔组织病
1’.4.2 HIV 感染
1’’ 新生儿持续性肺动脉高压
2 左心疾病引起的肺动脉高压
2.1 左心室收缩功能障碍

续表

2.2　左心室舒张功能障碍
2.3　瓣膜性疾病
2.4　先天性 / 获得性左心室流入道 / 流出道梗阻和先天性心肌病
2.5　先天性或获得性肺静脉狭窄
3　肺部疾病 / 缺氧性肺动脉高压
3.1　慢性阻塞性肺疾病
3.2　间质性肺病
3.3　其他限制和阻塞混合性肺疾病
3.4　睡眠呼吸障碍
3.5　肺泡低通气障碍
3.6　慢性高原缺氧
3.7　肺部发育异常
4　慢性血栓栓塞性和其他原因导致的肺动脉梗阻引起的肺动脉高压
4.1　慢性血栓栓塞性肺动脉高压
4.2　其他原因导致的肺动脉梗阻引起的肺动脉高压
4.2.1　血管肉瘤
4.2.2　其他血管腔内肿瘤
4.2.3　血管炎
4.2.4　先天性肺动脉狭窄
4.2.5　寄生虫(棘球蚴病)
5　多种和 / 或不明机制的肺动脉高压
5.1　血液疾病：慢性溶血性贫血、骨髓增殖性疾病、脾切除术
5.2　系统性疾病：皮肤结节病、肺组织细胞增多病、淋巴管平滑肌增多症
5.3　代谢性疾病：糖原储积病、戈谢(Gaucher)病、甲状腺疾病
5.4　其他：肺肿瘤样梗阻性微血管病、慢性肾衰竭、节段性肺动脉高压

二、特发性肺动脉高压和遗传性肺动脉高压

特发性肺动脉高压(idiopathic pulmonary arterial hypertension, IPAH)这个名词在2003年威尼斯第三届肺动脉高压会议上第一次提出,指原因不明的肺血管阻力增加引起持续性肺动脉压力升高,并排除所有引起肺动脉高压的继发性因素。

由于在无家族史的散发病例中也检出特异的基因变异,“家族性肺动脉高压”这个术语已经被“遗传性肺动脉高压”(heritable pulmonary arterial hypertension, HPAH)所代替。HPAH包括散发的IPAH伴相关基因变异如成骨蛋白受体2(BMPR2)、激活素受体样激酶-1(ALK1)、内皮因子(ENG)、细胞信号转导分子9(SMAD9)、微囊蛋白-1(caveolin-1)和钾离子通道超家族K3(KCNK3)等。但也有约20%有家族史的肺动脉高压患者无法检测出任何目前已知的疾病相关的基因突变。

(一)发病机制

1. IPAH的发病机制

(1)血管内皮功能障碍:导致血管舒缩因子分泌失衡及凝血抗凝平衡破坏。IPAH患者内皮素和血栓素(血管收缩因子)水平升高,一氧化氮和前列环素(血管舒张因子)水平下降,引起血管收缩、平滑肌细胞增殖和血小板黏附聚集。此外,内皮细胞的受损使蛋白C系统的抗凝和纤溶功能降低,纤维蛋白原含量增加,促使血栓形成。

(2)血管壁平滑肌细胞钾离子通道缺陷:一些研究表明,IPAH可能由肺动脉平滑肌细胞中电压门控钾通道(voltage-dependent K^+ channel, Kv)功能损害引起。此损害可导致静息膜电位改变,胞内钙离子浓度升高,使肺动脉收缩加强,并引起平滑肌细胞增殖。

(3)肺动脉重构:内皮细胞和平滑肌细胞的增殖和凋亡失去平衡及细胞外基质大量沉积,使血管管腔变窄,僵硬度增加,弹性下降,肺动脉压力持续不可逆升高。

2. HPAH的发病机制 最常见的遗传性基因突变是*BMPR2*,以常染色体显性方式遗传,外显不完全。*BMPR2*在调节细胞的生长和分化中发挥重要作用,但是*BMPR2*基因突变导致肺动脉高压的机制尚未完全阐明。此外,其他相关基因还有*ALK1*、*ENG*、*KCNK3*等。

(二)临床表现

1. 症状 IPAH患者症状无特异性,临床诊断困难。从出现症状到确诊平均需2年。出现症状就诊时肺动脉平均压多

已>45mmHg。初始症状常为劳力性呼吸困难、乏力,随着疾病进展,可出现劳力性心绞痛、晕厥及水肿、厌食或腹胀等右心衰竭的表现。其他症状尚有声嘶和咯血等。

(1)呼吸困难:为最早出现,也是最常见症状。表现为进行性活动性气短。大约 60% 患者以劳力性呼吸困难为首发症状。随着病程进展,所有患者均可出现呼吸困难,同时伴有疲乏和活动耐量下降。病情严重者在休息时也可出现呼吸困难。当呼吸困难无法用其他疾病解释时,应考虑到肺血管疾病可能。

(2)胸痛和晕厥:胸痛与右心肥厚和冠状动脉供血不足有关,有时也可由扩张的肺动脉压迫冠状动脉左主干引起,特别是在肺动脉干直径至少为 40mm 的患者中。晕厥是由于心排血量下降导致的脑供血不足所致。

(3)右心衰竭症状:晚期患者出现右心衰竭可导致体循环淤血,出现外周性水肿、厌食、腹胀等症状。应警惕少量消化道出血,这种不易察觉的出血是晚期 IPAH 患者贫血的重要原因。

(4)其他:雷诺现象发生率约 10%,常提示预后不佳。声音嘶哑是扩张的肺动脉压迫左侧喉返神经所致(Ortner 综合征),较少见,病情好转后可消失。房颤、房扑等所致的心悸是 IPAH 罕见的起病特征。

2. 体征 主要是肺动脉高压和右心功能不全的表现,具体表现取决于病情的严重程度。

(1)肺动脉高压的表现:最常见的是肺动脉瓣区第二心音亢进及时限不等的分裂,是因肺动脉压升高导致肺动脉高压瓣提前关闭所致。当出现右心衰竭时 P_2 分裂固定。肺动脉瓣环扩大或右心室流出道增宽时可闻及 Graham-Steell 杂音。

(2)右心室肥厚和右心功能不全的表现:右心室肥厚严重者可有剑突下抬举性搏动,右心室充盈压升高可出现颈部巨 “a” 波。右心衰竭时可见颈静脉怒张,肝脏肿大搏动、心包积液(32% 的患者可发生)、腹水、双下肢水肿等体征。闻及右心室 S_3 奔马律提示右心衰竭严重。

(3)其他体征:对疑诊 IPAH 的患者,除了心肺表现外,还有可能有其他表现。① 20% 的患者可出现发绀,是由于右向左分流、心排血量明显下降或肺内气体交换功能障碍所致。②低血压、脉压变小及肢端皮温降低,是由于心排血量明显下降及外周血管收缩所致,提示病情较重。

IPAH 并无特异性的临床体征,重要的是在查体过程中注意排除可引起继发性肺动脉压升高的疾病:如 IPAH 可出现发绀,但是杵状指在 IPAH 中很少见，一旦出现，往往提示先天性心脏病或肺静脉闭塞病。肺内水泡音、呼吸音粗及呼吸音低分别提示肺淤血、肺纤维化及肺内渗出增多。肺内湿啰音、肌肉收缩附加音、哮鸣音及呼气时间延长提示肺实质或气管病变。肥胖、脊柱侧凸及扁桃体肥大提示可能合并气道阻塞性疾病。硬皮病皮肤改变、皮疹、甲床下毛细血管异常、关节炎及皮肤红斑提示结缔组织病。外周静脉血栓或栓塞提示静脉血栓栓塞症及肺栓塞。

3. 辅助检查

(1) 实验室检查：所有疑诊患者需行常规血液学、生化和甲状腺功能检查。此外，应查自身抗体、肝功能和肝炎病毒标记物、HIV 抗体、凝血功能等排除肺动脉高压的其他病因。高达 40% IPAH 患者可有抗核抗体阳性，通常为低效价 (1∶80)。

(2) 心电图：心电图异常多见于病情较重的患者，正常的心电图不能排除 IPAH。主要提示右心室超负荷、肥厚和右心房扩张，包括电轴右偏，$RV_1>0.5mV$，$R/S>1$，V_5、V_6 导联呈 Sr 型，$R/S<1$、右束支传导阻滞及 QTc 间期延长；Ⅱ、Ⅲ及 aVF 导联可出现 P 波高尖 ($\geq 2.5mm$)。室上性心律失常多见于晚期患者，多为心房扑动和心房颤动，而室性心律失常很少见。

(3) 胸部 X 线片：90% IPAH 患者在初次确诊时胸部 X 线片存在异常表现，包括中央肺动脉扩张、外周肺血管丢失，形成截断现象。晚期患者可见右心房、右心室扩大。然而，病情的严重程度并不与胸片所见异常程度相关。此外，胸部 X 线片有助于排除中重度肺部疾病和左心疾病。

(4) 肺功能测试和动脉血气分析：有助于明确气道和肺实质病变。IPAH 患者常表现为一氧化碳弥散能力减低，可伴有轻中度的肺容积减少和外周气道阻塞性通气障碍。血气分析示动脉血氧分压正常或轻度降低。肺泡过度通气导致二氧化碳分压降低。需结合其他相关临床特征及影像学检查与其他肺部疾病相鉴别。PAH 患者中夜间低氧血症和中枢性睡眠呼吸暂停的患病率很高 (70%~80%)。若患者有阻塞性睡眠呼吸暂停综合征或换气不足时，应行夜间血氧测定或多导睡眠描记。

(5) 超声心动图：经胸超声心动图既可估测肺动脉压，又可评价心脏的结构和功能，是疑诊患者的首选检查。指南建议综合三尖瓣反流峰值速率及右心室、肺动脉、下腔静脉和右心房相关的多个超声指标评估肺动脉高压的可能性，决定下一步检查。还可以通过右心扩张程度、主肺动脉直径、室间隔运动、心室射血分数等评估病情、治疗效果及预后。另外，它可以排除先天性心脏病及二尖瓣狭窄等可引起肺动脉高压的常见疾病。IPAH 的超声心动图常表现为右心室内径扩大、右心室壁肥厚、室间隔向左移位、肺动脉明显增宽。

(6) 肺通气 / 灌注扫描：有助于排除 CTEPH。正常或低可能性肺通气 / 灌注扫描结果能有效地排除 CTEPH。PAH 患者肺通气 / 灌注扫描可能正常，也可存在小的外周不匹配的非节段性灌注缺损。

(7) CT：CT 能准确显示主肺动脉及左右肺动脉均扩张，与周围肺血管的纤细对比鲜明，并能观察到右心肥厚与扩张；CT 增强造影可帮助排除 CTEPH；高分辨率 CT 有助于排除肺间质纤维化、肺泡蛋白沉积症等肺部疾病。

(8) 磁共振成像：能准确、可重复地评估右心室形态、大小和功能，也能无创性评估肺血流，包括每搏输出量、心排血量、肺动脉扩张和右心室质量。每搏输出量降低、右室舒张末容积增加和左心室舒张末容积减少均提示患者预后较差。心脏磁共振成像（CMR）随访可在临床症状进展之前早期识别右心室衰竭，有利于 PAH 的长期管理。

(9) 右心导管术（RHC）和急性肺血管扩张试验：右心导管术是评价肺动脉高压血流动力学的金标准，应在其他检查完善后进行，以便回答在其他检查过程中出现的问题并避免不必要的操作。此外，指南建议所有 IPAH 患者行 RHC 时应完成急性血管扩张试验，以筛选出钙通道阻滞药治疗有效的患者。急性血管扩张试验阳性定义为 mPAP 下降 ≥ 10mmHg 且绝对值下降至 40mmHg 以下，心排血量不变或增加。

(10) 基因检查：考虑散发性 IPAH、食欲抑制剂所致的 PAH 患者，以及有家族史的 PAH 患者应进行遗传咨询和 *BMPR2* 突变筛查（点突变和大范围突变）。80% HPAH 是由 *BMPR2* 突变所致的。此外，可以考虑进行 *ACVRL1*、*ENG*、*KCNK3*、*CAV1* 等基因突变筛查。

(三) 诊断

不仅要确立 IPAH 的诊断，还应对功能分级、运动耐量和血管反应性等进行评价，以确定病情严重程度并指导治疗。

1. 临床诊断　必须排除所有可能引起肺动脉高压的继发因素后方可做出 IPAH 的诊断。根据肺动脉高压诊治指南的诊断流程（图 50-1），IPAH 的诊断可分为 3 个步骤：①超声评估疑诊患者肺动脉高压可能性；②排除其他大类肺动脉高压，考虑 PAH；③进一步行针对性检查确诊 IPAH。

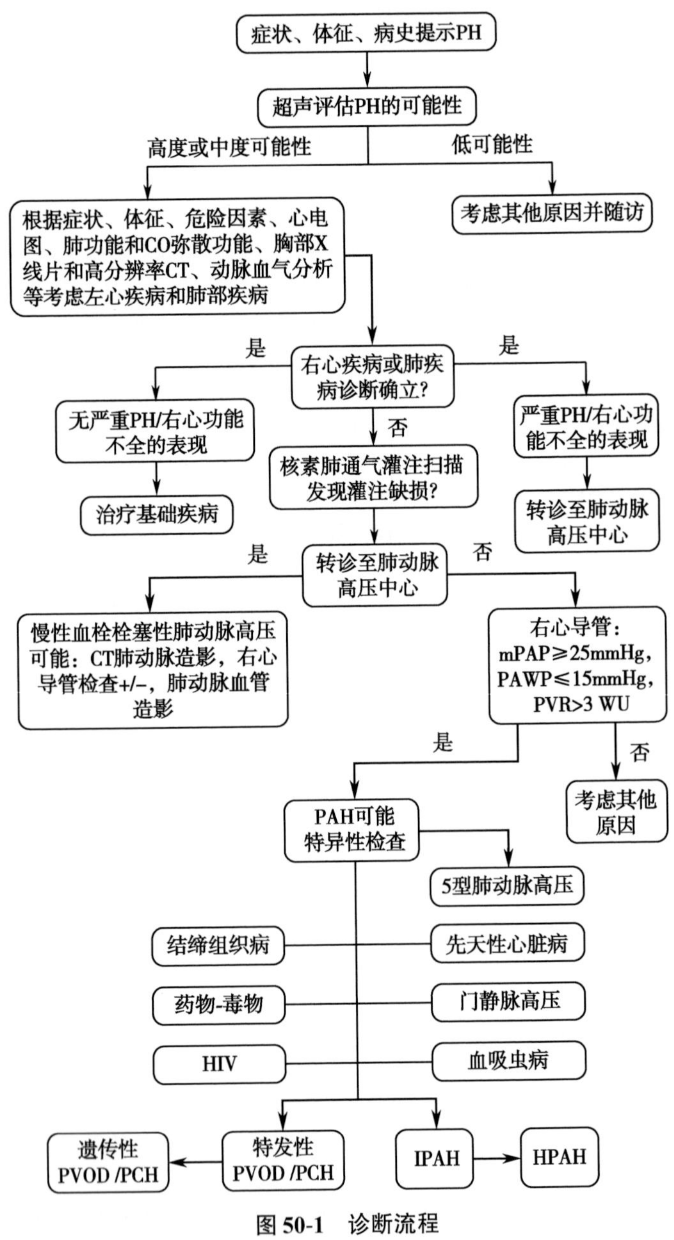
症状、体征、病史提示PH
超声评估PH的可能性
高度或中度可能性
低可能性
考虑其他原因并随访
根据症状、体征、危险因素、心电图、肺功能和CO弥散功能、胸部X线片和高分辨率CT、动脉血气分析等考虑左心疾病和肺部疾病
是
右心疾病或肺疾病诊断确立?
是
无严重PH/右心功能不全的表现
否
严重PH/右心功能不全的表现
治疗基础疾病
核素肺通气灌注扫描发现灌注缺损?
转诊至肺动脉高压中心
是
转诊至肺动脉高压中心
否
慢性血栓栓塞性肺动脉高压可能：CT肺动脉造影，右心导管检查+/–，肺动脉血管造影
右心导管：
mPAP≥25mmHg，
PAWP≤15mmHg，
PVR>3 WU
是
否
PAH可能
特异性检查
考虑其他原因
5型肺动脉高压
结缔组织病
先天性心脏病
药物-毒物
门静脉高压
HIV
血吸虫病
遗传性 PVOD /PCH
特发性 PVOD /PCH
IPAH
HPAH

图 50-1　诊断流程

在排除其他已知引起肺动脉压力升高的危险因素后，若在一个家系中发现 2 个或 2 个以上的肺动脉高压患者，或者在 IPAH 患者中通过基因检测明确发生了 *BMPR2* 基因突变，即可诊断为 HPAH。HPAH 并不强制要求每一例 IPAH 或家族性肺动脉高压患者都完成基因检测。对于先证者来说，是否做基因学检查对药物治疗效果及预后无影响，但是作为遗传咨询的一部分，对早期诊断家系中的其他成员、告知患者的子代可能存在遗传易感性或协助制订家庭生育计划存在积极意义。

2. 功能分级和活动耐量评价

(1) WHO 肺动脉高压功能分级(WHO-FC)：

Ⅰ级：有肺动脉高压，但一般的体力活动不受限，不会引起过度的呼吸困难、疲乏、胸痛或近乎晕厥。

Ⅱ级：肺动脉高压导致活动轻度受限，静息时舒适，但一般的体力活动即会引起过度的呼吸困难、疲乏、胸痛。

Ⅲ级：肺动脉高压引起明显的活动受限，静息时舒适，但小于一般体力活动强度即可引起过度的呼吸困难、疲乏、胸痛或近乎晕厥。

Ⅳ级：肺动脉高压使患者不能承受任何体力活动，有右心衰竭的症状。静息时即可出现呼吸困难或疲乏，任何体力活动都会加重不适症状。

(2) 6min 步行试验(6MWT)：6MWT 是评估 IPAH 患者运动耐量的一种客观评价方法，反映患者完成日常体力活动的功能代偿能力。该试验简单易行，并已很好地标准化。试验前后均需测血压、脉搏、指氧饱和度，并用 Borg 量表评价患者呼吸困难和疲劳情况。试验方法：在室内沿水平、铺有硬地面的长走廊进行。步行路线长度应该至少有 30m。要用颜色鲜亮的胶带在地面上标记起始线，每 3m 做一个标记。测试前告诉患者测试的目的是在 6min 内走尽可能多的距离，必要时可以放慢速度或稍作停歇。在测试期间，测试人员全程站在起点处，观察并记录步行距离。出现以下情况须立即停止试验：胸痛、无法耐受的呼吸困难、腿痛性痉挛、步履蹒跚、面色苍白或发灰。6min 步行试验已成为大多数临床试验的主要终点。该试验的结果受体重、性别、身高、年龄和患者动机等影响。

(3) 心肺运动试验：该试验是测试肺动脉高压患者心肺功能的另一活动耐量评估方法。在运动负荷不断增加的情况下，持续监测患者的肺通气和换气功能。PAH 患者心肺运动试验的峰值耗氧量、二氧化碳通气当量等与预后密切相关，可作为 6MWT 的补充。

3. 急性肺血管扩张试验　急性肺血管扩张试验是IPAH一项重要的检查手段。试验药物和方法：① NO（$t_{1/2}$ 15~30s）10~20ppm吸入10min。②前列环素（$t_{1/2}$ 3~5min）2ng/（kg·min）静脉注射，以后每10~15min加2ng/（kg·min），直至耐受［一般不超过10ng/（kg·min）］，用药至少1h；伊洛前列素（$t_{1/2}$ 30min）吸入20μg，10~15min。③腺苷（$t_{1/2}$ 5~10s）50μg/（kg·min）静脉注射，以后每2min增加50μg/（kg·min）直至耐受。

对IPAH患者进行血管扩张试验的目的是筛选可能对口服钙通道阻滞药（CCB）治疗有效的患者。需要注意的是，急性肺血管扩张试验的反应性并不能预测钙通道阻滞药治疗的长期有效性。对病情不稳定或合并严重右心衰竭的患者，无法接受钙通道阻滞药治疗时，不必进行血管扩张试验。大量证据表明吸入或静脉应用依前列醇或吸入NO是血管扩张试验的理想药物。而腺苷仅在特定情况下或者上述两者药物缺乏时才使用。应用口服钙通道阻滞药进行血管扩张试验可能引起严重并发症。

4. 危险分层　在制订治疗决策前，必须根据症状、超声、血流动力学指标、运动耐量和生物学标记物等预后相关的指标对IPAH患者进行危险分层（表50-2）。危险分层对选择初始治疗、评估治疗反应和可能的强化治疗具有关键作用。

（四）鉴别诊断

IPAH是一个排除性的诊断，鉴别诊断很重要。主要应与其他继发性肺动脉高压相鉴别。正确诊断IPAH须熟悉可引起肺动脉高压的各种疾病的临床特点，掌握构成继发性肺动脉高压的疾病谱，熟悉肺动脉高压的病理生理，然后从病史采集、体格检查方面细致捕捉诊断线索，再合理安排实验室检查逐一排除。

在以下情况下，PAH应作为常规的鉴别诊断：劳力性呼吸困难、晕厥、心绞痛和/或进行性运动耐量受限，尤其当患者无明显的危险因素、常见心血管病和呼吸疾病的症状和体征时。当患者存在发生PAH相关的疾病和/或危险因素时应特别警醒，包括家族史、结缔组织病、先天性心脏病、HIV感染、门脉高压、溶血性贫血或吸毒等病史。

对于疑诊肺动脉高压的患者，需要行适当的非侵入性检查（包括病史、症状、体征、心电图、胸部X线片、经胸超声心动图、肺功能和高分辨率CT）来明确是否存在2型左心疾病所致的肺动脉高压或3型肺部疾病/缺氧所致的肺动脉高压。如果没发现这两大类疾病的证据或者肺动脉高压的升高与患者病情的严重程度不成比

表 50-2　危险分层

预后决定因素（1 年死亡率估计）	低风险（<5%）	中等风险（5%~10%）	高风险（>10%）
右心衰的临床表现	无	无	存在
症状进展	无	缓慢	快速
晕厥	无	偶尔晕厥	反复晕厥
WHO-FC	Ⅰ，Ⅱ	Ⅲ	Ⅳ
6min 步行试验	>440m	165~440m	<165m
心肺运动试验	峰值耗氧量>15ml/（min·kg）（>预计值的 65%） 二氧化碳通气当量斜率<36	峰值耗氧量>11~15ml/（min·kg）（预计值的 35%~65%） 二氧化碳通气当量斜率 36~44.9	峰值耗氧量<11ml/（min·kg）（<预计值的 35%） 二氧化碳通气当量斜率>45
血浆 NT-proBNP 水平	BNP<50ng/L NT-proBNP<300ng/ml	BNP50~300ng/L NT-proBNP 300~1 400ng/L	BNP>300ng/L NT-proBNP>1 400ng/ml
影像学（超声，CMR）	右心房面积<$18cm^2$ 无心包积液	右心房面积 18~$26cm^2$ 无或少量心包积液	右心房面积>$26cm^2$ 心包积液
血流动力学	右心房压<8mmHg 心指数 ≥ 2.5L/（min·m^2） 混合静脉氧饱和度>65%	右心房压 8~14mmHg 心指数 2.0~2.4L/（min·m^2） 混合静脉氧饱和度 60%~65%	右心房压>14mmHg 心指数<2.0L/（min·m^2） 混合静脉氧饱和度<60%

例，则应找寻肺动脉高压相对较少见的病因。若核素通气灌注显像提示多发肺段灌注缺损，则应考虑 4 型肺动脉高压的可能，须检查 CT 肺动脉造影、右心导管和选择性肺动脉造影以诊断 CTEPH 并评估肺动脉内膜剥脱术的可行性。CT 扫描也能提示肺静脉闭塞性疾病。如果核素肺通气灌注扫描正常或者只是显示亚段“斑片状”缺损，则应考虑 1 型 PAH 或少见的 5 型肺动脉高压。其他有助于最终诊断的特异诊断试验包括血液学、生物化学、免疫学、血清学和超声。开胸或胸腔镜下肺活检的发病率和死亡率较高，而且改变诊断和治疗的可能性较小，所以不推荐 PAH 患者进行常规活检。

(五) 治疗

治疗策略包括一般及支持治疗、急性血管扩张试验及钙通道阻滞药治疗、靶向药物治疗、治疗反应评价、介入治疗和移植等(图 50-2)，旨在降低肺血管阻力和压力，改善心功能，提高生活质量，改善症状及预后。

1. 一般治疗　一般治疗包括监督下的康复和运动训练、妊娠和生育控制、避免到高海拔地区旅行(必要时吸氧)、社会心理支持、预防感染和择期手术。

2. 支持治疗

(1) 口服抗凝药：口服抗凝药治疗可考虑用于 IPAH、HPAH 和减肥药相关的 PAH 患者。应用时应个体化权衡风险 / 获益比。华法林是首选的抗凝药，建议国际标准化比值(INR)的目标范围为 1.5~2.5(北美)或 2.0~3.0(欧洲)。

(2) 利尿药：指南推荐对有右心衰竭症状和液体潴留的患者进行利尿治疗，可显著改善患者症状，但应注意监测患者的肾功能和血电解质，避免血管内容量减少导致的肾前性肾衰竭和低钾血症。

(3) 给氧：指南推荐动脉血氧分压<60mmHg，动脉血氧饱和度<91% 的 PAH 患者进行连续长期氧疗以维持动脉血氧分压>60mmHg。

(4) 地高辛：短期应用能改善 IPAH 患者的心排血量，但长期应用的疗效尚不清楚。可用于降低快速性房性心律失常患者的心室率。应用过程中需密切监测患者的血药浓度，尤其对肾功能受损的患者更应警惕。

(5) 纠正贫血和铁缺乏：铁缺乏见于 43% IPAH 患者，且与贫血的存在与否和严重程度无关。IPAH 患者应常规监测铁状态。有研究提示 PAH 患者可能存在口服铁吸收障碍，可考虑静脉给药。

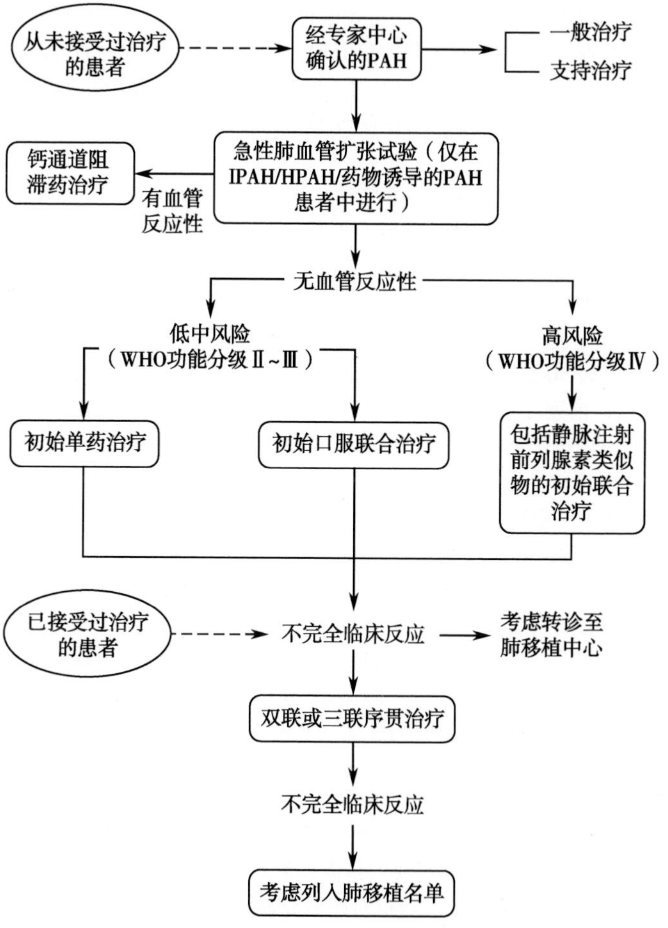

从未接受过治疗的患者
经专家中心确认的PAH
一般治疗
支持治疗
急性肺血管扩张试验（仅在IPAH/HPAH/药物诱导的PAH患者中进行）
钙通道阻滞药治疗
有血管反应性
无血管反应性
低中风险（WHO功能分级Ⅱ~Ⅲ）
高风险（WHO功能分级Ⅳ）
初始单药治疗
初始口服联合治疗
包括静脉注射前列腺素类似物的初始联合治疗
已接受过治疗的患者
不完全临床反应
考虑转诊至肺移植中心
双联或三联序贯治疗
不完全临床反应
考虑列入肺移植名单

图 50-2　治疗策略

3. 钙通道阻滞药　IPAH 患者中急性肺血管扩张试验阳性者应用钙通道阻滞药治疗效果明确。用于肺动脉高压治疗的药物主要包括硝苯地平、地尔硫䓬和氨氯地平，后者可用于对其他药物无法耐受者。具体药物种类选择取决于患者的基线心率，心率相对缓慢者选择硝苯地平和氨氯地平，心率相对较快者选择地尔硫䓬。治疗肺动脉高压的有效剂量相对较高，硝苯地平 120~240mg/d，地尔硫䓬 240~720mg/d，氨氯地平 20mg/d。建议小剂量开始应用，即硝苯地平 30mg、2 次 /d，或地尔硫䓬 60mg、3 次 /d，或氨氯地平 2.5mg、1 次 /d，然后逐渐加至最大耐受剂量。注意体循环低血压和四肢水肿的不良反应。应用该类药物治疗的患者应每3~4个月随访一次,包括右心导管检查,以评估治疗效果。充分治疗反应是指仅应用钙通道阻滞药至少1年后,患者WHO-FC Ⅰ/Ⅱ,且有持续血流动力学改善(与急性试验相同或更好)。治疗反应不充分的患者应及时加用靶向药物治疗。

4. 靶向药物治疗　随着肺动脉高压发病机制研究的突破性进展,针对不同信号通路的关键作用靶点逐渐被认识。自第一个靶向药物依前列醇问世以来,至今已有10余种PAH靶向药物陆续上市,靶向药物的应用极大地改善了肺动脉高压患者的预后,使肺动脉高压的治疗进入了一个崭新的时代。已批准药物的适用对象及用法用量见表50-3。

(1)前列环素途径靶向药物:前列环素是一类强效血管扩张药,主要由内皮细胞产生,且同时具有抗血小板聚集、抗增殖作用,主要通过环磷酸腺苷(cAMP)信号通路发挥作用。目前应用的药物包括前列环素类似物和前列环素IP受体激动剂两大类。

1)依前列醇:半衰期(3~5min)短,室温下仅能稳定存在8h,需连续静脉输入。轻微不良反应为下颌痛、潮红、头痛、腹泻等。严重不良事件多与输注系统有关,需注意预防中心静脉置管引起的败血症、血栓等。治疗突然中断可能导致肺动脉压反弹,带来致命性后果。静脉用依前列醇是高风险PAH患者的首选治疗。研究表明依前列醇可改善IPAH患者的症状、6MWD和血流动力学,且可提高严重IPAH患者的生存率。荟萃分析提示依前列醇可降低IPAH患者死亡率达70%。

2)伊洛前列醇:化学性质稳定,雾化吸入,具有靶向作用于肺血管系统的理论优势,主要缺点是需频繁给药(6~9次/d)。常见的不良反应为下颌痛、潮红。随机对照研究显示使用伊洛前列素治疗的IPAH和CTEPH患者,6MWD和功能分级明显改善。

3)曲前列尼尔:可皮下、静脉或吸入给药,静脉给药主要用于皮下给药不能耐受者。和依前列醇相比,胃肠外曲前列尼尔的优势包括可选择持续皮下给药、半衰期更长(中断输注时立即危及生命的风险较小),无须冷藏。注射部位疼痛是最常见的不良反应,可能导致部分患者停药和剂量增加受到限制。随机对照研究表明,皮下注射曲前列尼尔可改善IPAH、结缔组织相关性PAH和先天性心脏病相关的PAH患者的症状、运动能力和血流动力学指标。基线病情较重者6MWD改善更明显,且与剂量相关。

4)贝前列素:是第一个口服前列环素类似物。ALPHABET研究和一项美国的研究显示贝前列素治疗可提高6MWD,但效果只能维持 3~6 个月，且无明显血流动力学改善。目前，贝前列素只在日本和韩国被批准用于治疗 PAH。

5）司来帕格（selexipag）：司来帕格及其活性代谢产物对 IP 受体的选择性高于其他类前列腺素受体。不良反应与前列环素类似。在 GRIPHON 研究中，司来帕格单药或在内皮素受体拮抗剂（ERA）和 / 或 5 型磷酸二酯酶抑制剂（PDE5i）单药或双联治疗的基础上应用，可使复合终点事件（疾病进展、住院、临床恶化及全因死亡）风险下降 40%。

（2）一氧化氮途径靶向药物：肺血管内皮细胞可释放 NO，NO 通过 NO- 可溶性鸟苷酸环化酶（sGC）- 环鸟苷酸（cGMP）通路调节肺血管张力，维持肺血管正常结构和肺循环的低阻力状态。此途径的靶向药物包括 PDE-5i 和可溶性鸟苷酸环化酶激动剂两大类。

1）西地那非：为口服强效选择性 PDE-5i，不良反应多与血管扩张有关（头痛、面部潮红、鼻出血、腹泻等），为轻度到中度。静脉注射西地那非可用于暂时不能口服药物的患者的过渡治疗。SUPER 研究表明，西地那非单药治疗可明显改善症状性 PAH 患者的 6MWD、功能分级和血流动力学指标，但未发现对临床恶化的影响。患者长期耐受性良好。

2）他达那非：半衰期长，仅需每日服药一次。常见不良反应为头痛、肌痛和面部潮红。NPHIRST 试验表明西地那非 40mg 可显著提高 PAH 患者（未接受过治疗或已接受波生坦治疗）的 6MWD，延缓临床恶化时间，临床恶化相对风险下降 68%。

3）伐地那非：EVALUATION 研究表明，伐地那非（5mg，前 4 周每日 1 次，之后每日 2 次）可提高新治疗患者的 6MWD 和心指数，降低 mPAP 和 PVR，但该研究样本量较小。该药物目前尚未被批准用于 PAH 患者。

4）利奥西呱：为口服可溶性鸟苷酸环化酶激动药。最常见的不良反应为晕厥，少数可有咯血、肺出血。利奥西呱应避免与 PDE-5i 联用，以防出现严重低血压和其他不良事件。PATENT 研究和 CHEST 研究表明，利奥西呱可改善 PAH 和 CTEPH 患者的运动耐量、血流动力学和功能分级，且患者对该药长期耐受较好。

（3）内皮素途径靶向药物：内皮素 -1 作用于内皮素受体 A 和 B，介导血管收缩和平滑肌细胞增生。IPAH 和其他病因的 PAH 患者肺内内皮素 -1 浓度升高。内皮素受体拮抗剂（ERA）是强致畸物，育龄期女性应用时需严格避孕。

1)波生坦:为首个人工合成的非选择性 ERA 药物,主要不良反应为肝毒性(约见于 10% 患者)和外周性水肿。肝毒性为剂量依赖性且停药后可逆转,应用波生坦的患者应每月监测肝功能。轻度外周性水肿可用利尿药治疗,严重者需停药。BREATHE-1 研究表明波生坦治疗 16 周,IPAH 的患者的运动能力、功能分级和至临床恶化时间明显改善。

2)马西替坦:为非选择性 ERA,与波生坦相比安全性更高。该药肝毒性和外周性水肿发生率较低,仅需偶尔监测肝功能。常见不良反应为头痛、鼻咽炎和贫血。SERAPIHIN 研究表明,使用马西替坦(3mg/d 或 10mg/d)的患者疾病进展或全因死亡复合终点风险降低,且该获益与是否使用其他靶向药物治疗无关。马西替坦治疗也可改善患者运动能力和 WHO 分级。

3)安立生坦:为选择性内皮素受体 A 拮抗剂。肝功能异常发生率为 0.8%~3%,偶尔监测即可。外周水肿较常见,处理同波生坦。ARIES 研究表明安立生坦可显著改善 PAH 患者的运动能力、功能分级和生存质量,延缓临床恶化,且长期耐受较好。

由于尚无关于上述药物头对头的比较研究,单药治疗药物选择主要依据药物的批准状态、不良反应、患者意愿、用药经验和费用等。

联合治疗是指联用两种或以上不同作用途径的靶向药物进行治疗。指南推荐 WHO-FC Ⅱ~Ⅲ级的中低风险 PAH 患者考虑单药或初始口服联合治疗。安立生坦 + 他达那非联合治疗是 WHO-FC Ⅱ~Ⅲ级 PAH 患者联合治疗的首选。WHO-FC Ⅳ的高危 PAH 患者应考虑包括静脉用前列环素类的联合治疗方案。序贯联合是指在单药治疗效果不佳的情况下加用第二、第三种靶向药物。Ⅰ级推荐:西地那非加马西替坦,波生坦加利奥西呱,ERA 和 / 或 PDE5I 基础上加司来帕格。也可考虑加用前列环素类。指南建议每 3~6 个月随访评估治疗反应并视情况调整治疗方案。治疗目标是使患者达到“充分治疗反应”,即维持“低风险”水平。

2018 年尼斯会议提出除不能耐受 / 无法获得联合治疗或已接受单药治疗且疗效满意的患者外,血管扩张试验阴性的 PAH 患者均应接受 ERA 和 PDE5i 口服双联治疗。使用 1 种或 2 种口服药物疾病仍进展或提示不良预后者,应加用胃肠外或吸入前列环素类药物。所有使用最强三联治疗的患者应考虑肺移植,中高风险者优先。以上会议更新内容能否被指南采用尚不确定,仅供参考。

表 50-3　靶向药物

药物		推荐等级			给药途径	用法及用量
		WHO-FC Ⅱ	WHO-FC Ⅲ	WHO-FC Ⅳ		
前列环素类似物	依前列醇	/	Ⅰ	Ⅰ	静脉	起始量 2~4ng/(kg·min),最佳剂量 20~40ng/(kg·min)
	伊洛前列醇	/	Ⅰ	Ⅱb	吸入	2.5μg/ 次或 5μg/ 次,一天 6~9 次
	曲前列尼尔	/	Ⅰ	Ⅱb	皮下	起始量 1~2ng/(kg·min),最佳剂量 20~80ng/(kg·min)
		/	Ⅱa	Ⅱb	静脉	同上,用于不能耐受皮下注射者
		/	Ⅰ	Ⅱb	吸入	18~54μg(3~9 吸),每日 4 次
IP 受体激动剂	司来帕格	Ⅰ	Ⅰ	/	口服	起始量 0.2mg,每日 2 次,最大剂量 1.6mg
PDE-5i	西地那非*	Ⅰ	Ⅰ	Ⅱb	口服	20mg,每日 3 次
	他达那非*	Ⅰ	Ⅰ	Ⅱb	口服	40mg,每日 1 次
GCs	利奥西呱	Ⅰ	Ⅰ	Ⅱb	口服	起始量 0.5~1mg,每日 3 次,每 2 周增加 0.5mg,最大剂量 2.5mg
内皮素受体拮抗剂	波生坦	Ⅰ	Ⅰ	Ⅱb	口服	125mg,每日 2 次
	马西替坦	Ⅰ	Ⅰ	Ⅱb	口服	10mg,每日 1 次
	安立生坦	Ⅰ	Ⅰ	Ⅱb	口服	5mg 或 10mg,每日 1 次

注：* 我国未批准其 PAH 适应证。

5. 介入和手术治疗

(1)房间隔球囊造口：推荐用分级球囊扩张术，主要用于最佳药物治疗无效患者的姑息治疗或移植前桥接治疗。平均右心房压>20mmHg 和静息不吸氧状态下动脉血氧饱和度<85% 的晚期患者应避免此类手术。

(2)移植：移植是一些 IPAH 患者最后的有效治疗手段。首选手术为双肺移植或心肺移植。指南推荐最优药物治疗无效，WHO-FC 持续Ⅲ～Ⅳ级的患者尽快进行肺移植。最新数据表明 PAH 移植患者 5 年生存率可达 52%~75%，10 年生存率 45%~66%。

（六）预防

肺动脉高压的预防应遵循三级预防原则。一级预防是病因学预防，针对普通人群提倡健康的生活方式，远离肺动脉高压相关危险因素。二级预防是针对高危人群，对存在发生 PAH 相关的疾病和 / 或危险因素的高危人群进行定期筛查，以便早期诊断、早期治疗。三级预防是针对肺动脉高压的患者，需在诊断和随访时进行全面的风险评估、分类分层管理、定期随访，通过科学有效的治疗改善预后。

（何建国 钱钰玲）

第 51 章 肺动脉栓塞症的介入治疗

肺血栓栓塞症（pulmonary thromboembolism，PTE，肺栓塞）根据病程发展，可以表现为急性 PTE；急性 PTE 经抗凝治疗 3 个月后，部分患者血栓基本消除，大部分患者肺动脉内仍有残余的部分机化或机化血栓，若静息肺动脉压力正常，称为慢性血栓栓塞性疾病（chronic thromboembolic disease，CTED）；若出现肺动脉高压，则称为慢性血栓栓塞性肺动脉高压（chronic thromboembolic pulmonary hypertension，CTEPH）。不同的临床表型，其介入治疗的原则和手术方式不同，下面分别阐述。

一、急性肺栓塞的介入治疗

传统 PTE 治疗包括抗凝、溶栓、外科手术等。外科手术创伤大、出血多、难度大；介入治疗以其微创、可重复性及出血少的特点已成为治疗 PTE 的重要方法，可以快速恢复肺血流，改善血流动力学状态，增加心排血量，对挽救患者生命至关重要，使之成为治疗急危重

PTE 患者最有希望的方法之一，从而确立了介入治疗在 PTE 治疗中的作用及价值，弥补了溶栓、抗凝和外科手术的不足。

1. 经导管肺动脉血栓去除术　临床上，血流动力学不稳定的 PTE 患者死亡风险最高，单纯积极的溶栓及肝素抗凝治疗，病死率仍高达 18%~54%，况且部分患者存在溶栓禁忌证，或单侧肺动脉完全阻塞等溶栓效果差以及多种原因延误了溶栓时机。血栓处于亚急性期的患者，很难或无法从溶栓治疗中获益，而急诊外科肺动脉血栓清除术效果不够理想，病死率高达 20%~50%，且并非随时可行。20 世纪 80 年代，Greenfield 成功地将介入治疗用于 PTE，此后相继出现了许多经导管肺动脉去栓技术，具有简便、易行、比手术安全、创伤小的特点。经导管肺动脉去栓术包括真空抽吸取栓术、电解取栓术、导管碎栓术及新型高速旋转导管碎栓装置即 ATD 术等。抽吸取栓术因塑料杯口径较大，操作难度大，术中损失血较多，且容易导致外周血管损伤、出血等；普通导管碎栓可以迅速解除肺动脉阻塞，降低肺动脉压，增加心排血量，挽救生命，因而被认为是一线治疗。但该法可导致远端肺小动脉栓塞，激活机体凝血系统活性，远期疗效不稳定，因此应用前景受限。美国的 Flowtriever 系统是由一个较大的抽吸导管，带有 3 个自膨胀盘，可以进入到肺动脉分支血栓处，通过 20F 指引导管回撤自膨胀盘把血栓抽出，这些新技术的应用，确立了介入治疗在 PTE 治疗中的作用及价值。

2. Amplatz 血栓消融术（ATD）　是一种新型高速旋转导管碎栓装置，由于其高速旋转（150 000r/min）的叶片位于金属网架内，不会伤及血管壁，且 98.8%~99.2% 的血栓碎片小于 13μm，已被美国 FDA 批准用于临床，多用于外周动脉（自身及移植血管）血栓、中心静脉及股髂静脉血栓以及透析管血栓的治疗。介入技术用于急性 PTE，特别是对药物治疗欠佳的中高危和高危患者正逐步为国际上许多心血管中心所接受。中国医学科学院阜外医院肺血管病中心于 2001 年在国内首先成功地为重症中心型 PTE 患者实施了 ATD 术。

3. 经导管内溶栓（CDL）　是借助 4~6F 多边孔导管直接到达肺动脉，采用低剂量溶栓药直接注入肺动脉栓塞处。超声辅助下经导管溶栓系统（UCDL）已被美国 FDA 批准用于急性 PTE 的治疗。该装置经常规输注导管输送高频低能耗超声波分离纤维蛋白，以促使溶栓药物穿透进入血栓中，此法具有出血并发症少，快速逆转右心扩张，降低肺动脉压力，降低住院病死率的优点，适合中高危、高危 PTE，伴有临床恶化证据，如症状、生命体征、严重右心室功能障碍、组织灌注和气体交换严重障碍和有高危出血风险的患者。

4. 腔静脉滤器置入术 腔静脉滤器主要是通过机械性预防静脉血栓进入肺循环。目前很多装置是经皮植入,可以数周、数月回收,也可以长期留置体内。目前适应证:静脉血栓栓塞症(VTE)伴有抗凝治疗绝对禁忌,尽管进行充分抗凝仍出现VTE复发的患者。1998年《新英格兰医学杂志》发表的PREPIC研究,入选了400例深静脉血栓形成(DVT)患者(有或无PTE),随机分为抗凝(普通肝素或低分子量肝素加口服抗凝药3个月)加下腔静脉滤器组和单纯抗凝组。结果,在前12d,新的PTE发生率,滤器组(不管是否已有PTE)仅1.1%;单纯抗凝组,无PTE者为4.8%,已有PTE患者,高达8.9%。但随访2年时差异则失去显著性,分别为3.4%和6.3%(P=0.16)。尽管12d时总病死率2组无差异(均为2.5%),但单纯抗凝组死亡的5例患者有4例死于PTE,而滤器组无1例死于PTE。因此,下腔静脉滤器置入术能有效预防PTE,防止因再发PTE猝死。PREPIC研究显示,2年时DVT复发率,滤器组21%,单纯抗凝组12%,两者差异有统计学意义。但滤器组DVT高复发率与下腔静脉阻塞无关,机制不清。此后作者继续随访8年(每年一次观察静脉血栓栓塞症和静脉血栓形成后综合征的发生率)。共随访396(99%)例患者。结果有症状PTE:滤器组9例(累计率6.2%),非滤器组24例(15.1%)(P=0.008);DVT:滤器组57例(35.7%);非滤器组41例(27.5%)(P=0.042)。静脉血栓形成后综合征:滤器组109例(70.3%),非滤器组107例(69.7%),死亡:201例(50.3%)(滤器组和非滤器组分别为103和98例)。结论:8年时,腔静脉滤器降低了PTE危险,两组血栓形成后综合征发生率无差别,DVT发生增加,且对生存无影响。目前公认的适应证有存在抗凝治疗禁忌的VTE患者,抗凝治疗得当但有严重出血或肝素引起的血小板减少等并发症出现,抗凝充分但VTE反复再发以及外科行肺动脉血栓内膜剥脱术的患者。此外,对高危患者,如行肺动脉血栓切除术,伴有肺动脉高压的慢性反复性PTE,广泛髂股静脉DVT溶栓治疗前,矛盾性栓塞伴DVT,特别是老年患者,可预防性使用。由于滤器置入后长期效果及并发症仍难判断,因此18岁以下的年轻人应慎用。通常将下腔静脉滤器置于肾静脉开口下方。少数患者如孕妇或下腔静脉内血栓向上延展到肾静脉,则滤器置于肾静脉上方。Greenfield滤器被证实在肾静脉上方是安全的,闭塞可能性低,推荐用于年轻患者。关于滤器置入术后是否需抗凝治疗,目前尚无随机对照试验结果。由于患者存在PTE或DVT,因此对无抗凝禁忌的患者,滤器置入后应给予抗凝治疗。一方面对已存在的PTE或DVT复发,血栓延展有作用,同时有助于预防滤器捕获血栓的延展及腔静脉闭塞。尽管滤器的使用对 PTE 高风险的患者有益,但并不推荐 VTE 患者常规应用。

二、慢性血栓栓塞性肺动脉高压的介入治疗

CTEPH 是由于没有溶解的血栓栓子堵塞近端肺动脉和末梢血管重塑引起的肺动脉压力的升高,以及进行性的右心室衰竭,患者表现为呼吸困难、疲劳和活动耐力下降。既往研究显示,未经治疗的 CTEPH 患者如肺动脉平均压(mPAP)>30mmHg(1mmHg=0.133kPa)3 年存活率仅有 10%,预后极差。肺动脉血栓内膜切除术(pulmonary thromboendarterectomy,PEA)于 1957 年首次用于治疗 CTEPH。此后,经过了 60 多年的发展,证实 PEA 能够通过移除肺动脉内的血栓和机化的内膜恢复肺灌注,减轻右心室后负荷,使通气血流比例恢复正常,避免发生继发性的肺小血管病变。大部分患者术后血流动力学和活动耐量恢复正常,部分患者可以达到治愈,因此 PEA 已成为这类患者治疗的首选。但遗憾的是,国外仅有 57% 患者接受 PEA,国内可开展此项手术的医院很少。而合并其他疾病或远端病变者不能从手术中获益,预后不良。PEA 的经典治疗策略较难处理累及肺动脉远端的血管病变。靶向药物主要用于不能手术或手术后复发的 CTEPH 患者,目前鸟苷酸环化酶激动药——利奥西呱是全球唯一获批的 CTEPH 治疗药物,2018 年也在我国上市。预计不远的将来会有更多 CTEPH 患者受益于该药。2001 年 Feinstein 首次报道了球囊肺动脉成形术(BPA)用于不能行 PEA 的 CTEPH 的治疗,经过 17 年的发展和改进,显著地改善患者的心肺功能和血流动力学状况,BPA 越来越显示出其良好的应用前景。因此,2015 年欧洲心脏病协会(ESC)肺动脉高压诊断与治疗指南推荐对于不能行 PEA 或者风险 / 获益比较高的患者可以考虑行 BPA。本节重点介绍 BPA 在 CTEPH 的应用基础原理、应用经验、注意事项。

1. BPA 的基本原理　BPA 是针对直径 2mm 以上的肺动脉进行球囊扩张。通过改善肺动脉的狭窄或开通闭塞肺动脉来改善血流动力学,而不是清除血管内机化血栓。此操作过程需要分期进行病变处理。PEA 通过在一次手术中清除近端肺动脉中机化血栓,肺动脉压力能立即下降甚至恢复正常,恢复肺血管血流动力学。然而,BPA 不能一次处理大多数病变,因为极有可能发生致命的并发症,如再灌注肺水肿和血管损伤。

BPA 术后扩张性病变的病理结果显示,肺动脉内弹力板附近的内侧血管壁发生剥离,与在 PEA 中的操作完全相同,机化血栓向

一侧压缩，在其内表面形成扩大的血管腔，并形成新的内膜。据推测，肺动脉狭窄类型中的网状病变是通过在网状纤维剥离和扩张管腔内的微通道来实现球囊扩张的，而带状病变是通过扩大血管腔来实现的。剥离和压迫机化血栓扩大了血管腔，增加了血流量，最终改善了肺血管的血流动力学。光学相干断层扫描（OCT）也证实阻塞性物质在BPA后立即被破坏并偏心压迫到血管壁。血管内超声（IVUS）图像显示BPA术后管腔即刻增大，主要是由于血管整体扩张和纤维血栓轻微压缩所致。不同血管病变类型的纤维组织数量不同，带状病变纤维组织最少，次全闭塞病变最多，网状病变居中。带状病变的管腔面积扩大是由于动脉壁的伸展所致，但在血管伸展的同时，网状病变也被压缩到血管腔的一侧，形成新的微通道。次全闭塞管腔面积增大的机制与网状病变相似，但由于大量纤维组织的存在，机化血栓受压程度有限，故管腔面积增大也不多。

2. BPA应用经验 美国学者Feinstein等于2001年首次报道了18例无法行PEA术的CTEPH患者接受BPA治疗的安全性和疗效，患者平均年龄51.8岁（14~75岁），平均接受2.6次手术（1~5次），平均扩张6支“罪犯”血管（1~12支）。经过平均36个月的随访（0.5~66个月），患者平均心功能分级从3.3级恢复到1.8级（$P<0.001$），6min步行距离从191m（209码，1码=0.911 4m）增加到454m（497码）（$P<0.000\ 1$），肺动脉平均压由（43 ± 12.1）mmHg降至（33.7 ± 10.2）mmHg（$P=0.007$）。然而11例患者出现再灌注肺水肿，3例需要机械通气。因并发症发生率较高，此后鲜有相关报道。2009年欧洲肺动脉高压指南没有对CTEPH的血管成形术发表评论。

在BPA的早期报道之后，日本Matsubara等试图改进BPA手术方法以减少并发症，2012年报道了改良后BPA治疗CTEPH的更好结果。在255例接受BPA治疗的患者中，76例出现再灌注肺水肿，其中4例需要机械通气，1例死亡。之后，他们继续努力提高BPA的安全性。首先，他们对平均肺动脉压高于40mmHg的患者采用直径2.0mm的小球囊行血管成形术。对尽可能多的病变进行几次BPA治疗后，逐渐使用较大的球囊来治疗残余的和选定的病变。与最初的报道相比，他们获得了更好的血流动力学结果和功能状态。通过这种方法，并发症大大减少，因此认为BPA可作为无法手术和术后残余肺动脉高压的CTEPH患者的一种替代疗法。最近的日本多中心临床登记数据显示，在心功能分级和超声心动图参数方面有了更有希望的改善。308例患者（246例女性；平均年龄61岁）被纳入这项回顾性登记注册研究；患者在7个机构接受了1 408次BPA治疗。80%以上的患者血流动力学改善，平均PAP

由 BPA 前的(43.2 ± 11.0) mmHg 下降到(24.3 ± 6.4) mmHg，门诊随访时下降到(22.5 ± 5.4) mmHg。有经验的多学科团队是诊断和成功治疗 CTEPH 的关键。建议应在有经验的中心进行 BPA 治疗，而有经验的中心定义为每年能进行至少 50 例 PEA 和 100 次 BPA。最近一份报告显示，多学科团队诊治对 CTEPH 的诊断、检查和治疗方式(如 PEA 或 BPA)的选择有重要作用。在后 MDT 时代，随着 BPA 的增多，右心导管检查(right heart catheterization，RHC)(10.8% *vs.* 97.6%，P<0.001)和 PEA(32.4% *vs.* 59.5%，P<0.005)也显著增加。

3. BPA 操作原则　BPA 手术需要长鞘导管和引导导管，因为在选择各段肺动脉时，需将长鞘稳定在主肺动脉上，为引导导管的运行提供支持。常规选用 0.014in(0.000 355 6m)普通导丝支撑 BPA 的球囊通道，但一些硬的和完全闭塞性病变较难通过，可以选择较硬的高扭力导丝，但要格外注意血管损伤。引导导管的选择因血管解剖病变不同而异。BPA 通常从一个小口径的指引导管开始，然后根据处理肺动脉病变的管腔增大选用口径更大的指引导管。首次 BPA 可选择 2mm × 20mm 的球囊，以后根据病变直径选用 3~7mm 的球囊。如果采用精细的手术方法，尤其是轻度至中度肺动脉高压的病例，并发症的发生率会降至很低。BPA 首次可以对所有病变分支采用 2.0mm 球囊扩张。为了防止并发症，左、右肺动脉应间隔 5~7d 分别进行处理。导丝末端不要置于血管分支末梢，导丝穿过病变时要轻柔，选择小球囊或与血管成比例的球囊，以防止血管穿孔或出血。

4. 中国医学科学院阜外医院肺血管病中心经验　本中心自 2018 年 5 月至 2020 年 1 月对 93 例 CTEPH 患者共行 225 例次 BPA 术，无围手术期死亡，无气管插管，无再灌注肺水肿发生。并发症主要为咯血 15 例(发生率为 6.7%)，均为自限性咯血，未有气管插管。穿刺处股动静脉瘘 3 例次。显示良好的安全性和有效性。对先期工作进行初步总结，2018 年 5 月至 2019 年 5 月对 60 例患者行 101 例次 BPA 术。患者平均年龄 57 岁，男女比例 31∶29，发病时间平均为 3 年。外周动脉血氧饱和度为 91%，平均肺动脉压力为 51.6mmHg，肺血管阻力为 9.7Wood。NT-proBNP 1 178pg/ml。平均扩张 4.3 支(1~10 支)肺段动脉，5.3 支(1~11 支)亚段动脉，单次 BPA 术可以使肺动脉压力下降，心功能改善，NT-proBNP 水平下降，6min 步行距离显著增加。多次 BPA 术，肺动脉压力下降更加显著[(53.1 ± 13.4) mmHg *vs.* (43.7 ± 11.7) mmHg，P<0.001]，心功能改善明显，NT-proBNP 明显下降[(1 363.0 ± 1 406.5) pg/ml *vs.* (473.3 ± 674.0) pg/ml，P<0.001]。101 例次 BPA 术，无再灌注肺水肿发生，无气管插管，无围手术期死亡。前 40 例次 BPA 术，有 1 例因导丝通过狭窄血管时出现咳嗽、

咯血，终止操作，给予麻醉机吸氧，局部明胶海绵止血，静脉应用止血药物。患者咯血停止，放弃行 BPA，安返病房，7d 后稳定出院。后 61 例次 BPA，有 8 例(7.9%)出现咯血，停止 BPA 操作，给予加大氧流量，球囊封堵操作处血管近端，咯血自行停止。显示了 BPA 良好的安全性和有效性，手术相关费用为(1.849 6 ± 0.390 1)万元，是广大患者能够承受的经济、安全、有效的介入治疗。我们的治疗体会是：术前心力衰竭的综合治疗，改善患者的全身状况；术前、术中准确判断血管病变的类型，评估并发症风险；采用小球囊分期扩张技术等可以确保 BPA 的安全性和有效性。

5. 注意事项　BPA 时肺动脉损伤的常见原因是导丝造成的远端血管损伤或球囊大小不匹配造成狭窄病变的过度扩张。虽然目前尚无 BPA 的随机试验。手术中发生并发症占 36.3%(511/1 408)，其中包括肺损伤(17.8%)和咯血(14.0%)。

导丝或再灌注引起的咯血可能是灾难性的，有些病例甚至需要气管插管和体外膜肺氧合。然而，再灌注引起的咯血通常是轻微的，并且经常发生在 BPA 后，特别是在肺动脉平均压高于 40mmHg 的患者。其他小的肺血管夹层或血栓形成亦可能出现。表 51-1 是 BPA 的常见并发症。经典的 BPA 再灌注肺损伤罕见。此项治疗需要在经验丰富的 BPA 中心完成，在有经验的医生手中，BPA 已成为一种有前途的、疗效肯定的治疗无法手术的 CTEPH 的方法。

表 51-1　BPA 的并发症

手术期间	手术后
肺血管损伤* 伴有 / 不伴有咯血	肺损伤#(X 线下模糊影伴 / 不伴咯血，伴 / 不伴低氧血症)
导丝穿孔	肾功能不全
球囊过度扩张	穿刺部位并发症
高压对比剂注射	
血管夹层	
对比剂的变态反应	
对镇静 / 局部麻醉的不良反应	

注：*肺血管损伤：对比剂外渗，低氧血症，咳嗽，心动过速，肺动脉压力升高。#肺损伤原因：血管损伤比再灌注肺损伤更常见，可能性更大。

6. 总结　对于不能手术的 CTEPH 患者，BPA 是一种新的替代疗法。早期报道 BPA 的并发症风险较高。而最近更新的操作技术和处理方法是相对安全的，对于无法手术的 CTEPH 患者，经过几次 BPA 治疗，部分可以接近完全康复。因此，BPA 可安全、有效地用于因合并症或远端病变不能接受 PEA 治疗的患者或 PEA 术后残余症状性肺动脉高压的患者，BPA 也可以作为桥接或补救治疗。在有经验的医生手中，BPA 已成为一种有前途、疗效肯定的治疗无法手术 CTEPH 方法。

三、慢性肺血栓栓塞性疾病的介入治疗

急性 PTE 患者应常规接受抗凝治疗，经为期 3~6 个月的抗凝治疗后患者的症状和体征仍持续存在预示着可能存在 CTED，需要对此进行评估。CTED 患者的运动受限归因于运动引起的肺动脉高压，肺动脉压力 - 流量关系的斜率增加，或死腔通气，二氧化碳的通气当量增加。

对于 CTED 的介入治疗，仅有少数研究报道，但已经有研究表明球囊肺动脉成形术（BPA）对于谨慎选择的 CTED 患者可能是一种新的治疗选择（图 51-1）。不能外科手术的 CTED 患者可以考虑选择 BPA。Wiedenroth 等的研究显示，在 10 例 CTED 患者中连续进行了 35 次 BPA 干预（平均每例患者 4 次），所有患者在开始之前接受了全面检查，并在最后一次干预后 24 周接受第 2 次全面检查，表明 BPA 干预是安全的，唯一的并发症是一次肺血管损伤和随后的自限性肺出血（发生率占干预次数的 2.9%，在接受 BPA 的 CTED 患者中占 10%）。干预后，WHO 功能分级、6min 步行距离、肺血管阻力和肺动脉顺应性得到改善，90% 患者 NT-proBNP 水平下降。对于 CTED 患者采用 BPA，其手术方法与 CTEPH 所做的 BPA 相似。

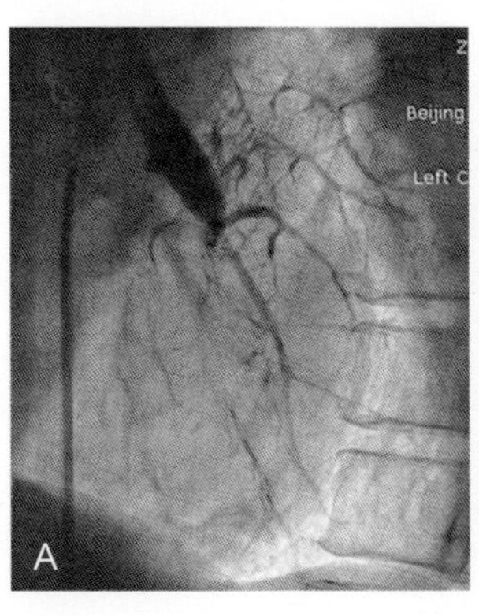

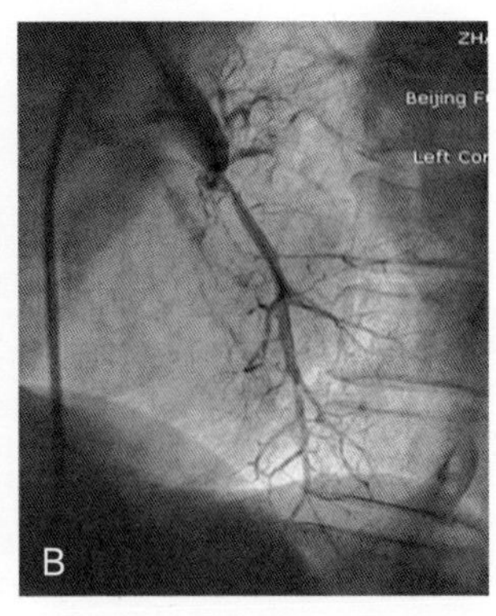

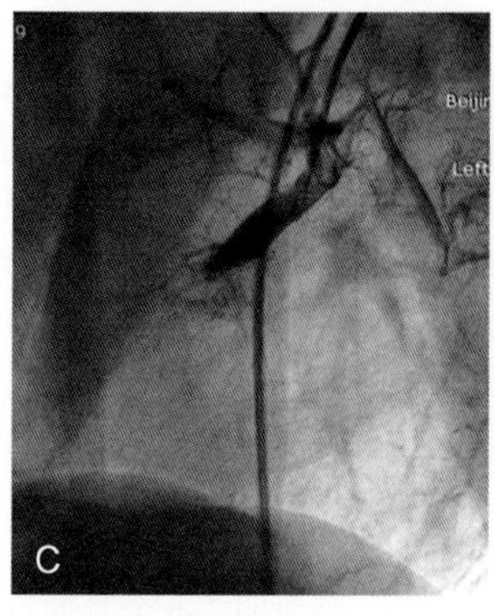

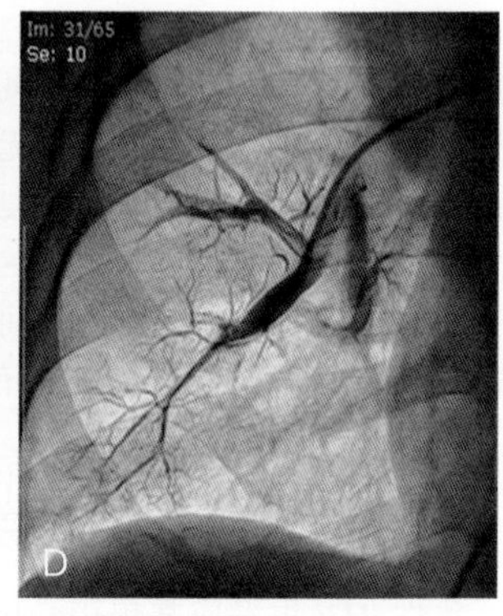

图 51-1　BPA 球囊扩张前和扩张后肺血管造影

A. 右下肺 A10 段扩张前造影；B. 右下肺 A10 段扩张后造影，远端血流恢复；C. 右下肺 A8 段扩张前造影；D. 右下肺 A8 段扩张后造影，远端血流恢复。BPA，球囊肺动脉成形术。

（赵智慧　柳志红）

第九部分

9

心脏瓣膜病

第 52 章　主动脉瓣疾病

一、主动脉瓣狭窄

主动脉瓣狭窄（AS）是指心脏的主动脉瓣无法完全开放引起瓣口面积减小，可由主动脉瓣膜先天结构异常和后天病变所致。主动脉瓣狭窄主要有先天性瓣叶结构异常、老年退行性变、风湿热三个病因；极少数情况下，也可见于严重的高胆固醇血症患者引起的主动脉瓣粥样硬化。2018 年中国心脏瓣膜病调查研究（China-VHD 研究）纳入门诊和住院 12 387 例中度或中度以上瓣膜病患者（不包括既往手术者），其中单纯主动脉瓣狭窄有 4.8%，单纯主动脉瓣关闭不全有 13.4%，单纯主动脉瓣狭窄合并主动脉瓣关闭不全占 2.3%。男性发病多于女性。

【病因和病理解剖】

主动脉瓣狭窄的病因可分为三大类。

1. 先天性主动脉瓣狭窄　先天性主动脉瓣膜异常多为瓣叶异常（单叶式、二叶式、三叶式畸形），少部分患者是主动脉瓣环发育不全，可能是一个单独的异常或伴有瓣叶异常。其中瓣叶异常最多见的是二叶瓣畸形，与先天性及后天性主动脉瓣狭窄均相关，也是成人后天性主动脉瓣狭窄的最常见原因。对四川大学华西医院 2008—2012 年 157 039 人的 195 708 份超声心动图进行回顾性分析显示，主动脉二瓣化畸形的患病率为 0.43%，接近西方人群中报道的 0.5%~2% 患病率。40 岁以上的二瓣化畸形患者约一半合并不同程度的主动脉瓣病变，二瓣化畸形中单纯主动瓣瓣狭窄或关闭不全分别占 27.1% 和 17.5%；而 42.1% 患者合并主动瓣瓣狭窄与关闭不全。部分二叶瓣畸形为常染色体显性遗传，常合并升主动脉扩张，与主动脉中层的加速退化有关，少部分合并主动脉缩窄。单叶式主动脉瓣，其中 3 个瓣交界中两个交界发生融合，出生时即已存在狭窄，常在婴儿期引起严重的左心室流出道梗阻和心力衰竭，患儿多在 1 岁以内去世。三叶瓣畸形表现为 3 个半月瓣大小不等，部分有交界融合。二、三叶瓣畸形，即使出生时无狭窄，但由于瓣叶结构的异常，造成血流湍流和瓣膜张力增高，引起瓣膜增厚、纤维化和僵硬，最终导致瓣膜狭窄和钙化，绝大部分患者需于 50 岁后接受手术干预。二叶瓣畸形易并发感染性心内膜炎。

先天性二叶主动脉瓣畸形具有不同的形态表型和功能，外科有多种分类，目前关于二瓣化畸形最常用的分类是根据有无嵴和嵴的个数分为：type0（无嵴）、type1（1 个嵴）、type2（2 个嵴），根据融合嵴的方向和瓣膜功能再进行亚分类（图 52-1）。在经皮主动脉瓣介入治疗时代，介入医生亦有新的分型考虑，但仍在探索中。

main category: number of raphes	0 raphe · Type 0		1 raphe · Type 1			2 raphes · Type 2
	21（7）		269（88）			14（5）
1. subcategory: spatial position of cusps in Type 0 and raphes in Types 1 and 2	lat 13（4）	ap 7（2）	L-R 216（71）	R-N 45（15）	N-L 8（3）	L-R/R-N 14（5）
2. subcategory:						
VALVULAR FUNCTION I	6（2）	1（0.3）	79（26）	22（7）	3（1）	6（2）
S	7（2）	5（2）	119（39）	15（5）	3（1）	6（2）
B（I+S）		1（0.3）	15（5）	7（2）	2（1）	2（1）
No			3（1）	1（0.3）		

图 52-1 二叶主动脉瓣畸形分类

ap，前后位；lat，侧位；L，左冠状窦；R，右冠状窦；N，无冠状窦；I，关闭不全；S，狭窄；B，合并关闭不全和狭窄；No，正常功能；X，未归类。

2. 老年退行性主动脉瓣狭窄　又称钙化性主动脉瓣狭窄，是一种随年龄而增加的瓣膜老化，也是目前成人最常见的主动脉瓣狭窄原因。病理改变为钙化、硬化、黏液样变、退行性变和钙质沉积所致的退行性瓣膜病变(图 52-2)。最常见两大类是先天性二叶式主动脉瓣钙化和三叶式主动脉瓣退行性钙化。钙化性主动脉瓣狭窄的危险因素与动脉粥样硬化的危险因素相似，主要独立临床危险因素有年龄、男性、当前吸烟、高血压病史。高血清脂蛋白(a)和 LDL-C 浓度也是重大危险因素。尽管一些回顾性研究表明他汀类药物很有前景，但一项大型随机前瞻性研究表明，他汀类治疗不能阻止疾病进展。目前越来越多的证据支持狭窄是因为增生性和炎症性改变导致。

3. 风湿性主动脉瓣狭窄　随着风湿热发病减少，发病率较前明显下降，常与风湿性二尖瓣病变和主动脉瓣关闭不全并存，单独少见。风湿性主动脉瓣狭窄的原因是瓣叶交界处或瓣尖的粘连、融合，及瓣环处的瓣叶血管化，导致瓣叶游离缘的收缩和僵硬(图 52-2)。当瓣叶严重钙化狭窄时，常难与先天性主动脉瓣狭窄鉴别。风湿性主动脉瓣狭窄发病较早，多见于年轻人，且较早出现临床症状，若有风湿热病史的证据，更支持风湿性的病变。

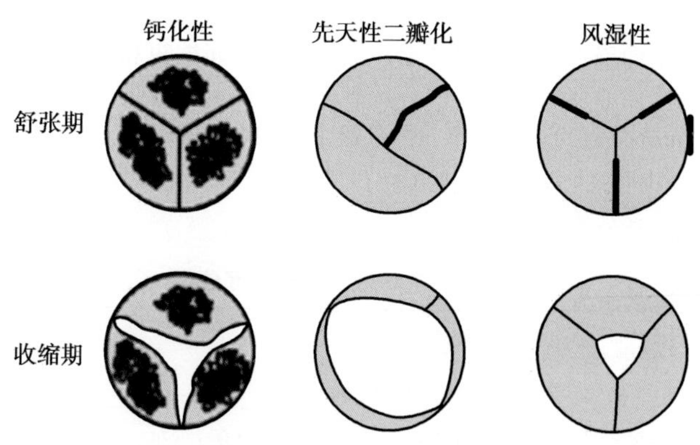

图 52-2　主动脉瓣狭窄常见三病因

钙化性、先天性二瓣化、风湿性瓣膜病变在收缩期、舒张期变化。钙质、纤维硬化在瓣膜主动脉瓣侧沉积增加僵硬度，瓣膜交界多无融合；先天性二瓣化畸形会经历继发瓣膜退行变；风湿性多有交界融合，常有二尖瓣病变参与。

【病理生理】

主动脉瓣狭窄的病理生理改变主要是由于左心室流出道梗阻导致左心室压力增大引起的心脏肥厚、扩大、心力衰竭和心排血量下降导致的重要脏器供血不足。正常成人主动脉瓣口面积为 3~4.0cm^2，瓣口面积大于 1.5cm^2 为轻度狭窄，1.0~1.5cm^2 时为中度狭窄，小于 1.0cm^2 为重度狭窄。重度主动脉瓣狭窄通常有以下特征：①主动脉瓣跨瓣射血流速＞4m/s；②平均跨瓣压差＞40mmHg；③有效主动脉瓣口面积＜1.0mm^2（表 52-1）。狭窄程度同症状出现的关系在不同患者中有差异。对于成人慢性主动脉瓣狭窄患者，流出道梗阻随时间延长会逐渐加重，慢性压力过负荷会导致左心室收缩压增加、左心室肥厚、左心室射血时间延长和主动脉压降低。室壁厚度的增加会使得室壁张力正常，收缩功能得到维持，但心肌细胞体积增加和间质纤维化会引起左心室壁顺应性降低和舒张延迟，引起舒张功能不全。如果室壁厚度的增加不足以抗衡增加的压力负荷，会出现左心室离心性扩张，导致左心室功能不全及心力衰竭。左心室舒张末压进一步增高会引起左心房压增高，进而引起肺静脉压和肺毛细血管楔压升高，产生肺淤血、水肿。如出现心房颤动伴快速心室率等，会导致快速的临床恶化。左心室收缩压、左心室质量和左心室射血时间的增加又会增加心肌耗氧。左心室射血时间的增加会导致舒张时间（心肌灌注时间）的减少。左心室舒张压的增加和升主动脉舒张压的降低会降低冠脉灌注压。舒张时间缩短和冠脉灌注压降低会使心肌氧供减少。心肌氧耗增加和氧供减少导致心肌缺血，如合并冠状动脉狭窄，更易发生心肌缺血，加重左心室功能恶化（图 52-3）。当心排血量进一步下降，可发生脑供血不足，而出现头晕及晕厥等脑缺氧表现。

表 52-1　主动脉瓣狭窄程度分类

主动脉瓣狭窄	平均跨瓣压差 / mmHg	最大流速 / （m·s^{-1}）	瓣膜口面积 / cm^2
轻度	<20	2.0~2.9	>1.5
中度	20~39	3.0~3.9	1.0~1.5
重度	≥40	≥4.0	≤1.0
极重度	≥60	≥5.0	

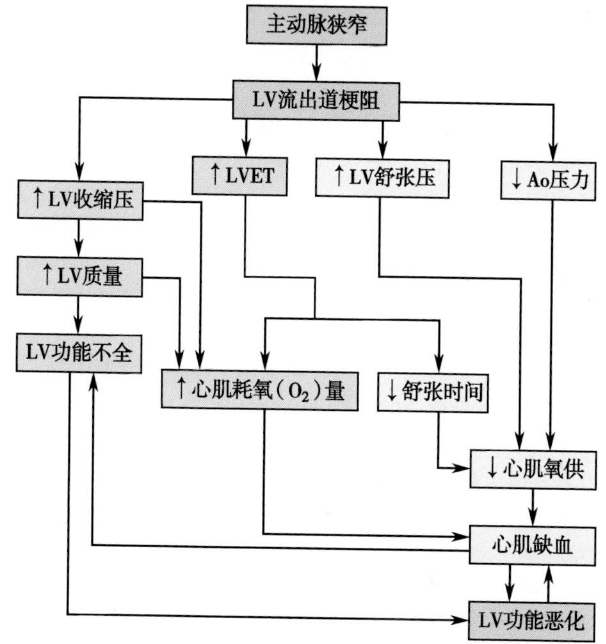

图 52-3　主动脉瓣狭窄的病理生理图

LV，左心室；LVET，左心室射血时间；Ao，主动脉。

【临床表现】

由于左心室肥厚可保持主动脉瓣两侧的高压差很多年而不减少心排血量和出现心脏扩大，即使存在较明显的主动脉瓣狭窄，患者相当长的时间内也可无明显的临床症状。能引起症状的左心室流出道梗阻程度存在很大差异，部分取决于病理类型、患者体型和体力活动程度等。通常婴幼儿以呼吸困难、心力衰竭为主要表现，成人则以劳力性呼吸困难、心绞痛及晕厥为主要表现。目前尚无单一的指标值（如最大跨瓣流速、平均跨瓣压差或主动脉瓣瓣口面积）可以预测症状何时发生。

症状性主动脉瓣狭窄典型的三联症状：呼吸困难、心绞痛和晕厥，多为疾病晚期表现。大部分患者以其中的一种或两种表现起病。部分无症状患者因体检时发现收缩期杂音，通过超声心动图确诊。

1. 呼吸困难　主动脉瓣狭窄最常见的症状是呼吸困难，通常是劳力性，见于 95% 患者，部分又表现为运动耐量下降。可能的机制为：活动时，左心室充盈压增加舒张功能障碍，以及活动时左室心排血量增加受限。主动脉瓣狭窄患者多先出现左心室舒张功能不全的症状，以后随病情发展，左心室收缩功能也随之减低。病程晚期出现明显的疲乏、无力等低心排症状和左侧心力衰竭症状，包括更严重的劳力性呼吸困难，伴有端坐呼吸和夜间阵发性呼吸困难以及肺水肿。劳累、情绪激动、呼吸道感染、快速性心律失常等均可诱发急性肺水肿。

2. 心绞痛　重度主动脉瓣狭窄患者常出现劳力性心绞痛，这种心绞痛与冠心病中的相似，通常在劳力后发生，休息后可缓解。约一半患者同时合并显著的冠状动脉狭窄。少部分没有心绞痛的重度主动脉瓣狭窄患者也存在冠状动脉狭窄。无显著冠状动脉狭窄的主动脉瓣狭窄患者出现心绞痛可能由于左心室肥厚引起心肌需氧和供氧不平衡导致，其引起冠脉缺血的可能机制：左心室质量增加造成左心室需氧量增加，但单位体积内心肌血管密度未相应增加；左心室内压和室壁张力增加压迫心内膜下冠状动脉；心动过速时舒张期冠脉灌注时间降低；心排血量下降，升主动脉舒张压下降，同时左心室压增加，降低冠脉灌注压。当出现心力衰竭时，心绞痛可暂时缓解。对于伴有冠状动脉明显狭窄的患者来说，心绞痛是由心外膜冠状动脉狭窄以及主动脉瓣狭窄特有的氧供需不平衡所致。

3. 头晕和晕厥　见于15%~30%有症状的患者，头晕、黑朦、晕厥可为首发症状，多发生在体力活动中或活动后立即发作，也可发生在休息时。主动脉瓣狭窄患者出现劳力性头晕（晕厥前兆）或晕厥主要反映脑灌注不足。可能的机制：运动时外周阻力下降，而心排血量不能相应增加，或运动时心肌缺血加重，导致心肌收缩力突然减弱，引起心排血量下降。压力感受器反应异常，不能恰当地升高血压。各种心律失常，如室性心动过速、心室颤动、室上性心动过速等，可使心排血量突然减少。上述的各种原因均可造成脑供血不足而发生晕厥及猝死。

4. 其他症状　孤立性主动脉瓣狭窄的其他晚期表现包括房颤、肺动脉高压和体循环静脉淤血。虽然主动脉瓣狭窄可引发患者猝死，但通常见于之前有症状的患者。重度主动脉瓣狭窄患者可能有胃肠道出血，通常与血管发育不良（右结肠最常见）或其他血管畸形有关，具体致病机制不详，在主动脉瓣置换术后可纠正或改善。由血管发育异常导致的慢性胃肠道出血与钙化的主动脉瓣狭窄之间的相关性称为Heyde综合征。钙化瓣叶的微血栓或钙化栓子脱落可造成各种器官的栓塞，如心脏、脑、胃肠道等。

【体征】

1. 血压　当主动脉瓣狭窄影响到心排血量时，临床上可出现收缩压降低，脉压减小，脉搏细弱，触诊颈动脉可发现颈动脉搏动延迟。

2. 心界　心尖区可触及收缩期抬举样搏动，可向左下移位，心浊音界可正常，随病情发展，当出现心力衰竭时，心界可向左下扩大。

3. 心音　典型主动脉瓣狭窄的杂音为胸骨右缘第 2 肋间粗糙的、响亮的喷射性收缩期杂音，呈递增 - 递减型，向颈部、锁骨下动脉传导。杂音越长、越响，收缩高峰出现越迟，提示主动脉瓣狭窄越重。在儿童、青少年，先天性主动脉瓣狭窄可闻及收缩早期喷射音（主动脉瓣开瓣音），主动脉瓣钙化时，此音消失。合并心力衰竭时，由于心排血量减少，通过主动脉瓣的血流速度减低，杂音减弱，但仍可闻及明显的收缩期杂音。严重主动脉狭窄或钙化，由于左心室射血时间显著延长，第二心音减弱或消失，也可发生第二心音逆分裂。心功能不全时可出现第三心音（舒张期奔马律）。

【辅助检查】

1. 心电图　轻度狭窄心电图可无异常，中度以上狭窄心电图表现与左心室肥厚有关，可有电轴左偏，QRS 波电压增高伴不同程度 ST-T 改变，可有左心房增大表现。但是，心电图上没有肥厚的证据并不能排除重度主动脉瓣狭窄的存在。严重钙化病变可累及房室结，引起不同程度的传导阻滞。心肌缺血时亦可出现各种室性心律失常。

2. X 线检查　轻度到中度狭窄时，胸部 X 线片通常正常。伴向心性左心室肥厚时心影增大。重度主动脉瓣狭窄常有升主动脉狭窄后扩张，胸片可见心影增大、升主动脉扩张。在重度钙化瓣膜中，钙化的主动脉瓣叶和主动脉根部可在 X 线透视及心脏计算机断层扫描（CT）下看到，但在常规的胸片上很少发现。心力衰竭时左心室明显增大及肺充血征象，伴左心房扩大。少数发生重度肺动脉高压者可见肺动脉主干突出，肺静脉增宽以及肺淤血的征象。

3. 超声心动图和多普勒　超声心动图多可以明确瓣膜的解剖，包括主动脉瓣狭窄的病因和瓣膜钙化的严重程度，还能直接观测瓣口面积，评估左心室肥厚和收缩功能，计算射血分数，测量主动脉根部腔径并探测有无合并的二尖瓣疾病。多普勒超声心动图能测量跨主动脉瓣血流速度、压差，判断狭窄程度，对临床治疗和随访都比较有价值。评估主动脉瓣狭窄严重程度可能会受到高血压的影响，血压控制后可能需要重新评估。对于左心室功能不全及低流速低压差的患者，可通过小剂量多巴酚丁胺实验来提高评估主动脉瓣狭窄严重程度的准确性。

4. 胸部 CT 自经皮主动脉瓣置换术（TAVR）应用以来，CT 的使用价值明显增大。CT 可以术前详细评估主动脉根部解剖细节、瓣膜钙化程度、血管入径，帮助术者选择合适的瓣膜型号及血管入路，解剖信息还能提示术者在术中及术后可能发生的风险（图 52-4）。CT 作为术前常规检查，主要用于①手术路径的评估：主动脉 CTA 能够评价入路血管的内径、角度及动脉粥样硬化情况等；②主动脉根部解剖的评估：准确量化测量主动脉瓣环、窦部及窦管交界直径大小、瓣环和瓣叶钙化程度、冠状动脉开口与瓣环之间的距离等；③冠状动脉病变评估：明确术前冠状动脉病变情况，严重狭窄患者可于 TAVR 术前或同期行经皮冠状动脉介入术。这些对临床决策和手术设计都是必要的。

5. 心导管和心室造影 以前仅在非侵入性检查无法确诊、临床和超声心动图发现有矛盾时或术前需要冠状动脉造影时建议行心导管检查。目前随着 TAVR 的发展，应用增加。左心导管检查可直接测定左心室及主动脉的压力，有助于明确诊断，并可根据压差来判断主动脉瓣狭窄程度以及有无主动脉瓣关闭不全。冠脉造影可明确有无冠心病，对于有心绞痛症状、缺血客观证据、左心室收缩功能降低，以及冠心病病史或冠心病危险因素的患者（包括 40 岁以上男性和绝经后女性），在瓣膜干预前需行冠状动脉造影。左心室造影可了解左心室大小和功能以及有无二尖瓣病变。窦部造影可了解有无生物瓣膜反流和反流程度的确定。

6. 心脏磁共振成像（CMR） 可以评估主动脉瓣口面积并辅助危险分层，但经验有限，该技术也未广泛普及。一般用于合并心肌受累患者，明确心肌病变和纤维化程度。研究发现，中壁层心肌纤维化是死亡的独立预测因子。

【诊断和鉴别诊断】

临床上发现主动脉瓣区喷射性收缩期杂音，结合超声心动图检查可明确诊断，但应与下列情况的主动脉瓣区收缩期杂音鉴别。

1. 梗阻性肥厚型心肌病 可在胸骨左缘第 4 肋间闻及中晚期收缩期杂音，不向颈部和锁骨下区传，系收缩期二尖瓣前叶前移致左心室流出道梗阻，可伴有二尖瓣反流。超声心动图显示左心室壁不对称肥厚，室间隔明显增厚，与左心室后壁之比 ≥ 1.3。

2. 其他主动脉瓣下病变 可由很多固定性病变引起，包括存在薄膜（最常见病变）、厚的纤维肌性脊、弥漫性隧道样梗阻、二尖瓣附着异常，以及少见情况下的附属心内膜垫组织等。多在 1 岁内出现心脏杂音，超声心动图可明确诊断。

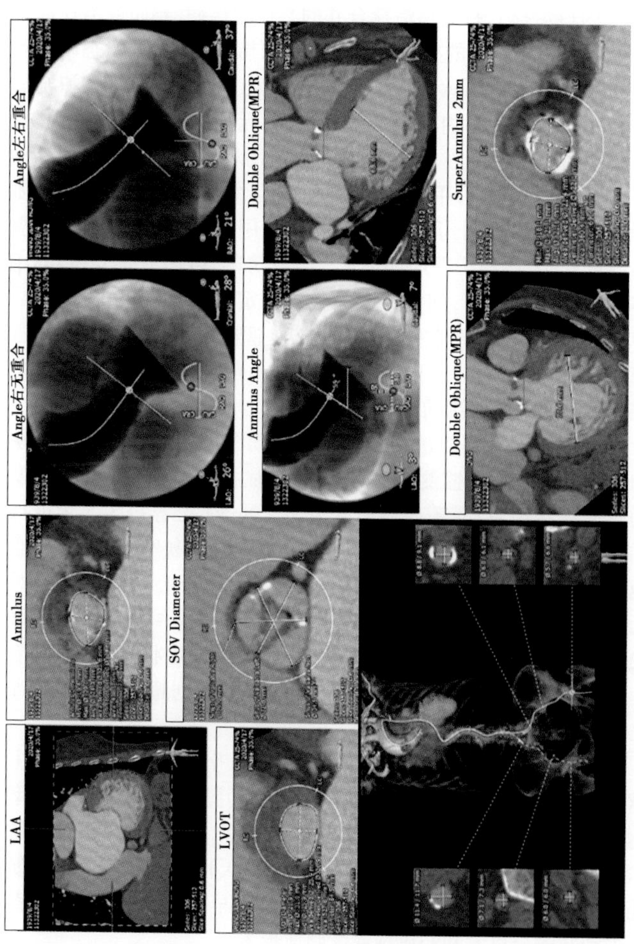

图 52-4　CT 在主动脉根部解剖和血管入径的应用

3. 主动脉瓣上病变　多为 Valsalva 窦以上增厚的升主动脉呈分散性缩窄（“沙漏样畸形”），超声心动图可确诊。不管是瓣上还是瓣下狭窄，如杂音传导至胸骨左下缘或心尖区时，应与二尖瓣关闭不全、三尖瓣关闭不全或室间隔缺损的全收缩期杂音鉴别。

【治疗】

1. 内科治疗　目标是治疗合并的心血管疾病、预防或治疗通常会加重瓣膜狭窄效应的叠加疾病、维持最佳血流动力学状态以及治疗症状。中重度主动脉瓣狭窄患者要避免过度的体力劳动和剧烈运动。如无感染性心内膜炎的既往史，则无须进行心内膜炎预防。洋地黄类药物可用于心力衰竭的患者，使用利尿药时注意防止容积不足，硝酸酯类药物可用于有心绞痛的患者缓解心绞痛的发作。血管紧张素转换酶抑制药（ACEI）类药物可用于合并高血压患者，应从小剂量开始，逐渐缓慢增加剂量。合并房颤，可用地高辛和 / 或 β 受体阻断药控制心率，如血流动力学不稳定或心室率极快，应尽早电转复，否则可导致急性左心衰竭。扩血管药物对主动脉瓣狭窄避免使用或谨慎使用。他汀类药物不适用于预防成人轻至中度钙化性主动脉瓣疾病的血流动力学进展。

所有患者应定期随访和复查超声心动图。无症状主动脉瓣狭窄的主要治疗目标是监测疾病、早期发现症状的出现。无症状轻度主动脉瓣狭窄患者（跨瓣血流速度为 2~2.9m/s），推荐每 3~5 年进行 1 次超声心动图检查。对于无症状中度主动脉瓣狭窄患者（跨瓣血流速度为 3~3.9m/s），推荐每 1~2 年进行 1 次超声心动图检查。对于无症状重度主动脉瓣狭窄患者（跨瓣膜血流速度 ≥ 4m/s），推荐每 6~12 个月进行 1 次超声心动图检查。一旦出现症状，即需手术治疗。如果症状或体征的改变提示心脏状况恶化，则超声心动图检查应比标准间隔提前。

2. 手术治疗　凡出现临床症状者，均应考虑手术治疗（经皮主动脉瓣置换或外科开胸换瓣术），若不做主动脉瓣置换，3 年死亡率可达 75%，主动脉瓣置换后，存活率接近正常。手术治疗的关键是解除主动脉瓣狭窄，降低跨瓣压差。对于先天性主动脉瓣狭窄的婴幼儿，易发生心力衰竭，药物治疗无效，应尽早手术治疗，多首选直视下主动脉瓣分离术和经皮球囊瓣膜成形术。

(1) 外科开胸人工瓣置换术（SAVR）：为治疗成人主动脉瓣狭窄的主要方法之一，手术主要指征为重度狭窄伴心绞痛、晕厥或心力衰竭等症状的患者。无症状患者，若伴有进行性心脏增大和 / 或左心室功能进行性减退，活动时血压下降，也应考虑手术。手术远期预后优于二尖瓣疾病和主动脉瓣关闭不全的换瓣患者。

(2) 直视下主动脉瓣分离术：适用于儿童和青少年的非钙化性先天性主动脉瓣严重狭窄者，甚至包括无症状者。

3. 经皮主动脉球囊成形术（balloon aortic valvotomy，BAV）　手术过程为采用带导管的气囊，经血管通路将气囊跨瓣置于狭窄主动脉瓣口并给气囊充气。BAV 缓解狭窄的最常见机制是使瓣叶内钙化沉积物破碎。术后超声心动图可能未见明显的瓣口扩大，但能改善血流动力学，其机制考虑为应用球囊后，使瓣叶微裂缝分散、瓣环拉伸和钙化的瓣膜连合分离促进了瓣膜开放。传统 BAV 经股动脉逆行到达主动脉瓣。选择其他通路的指征包括远端主动脉闭塞或重度周围动脉疾病。备选通路包括肱动脉、腋动脉和锁骨下动脉的逆行通路，而股静脉是经间隔的顺行通路。有症状的钙化性主动脉瓣狭窄成人患者不能采用经皮 BAV 来代替瓣膜置换术，因为 BAV 只能暂时缓解症状和血流动力学异常、发生操作重大并发症（脑卒中、主动脉瓣反流、心肌梗死）的风险为 10%~20%，并且不能提高远期生存率。鉴于经皮 BAV 的局限性，主动脉瓣钙化成人患者并不能用这种操作来替代瓣膜置换术，BAV 通常仅用于下列情况：①钙化性主动脉瓣狭窄患者有严重症状，例如难治性肺水肿或心源性休克，经皮 BAV 可作为 SAVR 或 TAVR 的过渡；②有症状的重度钙化性主动脉瓣狭窄患者需接受急诊非心脏手术，可以加或不加术前经皮 BAV；③严重主动脉瓣狭窄的妊娠期妇女；④无明显瓣膜钙化的先天性疾病（通常为二叶瓣连合融合）所致主动脉瓣狭窄的儿童和较年轻成人。禁忌证：中度或重度主动脉瓣关闭不全（可能加重反流）、感染性心内膜炎、不可逆且严重缩短期望寿命的非心脏疾病或有损血管通路的周围血管疾病。

4. 经导管主动脉瓣置换术（TAVR）　2002 年以来，TAVR 的出现为重度主动脉瓣狭窄患者的治疗带来了巨大改变，TAVR 具有创伤小、恢复快、住院时间短、治疗效果优等特点，目前已成为治疗成人主动脉瓣狭窄的常规医疗技术。在适应证方面，最初用于无法进行外科手术或手术风险高、具有明显临床症状的重度主动脉瓣狭窄患者，取得良好临床疗效（PARTNER Ⅰ、CoreValve 研究）。随着 PARTNER Ⅱ、SURTAVI、SAPINE 3 等多项中危人群研究公布令人振奋的研究结果后，TAVR 已经成为指南推荐治疗中危主动脉病变患者的可靠方式（获批的适应证）。针对低危人群的随机对照研究 NOTION、PARTNER 3、Evolut R low Risk 等研究结果显示，TAVR 不劣于外科手术。美国 FDA 已于 2019 年 8 月批准将 TAVR 适应证扩大至低危患者。至此，TAVR 的适应人群已经覆盖了重度主动脉瓣狭窄患者的全部风险范围，包括存在外科手术禁忌、高危、中危以及低危患者。此外，TAVR 衍生出的瓣中瓣(valve-in-valve)技术进一步补充了无法进行外科手术、生物瓣衰败的患者治疗方案，2017 年 ESC/EACTS 指南与 2017 年 AHA/ACC 指南均将瓣中瓣技术作为治疗衰败生物瓣的Ⅱa 类推荐。2020 年刚公布的 Partner 3 研究 2 年随访结果进一步显示，对于低危手术风险患者，TAVR 组全因死亡、脑卒中或再入院等终点发生率低于 SAVR 组；超声心动图随访结果显示血流动力学获益持续，两组患者主动脉瓣口面积、平均跨瓣压和中重度瓣膜反流发生率均差异无统计学意义，进一步证实了 TAVR 在低危患者的长期安全性。TAVR 主要禁忌证包括左心室内血栓、活动性心内膜炎、主动脉根部解剖形态不适合 TAVR 等。在并发症方面，接受 SAVR 治疗的患者围手术期发生严重出血、急性肾损伤和新发心房颤动的风险明显较高，接受 TAVR 治疗的患者出现血管并发症和严重传导阻滞(使用自扩张式瓣膜)的可能性更大。此外，对于 TAVR 瓣膜衰败(瓣膜长期耐久性)和瓣膜血栓是 TAVR 术后难以回避的难题，需进一步思考和探讨，如优化瓣膜设计、调整抗栓药物治疗方案等，我们也期待更长时间的随访结果。目前 TAVR 技术走向成熟，随着技术和设备的不断优化，应用会愈加广泛。

二、主动脉瓣关闭不全

主动脉瓣关闭不全(aortic regurgitation，AR)是由主动脉瓣叶闭合不充分引起的，可由主动脉瓣叶疾病、主动脉根部和升主动脉变形或扩张引起。2019 年中国心脏瓣膜病调查研究(VHD 研究)提示，单纯主动脉瓣关闭不全有 11.9%，单纯主动脉瓣狭窄合并主动脉瓣关闭不全占 2.0%。男性发病多于女性。主动脉瓣叶先天性畸形、炎症或退行性变引起瓣叶回缩、变形，以及升主动脉的结缔组织病或炎症导致升主动脉扩大等均可造成主动脉瓣关闭不全。当炎症或退行性变使瓣叶连合处融合，影响瓣叶开放时可同时合并主动脉瓣狭窄。

【病因】

主动脉瓣关闭不全根据临床过程可分为急性和慢性主动脉瓣关闭不全。

1. 急性主动脉瓣关闭不全　①多见于感染性心内膜炎，心内膜炎可导致瓣膜毁损和穿孔，或赘生物干扰瓣叶正常对合。此外，主动脉瓣周脓肿可破裂连通左心室引起反流；②主动脉夹层，可通过 4 种机制引起：主动脉窦扩张致瓣叶对合不完全；瓣膜交界病变导致瓣叶支撑不足；夹层直接延伸至瓣叶基底，造成连枷样瓣叶；剥离的内膜片于舒张期穿过主动脉瓣，脱垂进入左心室流出道而影响瓣叶关闭。二叶式主动脉瓣畸形患者发生主动脉夹层的风险较高；③先天性穿孔的瓣尖破裂，导致急性重度反流；④创伤性升主动脉或瓣叶破裂，多在减速性损伤或胸部钝挫伤后导致；⑤医源性，如经皮主动脉瓣球囊扩张术或 TAVR 等操作引起的并发症。

2. 慢性主动脉瓣关闭不全　慢性主动脉瓣关闭不全是由瓣叶疾病或主动脉根部扩张导致的。在发展中国家，主动脉瓣关闭不全最常见的病因是风湿性心脏病；在发达国家，最常由主动脉根部扩张、先天性主动脉瓣二叶畸形和钙化性瓣膜病引起。

(1) 瓣叶病变：①风湿性心脏病，约 2/3 主动脉瓣关闭不全由风湿性心脏病所致，主要病理改变为炎症和纤维化使瓣叶变硬、缩短、变形，导致瓣叶在舒张期关闭不全，多经过数十年发展，关闭不全变得严重，常合并主动脉瓣狭窄和二尖瓣病变；②先天性畸形，以二叶式主动脉瓣多见，二叶瓣畸形虽以狭窄更常见，但关闭不全可单独存在或合并主动脉缩窄、大血管错位等先天心血管异常。其他可见于主动脉瓣穿孔、室间隔缺损伴主动脉瓣脱垂等；③退行性主动脉瓣病变，老年退行性钙化性主动脉瓣狭窄中 75% 合并关闭不全；④主动脉瓣黏液样变性，可致瓣叶舒张期脱垂入左心室；⑤人工生物主动脉瓣的结构退化也是越来越常见的病因。

(2) 主动脉根部病变：引起瓣环扩大，瓣叶舒张期不能对合。①孤立的或合并经典的马方综合征：常见，为遗传性结缔组织病，主动脉中层囊样坏死，升主动脉呈梭形瘤样扩张；通常累及骨、关节、眼、心脏和血管，典型者四肢细长，韧带和关节过伸，晶体脱位等；②其他病因，梅毒性主动脉炎，30% 发生主动脉瓣关闭不全；其他有贝赫切特病（白塞综合征）、强直性脊柱炎、银屑病性关节炎、年龄相关的（退行性）主动脉扩张、高血压和主动脉粥样硬化引起的升主动脉扩张、特发性升主动脉扩张、溃疡性结肠炎、巨细胞性动脉炎等。

【病理生理】

急性主动脉瓣关闭不全时，主动脉内血液大量反流进入正常大小的左心室，心排血量不能相应增加，而左心室舒张末压迅速升高，左心房排空受限，左心房压力增高，导致肺静脉压急剧升高，引起肺淤血、肺水肿。冠脉灌注压和左心室腔内压之间的压差降低，引起心内膜下心肌缺血，加重心肌收缩力减弱。由于交感神经活性增加，心率增快显著。上述因素均可使心排血量急剧下降，导致急性心功能不全，甚至发生心源性休克。急性和慢性主动脉瓣关闭不全相比，前者脉压增大不明显，舒张压降低不显著，左心室内径正常。

慢性主动脉瓣关闭不全时，血流经关闭不全的主动脉瓣逆流入左心室，使左心室舒张末期容积负荷加重，左心室对慢性容积负荷增加代偿反应为左心室容积逐渐扩大，舒张末期压力可正常。由于血液反流，主动脉内压力下降，故早期收缩期左心室每搏输出量增加，射血分数正常，临床上可维持多年无症状。随着瓣膜关闭不全加重，反流量进一步增加，左心室进一步扩张，左心室舒张期容积和压力显著增加，收缩压亦明显上升，后负荷加重。长期后负荷增加最终导致心肌收缩力减弱，左心室功能减低，左室射血分数下降。病情继续进展，可使左心室舒张末压进一步升高，引起左心房压、肺毛细血管楔压升高，引起肺淤血、肺水肿（图 52-5）。冠状动脉灌注压下降，心肌血供减少，进一步使心肌收缩力减弱。另外，左心室扩张和收缩期室壁应力增加，使心肌耗氧量增加，更容易发生心肌缺血，加速心功能恶化。

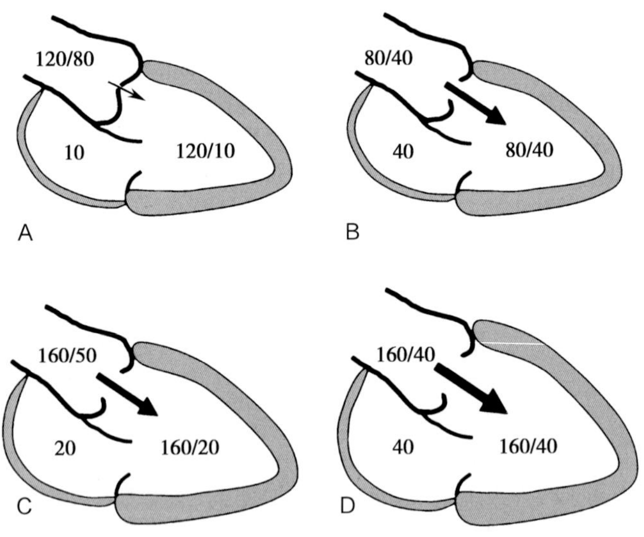

图 52-5　主动脉瓣关闭不全的不同阶段

A. 在轻度主动脉瓣反流中，左心室大小、功能和血液动力学正常。B. 在急性重症主动脉瓣反流中，主动脉和左心室压力达到平衡（在此示例中为 80/40mmHg），左心房压力升高，导致肺水肿。C. 在慢性严重主动脉瓣反流的代偿性中，左心室可能开始扩张，但是左室射血分数通常通过增加前负荷而维持在正常范围内，可伴收缩期动脉高压和宽的脉压。因左心室舒张末压是正常或略升高，因此无呼吸困难。D. 在失代偿的慢性重症主动脉瓣反流中，左心室继续扩张，在长期前后过负荷的影响下，前向输出量减少，导致疲劳和其他低心排症状。心肌纤维化降低左心室顺应性，左心室舒张末压力进一步增加，导致肺淤血、水肿和呼吸困难。

在慢性主动脉瓣关闭不全的早期,每搏输出量增加可造成外周动脉扩张和收缩压升高。反流进入左心室可导致动脉压迅速下降伴动脉快速塌陷以及较低的舒张压(在严重病例中可能接近左心室舒张压)。由此导致的脉压增宽可引起一些特征性的体征。

【临床表现】

慢性主动脉瓣关闭不全患者可在较长时间无症状,一般可维持10~20 年以上。随反流量增大,部分患者可出现左心室增大和心排血量增大有关的症状,如心悸、心前区不适、抨击感、心搏的不适感、非典型胸痛和头颈部强烈搏动感。当平躺或左侧卧位时,左室心尖更贴近胸壁,从而放大了心脏搏动感,因此这些症状尤为明显。一些重度反流患者发生的症状包括劳力性呼吸困难、心绞痛及其他心力衰竭症状。一旦症状出现,病情便迅速恶化,心绞痛者 5 年内死亡率 50%,严重左心衰竭者 2 年内死亡率 50%。

1. 症状

(1)呼吸困难:当病情发展到一定程度时,可出现劳累后气急、呼吸困难,表示心脏储备能力已经降低,随着病情进一步发展,可出现端坐呼吸和夜间阵发性呼吸困难等心功能不全的表现。

(2)心绞痛:比主动脉瓣狭窄少见。胸痛的发生可能是由于左心室射血时引起升主动脉过分牵张或心脏明显增大所致,另一种机制就是重度主动脉瓣关闭不全时,随着心外膜冠状动脉血流从以舒张期为主转变为以收缩期为主,冠状动脉血流储备减少,从而引起心绞痛。夜间心绞痛的发作,可能是由于休息时心率减慢致舒张压进一步下降,使冠状动脉血流减少所致,易出现夜间猝死。一些重度主动脉瓣关闭不全患者还会因内脏缺血而出现夜间腹部不适。

(3)头晕、晕厥:当快速改变体位时,可出现头晕或眩晕,晕厥较少见。

急性主动脉瓣关闭不全时,由于突然的左心室容积负荷加大,室壁张力增加,左心室扩张,可很快发生急性左心衰竭或急性肺水肿。严重主动脉瓣关闭不全可因发热、感染或心律失常诱发肺水肿而死亡。急性主动脉瓣关闭不全,周围血管征不明显,脉压不宽,故不能因脉压小而低估主动脉瓣关闭不全的程度。

2. 体征　对于主动脉瓣关闭不全患者,外周脉搏检查、心前区视诊和触诊及听诊都很有帮助。慢性重度关闭不全患者的体格检查表现往往显著,可据此明确诊断,不过在病情更轻的患者中这些表现通常较细微。

(1)心脏听诊:主动脉瓣区舒张期杂音,为一高调递减型哈气样杂音,坐位前倾呼气末时明显。最响区域取决于有无显著的升主动脉扩张;风湿性者主动脉扩张较轻,在胸骨左缘第 3 肋间最响,可沿胸骨缘下传至心尖区:马方综合征或梅毒性心脏病所致者,由于升主动脉或主动脉瓣环可有高度扩张,故杂音在胸骨右缘第 2 肋间最响。一般主动脉瓣关闭不全越严重,杂音所占的时间越长,响度越大。在重度或急性主动脉瓣关闭不全时,由于左心室舒张末期压力增高至与主动脉舒张压相等,故杂音持续时间反而缩短。如杂乐音性质,常提示瓣膜的一部分翻转、撕裂或穿孔。明显主动脉瓣关闭不全时,在心底部主动脉瓣区常可听到收缩中期喷射性较柔和、短促的高调杂音,向颈部及胸骨上凹传导。心尖区常可闻及柔和低调的"隆隆样"舒张中期或收缩期前杂音,即 Austin-Flint 杂音。其产生机制是:①由于主动脉瓣大量反流,左心室容积增多及舒张期压力增高,将二尖瓣前侧叶推起处于较高位置引起相对二尖瓣狭窄所致。②主动脉瓣反流血液与由左心房流入的血液发生冲击产生的杂音。瓣膜严重粘连或反流严重时主动脉瓣第二心音减弱或消失;常可闻及第三心音,提示左心功能不全:左心房代偿性收缩增强时闻及第四心音。

(2)周围血管征:动脉收缩压增高,舒张压降低,脉压增宽,可出现周围血管征,如点头征(DeMuwt 征)、水冲脉(water-hammer)、股动脉枪击音(Tube 征)和毛细血管搏动征(Quincke 征)以及头部随心搏频率的上下摆动,听诊器压迫股动脉可闻及双期杂音(Durrie 双重音)。

(3)其他体征:颜面较苍白,心尖冲动向左下移位,范围较广,且可见有力的抬举性搏动。心浊音界向左下扩大。主动脉瓣区可触到舒张期震颤,并向颈部传导;胸骨左下缘可触到舒张期震颤。颈动脉搏动明显增强,并呈双重搏动。肺动脉高压和右心衰竭时,可见颈静脉怒张,肝脏肿大,下肢水肿。

3. 急性重症主动脉瓣关闭不全可出现皮肤湿冷、脉搏细数、血压下降等心源性休克表现。二尖瓣提前关闭致使第一心音减弱或消失,可闻及病理性第三心音和第四心音。由于左心室舒张压急剧增高,主动脉和左心室压力阶差急剧下降,故舒张期杂音较慢性关闭不全柔和、短促、低音调。周围血管征不明显。听诊肺部可闻及哮鸣音、湿啰音,严重者布满双肺肺湿啰音。

【临床分期】

根据瓣膜解剖结构、瓣膜血流动力学、血流动力学后果及症状可对慢性主动脉瓣关闭不全进行分期,以下摘自 2014 年 ACC/AHA 瓣膜病指南。

A 期有主动脉瓣关闭不全风险、但当前无或仅有微量主动脉瓣关闭不全的患者，包括有如下疾病的患者：二叶式主动脉瓣畸形（或其他先天性瓣膜畸形）、主动脉瓣硬化、主动脉窦或升主动脉疾病、风湿热病史或已知风湿性心脏病，或者感染性心内膜炎。

B 期进展性主动脉瓣关闭不全患者，其反流为轻度或中度，左心室收缩功能正常并且左心室容积正常或轻度扩大。

C 期无症状的重度主动脉瓣关闭不全患者。重度反流是通过多普勒超声心动图检查、CMR 或心导管术确定的。

C1 期时，LVEF 正常（≥ 50%），左心室收缩末期内径（LVESD）有轻至中度增加（LVESD ≤ 50mm），为慢性主动脉瓣关闭不全的代偿期。

C2 期时，LVEF<50% 和 / 或 LVESD 明显增加（LVESD>50mm 或根据体表面积指数化的 LVESD>25mm/m^2），这是慢性主动脉瓣关闭不全的过渡期，出现在显性心力衰竭之前。

D 期有症状的重度主动脉瓣关闭不全患者。LVEF 可能正常、轻至中度降低（LVEF 为 40%~50%）或重度降低（LVEF<40%），LVESD 中度至重度增加（LVESD 超过 40~50mm）。

【辅助检查】

1. X 线检查　中重度主动脉瓣关闭不全可有不同程度的左心室增大，主动脉和主动脉结增宽，呈主动脉型心脏，后前位心脏相可见心尖向右下移位，左前斜位或侧位示左心室增大向后移位，心影与脊柱重叠。心力衰竭时，可见肺静脉淤血、肺间质水肿等。常可见主动脉瓣叶和升主动脉的钙化。急性者心脏大小多正常或左心房稍增大，常有肺淤血和肺水肿表现。

2. 心电图　轻度时可无异常。慢性、重度主动脉瓣关闭不全可出现电轴左偏，左心室肥厚伴 ST-T 改变。孤立性房性和室性期前收缩很常见。急性者常见窦性心动过速和非特异性 ST-T 改变。如果急性主动脉瓣关闭不全由主动脉夹层引起，累及冠脉开口，可有急性心肌梗死的心电图表现。

3. 超声心动图和多普勒超声　经食管超声心动图（TEE）通常是诊断与评估主动脉瓣关闭不全的关键检查，超声心动图可确诊、确定其严重程度、评估主动脉根和升主动脉扩张，以及评估左心室大小和功能。M 型超声显示舒张期二尖瓣前叶快速、高频地扑动（这是由于舒张期来自主动脉的血液反流），二维超声可显示主动脉瓣关闭时不能合拢。多普勒超声显示主动脉瓣下方（左心室流出道）探及全舒张期反流，为诊断主动脉瓣反流高度敏感及准确的方法，与心血管造影有高度相关性，可定量判断其严重程度。超声可能发现的异常包括增厚、赘生物、钙化、二叶式主动脉瓣畸形，以及脱垂的或连枷状瓣叶，瓣环扩大以及升主动脉根部病变等，对选择手术时机具有重要意义。无论升主动脉是否扩张，主动脉窦往往都是扩张的。

如果超声心动图或CMR成像显示以下一种或多种表现，则认为存在重度慢性主动脉瓣关闭不全：中心反流束宽度≥左心室流出道的65%；缩流颈宽度>6mm；腹主动脉内全舒张期血流逆转；反流分数≥50%；反流量≥60ml/搏（应结合患者体型来考虑）；有效反流口面积≥0.30cm^2（此项结果难以测量）（表52-2）。

表52-2　主动脉瓣关闭不全反流程度分级

主动脉瓣反流	反流束宽度	每搏反流量/ml	反流分数/%	缩流颈宽度/mm	有效反流口面积/cm^2
轻度	<左心室流出道的25%	<30	<30	<3	<0.10
中度	左心室流出道的25%~64%	30~59	30~49	3~6	0.10~0.29
重度	≥左心室流出道的65%	≥60	≥50	>6	≥0.3

4. CT　对于疑似有主动脉夹层的急性主动脉瓣关闭不全患者，CT为首选，有助于显示解剖结构，能识别内膜片、夹层的部位和范围，以及可能累及的主要分支动脉。如果主动脉瓣关闭不全患者行TAVR治疗，可以术前详细评估主动脉根部解剖细节、瓣环大小、瓣膜钙化程度、血管入径等。在外科手术前，对部分冠状动脉疾病概率为低/中等的患者，可通过CT评估冠脉情况。

5. 心脏磁共振成像（CMR）　如果中度或重度主动脉瓣关闭不全患者的超声心动图评估效果欠佳或评估结果不确定，则需采用CMR成像来量化主动脉瓣关闭不全严重程度、测定左心室收缩期和舒张期容积，以及评估左心室收缩功能。CMR可量化主动脉瓣反流量和反流口面积。在急性情况下通常不如CT或经胸超声心动图（TTE）实用。

6. 心导管和心室造影　①当无创检查不能得出结论或得出的结果与临床表现不一致时，需要进行主动脉根血管造影和心导管术并测量左心室压力，定量评估反流严重程度等。②当决定手术治疗时，通过冠状动脉造影评估冠状动脉情况，同时明确判断主动脉反流的程度、反流量、左心室功能。

【治疗】

本病慢性无症状期长，一旦症状出现，病情便迅速恶化，需及早手术。急性重度主动脉瓣关闭不全较慢性者风险更高，如不及时手术治疗，患者常死于左心室衰竭。

1. 内科治疗　避免过度的体力劳动及剧烈运动，限制钠盐摄入，避免上呼吸道感染及全身感染，以防止发生心内膜炎。慢性无症状性且左心室功能正常的患者，不推荐常规扩血管治疗。有症状的患者或心力衰竭患者，治疗与其他原因所致收缩性心力衰竭的治疗相似，包括利尿药、ACEI（或 ARB）、β 受体阻断药、盐皮质激素受体拮抗药和地高辛，积极治疗心律失常及感染。合并高血压患者（收缩压 >140mmHg），倾向于选择血管扩张药如 ACEI、ARB 或二氢吡啶类钙通道阻滞药，因为它们在这种情况下能有效降低收缩压。β 受体阻断药在这种情况下不那么有效，因为心率减慢及伴随的每搏输出量增加可能会促使收缩压升高。梅毒性主动脉瓣炎可给予全疗程的青霉素治疗。风湿性瓣膜病变，应预防链球菌感染和风湿活动及感染性心内膜炎，以防止瓣膜损害进一步加重。某些高风险情况下推荐预防性使用抗生素，这些情况包括存在人工心脏瓣膜或有感染性心内膜炎的既往史。

对于急性重度主动脉瓣关闭不全，早期死亡风险较高，需紧急外科手术或经皮主动脉瓣置换术以挽救患者生命。内科治疗多为术前准备，一般采用正性肌力药物（多巴胺或多巴酚丁胺）和 / 或扩血管药物硝普纳、利尿药等。药物选择和剂量选择需根据动脉血压情况决定。禁用 β 受体阻断药，因会导致血流动力学恶化。

对左心室功能正常，心脏结构改变不明显的无症状患者，应密切随诊，每 6 个月复查超声心动图以及时发现手术时机。一旦出现症状或出现左心室功能不全或左心室明显增大，应及时手术治疗。

2. 手术治疗　主动脉瓣关闭不全，一旦心脏功能失代偿，病情将急转直下，多数患者在出现心力衰竭后 2 年内死亡。所以有手术指征的病例应及早手术治疗。主动脉瓣关闭不全的主要治疗方法是主动脉瓣置换术或修复术。最佳的手术时机为左心室功能不全刚刚开始即严重心力衰竭发生之前手术，或虽无症状，但左室射血分数低于正常或左心室收缩功能正常但左心室舒张末期内径 >65mm（欧洲指南为 70mm），应进行手术治疗。有症状的重度反流患者，无论左心室收缩功能如何，均推荐行主动脉瓣手术。若中度以上反流患者因其他指征接受心脏手术，则推荐行主动脉瓣手术。对于左心室功能正常（LVEF ≥ 50% 及 LVESD ≤ 50mm）的真正无症状的重度主动脉瓣关闭不全患者，不推荐行主动脉瓣手术，除非患者有心脏手术的其他指征。早期手术会给患者带来围手术期死亡（年发生率平均为 2%~4%，而不行手术的话为 <0.2%）和并发症的风险，以及人工心脏瓣膜的长期并发症。

3. TAVR　TAVR 的快速发展已成为治疗重度主动脉瓣关闭不全的方法之一。相对于主动脉瓣狭窄来说，TAVR 在单纯主动脉瓣关闭不全的研究相对滞后，从 2013 年以来已有 10 余项小型研究公布，证实对于外科手术禁忌或高危、解剖学适合的患者及外科人工生物瓣毁损造成大量反流的患者，采用新一代设备行 TAVR 是合理可行的解决方案。相对于主动脉瓣狭窄，TAVR 应用于单纯主动脉瓣关闭不全的手术相对复杂，最主要的原因是主动脉瓣关闭不全的患者往往无钙化、瓣环偏大，瓣膜植入后的径向支撑力不够，易发生瓣膜移位，导致“瓣中瓣”植入和房室传导阻滞比例风险增高。中国医学科学院阜外医院的经验是如瓣膜存在钙化或无明显钙化但瓣环不大，瓣膜选择同主动脉瓣狭窄患者。如无明显钙化且瓣环偏大，可选用针对主动脉关闭不全设计的带“U 型”倒钩的人工瓣膜，如国产 J-Valve 瓣膜，用于主动脉瓣关闭不全的适应证已获得国家药品监督管理局批准，但目前只有经心尖路径。整个手术治疗过程与主动脉瓣狭窄的经皮介入过程类似。外科人工生物瓣毁损的患者，因生物瓣膜有固定的支撑结构，瓣膜释放相对容易。随着设备的进一步优化，相信主动脉瓣反流患者 TAVR 治疗的结局会更好。

（吴永健　赵振燕）

第 53 章　二尖瓣疾病

二尖瓣装置包括二尖瓣环、二尖瓣前后瓣叶、腱索和乳头肌。正常的二尖瓣功能不仅依赖二尖瓣瓣下结构的完整性，而且还依赖邻近心肌的功能。二尖瓣的炎症、黏液变性、脱垂、腱索断裂、乳头肌缺血或坏死、创伤等原因可导致二尖瓣的狭窄和 / 或关闭不全。

一、二尖瓣狭窄

【病因】

青、中年多见，2/3 有风湿热史。成人二尖瓣狭窄几乎均由风湿热引起。狭窄病变发生的时间多为风湿热首发后 2 年以上。基本病变是瓣膜炎症粘连、开放受限，造成狭窄。由于二尖瓣瓣环及环下区钙化造成的二尖瓣狭窄，多发生于老年人。由于瓣环或环下部分的瓣膜有大量钙化，粥样瘤隆起，造成瓣口狭窄。其他罕见的病因为先天性孤立性二尖瓣狭窄，患儿很少存活到 2 岁以上。此外，结缔组织疾病、肠源性脂代谢障碍、恶性类癌瘤、多发性骨髓瘤亦可造成二尖瓣狭窄。

【病理生理】

根据二尖瓣口狭窄程度及代偿状态分为三期。

1. 左心房代偿期　正常二尖瓣口面积 4~5cm^2，舒张期房室间无跨瓣压差，当瓣口面积减至 2.5cm^2（轻度狭窄），左心房压力增高，左心房发生代偿性扩张及肥厚以增强收缩力，增加瓣口血流量，从而延缓左心房平均压的升高，患者一般无症状。

2. 左心房失代偿期　瓣口面积小于 1.5cm^2（中度狭窄）或小于 1cm^2（重度狭窄），左心房平均压开始升高，肺静脉压及肺毛细血管压相继升高，管径扩张，肺淤血。患者安静时可无症状，活动时回心血量增加或心动过速时舒张期缩短，继而减少左心房血液流过狭窄瓣口的时间及血量时，均可加重肺淤血，发生呼吸困难。当肺毛细血管压升高过快超过 30~35mmHg 时，血浆及血细胞渗入肺泡，导致急性肺水肿。肺淤血及肺顺应性下降使肺通气 / 血流比值下降，肺静脉血氧分压下降，可致反射性肺小动脉收缩，引起肺动脉高压。

3. 右心受累期　长期肺动脉高压进一步引起肺小动脉及肌性小肺动脉内膜及中层增厚，血管腔变窄，更加重肺动脉高压，增加右心室后负荷，引起右心室扩张、肥厚，最终将导致右心衰竭。

2017 年美国心脏病学会（ACC）与美国心脏协会（AHA）心脏瓣膜病管理指南对心脏瓣膜病进行了重新分期。指南将瓣膜疾病分为 A、B、C、D 四期，分别是危险期、进展期、无症状重度病变期和有症状重度病变期。分期标准：①是否存在临床症状；②瓣膜疾病的严重性；③因瓣膜病变导致心室腔的容积或者压力变化；④对体循环和肺循环的影响；⑤心音的改变。

【临床表现】

1. 症状　多见于瓣口面积小于 1.5cm^2 时，静息状态下患者亦可出现明显症状。在温带地区，患者从风湿热恢复后可有 10~20 年无症状期，到 30~40 岁，二尖瓣狭窄的症状开始出现。在热带或亚热带地区的国家，病情进展较快，常在儿童期发生。

(1)呼吸困难：劳力性呼吸困难为最早期的症状，主要为肺的顺应性降低所致。随着病程发展，日常活动即可出现呼吸困难及端坐呼吸，当有劳累、情绪激动、呼吸道感染、性交、妊娠或心房颤动伴快速心室率等诱因时，可诱发急性肺水肿。

(2)咳嗽：多在夜间睡眠时及劳动后出现。多为干咳；并发支气管炎或肺部感染时，咳黏液性痰或脓痰。左心房明显扩大压迫支气管亦可引起咳嗽。

(3)咯血：①痰中带血或血痰，与支气管炎、肺部感染和肺充血或毛细血管破裂有关；常伴夜间阵发性呼吸困难；二尖瓣狭窄晚期出现肺梗死时，亦可咳血痰。②大量咯血，是由于左心房压力突然增高，以致支气管静脉破裂出血造成的，多见于二尖瓣狭窄早期仅有轻度或中度肺动脉增高的患者。③粉红色泡沫样痰，为毛细血管破裂所致，属急性肺水肿的特征。

(4)嘶哑：左心房扩大和左肺动脉扩张可压迫左喉返神经，左侧声带麻痹可致声音嘶哑(Ortner 综合征)。

(5)胸痛：约 15% 的二尖瓣狭窄患者有胸痛表现，可能是由于肥大的右心室壁张力增高，同时心排血量降低致右心室缺血引起。经二尖瓣分离术或扩张术后可缓解。

2. 体征

(1)心脏体征：心尖区舒张中晚期低调的隆隆样杂音，呈递增型，局限性，左侧卧位时明显，可伴有舒张期震颤。心尖区第一心音亢进，呈拍击样。可在 80% 左右的患者胸骨左缘 3~4 肋间或心尖区内侧闻及开瓣音(opening snap)，此音紧跟在第二心音后，高调、短促而响亮，呼气时明显，是隔膜型二尖瓣前叶在开放时发生震颤所致，拍击样第一心音和二尖瓣开瓣音的存在，高度提示二尖瓣狭窄及瓣膜仍有一定的柔顺性，有助于隔膜型二尖瓣狭窄的诊断，对决定手术治疗的方法有一定的意义。肺动脉高压时，可出现肺动脉瓣第二心音亢进和分裂。严重肺动脉高压时，可在胸骨左缘第 2~4 肋间闻及一高调、递减型的舒张早中期杂音，呈吹风样，沿胸骨左缘向三尖瓣区传导，吸气时增强。此乃由于肺动脉及其瓣环的扩张，造成相对性肺动脉瓣关闭不全的杂音(Graham-Steel 杂音)。严重的二尖瓣狭窄患者，由于肺动脉高压，右心室扩大，引起三尖瓣瓣环的扩大，导致相对性三尖瓣关闭不全。右心室收缩时部分血流通过三尖瓣口反流到右心房，从而出现三尖瓣区全收缩期吹风样杂音，向心尖区传导，吸气时明显。

(2)其他体征：二尖瓣面容见于严重二尖瓣狭窄的患者。由于心排血量减低，患者两颧呈紫红色，口唇轻度发绀。四肢末梢亦见发绀。颈静脉搏动明显，表明存在严重肺动脉高压。

【实验室及辅助检查】

1. X线检查　典型表现为左心房增大。后前位见左心缘变直，右心缘有双心房影；左前斜位见左心房使左主支气管上抬；右前斜位见食管下段后移。其他表现有右心室大、肺动脉主干突出、肺淤血、间质性肺水肿等（图 53-1）。

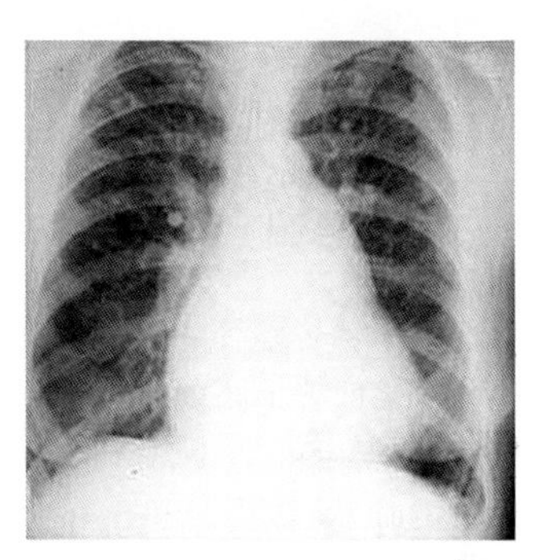

图 53-1　二尖瓣狭窄 X 线表现

2. 心电图检查　轻度二尖瓣狭窄者心电图可正常。重度二尖瓣狭窄者的心电图改变为“二尖瓣狭窄型 P 波”，P 波增宽且呈双峰形，P_{II}>0.12s，提示左心房增大。合并肺动脉高压时，显示右心室增大，电轴右偏。病程晚期常可合并心房颤动。

3. 二维及多普勒超声心动图检查　是对二尖瓣狭窄患者最敏感和特异的无创性定量诊断方法，对确定瓣口面积和舒张期平均跨瓣压差、判断病变的程度、决定手术方法及评价手术的疗效均有很大的价值。典型的二维超声心动图所见：二尖瓣口狭窄，瓣叶增厚、活动与开放受限及瓣下结构的损害；左心房、右心室内径增大等。利用多普勒超声心动图测定的舒张期平均跨瓣压差、二尖瓣口面积及肺动脉收缩压三项指标可评价二尖瓣狭窄的程度。①轻度二尖瓣狭窄：平均跨瓣压差<5mmHg，二尖瓣口面积>1.5cm^2，肺动脉收缩压<30mmHg。②中度二尖瓣狭窄：平均跨瓣压差为 5~10mmHg，二尖瓣口面积 1~1.5cm^2，肺动脉收缩压 30~50mmHg。③重度二尖瓣狭窄：平均跨瓣压差>10mmHg，二尖瓣口面积<1cm^2，肺动脉收缩压>50mmHg。当心率在 60~90 次 /min 时，上述技术测定出的三项指标则更为准确（图 53-2）。

4. 放射性核素检查　左心房扩大，显像剂浓聚和通过时间延长，左心室不大。肺动脉高压时，可见肺动脉主干和右心室扩大。

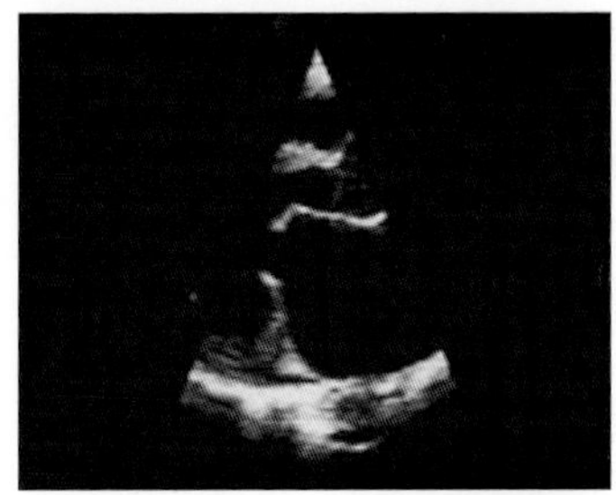

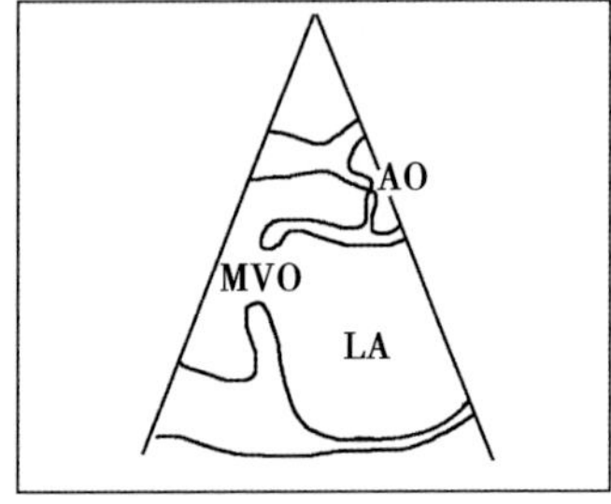

图 53-2　二维超声心动图显示舒张期二尖瓣叶增厚，开放受限。左心房内径扩大

AO，主动脉；MVO，二尖瓣口；LA，左心房。

5. 右心导管检查　由于多普勒超声心动图可以对二尖瓣狭窄患者的瓣口面积和舒张期平均跨瓣压差及狭窄程度做出准确的无创性定量诊断，右心导管检查一般不作为二尖瓣狭窄的常规检查。只有在患者的症状、体征与超声心动图测定的二尖瓣口面积不一致时，才考虑选用心导管检查，主要用来确定跨瓣压差和计算二尖瓣口面积，明确狭窄的程度。二尖瓣狭窄的患者右心室、肺动脉及肺毛细血管压力增高，肺循环阻力增大，心排血量减低。

6. 冠状动脉造影　怀疑同时有冠心病者可行冠状动脉造影。

【诊断与鉴别诊断】

发现心尖区隆隆样舒张期杂音并有 X 线和心电图显示左心房扩大，多可做出二尖瓣狭窄的诊断，超声心动图检查可明确诊断。

临床上二尖瓣狭窄应与下列情况的心尖区舒张期杂音鉴别：

1. 急性风湿性心脏病　心尖区高调柔和的舒张期早期杂音，每日变化较大，风湿活动控制以后，杂音可消失。

2. 功能性二尖瓣狭窄　①由于通过二尖瓣口的血流量及流速增加，见于有较大量左向右分流的先天性心脏病，如动脉导管未闭、室间隔缺损等。②主动脉瓣关闭不全时，反流血液冲击二尖瓣叶，可在心尖部听到舒张期杂音，称 Austin-Flint 杂音。功能性二尖瓣狭窄杂音较轻，无细震颤，也无第一心音亢进及开瓣音。用亚硝酸异戊酯后杂音减轻或消失。

3. 左心房黏液瘤　在舒张期瘤体阻塞二尖瓣口时，产生随体位而变化的心尖区舒张期杂音，但杂音呈间歇性，一般无开瓣音并可闻及肿瘤扑落音，心房颤动少见，易反复发生周围动脉栓塞表现。

超声心动图显示二尖瓣后面收缩期和舒张期均可见一团云雾状回声。

【并发症】

1. 心律失常　以房性心律失常最多见，先出现房性期前收缩，以后房性心动过速、心房扑动、阵发性心房颤动直至持续性心房颤动。左心房压力增高导致的左心房扩大和风湿炎症引起的左心房壁纤维化是心房颤动持续存在的病理基础。心房颤动降低心排血量，可诱发或加重心力衰竭。出现心房颤动后，心尖区舒张期隆隆杂音的收缩期前增强可消失，心房颤动伴快速心室率时心尖区舒张期隆隆杂音可减轻或消失，心率减慢时又明显或出现。风湿性二尖瓣狭窄的心房颤动多发生在老年患者，窦性心律的二尖瓣狭窄患者 10 年生存率在 46%，而在合并心房颤动时其 10 年生存率仅为 25%，其体循环栓塞和脑卒中的发生率亦明显增加。

2. 急性肺水肿　是重度二尖瓣狭窄的急性并发症，多发生于剧烈体力活动、情绪激动、感染、突发心动过速或心房颤动伴快速心室率时，在妊娠和分娩时亦更易诱发。

3. 充血性心力衰竭　50%~75% 的患者发生充血性心力衰竭，为二尖瓣狭窄的主要死亡原因。呼吸道感染是心力衰竭的常见诱因，在女性患者中妊娠和分娩亦常诱发心力衰竭。

4. 血栓栓塞　血栓栓塞是发生心源性脑栓塞的最重要原因之一，因此，血栓栓塞的诊断及治疗要考虑寻找是否存在心脏栓子。经食管超声心动图诊断血栓栓塞并左心室血栓的敏感性明显高于经胸超声心动图。20% 的二尖瓣狭窄患者在病程中发生血栓栓塞，其中 80% 有心房颤动。栓塞可发生在脑血管、冠状动脉和肾动脉，以脑栓塞最常见，部分患者可反复发生，或为多发生性栓塞。栓子多来自扩大的左心耳伴心房颤动者，经食管超声心动图检查有助于明确诊断。右心房来源的栓子可造成肺栓塞或肺梗死。

5. 肺部感染　本病患者常有肺静脉压力增高及肺淤血，易合并肺部感染。出现肺感染后往往加重或诱发心力衰竭。

6. 感染性心内膜炎　较少见。

【预后】

二尖瓣狭窄患者的预后取决于狭窄及心脏增大的程度，是否伴有多瓣膜损害以及手术治疗的可能性。如是风湿性二尖瓣狭窄，还要看能否控制风湿活动复发，预防并发症。从风湿性二尖瓣狭窄自然病程看，代偿期患者一般可保持轻至中度劳动力达 20 年以上，如心脏显著增大，则只有 40% 患者可生存 20 年；从出现明显症状到丧失工作能力平均 7 年，从持续心房颤动到死亡一般为 5 年。及时手术治疗可维持中等体力劳动及正常生活。在医生监护下，可维持正常人寿命。未经治疗的二尖瓣狭窄患者的 10 年生存率一般在 50%~60%，而无症状或症状轻微的二尖瓣狭窄患者的 10 年生存率在 80% 左右。一旦出现严重的肺动脉高压，二尖瓣狭窄患者的平均生存时间下降 3 年。此外，在其自然病程中，有 60%~70% 出现心力衰竭，20%~30% 出现体循环栓塞，10% 出现肺栓塞。一系列的血流动力学及超声心动图研究提示，二尖瓣狭窄患者的瓣口面积以每年 0.09~0.32cm^2 速度减小。

【治疗】

针对二尖瓣狭窄患者，应倡导进行积极的干预。其干预主要是改善症状和 / 或延长生存期，以及降低心脏瓣膜病相关并发症，如无症状的不可逆心衰、肺动脉高压、脑卒中、房颤。因此，对严重瓣膜病的标准是基于非手术的瓣膜病患者自然病史描述的研究，以及对症状严重程度描述的观察性研究。

1. 内科治疗

(1) 应避免剧烈体力活动，呼吸困难者应减少体力活动，定期复查。

(2) 积极预防及治疗风湿活动，风湿性心脏病患者需预防链球菌感染与风湿热复发及感染性心内膜炎的发生，用苄星青霉素 120 万 U，每 4 周肌内注射一次，长期甚至终身使用。

(3) 大咯血：采取坐位、用镇静药（如地西泮）、利尿药（如呋塞米）等降低肺静脉压。

(4) 急性肺水肿处理与急性左心衰竭所引起的肺水肿相似，不同之处是不宜用扩张小动脉为主的扩张血管药及强心药，洋地黄对窦性心律的二尖瓣狭窄治疗并无益处，除非出现快速房颤或心功能不全，才需用去乙酰毛花苷注射液降低心室率。当急性发作伴快速心室率时，首选去乙酰毛花苷注射液降低心室率。

(5) 心房颤动：有症状的二尖瓣狭窄患者 30%~40% 发展为心房颤动，且易诱发心力衰竭，可先用洋地黄制剂控制心室率，必要时亦可静注 β 受体阻断药。对急性心房颤动伴快速心室率或持续性心房颤动病程小于 1 年、无高度或完全性房室传导阻滞和病态窦房结综合征者，可选择电复律或药物复律（胺碘酮、索他洛尔等），于复律前 3 周和转复窦性心律后 4 周服用抗凝药华法林以预防转复窦性心律后的动脉栓塞。对慢性心房颤动者，可以用 β 受体阻断药控制心室率，并给予抗凝治疗，以预防血栓形成和动脉栓塞的发生。

(6)右心衰竭：限制钠盐、用洋地黄制剂、间歇使用利尿药。

(7)抗凝治疗：出现栓塞情况时，除一般治疗外，可用抗凝治疗或血栓溶解疗法。当心房颤动为阵发性、持续性或永久性，或即使是窦性心律，仍然出现栓塞事件、超声心动图提示左心房血栓或左心房内径 ≥ 55mm 者，均需抗凝治疗（B 级证据）。

2. 介入治疗　1980 年世界上首次成功进行了经皮二尖瓣球囊扩张成形术（percutaneous mitral balloon valvuloplasty，PMBV），根据二维超声心动图及多普勒超声心动图检查提供的 Wilkins 积分，内容包括二尖瓣膜弹性及其有无粘连、钙化和瓣叶交界区有无钙化，最终决定 PMBV 手术指征。对于单纯二尖瓣狭窄的患者，可用带球囊的右心导管经房间隔穿刺到达二尖瓣行瓣膜扩张成形术。经皮穿刺二尖瓣球囊分离术的适应证：①心功能Ⅱ~Ⅲ级；②瓣膜无钙化，腱索、乳头肌无明显病变；③年龄 25~40 岁；④二尖瓣狭窄口面积在 1~1.5cm^2；⑤无左心房血栓及中度或重度二尖瓣反流；⑥近期无风湿活动，或感染性心内膜炎已完全控制，无动脉栓塞的病史等；⑦中重度二尖瓣狭窄合并肺动脉高压。

3. 外科治疗　常用的两种手术方式为二尖瓣分离术与二尖瓣替换术。1920 年世界上首次成功进行了二尖瓣狭窄分离术。手术的目的在于扩张瓣口，改善瓣膜功能。

二尖瓣分离术又可分为闭式分离术和开放式分离术，其适应证：①二尖瓣病变为隔膜型，无明显二尖瓣关闭不全；②无风湿活动并存或风湿活动控制后 6 个月；③心功能Ⅱ~Ⅲ级；④年龄 20~50 岁；⑤有心房颤动及动脉栓塞但无新鲜血栓时均非禁忌；⑥合并妊娠后，若反复发生肺水肿，内科治疗效果不佳时，可考虑在妊娠 4~6 个月期间行紧急手术。二尖瓣位人工瓣替换术适应证：①心功能不超过Ⅲ级；②隔膜型二尖瓣狭窄伴有明显关闭不全、漏斗型二尖瓣狭窄或者瓣膜及瓣膜下有严重粘连、钙化或缩短者。但需注意，若患者有出血性疾病或溃疡病出血，不能进行抗凝治疗时，不宜置换机械瓣。生物瓣价格价廉，不需长期抗凝，但存在瓣膜耐久性问题。

二、二尖瓣关闭不全

【病因】

二尖瓣正常关闭依赖于其瓣叶、瓣环、腱索、乳头肌及左心室结构和功能的完整性与协调性，其中任何一个发生结构异常或功能失调，均可导致二尖瓣关闭不全或二尖瓣反流（mitral regurgitation，MR）。

1. 根据二尖瓣反流的原因可分为原发性二尖瓣反流和继发性（功能性）二尖瓣反流。

（1）原发性二尖瓣反流：在评估慢性二尖瓣反流时，需分辨原发性（退行性）病变和继发性（功能性）二尖瓣反流，因为两者之间存在很多相似之处。慢性原发性二尖瓣反流的病理基础是一个以上的二尖瓣组成部分（瓣叶、腱索、乳头肌、瓣环）发生病变，导致瓣膜开启与左心室收缩不同步，血流由左心室反流入左心房。在我国最常见的原发性二尖瓣反流的病因是风湿性瓣膜病，其中约1/2患者合并二尖瓣狭窄，男性较多见。在发达国家最常见的原发性二尖瓣反流的病因是二尖瓣脱垂。年轻患者中，以严重黏液瘤样变为主，其前后瓣叶和腱索边界不清（巴罗氏瓣膜）。而老年患者中，则以肌纤维缺陷为主，导致连接组织缺少，腱索缺损。其他较少见的病因包括感染性心内膜炎、连接组织异常、瓣膜撕裂以及放射性心脏病。一旦慢性原发性二尖瓣反流导致的容量负荷过重，将导致心肌损伤、HF，甚至死亡。

（2）继发性二尖瓣反流：在继发性二尖瓣反流患者中，二尖瓣膜通常是正常的。而左心室增大和左心室功能障碍所致的常见病因有冠心病、心肌梗死（缺血性继发性二尖瓣反流）、乳头肌功能不全或先天性心脏病（非缺血性二尖瓣反流）等。异常扩张的左心室引起乳头肌位移，导致瓣叶及其腱索过度紧张，最终闭合不良。由于二尖瓣反流只是疾病的一部分，其他疾病常包括重度左心室功能障碍、冠心病、先天性心脏病等。因此，与原发性二尖瓣反流相比，手术修复二尖瓣以治疗继发性二尖瓣反流的效果并不佳。但目前相关证据尚少，诊断继发性二尖瓣反流较原发性二尖瓣反流更难（表53-1）。

2. 根据出现二尖瓣反流的急缓又可分为慢性二尖瓣关闭不全和急性二尖瓣关闭不全。

（1）慢性二尖瓣关闭不全：

1）风湿性心脏瓣膜病：由于风湿热造成的瓣叶损害所引起者最多见，占全部二尖瓣关闭不全患者的1/3，且多见于男性。病理变化主要是炎症和纤维化使瓣叶变硬、缩短、变形、粘连融合、腱索融合短缩。约有50%的患者合并二尖瓣狭窄。

2）冠心病：心肌梗死后以及慢性心肌缺血累及乳头肌及其邻近室壁心肌，引起乳头肌纤维化伴功能障碍。

表 53-1　2017 AHA/ACC 瓣膜性心脏病患者继发性二尖瓣关闭不全分期

等级	定义	瓣膜解剖	瓣膜血流动力学	相关心脏病	发现症状
A 级	有 MR 风险	冠心病或心肌病患者瓣叶、腱索和瓣环正常	无 MR 反流或小反流束或中心型反流束面积<20%，多普勒显示 LA 内血流汇聚<$0.30cm^2$	正常或轻度 LV 扩张或缺血诱发节段性室壁运动异常，原发性心肌病伴 LV 扩张和收缩功能异常	由冠状动脉缺血或心衰引起的症状，并可能需血运重建或适当的药物治疗
B 级	渐进性 MR	节段性室壁运动异常伴 MV 粘连，瓣环扩张瓣交界轻度对合不良	ERO<$0.40cm^2$ 反流量<60ml 反流分数<50%	节段性室壁运动异常伴 LV 收缩功能降低。由于原发性心肌病引起 LV 扩张和收缩功能异常	由冠状动脉缺血或心衰引起的症状，并可能需相应的血运重建或适当的药物治疗
C 级	无症状性重度 MR	节段性室壁运动异常和/或 LV 扩张伴严重 MV 粘连，瓣环扩张伴瓣交界重度对合不良	ERO ≥ $0.40cm^2$ 反流量 ≥ 60ml 反流分数<50%	节段性室壁运动异常伴 LV 收缩功能降低。由于原发性心肌病引起 LV 扩张和收缩功能异常	由冠状动脉缺血或心衰引起的症状，并可能需相应的血运重建或适当的药物治疗
D 级	症状性重度 MR	节段性室壁运动异常和/或 LV 扩张伴严重 MV 粘连，瓣环扩张伴瓣交界重度对合不良	ERO ≥ $0.40cm^2$ 反流量 ≥ 60ml 反流分数 ≥ 50%	节段性室壁运动异常伴 LV 收缩功能降低。由于原发性心肌病引起 LV 扩张和收缩功能异常	即使在血运重建术或理想的药物治疗后，仍出现由持续 MR 引起的心衰症状

注：MR，二尖瓣反流；MV，二尖瓣；LV，左心室；LA，左心房；ERO，有效反流面积。

3）二尖瓣脱垂：二尖瓣脱垂是指在收缩期二尖瓣的一叶或二叶瓣膜膨向左心房，伴有或不伴有二尖瓣反流，其患病率为 1%~2.5%。原发性二尖瓣脱垂常伴有二尖瓣环扩张，异常腱索附着和二尖瓣黏液样变性，导致二尖瓣组织冗长和腱索过长，二尖瓣的 1 个瓣膜或 2 个瓣膜在收缩期凸入左心房。瓣膜完全黏液样变性可导致重度二尖瓣反流。二尖瓣脱垂在西方发达国家较多见。病因未明，可能与胶原代谢异常有关。二尖瓣脱垂有时为家族性，呈常染色体显性遗传。部分二尖瓣脱垂者可在格雷夫斯病、镰状细胞贫血、房间隔缺损、马方综合征以及风湿性心脏病患者中检出。

二尖瓣脱垂的超声心动图诊断标准为胸骨旁左心室长轴切面或其他切面可见二尖瓣脱垂至二尖瓣环上方 ≥2mm 处。二尖瓣脱垂可导致左心房和左心室扩大。左心房扩张可导致心房颤动，二尖瓣脱垂伴中度至重度二尖瓣反流最终可能导致肺动脉高血压、左心室功能不全和充血性心力衰竭。猝死是二尖瓣脱垂患者的罕见并发症，发生率不到 2%，年病死率不足 1%，室性快速性心律失常是其常见的原因。大多数二尖瓣脱垂综合征患者的预后良好，男性和女性经年龄校正后的生存率相似。

4）先天性畸形：二尖瓣裂缺，最常见于心内膜垫缺损或纠正型心脏转位；心内膜弹力纤维增生症；降落伞式二尖瓣畸形。

5）二尖瓣环钙化：为特发性退行性病变，多见于老年女性患者。此外，高血压、马方综合征、慢性肾衰竭和继发性甲状腺功能亢进的患者亦易发生二尖瓣环钙化。

6）左心室扩大：任何病因引起的明显左心室扩大，均可使二尖瓣环扩张和乳头肌侧移，影响瓣叶的闭合，从而导致二尖瓣关闭不全。

7）其他少见病因：如系统性红斑狼疮、类风湿关节炎、梗阻性肥厚型心肌病、强直性脊柱炎等。

（2）急性二尖瓣关闭不全：急性二尖瓣关闭不全多因腱索断裂、瓣膜毁损或破裂、乳头肌坏死或撕裂以及人工瓣膜替换术后开裂而引起。可见于感染性心内膜炎、急性心肌梗死、穿透性或闭合性胸外伤及自发性腱索断裂。

【病理生理】

慢性二尖瓣关闭不全的主要病理生理改变是左心室每搏输出量的一部分反流入左心房，使向前射出的每搏输出量减少。在射血前期，血液即可反流。反流量取决于左心房室间的压差、反流的瓣口面积、左室射血时间、向主动脉射血时的阻抗等因素。由于患者左心室壁张力不高，氧耗量并不明显增加。慢性二尖瓣关闭不全左心房压力在心脏收缩时虽极度升高，但舒张时迅速下降。故其压力增高的程度不如二尖瓣狭窄严重，肺淤血和肺血管变化也较轻。因此，呼吸困难、咯血等肺部症状也较不明显。一旦出现症状，则提示患者有一定程度的心功能不全，临床症状恶化意味着心脏泵功能进行性下降。由于左心房、左心室的扩大和压力的增高，导致肺淤血、肺动脉高压和右心负荷增大，而使右心室、右心房肥大，终于引起右心衰竭。

急性二尖瓣关闭不全的血流动力学改变和临床意义与慢性二尖瓣关闭不全差别很大，由于急性二尖瓣关闭不全患者原左心房大小和顺应性正常，一旦出现急性二尖瓣反流，左心房压和肺毛细血管楔压迅速升高，导致肺部淤血、急性肺水肿发生。

【临床表现】

患者发病年龄和性别大致和二尖瓣狭窄类似，以青壮年女性多见。

1. 症状　通常情况下，从初次风湿性心脏炎到出现明显二尖瓣关闭不全的症状可长达 20 年；一旦发生心力衰竭，则进展迅速。轻度二尖瓣关闭不全者多无明显自觉症状。中度以上的关闭不全者，因回流入左心房血量增多，心排血量减少，可出现疲倦、乏力和心悸、活动后气促等症状。重度二尖瓣关闭不全可出现劳力性呼吸困难、疲乏、端坐呼吸等，活动耐力显著下降。急性肺水肿、咯血和右心衰竭是较晚期出现的症状，发生率较二尖瓣狭窄低。晚期右心衰竭时，可出现肝脏淤血肿大、有触痛，踝部水肿，胸腔积液或腹水。急性二尖瓣关闭不全者可很快发生急性左心衰竭或肺水肿。

2. 体征

(1)心脏听诊：心尖区可闻及全收缩期吹风样杂音，响度在 3/6 级以上，多向左腋传导，吸气时减弱，反流量小时音调高，瓣膜增厚者杂音粗糙。前叶损害为主时，杂音向左腋下或左肩胛下传导；后叶损害为主者，杂音向心底部传导。可伴有收缩期震颤。心尖区第一心音减弱或被杂音掩盖。由于左心室射血期缩短，主动脉瓣关闭提前，导致第二心音分裂。严重二尖瓣关闭不全者可出现低调的第三心音。闻及二尖瓣开瓣音提示合并二尖瓣狭窄，但不能除外二尖瓣关闭不全。严重的二尖瓣关闭不全患者，由于舒张期大量血液通过，导致相对性二尖瓣狭窄，故心尖区可闻及低调、短促的舒张中期杂音。肺动脉高压时，肺动脉瓣第二音亢进。二尖瓣关闭不全的病变类型不同，可出现不同的杂音。如关闭不全合并狭窄，除了收缩期杂音外，还有狭窄的舒张期杂音。这些杂音的响度常与病变性质相关，如以关闭不全为主，收缩期杂音比较明显；以狭窄为主，舒张期杂音就较为显著。

(2)其他体征：动脉血压正常而脉搏较细小。心界向左下扩大，心尖区此刻触及局限性收缩期抬举样搏动，说明左心室肥厚和扩大。肺动脉高压和右心衰竭时，可有颈静脉怒张、肝大、下肢水肿。

【实验室及辅助检查】

1. X线检查　左心房显著扩大是二尖瓣关闭不全的特有征象。后前位胸部X线片显示主动脉弓缩小、肺动脉段凸出，有时呈动脉瘤状，左心房双重阴影，显著扩大，左心室也向左向下扩大，肺门血管明显增深，可有肺动脉高压表现，肺野有淤血征象。右前斜位食管钡餐造影示食管被扩大的左心房推向右后方。左心室扩大时，在左前斜位片上可见心脏、食管和膈肌的三角区缩小或消失。

2. 心电图　轻度关闭不全者可正常。中度以上关闭不全者，显示P波增宽而有切迹，电轴左偏，逆钟向转位，左心室肥大，伴有肺动脉高压和右心室负荷过重者可示双心室肥大劳损。心律异常多见，心房颤动，可有传导阻滞或偶发性室性期前收缩。

3. 超声心动图　单纯性二尖瓣关闭不全者二维超声心动图显示二尖瓣前后瓣叶在收缩期对合错位或呈分层改变，同时显示瓣叶增厚、钙化斑块、挛缩和瓣下结构畸形，甚至可示瓣叶脱垂，腱索松弛冗长或断裂等。左心室前后径增大，左心房内径显著增大。超声多普勒示全收缩期湍流频谱。彩色多普勒示收缩期蓝色血流，经瓣孔反流入左心房，按范围和幅度反映关闭不全的程度(图53-3)。

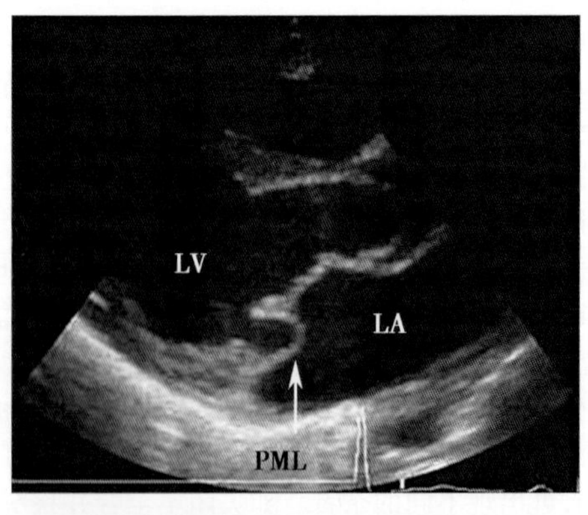

图53-3　超声心动图显示二尖瓣后叶越过二尖瓣环突入
左心房导致二尖瓣关闭不全。LV，左心室；LA，左心房。

4. 左心室造影　可见对比剂由左心室反流入左心房，而且能显示瓣环的大小、反流量以及其充盈的范围和浓度，从而可以估计关闭不全的程度。

【诊断与鉴别诊断】

根据既往有风湿热病史或手术创伤史，体征有心尖区抬举性搏动、响亮的全收缩期杂音，向左腋下传导，结合心电图、X 线检查，典型二尖瓣关闭不全的诊断一般不难。超声心动图检查有助于明确二尖瓣关闭不全的病因，并对二尖瓣关闭不全的鉴别诊断起重要作用。二尖瓣关闭不全需注意与下列情况进行鉴别：

1. 功能性心尖区收缩期杂音　约 1/2 的正常儿童和青少年可在心前区闻及收缩期杂音，响度在 1/6~2/6 级，短促，性质柔和，不掩盖第一心音，无心房和心室的扩大。亦可见于发热、贫血、甲状腺功能亢进等高动力循环状态，原因消除后杂音即消失。

2. 相对性二尖瓣关闭不全　可发生于由于各种原因引起的左心室或二尖瓣环明显扩大，造成二尖瓣相对关闭不全而出现心尖区收缩期杂音，如高血压、主动脉瓣关闭不全、心肌炎、扩张型心肌病、贫血性心脏病等。

3. 室间隔缺损　胸骨左缘第 3~4 肋间闻及粗糙的全收缩期杂音，常伴有收缩期震颤，杂音向心尖区传导，心尖冲动呈抬举样。心电图及 X 线检查表现为左右心室增大。超声心动图显示心室间隔连续中断，彩色多普勒血流显像可证实心室水平存在左向右分流。

4. 三尖瓣关闭不全　胸骨左缘下端闻及局限性吹风样全收缩杂音，吸气时杂音增强，呼气时减弱。肺动脉高压时，肺动脉瓣第二音亢进，颈静脉 V 波增大。可有肝脏搏动，肿大。心电图和 X 线检查可见右心室肥大。超声心动图可明确诊断。

5. 主动脉瓣狭窄　心底部主动脉瓣区或心尖区可听到响亮粗糙的收缩期杂音，向颈部传导，伴有收缩期震颤。可有收缩早期喀喇音，心尖冲动呈抬举样。心电图和 X 线检查可见左心室肥厚和扩大。超声心动图可明确诊断。

【并发症】

1. 呼吸道感染　长期肺淤血容易导致肺部感染，可进一步加重或诱发心力衰竭。

2. 心力衰竭　是二尖瓣关闭不全的常见并发症和致死主要原因。急性和慢性心力衰竭患者发生腱索断裂时，短期内发生急性左心衰竭甚至急性肺水肿，预后较差。

3. 心房颤动　常见于慢性重度二尖瓣关闭不全患者，但出现较晚。

4. 感染性心内膜炎　较二尖瓣狭窄患者多见。

5. 栓塞　由于附壁血栓脱落而致，脑栓塞最为多见。

【治疗】

1. 急性二尖瓣关闭不全

(1) 内科治疗：急性重症二尖瓣关闭不全患者对药物治疗作用有限，药物治疗的主要目标是稳定血流动力学。非手术治疗的目标是减少二尖瓣关闭不全反流量，增加正向心排血量和减少肺淤血。急性二尖瓣关闭不全患者中，如果平均动脉压正常，使用减轻心脏后负荷的血管扩张药治疗，可暂时延缓急性二尖瓣关闭不全施行手术治疗。静脉滴注硝普钠或硝酸甘油、酚妥拉明，可降低肺动脉高压，最大限度地增加心排血量，减少反流量。如果不需立即手术，可改口服药物治疗。降低心脏后负荷的药物，如血管紧张素转换酶抑制药、肼屈嗪，有助于最大限度地减少反流量，增加心排血量。

(2) 经皮主动脉内球囊反搏（IABP）治疗：对无左心室肥厚、扩张而出现急性肺水肿，甚至发生心源性休克者，尤其是急性心肌梗死后，发生乳头肌、腱索断裂时，IABP 治疗则有助于稳定病情，过渡到外科手术治疗。

(3) 外科治疗：医源性或感染性心内膜炎和腱索断裂引起的急性二尖瓣关闭不全，经内科或 IABP 治疗未能奏效者则需立即施行二尖瓣成形术或瓣膜替换术。

2. 慢性二尖瓣关闭不全　在慢性继发性二尖瓣反流中，二尖瓣叶和腱索通常是正常的。然而，与冠状动脉疾病（缺血性慢性继发性二尖瓣反流）或原发性心肌病（非缺血性慢性继发性二尖瓣反流）有关的重度二尖瓣反流常伴严重的左心室异常扩张和左心室功能障碍。左心室异常扩张引起乳头肌移位，进而导致瓣叶牵拉和环状扩张导致瓣叶不能闭合。无论是原发性或继发性二尖瓣反流，都存在上述情况。慢性继发性二尖瓣反流的最佳治疗方法尚不清楚，因为继发性二尖瓣反流只是该病的一个组成部分，临床结果还与严重的左心室收缩功能障碍有关，冠心病、特发性心肌疾病或其他影响心肌疾病的因素有关。因此，仅修复二尖瓣功能是没有疗效的。

重度继发性二尖瓣反流定义的最佳标准一直存在争议。在继发性二尖瓣反流患者中的一些数据表明，与原发性二尖瓣反流相比，不良结果与较小的有效反流孔计算有关，可能是因为反流量可能仍然代表一个较大的反流分数，在左心室收缩功能受损（和心排血量降低）的情况下，左心房充盈压升高。此外，继发性二尖瓣反流的严重程度可能会随着时间的推移而加重，这是由于进展性左心室收缩功能障碍和左心室不良重构所致。通过多普勒血流汇聚法计算有效反流孔面积可以评估反流严重程度以确定二尖瓣反流的严重性。

有关的继发性重度二尖瓣反流定义在随机临床试验的标准中与原发性重度二尖瓣反流（有效反流口 ≥ $0.4cm^2$ 更为敏感，> $0.4cm^2$ 对重度二尖瓣反流诊断更为特异）相同，即有效反流口 ≥ $0.4cm^2$、反流量 ≥ 60ml 和有效反流口截面积 > $0.2cm^2$。然而，重要的是将临床表现和超声心动图结果结合起来判断是否手术，当二尖瓣反流并不像非侵入性检查所记录的那样严重时，以预防不必要的手术。

（1）内科治疗：

1）对中、轻度二尖瓣关闭不全患者，应预防风湿活动复发，在进行手术和器械操作前后及时用抗生素预防感染性心内膜炎。除此之外，其他治疗慢性二尖瓣反流的药物疗效都不肯定。血管扩张药能缓解急性二尖瓣反流患者的症状，但在治疗慢性二尖瓣反流方面，目前尚没有大规模长期随访的试验评价它的作用。有一些试验评价了血管扩张药的疗效，结论不尽相同。

2）出现心力衰竭者，应避免过度的体力劳动、限制钠盐摄入，可适当使用利尿药、洋地黄、血管扩张药，包括血管紧张素转换酶抑制药。

3）对有心房颤动，伴有体循环栓塞史者可长期应用抗凝药物，防止血栓栓塞。

4）减慢心室率的药物及抗心律失常的药物可用于合并心房颤动患者的治疗，洋地黄与 β 受体阻断药是控制心率的主要药物。

5）对无症状的慢性二尖瓣关闭不全伴左心功能正常的患者，无须特殊治疗，应长期进行随访。目前血管扩张药的疗效尚未能显示能够延缓或预防疾病的进展。

（2）介入治疗：经导管二尖瓣修复术是一种快速、有效且安全的技术。目前最成熟的手术器械是 MitraClip，全球已经开展 50 000 余例。根据美国经皮瓣膜治疗注册研究（TVT Registry），2013 年 11 月到 2015 年 9 月，来自 145 家医院包括 1 867 例患者的研究统计显示，接受 MitraClip 二尖瓣修复术的 30d 死亡率为 5.2%，1 年死亡率为 25.8%，1 年内因心力衰竭再入院率为 20.2%。

2019年3月美国食品药品监督管理局(FDA)批准了MitraClip装置(图53-4)治疗二尖瓣反流的适应证。适应证扩展至药物治疗不佳的中度至重度功能性二尖瓣关闭不全(二尖瓣反流)的心力衰竭患者。MitraClip装置的批准扩大到药物未能缓解症状的重度继发性二尖瓣反流的心力衰竭患者,提供了一种新的治疗选择。2012年ESC/EACTS瓣膜性心脏病管理指南(Ⅱb,C)、2017年ACC/AHA指南更新对MitraClip的推荐等级(Ⅱb,B)。

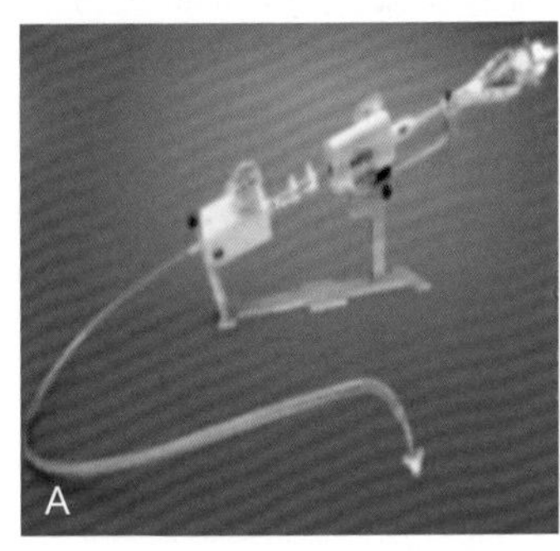

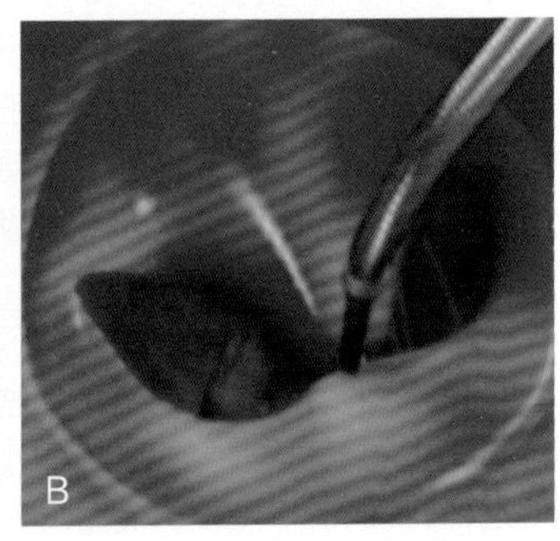

图53-4　MitraClip

A. MitraClip抓捕装置;B. MitraClip对二尖瓣叶进行捕获。

(3)外科治疗:二尖瓣反流外科手术治疗的目的是减轻患者的症状或防止无症状患者左心室功能的进一步恶化。如同所有的瓣膜性心脏病,二尖瓣反流增加心脏负荷,最终只能靠外科手术恢复瓣膜的完整性。应正确把握手术时机,如二尖瓣关闭不全是心力衰竭的主因,早期手术能取得良好的远期预后。一旦二尖瓣反流出现左心室功能严重受损,左室射血分数<30%、左心室舒张末内径>80mm,已不适合手术治疗。

在术式的选择上,瓣膜成形术比心脏瓣膜替换术更常用。瓣膜术不需要植入人工心脏瓣膜,有助于保护左心室功能。在左心室功能严重受损,特别是腱索断裂而不适合行二尖瓣替换术者,此时瓣膜成形修补手术可以取得良好效果。

若由于瓣环扩张或者瓣膜病变轻,活动度好、非风湿性关闭不全病例。如二尖瓣脱垂、腱索断裂,可考虑行二尖瓣成形术。二尖瓣成形术的优点是疗效持久,术后发生感染性心内膜炎机会少,无须长期抗凝治疗。而功能性二尖瓣反流,如心室肌不协调收缩、乳头肌排列紊乱,则不建议行二尖瓣成形术。二尖瓣成形术应该在经验丰富的心外科中心进行。

二尖瓣替换术中，替换的人工心脏瓣膜有机械瓣和生物瓣。机械瓣的优点为耐久性强，但血栓栓塞的发生率较高，需终身抗凝治疗；单叶机械瓣的偏心性血流对血流阻力较大，跨瓣压差较高。生物瓣包括牛心包瓣、猪主动脉瓣和同种瓣，其优点为发生血栓栓塞率低，无须终身抗凝和具有与自体瓣相仿的中心血流，但耐久性逊色于机械瓣。慢性原发性和继发性重度二尖瓣反流手术推荐见表 53-2 和表 53-3。

表 53-2　慢性原发性重度二尖瓣反流手术推荐

手术推荐	推荐级别	证据水平
二尖瓣手术推荐用于有症状的慢性原发性重度 MR（D 期）和 LVEF>30% 的患者	Ⅰ	B
二尖瓣手术推荐用于无症状的慢性原发性重度 MR 与左心室功能不全（LVEF 为 30%~60%）和 / 或 LVESD ≥ 40mm 的患者（C 期）	Ⅰ	B
当慢性原发性重度 MR 局限于后叶时，推荐二尖瓣成形术优于（二尖瓣替换术）MVR 治疗	Ⅰ	B
当累及前叶或两个瓣叶，可成功和持久完成修复术时，推荐二尖瓣成形术优于 MVR 治疗	Ⅰ	B
慢性重度原发性 MR 患者在心脏外科手术中有其他指征时，可同时进行二尖瓣成形术或 MVR	Ⅰ	B
在无症状慢性原发性重度 MR（C1 期）伴 EF 保留（LVEF>60%，LVESD<40mm）患者，在技术良好的心脏瓣膜中心成功完成持久无残留 MR 修复术时，推荐二尖瓣成形术是合理的，预期死亡率低于 1%	Ⅱa	B

注：2014 年的 AHA/ACC 瓣膜性心脏病（VHD）管理指南建议仍然有效。ERO，有效反流孔面积；HF，心力衰竭；LV，左心室；LVEF，左室射血分数；LVESD，收缩期末内径；MR，二尖瓣反流；MV，二尖瓣。

表 53-3　慢性继发性重度二尖瓣反流手术推荐

手术推荐	推荐级别	证据水平
二尖瓣手术推荐用于慢性继发性重度 MR(C 期和 D 期)伴正在接受 CABG 或 AVR 的患者是合理的	Ⅱa	C
对慢性重度缺血性 MR(D 期)和尽管对心衰(NYHA Ⅲ~Ⅳ级)给予规范化药物治疗,仍有持续症状的患者,选择保留腱索的 MVR 优于瓣环成形术是合理的	Ⅱa	B
对于症状严重心功能 NYHA Ⅲ~Ⅳ级的慢性继发性重度 MR(D 期),尽管给予 GDMT 仍有症状的患者,推荐二尖瓣成形或 MVR 是合理的	Ⅱb	B
在接受冠状动脉搭桥术的慢性、中度、缺血性 MR(B 期)患者中进行二尖瓣成形术的作用尚不确定	Ⅱb	B

注:2014 年的 AHA/ACC 瓣膜性心脏病(VHD)管理指南建议仍然有效。MVR,二尖瓣替换术;MR,二尖瓣反流;GDMT,规范化药物治疗;NYHA,纽约心脏病协会。

【预后】

二尖瓣关闭不全的自然病史取决于基本病因和反流程度。与二尖瓣狭窄患者不同,慢性二尖瓣关闭不全患者可在相当长一段时间内无症状,但一旦出现症状,预后差,5 年和 10 年存活率分别约为 80% 和 60%。急性患者和慢性患者发生腱索断裂时,短期内发生急性左心衰竭甚至急性肺水肿,预后较差。

急性二尖瓣关闭不全多因腱索断裂、瓣膜毁损或破裂、乳头肌坏死或断裂以及人工瓣膜替换术后开裂而引起。可见于感染性心内膜炎、急性心肌梗死、穿通性或闭合性胸外伤及自发性腱索断裂。急性二尖瓣关闭不全时,由于左心房和左心室不能及时容纳反流量,导致肺淤血和甚至休克。这种严重的血流动力学异常需紧急进行二尖瓣成形术或瓣膜替换术。

急性重症二尖瓣关闭不全的患者几乎总是症状危重。经胸超声心动图可提供急性二尖瓣关闭不全的原因,可显示断裂的腱索和毁损或破裂的瓣膜,亦可帮助提供病变严重程度的半定量信息。经食管超声心动图可以更准确地评估二尖瓣的形态和反流的严重程度，也有利于展示引起急性重症二尖瓣关闭不全的解剖学形态和指导成功的手术修复。

三、二尖瓣脱垂综合征

二尖瓣脱垂是指二尖瓣叶（前叶、后叶或两叶）在心室收缩期脱入左心房（向左心房侧膨出），伴或不伴有二尖瓣关闭不全。成人发病率约 5%。肉眼见受损瓣膜透明、呈胶冻状。整个二尖瓣呈松弛状，可隆起呈蓬顶状或圆拱状。此种改变亦可见于多种结缔组织疾病，如马方综合征、成骨不全及冠心病。二尖瓣脱垂最常累及后瓣叶。心室收缩时，过长的瓣叶使瓣膜进一步向上进入左心房。瓣膜活动的突然停止产生喀喇音，瓣叶闭合不全导致收缩中晚期的反流性杂音。

【流行病学】

二尖瓣脱垂综合征在人群中的发病率可因检查方法或诊断标准的不同而有较大的差异。根据较大样本的研究结果表明，二尖瓣脱垂综合征的发病率在 5%~10%。二尖瓣脱垂综合征在年轻人中女性多于男性（2∶1），但是在中年和老年人中男女的发病率相似。

【病因】

1. 原发性（特发性）二尖瓣脱垂　原发性二尖瓣脱垂综合征是一种先天性结缔组织疾病，其确切病因尚未明确。可发生于各年龄组，较多发生于女性，以 14~30 岁女性最多。1/3 患者无其他器质性心脏病而仅以二尖瓣脱垂为临床表现，亦可见于马方综合征、系统性红斑狼疮、结节性多动脉炎等患者，以后叶脱垂多见。其中大部分为散发性（非家族性），少数呈家族性发病，似属于常染色体显性遗传。

2. 继发性二尖瓣脱垂　可能与下述病因有关。

（1）遗传性结缔组织病：马方综合征；成骨不全；黏多糖病（MPS）[Hunter 综合征（MPS Ⅱ），Hurler 综合征（MPS Ⅰ-H），Sanfmppo 综合征（MPS Ⅲ）]；埃勒斯 - 当洛（Ehlers-Danlos）综合征（EDS）；弹性假黄瘤等。

（2）风湿性疾病：系统性红斑狼疮（SLE）、结节性多动脉炎、复发性多软骨炎等。

（3）风湿性心瓣膜炎。

（4）病毒性心肌炎。

（5）扩张型心肌病、肥厚型心肌病。

（6）冠心病：乳头肌综合征、急性心肌梗死、乳头肌或腱索断裂、室壁瘤。

(7) 先天性心脏病(房、室间隔缺损)、动脉导管未闭、埃布斯坦(Ebstein)畸形、矫正型大血管转位。

(8) 其他:预激综合征、血管性假血友病(von Willebrand 病)、先天性长 QT 综合征、运动员心脏及直背综合征等。

【病理生理】

1. 病理特征

(1) 原发性二尖瓣脱垂:病理特征为二尖瓣黏液样变性,海绵层增生并侵入纤维层,海绵层明显增厚伴蛋白多糖堆积,瓣叶心房面局限性增厚,表面有纤维素和血小板沉积。在某些患者中为遗传性胶原组织异常,电子显微镜下表现为Ⅲ型胶原纤维生成减少和断裂,结缔组织中心的胶原纤维进行性变性,纤维素沉积;弹力纤维离断和溶解。

肉眼所见,脱垂的二尖瓣瓣叶腱索间部分膨出(图 53-5),朝向左心房的瓣叶膨出呈半球状隆起,瓣叶变长面积增大,严重者二尖瓣环扩张。同时,腱索变细、变长、扭曲,继之纤维化而增厚。腱索异常以瓣叶受累最重处为显著,由于腱索异常,二尖瓣应力不匀,导致瓣叶牵张和剥脱组织的黏液变性;腱索张力增加可发生腱索断裂。乳头肌及其附近的心肌可因过分牵拉、摩擦而引起缺血和纤维化。瓣环的扩大和钙化进一步加重脱垂的程度。

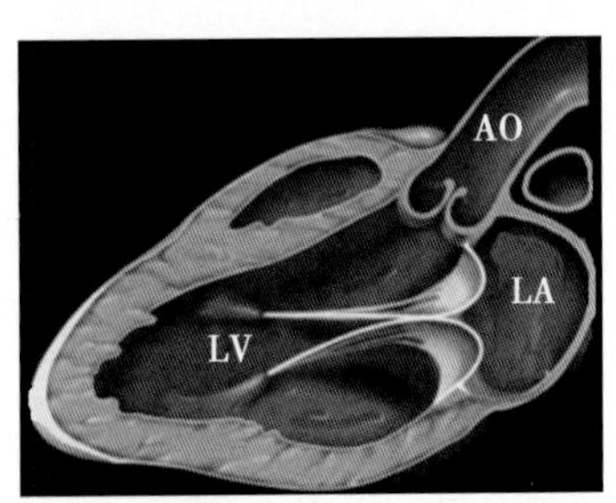

图 53-5 收缩期二尖瓣前后叶体部轻度越过二尖瓣环突入左心房模式图

(2) 继发性二尖瓣脱垂:

1) 遗传性结缔组织病中的马方综合征患者二尖瓣可见黏液样变性。

2) 风湿性疾病患者中 43% 合并抗核抗体阳性,提示该病可能与结缔组织病相关。

3）冠心病、心肌病发生时，可因腱索及乳头肌缺血、炎症，导致腱索变细、萎缩、拉长、扭曲，甚至发生腱索坏死、断裂。乳头肌断裂时，与乳头肌相关的左心室壁收缩失调，致使二尖瓣活动失去约束。

4）先天性房间隔缺损可能因右心室舒张负荷过重，引起室间隔变形，从而使乳头肌发生移位。

多数二尖瓣脱垂无或仅有轻度二尖瓣反流。二尖瓣重度反流时，左心室舒张末压增高，射血分数下降，左心房和左心室增大。

2. 病理生理　正常情况下，心室收缩，乳头肌立即收缩，在腱索的牵引下，二尖瓣瓣叶相互靠近。左心室继续收缩时室内压上升，瓣叶向左心房内膨出，乳头肌协同收缩，使腱索拉紧以防瓣叶外翻入左心房，瓣叶紧贴，瓣口关闭。此时瓣叶不超过瓣环水平。当二尖瓣的瓣叶、腱索或乳头肌或瓣环发生病变时，松弛的瓣叶在瓣口关闭后进一步脱向左心房，导致二尖瓣反流。二尖瓣脱垂还可见左心室收缩功能异常，即节段性收缩功能异常，可使腱索和瓣叶处于松弛关闭，引起和加重其过长，使二尖瓣收缩晚期发生脱垂。收缩中期由于过长的腱索在二尖瓣脱垂到极点时骤然拉紧，致使瓣膜活动突然停止，而产生喀喇音。当二尖瓣的瓣叶明显位移超过瓣环水平不能正常关闭时，可导致收缩中晚期反流性杂音。少数患者瓣膜严重退行性或腱索断裂，或两者同在，均可造成重度二尖瓣反流。二尖瓣脱垂造成左心室收缩时二尖瓣反流，使左心房负荷和左心室舒张期负荷加重，加重左心室收缩功能异常。

【临床表现】

1. 症状　本病起病缓慢，多数患者无明显症状，往往进行心脏听诊，或因其他原因行超声心动图检查时发现二尖瓣脱垂。症状多为非特异性，症状出现有间歇性、反复性和一过性的特点。但症状与活动、体征和二尖瓣反流程度无关。常见的症状有：

（1）胸痛：发生率 60%~70%，位于心前区，可呈钝痛、锐痛或刀割样痛，通常程度较轻，持续时间数分钟至数小时，与劳累或精神因素无关，含服硝酸甘油不能使之缓解。偶尔可有典型心绞痛症状。胸痛可能是由于脱垂的瓣叶使乳头肌及其周围左心室壁过度牵张，引起缺血和冠状动脉痉挛所致。

（2）心悸：约半数心悸原因不明。可能与心律失常如频发室性期前收缩、阵发性室上性心动过速或室性心动过速有关，但动态心电图监测和房室束电图检查发现部分患者心悸与心律失常的相关性不高。

（3）呼吸困难和疲乏感：40% 的患者主诉气短、乏力，常为初发症状。部分患者在无心力衰竭的情况下运动耐力降低。严重二尖瓣反流者可出现左心功能不全的表现。

(4)其他：少数有头晕和晕厥，晕厥亦可出现在无心律失常时。其他可有血管性偏头痛、一过性脑缺血以及焦虑不安、紧张、易激动、恐惧和过度换气等神经精神症状。

2. 体征

(1)心脏听诊：心尖区或其内侧可闻及收缩中晚期非喷射样喀喇音，此音在第一心音后0.14s以上出现，为腱索被突然拉紧或瓣叶的脱垂突然中止所致。紧接喀喇音可闻及收缩晚期吹风样杂音，常为递增型，少数可为全收缩期杂音，并掩盖喀喇音。有时在心尖区可听到高调响亮乐音性收缩晚期杂音，类似百日咳或雁鸣样。收缩期杂音出现越早，出现时间越长，表明二尖瓣反流越严重。凡能降低左心室排血阻力，减少静脉回流，增强心肌收缩力而使左心室舒张期末容量减少的生理或药物措施，如立位、屏气、心动过速、吸入亚硝酸异戊酯等，均可使收缩期喀喇音和杂音提前；反之，凡能增加左心室排血阻力，增加静脉回流，减弱心肌收缩力而使左心室舒张期末容量增加的生理或药物因素，如下蹲、心动过缓、β受体阻断药、升压药等，均可使收缩期喀喇音和杂音延迟。

(2)其他体征：心脏搏动呈双重性，在收缩中期与喀喇音出现的同时，心脏突然退缩使心脏向外的搏动突然中止。患者体型多属无力型，可伴直背、脊柱侧凸或前凸和漏斗胸等。

【实验室及辅助检查】

1. X线检查　多数患者心影无明显异常。严重二尖瓣关闭不全者左心房和左心室明显增大。胸部骨骼异常最为常见。左心室造影显示二尖瓣脱垂和反流，右前斜位可见收缩期二尖瓣后瓣呈唇样突入左心房；左心室收缩不对称，心室后基底或中部强烈收缩，呈向内凹陷的“芭蕾足”样改变。

2. 心电图检查　多数患者心电图可正常。部分患者表现为Ⅱ、Ⅲ、aVF导联T波双相或倒置，以及非特异性ST段的改变，此改变在吸入亚硝酸异戊酯或运动后更明显。ST-T波改变可能与乳头肌缺血或瓣膜脱垂后左心室张力增加及交感神经功能亢进有关，可见Q-T间期延长。常见各种心律失常，包括房性期前收缩、室性期前收缩、室上性或室性心动过速、窦房结功能低下及各种不同程度的房室传导阻滞，亦可见预激综合征。

3. 超声心动图检查　对诊断二尖瓣脱垂具有特别的意义。二维超声心动图胸骨旁长轴切面上可见收缩期二尖瓣前后叶突向左心房，并超过瓣环水平(图53-6)。此外，可见二尖瓣呈明显气球样改变，瓣叶变厚、冗长，瓣环扩大，左心房和左心室扩大，腱索变细延长或断裂。M 型超声可见收缩晚期二尖瓣叶关闭线（CD 段）弓形后移超声 2mm 和全收缩期后移超声 3mm。同时，收缩期一段瓣叶或前后瓣叶均呈吊床样改变。彩色多普勒可显示二尖瓣反流程度。

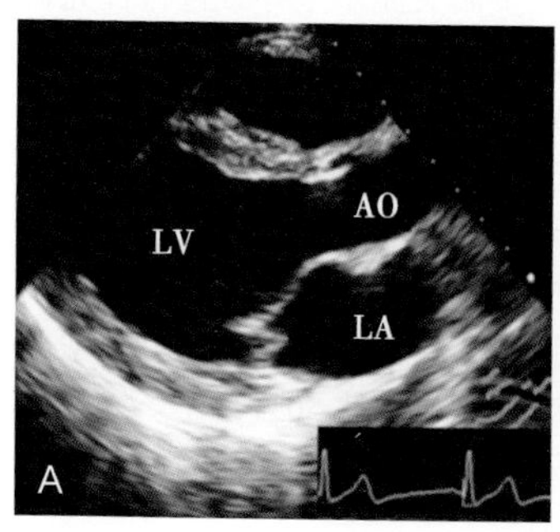

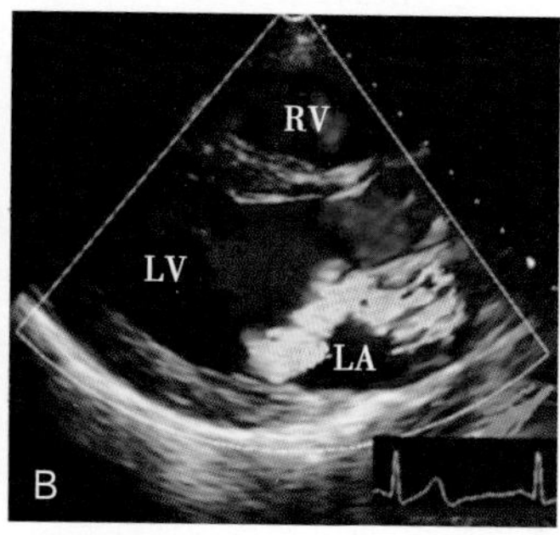

图 53-6　超声心动图检查

A. 二维超声心动图显示二尖瓣后叶轻度越过二尖瓣环突入左心房；B. 彩色多普勒显示二尖瓣重度反流。LV，左心室；RV，右心室；LA，左心房；AO，主动脉。

4. 心导管　不典型胸痛与心绞痛难以鉴别时，需行冠脉造影排除冠脉病变。

【诊断与鉴别诊断】

1. 诊断　临床诊断主要是根据典型的听诊特征，心尖区收缩中、晚期喀喇音和收缩晚期吹风样杂音，药物和动作对杂音的影响，以及心电图有辅助诊断价值，超声心动图检查可明确诊断。必要时可做心脏磁共振成像或左心室造影检查以确诊。在排除继发于各种心血管病或全身性疾病所致二尖瓣脱垂后，才能考虑为原发性二尖瓣脱垂。

2. 鉴别诊断　一般认为，二尖瓣脱垂不是一种心脏疾病，而是二尖瓣的一种病变。可为正常的二尖瓣脱垂或为病理性的二尖瓣脱垂，故分为生理性和病理性。绝大多数生理性患者无典型症状，故临床上应对生理性和病理性的二尖瓣脱垂进行鉴别。

（1）生理性二尖瓣脱垂患者中，常规超声心动图部分表现为前后叶均脱垂，含服吲哚美辛 10mg，15min 后行超声心动图检查，左心室长轴、四腔心切面观察，均表现为不同程度的前后叶脱垂征。有些病例常规超声心动图检查二尖瓣脱垂不清楚。超声检查可清楚地显示前叶脱垂或后叶脱垂，伴胸廓畸形。

（2）病理性二尖瓣脱垂综合征中，伴发风湿性心脏病二尖瓣关闭不全者,超声检查,除二尖瓣关闭不全外,还表现二尖瓣前后叶脱垂。

【并发症】

1. 充血性心力衰竭　严重的二尖瓣关闭不全导致进行性充血性心力衰竭,系瓣环扩大和腱索逐渐拉长,二尖瓣反流逐渐加重所致;亦可急性发生,多在腱索断裂或并发感染性心内膜炎时出现。

2. 感染性心内膜炎　多见于男性和45岁以上者,发生率为1%~10%。凡仅有孤立性喀喇音者出现收缩期杂音或杂音时限延长且出现原因不明的发热者,应考虑感染性心内膜炎可能。

3. 心律失常和猝死　二尖瓣脱垂患者易发生心律失常,一般对健康无影响。以室性心律失常最多见,发生率达50%以上。阵发性室上性心动过速亦较常见。机制不明,可能与二尖瓣叶、乳头肌腱索的牵拉,或交感神经活性升高有关。

猝死偶可发生,下列情况下猝死的危险性较大:严重二尖瓣脱垂伴左心室功能失代偿;复杂室性心律失常;Q-T间期显著延长;心室晚电位阳性;心房扑动或颤动伴预激综合征;年轻女性有黑矇、晕厥史伴呼吸困难。

4. 短暂性脑缺血发作和栓塞　多由于脑栓塞所致,45岁以下的二尖瓣脱垂患者发生率可达40%。研究表明,二尖瓣脱垂患者常伴有血小板活性的增高。此外,二尖瓣心房面和腱索与左心室壁摩擦导致的左心内膜纤维化,易致血栓形成。血栓脱落可引起脑栓塞、视网膜动脉栓塞及体循环(冠状动脉、肾动脉、脾动脉、肠系膜动脉等)栓塞。阵发性心房颤动常是脑栓塞的先兆。

【治疗】

1. 药物治疗

(1)预防感染性心内膜炎。

(2)β受体阻断药对心悸、胸痛、乏力、焦虑有效。

2. 手术治疗

(1)指征:①有症状的重度二尖瓣反流和/或左心室收缩功能障碍。②LVEDD>70mm,LVEDVI>200ml/m^2,EF<50%,不论有无症状。③药物无法控制的恶性心律失常或严重胸痛。

(2)直视成形术:手术尽可能行直视成形术,否则行二尖瓣置换术。

3. 常规治疗　二尖瓣脱垂的常规治疗包括定期检查二尖瓣的反流情况,并保持正常体重和血压,以免其瓣膜过度劳损。另外,二尖瓣脱垂患者在接受各种手术或牙科治疗前需要预防性地服用抗生素。这是因为手术或牙科治疗可能使细菌进入血液,并随血流附着在二尖瓣的瓣膜上而引起心脏感染(即心内膜炎)。服用抗生素可以预防由此引起的心内膜炎。对二尖瓣脱垂可能有效的自然疗法包括:

无症状或症状稍微者,不需治疗,可正常工作和生活,定期随访。有晕厥史、猝死家族史、复杂室性心律失常、马方综合征者,应避免过度的体力劳动及剧烈运动。

胸痛者,可用 β 受体阻断药,减少心肌氧耗和室壁张力,减慢心率,减弱心肌收缩力,改善二尖瓣脱垂的程度,从而缓解胸痛。硝酸酯类药物可加重二尖瓣脱垂,应慎用。

对伴有二尖瓣关闭不全者,在手术、拔牙、分娩或侵入性检查前后,应预防性应用抗生素,以防止感染性心内膜炎。

对心律失常伴心悸、头昏、眩晕或昏厥史者,可用 β 受体阻断药,无效时可用苯妥英钠、奎尼丁等,必要时可联合用药。

出现短暂性脑缺血发作者,应使用阿司匹林等抗血小板聚集药物。如无效,可用抗凝药物,以防脑栓塞发生。

严重二尖瓣关闭不全合并充血性心力衰竭者,常需手术治疗。对于腱索延长或断裂,瓣环扩大,二尖瓣增厚但运动良好无钙化者,宜行瓣膜修补术;不适合瓣膜修补者,行人工瓣膜置换术。

【预后】

二尖瓣脱垂可能是最常见的心脏瓣膜疾病,影响了约 5% 的人口。虽然二尖瓣脱垂多由基因决定,但其临床表现通常在成年前并不明显。二尖瓣脱垂的预后通常良好,但很少发生并发症,症状和并发症通常与体力活动无关。对二尖瓣脱垂患者参加竞技运动持宽容态度可能是合理的;但是,在下列情况下,如晕厥史、胸痛致残、复杂的室性心律失常(特别是诱发或因运动而恶化)、显著的二尖瓣反流、延长的 Q-T 间期、马方综合征以及猝死家族史,取消二尖瓣脱垂运动员的资格也是合理的。

(樊朝美　蔡 迟)

第 54 章　三尖瓣疾病

一、三尖瓣狭窄

【病因】

单独存在的三尖瓣狭窄罕见,常合并多瓣膜病变。风湿性心脏病是引起三尖瓣狭窄最常见的原因，占比可达 90% 以上。三尖瓣狭窄多与反流并存，大部分患者同时合并二尖瓣和主动脉瓣病变。

少见病因包括某些引起右心房排空障碍的疾病，如先天性三尖瓣闭锁、右心房肿瘤、类癌综合征；某些引起右心室流入障碍的疾病，如心内膜纤维化、感染性心内膜炎、心外肿瘤。伴有类癌综合征的患者多见于合并肠道或继发转移到肝脏的类癌综合征。

【临床表现】

临床症状取决于三尖瓣狭窄的严重程度及伴随的心脏病变和病因。乏力是最常见的症状。可出现水肿、右上腹疼痛、颈部震动样不适，2/3 患者有风湿热的病史。夜间阵发性呼吸困难不常见，患者常可平卧，肺水肿及咯血罕见。因并发二尖瓣狭窄的概率较高，且与二尖瓣病变的体征类似，常被遗漏。查体常见消瘦、颈静脉怒张、肝大、腹水，可扪及肝脏搏动。听诊胸骨左下缘可闻及低调的舒张期杂音，吸气增强，常较二尖瓣狭窄的杂音柔和，间期短。

外周水肿与肺部淤血程度不一致是三尖瓣狭窄区别于其他瓣膜疾病的主要临床特点。

【实验室检查】

1. 心电图　Ⅱ、Ⅲ、aVF 导联的 P 波异常增宽，常见明显的双相波。V_1 导联的 QRS 波振幅降低（常含有 Q 波），而 V_2 导联的 QRS 波则变得更高。

2. X 线检查　心脏明显增大，右心房显著增大（即右心室边缘明显外突），无肺动脉扩张。二尖瓣病变的特征性肺血管改变则被掩盖，很少或无间质性水肿和血管再分布，但可见左心房增大。

3. 超声心动图　其改变与二尖瓣狭窄病变相似。二维超声特征性地显示瓣叶尖舒张期的圆顶形，特别是三尖瓣前叶、其他瓣叶增厚和运动受限，三尖瓣口直径减少。经食管超声心动图探查，瓣膜结构的显示更为清晰。多普勒超声显示前向血流的斜率延长。

【治疗】

轻度三尖瓣狭窄经限制钠盐摄入及应用利尿药可改善症状，严重的三尖瓣狭窄最根本的治疗措施为外科治疗或球囊扩张。大多数三尖瓣狭窄的患者同时合并需手术治疗的其他瓣膜性疾病，因此行外科治疗或球囊扩张术亦取决于二尖瓣或主动脉瓣病变的严重程度。因严重的三尖瓣狭窄而引起临床症状也是外科手术和球囊扩张的指征。外科手术治疗中生物瓣较机械瓣更适宜于三尖瓣置换术。2017 年欧洲心脏病学会（ESC）和欧洲心胸外科协会（EACTS）制定的《心脏瓣膜疾病管理指南》建议，有症状及拟行二尖瓣、主动脉瓣手术治疗的严重三尖瓣狭窄患者应行外科手术治疗

（Ⅰ类推荐,C 级证据）。

二、三尖瓣关闭不全

【病因】

最常见的三尖瓣关闭不全并非瓣膜本身的病变。任何原因造成右心室扩张而引起三尖瓣环的扩大均可造成继发性(功能性)三尖瓣关闭不全,最常见的原因包括二尖瓣病变、右心室梗死、先天性心脏病、原发性肺动脉高压等。原发性(器质性)的三尖瓣关闭不全可为先天性心脏病的表现形式之一。少见病因为心脏肿瘤,如右心房黏液瘤、心内膜纤维化。三尖瓣关闭不全或合并狭窄是类癌综合征的重要特征。瓣膜和腱索的黏液样改变导致三尖瓣脱垂也是器质性三尖瓣关闭不全原因之一,约 1/3 二尖瓣脱垂可合并三尖瓣脱垂。主要病因如下:

1. 解剖学上瓣膜异常　①风湿性;②非风湿性:感染性心内膜炎、Ebstein 畸形 / 脱垂、先天性、类癌综合征、乳头肌功能异常、外伤、结缔组织病、放射性损伤。

2. 解剖学上正常瓣膜(功能性)　源于左心室或右心室病变。

【临床表现】

在无肺动脉高压时,患者可以耐受单纯三尖瓣关闭不全病变,但与肺动脉高压或肺水肿同时存在时,心排血量下降,右心衰竭的表现明显。患者感乏力、虚弱、颈部搏动感、腹水、肝大伴疼痛、明显水肿;常见的表现为心排血量下降所致的乏力。同时合并二尖瓣病变的患者,与二尖瓣病变相关的症状为临床首要表现。

【体格检查】

望诊可见消瘦、恶病质、发绀、黄疸、颈静脉怒张,严重者可有颈静脉的收缩期震颤和杂音。肝肿大、腹水。听诊常为心房颤动。伴有肺动脉高压时,杂音常为高音调,全收缩期,于胸骨旁第 4 肋间最响,偶尔也可在剑突下区,P_2 也亢进;不伴有肺动脉高压时,杂音一般为低调,局限于收缩期的前半期。轻度三尖瓣关闭不全,则杂音短促。一般吸气时杂音增强。如右心房明显扩大而占据心脏表面时,杂音在心尖区最明显且难与二尖瓣关闭不全相鉴别。

【实验室检查】

1. 心电图　一般为非特异性的改变,常见有不完全性右束支传导阻滞可见高尖的 P 波,V_1 导联呈 QR 型,心房颤动和心房扑动常见。

2. X 线检查　继发性三尖瓣关闭不全的患者常因右心室扩大而表现为明显的心脏增大,右心房突出明显,常见有肺动脉和肺静脉高压的表现。腹水可引起横膈向上移位。

3. 超声心动图　其目的是发现三尖瓣关闭不全，评估其病因、严重程度、肺动脉压力和右心室功能。如继发于三尖瓣环扩张，超声心动图可显示右心房、右心室及三尖瓣环明显扩张。彩色多普勒是非常准确、敏感和特异性的评估三尖瓣关闭不全的方法，且对手术治疗的选择和术后结果的预估均有帮助。70% 正常人可见轻度三尖瓣反流，为生理性的，年龄越大，发生比例越高。

4. 血流动力学检查　三尖瓣关闭不全时右心房、右心室的舒张末期压力明显增高。右心房压力波形与右心室相似，随着关闭不全严重程度增加，两者更为相似，深吸气时右心房压力不是通常所见的下降，而是升高或无改变。肺动脉（或右心室）收缩压可能对判断三尖瓣不全是器质性还是功能性有一定帮助，肺动脉或右心室收缩压力<40mmHg 有利于原发病因的诊断，而压力>60mmHg 则提示为继发性的。

【治疗】

不合并肺动脉高压的三尖瓣关闭不全患者可多年耐受轻至中度的三尖瓣反流，一般可能不需手术治疗，若右心衰竭加重，可开始使用利尿药。

随着外科瓣膜成形技术的发展，因瓣环扩张而继发三尖瓣关闭不全的外科治疗有了很大进步。继发于肺动脉高压的三尖瓣关闭不全患者在行二尖瓣手术时，需要评估三尖瓣关闭不全的严重程度，同时应明确三尖瓣关闭不全是继发于肺动脉高压还是其他疾病；无瓣环扩张的轻度三尖瓣关闭不全患者通常不需要外科手术，在二尖瓣手术成功后，肺血管压力下降，轻度三尖瓣关闭不全趋于消失；如伴有瓣环扩张，即使轻度三尖瓣关闭不全也需要手术修复，如果不处理，关闭不全可能会加重。2017 年 ESC/EACTS《心脏瓣膜疾病管理指南》关于三尖瓣关闭不全的手术治疗建议如下：

1. 原发性三尖瓣关闭不全

(1) 进行二尖瓣或主动脉瓣手术时，严重的原发性三尖瓣关闭不全应手术治疗（Ⅰ类推荐，C 级证据）。

(2) 严重的孤立原发性三尖瓣关闭不全患者，伴有临床症状但无严重右心功能不全，应手术治疗（Ⅰ类推荐，C 级证据）。

(3) 中度的原发性三尖瓣关闭不全患者，进行二尖瓣或主动脉瓣手术时应考虑手术治疗（Ⅱa 类推荐，C 级证据）。

(4) 无症状或轻度症状的严重孤立原发性三尖瓣关闭不全患者，伴有右心室进行性扩张或右心功能恶化，应考虑手术治疗（Ⅱa 类推荐，C 级证据）。

2. 继发性三尖瓣关闭不全

(1)进行二尖瓣或主动脉瓣手术时，严重的继发性三尖瓣关闭不全应手术治疗（Ⅰ类推荐，C 级证据）。

(2)进行二尖瓣或主动脉瓣手术时，伴有瓣环扩张的轻或中度继发性三尖瓣关闭不全应考虑手术治疗（Ⅱa 类推荐，C 级证据）。

(3)近期有右心衰就诊史的轻或中度继发性三尖瓣关闭不全患者，进行二尖瓣或主动脉瓣手术时，即使瓣环无扩张，也可以考虑手术治疗（Ⅱb 类推荐，C 级证据）。

原发性病变引起的三尖瓣关闭不全，如 Ebstein 畸形或类癌综合征，手术一般采用瓣膜置换术。三尖瓣机械瓣置换，其栓塞的危险较二尖瓣和主动脉瓣为大，故目前三尖瓣置换术常选择生物瓣。

海洛因吸入者的三尖瓣心内膜炎是治疗的难题。抗生素治疗失败后，瓣膜置换术常会引起再感染和持续感染。因此，病变的瓣膜组织应予切除以根除心内膜炎，然后继续进行抗菌治疗。在瓣膜切除 6~9 个月和控制感染后，可植入生物瓣。

（吴　元）

第 55 章　肺动脉口狭窄

一、引　言

肺动脉口狭窄是胎儿发育头 8 周动脉瓣发育异常所致，包括右心室漏斗部、肺动脉瓣或肺动脉总干的狭窄，可单独存在，抑或作为其他心脏畸形的组成部分如法洛四联症等。其发病率在先天性心脏病中位居第二，占 5%~12%，男女之比约为 3∶2，发病年龄大多在 10~20 岁。肺动脉口狭窄以肺动脉瓣狭窄最为常见，约占 90%，其次为漏斗部狭窄，肺动脉干狭窄则很少见。各类肺动脉口狭窄的胚胎发育障碍原因不一，在胚胎发育第 6 周，动脉干开始分隔成为主动脉与肺动脉，在肺动脉腔内膜开始形成三个瓣膜的原始结节，并向腔内生长，继而吸收变薄，形成三个肺动脉瓣。如瓣膜在成长过程中发生障碍，三个瓣叶交界融合成为一个圆顶状突起的嘴状口，即形成肺动脉瓣狭窄，狭窄后的肺动脉壁由于血流喷射旋涡而变薄扩张。在肺动脉瓣发育同时，心球的圆锥部被吸收成为右心室流出道（即漏斗部），如发育障碍形成流出道环状肌肉肥厚或肥大肌束横跨室壁与间隔间即形成右心室流出道漏斗部狭窄。另外，在胚胎发育过程中，第6对动脉弓发育成为左、右肺动脉，其远端与肺小动脉相连接，近端与肺动脉干相连，如发育障碍即形成脉动分支或肺动脉干狭窄。各种类型的肺动脉口狭窄均可继发右心室肥厚和右心扩大。

二、临床表现

1. 症状 肺动脉口狭窄症状与狭窄程度密切相关。轻度狭窄者一般无症状；重度狭窄者在静息时心排血量已减少，运动时加重，主要表现为运动耐力差、乏力和劳累后心悸、气急、胸闷、胸痛等症状，也可有头晕，甚至晕厥。此外，由于静脉回心血流受阻，可出现周围性发绀。晚期可有颈静脉怒张、肝淤血肿大等右心衰竭征象。若同时伴有心房间隔缺损或卵圆孔未闭时，出现右向左分流，也叫法洛三联症，有发绀、杵状指(趾)。

2. 体征 重度狭窄者发育较差。心前区隆起，心浊音界扩大明显。瓣膜狭窄者在胸骨左缘第2肋间可扪及收缩期震颤，右心室明显肥大者可在胸骨左缘下方扪及抬举感。听诊时，在肺动脉瓣区听到Ⅱ~Ⅳ级粗糙的喷射样收缩期杂音，向左颈部传导，第二心音减弱或消失。漏斗部狭窄型，收缩期杂音以第3、4肋间甚至第5肋间处最响，肺动脉瓣第二音正常。严重者尚可有颈静脉怒张、肝肿大和下肢水肿等右心衰竭征象。

三、辅助检查

1. 心电图 根据狭窄程度可示正常、电轴右偏、不完全性右束支传导阻滞、右心室肥大劳损、T波倒置和P波高尖等。

2. 胸部X线片 轻型病例无异常发现。中、重度狭窄者肺血管影稀少，透过度增强，伴右心室、右心房增大。瓣膜型狭窄者肺动脉段明显突出，搏动增强；漏斗部狭窄者心腰凹陷。

3. 超声心动图 可了解肺动脉口狭窄的性质、部位及程度。瓣膜型狭窄者肺动脉瓣回声波的α波凹陷加深(>7mm)，且随狭窄程度增大。二维切面示右心室壁增厚。肺动脉干增宽和瓣膜增厚，反光增强，开放受限，呈圆拱状或尖锥状。彩色多普勒显示，肺动脉干内自瓣口射出多彩色血流束，连续多普勒可测得最大跨瓣压差；漏斗部狭窄者M型则示α凹消失，于收缩期可见肺动脉瓣呈高频震颤。二维超声示右心室流出道狭小，小梁和肌柱增粗，或呈现第三心腔，肺动脉瓣形态无异常。超声多普勒在右心室流出道可测得收缩期湍流频谱。

4. 右心导管及心血管造影 正常情况下右心室与肺动脉间压差应<10mmHg。当存在肺动脉口狭窄时，右心室压力增高，肺动脉压正常或略减低，两者压差>10mmHg。此压差越大，则狭窄越重。通常<40mmHg 定为轻度狭窄,40~100mmHg 为中度狭窄,≥100mmHg 为重度狭窄。当右心室出现失代偿时,则其舒张压亦增高,心排血量降低,右心房压力增高,可出现相对性三尖瓣关闭不全。根据导管自肺动脉至右心室连续记录的压力曲线形态可判断狭窄所在的部位。瓣膜部狭窄可示收缩压突然升高,舒张压下降至零点;而在漏斗部狭窄,可见收缩压高于肺动脉,舒张压与右心室相等的移行压力曲线。右心室选择性造影可发现右心室与肺动脉排空时间延长,可显示右心室、肺动脉瓣、肺动脉狭窄的形态、范围与程度,有助于确定手术方案。

四、治疗原则

1. 内科治疗　防治肺部感染、心力衰竭或感染性心内膜炎。

2. 介入治疗　大部分瓣膜型肺动脉口狭窄的患者,可用经皮穿刺导管球囊扩张成形术得到有效治疗,特别是瓣膜大小正常、因不同程度瓣叶交界融合导致的“典型”肺动脉瓣狭窄,由于创伤小,恢复快,不需开胸,费用较手术低,易被患者接受。少数瓣膜发育不良较重,瓣膜钙化或瓣环偏小的患者需手术治疗。极少数复杂病变可以经介入及手术同期复合技术得到治疗。

3. 外科治疗　可行瓣膜切开术或肥厚肌束切除术。若症状明显,狭窄严重或出现右心衰竭,应尽早手术。其手术适应证:①症状进行性加重;②右心室与肺动脉压差>40mmHg;③右心室收缩压>60mmHg,右心室平均压>25mmHg;④ X 线与心电图均示右心室肥大。手术方法:①低温下肺动脉瓣直视切开术:仅适于单纯性肺动脉瓣狭窄,且病情较轻而无继发性漏斗部狭窄和其他伴发心内畸形;②体外循环下直视纠治术:适合于各类肺动脉口狭窄的治疗。本病手术死亡率较低,一般在 2% 左右,手术效果满意,术后症状改善或完全消失,可恢复正常生活。

（赵 青　柳志红）

第 56 章　人造心脏瓣膜

一、引　言

人造心脏瓣膜与自然心脏瓣膜一样,在植入心脏后起着对血流单向阀门的作用。人造心脏瓣膜由瓣架、阀体(瓣叶)和缝合环三个部分组成。依据其材料的不同,可以分为机械瓣和生物瓣两大类。

机械瓣瓣架是由金属(钛合金)制成的,金属表面使用了热解碳涂层。目前常用的人工心脏瓣膜的阀体由热解碳构成。供人工瓣膜缝合固定的纤维织品称缝合环,使用的材料为涤纶和聚四氟乙烯等编织物,分为两种类型:一类是机械瓣,其阀体由硬质的合成材料制成;另一类是生物瓣(或组织瓣),由取自动物或人体的柔软组织制成。自人造心脏瓣膜用于临床以来,无论是生物瓣还是机械瓣,仍存在一些问题,迄今尚无一种理想的人造瓣膜问世。人造心脏瓣膜需要改进的问题主要集中在减少或消除与瓣膜相关的并发症:即血栓栓塞、抗凝相关的出血、瓣膜结构坏损以及具备理想的血流动力学功能。

二、理想人造心脏瓣膜的标准

理想的人造心脏瓣膜应该是一种仿生物的,既要有良好的使用寿命,又要求有极好的组织相容性。在植入后的整个生命过程中,人造瓣膜的材料和结构,无论是其化学特性还是其物理性能,都要求能长期保持稳定。不会或很少产生血栓,对血液成分不造成破坏,不导致溶血;没有明显的排斥反应;没有噪声,不影响患者生活质量;人造瓣膜的力学性能接近正常;人造瓣膜有临床应用的可行性,即外科操作要简单易行;人造瓣膜材料来源要容易,价格应合理。

三、人造心脏瓣膜的基本性能要求

【良好的机械耐久性能】

理想的人造心脏瓣膜应该有很好的使用寿命。人造心脏瓣膜的寿命取决于人造瓣膜选用的材料、结构设计及制作中的质量控制。一般而言,机械瓣耐久性可达 100 年以上,这是机械瓣的主要优点。生物瓣无论是猪瓣还是牛心包瓣,仍然存在耐久性的问题,随时间推移,可能会出现结构坏损、瓣叶退行性变和 / 或营养不良性钙化。生物瓣植入后 10~15 年后瓣膜可发生坏损。至今,使用寿命依然是生物瓣的致命弱点。另外,人造瓣膜植入体内后,在正常的启闭活动中,声响过大,会形成噪声,影响患者的生活质量。生物瓣声响轻微,机械瓣声响较大。所以,瓣膜的声响也是人造瓣膜机械性能的质量标准之一。

【良好的组织相容性】

抗血栓性是人造瓣膜的重要性能。人造瓣膜的设计与选材是减少血栓形成的重要因素。相比而言,生物瓣血栓栓塞发生率低,这是其主要优点。机械瓣仍未完全解决这个问题。人造瓣膜选用的材质及其表面光洁度、过瓣血流形成的涡流及自我冲刷性能,与血流淤滞导致的血栓栓塞相关。此外,减少溶血也是良好的组织相容性的特性之一。溶血的原因:①材质的表面不光滑造成细胞破坏;②植入后引起过瓣血流障碍,如瓣片与瓣架间潜在间隙,常态下反流的血流呈喷射湍流,造成血细胞破坏。另外,人造瓣位置不佳、生物瓣穿孔、撕裂、瓣叶关闭缓慢也易引起溶血。临床上人造瓣植入后瓣周漏是引起溶血的主要原因。

【良好的血流动力学性能】

1. 有效瓣口面积 自然瓣膜瓣开启面积均小于与瓣环内径构成的面积,前者为有效瓣口面积,后者称潜在瓣口面积。两者有恒定的比例关系。人造瓣口也存在这个问题,人造瓣在体内瓣叶开启的面积也小于瓣环内径面积,且往往要比自然瓣膜小得多。前者称为有效瓣口面积,后者称为设计瓣口面积,两者之比称人造瓣功能指数。不同的人造瓣膜由于设计不同,有效面积也就不同。这是衡量人造瓣膜性能的重要指标之一。

2. 跨瓣压 跨瓣压是血流通过心脏瓣膜前后(流入面与流出面)产生的压力差。其值的大小与瓣膜的有效瓣口面积、开闭阀体装置的阻力以及心肌收缩给予的动力和 / 或心室舒张产生的引力等因素相关。该数值是判定人造瓣膜性能的重要临床指标。

3. 反流量 与自然瓣膜不同,人造瓣膜在体内启闭时会出现两个时相的血液反流:一是关闭过程中产生的反流量,称关闭反流量;二是瓣膜关闭状态的泄漏,即瓣片与瓣架之间存在的潜在裂隙所致,称为静态泄漏量。一个人造瓣膜的关闭反流量与泄漏量之和称为该瓣的反流量。

4. 功能损耗 人造瓣膜较自然瓣膜存在着较大的血流跨瓣阻力及瓣叶关闭时的反流,为保持正常的心排血量,心脏必须克服这部分增加的负荷。部分的能量损耗与正常心脏有效耗能比的百分数,称为该瓣的能耗百分比。人造瓣膜能耗大小与人造瓣膜植入后跨瓣压差、反流量、常态泄漏量以及心排血量有关。能耗的大小同样也是衡量人造瓣膜性能的重要指标。

四、常用人造心脏机械瓣膜

最早成功应用的人工机械瓣是 Starr-Edwards 球笼瓣。从 20 世纪 60—80 年代初,应用了 20 年后被淘汰。此后广泛应用于临床的机械瓣是单叶或双叶的人工热解碳瓣和钛合金或热解钛瓣架。近 10 年,单叶瓣也开始逐步退出。双叶瓣牢固占据市场。双叶瓣的优点:启闭原理接近自然瓣、为中心性血流、血流动力学性能及流场良好、瓣膜相关的并发症较低,同时具备良好的耐久性。目前临床上应用的机械瓣：St.Jude Medical 双叶机械瓣；Medtronic Open Pilot 双叶机械瓣（原 ATS 双叶机械瓣）；Sorin 双叶机械瓣；CarboMedics 双叶机械瓣；ON-X 双叶机械瓣等。

五、常用人造心脏生物瓣膜

生物瓣主要分为同种瓣膜和异种瓣膜两大类。使用生物瓣的目的是减少与血栓栓塞有关的并发症和避免采用抗凝治疗，用生物瓣行主动脉瓣替换能达到最佳的血流动力学功能。目前人工生物瓣致力于发展减少组织坏损的组织保存技术，同时应用有支架或无支架，以保存瓣叶的解剖学特性和生物机械特性。

六、经导管主动脉介入瓣膜

人工瓣膜领域近年来最引人注目的是经导管主动脉瓣膜植入术（TAVI 或 TAVR）的开展。自从 2002 年经导管主动脉介入瓣膜首次临床应用，迄今已有上万例的患者接受了这种手术。这是一种微创无缝合、可迅速完成的手术。目前 TAVI 手术还主要是针对有外科高风险的老年主动脉瓣严重狭窄的患者。已通过欧洲 CE 认证和美国 FDA 临床试用。目前，能临床应用的瓣膜主要有两种：

1. 球囊扩张型 Edwards SAPIEN 生物瓣　该瓣装置由 3 个扇贝形状的牛心包瓣叶固定在可球囊扩张的管状不锈钢支架内，经导管瓣膜的输送系统是植入瓣膜的重要组成部分，逆行植入系统目前采用的是 18F 的吸水性鞘管，输送鞘管可以随意方便地控制瓣膜的航向，还易于用于扩张狭窄主动脉瓣的球囊进入使用。目前已有 21~29mm 5 种型号的瓣膜装置可供使用。植入途径分为逆向经股动脉或锁骨下动脉；顺向经心尖途径，可在微创胸部小切口条件下完成。

2. 自膨胀 CoreValve ReValving 生物瓣　该瓣膜装置由 4 个部分组成：①自膨胀镍钛记忆合金支架；②猪心包瓣；③ 18F 鞘管输送系统；④瓣膜加载系统。瓣膜通常是经股动脉途径植入，这种瓣膜装在自膨胀镍合金支架上，从左心室流出道到主动脉根部自动张开。该装置有三个特定的功能区，可使支架瓣膜能够实现合适的定向、锚定和释放植入，装置的其他部分镶嵌在瓣环的上方，这样可避免对冠脉开口产生影响。目前瓣膜有 26mm、29mm 和 31mm 三个型号，分别适合 20~23mm、24~27mm 和 26~29mm 的主动脉瓣环。植入途径只有逆向经股动脉途径，也可经锁骨下或腋动脉途径，还可经升主动脉途径植入，可在微创胸骨小切口的条件下完成。

以上是目前国际上商业化具有代表性的两款经导管介入瓣膜。国内也有同类产品获批上市，如 Vanus-A、J-Valve、VitaFlow 等。此外，Sapian3 也已经获批在中国上市。

七、人造心脏瓣膜的应用指征

【瓣膜种类的选择】

理想的人工瓣既要有出色的血流动力学性能，又要有良好的耐久性，无须长期抗凝，又不增加血栓栓塞风险。机械瓣耐久性好，但需长期抗凝，并有血栓栓塞和出血的风险。生物瓣无须长期抗凝，但有瓣膜结构坏损需二次手术的风险。因此，需针对患者的具体情况来选择。手术原则：尽量修复，不能修复时才考虑换瓣。选择机械瓣还是生物瓣主要结合患者相关的因素，如年龄、心室功能以及其他合并症；同时还要考虑患者的愿望以及患者的预期寿命，女性患者还要考虑生育要求。一般来说，首要因素是患者的年龄，同时要结合换瓣的部位，是二尖瓣还是主动脉瓣。单纯主动脉瓣替换，年龄<65 岁选机械瓣，≥65 岁选择生物瓣。单纯二尖瓣替换或同时替换主动脉瓣，年龄<70 岁选机械瓣，≥70 岁选择生物瓣。这是因为≥65 岁的患者较<65 岁的患者生物瓣结构坏损率要低得多。而任何一种通过美国 FDA 批准的进口机械瓣都有 15~20 年的优良随访结果。而我国由于多数患者经济因素，承担二次手术费用的能力有限，机械瓣选择的年龄比欧美国家后延了 5 年，而且在西方目前还有应用生物瓣年轻化的趋势，随着医疗条件的改善，我国将会逐渐与西方接轨。

对于预期寿命短的患者，如癌症、吸毒依赖者或需透析的患者，有高或非常高的抗凝治疗出血风险，依从性差，抗凝检查困难的边远地区的患者，不管年轻与否，可以选择生物瓣。对于有生育要求的妇女，当然选择生物瓣。对于合并心房颤动的患者，由于房颤无法纠正，可以放宽机械瓣换瓣的年龄上限。

此外，主动脉根部细小的患者，尽管按年龄算应该换生物瓣，但由于机械瓣在小型号系列中有效瓣口面积大，无须扩大主动脉根部，手术风险小，也可选择机械瓣。对于主动脉根部瘤的患者，在应用人工血管的同时，也倾向选择机械瓣。唯一例外的是主动脉瓣活动性感染性心内膜炎难以控制或伴脓肿时，无论年龄大小，首选同种瓣。

【瓣膜型号的选择】

植入瓣膜型号的选择是一个非常重要的问题。无论是机械瓣还是生物瓣，均未达到自然瓣膜的血流动力学效能。通常是根据患者的体表面积选择尽量大的型号。但由于患者瓣环大小和病情的限制，尤其是主动脉根部细小的患者，常需要综合考虑植入瓣膜的型号。近年来，人工瓣膜的改进主要是围绕在外径不变的条件下，增加瓣环内径或改变植入方式来提高瓣口面积，各个品牌的机械瓣均有相应的产品。当主动脉根部较小植入的型号不能满足需求时，就需要外科扩大主动脉根部或做根部替换。

同一型号不同品牌瓣膜开口的面积是有差别的。可以根据患者体表面积计算出所选择的瓣膜有效瓣口面积指数，然而，真正的数据应该是瓣膜植入后6~12个月完全内皮化和组织覆盖后，由超声检测到的结果除以体表面积，如果这个数值不合适，就会出现人工瓣膜-患者失匹配现象（PPM）。根据程度的不同，可分为轻、中、重度，主动脉瓣替换术后轻度PPM的标准是人工瓣膜开口面积>$0.9cm^2/m^2$，中度PPM>$0.65cm^2/m^2$且≤$0.9cm^2/m^2$，重度PPM≤$0.65cm^2/m^2$。二尖瓣替换术后PPM的标准是人工瓣膜开口面积>$0.9cm^2/m^2$，中度PPM>$0.65cm^2/m^2$且≤$0.9cm^2/m^2$，重度PPM≤$0.65cm^2/m^2$。轻度PPM对患者结果不会产生影响，中度PPM通常患者不会有症状或在某种条件下，有症状或当出现血栓或血管翳时症状加重，重度PPM活动受限或寿命减少。严重PPM应避免，尤其是术前心功能低下时，对有经验的外科医生来说，主动脉根部扩大风险相对较低。同样二尖瓣替换出现严重PPM时预后不佳。

八、人造瓣膜并发症定义的规范化

自1960年首次成功植入人造瓣膜以来，为了准确比较不同报告的结果，1988年为了标准化定义人造心脏瓣膜有关的病死率，美国胸外科协会和胸外科医生协会联合提出了定义和指导人造瓣膜并发症的标准，1996年修订了该标准。其中重要的并发症：①瓣膜结构损坏；②非结构性功能不全；③瓣膜血栓形成；④出血；⑤瓣膜术后心内膜炎。以上并发症的转归包括再手术瓣膜相关死亡、无法解释的意外死亡、心源性死亡、全部死亡和永久性瓣膜相关损害。另外，人造瓣膜可因瓣膜自身因素或瓣周漏引起溶血。

九、人造心脏瓣膜的临床效果

【机械瓣】

虽然美国FDA批准上市的人工机械瓣均有长达超过15~20年的长期随访基础和不错的临床结果，而且各种不同的机械瓣之间的差别仍无令人信服的证据，但目前市场上仍能广泛应用的机械瓣则均为双叶瓣。迄今为止，植入人体最多的机械瓣仍是St.Jude Medical瓣，而CarboMedics、Sorin Bicarbon和Medtronic Open Pilot双叶机械瓣（原ATS双叶机械瓣）也有相似的结果。评价机械瓣优劣的主要指标仍是长期生存率、免瓣膜血栓发生率、免血栓栓塞发生率和免抗凝出血发生率等。

2007 年，Bryan 报道了一项长期前瞻性随机研究比较 St.Jude Medical 瓣和 CarboMedics 瓣的结果。入选 485 例患者，平均随访 10 年。这是近年来为数不多的关于人工瓣膜循证医学的试验，结果表明两种双叶瓣膜有相似的临床结果（表 56-1）。

2010 年，Toole 报道了美国南加州大学单中心 945 例 St.Jude Medical 机械瓣 25 年的经验，这是迄今随访最久的研究数据。主动脉瓣替换 537 例，二尖瓣替换 408 例。这组数据表明了 St.Jude Medical 具有优良的长期临床效果。15 年长期生存率，主动脉瓣替换和二尖瓣替换分别是(41 ± 3)% 和(44 ± 3)%；20 年分别是(28 ± 3)% 和(31 ± 3)%，25 年分别是(17 ± 4)% 和(23 ± 4)%。25 年免再手术发生率主动脉瓣替换和二尖瓣替换分别是(90 ± 2)% 和(81 ± 10)%；25 年免血栓栓塞发生率分别是(69 ± 5)% 和(52 ± 8)%；25 年免出血发生率(67 ± 3)% 和(64 ± 6)%；25 年免心内膜炎发生率分别是(92 ± 3)% 和(97 ± 1)%。

表 56-1　St.Jude Medical 瓣和 CarboMedics 瓣的长期结果比较

	St.Jude Medical 瓣	CarboMedics 瓣
10 年长期幸存率	66.4%	64.7%
10 年免血栓栓塞发生率	90.2%	91.5%
10 年免出血发生率	77.5%	83.0%
10 年免瓣膜相关病死率	93.0%	95.1%

2006 年，Baykut 报道了瑞士单中心 601 例 ATS（Medtronic Open Pilot 双叶机械瓣）人工瓣膜 11 年的经验。2010 年 Azarnoush 报道了欧洲多中心 15 年 1 704 例患者应用 Sorin Bicarbon 的经验。其长期幸存率、免血栓栓塞发生率和免抗凝出血发生率均与 St.Jude Medical 机械瓣的结果相近似。

总之，当今市场上广泛应用的机械瓣，其血栓栓塞和抗凝出血并发症的发生率，对于主动脉瓣替换的患者来说，分别是 1.9%/(患者·年) 和 3.0%/(患者·年)；对于二尖瓣替换的患者来说，分别是 2.3%/(患者·年) 和 3.2%/(患者·年)，而两种事件的联合发生率几乎均在 5%/(患者·年)。

【生物瓣】

生物瓣近年来在欧美国家有应用增多的趋势，第二代生物瓣多经过 20 年的检验，仍然占据主要市场。第三代生物瓣除在血流动力学方面改进外，耐久性也是改进的主要方向。因此，瓣膜结构坏损率以及由此产生的二次手术率及长期生存率是评价生物瓣优劣的最主要的指标。

两个大型随机临床试验结果显示，二尖瓣替换后瓣膜结构坏损在大约5年时开始出现，主动脉瓣替换后瓣膜结构坏损大约在8年时开始出现。10年后瓣膜结构坏损率增加。一项5 837例患者应用猪生物瓣行主动脉瓣替换的荟萃分析（31 874患者·年的随访）也显示，瓣膜结构坏损大约在8年时开始出现，10年后显著增加。

【经导管植入的主动脉生物瓣】

经导管植入的主动脉生物瓣是近20年来心血管领域的重要进展。目前主要指征仍是有外科手术禁忌证的老年主动脉瓣严重狭窄的患者。虽然经导管植入主动脉生物瓣已有不错的疗效，但目前仍有较高的手术风险和并发症，中远期疗效也有待观察。早期成功率主要受两个重要因素影响：患者的选择和术者的经验，30d病死率从早年系列报道的15%逐渐降低到近来的7%。

1. CoreValve自膨胀瓣　技术改进是影响临床结果的一个主要因素。在欧洲一个多中心的注册研究中，连续136例患者应用CoreValve自膨胀瓣，30d病死率在第一代瓣、第二代瓣和第三代瓣分别是40%、8.3%和10.8%。死亡、脑卒中与心肌梗死综合事件发生率在第一代瓣、第二代瓣和第三代瓣分别是40%、20.8%和10.8%。中期临床结果主要由非瓣膜相关合并症、伴发的心肌梗死和以往冠脉旁路移植所决定。2012年，Ussia报道了CoreValve自膨胀瓣3年的临床结果。181例患者意大利注册研究，全因病死率：1年、2年和3年分别是23.6%、30.3%和34.8%。心血管病死率：1年、2年和3年分别是11.2%、12.2%和13.5%。免复合事件发生率（包括死亡、大的脑卒中、心肌梗死和致命性出血）：1年、2年和3年分别是69.6%、63.5%和59.7%。主动脉瓣口面积由术前$(0.6 \pm 0.2)\text{cm}^2$到术后1年时的$(1.8 \pm 0.4)\text{cm}^2$。多中心的欧洲注册研究表明，总的心功能状态由术前的心功能（NYHA分级）3.3 ± 0.5降到1.7 ± 0.9。随访90%患者心功能在Ⅰ级或Ⅱ级。

2. Edwards球囊扩张瓣SAPIEN　2011年，Leon在《新英格兰医学杂志》发表了严重主动脉瓣狭窄不能做外科手术的老年患者应用SAPIEN做TAVI手术与常规内科治疗结果的对比。21个美国中心358例患者随机对照研究表明，30d病死率TAVI组为5.0%，常规内科治疗组为1.1%；大血管并发症TAVI组为16.2%，常规内科治疗组为1.1%，TAVI术后瓣膜功能正常；1年病死率TAVI组为30.7%，常规内科治疗组为50.7%；全因死亡与再次住院复合终点发生率TAVI组为42.5%，常规内科治疗组为71.6%；1年幸存的患者心脏功能

NYHA 分级Ⅲ级或Ⅳ级 TAVI 组为 25.2%，常规内科治疗组为 58.0%。

2011 年 Smith 在《新英格兰医学杂志》发表了美国 25 个医疗中心的随机研究报告，比较 699 例高危主动脉瓣狭窄的患者，应用 SAPIEN 瓣经皮植入（TAVI 手术）与常规外科手术结果，该研究的目的在于改变现状，将手术适应证扩大到可做常规手术的高危主动脉瓣狭窄的患者。结果显示，30d 全因病死率 TAVI 组为 3.4%，常规外科治疗组为 6.5%；30d 大血管并发症发生率 TAVI 组为 11.0%，常规外科治疗组为 3.2%；30d 脑卒中发生率 TAVI 组为 3.8%，常规外科治疗组为 2.1%；30d 不良事件发生率（包括大的出血和新发房颤）TAVI 组为 16.0%，常规外科治疗组为 8.6%；30d 症状改善率，TAVI 组较常规外科治疗组明显；1 年全因病死率 TAVI 组为 24.2%，常规外科治疗组为 26.8%；1 年脑卒中发生率 TAVI 组为 5.1%，常规外科治疗组为 2.4%；1 年时心功能状态，两组差别无统计学意义。

2011 年 Lefèvre 报道了欧洲多中心 PARTNER 研究应用 SAPIEN 瓣做 TAVI 手术的 130 例的结果，30d 生存率：经心尖途径为 81.2%，经股动脉途径 91.8%。6 个月生存率：经心尖途径为 58%，经股动脉途径 90.2%。两组主动脉压由（46.9 ± 18.1）mmHg 降到（10.9 ± 5.4）mmHg。

国产经导管介入主动脉瓣产品的大组长期数据有望报道，并且目前经导管介入二尖瓣、三尖瓣和肺动脉瓣产品也在进行临床试验中。

十、人造心脏瓣膜替换术后的抗凝治疗

【机械瓣替换患者的华法林治疗】

主动脉瓣替换双叶瓣，国外要求维持 INR 在 2.0~3.0，而国人可在 1.6~2.2。二尖瓣或二尖瓣 + 主动脉瓣替换，国外维持在 2.5~3.5，国内维持在 1.8~2.5。因为人造二尖瓣替换有相对高的栓塞发生率，对于有血栓栓塞高危的患者（房颤，既往有栓塞病史及高凝状态的患者），可同时考虑加阿司匹林 100mg/d 或上调抗凝标准，取正常范围的上限。当然加大抗凝强度或联合用药也增加了出血危险性。

【生物瓣替换患者的华法林治疗】

生物瓣替换术后的前 3~6 个月，血栓栓塞的危险性较高，因此应抗凝 3~6 个月。无论是单瓣还是双瓣，抗凝强度 INR 在 1.8（1.6~2.2）。如果有血栓栓塞高危因素（房颤、血栓史、高凝状态）也应终身抗凝。多数学者认为，左心室功能严重低下（EF<30%）的患者也应终身抗凝治疗。

（王　巍）

第十部分

10

高 血 压

第 57 章　高血压的分类与危险分层

一、按血压水平分类

虽然流行病学调查发现，血压>115/75mmHg，随着血压水平的升高而心血管风险加大。在国际上高血压防治领域最具影响的 2 个指南——美国心脏病学会（ACC）/ 美国心脏协会（AHA）2017 高血压指南，与欧洲高血压学会（ESH）/ 欧洲心脏学会（ESC）2018 高血压指南，均推荐多数高血压患者降压治疗达标血压<130/80mmHg。

既往指南对高血压的定义：年龄<65 岁血压阈值 140/90mmHg，≥65 岁高血压阈值 150/80mmHg。2017 年美国 ACC/AHA 等 9 个健康组织将高血压定义为血压 ≥ 130/80mmHg。美国 ACC/AHA 更新血压分类：

正常血压：收缩压<120mmHg 并且舒张压<80mmHg。

血压升高：收缩压 120~129mmHg 并且舒张压<80mmHg。

高血压 1 期：收缩压 130~139mmHg 或舒张压 80~89mmHg。

高血压 2 期：收缩压 ≥ 140mmHg 或舒张压 ≥ 90mmHg。

高血压危象收缩压 ≥ 180mmHg 和 / 或舒张压 ≥ 120mmHg 应立即就医。

按照新的高血压定义，年龄 ≥ 55 岁的男性 70%~79% 被诊断为高血压。

2017 年 ACC/AHA 的指南修改高血压阈值，主要依据 SPRINT 临床试验结果。SPRINT 试验 3 年结果显示，收缩压降低到

120mmHg 以下，减少心脏病、心力衰竭（心衰）或脑卒中风险。新的指南旨在强调血压的重要性，鼓励增加测量的次数，重视血压升高问题。

值得警惕的是，血压降得过低对有些人会有害。临床试验事后分析（Posthoc）证明，血压降得过低（例如<120/70mmHg）增加心血管死亡与心血管事件。在贯彻执行新的指南过程中，为了避免过度降压带来的不良后果，降压第一步的目标<140/90mmHg，达标后再谨慎地把血压降到 130/80mmHg 以下。在这一过程中，须密切关注器官低灌注的征象，如直立性低血压、体位性头晕、软弱无力、血清肌酐升高，及时调整抗高血压药。

2018 年 ECH/ESC 指南高血压分期比美国指南更详细（表 57-1）。

表 57-1　2018 年欧洲指南的诊室血压分类与高血压分期

分类	收缩压 /mmHg		舒张压 /mmHg
最佳血压	<120	和	<80
正常血压	120~129	和 / 或	80~84
高正常血压	130~139	和 / 或	85~89
高血压 1 期	140~159	和 / 或	90~99
高血压 2 期	160~179	和 / 或	100~109
高血压 3 期	≥180	和 / 或	≥110
单纯收缩期高血压	≥140	和	<90

美国的血压分期比较容易掌握，不容易出现误解。欧洲分期复杂，难以记忆，欧洲指南存在“高正常血压”，容易被误认为血压尚在正常范围，而放松干预。

二、按病因分类

（一）原发性高血压

目前绝大多数高血压患者的病因不明，称为原发性高血压，占总高血压患者的 90% 左右。随着科学技术的进步，越来越多的高血压病因被发现，原发性高血压比例越来越小，而继发性高血压的队伍会越来越大。长期高血压影响重要脏器如心脏、脑、肾功能，最终还可会导致这些器官的功能衰竭或导致多种心脑血管疾病。

（二）继发性高血压

1. 临床常见继发性高血压

（1）肾实质疾病（占所有高血压的 1%~2%）：①肾小球肾炎；②先

天性肾脏畸形；③反流性肾病；④多囊肾。

(2) 肾血管病(占所有高血压的 5%~34%)：①动脉粥样硬化性肾动脉狭窄：在肾血管性高血压中，最多见动脉粥样硬化性肾动脉狭窄，西方占肾动脉狭窄的 90%，主要见于年老(≥65 岁)患者。中国动脉硬化性肾动脉狭窄占肾动脉狭窄的 70%。②大动脉炎：占肾动脉狭窄的 20%。③肾动脉肌纤维发育不良(FMD)：占肾动脉狭窄的 5%。

(3) 肾衰竭。

(4) 阻塞性睡眠呼吸暂停(OSA)：25%~50% 高血压患者存在 OSA。

(5) 药物与乙醇：导致 2%~4% 高血压。

(6) 抗癌药引起高血压：如治疗性单克隆抗体、酪氨酸激酶抑制剂。

(7) 主动脉缩窄(少见)。

2. 内分泌疾病导致的继发性高血压

(1) 原发性高醛固酮血症，占高血压的 8%~20%，是最常见的继发性高血压。

(2) 继发性醛固酮增多症 - 肾血管性高血压。

(3) 脱氧皮质酮(deoxycorticosterone，DOC)过多。

(4) 原发性皮质激素抵抗。

(5) 库欣(Cushing)综合征，占全部高血压的比率<0.1%(1mg 地塞米松抑制试验，测定 24h 尿游离皮质醇，深夜唾液皮质醇化验)。

(6) 肢端肥大症。

(7) 嗜铬细胞瘤 / 副神经节瘤，占高血压的 0.1%~0.6%。

(8) 甲状腺功能亢进，罕见。

(9) 甲状腺功能减退，少见。

(10) 原发性甲状旁腺功能亢进，少见。

(11) 先天性肾上腺皮质增生(罕见)：①11β- 羟化酶缺乏或 17α- 羟化酶缺乏；②17α- 羟化酶缺乏；③产生脱氧皮质酮的肿瘤；④原发性皮质醇抵抗。

(12) 盐皮质激素增多综合征(原发性醛固酮增多症以外)。

(13) 高钙血症与原发性甲状旁腺功能亢进。

3. 妊娠相关的高血压

4. 难治性高血压与顽固性高血压

5. 单基因变异引起的高血压　是指由一个基因突变引起的高血压，该亚型估计累计>2 000 万中国人。

(1) 原发性醛固酮增多症：分为散发性与家族性两大类。家族性醛固酮增多症分为 4 型，均为常染色体显性遗传，包括家族性醛固酮增多症 Ⅰ 型(GRA)、家族性醛固酮增多症 Ⅱ 型、家族性醛固酮增多症Ⅲ型和家族性醛固酮增多症Ⅳ型。

(2)产生醛固酮的细胞簇(APCC)。

(3)原发性醛固酮增多症 - 抽搐 - 功能性神经异常(primary aldosteronism, seizuresand neurologic abnormalities, PASNA)。

(4)类似盐皮质激素过多综合征。

(5)先天性肾上腺增生综合征。

(6)11β- 羟化酶缺乏。

(7)17α- 羟化酶缺乏。

(8)假性低醛固酮血症 2 型(Gordon 综合征或家族性高血钾高血压)。

(9)Liddle 综合征。

(10)多发性内分泌肿瘤 2A 型。

(11)妊娠加重的高血压。

(12)嗜铬细胞瘤 / 副交感神经节瘤。

(13)Von-Hippel-Lindeau 综合征。

(14)神经纤维瘤 -1 型。

6. 恶性高血压

7. 多囊卵巢综合征

8. 大动脉炎

三、按血压升高类型分类

真正的正常血压：诊室或诊室以外血压测量(家测血压、动态血压监测)血压均正常。

1. 单纯收缩期高血压　收缩压≥130mmHg 和舒张压<80mmHg。

2. 单纯舒张期高血压　收缩压<130mmHg 和舒张压≥80mmHg。

3. 收缩期舒张期高血压　收缩压≥130mmHg 和舒张压≥80mmHg。

据报道，>40% 治疗的高血压被错误分类。因此，应尽可能对高血压患者进行家测血压或动态血压监测，以发现不当分类，并给予相应的处理。

4. 夜间勺型血压消失或反勺型血压　24h 血压节律变化，夜间收缩压或舒张压水平比白天低 10%~20%；睡醒之前，血压中度升高，醒来后血压升高。患者可能存在盐敏感高血压、继发性高血压、糖尿病、肥胖。反勺型血压：夜间血压反而比白天血压高出>20%。夜间勺型血压消失或反勺型血压，增加心血管事件风险，如心肌梗死、脑卒中、心源性猝死。应调整抗高血压药服药时间，改为晚上服药。

5. 白大衣高血压　没有治疗的情况下，在诊室测量血压升高，家测血压或动态血压监测血压正常。与持续高血压相同，增加左心室肥厚风险,增加心血管死亡与全因死亡。

6. 没有控制的白大衣高血压　高血压患者,接受降压治疗,诊室测量血压没有被控制,家测血压或动态血压监测血压被控制达标。

7. 晨峰高血压　血压从夜间开始升高,醒来后 2~4h 达高峰。与夜间平均血压比较,清晨 6:00—10:00 收缩压升高 ≥ 50mmHg 和/或舒张压升高 ≥ 22mmHg。晨峰高血压增加心血管风险,应调整抗高血压药服药时间,改为晚上服药。

8. 隐蔽性高血压　诊室血压正常,但是家测血压或动态血压监测血压升高,增加左心室肥厚风险,增加死亡风险,甚至大于持续性高血压的风险。

9. 未控制的隐蔽性高血压　高血压患者接受抗高血压药治疗,诊室血压得到控制,但是家测血压或动态血压监测血压升高。

10. 持续高血压　诊室或诊室以外血压测量均升高。

11. 运动诱发的高血压(exercise-induced hypertension)　运动使血压增加>60mmHg 通常提示存在运动诱发的高血压。运动一般仅诱发收缩压升高,可达 200mmHg,舒张压一般没有变化。荟萃分析 12 个研究,包括 46 314 名受试者,没有明显的冠心病,随访(15.2 ± 4.0)年,记录总的心血管事件与死亡。结果显示,矫正年龄、诊室血压、心血管危险因素后,心血管事件率与死亡率:中等运动强度诱发的高血压组比运动没有高血压反应者增加 36%(95%*CI* 1.02~1.83,*P*=0.039)。运动时收缩压每增加 10mmHg,心血管事件率与死亡率增加 4%;与诊室血压、年龄、心血管危险因素无关(95%*CI* 1.01~1.07,*P*=0.02)。激发运动试验、高血压反应是心血管事件与死亡的独立危险因素。

12. 高原高血压　暴露于海拔>2 000m 即有血压升高,到海拔 3 000m 肯定会导致不同程度的血压升高。可能与交感神经激活有关。高血压 2 期患者,暴露于高原增加心血管风险。当处于海拔>2 500m,应监测血压。高血压 1 期患者,到达海拔>4 000m,应事先备好相关医疗用品。没有控制的重度高血压(3 期),应避免到高海拔地区活动。高原暴露 5~20min 可很快升高颅内压 50~100mmHg。

13. 血压的季节性变化　人的血压变化具有季节性,在温差大的温带地区较为明显。冬季收缩压较夏季升高 5~10mmHg。一项荟萃分析发现,室内/室外平均气温下降 1℃,收缩压分别升高 0.38mmHg 和 0.26mmHg。血压的季节性变化主要原因是温度。人体对温度存在生理性调节,寒冷时血管收缩、外周血管阻力升高,血压升高。反复的低温刺激还可能引起去甲肾上腺素水平升高,寒冷季节在气温适宜的室内测的血压水平仍偏高。其他相关机制还包括:出汗减少引起失盐减少；冬季紫外线暴露减少引起维生素 D 不足甚至缺乏，通过甲状旁腺激素升高刺激平滑肌增殖或影响 RAAS 活性、氧化应激等改变内皮功能；日照时间长短改变肾上腺素、糖皮质激素、前列腺素及褪黑素等影响血压的激素分泌水平。一些受季节影响的因素也可能参与其中，如昼夜节律、饮食习惯、体力活动、体重状态、睡眠时长等。寒冷诱导的血压升高可能与冬季心血管疾病死亡风险升高有关。冬季发生心血管事件风险可高达其他季节的 2 倍，其中高龄、男性、吸烟者和低收入人群风险更高。夏季过度降压可能诱发急性肾损伤。

四、按血压对盐是否敏感分类

1. 盐敏感性高血压　大部分人增加饮食中盐量并不引起血压升高，一部分患者高盐摄入可引起血压升高，限制盐的摄入可降低血压，称为盐敏感性高血压。

盐敏感性高血压的临床特点：①盐负荷后血压明显升高；②血压的昼夜差值缩小、夜间“谷”变浅；③血压的应激反应增强；④肾脏靶器官损害出现早：尿微白蛋白排泄量增加、肾脏的锂清除率降低；⑤有胰岛素抵抗表现；⑥左心室重量增加。

盐敏感性高血压患者左心室重量增加主要表现为室间隔和左心室后壁增厚，其原因与盐敏感者肾素 - 血管紧张素系统对饮食的摄入反应迟钝，致使血浆醛固酮水平相对升高、血浆儿茶酚胺升高(特别于盐负荷后)、钠的转运异常，以及盐敏感者血压的昼夜节律改变、夜间“谷”变浅等有关。

2. 盐抵抗高血压　盐抵抗高血压属于钠 - 容量非依赖性高血压，血浆肾素活性正常或升高。利尿药对这型高血压往往无效。

五、老年高血压

欧美国家对老年的界定一般以 65 岁为界。自《中国高血压防治指南 2010》发布起，明确患者年龄 ≥65 岁，可定义为老年高血压。若 SBP ≥ 140mmHg、DBP<90mmHg，则为老年单纯收缩期高血压(isolated systolic hypertension，ISH)，是老年高血压最常见的类型。由于 2/3 的年龄>65 岁者血压高，血压控制差、难度大，尤其单纯收缩期高血压，对心血管危险较单纯舒张期血压升高更大。大量随机对照临床试验均证实，无论是收缩期、舒张期高血压，还是单纯收缩期高血压，降压治疗均可减少老年患者心脑血管病及死亡风险。降压治疗可使脑卒中事件减少 33%，冠心病事件减少 23%。

老年人降压治疗的用药：大量随机临床试验均已明确，各年龄段(<80 岁)高血压患者均受益于利尿药、钙通道阻滞药、β 受体阻断

药、ACEI 等抗高血压治疗。STONE 研究应用的是国产的硝苯地平片，Syst-China 研究则应用国产的尼群地平，这些药都有效且不贵。

关于高龄老人的降压治疗：现有大规模临床试验所观察的老年患者，高龄者并不多。STOP-Ⅰ和 STOP-Ⅱ入选患者的年龄为 70~84 岁，但 80 岁以上者不多。HYVET 所研究者为 >80 岁，应用的药物为吲达帕胺缓释片（1.5mg/d）及培哚普利。

六、高血压危象

1. 高血压危象 包括高血压急症和高血压亚急症。

（1）高血压急症（hypertensive emergencies）的特点是血压严重升高（>180/120mmHg）并伴发进行性靶器官功能不全的表现。高血压急症需立即降压治疗，以阻止靶器官进一步损害。高血压急症包括高血压脑病、颅内出血、急性心肌梗死、急性左心室衰竭伴肺水肿、不稳定型心绞痛、主动脉夹层动脉瘤、肾上腺素能危象（嗜铬细胞瘤高血压危象）、子痫等。

（2）高血压亚急症（hypertensive urgencies）是高血压严重升高但不伴靶器官损害，可在 24~48h 内使血压逐渐下降。

2. 高血压危象的处理 高血压急症患者应进入重症监护室，持续监测血压和尽快应用合适的抗高血压药。首选静脉抗高血压药，降压目标是 1h 使平均动脉血压迅速下降但不超过 25%，在以后的 2~6h 内血压降至 160/（100~110）mmHg。血压过度降低可引起肾、脑或冠状动脉缺血。如果这样的血压水平可耐受且临床情况稳定，在以后 24~48h 逐步降低血压达到正常水平。下列情况应除外：急性缺血性脑卒中，没有明确临床试验证据要求立即抗高血压治疗；主动脉夹层，应将收缩压迅速降至 100mmHg 左右（如能耐受）。

急症常用抗高血压药有硝普钠（静脉）、尼卡地平、乌拉地尔、特异性多巴胺 1 受体激动剂非诺多泮（fenoldopam）或非诺多潘（corlopam）、二氮嗪，肼屈嗪、拉贝洛尔、艾司洛尔、酚妥拉明等。

高血压次急症及有些高血压急症患者用口服短效抗高血压药可能有益，如卡托普利、拉贝洛尔、可乐定。

七、危险分层

（一）找出影响高血压患者心血管风险的因素

减少危险因素，可以减少高血压靶器官损害，减少心血管事件。

1. 人口学特征与实验室参数 男性 > 女性，年龄，吸烟（近期与吸烟史）；总胆固醇，低高密度脂蛋白胆固醇（HDL-C），尿酸，糖尿病，超重或肥胖，早发冠心病家族史（男性 <55 岁，女性 <65 岁），家族或

双亲高血压史，早闭经，静态生活方式，精神社会因素，社会经济因素，休息心率>80 次 /min。

2. 无症状的高血压相关的靶器官损害　高血压合并靶器官损害，提示高血压病程较长，治疗效果不满意。

（1）动脉僵硬：脉压（老年人）>60mmHg，颈动脉 - 股动脉脉搏波速>10m/s。

（2）心电图：左心室肥厚，如 Sokolow-Lyon 指数>35mm 或 R_{aVL}≥11mm，Cornell 电压间期积>2 440mm·ms 或 Cornell 电压>28mm（男）和>20mm（女）。

（3）超声心动图：左心室肥厚，如左心室质量指数>50g/$m^{2.7}$（男）和>47g/$m^{2.7}$（女）；体表面积（BSA）指数用于体重正常的患者，左心室质量 /BSA>115g/m^2（男）和>95g/m^2（女）。

（4）微量白蛋白尿（30~300mg/24h 尿）或尿白蛋白 / 尿肌酐比率（30~300mg/g 或 3.4~34mg/mmol）（最好晨尿测定）。

（5）中度慢性肾脏病，eGFR>30~59ml/（1.73m^2·min）（BSA）或严重慢性肾病 eGFR<30ml/（1.73m^2·min）（BSA）。

（6）臂踝指数<0.9。

（7）晚期视网膜病变：出血、渗出、视神经盘水肿。

3. 确诊的心血管病或肾脏病　脑血管病：缺血性脑卒中、脑出血、短暂性脑缺血发作。冠心病：心肌梗死、心绞痛、心肌血管重建。影像检查发现动脉硬化斑块、心衰［包括射血分数保留的心衰（HFpEF）］、周围动脉疾病、心房颤动。

（二）根据 10 年心血管风险对高血压分类（ESH/ESC 2018 年高血压指南）

1. 很高危　确诊心血管病（临床或影像诊断）：临床心血管病包括急性心肌梗死、急性冠状动脉综合征、冠脉或其他血管重建、脑卒中、短暂性脑缺血发作、主动脉瘤、周围动脉疾病。影像学（血管造影或超声）发现明显的斑块（狭窄≥50%）；不包括颈动脉中层 - 内膜增厚。

糖尿病伴有靶器官损害，如蛋白尿，或伴有一个明显的危险因素，如 3 期高血压，高胆固醇血症。严重的慢性肾病［eGFR<30ml/（1.73m^2·min）］；计算 10 年系统性冠状动脉风险评估（Systematic Coronary Risk Evaluation，SCORE）≥10%。

2. 高危　单个危险因素显著升高，特别是胆固醇>8mmol/L（>310mg/dl），如家族性高胆固醇血症或高血压 3 期（血压≥180/110mmHg），糖尿病患者（除外 1 型糖尿病，或没有其他危险因素，或仅仅中等危险因素）。高血压左心室肥厚；中度慢性肾病 eGFR30~59ml/（1.73m^2·min）；计算 10 年 SCORE 5%~10%。

3. 中危 计算 10 年 SCORE ≥ 1% 但是<5%; 2 期高血压; 很多中年高血压患者属于这一类。

4. 低危 计算 10 年 SCORE<1%。

这种分类方法对判断病情、指导治疗非常有帮助,但是若出现在病例或诊断书上,会造成患者恐慌,使其出现不必要的精神负担。即使高危、很高危患者,只要按照指南认真治疗,采取良好的生活过方式,病情可以向好的方向转变。

(三) 根据血压水平、心血管危险因素、高血压靶器官损害、合并症进行高血压分类(2018 年 ESH/ESC 高血压指南,表 57-2)

表 57-2 2018 年 ESH/ESC 指南的高血压分类

高血压分期	其他危险因素,高血压靶器官损害疾病	血压分期			
		高正常 SBP 130~139mmHg DBP 85~89mmHg	1 期 SBP 140~159mmHg DBP 90~99mmHg	2 期 SBP 160~179mmHg DBP 100~109mmHg	3 期 SBP ≥ 180mmHg DBP ≥ 110mmHg
1 期高血压(无并发症)	无其他 RF	低危	低危	中危	高危
	1 个或 2 个 RF	低危	中危	中 - 高危	高危
	≥3 个 RF	低 - 中危	低 - 中危	高危	高危
2 期高血压	高血压靶器官损害慢性肾脏病 3 期,或糖尿病无器官损伤	中 - 高危	高危	高危	高危 - 很高危
3 期高血压	确诊心血管病,慢性肾脏病 ≥4 期或糖尿病伴靶器官损害	很高危	很高危	很高危	很高危

注: RF,危险因素; DBP,舒张压; SBP,收缩压。

(惠汝太 樊晓寒)

第 58 章　抗高血压药的分类与疗效特点

一、抗高血压药应用基本原则

1. 起始剂量　一般患者采用常规剂量；老年人初始治疗时通常应采用较小的有效治疗剂量。根据需要，可考虑逐渐增加至足剂量。

2. 长效抗高血压药　优先使用长效抗高血压药，以有效控制 24h 血压，更有效预防心脑血管并发症发生。如使用中、短效制剂，则需每天 2~3 次给药，以平稳控制血压。

3. 联合治疗　对血压≥160/100mmHg、高于目标血压 20/10mmHg 的高危患者，或单药治疗未达标的高血压患者，应联合降压治疗，包括自由联合或单片复方制剂。对血压≥140/90mmHg 患者，也可起始联合治疗。

4. 个体化治疗　根据患者合并症的不同和药物疗效及耐受性，及其个人意愿或长期承受能力，选择适合其个体的抗高血压药。

二、常用抗高血压药的种类和作用特点

常用抗高血压药包括钙通道阻滞药（CCB）、血管紧张素转换酶抑制药（ACEI）、血管紧张素Ⅱ受体拮抗药（ARB）、利尿药和 β 受体阻断药 5 类。五大类抗高血压药均可作为初始和维持用药的选择，应根据患者的危险因素、亚临床靶器官损害及合并临床疾病，合理使用药物（表 58-1）。此外，α 受体阻断药或其他种类抗高血压药有时亦可应用于某些高血压人群。

1. CCB　CCB 主要通过阻断血管平滑肌细胞上的钙离子通道发挥扩张血管降低血压的作用。根据与血管和心脏的亲和力可分为二氢吡啶类与非二氢吡啶类 CCB。二氢吡啶类 CCB 主要作用于血管，而非二氢吡啶类 CCB 的血管选择性差，对心脏具有负性变时、负性传导及负性肌力作用。临床上多以二氢吡啶类 CCB 为降压用药。SYST-CHINA、SYST-EUR、NORDIL、ALLHAT 等大量临床研究证实以二氢吡啶类 CCB 为基础的降压治疗方案可显著降低高血压患者脑卒中风险。二氢吡啶类 CCB 可与其他 4 类药物联合应用，尤其适用于老年高血压、单纯收缩期高血压以及伴以冠脉痉挛为主的变异型心绞痛、冠状动脉或颈动脉粥样硬化及周围血管病的患者。常见不良反应包括反射性交感神经激活导致心搏加快、面部潮红、足踝部水肿、牙龈增生等。二氢吡啶类 CCB 没有绝对禁忌

证,但心动过速与心力衰竭患者应慎用。心力衰竭患者只有氨氯地平和非洛地平可用。

非二氢吡啶类 CCB 也可用于降压治疗,常见不良反应包括抑制心脏收缩功能和传导功能。二、三度房室传导阻滞及心力衰竭患者禁止使用。有时也会出现牙龈增生。

2. ACEI ACEI 通过抑制血管紧张素转换酶,阻断血管紧张素(Ang)Ⅱ的生成,抑制激肽酶的降解而发挥降压作用。大量临床研究结果显示,此类药物对于高血压患者具有良好的靶器官保护和心血管终点事件预防作用,尤其适用于伴慢性心力衰竭、心肌梗死后心功能不全、心房颤动预防、糖尿病肾病、非糖尿病肾病、代谢综合征、蛋白尿或微量白蛋白尿患者。最常见的不良反应为干咳,症状较轻者可坚持服药,不能耐受者可改用 ARB。其他不良反应有低血压、皮疹,偶见血管神经性水肿及味觉障碍。一旦疑为血管神经性水肿,应终生避免使用所有的 ACEI。长期应用可能导致血钾升高,应定期监测血钾和血肌酐水平。禁忌证为双侧肾动脉狭窄、高钾血症及妊娠。

3. ARB ARB 通过阻断 Ang Ⅱ1 型受体而发挥降压作用,是继 ACEI 后对高血压及心血管病等具有良好疗效的作用于 RAAS 的另一类抗高血压药。ARB 与 ACEI 虽然降压和心血管保护作用有许多相似之处,但 ARB 作用于 Ang Ⅱ受体水平,更充分、更直接阻断肾素 - 血管紧张素 - 醛固酮系统(RAAS),避免了“Ang Ⅱ逃逸现象”,具有较好的降压效果;较 ACEI 的干咳、血管神经性水肿等不良反应少,患者治疗的依从性更高。依据结构分类:二苯四咪唑类(或称联苯四唑类),如氯沙坦、厄贝沙坦、替米沙坦、坎地沙坦、阿利沙坦等;非二苯四咪唑类(或称非联苯四唑类),如伊贝沙坦;非杂环类,如缬沙坦等。大量的临床研究结果显示,ARB 可降低有心血管病史(冠心病、脑卒中、外周动脉病)患者心血管并发症的发生率和高血压患者心血管事件风险,降低糖尿病或肾病患者的蛋白尿及微量白蛋白尿。ARB 尤其适用于伴左心室肥厚、心力衰竭、糖尿病肾病、冠心病、代谢综合征、微量白蛋白尿或蛋白尿患者以及不能耐受 ACEI 的患者,并可预防心房颤动。不良反应少见,偶有腹泻,长期应用可使血钾升高,应注意监测血钾及血肌酐水平的变化。双侧肾动脉狭窄、妊娠、高钾血症者禁用。血肌酐水平 ≥265μmol/L(3mg/dl)者慎用 ARB。

4. 利尿药 利尿药主要通过利钠排尿、降低容量负荷而发挥降压作用。用于控制血压的利尿药主要是噻嗪类利尿药,分为噻嗪型和噻嗪样两种。前者包括氢氯噻嗪、苄氟噻嗪等,后者包括氯噻酮、吲达帕胺等。在我国,常用的噻嗪类利尿药主要是氢氯噻嗪、吲达帕胺。小剂量噻嗪类利尿药(如氢氯噻嗪 6.25~25mg)对代谢影响很小,与其他抗高血压药物(尤其 ACEI 或 ARB)合用可显著增加后者的降压效果。此类药物尤其适用于老年高血压、单纯收缩期高血压或伴心力衰竭的患者,也是难治性高血压的基础药物之一。其不良反应与剂量密切相关,故通常应采用小剂量。噻嗪类利尿药可引起低血钾,长期应用者应定期监测血钾,并适量补钾,痛风患者禁用。对高尿酸血症以及明显肾功能不全者慎用,后者如需使用利尿药,应使用袢利尿药,如呋塞米等。

保钾利尿药如阿米洛利、醛固酮受体拮抗药如螺内酯等也可用于控制难治性高血压。另外,螺内酯等醛固酮受体拮抗药可以特异性拮抗醛固酮介导的水钠潴留效应,是治疗醛固酮增多症所致高血压患者的特效药物;阿米洛利等肾小管上皮钠通道阻滞药是利德尔(Liddle)综合征等遗传性钠通道异常所致继发性高血压患者的特效药物。在利钠排尿的同时不增加钾的排出,与其他具有保钾作用的抗高血压药如 ACEI 或 ARB 合用时需注意发生高钾血症的危险。螺内酯长期应用有可能导致男性乳房发育等不良反应。

5. β 受体阻断药　β 受体阻断药主要通过抑制过度激活的交感神经活性、抑制心肌收缩力、减慢心率发挥降压作用。根据受体选择性的不同,分为三类:①非选择性 β 受体阻断药,同时竞争性阻断 β_1 和 β_2 肾上腺素受体,β_2 受体的阻断导致对糖、脂代谢和气道的不良影响,并相对增强 α_1 受体的缩血管效应,增加动脉血管阻力,如普萘洛尔,该类药物在心血管领域已较少应用;②选择性 β_1 受体阻断药,可选择性阻断 β_1 肾上腺素受体,对 β_2 受体的影响相对较小,前述不良反应相对减少,如比索洛尔和美托洛尔,是临床中常用的 β 受体阻断药;③有周围血管舒张功能的 β 受体阻断药,该类药物或兼有 α 受体阻断作用,通过阻断 α_1 受体,产生周围血管舒张作用,如卡维地洛、阿罗洛尔、拉贝洛尔,或者通过激动 β_3 受体而增强 NO 的释放,产生周围血管舒张作用,如奈必洛尔。β_1 受体阻断药既可降低血压,也可保护靶器官、降低心血管事件风险。β 受体阻断药尤其适用于伴快速性心律失常、冠心病、慢性心力衰竭、交感神经活性增高以及高动力状态的高血压患者。常见的不良反应有疲乏、肢体冷感、激动不安、胃肠不适等,还可能影响糖、脂代谢。二、三度房室传导阻滞、哮喘患者禁用,慢性阻塞性肺疾病、运动员、周围血管病或糖耐量异常者慎用。糖、脂代谢异常时一般不首选 β 受体阻断药,必要时也可慎重选用高选择性 β 受体阻断药。长期应用者突然停药可发生反跳现象,即原有的症状加重或出现新的症状,较常见的有血压反跳性升高,伴头痛、焦虑等,称为撤药综合征。

6. α受体阻断药　根据受体选择性的不同分为三类：①非选择性α受体阻断药，同时阻断α_1和α_2受体，如酚妥拉明、酚苄明、妥拉唑林等，目前除嗜铬细胞瘤患者外，此类药物已很少用于降压治疗；②选择性α_1受体阻断药，选择性阻断α_1肾上腺素受体，对α_2受体的影响相对较小，心动过速等不良反应相对减少，如哌唑嗪、特拉唑嗪、多沙唑嗪等，是目前临床中尚用于高血压治疗的主要α受体阻断药；③选择性α_2受体阻断药，选择性阻断α_2肾上腺素受体，如育亨宾，用于性功能障碍的治疗，较少应用于临床。α受体阻断药不作为高血压治疗的首选用药，适用于高血压伴前列腺增生的患者，也用于难治性高血压患者。开始给药应在入睡前，以预防直立性低血压发生，使用中注意测量坐位及立位血压，最好使用控释制剂。直立性低血压者禁用。心力衰竭者慎用。

表58-1　常用抗高血压药种类的临床选择

分类	适应证	禁忌证	
		绝对禁忌证	相对禁忌证
二氢吡啶类CCB	老年高血压 周围血管病 单纯收缩期高血压 稳定型心绞痛 颈动脉粥样硬化 冠状动脉粥样硬化	无	快速性心律失常 心力衰竭
非二氢吡啶类CCB	心绞痛 颈动脉粥样硬化 室上性快速心律失常	二度至三度房室传导阻滞 心力衰竭	
ACEI	心力衰竭 冠心病 左心室肥厚 左心室功能不全 心房颤动预防 颈动脉粥样硬化 非糖尿病肾病 糖尿病肾病 蛋白尿/微量白蛋白尿 代谢综合征	妊娠 高血钾 双侧肾动脉狭窄	

续表

分类	适应证	禁忌证	
		绝对禁忌证	相对禁忌证
ARB	糖尿病肾病 蛋白尿 / 微量白蛋白尿 冠心病 心力衰竭 左心室肥厚 心房颤动预防 ACEI 引起的咳嗽 代谢综合征	妊娠 高血钾 双侧肾动脉狭窄	
噻嗪类利尿药	心力衰竭 老年高血压 高龄老年高血压 单纯收缩期高血压	痛风	妊娠
袢利尿药	肾功能不全 心力衰竭		
醛固酮拮抗剂	心力衰竭 心肌梗死后	肾功能衰竭 高血钾	
β 受体阻断药	心绞痛 心肌梗死后 快速性心律失常 慢性心力衰竭	二度至三度房室传导阻滞 哮喘	慢性阻塞性肺疾病 周围血管病 糖耐量减低 运动员
α 受体阻断药	前列腺增生 高脂血症	直立性低血压	心力衰竭

注：ACEI，血管紧张素转换酶抑制药；ARB，血管紧张素 Ⅱ 受体拮抗药；CCB，钙通道阻滞药。

三、抗高血压药的联合应用

1. 联合用药的适应证　血压 ≥ 160/100mmHg 或高于目标血压 20/10mmHg 的高危人群，往往初始治疗即需要应用 2 种抗高血压药。如血压≥140/90mmHg，也可考虑初始联合抗高血压药治疗。如仍不能达到目标血压，可在原药基础上加量或可能需要3种以上抗高血压药。

2. 推荐的两药联合治疗方案 ① ACEI或ARB+噻嗪类利尿药；②二氢吡啶类CCB+ACEI或ARB；③二氢吡啶类CCB+噻嗪类利尿药；④二氢吡啶类CCB+β受体阻断药。

可以考虑使用的联合治疗方案：①利尿药+β受体阻断药；②α受体阻断药+β受体阻断药；③二氢吡啶类CCB+保钾利尿药；④噻嗪类利尿药+保钾利尿药。

不常规推荐但必要时可慎用的联合治疗方案：①ACEI+β受体阻断药；②ARB+β受体阻断药；③ACEI+ARB；④中枢作用药+β受体阻断药。

3. 多种药物的联合应用

(1)三药联合方案：在上述各两药联合方案中加上另一种抗高血压药便构成三药联合方案，其中二氢吡啶类CCB+ACEI(或ARB)+噻嗪类利尿药组成的联合方案最为常用。

(2)四药联合方案：主要适用于难治性高血压患者，可以在上述三药联合基础上加用第4种药物，如β受体阻断药、醛固酮受体拮抗药、氨苯蝶啶、可乐定或α受体阻断药等。

4. 单片复方制剂(single-pill combination，SPC) 通常由不同作用机制的两种或以上的抗高血压药组成。与随机组方的降压联合治疗相比，其使用更为方便，可改善患者依从性及疗效，是联合治疗的新趋势。应用时注意其相应组成成分的禁忌证或可能的不良反应。

我国传统的单片复方制剂包括复方利血平(复方降压片)、复方利血平氨苯蝶啶片、珍菊降压片等，以当时常用的利血平、氢氯噻嗪、盐酸双屈嗪或可乐定为主要成分。此类复方制剂目前仍在基层广泛应用。

新型单片复方制剂：一般由不同作用机制的2种药物组成，多数每日口服1次，使用方便，患者依从性较好。目前我国上市的新型单片复方制剂主要包括ACEI+噻嗪类利尿药、ARB+噻嗪类利尿药、二氢吡啶类CCB+ARB、二氢吡啶类CCB+ACEI、二氢吡啶类CCB+β受体阻断药以及噻嗪类利尿药+保钾利尿药等。

(刘小宁 蔡 军)

第 59 章　原发性高血压

高血压是一种以动脉血压持续升高为特征的进行性心血管损害的疾病，是全球人类最常见的慢性病，是心脏病、脑血管病、肾脏病发生和死亡的最主要的危险因素。

一、高血压的发病机制

原发性高血压的病因和发病机制非常复杂，与遗传、环境、膳食、精神心理等多种因素密切相关。目前认为动脉血压升高主要与以下病理生理机制有关：

1. 钠与高血压　盐与高血压的发生有密切关系。具体机制尚不完全清楚，可能是多方面的：①钠潴留导致细胞外液增加，从而可加大心排血量，而且血管壁的水钠潴留可使管腔狭窄，从而使外周阻力增大。②高盐负荷可促使下丘脑产生利钠因子（natriuretic factor，NF），又称下丘脑抑制因子（hypothalamicin hibitor factor，HI），具有利钠激素样的特性。它可抑制细胞膜 Na^+-K^+-ATP 酶的活性，一方面可降低肾小管上皮细胞对钠的重吸收，引起利钠效应；另一方面使血管平滑肌细胞等细胞内的钠潴留，进而加强 Na^+-Ca^{2+} 交换，致使细胞内 Ca^{2+} 增加，血管收缩。③提高中枢和外周交感神经的活性。④高盐可使扩血管物质（如激肽、前列腺素）的产生释放减少，使缩血管物质（如血管紧张素）产生增多并加强其与相应受体的亲和力。

2. 周围血管阻力　影响因素众多：①阻力小动脉结构的改变；②血管壁顺应性降低；③血管的舒缩状态（如交感神经 α 受体激动、血管紧张素、ET_1 等物质使血管收缩，阻力升高；NO、前列环素、缓激肽、心钠素等物质的作用使血管扩张，阻力降低）；④血液黏稠度增高亦使阻力增加。

3. 肾素 - 血管紧张素系统（RAS）　肾小球入球动脉的球旁细胞可分泌肾素，后者可作用于肝合成的血管紧张素原而生成血管紧张素Ⅰ，然后经由血管紧张素转换酶（ACE）的作用转变为血管紧张素Ⅱ（AT Ⅱ）。AT Ⅱ可通过其受体使小动脉平滑肌收缩，外周血管阻力增加；并可刺激肾上腺皮质球状带分泌醛固酮，使水钠潴留，继而引起血容量增加。此外，AT Ⅱ还可通过交感神经末梢突触前膜的正反馈使去甲肾上腺素分泌增加。以上作用均可使血压升高，是参与高血压发病并使之持续的重要机制。近年来发现很多组织，例如血管壁、心脏、中枢神经、肾脏及肾上腺中均有 RAS 各成分的 mRNA 表达，并有 AT Ⅱ受体存在。因此，组织中 RAS 在高血压的形成中可能具有更大作用。

4. 精神神经学说　由于大脑皮质在各种精神应激长期作用下，通过兴奋下丘脑神经内分泌中枢而使交感神经系统兴奋。交感神经引起血压升高的机制是多方面的：①使小动脉收缩，增大外周阻力；使静脉收缩，增加回心血量；②通过兴奋心脏的 β 受体使心脏收缩加强、加快，从而提高心排血量；③直接或间接激活 RAS，进而收缩血管和通过 AT Ⅱ促进醛固酮分泌，增加血容量。目前多数人认为精神 - 神经因素在原发性高血压发生的始动机制中所起的作用较在维持机制中所起的作用为大。

5. 遗传学说　原发性高血压有家族聚集性，提示其有遗传学基础或伴有遗传生化异常。双亲均有高血压的正常血压子女，以后发生高血压的比例均增加。但具体机制至今尚未阐明。已有充分证据说明高血压与遗传基因有关，遗传基因主要决定高血压发生的易感性，而非高血压本身。由于血压受多种因素控制，故遗传的“易感性”也是多基因决定的。其表现是多方面的，例如肾脏排钠的先天性缺陷、细胞膜的先天性功能异常（主要表现在膜的钠、钙离子运转异常）和血管平滑肌对加压物质的敏感性高等。

6. 其他　近年来，巨噬细胞极化、非编码 RNA、中枢神经系统离子通道改变、NOD 样受体家族蛋白 3 炎性小体、肠道菌群等都参与高血压的发生和发展。大气污染与高血压的关系也备受关注，机制有待明确。

二、降压治疗的基本原则

高血压患者降压治疗的目的是通过降低血压，有效预防或延迟脑卒中、心肌梗死、心力衰竭、肾功能不全等并发症发生；有效控制高血压的疾病进程，预防高血压急症、亚急症等重症高血压的发生。高血压的治疗应紧密结合血压水平分级与心血管危险分层，全面考虑患者的血压水平、心血管危险因素、靶器官损害以及并存的临床情况，确定合理的治疗方案，对不同危险分层的高血压患者采用不同的治疗原则（表 59-1，表 59-2）。

无论高血压患者的危险度如何，都应首先或同时纠正不良生活方式，即改善患者生活方式应作为治疗任何类型高血压患者的基础。部分轻型高血压患者改善生活方式后，可减少甚至不用进行药物治疗；病情较重的患者改善生活方式后也可以减少抗高血压药剂量或种类。

表 59-1　血压升高患者心血管风险水平分层

其他心血管危险因素和疾病史	血压 /mmHg			
	SBP 130~139 和 / 或 DBP 85~89	SBP 140~159 和 / 或 DBP 90~99	SBP 160~179 和 / 或 DBP 100~109	SBP ≥ 180 和 / 或 DBP ≥ 110
无		低危	中危	高危
1~2 个其他危险因素	低危	中危	中 / 高危	很高危
≥ 3 个其他危险因素，靶器官损害，或 CKD 3 期，无并发症的糖尿病	中 / 高危	高危	高危	很高危
临床并发症，或 CKD ≥ 4 期，有并发症的糖尿病	高 / 很高危	很高危	很高危	很高危

注：CKD，慢性肾脏病。

表 59-2 影响高血压患者心血管预后的重要因素

心血管危险因素	靶器官损害	伴发临床疾病
• 高血压(1~3 级) • 男性(55 岁),女性(65 岁) • 吸烟或被动吸烟 • 糖耐量受损(2h 血糖 7.8~11.0mmol/L)和 / 或空腹血糖异常(6.1~6.9mmol/L) • 血脂异常:TC ≥ 6.2mmol/L(240mg/dl)、LDL-C ≥ 4.1mmol/L(160mg/dl)或 HDL-C<1.0mmol/L(40mg/dl) • 早发心血管病家族史(一级亲属发病年龄<50 岁) • 腹型肥胖(腰围:男性 ≥ 90cm,女性 ≥ 85cm)或肥胖(BMI ≥ 28kg/m²)	• 左心室肥厚:①心电图:Sokolow-Lyon 电压>3.8mV 或 Cornell 乘积>244mV·ms;②超声心动图 LVMI:男性 ≥ 115g/m²,女性 ≥ 95g/m² • 颈动脉超声 IMT ≥ 0.9mm 或动脉粥样斑块 • 颈 - 股动脉脉搏波速度 ≥ 12m/s* • 踝 / 臂血压指数<0.9* • 估算的肾小球滤过率降低[eGFR 30~59ml/(min·1.73m²)],或血清肌酐轻度升高即男性 115~133mol/L(1.3~1.5mg/dl)、女性 107~124mol/L(1.2~1.4mg/dl) • 微量白蛋白尿 30~300mg/24h 或白蛋白 / 肌酐比 ≥ 30mg/g(3.5mg/mmol)	• 脑血管病:脑出血、缺血性脑卒中、短暂性脑缺血发作 • 心脏疾病:心肌梗死史、心绞痛、冠状动脉血运重建、慢性心力衰竭、心房颤动 • 肾脏疾病:糖尿病肾病、肾功能受损[包括 eGFR<30ml/(min·1.73m²),血肌酐升高即男性 ≥ 133mol/L(1.5mg/dl)、女性 ≥ 124mol/L(1.4mg/dl),蛋白尿(≥ 300mg/24h)] • 外周血管疾病 • 视网膜病变:出血或渗出、视盘水肿 • 糖尿病:①新诊断:空腹血糖 ≥ 7.0mmol/L(126mg/dl),餐后血糖 ≥ 11.1mmol/L(200mg/dl);②已治疗但未控制:糖化血红蛋白(HbA_{1c})≥ 6.5%

注:* 选择使用。TC,总胆固醇;LDL-C,低密度脂蛋白胆固醇;HDL-C,高密度脂蛋白胆固醇;LVMI,左心室重量指数;IMT,颈动脉内膜中层厚度;BMI,体重指数。

抗高血压药治疗的时机取决于心血管风险评估水平，在改善生活方式的基础上，血压仍超过 140/90mmHg 和 / 或目标水平的患者应给予药物治疗。高危和很高危的患者，应及时启动抗高血压药治疗，同时对并存的危险因素和合并的临床疾病进行综合治疗；中危患者，可观察数周，评估靶器官损害情况，改善生活方式，如血压仍不达标，则应开始药物治疗；低危患者，则可对患者进行 1~3 个月的观察，密切随诊，尽可能进行诊室外血压监测，评估靶器官损害情况，改善生活方式，如血压仍不达标，可开始抗高血压药治疗（图 59-1）。

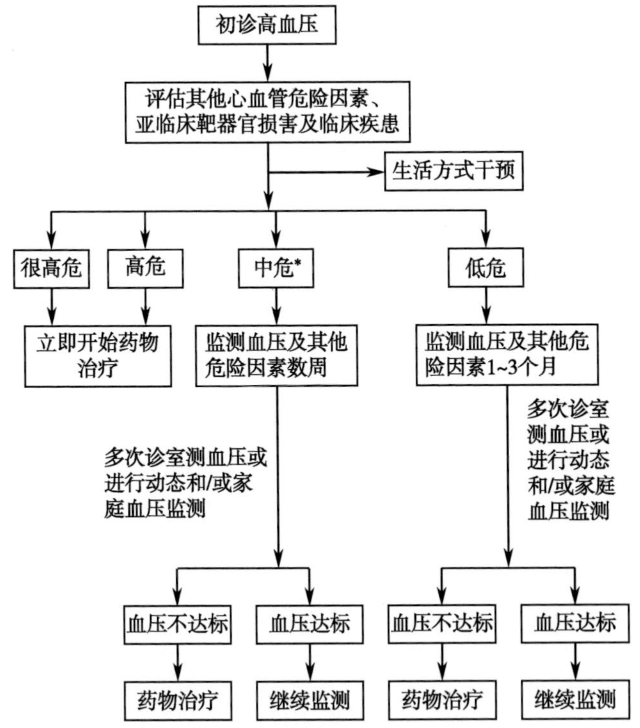

图 59-1　初诊高血压患者的评估及监测程序

动态血压的高血压诊断标准为白昼平均 SBP ≥135mmHg 或 DBP ≥85mmHg，夜间平均 SBP ≥120mmHg 或 DBP ≥70mmHg 或 24h 平均 SBP≥130mmHg 或 DBP≥80mmHg；家庭血压平均 SBP≥135mmHg 或 DBP≥85mmHg。

* 中危且血压≥160/100mmHg 应立即启动药物治疗。

除高血压急症和亚急症外，对大多数高血压患者，应根据病情，在 4 周内或 12 周内将血压逐渐降至目标水平。年轻、病程较短的高血压患者，降压速度可稍快；老年人、病程较长，有合并症且耐受性差的患者，降压速度则可稍慢。FEVER 研究亚组分析提示，用药后 1 个月血压达标者比此后达标者可能进一步降低心血管事件风险。抗高血压药应用的基本原则如下：

1. 常用的五大类抗高血压药均可作为初始治疗用药，建议根据特殊人群的类型、合并症选择针对性的药物，进行个体化治疗。

2. 应根据血压水平和心血管风险选择初始单药或联合治疗。对血压 ≥ 160/100mmHg、高于目标血压 20/10mmHg 的高危患者，或单药治疗未达标的高血压患者，应进行联合降压治疗。对血压 ≥ 140/90mmHg 的患者，也可起始联合治疗。

3. 一般患者采用常规剂量；老年人及高龄老年人初始治疗时通常应采用较小的有效治疗剂量。根据需要逐渐增加剂量。

4. 优先使用长效抗高血压药，以有效控制 24h 血压。

三、降压治疗的目标

高血压治疗的根本目标是最大限度地降低高血压相关的心脏、脑、肾与血管并发症发生和死亡的总危险。降压治疗的获益主要来自血压降低本身。在条件允许的情况下，应采取强化降压的治疗策略，以取得最大的心血管获益。

基于既往循证医学研究的证据，一般患者血压目标需控制到 140/90mmHg 以下，在可耐受和可持续的条件下，其中部分有糖尿病、蛋白尿等的高危患者的血压可控制在 130/80mmHg 以下。

65~79 岁的普通老年人，血压 ≥ 150/90mmHg 时推荐开始药物治疗，≥ 140/90mmHg 时可考虑药物治疗；≥ 80 岁的老年人，SBP ≥ 160mmHg 时开始药物治疗。65~79 岁的老年人，首先应降至＜150/90mmHg；如能耐受，可进一步降至＜140/90mmHg。≥ 80 岁的老年人应降至＜150/90mmHg。对于老年（≥ 65 岁）高血压患者的降压目标值，目前仍有争议，一些研究显示，老年高血压患者较一般高血压患者的血压目标更高，但也有一些研究亚组分析显示更低的血压目标（SBP＜130mmHg）对老年人群有益，所以对于老年患者，要根据患者合并症的严重程度，对治疗耐受性及坚持治疗的可能因素进行评估，综合决定患者的降压目标。

根据 2016 年《中国肾性高血压管理指南》，建议慢性肾脏病（CKD）患者血压目标值＜140/90mmHg；合并显性蛋白尿（即尿白蛋白排泄率＞300mg/24h）时血压可控制在 ≤ 130/80mmHg。60~79

岁老年 CKD 患者血压目标值<150/90mmHg；如能够耐受，血压目标<140/90mmHg。≥80 岁老年人血压目标值<150/90mmHg，如果可耐受，可以降至更低，避免血压<130/60mmHg。

推荐<140/90mmHg 作为合并冠心病的高血压患者的降压目标，如能耐受，可降至<130/80mmHg，应注意 DBP 不宜降至 60mmHg 以下。高龄、存在冠脉严重狭窄病变的患者，血压不宜过低。

对于高血压合并心力衰竭的患者，推荐的降压目标为<130/80mmHg。高血压合并左心肥厚但尚未出现心力衰竭的患者，可先将血压降至<140/90mmHg，如患者能良好耐受，可进一步降低至<130/80mmHg。

推荐糖尿病患者的降压目标为<130/80mmHg，老年或伴严重冠心病患者，宜采取更宽松的降压目标值 140/90mmHg。

推荐高血压合并心房颤动的降压目标为<130/80mmHg。

病情稳定的脑卒中患者，血压≥140/90mmHg 时应启动降压治疗，降压目标为<140/90mmHg。急性缺血性脑卒中并准备溶栓者的血压应控制在<180/110mmHg。急性脑出血的降压治疗：SBP>220mmHg 时，应积极使用静脉抗高血压药降低血压。患者 SBP>180mmHg 时，可使用静脉抗高血压药控制血压，160/90mmHg 可作为参考的降压目标值。

下肢动脉疾病伴高血压的患者血压应控制在<140/90mmHg。

2019 年 NICE 指南提出对于患有慢性高血压但尚未接受治疗的孕妇，如收缩压≥140 或舒张压≥90mmHg，需启动降压治疗。降压目标值为 135/85mmHg。妊娠期高血压血压>140/90mmHg，应接受药物治疗。降压治疗目标值为≤135/85mmHg。产后应保持血压<140/90mmHg。妊娠期高血压和子痫前期患者产后也应继续服用抗高血压药。如果血压<130/80mmHg，需减少抗高血压药。如产前未进行降压治疗，产后血压>150/100mmHg，应启动降压治疗。

（吴海英）

第 60 章 继发性高血压

继发性高血压是高血压的一种类疾病，能够找到引起高血压的病因。有些患者的高血压可以治愈，有些可以接受靶向精准治疗。在普通高血压人群中，继发性高血压患病率为 5%~15%；在难治性高血压与顽固性高血压中，占比可达 20%~30%。引起继发性高血压的原因比较复杂，可能包括传统的继发性高血压病因、内分泌源性、单基因变异、妊娠相关、血栓性微血管病、卵巢囊肿综合征、大动脉炎等（表 60-1）。

表 60-1　继发性高血压原因

继发性高血压原因	占所有高血压的比率
常见原因	
肾实质疾病	1%~2%
肾血管病	5%~34%*
阻塞性睡眠呼吸暂停	25%~50%
药物与酒精所致	2%~4%
抗癌药引起高血压（如治疗性单克隆抗体、酪氨酸激酶抑制剂）	
主动脉缩窄（少见原因）	
内分泌性继发性高血压	
原发性高醛固酮血症	8%~20%（最常见的继发性高血压）
嗜铬细胞瘤 / 副神经节瘤	0.1%~0.6%
库欣综合征	<0.1%
甲状腺功能低下	罕见
甲状腺功能亢进	少见
原发性甲状旁腺功能亢进	少见
先天性肾上腺皮质增生	罕见
盐皮质类固醇增多综合征（原发性醛固酮增多症以外）	
肢端肥大症	
单基因变异导致的高血压	
妊娠相关的高血压	
恶性高血压	
卵巢囊肿综合征引起的高血压	
大动脉炎 - 高血压	

一、提示存在继发性高血压的临床线索

（一）按年龄分类探查继发性高血压的病因

1. 儿童（从出生 ~12 岁）高血压　75% 甚至高达 85% 儿童高血压患者存在继发原因。最常见的原因为肾实质疾病、主动脉缩窄。

2. 青春前期高血压　均应进行继发性高血压排查。青春前期是指女童年龄在 10~12 岁，男童年龄在 11~13 岁。

3. 青春期高血压　青春期指首次能够进行性活动并能够生育后代的年龄，男性从 14 岁开始，女性从 12 岁开始，均到 18 岁。青春期高血压 10%~15% 存在继发原因，常见病因为肾实质疾病、主动脉缩窄。

4. 青年（19~39 岁）高血压　高达 30% 为继发性高血压。常见继发性高血压原因为肾动脉壁肌纤维发育不良（FMD）、甲状腺功能异常、肾实质疾病。

5. 成年高血压　10% 以上存在继发原因。特别是女性，常见病因为肾动脉狭窄、肾动脉硬化、FMD。可借助肾 CT 血管显像（CTA）、肾磁共振血管成像（MRA）等影像学检查手段确诊。

中年（40~64 岁）高血压：8%~12% 存在继发原因，常见继发原因为原发性醛固酮增多症（原醛症）、甲状腺疾病、睡眠呼吸暂停（OSA）、库欣综合征、嗜铬细胞瘤。怀疑原发性醛固酮增多症，最敏感的筛查手段为血浆醛固酮 / 肾素浓度比值（ARR）超过 20（或 >30）。如果不存在明显的提示继发性高血压的临床指征，发现以下情况，应进行继发性高血压病因评估，如顽固性高血压，早发、晚发高血压或快速发生的高血压。

6. 老年（≥65 岁）高血压　17% 存在继发病因。常见原因为动脉硬化引起的肾动脉狭窄，主要影响老年人，单侧与两侧动脉硬化性肾动脉狭窄，肾功能衰竭，甲状腺功能减退。50 岁之后出现高血压，全身动脉硬化，无法解释的肾功不全或肾功能迅速恶化，如使用血管紧张素转换酶抑制药（ACEI）或血管紧张素Ⅱ受体拮抗药（ARB）之后，血清肌酐水平升高 >0.5mg/dl（44.20~88.40μmol/L）。存在肾动脉杂音，推荐肾脏影像学检查。

（二）体格检查与实验室检查发现，提示继发性高血压的线索

1. 一般情况　通过病史、体格检查、基本的实验室检查初筛，大部分患者能够借助这些基本检查，排除继发性高血压。24h 动态血压监测有助于发现白大衣高血压、晨峰高血压、夜间血压勺型消失。

2. 体质　超重患者伴有顽固性高血压要筛查 OSA 与内分泌高血压（如库欣综合征、甲状腺功能减退）。

3. 血压类型 下列情形应筛查继发性原因。

(1)顽固性高血压，严重高血压(就诊时血压>180/110mmHg)。

(2)高血压急症 - 激进型高血压，恶性高血压。

(3)夜间血压勺型消失(non-dipping)：动态血压监测，一般夜间血压降低幅度要大于白天血压的10%，如果降低幅度小于白天血压的10%，即勺型消失。可能存在OSA、肾动脉狭窄等。因此，夜间勺型血压消失(或夜间血压水平高于白天的血压水平，称为反勺型)，应筛查是否存在继发性高血压病因。

(4)上肢/下肢收缩压差别>20mmHg，股动脉脉搏延迟或消失，胸、腹、股动脉杂音，提示主动脉缩窄。推荐申请检查：成人做MRA或CTA，儿童做经胸超声心动图。

4. 全身动脉硬化 高血压且存在弥漫性的动脉硬化疾病(如冠心病、周围动脉疾病、脑血管病)的患者，15%~30%存在明显肾动脉狭窄(狭窄的定义为管腔狭窄≥50%)。存在顽固性高血压，原来控制很好的血压突然升高，夜间勺形血压消失，这些征象提示相对的肾动脉狭窄。

5. 心动过缓/心动过速，畏寒/畏热，便秘/腹泻，月经周期不规律，月经多，无月经，提示甲状腺疾病。推荐做促甲状腺激素(TSH)、甲状腺素测定。

6. 低血钾 提示原发性醛固酮增多症，推荐RAA筛查试验。

7. 睡眠呼吸暂停事件 白天嗜睡，打鼾，提示OSA。推荐检查为多导睡眠监测仪，记录睡眠呼吸暂停程度，测定打鼾伴夜间脉搏血氧饱和度。

8. 面潮红、头痛、血压波动、直立性低血压、心悸、出汗、晕厥，提示嗜铬细胞瘤。推荐检查：24h尿变肾上腺素(不同组分)与血浆游离变肾上腺素。

9. 水牛肩、满月脸，皮肤妊娠纹，提示库欣综合征。推荐检查为24h尿皮质醇测定、午夜唾液皮质醇测定、小剂量地塞米松抑制试验。

10. 有些治疗后出现的现象，提示存在继发性高血压 对特殊药物不耐受，小剂量ACEI或ARB即出现肾小球滤过率过度降低，血清肌酐升高，达到≥44.20~88.40μmol/L(0.5~1mg/dl)，提示存在肾动脉狭窄，主要是两侧狭窄；出现肾脏杂音，提示肾动脉狭窄。推荐检查为CTA、肾动脉多普勒超声检查、MRI+钆对比剂。

小剂量利尿药，如氢氯噻嗪12.5mg/d，导致血钾过度下降，提示原发性醛固酮增多症或其他内分泌或外源性盐皮质类固醇过多。

治疗血压下降，但血压水平仍然极不稳定。

(三) 排除药物对血压的影响

见继发性高血压处理。

二、比较常见的继发性高血压

1. 肾实质疾病　肾小球肾炎、先天性肾脏畸形、肾囊肿、反流性肾病(reflux nephropathy,指尿液逆流入肾所导致的肾实质损害及肾功能减退;如不及时治疗,可发生慢性肾衰竭、尿毒症;反流性肾病是间质性肾病的一种,以肾表面的不规则粗大瘢痕、受累肾盏杵状肥大和扩张变形、受累皮质萎陷退缩、膀胱输尿管反流为特征)。有时肾实质疾病到成年才被确诊。怀疑存在肾实质疾病,初始检查:血肌酐水平、尿常规、尿培养、肾脏超声。

2. 主动脉缩窄　主动脉缩窄为儿童第二常见的继发性高血压病因,男孩比女孩高 2~5 倍。罕见情况下,轻症主动脉缩窄成年才被发现。两侧肱动脉或肱动脉与股动脉之间血压有差别。成年患者胸部 X 线片显示典型的“3”字征或肋骨切迹;超声心动图除了显示左心室肥厚以外,可见典型主动脉缩窄表现。成年患者可行 MRA 检查。

接近主动脉韧带部位的狭窄导致的主动脉缩窄占所有先天性心脏病的 7% 左右。常见症状为头痛、足冷、运动时腿痛。主动脉缩窄的临床线索:高血压,但是股动脉脉搏弱;其他典型表现如前胸和/或胸背部听到收缩期杂音,胸部 X 线检查示后肋骨切迹(侧支循环)。超声心动图是其筛查方法。

主动脉缩窄的治疗:早期外科修复或经皮球囊血管成形术同样有效。根据指南,主动脉缩窄的患者在成人先天性心脏病专科中心定期随访,至少每 2 年 1 次。随访内容包括超声心动图、血压(袖带右上肢)、24h 动态血压监测。关于主动脉影像检查,检查间隔时间根据基础病变决定(最好是 MRA)。腹主动脉缩窄虽然少见,但是可以造成严重的幼年高血压。处于长期高血压风险与其他心血管并发症的患者,需要长期随访。

3. 肾血管性高血压　常见病因有肾动脉硬化、FMD、大动脉炎(中国女性比较多见)。多普勒超声筛查,肾动脉造影确诊。如果诊断为 FMD,应检查其他血管床是否受累,如脑血管床。成年人最常见的肾血管病是动脉硬化性肾动脉狭窄,在一般高血压人群中,肾动脉狭窄性高血压的人群患病率为 1%~8%。美国全身动脉硬化高血压患病率可高达 25%~35%;其他诊断线索包括腹部杂音,特别是舒张期杂音,弥漫动脉硬化与反复发作的一过性肺水肿应排除肾血管性高血压。推荐检查为多普勒超声、CTA 或 MRA。

其他应考虑的肾血管性高血压类型：激进型高血压、顽固性高血压、恶性高血压、接受 ACEI 或 ARB 治疗肾功能恶化、吸烟或糖尿病患者严重高血压或高血压突然恶化；吸烟者 50 岁以后出现高血压，考虑肾动脉硬化，两侧肾不对称，无法解释的肾功能障碍；一过性肺水肿。推荐检查为 MRA、CTA、多普勒超声。

FMD 引起的肾动脉狭窄：年龄<30 岁发生肾血管性高血压，需要考虑 FMD，特别是女性患者。肾动脉区可以听到高调全收缩期杂音。与没有杂音的患者比较，听到肾区血管杂音的患者肾动脉狭窄的风险高 5 倍。需要进一步血管造影检查（诊断的金标准）。但血管造影是有创的，不适合初筛。MRA（使用钆对比剂）或 CTA 诊断肾动脉狭窄与血管造影同样精准，而且无创。MRI 不使用射线，可以确定狭窄的生理程度。肾功能差的患者，首先推荐肾 MRI 检查，特别是不使用钆的 MRI 检查，尽管敏感性与特异性稍差，但是对于肾脏相对安全，更适合肾功能差的患者。

如果有 MRA 与 CTA 的禁忌证，推荐肾多普勒超声检查，能够提供肾血流信息。但是，患者体质与检查者超声多普勒的操作技术均影响检查的准确性。早年中国医学科学院阜外医院对怀疑肾血管性高血压的患者，几乎常规进行卡托普利增强肾图检查，但是由于特异性与敏感性不高，现在已经不再作为常规一线诊断检查手段。

临床医生常使用肾静脉肾素诊断，定位高肾素来源于哪一个肾，可能是何种疾病（如肾小球旁细胞瘤、肾梗死）；决定狭窄一侧肾动脉狭窄是否需要血管重建；能够预测血管成形术或肾切除的血压反应。但是，在当今血管支架年代，血压不再是诊断检查的主要动机，挽救肾功能或治疗反复发作性肺水肿是检查的主要动机。详细的分肾静脉生化测定已经没有以前那么重要。

4. 肾衰竭　高血压是肾实质损害的主要原因，特别是老年人，肾实质损害加重高血压。评估可能存在的慢性肾衰竭，应包括计算估测肾小球滤过率、尿白蛋白、尿白蛋白 / 肌酐比率。肾脏超声检查可提示病因与慢性程度。

5. 阻塞性睡眠呼吸暂停（OSA）　OSA 是最常见的继发性高血压病因之一。40~59 岁最常见，≥60 岁较少。标准诊断手段：①多导睡眠监测仪监测；②临床评估（如 Epworth 睡眠积分、Epworth Sleepiness Scale、睡眠呼吸暂停临床积分）；③夜间血氧饱和度测定。三种方法足以诊断中、重度 OSA。24h 动态血压监测能够全面评估血压的昼夜节律变化。

睡眠时上气道反复阻塞性呼吸暂停与低通气；睡眠过程中反

复出现，或部分停止（hypopnea，呼吸浅慢）或完全暂停（apnea）。特征包括睡眠被打乱、间歇性低氧血症、高碳酸血症、胸腔内压变化。OSA 对内分泌系统的影响多且复杂。研究提示，OSA 诱发多发性副效应，包括内皮功能失常、炎症、氧化应激、血管僵硬、RSSA 刺激、代谢异常、心脏结构与功能改变、交感神经系统激活。OSA 与高血压强相关，特别是难治性与顽固性高血压。

有数项观察研究（并非全部）已经报道，顽固性高血压患者血浆醛固酮水平与 OSA 严重程度呈正相关。强化利尿治疗（包括盐皮质激素受体拮抗药）能减少顽固性高血压患者 OSA 的严重程度。

OSA 患病率：成年人中至少约 20% 患轻度 OSA，指低通气指数（AHI）5~14 次 /h；中 - 重度 OSA 是指 AHI ≥ 15 次 /h。尽管停经后女性患病率增高，男性 OSA 患病率比女性高 2~3 倍。OSA 与超重、肥胖强相关。肥胖者中 OSA 患病率为 60%~80%；OSA 与 2 型糖尿病相关。患病率随年龄增长而升高，老年人（≥ 65 岁）升高 2~3 倍，高于年轻人（30~64 岁）；≥ 65 岁的社区居民样本中 OSA 患病率 65% 左右。OSA 与高血压常并存。大约 50%OSA 患者有高血压，估计高血压患者中 30%~40% 有 OSA。OSA 在顽固性高血压中特别高发，达到 70%~90%。

临床表现：打鼾、睡眠呼吸暂停或呼吸紊乱和 / 或白天瞌睡，常很严重。其他主诉包括断断续续睡眠，夜间常醒，因打鼾而不能熟睡，处于一种微觉醒状态，伴有窒息感或喘息感，夜尿多，口干和 / 或早上头痛，白天疲劳，认知障碍（包括记忆障碍和 / 或难以集中精力），胃食管反流症状。OSA 中心评估 OSA 患者应包括高血压、心脏病、心房颤动、既往脑卒中史、胃食管反流病、性功能异常。

体格检查：无特殊发现，但 OSA 常见于肥胖（体重指数 >30kg/m^2）、老年（>65 岁）、颈部周径宽（男 >43cm；女 >37cm）、上呼吸道小和 / 或缩颌（下颚后缩）或小颌畸形者。

筛查对象：根据病史、体征与症状，提示存在 OSA 的高血压患者。有睡眠响鼾声、呼吸暂停和 / 或抱怨白天无原因解释的嗜睡，需要多导睡眠记录仪检查。顽固性高血压患者中 OSA 比率较高，应常规检查。

个体检查：多导睡眠描记仪，OSA 确诊需要在睡眠实验室确诊。持续监测多个参数，包括睡眠阶段脑电图、眼动图、体位、试验视频、肢体活动肌电图、呼吸（如流量、呼吸用力、氧饱和度）、打鼾。近年来，越来越多的医生使用居家睡眠监测系统诊断 OSA，因为其便宜，方便患者，通常仅仅监测几个参数（常放弃脑电图、眼动电图）。如果怀疑高血压患者有 OSA，把患者转到睡眠中心请睡眠专家会诊，进行居家或在睡眠中心多功能睡眠记录仪监测。

治疗：连续正压气道通气（CPAP）治疗 OSA 伴有顽固性高血压的患者，尽管会获益，但是血压并没有显著改善。也有多中心随机对照临床试验发现，OSA 患者伴有顽固性高血压，CPAP 治疗 12 周与对照组比较，CPAP 治疗组 24h 平均血压下降、舒张压下降、夜间血压表现型改善。

三、内分泌疾病导致的高血压

1. 原发性醛固酮增多症 是一组包括产生醛固酮的腺瘤、两侧肾上腺特发性增生等导致的高醛固酮血症。虽然只有 20%~30% 原发性醛固酮增多症患者有低血钾，出现非药物诱发的低血钾，提醒医生存在原发性醛固酮增多症。

原发性醛固酮增多症是最常见的继发性高血压类型，最敏感的筛查原发性醛固酮增多症的试验是 ARR［血浆醛固酮浓度 ng/dl ÷ 血浆肾素活性 ng/（ml·h）或直接肾素水平］。约 25% 原发性醛固酮增多症患者血浆醛固酮水平正常。测量 ARR 的理想时间为早上醒后至少立位休息 2h。ARR>20，同时伴随血浆醛固酮水平>15ng/dl（>416.10pmol/L），即可初步诊断。患者应进行一种原发性醛固酮增多症确诊实验（静脉生理盐水负荷试验、口服氯化钠负荷试验、卡托普利试验、氟氢可的松试验）。

肾上腺肿瘤定位诊断：CT 能够探查比较大的产生醛固酮的腺瘤，但是不能探查微小腺瘤或肾上腺增生。因此，仅仅依赖 CT 诊断腺瘤或增生均不可靠。醛固酮过多，直接造成与血压无关的心血管和肾脏组织损伤（如炎症、重塑、纤维化），诱发不良代谢效应。心血管事件发生率（原发性醛固酮增多症患者心血管与肾脏事件，如心律不齐、心肌梗死、脑卒中、心血管死亡率）显著高于血压匹配的原发性高血压患者。以上证据支持早发现，精准干预，预后好。

原发性醛固酮增多症是由于醛固酮产量超过身体需求，失去肾素 - 血管紧张素 Ⅱ 的正常反馈调控所致。远端肾单位内阿米洛利敏感的上皮钠通道吸收钠增多，导致高血压，尿丢失钾与氢离子（在远端肾单位与钠交换），可能导致低血钾与代谢性碱中毒。

（1）患病率：原发性醛固酮增多症现在被认为是最常见的继发性高血压，可以治疗，有可能治愈。高血压患者中至少 5%~10% 存在原发性醛固酮增多症；在顽固性高血压中，原发性醛固酮增多症患病率大约为 20%；多数患者在 30~60 岁时确诊。

（2）临床表现：轻度或重度高血压，但恶性高血压罕见。产生醛固酮的腺瘤或两侧肾上腺增生，血压水平变异比较大。

低血钾：20%~30% 患者有低血钾。不到 50% 患者产生醛固酮的腺瘤有低血钾。没有低血钾的原发性醛固酮增多症难与原发性高血压鉴别，测定肾素与醛固酮对鉴别诊断有帮助。当合并低血钾时，患者可出现夜尿多、多尿、肌肉软弱、痉挛、感觉异常和/或心悸。

原发性醛固酮增多症患者 OSA 患病率高，原发性醛固酮增多症特异治疗可改善 OSA。

妊娠期间原发性醛固酮增多症的症状可能改善或恶化。改善是因为孕妇循环中高水平孕酮（来自胎盘），孕酮在盐皮质类固醇受体水平，对抗盐皮质类固醇效应。某些孕妇存在肾上腺腺瘤，能够产生醛固酮，携带 β- 链蛋白（β-catenin）突变，增加黄体素绒毛膜促性腺激素受体表达，增加血液中妊娠相关的人绒毛膜促性腺激素水平，并加重高醛固酮血症的程度。

（3）应接受原发性醛固酮增多症筛查的患者：理论上，全部高血压患者一生至少要进行一次原发性醛固酮增多症筛查。原发性醛固酮增多症对盐皮质激素受体拮抗药（如螺内酯、依普利酮）的治疗反应好。单侧产生原发性醛固酮增多症的腺瘤可以通过腹腔镜切除，相当一部分患者的高血压能够治愈（治愈率达 50%~60%），血压没有完全恢复的患者，术后血压也能明显改善。所有原发性醛固酮增多症患者的一级亲属均应进行原发性醛固酮增多症的筛查。

内分泌学会临床指南推荐原发性醛固酮增多症筛查对象：①持续血压升高（收缩压 ≥ 150mmHg 和/或舒张压 ≥ 100mmHg）；②顽固性高血压，血压>140/90mmHg；③高血压与低血钾并存（自发或利尿药诱发），高血压 + 肾上腺意外瘤并存；④高血压与 OSA 并存；⑤高血压，早发高血压家族史或年龄<40 岁发生脑血管意外；⑥家族性高血压，指南推荐所有直系亲属进行原发性醛固酮增多症筛查。

（4）筛查试验：

1）血钾：仅 20%~30% 原发性醛固酮增多症患者存在低血钾，作为筛查试验，血钾不敏感。不过，低血钾（特别是并非利尿药等所激发的低血钾）是一个有价值的诊断线索。

2）ARR：为最可靠的筛查原发性醛固酮增多症试验，比测量肾素更特异（原发性醛固酮增多症患者几乎全部显示肾素活性抑制），ARR 比血钾及血浆醛固酮检查更敏感，ARR 升高出现在醛固酮与血浆钾出现异常之前。

ARR 假阴性：低血钾会出现假阴性。因为钾是一种醛固酮分泌的慢性强有力的刺激因素，低血钾失去对醛固酮产生的刺激作用。肾素受刺激，肾素活性升高，容易出现假阴性。刺激肾素的因素包括饮食限钠，同时存在恶性高血压或肾血管性高血压；妊娠（孕酮在盐皮质类固醇受体水平拮抗醛固酮的作用）；药物治疗，包括利尿药（如螺内酯）、二氢吡啶类钙通道阻滞药、ACEI、ARB、抗抑郁药［如选择性 5- 羟色胺摄取抑制剂，目前常用的有氟西汀、帕罗西汀（赛乐特 25mg）、氟伏沙明、舍曲林（50mg）、西酞普兰或艾斯西酞普兰］；降低 ARR，但是否会引起假阴性尚无定论。

ARR 假阳性：绝经前妇女月经周期的黄体期；服用含雌激素的避孕药（直接活性肾素测定，服用含雌激素的避孕药容易出现假阳性；测定血浆肾素活性则不容易出现假阳性）；肾功能障碍（肾素产生减少，而任何高血钾均有升高醛固酮的倾向）。老年人（肾素下降比醛固酮下降快）；高血钾 - 高血压家系（假性醛固酮血症Ⅱ型、Gordon 综合征）；药物抑制肾素，如 β 受体阻断药、α- 甲基多巴、可乐宁、NSAID（非甾体抗炎药）可抑制肾素，产生假阳性 ARR。

测定 ARR 之前，停利尿药至少 4 周，其他干扰药物至少停 2 周（最好 4 周）；测定 ARR 时如果不能停降压治疗，推荐使用对 ARR 测定结果影响小的抗高血压药，如缓释维拉帕米（合并肼苯达嗪或不合并肼苯达嗪）、哌唑嗪。

如果临床不允许停用影响 ARR 结果的药，应考虑药物对 ARR 的影响。例如，服用升高肾素活性的药物，如利尿药（包括螺内酯）、ACEI、ARB、二氢吡啶钙通道阻滞剂，肾素活性会升高，降低 ARR，而此时如果 ARR 变大，则很可能是原发性醛固酮增多症；使用 β 受体阻断药的情况下，因为 β 受体阻断药抑制肾素，所以使用 β 受体阻断药降低肾素活性，ARR 比率变大，如果在这种情况下 ARR 正常，则基本可以排除原发性醛固酮增多症诊断。

测量 ARR 之前，医生应鼓励患者自由进食钠，纠正低血钾。

由于体位与时间影响 ARR 结果，采血在早上坐位、立位、步行 2~4h 后，坐位采血，以便获得 ARR 最大敏感性。ARR 仅仅是筛查试验，应化验 2 次以上，决定是否需要进一步进行确诊实验。尽管各实验室的正常参考值与异常切割点不同，但是当血浆醛固酮浓度 > 10ng/dl，同时血浆肾素活性 < 1ng/（ml·h），即筛查试验阳性，应申请确诊实验。

2. 继发性醛固酮增多症

（1）肾血管性高血压：肾血管狭窄、肾脏缺血，导致肾素 - 血管紧张素轴被激活，使血浆醛固酮水平升高。其他升高醛固酮的原因包括肾梗死、利尿药引起的容量耗竭，心力衰竭、肝衰竭、肾低灌注，肾小球旁细胞肿瘤产生大量肾素。

仅仅肾动脉狭窄不一定会导致高血压。因为肾可以耐受一定程度的肾动脉狭窄而没有临床表现。实际肾血管性高血压患病率低于肾动脉狭窄的患病率；肾血管性高血压确诊，血管重建之后或切除受累肾脏，血压可以下降。美国调查发现，大多数肾动脉狭窄(85%)由动脉硬化所致，15% 是由于 FMD；中国调查病因中还有大动脉炎。

动脉硬化性肾动脉狭窄患病率随年龄增长而增加，随其他动脉硬化表现的增加而增加。肾血管性高血压的真正患病率尚不清楚。人群为基础的研究提示，65 岁以上人群肾动脉狭窄患病率为 6.8%(血管腔阻塞>60%)。以影像为手段的筛查结果则显著升高。因为其他动脉硬化疾病进行血管造影发现，肾动脉狭窄患病率为 14%~33%，与动脉硬化的弥漫程度相关。对拟捐献肾脏者进行影像学检查发现，正常人中 3%~5% 存在某种程度的 FMD。根据高血压中心的数据，1%~5% 高血压患者有肾血管性高血压成分。

临床表现：肾血管性高血压、激进型高血压 / 恶性高血压、肾功能障碍、循环充血(肺充血出现一过性肺水肿)。最终肾实质损伤，不可逆肾功能丧失。临床医生在诊断与治疗肾血管性高血压方面仍然面临的主要挑战——识别这些临床表现，确立干预是否会改善血压，是否会改善心脏与肾脏功能。

使用肾血管性高血压的筛查与诊断方法，寻找其他继发性醛固酮增多症的原因，取决于医生的努力与患者的配合。因为目前阻断肾素 - 血管紧张素系统的治疗非常有效，多数患者不再需要血管内成形或外科血管成形手术，因此现今寻找肾动脉狭窄的热情不再如既往那么高。

影像学检查：肾动脉多普勒超声测量肾血管流速峰值，对肾血管动脉硬化血管腔狭窄 60% 以上的患者敏感性>85%，特异性为 92%。肾动脉多普勒超声检查比较便宜、方便，有经验的操作者假阳性罕见。肾动脉多普勒超声还可以提供肾脏大小、阻力指数、灌注状态等信息。但是，不足之处是会遇到与操作者有关的假阴性与技术失败。导管肾血管造影与高分辨力 MRA 诊断肾血管性高血压的特异性为 90%；敏感性两种影像检查方法相似。MRA 可提供详细影像与功能信息；但是比较贵，可能存在钆毒性。CTA 提供具体的肾皮质与髓质影像与高分辨血管影像；但是比较贵，存在碘对比剂毒性。放射核素闪烁照相伴随卡托普利肾图或不伴有 ACEI，假阴性很罕见，但是大血管病信息受限制，存在肾功能障碍者常出现假阳性。

肾血管性高血压的治疗：①内科治疗：通常 RAAS 药物非常有效。②介入支架植入治疗：数项前瞻性随机对照临床试验，没有显示动脉硬化性肾动脉狭窄患者因为植入支架而获益。只有内科治疗无效或虽经内科治疗，仍然存在循环与肾衰竭风险，才需要积极明确肾动脉狭窄的程度，决定是否血压重建肾动脉循环。因为肾血管性高血压介入与手术随机对照临床试验未能入选或排除很多高危患者，临床试验的结果不完全适合患者。医生必须进行个体化治疗，特别是肾功能快速下降的患者、激进型高血压患者、一过性肺水肿发作的患者，更需要个体化治疗。

(2)其他原因导致的继发性醛固酮增多症，如肝硬化、心力衰竭，均有其独特的临床表现，高血压概率较低且不是主要临床表现，故不在此赘述。

3. 嗜铬细胞瘤/副神经节瘤(PPGL)　两者从组织学上难以鉴别，因此，2017年世界卫生组织(WHO)根据解剖定位命名，来自肾上腺的称为嗜铬细胞瘤，来自肾上腺以外的称为副神经节瘤。

(1)流行病学：PPGL发病率为1/100万人年。PPGL患病率，由于研究对象不一，报道的患病率不一致，估计在1∶(1 650~2 500)。嗜铬细胞瘤占继发性高血压的0.5%，多发生于30~60岁。80%~85%PPGL源于肾上腺髓质，15%~20%源自椎体旁(脊柱旁)交感链神经节。位于颈部与头颅的副神经节瘤通常分泌无活性激素；而有些则产生多巴胺。

(2)PPGL生化表型：①肾上腺肿瘤生化表型：肿瘤定位在肾上腺髓质，通常产生肾上腺素、变肾上腺素(肾上腺素的主要代谢产物)、去甲肾上腺素。②非肾上腺肿瘤生化表型：肿瘤定位于肾上腺髓质外或肾上腺外，因为缺乏苯乙醇胺-N-甲基转移酶，此酶将去甲肾上腺素转变为肾上腺素。故非肾上腺肿瘤生化表型主要或仅仅产生去甲肾上腺素，变去甲肾上腺素(去甲肾上腺素的主要代谢产物)不产生肾上腺素。

根据生化表型：①可以预测生殖突变的类型，如分泌去甲肾上腺素的肿瘤很可能与缺氧信号通路突变有关；如多发性肿瘤簇，即多发性内分泌肿瘤2型(MEN-2)与神经纤维瘤1型(NF1)。神经内分泌肿瘤如脑视网膜血管瘤病(von Hippel-Lindau disease，又称VHL综合征)，是*VHL*抑癌基因突变所致的常染色体显性遗传病，呈视网膜和中枢神经血管母细胞瘤，是一组多发、多器官、恶性肿瘤症候群，涉及脑、脊髓、视网膜、胰腺、肾脏、肾上腺(嗜铬细胞瘤)和附睾等器官。VHL综合征患病率估计为1/36 000。与其他常染色体显性遗传疾病不同，常染色体显性遗传病一个拷贝的突变足以致病，而*VHL*基因变异致病需要2个突变拷贝，一个拷贝遗传而来，某些细胞的第二个变异拷贝是生长过程中获得的，具有2个拷贝才表现出 VHL 综合征的特征。遗传性副神经节瘤表现为 Carney 三联征(甲状旁腺瘤、胃肠基质肿瘤、肺软骨瘤),也有可能出现嗜铬细胞瘤的表现。②肾上腺肿瘤患者可能比非肾上腺肿瘤患者更多地出现阵发性症状出现。

要排除引起嗜铬细胞瘤的家族性多发性内分泌肿瘤(MEN)综合征:MEN2A 发生原发性甲状旁腺功能亢进,故可检查甲状旁腺激素、血清钙,以及 *ret* 原癌基因筛查、*MEN2A/MEN2B* 致病基因筛查。

(3)临床表现:变异很大,从无症状,到仅轻度临床表现、散发症状,到灾难性的、危及生命的临床表现。由于阵发性血浆儿茶酚胺过高,出现 5P 征,即阵发性高血压(paroxysmal hypertension)、心悸(palpitation)、出汗(perspiration)、面色苍白(pallor)、剧烈头痛(pounding headache)。每次发作持续数分钟到 1h;两次发作之间可以完全无症状。一般每 10 个 PPGL 患者中至少 1 人无症状;特别是在肾上腺意外发现的 PPGL 或家系筛查发现的遗传受累患者,可能没有明显的临床表现。症状阵发,阵发的频率从一天几次到 1 个月几次,自发或被一些物理或化学激发因素刺激诱发,如麻醉、排尿、药物(如 β 受体阻断药、三环类抗抑郁药、糖皮质类固醇)。

大约 35% 患者因阵发性高血压,血压变异性比较大。其他患者可经历严重的血压高峰,有时与持续性高血压重叠,有可能发展为高血压危象。高血压发作,肿瘤内的儿茶酚胺阵发性释放,这些增加心血管急症患病率,如心肌梗死、脑卒中、心衰。确诊非常重要,因为心血管后果严重,如果诊断清楚,多数患者可以逆转。

(4)筛查对象:因为 PPGL 患病率比较低,生化检查的效价比不合适,不推荐所有新的高血压患者常规进行 PPGL 生化筛查。具有以下嗜铬细胞瘤的线索是筛查的强指征:

1)任何提示 PPGL 阵发性体征与症状均属危险信号。高波动性儿茶酚胺释放导致 5P 征。药物、手术或麻醉出现阵发性血压反应(高血压或低血压)。漏诊或误诊可能会危及生命,早诊与确诊有可能治愈。因此,任何可疑 PPGL 的患者,不管血压高不高,均应从速进行相关生化检查。

2)意外发现与嗜铬细胞瘤特征一致的肾上腺包块(如直径>4cm、囊性、出血变化)伴高血压或不伴高血压,均应进行 PPGL 生化检查。

3)出现提示嗜铬细胞瘤相关遗传综合征的特征(MEN-2、von Hippel-Lindau 综合征、神经纤维瘤 1):肾上腺外肿瘤、多发原发性肿瘤、相关神经节肿瘤。

4)已知携带 PPGL 相关致病生殖突变的患者,应定期进行有关

PPGL 生化检查。

5）嗜铬细胞瘤家族史；新确诊 PPGL 患者的家系成员，应全面检查，排除 PPGL 遗传受累者。

6）顽固性高血压。

（5）实验室检查：两种筛查实验最常用，即 24h 尿儿茶酚胺、24h 尿变肾上腺素或血浆变肾上腺素，变去甲肾上腺素。如存在嗜铬细胞瘤，阴性概率接近 0，是理想的排除嗜铬细胞瘤的诊断性检查。

3- 甲氧酪胺（3MT，3-methoxytyramine）是多巴胺的降解产物，3MT 升高见于嗜铬细胞瘤与分泌多巴胺的肿瘤。对于症状清楚的 PPGL，3-MT 的诊断中等有用，但是对以下情况意义更大：①寻找头颈部神经节瘤；②基因突变携带者，特别是琥珀酸脱氢酶 -B（SDHB）基因突变携带者，存在高度转移风险；③转移肿瘤。24h 尿 3MT（3- 甲氧酪胺）参考值为男性 ≤ 306μg/24h 尿；女性 ≤ 242μg/24h 尿。对于 3MT 升高的患者，应进一步检查，如影像、基因检查。

可乐宁抑制实验：鉴别化验结果是真的变肾上腺素升高（肿瘤变肾上腺素释放）还是假性升高（交感神经激活）。方法为抽血测基础状态下血儿茶酚胺，口服可乐宁 0.3mg，服药前、服药后 2~3h 测血儿茶酚胺。可乐宁抑制实验结果的临床意义为，可乐宁能抑制神经源性因素所引起的儿茶酚胺释放，而对嗜铬细胞瘤患者升高的儿茶酚胺无明显抑制作用。

15 项研究结果显示，血浆变肾上腺素组分（变肾上腺素、变去甲肾上腺素）诊断嗜铬细胞瘤的敏感性为 97%，特异性为 93%。相反，儿茶酚胺组分（肾上腺素、去甲肾上腺素、多巴胺）敏感性稍差，但是清晰升高超过参考值上限的 2 倍也可确诊。

药物影响测定结果，如三环抗抑郁药、抗精神病药物、5- 羟色胺再摄取抑制药或去甲肾上腺素再摄取抑制药，左旋多巴；可引起内源性儿茶酚胺升高；临床有些情况（如急症）可能会导致阳性结果。因此，如果有效筛查分泌儿茶酚胺的肿瘤，三环抗抑郁药、其他精神科药物应停 2 周或 2 周以上。

由于儿茶酚胺代谢产物诊断 PPGL 的敏感性很高，如果结果正常，可基本排除 PPGL，非常可靠。但是，若肿瘤很小，没有症状的患者例外，致病基因携带者可能没有症状，生化检查可能会漏诊。

血浆变肾上腺素与尿变肾上腺素结果对诊断 PPGL 的准确性没有明显差异，特别是使用 LC-MS/MS（液相色谱与串联质谱）方法测定，两种来源的样本化验结果没有明显差异。因为嗜铬细胞瘤分泌的变肾上腺素与儿茶酚胺不同，儿茶酚胺呈阵发性胞吐（exocytosis）分泌释放，而变肾上腺素则持续分泌，持续释放。所以没有必要等待症状发作再化验。不同组分的变肾上腺素结果升高并非完全 PPGL 特异，因此并不能仅凭实验室结果证实患者患 PPGL。其他生化化验，如血浆或尿儿茶酚胺、尿 VMA［香草扁桃酸（vanillylmandelic acid）］、尿嗜铬粒蛋白 A，诊断 PPGL 的价值不如血浆游离变肾上腺素与尿不同组分的变肾上腺素敏感与准确。

化验分析前条件：读取生化结果，医生应留意评估并存的增加交感神经活性的疾病，如隐匿或临床心衰、肾衰、低血糖。交感神经活性升高可导致假阳性结果。患者采样之前坐位，没有休息。为了减少血浆游离变肾上腺素假阳性结果的可能，采血之前，植入留置静脉通路，卧位休息至少 30min，从留置通路抽血化验。如果做不到卧床休息，留 24h 尿化验尿不同部分的变肾上腺素，效果非常好。

为何 24h 尿变肾上腺素与变去甲肾上腺素优于血浆变肾上腺素？血浆样本，需要平卧。另外，消化食物或其他由生物作用所产生的胺可能干扰化验，造成假阳性。测量血浆游离变肾上腺素不需要特别的饮食注意。仅有的例外：O- 甲基化的多巴胺代谢产物 - 甲氧胺会干扰化验结果，如果血样本在非空腹状态采集，血变肾上腺素会假性升高。这些代谢产物升高对预测某些肾上腺外肿瘤（特别是颈部、颅基底副交感神经节瘤）与存在转移肿瘤有一定帮助。

当测量血浆变肾上腺素时，用肝素化试管或 EDTA 试管收集血样，立即植入冰浴，防止儿茶酚胺 / 变肾上腺素氧化分解。

当测量 24h 尿不同组分的变肾上腺素，尿收集到不加添加剂的容器储存之前，尿样酸化到 pH=4，再送到实验室。医生要仔细向患者交代如何收集 24h 尿样，测量尿肌酐，确定尿样收集完整。

可能影响化验结果的药物，液相层析与串联质谱给出的结果比较特异。

参考值：每个实验室应建立自己的正常参考值，矫正年龄与性别因素。特别是老年人，血浆游离变去甲肾上腺素的上限切割值比较高。

解释化验结果：血浆游离变肾上腺素水平高于参考值上限的 3 倍；或 24h 尿变肾上腺素不同组分水平高于正常上限的 2 倍，是高度可靠的诊断 PPGL 的指标。在这个水平，假阴性可能性很低，医生应申请进一步影像学检查。

如果有症状的患者血浆游离变肾上腺素、变去甲肾上腺素，或 24h 尿变肾上腺素、变去甲肾上腺素在正常范围内，如果尿收集完全，采血条件正确，基本可以排除 PPGL 的诊断。

无症状患者：携带致病基因，一次生化检查结果正常不能完全排除 PPGL。最好等一段时间，复查血浆或尿儿茶酚胺代谢产物。

大约25% PPGL患者血浆或24h尿变肾上腺素及其他组分轻微升高,仅仅高于正常参考值。如常规情况下,ICU的患者变肾上腺素均升高。因此,危重症患者不应做PPGL生化检查。并存疾病导致的交感神经活性增加:血浆游离变肾上腺素或24h尿不同组分的变肾上腺素仅仅轻度升高。

停用能够引起假阳性实验结果的药物:三环类抗抑郁药,如氯米帕明、阿米替林、多塞平、丙咪嗪和氯丙咪嗪。如果不能停药,则解释结果要小心。

测定尿不同部分的变肾上腺素与血浆嗜铬粒蛋白A,排除血浆变肾上腺素假阳性。

(6)影像学检查:如果以上筛查试验结果阳性,申请腹部/肾上腺MRI或CT;如果腹部影像检查阴性,^{123}I-间碘苄胍(MIBG)伽马-闪烁照相定位或腹部显像(如全身MRI或其他检查)。近期调查发现,35%患者需要4年多时间才确诊嗜铬细胞瘤。神经节瘤常见于颈部头部,不产生儿茶酚胺,不产生变肾上腺素,影像检查是诊断的首选方法。

1)典型症状+清晰的变肾上腺素或儿茶酚胺升高,申请增强CT或T_2加权像MRI。因为几乎全部分泌儿茶酚胺的肾上腺外肿瘤均位于腹膜后,而不在盆腔,也不在胸腔,全腹膜后显像很少会漏诊。

2)意外发现肾上腺或腹膜后包块,申请CT检查。需特别注意,CT检查避免使用对比剂。因为当CT衰减是10HU或低于10HU,存在富含脂质的包块,排除PPGL的诊断,生化检查没有必要。CT衰减超过10HU的包块,必须做生化检查。当生化检查异常,申请增强CT横断面成像或MRI显像。

3)分子遗传学诊断:患者携带*PPGL*易感基因,怀疑存在PPGL相关综合征,可能没有症状,需要进行基因检查。

(7)功能显像:影像学检查确诊PPGL之后,下一步应进行全身显像或功能显像,主要目的是定位转移PPGL或找出多发PPGL(如^{123}I标记的间碘苄胍γ闪烁照相、^{68}Ga-DOTATATE-PET/CT扫描或^{18}F标记的左旋多巴PET/CT)。^{68}Ga-DOTATATE-PET/CT结果与生化测定结果关联性很好。相反,头颈部副神经节瘤一般表现为无痛、缓慢生长的包块,高分泌儿茶酚胺罕见。如颈动脉体肿瘤与迷走神经副神经节瘤,或颈鼓副神经节瘤引起的传导性听力丧失与波动性耳鸣;晚期头-颈副神经节瘤可出现下颅神经缺失表现。根据生化与影像检查(CT或MRI)结果,手术切除是嗜铬细胞瘤治疗领域里程碑式的治疗成就。

（8）内科治疗：用 α/β 受体阻断药控制血压与手术过程中高血压危象。如非选择性 α 受体阻断药 10mg 口服、2 次 /d；根据需要最大可以调整到 30mg、3 次 /d，通常术前 7d 开始给 α/β 受体阻断，先给予 α 受体阻断药至少 1 周后，再加 β 受体阻断药。同时给予高钠饮食（如钠 5 000mg/d），液体摄入量 2.5L/d 或以上。术中高血压，也可以静脉使用硝普钠控制。目标心率为 80 次 /min，β 受体阻断药剂量可以根据心率增减，注意监测术后低血压。

（9）嗜铬细胞瘤遗传：30%~40% PPGL 是遗传性的，从 1990 年发现 *NF1* 基因到 2019 年，共发现 36 个与 PPGL 相关的基因。遗传与临床变异性均很大。最近发现 *MDH2*（malate dehydrogenase 2）编码线粒体苹果酸盐（malate）脱氢酶（MDH），可能是一个新的嗜铬细胞瘤致病基因。

嗜铬细胞瘤相关综合征：①多发性内分泌肿瘤 MEN-2，原癌基因 *RET* 变异所致；② von Hippel-Lindau 病：*VHL* 肿瘤抑制基因变异所致；③神经纤维瘤 1 型：*NF1* 肿瘤抑制基因变异所致；④神经节瘤综合征 1~5：琥珀酸脱氢酶（SDH）基因 D 变异导致神经节瘤综合征 1，*SDHAF2* 基因变异导致神经节瘤综合征 2，*SDHC* 基因变异导致神经节瘤综合征 3，*SDHB* 基因变异导致神经节瘤综合征 4，*SDHA* 基因变异导致神经节瘤综合征 5；⑤遗传性嗜铬细胞瘤综合征：致病基因 *TMEM127*、MYC 相关因子 X（*MAX*）。

其他易感基因：*EGLN1*（*PHD2*）、*EGLN2*（*PHD1*）、*KIF1B*、*IDH1*、*HIF2A*、*MDH2*、*FH*、*SLC25A11*、*DNMT3A*。临床医生与研究人员可以从 LOVD-based SDHx 变异数据库获得有用的数据信息。

（10）转移性嗜铬细胞瘤：大多数 PPGL 是非癌症，良性缓慢生长的神经内分泌肿瘤。其中最高 15%~25% 为恶性肿瘤。如果早期发现，大多数患者能够被成功治疗，如果能够手术切除，一般会降低血压至正常，解除症状。

恶性嗜铬细胞瘤的确诊仍然是临床医生面临的一个挑战。根据组织学特征，包括生长方式、细胞有丝分裂、细胞与细胞核不典型、具有 PPGL 恶性生物学特征，这些指标构成积分系统，制定的一些鉴别 PPGL 良 / 恶性的评分系统，如 PASS 积分（Pheochromocytoma of the Adrenal Gland Scaled Score）与分级系统、DAPP 分级系统（Grading System for Adrenal Pheochromocytoma and Paraganglioma）。虽然存在这些评分与分级系统，但是仍然难以预测每一个肿瘤的良 / 恶性，没有一个评价系统被普遍接受。目前，只有肿瘤转移被普遍认为是恶性 PPGL 肿瘤的标志。WHO 更新的内分泌肿瘤分类，用转移性嗜铬细胞瘤取代恶性嗜铬细胞瘤的命名。

转移瘤位于一些不存在嗜铬细胞的组织，如淋巴结、肺、肝与骨骼；通常仅靠组织学难以确诊。在这种情况下，确诊依靠核素扫描。当嗜铬细胞瘤是原发肿瘤时，典型转移灶位于骨骼与淋巴结；当副神经节瘤为原发性肿瘤，肝转移很常见。手术过程中如肿瘤囊壁破裂，可能造成复发与转移、扩散、难以治疗。

转移嗜铬细胞瘤治疗：①手术切除：外科尽量切除比较多的肿瘤组织；②肽受体放射性核素疗法：靶向放射标记物照射，即利用靶向放射标记的载体如 ^{131}I-MIBG、^{90}Y-DOTATATE 或 ^{177}Lu-DOTATATE，将一种生长抑素类似物与放疗活性分子连结在一起，从而将抗癌放疗分子靶向运输到肿瘤组织，用于治疗生长抑素受体阳性的胃肠神经内分泌肿瘤；③温度消融；④化疗；⑤肿瘤局部外照射。

在大多数转移性 PPGL、散发肿瘤、遗传性转移 PPGL 中，致病基因 *SDHB* 突变造成 43% 病例，生存期为 25 年；其他较多见的致病基因依次为 *VHL*、*SDHD*、*NF1* 突变，致病基因携带者生存期可达 34 年。

对此病高度热情的医生对分泌儿茶酚胺肿瘤的症状与体征有充分的认识，能够提高散发 PPGL 早期诊断率。所有 PPGL 患者均应进行遗传诊断，一旦确诊，除了根据突变基因指导影像学检查与治疗以外，考虑遗传筛查亲属与遗传咨询。

（11）亲属与无症状生殖突变携带者检查随访：致病遗传突变携带者的所有一级亲属（分享 50% DNA 的亲属），无论有无临床表现，均应进行遗传筛查。根据发作年龄、基因特殊性、年龄相关的外显率（携带致病基因能够出现临床表现的比率），寻找早期病例，早做手术。PPGL 的外显率具有年龄依赖性，不完全外显。*RET* 基因突变携带者，年龄 44 岁时平均外显率为 50%；而 von Hippel-Lindau 病 2 型，年龄 52 岁时平均外显率为 50%；*SDHA* 突变年龄 40 岁时，先证者亲属携带突变的外显率为 39%，年龄 70 岁时外显率为 10%；对于 *SDHB* 突变外显率，先证者与亲属相同，60 岁时外显率为 22%；*SDHC* 突变携带者终身外显率为 8%；*SDHD* 突变携带者 60 岁时外显率为 43%；新基因 *MAX*、*TMEM127*、*SDHAF2* 等外显率有待确定。

嗜铬细胞瘤患者术后，无症状者应每年进行生化测试，对手术区进行横断面数字显影检查是否复发，至少坚持 3 年。3 年之后随访频率仍存在争议，遵照指南每 2~3 年进行一次影像学检查是必要的。

（12）妊娠伴有 PPGL：孕妇临床怀疑 PPGL，生化检查确诊，由产科、内分泌科、外科医师共管。影像学检查推荐应用超声与无对比剂的 MRI；禁忌所有核医学显像检查。

对妊娠伴有 PPGL 的药物治疗，使用 α 受体阻断药有挑战性，因为子宫 - 胎盘循环必须充分保护。腹腔镜摘除肿瘤是治疗选择之一，手术推荐在怀孕的第二个 3 月期进行，对胎儿与孕妇均无大的不利影响。另一种安排是怀孕期间内科治疗，分娩后数周再摘除肿瘤。最佳方案是怀孕前明确诊断，摘除肿瘤之后再怀孕。遗传检查很有帮助，携带致病基因遗传突变的患者，在出现神经节瘤症状之前手术切除，数年之后再怀孕。

4. 甲状腺功能失常 甲状腺激素影响心输出量与全身血管阻力，并影响血压。甲状腺功能减低（甲减）是比较常见的青年继发性高血压的原因，引起舒张压升高。甲减发病率随年龄的增长而增加，60 岁达高峰。而甲状腺功能亢进（甲亢）可以引起单纯性收缩期高血压，导致脉压宽，20~50 岁常见。因为各年龄组均可发生甲状腺功能异常，故如果有任何提示甲状腺功能异常的表现，即应申请甲状腺功能检查，甲状腺刺激激素（TSH）是甲亢与甲减的敏感指标。

(1) 甲亢：女性多见，患病率在 0.5%~1.0%。美国国家健康营养调查 Ⅲ(National Health and Nutrition Examination Survey Ⅲ) 的结果显示，每 1 000 人当中（没有服用甲状腺药物，也没有报告甲状腺病史），有 2 位存在明显的甲亢(2/1 000)。老年人患病率为 0.4%~2.0%；最常见的病因是格雷夫斯病（毒性弥漫性甲状腺肿，主要是自身免疫性疾病，造成 85% 甲亢）、毒性多结节性甲状腺肿、毒性甲状腺腺瘤、甲状腺炎。没有数据报道高血压患者中有多少甲亢患者。

临床表现：循环中大量甲状腺激素与周围组织的受体相互作用，导致代谢活性升高。循环中儿茶酚胺升高；患者通常表现为心动过速、高心输出量、心脏每搏输出量增加、周围血管阻力降低、收缩压升高。临床表现为体重减轻（尽管食欲好，进食量多）、怕热、肌肉软弱无力、大汗。此外，格雷夫斯病患者甲状腺眼病（突眼）可能是主要表现。

筛查对象：高血压临床怀疑并存甲亢的患者。

实验室检查：血液 TSH 与游离甲状腺素。此外，全面病史与体检；脉搏，血压，呼吸频率，体重，甲状腺扪诊。临床与生化确定甲亢诊断之后，申请影像检查，化验甲状腺自身抗体，有助于明确甲亢的原因。

高血压甲亢患者初始处理：β 受体阻断药治疗高血压、心动过速、震颤。治疗特殊病因是根本。

(2) 甲减：亚临床甲减患病率为 4.3%~8.5%，临床甲减患病率为

0.3%~0.4%。甲减患者高血压风险高 3 倍；造成一般人群 1% 舒张期高血压。血压升高机制是全身血管阻抗升高与细胞外液增加。

临床表现：与甲状腺素缺乏程度，甲状腺素 T_3、T_4 降低速度有关。临床表现为无精打采，精神反应慢，说话慢，怕冷（不耐冷），便秘，心动过缓，头发干、脆，面部与眼睑水肿（眼眶周水肿），皮下蓄积黏多糖，舌厚，声音深粗。

甲减患者一般有舒张期高血压，心动过缓，心输出量低，可能有劳力性呼吸困难。

筛查对象：甲减伴有高血压，出现以上任何特征表现，应筛查甲减是否存在。

实验室检查：测定血清促甲状腺素与游离甲状腺素是关键化验指标。原发性甲减患者，血清促甲状腺素浓度高于参考范围的上限，血液游离甲状腺素低于正常范围的下限。

中枢性甲减：由下丘脑或垂体功能失常所致，在血清游离甲状腺素水平已经很低的情况下，血清促甲状腺素浓度不成比例的低水平。

甲减治疗：合成左旋甲状腺素治疗甲状腺素缺乏，能够使 1/3 甲减高血压患者血压降至正常，2/3 患者的血压下降。

5. 库欣综合征 大多数库欣综合征患者表现为皮质激素亢进。医源性较多，即处方皮质类固醇。只有大约 20% 医源性库欣综合征患者有高血压。相反，肿瘤引起的库欣综合征罕见，发病率（2~5）/100 万人·年，但是 80% 或超过 80% 肿瘤所致的库欣综合征患者有高血压。由于罕见，仅仅当患者存在库欣综合征特征才申请相关检查，或排除其他病因之后才申请库欣综合征相关检查。相关检查包括 24h 尿游离皮质醇、小剂量地塞米松抑制试验、深夜唾液皮质醇测试。

患病率：医源性比较常见。内源性库欣综合征比较罕见，发病率每年 1/100 万。85% 内源性库欣综合征患者的病因是 ACTH 分泌过多。女性是男性的 5 倍。峰发病年龄在 29~50 岁。异位分泌 ACTH 的肿瘤与 ACTH- 非依赖性库欣综合征（如肾上腺腺瘤、肾上腺结节性增生）造成 15% 内源性库欣综合征病例。

库欣综合征出现高血压的机制：DOC 产生增加，内源性血管收缩敏感性提高（如对缩血管物质肾上腺素、血管紧张素Ⅱ的加压反应提高），心输出量增加，肝脏产生血管紧张素原增多，激活 RAAS，皮质醇激活盐皮质类固醇受体。

临床表现：库欣综合征典型体征与症状为中心性肥胖（肢体细），满月脸，多血症，锁骨下脂肪，颈背部脂肪垫，容易挫伤（“自发性”)，细卷烟纸皮肤，皮肤皱褶，厚度低，伤口愈合差，皮肤紫纹，近端肌肉软弱无力，精神变化，识别变化(如易怒、易哭、抑郁、烦躁不安)，多毛，雄激素过多症(如痤疮)，高血压，骨质疏松，骨质疏松，糖耐量异常，糖尿病，多尿，高脂血症，条件致病菌感染或霉菌感染(如黏膜皮肤念珠菌病、花斑癣、糠疹)，月经异常，生育功能改变，肾结石。这些临床特征可以逐渐出现，因此同一个患者当前的照片与过去不同年代的照片比较，非常有价值。很多体征与症状不具有特征性，如肥胖、高血压、糖耐量异常、月经异常。

化验检查：常规化验可发现空腹高血糖、高血脂、低血钾、白细胞增多、相对淋巴细胞减少。关于盐皮质类固醇产量，内源性库欣综合征通常正常；血浆醛固酮与肾素一般正常或抑制，DOC 水平正常或稍高。肾上腺腺癌患者血浆醛固酮、DOC、性激素可能升高。内源性皮质醇增多相关试验，如内源性皮质醇过多，包括 1mg 地塞米松 - 隔夜地塞米松抑制试验，即睡前(晚 12：00 左右)口服地塞米松 1mg，服药后禁食至第二天上午 8：00，抽血测血浆皮质醇。正常人及肥胖者血浆皮质醇可抑制到 50μg/L 以下，皮质醇增多症则不被抑制。测定午夜唾液皮质醇与 24h 尿游离皮质醇。当库欣疾病相关化验结果异常，申请确诊试验。

6. 高钙血症与原发性甲状旁腺功能亢进　高钙血症最常见原因是原发性甲状旁腺功能亢进。患病率为女性 0.20%，男性 0.09%；患病率随年龄增长而升高。原发性甲状旁腺功能亢进患者高血压患病率为 10%~60%；而高血压患者伴有甲状旁腺功能亢进的患病率没有数据。

临床表现：多数患者无症状，可能出现与高血钙相关的症状，如多尿、烦渴、便秘、骨软化、肾结石、胃溃疡、高血压。高血压机制未明，与升高甲状旁腺激素，血钙水平无关。高血压诱发的肾功能障碍可以并发甲状旁腺功能亢进。

筛查对象：所有高血压患者伴有高血钙 - 甲状旁腺功能亢进表现。

化验检查：证实甲状旁腺功能亢进是高血钙的原因，须测量血清甲状旁腺激素、24h 尿钙，排除家族性低尿钙症性高血钙。

甲状旁腺功能亢进的治疗：外科手术，成功手术后高血压有可能缓解，但并非 100% 肯定。

7. 肢端肥大症　罕见，患病率为(40~70)/100 万。

临床表现：慢性生长激素过多，产生如下效应：肢体末端与软组织过度生长，进行性牙齿咬合错位，变性关节炎，关节内滑膜与软骨增生，言语呈低调洪音，多汗，油性皮肤，周围神经肥厚导致神经圈套(如腕管综合征),心脏异常,高血压。20%~40% 肢端肥大症患者有高血压,合并钠潴留,细胞外液扩张。没有数据报道高血压患者肢端肥大症的患病率。

筛查对象:高血压患者,意外发现垂体肿瘤,伴有典型肢端肥大症临床表现,特别是肢端与面部特征或有严重相关情况(如 OSA、2 型糖尿病、衰弱、关节炎、腕管综合征、多汗症、高血压)。

化验检查:测量血清胰岛素样生长因子 1;结果超过年龄 - 性别矫正的正常上限,请内分泌科会诊。

治疗:垂体手术;必要时,药物治疗与局部射线照射。肢端肥大症高血压的有效治疗是减少过多的生长激素。如果不能手术,选择利尿药、抗高血压药,可有效降压。

8. 其他类型的盐皮质类固醇增多或效应 患者高血压合并低血钾,但是血醛固酮与肾素均降低,考虑 DOC 或皮质醇引起的盐皮质类固醇过多。

(1)先天性肾上腺增生:是一组常染色体隐性遗传疾病,由肾上腺产生类固醇的酶缺陷所致,导致皮质醇分泌缺失。缺乏皮质醇反馈性抑制下丘脑与垂体产生促皮质激素(ACTH)- 驱动的皮质醇前体(位于酶缺失的近端)。大约 90% 先天性肾上腺增生病例由 21-羟化酶缺失所致,并不导致高血压。

(2)11β- 羟化酶(CYP11B1)缺乏或 17α- 羟化酶缺乏(CYP17):分泌盐皮质类固醇 DOC 增多,引起高血压与低血钾。循环 DOC 升高的效应,即降低肾素与醛固酮分泌。这些基因突变为常染色体隐性遗传,儿童时期即可诊断。不过,若这些酶只是部分缺少,成年才出现高血压。

11β- 羟化酶缺乏患病率:11β- 羟化酶缺乏大约造成 5% 先天性肾上腺增生;白种人患病率为 1/10 万。已经报道 *CYP11B1* 基因突变(编码 11β- 羟化酶的基因)至少 40 个。摩洛哥西班牙裔犹太人患病率高,提示存在始祖效应。

临床表现:DOC 不能转变为皮质酮,导致高 DOC 与高 11- 脱氧皮质醇;肾上腺雄激素水平升高。先天性肾上腺增生女性在婴幼儿阶段出现高血压、低血钾、痤疮、多毛、男性化。先天性肾上腺增生男性 11β- 羟化酶缺乏,表现为高血压、低血钾、假性性早熟。大约 2/3 患者有轻、中度高血压。

筛查对象:儿童、少年、年轻成年人患有高血压,自发性低血钾,血浆醛固酮与肾素水平低;男性化女孩与男孩假性性早熟的患者中,患这类疾病的风险最大。

化验检查:初始检查血液 DOC、11- 脱氧皮质醇、睾丸酮、硫酸脱氢表雄烯二酮（DHEA-S）水平。所有激素或其代谢产物均应高于各自的参考范围上限。若患者高血压、低血钾，应申请确诊试验，包括基因生殖突变检查。

（3）17α- 羟化酶缺乏：17α- 羟化酶缺乏是罕见的先天性肾上腺增生，缺乏可靠的患病率数据。患病率可能为 1/100 万，出生活婴为 1/100 万。

临床表现：17α- 羟化酶是非常重要的合成皮质醇与性激素的酶。46 号染色体 XY 男性患者，表现为假两性畸形或表型像女性。46 号染色体 XX 女性患者，表现为原发性闭经。先天性肾上腺增生患者可能到青春期才就诊。

筛查对象：儿童、少年、青年成人伴有高血压，自发性低血钾；血浆醛固酮水平与肾素水平低。原发性闭经、假性两性畸形的患者携带致病基因的风险最高。

化验检查：初始检查血液雄（甾）烯二酮、睾丸酮、DHEA-S、17-羟孕酮、醛固酮、皮质醇水平。如果血浆 DOC 浓度与皮质酮浓度高于各自参考值的上限，同时伴有高血压、低血钾，应申请确诊试验，包括基因检查 - 生殖突变。

（4）产生脱氧皮质酮的肿瘤：纯产生 DOC- 的肾上腺肿瘤罕见，通常很大，恶性。也有报道良性产生 DOC 的肾上腺皮质腺瘤。

临床表现：某些肾上腺肿瘤除了分泌 DOC 之外，共分泌雄激素与雌激素，可引起女性男性化或男性女性化。典型临床表现为快速发作的显著的高血压，合并低血钾、低血浆醛固酮与低肾素。与年龄大小无关。

筛查对象：高血压、自发性低血钾、血浆醛固酮与肾素低的患者。

化验检查：血浆高水平 DOC 或尿四氢脱氧皮质酮升高，CT 发现肾上腺存在大的肿瘤，能够确诊。这些患者典型表现为醛固酮分泌被抑制。

（5）原发性皮质醇抵抗：原发性皮质醇（糖皮质类固醇）抵抗，罕见家族性皮质醇抵抗综合征，皮质醇分泌增加，血浆皮质醇升高，但是没有库欣综合征的临床表现。发生机制上，糖皮质类固醇受体与皮质醇受体复合体遗传缺陷，导致原发性皮质醇抵抗。

临床表现：特征为低血钾碱中毒，高血压，血浆 DOC 浓度升高，雄激素分泌增加。高血压 + 低血钾是 DOC 过多与皮质醇增加（与盐皮质类固醇受体结合）合并效应所致。皮质醇产生过多是由于 11β- 羟基类固醇脱氢酶 2（11β-HSD2）活性极高，皮质醇产生过量所致。

筛查对象：高血压，低血钾，低血浆醛固酮，低肾素患者，主要是儿童。

化验检查：最初筛查包括测定血液皮质醇、DOC、11-脱氧皮质醇，雄（甾）烯二酮、睾丸酮、DHEA-S 水平；所有指标均超过各自的正常上限。此外，24h 尿皮质醇排泄超过参考范围的上限，血清 ACTH 没有受抑制。

确诊试验：基因生殖突变筛查。

四、妊娠相关的高血压

高血压影响大约 10% 孕妇。

对妊娠高血压的血压水平切割值有一些争议，ACOG 指导 2019 年的公告还是主张 140/90mmHg 或以上，而有作者倾向于按照 2017 年 ACC/AHA 指南高血压诊断标准 130/80mmHg 纳入妊娠高血压的诊断标准。第 3 个三月妊娠期进行临床试验违反伦理，所以目前发表的数据均来自回顾性调查的结果。

2019 年美国产科医师与妇科医师学院（ACOG）签发临床实践公告（bulletins）202 号“妊娠高血压与先兆子痫”与公告 203 号“妊娠慢性高血压”，更新与取代了 2013 年 ACOG 妊娠高血压专家组报告。妊娠高血压包括：

1. 既往存在的高血压，在妊娠之前已经存在高血压。高血压增加围产期不良后果风险，如发育迟缓、早产、高围产期死亡率，增加新生儿死亡风险。

2. 慢性高血压怀孕时被首次诊断（怀孕<20 周出现的高血压）。

3. 妊娠相关的高血压

（1）妊娠高血压：怀孕 20 周以后出现的高血压（收缩压≥140mmHg 或更高，或舒张压≥90mmHg），没有明显的蛋白尿。妊娠高血压影响 1.8%~4.4% 孕妇。两次不同时间测量血压均升高（2 次测量至少间隔 4h），没有蛋白尿，没有其他全身表现，如头痛、腹痛。这种妊娠高血压通常对孕妇与围产期后果影响不太严重。但是，大约 50% 患者进展为先兆子痫，产后有可能成为慢性高血压。

（2）先兆子痫：累及 2%~8% 孕妇。怀孕 20 周以后新发生的高血压，收缩压>140mmHg 或舒张压>90mmHg，并存以下 1 种或 2 种情况，包括蛋白尿［尿蛋白 / 肌酐比率≥30mg/mmol，或尿白蛋白 / 尿肌酐比率≥8mg/mmol 或≥1g/L（尿试纸测定尿蛋白 2+）］；伴有右上腹部疼痛，持续上腹部疼痛，严重头痛，视物模糊，血小板减少，肝酶升高，肾功能不全，肺水肿；子宫胎盘缺血导致胎儿生长受限，羊水过少；孕妇胎盘剥离，增加早产风险。

(3)子痫：累及大约 1% 孕妇。子痫是妊娠高血压最严重的表型之一。特征包括没有癫痫史，没有刺激惊厥的神经情况，没有使用相关药物的情况下，新发抽搐。子痫增加新生儿与婴儿发病率与死亡率，包括胎儿被母体排斥(demise)、宫内生长受限、早产、呼吸衰竭、新生儿血小板减少、支气管 - 肺发育不良。孕妇死亡大多发生于产后，死亡高风险持续到分娩后 42d。

至此，ACOG 推荐住院期间密切监测孕妇血压，产后至少继续监测血压 72h，7~10d 后随访血压。孕妇其他器官功能失常如肾、肝、神经、血液、子宫胎盘(如胎儿生长受限、异常脐动脉多普勒检查结果、死产)。

4. HELLP 综合征(hemolysis，elevated liver enzymes，andlow platelet count)为以溶血、肝酶升高和血小板减少为特点的妊娠期高血压疾病的严重并发症。诊断主要靠实验室检查。多数发生在产前，可分为完全性和部分性 HELLP 综合征。其临床表现多样，典型的临床表现为乏力、右上腹疼痛、恶心、呕吐，体重骤增，脉压增宽，但少数患者高血压、蛋白尿临床表现不典型。

HELLP 综合征确诊实验室检查：

(1)血管内溶血：外周血片见破碎红细胞、球形红细胞，胆红素 ≥ 20.5μmol/L(或 1.2mg/dl)，血清结合珠蛋白<25mg/dl。

(2)肝酶升高，丙氨酸转移酶(ALT，谷丙转氨酶)≥ 40U/L，或天冬氨酸转移酶(AST，谷草转氨酶)≥ 70U/L，乳酸脱氢酶 ≥ 600U/L。

(3)血小板计数减少：$<100\times10^9$/L。血小板计数可以降低到 6 000/mm^3(6×10^9/L)，但是任何情况下血小板减少到 150/mm^3(150×10^9/L)即应引起重视。

HELLP 患病率为(1~2)/1 000 次妊娠。

妊娠高血压的处理：孕妇高血压产前目标血压维持在 135/85mmHg。收缩压 140~159mmHg 和舒张压 80~109mmHg 的轻度妊娠高血压，不需要急症处理，口服抗高血压药即可。

重度高血压：收缩压 ≥ 160mmHg 和舒张压 ≥ 110mmHg，需要立即降压，减少母亲与胎儿不良后果。加拿大指南推荐的一线口服抗高血压药包括拉贝洛尔、甲基多巴、长效硝苯地平、β 受体阻断药(如醋丁洛尔、美托洛尔、吲哚洛尔、普萘洛尔)。二线口服抗高血压药包括可乐定、肼苯达嗪、噻嗪类利尿药。禁忌为 ACEI 类与 ARB 类。

妊娠高血压使用利尿药的担心：①血浆容量减少，有可能减少胎盘灌注。②糖尿病效应。很多研究，包括荟萃分析接近 7 000 例新生儿，在怀孕期间胎儿暴露于利尿药，没有发现增加不良反应，如出生缺陷、胎儿生长受限、血小板减少或糖尿病。

以下情况提示先兆子痫高危，包括以前怀孕期间有高血压，慢性肾脏病，自身免疫病如系统红斑狼疮或抗心磷脂综合征，糖尿病1型或2型，以及慢性高血压。存在1个以上先兆子痫危险因素：第一次怀孕，年龄40岁或以上，2次怀孕间隔10年以上，体重指数≥35；先兆子痫家族史，多胎妊娠。

如果孕妇有慢性高血压，怀疑可能发生先兆子痫，妊娠20~35周，申请胎盘生长因子（PLGF）为基础的化验，帮助排除先兆子痫。有先兆子痫风险的妇女，推荐服用阿司匹林75~150mg、1次/d，从怀孕12周开始服用，直到婴儿出生。降压指征为收缩压≥140mmHg，舒张压≥90mmHg。

目标达标：135/85mmHg或以下，收缩压100mmHg，舒张压70mmHg，或有低血压症状，不宜进一步降血压。慢性高血压患者，只要血压能够控制在160/110mmHg以下，不论是否正在接受抗高血压药，不推荐37周之前分娩。怀孕37周以后，血压在160/110mmHg以下是否终止妊娠，医生与患者共同作决定。

到目前为止，没有关于哺乳抗高血压药安全的临床试验；有些报道则仅报告药物在乳汁或婴儿血浆的含量，没有对临床后果的影响的数据。

NICE推荐哺乳可以用的抗高血压药：①甲基多巴：中枢作用，进入乳汁量过小而无害；抑郁不良反应，产后妇女处于抑郁风险，不主张使用。②β受体阻断药：如拉贝洛尔、美托洛尔（进入乳汁的量过小）、普萘洛尔、阿替洛尔。③钙通道阻滞药：如硝苯地平（进入乳汁的量测不到）、维拉帕米（进入乳汁的量过小无害）。④ACEI：如依那普利与卡托普利（只有血浆浓度的数据）；分子比较小，可能会进入乳汁；存在低血压风险，特别是早产儿、母乳喂养，应引起警惕。⑤血管扩张药：如肼苯达嗪。⑥噻嗪利尿药：如氢氯噻嗪、氯噻嗪、氯噻酮。

五、难治性高血压与顽固性高血压

1. 难治性高血压（resistant hypertension）　高血压患者虽然经过≥3类不同的抗高血压药，最大量或最大耐受量治疗3~6个月，血压仍不达标。

控制的难治性高血压是指应用4种抗高血压药，血压才达标，称为控制的难治性高血压。

患病率：占治疗的高血压的10%~20%。

病因：排除继发性高血压以及血压测量不规范等因素，醛固酮增高导致持续液体过多潴留是主要原因。是否存在整体液体潴留须根据液体潴留指数 - 胸腔液体量来判断。

治疗：强化利尿，不可缺少，特别是联合氯噻酮 + 螺内酯治疗。

标准治疗方案：1 种长效钙通道阻滞药（通常是氨氯地平 5~10mg、1 次 /d），1 种肾素 - 血管紧张素系统抑制药（或 ACEI、ARB），1 种利尿药（氯噻酮 25~50mg、1 次 /d 或吲达帕胺 1.25~2.5mg、1 次 /d）。需要加第 4 种抗高血压药——螺内酯（25mg、1 次 /d）或阿米洛利（5~10mg、1 次 /d）。

2. 顽固性高血压（refractory hypertension）　是一种降压治疗失败的表型，尽管使用最大或接近最大品种与最大剂量的抗高血压药，血压仍未达标。首先要排除存在继发性高血压。

诊断：高血压在 ≥6 个月诊疗期间，就诊 ≥3 次，服抗高血压药依从性好，已经使用 5 种或 5 种以上不同的抗高血压药，且已经给予最大可以耐受的剂量，血压仍未达标。具体包括噻嗪类利尿药如氯噻酮 25mg、1 次 /d 或吲达帕胺（1.25~2.5mg、1 次 /d），盐皮质激素受体拮抗药如螺内酯 25mg、1 次 /d 或依普利酮 50mg、2 次 /d，坎利酮（canrenone）口服 50~200mg/d、1 次 /d 或分 3 次服，或阿米洛利 5~10mg、1 次 /d，血压没有达标，但没有继发性高血压的证据。经典的发病机制为交感神经活性增加。

治疗：5 种抗高血压药，即 3 种基本抗高血压药（长效钙通道阻滞药、ACEI 或 ARB）+ 氯噻酮 25mg、1 次 /d+ 盐皮质激素受体拮抗药（安体舒通 25mg、1 次 /d，或依普利酮 50mg、2 次 /d），没有继发性高血压。+β 受体阻断药。

难治性高血压与顽固性高血压患者中，很多是继发性高血压患者，应积极寻找引起高血压的病因，去除病因。

六、单基因变异引起的高血压

单基因高血压 18 个亚型：估计累计>2 000 万中国人。怀疑单基因高血压的临床线索：①顽固性高血压：排除继发性高血压肾、肾血管、内分泌等病因；②存在一些提示继发性高血压的指征（如阵发性高血压、低血钾高血压、高血钾高血压）；③年轻（30 岁以内）患高血压。

1. 原发性醛固酮增多症　是最常见的内分泌紊乱导致的高血压，估计普通人群患病率为 5%~10%；顽固性高血压中超 20%。

（1）原发性醛固酮增多症分为散发性与家族性两大类。

（2）家族性醛固酮增多症分为 4 型，均为常染色体显性遗传。

1）家族性醛固酮增多症 Ⅰ 型（GRA）：估计患病率为（1~5）/

10 000；在全部原发性醛固酮增多症病例中，1% 是 GRA；儿童高血压人群大约 3% 是 GRA。糖皮质激素合成酶基因（*CYP11B1*）调控区域醛固酮合成酶基因（*CYP11B2*）编码区形成嵌合基因所致。醛固酮的合成在 ACTH 调控下进行。主要是给予小剂量糖皮质激素如地塞米松，反馈性抑制 ACTH，从而抑制醛固酮合成，降低血压。

2）家族性醛固酮增多症Ⅱ型：7 号染色体，没找到致病基因。治疗用药为安体舒通或依普利酮。产生醛固酮的肾上腺腺瘤可以做单侧肾上腺切除。

3）家族性醛固酮增多症Ⅲ型：严重的原发性醛固酮增多症，两侧肾上腺增大，可达正常肾上腺的 6 倍，儿童期即可发生严重高血压，难以控制。治疗用药为安体舒通或依普利酮。如果耐药，需要两侧肾上腺切除。致病基因为 *KCNJ5* 基因变异，*KCNJ5* 编码内向整流钾通道 Kir3.4；生殖突变、体细胞突变，找到钾通道基因 *GIRK4*（编码 KCNJ5）体细胞突变，是近 10 年产生醛固酮的腺瘤研究最主要的突破性进展。如果儿童患者仅血尿醛固酮升高，每天应用依普利酮 50mg，血压即能够控制在 130/70mmHg 以下。

4）家族性醛固酮增多症Ⅳ型：致病基因为 *CACNA1H*，编码 T 型钙通道。治疗用药为盐皮质激素受体拮抗药（安体舒通或依普利酮）。

体细胞突变：有报道发现，超过 50% 散发产生醛固酮的腺瘤，肾上腺细胞存在编码离子泵与离子通道的基因体细胞突变（如基因 *KCNJ5*、*ATP1A1*、*ATP2B3*、*CACNA1D*）。

2. 散发性原发性醛固酮增多症　致病基因为 *KCNJ5*、*ATP1A1*、*ATP2B3*、*CACNA1D*。

临床表现：散发型原发性醛固酮增多症临床表现。

治疗：肾上腺切除。

3. 产生醛固酮的细胞簇（aldosterone-producing cell clusters，APCC）　与轻型原发性醛固酮增多症有关，或是产生醛固酮的腺瘤的前身病变。正常肾上腺组织，使用 CYP11B1 抗体与 CYP1B2 抗体进行免疫组化试验发现，在束状带（产生糖皮质激素）发现产生醛固酮的细胞（正常在肾上腺皮质球状带）细胞簇。从全面控制心血管风险、减少未来心血管事件的角度出发，临床医生也许需要注意两点：①既往专家建议“严格定义原发性醛固酮增多症”不一定恰当。要想确立真正的原发性醛固酮增多症患病率，应包括醛固酮分泌调控紊乱、醛固酮分泌不适当的情况。②理论上，即便血压不高，只要盐皮质类固醇受体过度激活，即能显著增加心血管与代谢疾病风险，如糖尿病、代谢综合征、脑卒中、心肌梗死、左心室肥厚、心房纤颤、心衰、死亡。

上述两点清晰地提示我们：为了防止远期不良后果，尽可能早地认识与治疗原发性醛固酮增多症，不管是临床表现类型，还是临床隐匿类型，越早明确诊断，越早处理，后果越好。

4. 原发性醛固酮增多症 - 抽搐 - 功能性神经异常（primary aldosteronism，seizures and neurologic abnormalities，PASNA）　致病基因为 *CACNA1D* 生殖突变，可以遗传给后代。

临床表现：原发性醛固酮增多症的临床表现，复杂疾病，抽搐，功能性神经异常，类似脑瘫。

目前尚无特别的治疗方法。

5. 类似盐皮质类固醇过多综合征（apparent mineralocorticoid excess，AME）　常染色体隐性遗传，致病基因为 *HSD11B2*，染色体定位于 16q22.1。

发病机制：*HSD11B2* 基因编码 11β- 羟基类固醇脱氢酶 2（11β-HSD2），糖皮质激素代谢的关键酶，可以促进有活性的糖皮质素转化为其惰性 11- 酮代谢产物，后者与盐皮质类固醇受体亲和力非常低，从而降低有活性的糖皮质激素浓度。皮质醇是盐皮质类固醇受体的强激动剂；*HSD11B2* 突变，导致皮质醇不能被转变为其惰性 11- 酮代谢产物，皮质醇蓄积，与盐皮质类固醇受体结合，导致盐皮质类固醇受体亢进的表型。甘草以及甘草制剂抑制 11β-HSD2 活性，大量摄入甘草或甘草制剂可造成获得性 11β-HSD2 缺乏。

治疗：盐皮质激素受体拮抗药。

6. 先天性肾上腺增生综合征　是由糖皮质类固醇合成酶的编码基因突变导致的一组疾病。特别是 *CYP11B1*（编码 11β- 羟化酶 1）与 *CYP17A1* 基因突变（编码 17α- 羟化酶），导致早发高血压、低血钾。由于缺乏皮质醇的负反馈，ACTH 升高诱发肾上腺增生，皮质醇前体蓄积（如 11- 脱氧皮质酮，DOC），DOC 具有盐皮质类固醇活性，导致高血压、低血钾、碱中毒。

女性：由于过多的雄激素，出现女性男性化。

男性：伴有 CYP17A1 缺乏的受累男性，由于雄激素合成缺乏，表现为假两性畸形。CYP11B1 缺乏导致的表型也可以见于 *CYP11B2* 与 *CYP11B1* 基因重组，产生 *CYP11B2/B1* 杂交基因所致。

7. 11β- 羟化酶缺乏　常染色体隐性遗传，致病基因为 *CYP11B1*，染色体定位于 8q24.3。

临床表现：女性男性化，个子矮，低血浆肾素活性，低血浆醛固酮浓度，低血钾，碱中毒。

治疗：糖皮质类固醇，抑制 ACTH 驱动的肾上腺增生。

8. 17α-羟化酶缺乏 常染色体隐性遗传,致病基因为 *CYP17A1*,染色体定位于 10q24.3。

临床表现:低血钾碱中毒,性成熟缺失,雄激素缺乏。

治疗:糖皮质类固醇,抑制 ACTH 驱动的肾上腺增生。

9. 假性低醛固酮血症 2 型(Gordon 综合征或家族性高血钾高血压) 致病基因为 *WNK1*、*WNK4*、*CUL3*、*KLHL3*(呈显性 / 隐性)。用噻嗪类利尿药治疗非常有效。

10. Liddle 综合征 上皮钠通道 β、γ 亚单位突变,导致年轻顽固性高血压,在年轻难治性高血压中的患病率为 1.72%。

治疗:钠通道阻滞药阿米洛利、氨苯蝶啶。

11. 多发性内分泌肿瘤 2A 型 常染色体显性遗传,致病基因为 *RET*。

临床表现:甲状腺髓样癌、甲状旁腺腺瘤、嗜铬细胞瘤。

治疗:外科手术 /α 受体阻断药(治疗嗜铬细胞瘤)。

12. 妊娠加重的高血压 盐类固醇受体突变 Ser810Leu,盐皮质类固醇受体突变导致 6% 妊娠高血压,螺内酯加重高血压,需要终止妊娠。盐类固醇受体突变,导致该受体的构型改变,处于持续活化状态,且由于突变所致的盐皮质类固醇受体构型变化,改变了对配体的选择特异性,某些类固醇激素拮抗剂(孕酮与皮质酮,安体舒通 - 盐皮质类固醇受体拮抗剂)被突变的受体误作为激动剂。遗传受累妇女怀孕期间,由于孕酮升高可达正常水平的 100 倍,导致妊娠加重的高血压,严重高血压,分娩以后血压改善。

治疗:如同妊娠高血压,选择拉贝洛尔、硝苯地平、肼苯达嗪。螺内酯系盐皮质激素受体拮抗药,但是盐皮质类固醇受体错构突变,误把螺内酯认作激动剂,故这类患者给予螺内酯后血压会升高。

男性也可罹患盐皮质类固醇受体突变,与没有妊娠的女性患者相似,没有特异的治疗方法。

13. 嗜铬细胞瘤 / 副交感神经节瘤(PPGL) PPGL 中 35%~40% 是基因突变所致,致病基因有 36 个。

基因诊断:①症状出现前早期诊断,早期治疗。②复发监测:携带 *RET*、*SDHB*、*SDHC*、*SDHD*、*VHL* 基因突变的患者,嗜铬细胞瘤呈多发状态,恶性程度比较高,复发率高。*SDHB* 突变的嗜铬细胞瘤患者,手术后复发率可达 70%,需要严密随访。③预后判断与是否转移、肿瘤的部位有关:某些基因突变所致的嗜铬细胞瘤预后差,如 *SDHB*、*VHL*、*SDHA*、*SDHB*、*SDHC*、*SDHD*、*SDHAF2* 基因突变。

14. von Hippel-Lindeau 综合征

15. 神经纤维瘤 1 型

七、恶性高血压

血栓性微血管病导致恶性高血压，例如由补体相关基因变异导致不典型溶血性尿毒症综合征（atypical haemolytic uraemic syndrome，aHUS）、血小板减少性血栓性微血管病（TTP，血浆中 ADAMTS13 活性降低，常低于健康人的 5%）。Alport 综合征，胶原蛋白Ⅳ基因突变，可以导致恶性高血压。

血性尿毒症综合征（HUS）造成恶性高血压或恶性高血压诱发 HUS。HUS 由感染、免疫相关疾病、遗传突变导致的重症疾病。美国人群患病率为 2.2/10 万。家族性 HUS 占 HUS 的 5%~10%。

散发 HUS 病例激发因素：①非感染性血管性与炎症性疾病，如过敏性紫癜（Henoch-Schönlein 综合征）、红斑狼疮、硬皮病、结节性多动脉炎、Wegener 肉芽肿、继发性血栓性血小板减少性微血管病、血管性肾小球肾炎。②继发散发 HUS 的另一大类原因：恶性高血压、肾脏射线照射、骨髓移植、使用免疫抑制药（环孢素、他克莫司、甲泼尼龙）；蛇毒或二烯乙二醇（diethylene glycol）中毒，使用化疗药物（如丝裂霉素）。

他克莫司相关的 HUS 是肾移植成年人发生 HUS 高度风险的原因。遵循一般规律，成年 HUS 临床表现比儿童 HUS 重，治疗更困难。他克莫司相关 HUS 男稍多于女，平均发病年龄为 40 岁，多发生于接受移植后 7 个月。仅有 45% 患者经过综合治疗如抗凝、抗血小板、透析、血浆置换，得以改善。HUS 发生之后，通常用环孢霉素替代他克莫司，有些医生试图减少他克莫司用量来改善病程。25% 患者会失去移植的肾；如果没有成功再移植，患者 100% 死亡；即使再做肾移植，大约 1/3 患者死亡，如果合并肝衰竭，60% 死亡。散发 HUS 肾移植后需要密切随访，关注复发问题。

免疫型 HUS，合并血清补体 C_3 浓度降低。其他继发类型 HUS 包括与系统性红斑狼疮相关 HUS、硬皮病、恶性高血压、肾脏射线照射、免疫抑制、蛇毒中毒、二烯乙二醇中毒（diethylene glycol）或丝裂霉素化疗或使用环孢霉素；内分泌导致的继发性 HUS，包括怀孕、使用避孕药。

散发 HUS 复发率、肾衰竭率均较高；患者可以发生急性肾衰竭、酸中毒尿毒症，增加抽搐与其他神经并发症风险；病情重，支持治疗效果差；2/3 HUS 患者发生动脉高血压，可为重症高血压，导致心衰与肺水肿。降压是防治 HUS 相关后部白质脑病非常重要的治疗。尽管现代治疗，HUS 死亡率仍然高达 50%；早期报道死亡率为 50%，近年通过输血、透析、电解质平衡、液体平衡支持疗法、降压治疗、单克隆抗体治疗，在发达国家 HUS 的死亡率从 50% 降到 2.7%。

八、多囊卵巢综合征高血压

多囊卵巢综合征（PCOS）是育龄期妇女由于卵巢囊肿与功能失常，导致在生育、代谢、精神方面的健康问题。累及 8%~13% 育龄期妇女。遗憾的是，70% 受累患者没有得到正确的诊断。根据美国梅奥诊所（Mayo Clinic）的数据，20~50 岁女性诊断为糖耐量异常与糖尿病的患者中，40% 患多囊卵巢综合征。如果母亲患多囊卵巢综合征，其女儿有 50% 风险患多囊卵巢综合征。危险因素包括遗传因素（多囊卵巢综合征家族史）、雄激素过多。症状可以从月经初潮开始，越来越重，但是个体差异很大。除了月经不调之外，还有体重变化、痤疮、头发细、面部与身体部位多毛、抑郁、不易受孕、乳房变小、盆腔疼痛、声音变低沉、高血脂、糖尿病、高血压。发生高血压的因素有肥胖、胰岛素抵抗、睡眠呼吸暂停。

PCOS 特征多种多样，包括精神问题（焦虑、抑郁、身体意象 - 对自我形象的感受和态度）、生育问题（月经不调、多毛、不孕、妊娠并发症）、代谢问题（胰岛素抵抗、代谢综合征、糖尿病前期、2 型糖尿病、心血管危险因素）。

对于诊断，2018 年指南推荐记录临床表型：①月经初潮开始 ~8 年内不推荐卵巢超声检查；②处于多囊卵巢综合征风险的妇女，诊断不明确，可以随访明确诊断。遵照 NIH（美国国立健康研究院）PCOS 2012 循证方法，记录特异表型，如雄激素过多 + 卵巢功能紊乱 + 多囊卵巢形态学改变（表型 A）、雄激素过多 + 卵巢功能紊乱（表型 B）、雄激素过多 + 多囊卵巢形态学改变（表型 C）、卵巢功能紊乱 + 多囊卵巢形态学改变（表型 D）。确诊要借助于实验室检查，如血浆性激素水平、甲状腺功能试验、空腹血糖、血浆脂质化验、阴道超声（了解生育器官发育）。诊断标准参考鹿特丹（Rotterdam）诊断标准与 2018 年国际指南的诊断，既不要漏诊、误诊，也不要过度诊断。虽然 PCOS 存在胰岛素抵抗与代谢综合征，但是不准确，不把这些项目列入诊断标准。精神特征、生活质量差很重要，但是不列入诊断标准。

治疗：目前不可能完全预防或治愈多囊卵巢综合征。治疗需采取综合措施，如改变生活方式、锻炼、减肥，保持体重指数在 18.5~24.9/m^2。饮食上多进食蔬菜、水果、全谷物、鸡肉、瘦肉、鱼。多囊卵巢综合征患者容易患高血压或高血压前期，究其原因，可能与胰岛素抵抗、高雄激素血症、交感神经活性增高、肥胖有关。注意经常监测血压，控制高血压危险因素，如果已经有高血压，开始降压治疗。

九、大动脉炎-高血压

大动脉炎是指主动脉及其主要分支的慢性进行性非特异性炎症病变，女性多见。大动脉炎导致不同部位的动脉狭窄或闭塞，少数患者因炎症破坏动脉壁中层，而致动脉扩张或动脉瘤。

因病变部位不同，其临床表现也不同。病变位于主动脉弓及其分支，曾称为无脉病；累及胸降主动脉者，则表现为不典型主动脉缩窄；累及肾动脉，可引起肾血管性高血压；累及肺动脉，可能产生肺动脉高压；波及冠状动脉，可产生心绞痛或心肌梗死。本病多见于青年女性，高血压约占 60%。

活动期红细胞沉降率升高，给予激素治疗，一般控制炎症之后，为了避免复发，小剂量激素维持时间比较长。控制高血压选择抗高血压药时注意 2 个问题：①存在双肾动脉狭窄时，避免试验 ACEI 或 ARB 类抗高血压药；②如果病变累及肾动脉以及上肢动脉或锁骨下动脉，上肢血压可能低或测量不到，但是患者已经面对高血压负担，为了避免心血管并发症，不能仅根据上肢血压决定是否给予抗高血压药和抗高血压药剂量，应全面评估上、下肢血压，靶器官损害的程度（如左心室肥厚、肾功能），据此调整抗高血压药。

十、继发性高血压的诊断

筛查继发性高血压之前，应排除假性高血压，排除假性顽固性高血压。如果确诊顽固性高血压，应排查继发性高血压（表 60-2）。

表 60-2 诊断高血压的血压阈值

	收缩压 /mmHg	舒张压 /mmHg
诊室血压	≥140	≥90
家测血压	≥135	≥85
24h 动态血压	≥130	≥80
白天（或清醒状态）	≥135	≥85
夜间（或睡眠状态）	≥120	≥70

假性高血压定义：袖带舒张压至少比同时动脉内血压高 15mmHg；常发生在老年人动脉钙化，动脉硬化僵硬，但是尽管血

压很高,却很少或没有靶器官损害。这些患者需要袖带过度压力才能挤压动脉,导致假性高血压读数。这种动脉僵硬度可以 Osler manoeuvre 方法判定。考虑操作者个体差异与操作者之间的差异。通过测量颈动脉 - 肱动脉脉搏波速评估肱动脉僵硬度,有助于鉴别继发性高血压类型。

24h 动态血压监测是目前最优的测量血压的方法,对怀疑继发性高血压患者尤其重要,借助 24h 动态血压监测可以达到以下目的:①排除白大衣高血压;②评估患者对治疗的依从性;③证实是否存在顽固性高血压;④评估勺型状态。

药物相关高血压,最常见的可以引起高血压的药物包括:①雌激素:口服避孕药;②草药:麻黄属植物;③违禁品(illicit):安非他命(amphetamines,苯丙胺类,冰毒即甲基苯丙胺,又称甲基安非他命、去氧麻黄碱)、可卡因等;④非类固醇抗炎药:COX-2 抑制剂、布洛芬、萘普生等;⑤精神科用药:丁螺环酮(治疗各种焦虑症)、卡马西平(抗惊厥)、氯氮平、氟西汀(百忧解)、三环类抗抑郁药等;⑥类固醇:甲泼尼龙、泼尼龙;⑦拟交感胺:去充血滴鼻剂、减肥药。

非甾体抗炎药(NSAID)和糖皮质激素可通过水钠潴留,引起高血压,特别是肾病患者,水钠潴留作用更加明显。NSAID 可升高平均 24h 收缩压 4~5mmHg,特别是既往存在高血压的患者与盐敏感高血压患者,对 NSAID 的升压作用更明显。因此,高血压患者需要止痛药,一般推荐醋氨酚(扑热息痛)。最近研究发现,冠心病患者若应用醋氨酚治疗,会升高 24h 收缩压(2.9mmHg)与舒张压(2.2mmHg)。

减肥药如苯丙醇胺(又称去甲麻黄碱)、西布曲明、兴奋剂(如安非他命、可卡因)、解除充血制剂(如盐酸苯肾上腺素、盐酸萘甲唑林滴鼻液)可激活交感神经系统,升高血压;使用可卡因可以引起急性高血压,不是慢性高血压。

甘草与甘草制剂可刺激盐皮质类固醇受体,抑制皮质醇代谢(正常情况下皮质醇能与盐皮质类固醇受体结合,其抑制皮质醇转变为皮质酮,不能与盐皮质类固醇受体结合),升高血压。11β- 羟基类固醇脱氢酶 2(11β-HSD2)将活性型 11β- 羟基类固醇脱氢,成为皮质酮(皮质酮不能与盐皮质类固醇受体结合,灭活皮质醇)。皮质醇与盐皮质类固醇受体具有高的亲和力,高皮质醇血症导致盐皮质类固醇效应,高血压。虽然很多组织表达 11β-HSD2,盐皮质类固醇靶向细胞表达最高,如肾脏与肾脏外髓层集合管高表达 11β-HSD2。甘草 18β- 甘草次酸(glycyrrhetinic acid,GA)是天然产物甘草甜素

(glycyrrhizin)的代谢产物,非选择性抑制 11β-HSD1 与 11β-HSD2 两种酶。与 18β- 甘草次酸相反,18α- 甘草次酸抑制 11β-HSD1,不抑制 11β-HSD2;18β- 甘草次酸主要抑制 11β-HSD2。因此,摄入甘草之后,11β-HSD2 被抑制,皮质醇不能转变为皮质酮,导致皮质醇蓄积,与盐皮质类固醇受体结合,引起盐敏感性高血压。近期有人提出,*HSD11B2* 突变患者甘草禁忌。

口服避孕药(雌激素 + 孕激素)诱发高血压,大约 5% 妇女高血压。通常升血压幅度较小,但是也可引起严重高血压发作。

选择性 5- 羟色胺去甲肾上腺素再摄取抑制剂类(SNRI)抗抑郁药,如文拉法辛、单胺氧化酶抑制剂可升高血压,且呈剂量依赖性,可能与刺激去甲肾上腺素有关。

免疫抑制药,特别是环孢素,激活交感神经,直接收缩血管升高血压。

他克莫司(tacrolimus)对血压影响小,雷帕霉素几乎不影响血压。

血管内皮生长因子抑制剂[如贝伐珠单抗(bevacizumab)、阿西替尼(axitinib)]或酪氨酸激酶抑制剂[如舒尼替尼(sunitinib)、索拉非尼(sorafenib)]已经报道引起血压升高。升高血压是抗血管生长药物的类效应。引起高血压的机制为降低 NO 生物利用度,微血管床疏松,激活内皮素 1 合成(最强的缩血管物质)。贝伐珠单抗首先用于治疗结肠 - 直肠癌、乳腺癌、肾细胞癌,高血压的风险呈剂量依赖性。贝伐珠单抗发生严重高血压(如血压升高达 200/100mmHg)的风险比对照组高 5 倍。治疗 6 个月之后,收缩压从 129mmHg 升高到 145mmHg,舒张压从 75mmHg 升高到 82mmHg。

最近荟萃分析发现,使用舒尼替尼(50mg)高血压发病率为 21.6%,严重高血压发病率为 6.8%;使用索拉非尼高血压发病率为 23.4%,严重高血压发病率为 5.7%。

血管内皮生长因子抑制剂诱发的高血压一般是暂时性的,停药后血压能够恢复。目前尚无证据推荐何种抗高血压药为血管内皮生长因子抑制剂诱发的高血压的一线抗高血压药。

超声心动图:怀疑继发性高血压的重要诊断工具,特别是超声心动图发现存在左心室肥厚与高血压持续的间期不成比例,提示继发性高血压,如原发性醛固酮增多症、肾血管性高血压。OSA 患者左心室肥厚很常见,可能伴随左心房扩大、右心室肥厚。超声心动图是筛查主动脉缩窄的方法。

[惠汝太 宋 雷(高血压中心) 冯新星 蔺亚辉 邹玉宝]

第61章　肾血管性高血压

一、概　述

肾血管性高血压(renal vascular hypertension,RVH)根本特征是肾动脉主干或分支狭窄,导致患肾缺血,肾素 - 血管紧张素系统活性明显增高,引起严重高血压及肾功能减退,可导致心脏、脑、肾不良事件。

二、流行病学和临床筛查要点

肾动脉狭窄(renal arterial stenosis,RAS)在高血压人群中的患病率各家报道不一。据估计,RAS 的患病率在高血压人群占 1%~3%,而在继发性高血压人群可达 20%。在老年人群中,RAS 相当常见。一项国外的研究表明,年龄>65 岁高血压患者中 6.8% 合并 RAS。基于我国“十二五”全国高血压患病率流行病学调查结果,18 岁以上人群高血压患病率约为 26.6%,因此推测我国 RAS 的患病总数巨大。随着我国人口老龄化的来临,老年高血压人群成为 RAS 的高发人群。但由于 RAS 的主要临床表现是高血压,部分患者可有肾功能损害和高血压并发症,并无特异性,这可能导致大量 RAS 患者被漏诊、误诊。因此,如何在高血压人群中准确地鉴别 RAS 患者并予以适当的治疗十分重要。虽然 RAS 的患病人群巨大,但仅占高血压人群的小部分,为了提高筛查的效益费用比,首先要确定筛查的目标人群。基于已有的指南和共识推荐,建议在高血压人群中筛查的目标人群:①持续高血压达Ⅱ级或以上,伴有明确的冠心病、四肢动脉狭窄、颈动脉狭窄等;②高血压合并轻度低血钾;③脐周血管杂音伴有高血压;④既往高血压可控制,抗高血压药未变情况下突然血压难以控制;⑤顽固性或恶性高血压;⑥重度高血压患者左室射血分数正常,但反复出现一过性肺水肿;⑦难以用其他原因解释的肾功能不全或非对称性肾萎缩;⑧服用血管紧张素转换酶抑制药或血管紧张素Ⅱ受体拮抗药后出现血肌酐水平明显升高或伴有血压下降。当高血压患者具备以上一项或多项临床特点时,需要高度警惕肾动脉狭窄,进行专业检查,以及时确诊。

三、病 因 学

肾血管性高血压一般分为两类：动脉粥样硬化性和非动脉粥样硬化性。大多数 RAS 由动脉粥样硬化所致，多见于有多种心血管危险因素的老年人。非动脉粥样硬化性 RAS 包括大动脉炎、纤维肌性发育不良（fibro muscular dysplasia，FMD）、血栓、栓塞、主动脉夹层累及、外伤、先天性肾动脉发育异常、结节性多动脉炎、贝赫切特病、放射治疗后瘢痕、周围组织肿瘤以及束带压迫等，以大动脉炎和 FMD 最为常见。在西方发达国家，病因以动脉粥样硬化为主（约 90%），其次为 FMD（约 10%）。我国 20 世纪 80 年代的流行病学资料显示病因以大动脉炎为主，其次为 FMD 及动脉粥样硬化。至 20 世纪 90 年代后期，由于血管影像技术的逐步推广和普及，接受血管影像检查的老年人数量明显增加，动脉粥样硬化开始上升为首位。中国医学科学院阜外医院总结分析了该院 1999—2014 年连续 2 047 例住院患者 RAS 病因：1 668 例（81.5%）为粥样硬化性，259 例（12.7%）为大动脉炎，86 例（4.2%）为 FMD，其他 34 例（1.6%）。年龄 ≤40 岁的患者中，大动脉炎占 60.5%（319 例），其次是 FMD（24.8%）。在年龄 >40 岁的 1 728 例患者中，首位病因是动脉粥样硬化（94.7%），其次是大动脉炎（3.8%）。大动脉炎和 FMD 中，女性明显多于男性患者。该研究结果基本反映了我国当前 RAS 病因构成的特点。因此，在病因诊断中发病年龄和性别应作为重要的诊断要素。基于国内外对 RAS 病因的研究和临床实践认识，推荐 RAS 的三个主要病因诊断标准：动脉粥样硬化性 RAS 诊断标准：①至少具有 1 个动脉粥样硬化的危险因素（肥胖、糖尿病、高脂血症、年龄 >40 岁、长期吸烟）。②至少具有 2 项动脉粥样硬化的影像学表现（肾动脉锥形狭窄或闭塞，偏心性狭窄，不规则斑块，钙化，主要累及肾动脉近段及开口；腹部其他血管动脉粥样硬化的表现）。大动脉炎性 RAS 诊断标准：2011 年中华医学会风湿病学分会曾制定了中国的“大动脉炎诊断及治疗指南”，参考 1990 年美国风湿病学会的诊断标准，日本、印度、加拿大、欧盟等也有各自的大动脉炎诊断标准，但在临床实践中发现，照搬这些标准，尤其是 1990 年的美国标准用于中国患者有一定局限性。我们回顾了近半个世纪上千例的临床病例，建议大动脉炎的诊断采用“阜外诊断标准”：①发病年龄 <40 岁，女性多见。②具有血管受累部位的症状和 / 或体征（受累器官供血不足、病变血管狭窄相关体征、急性期可出现受累血管疼痛和炎症指标明显升高）。③双功能超声检查（DUS）、计算机断层血管成像（CTA）、磁共振血管成

像(MRA)或者肾动脉造影发现特征性的病变影像,这种病变影像综合分型(表 61-1)包括病变部位和病变性质的组合,即任何一型或多型的病变部位加任何一型或多型的病变性质组合,排除动脉粥样硬化、FMD、先天性动脉血管畸形、结缔组织病或其他血管炎等。该标准需要满足以上三项,每项需符合其中至少一条。其诊断敏感性很高,几乎可以包括所有形式的大动脉炎病损,甚至对超急性期无血管腔影像改变的大动脉炎也可作出诊断。如果大动脉炎诊断成立,RAS 程度超过 50%,可诊断为大动脉炎性 RAS。

表 61-1　大动脉炎病变综合分型

病变部位	病变性质
Ⅰ型:主动脉弓及头臂动脉	A 型:狭窄 - 闭塞
Ⅱ型:降主动脉、腹主动脉和 / 或分支	B 型:扩张 - 动脉瘤
Ⅲ型:Ⅰ型 + Ⅱ型	C 型:混合型
Ⅳ型:升主动脉、主动脉瓣或冠状动脉	D 型:动脉壁严重增厚钙化
Ⅴ型:肺动脉	E 型:动脉壁外膜明显肿胀

肾动脉 FMD 诊断标准:FMD 系原发性、节段性、非动脉粥样硬化性、非炎症性的动脉壁肌性病变所导致的体循环中动脉狭窄,好发于肾动脉,也可累及颈内动脉、椎动脉、锁骨下动脉、肠系膜动脉、髂动脉等,一般青少年开始出现症状,多见于育龄期女性。

肾动脉 FMD 病理上按动脉壁受累的范围分为中膜型、内膜型和全层型。影像上分为多灶型(串珠样)、单灶型(长度<1cm)和管型(长度>1cm)。病变大多位于肾动脉主干中远段,可累及一级分支。单灶型往往可见远端连接单发的动脉瘤或瘤样扩张。单纯的肾动脉瘤不属 FMD 范畴。发现上述肾动脉受累的影像学改变,排除动脉粥样硬化、肾动脉痉挛、大动脉炎或者其他血管炎等,可诊断为肾动脉 FMD。

四、肾动脉狭窄的解剖和病理生理评估

RAS 的解剖评估方法主要有 DUS、CTA、MRA 和肾动脉造影。表 61-2 列出了目前临床工作用于 RAS 解剖诊断的各种检查方法,并对其优点及不足做了扼要说明,主诊医师可根据患者病情和医院的条件选择合适的检查。

表 61-2　肾动脉狭窄的解剖评估

方法	原理	优点	不足
双功能超声检查	显示肾动脉，测量血流速度及波型	无创,无放射线,便宜,普遍开展,无肾毒性	依赖操作者技术,影响因素多,敏感性欠佳
CT 血管成像	显示肾动脉及腹主动脉	无创,图像质量好,可看清分支,支架不影响图像	放射线剂量较大,对比剂有肾毒性,钙化影响图像
磁共振血管成像	显示肾动脉及腹主动脉	无创,无放射线,图像质量好,无肾毒性	严重钙化和金属支架植入后有伪影,难以看清分支血管,高估狭窄程度
肾动脉造影及 DSA	显示肾动脉及腹主动脉	图像质量好,可看清分支,钙化和支架不影响图像	有创,放射线剂量较大,对比剂有肾毒性

肾动脉显著狭窄时,流经致密斑的血流量下降,导致肾素 - 血管紧张素 - 醛固酮系统被激活,引起血管收缩和水钠潴留,结果血压升高。一般认为,在单侧肾动脉狭窄患者,血压升高导致非狭窄侧压力性利尿效应,潴留的水钠被非狭窄侧肾排出,细胞外容量回到正常水平,高血压的维持主要依赖激活的肾素 - 血管紧张素系统。在这种情况下,肾素 - 血管紧张素系统抑制药降血压非常有效;而在双侧肾动脉狭窄患者,由于没有压力性利尿效应,水钠潴留会持续,高血压和容量扩张可使狭窄远端的灌注压趋于正常,肾素 - 血管紧张素系统的激活被抑制,此时,肾素 - 血管紧张素系统抑制药降压效果会减弱,而阻断了出球小动脉的收缩导致患肾肾小球滤过压下降,可诱发急性肾功能不全。另外,高血压和容量扩张也可能诱发一过性肺水肿。这种病理生理状态如果长期持续,可引起患肾的缺血性损伤、肾小球硬化和血管重构而非狭窄侧则发生高血压肾损害。最终的结果是:无论单侧或双侧肾动脉狭窄,如果大部分肾小球已发生不可逆损害,则肾动脉血运重建可能没有治疗效果。

RAS 一般定义为肾动脉主干和 / 或其分支直径减少 ≥ 50%,狭窄两端收缩压差 ≥ 20mmHg(1mmHg=0.133kPa)或平均压差 ≥ 10mmHg。这种程度的狭窄才可能引起显著的肾血流量下降,并影响肾灌注压和肾小球滤过率(glomerular filtration rate, GFR),激活病理生理进程,临床上主要表现为肾血管性高血压和缺血性肾病。评估RAS是否有功能意义是临床关注的重要问题，但也是目前临床实践中常被忽视的问题。表61-3列出了目前临床中用于RAS病理生理评估的各种检查方法，并对其原理、优点及不足做了扼要说明，主诊医师可根据患者病情和医院的条件选择合适的检查。

表 61-3 肾动脉狭窄的功能评估

方法	原理	作用/优点	不足
肾素-血管紧张素-醛固酮系统（RAAS）激活评估			
外周血浆肾素活性测定	反映RAAS激活情况	测定肾素-血管紧张素系统的激活情况	预测肾血管性高血压的准确性低，影响因素多
分肾静脉肾素活性测定	比较分侧肾肾素释放	判断患肾肾素释放水平，预测血管重建疗效	有创，预测疗效准确性中等
卡托普利激发同位素肾γ显像	卡托普利诱发患肾滤过压下降，GFR下降	判断患肾RAAS激活，预测血管重建疗效	已发生肾功能不全患者不可靠
肾功能评估			
血肌酐测定	测定整体肾功能	随时可查，便宜	非特异性，无法测定分肾功能
尿液分析	检测尿液成分	随时可查，便宜，反映肾小球和肾小管的损伤程度	非特异性，影响因素多，无法判断分肾情况
估测GFR	估算整体肾功能	推算，近似GFR	无法估测分肾功能
分肾GFR测定	测定分肾GFR	测定狭窄对GFR的影响，能较好地预测血管重建疗效	直观，无法判断患肾肾小球存活情况

续表

方法	原理	作用/优点	不足
血流动力学评估			
血流储备分数	压力导丝同时测跨狭窄收缩压比值	患肾血流储备，反映狭窄程度，可预测血管重建疗效	有创，影响因素多，有较好预测准确性
肾动脉阻力指数	肾内段动脉舒张末流速/收缩期峰值流速	无创，反映肾小球血管阻力，可预测血管重建疗效	非特异性，预测准确性有限

五、肾血管性高血压的诊断

全面、准确的诊断是合理治疗的前提和关键。RAS 的诊断应该包括病因诊断、解剖诊断和病理生理诊断。

肾血管性高血压的诊断依据：

1. 肾动脉病变 影像检查显示肾动脉主干和/或一级分支狭窄（≥50%），狭窄两端收缩压差>20mmHg 或平均压差>10mmHg。

2. 高血压 持续增高，多数达Ⅱ或Ⅲ级，<60 岁的患者多 SBP/DBP 同时升高，但老年患者可仅有 SBP 升高；对 ACEI 或血管紧张素Ⅱ受体拮抗药（ARB）的反应敏感，降压幅度大；肾动脉狭窄解除后血压明显下降或治愈。

3. 病变侧肾发生明显血流量下降，GFR 下降，甚至肾萎缩。

4. 病变侧肾因缺血诱发肾素分泌明显增加，可导致继发性高醛固酮血症。

六、肾血管性高血压的治疗

当临床上证实患者存在 RVH 时，治疗评估必须基于临床情况进行个体化分析，要根据患者的年龄、伴随的临床疾病、肾功能、患肾体积、血压水平、对抗高血压药的反应及肾动脉狭窄纠正后对血压与肾功能可能的影响这些因素进行综合考虑。治疗的主要目标是保护肾功能，其次是控制血压，最终目标是降低心血管事件和死亡。推荐肾动脉狭窄处理原则如图 61-1 所示。

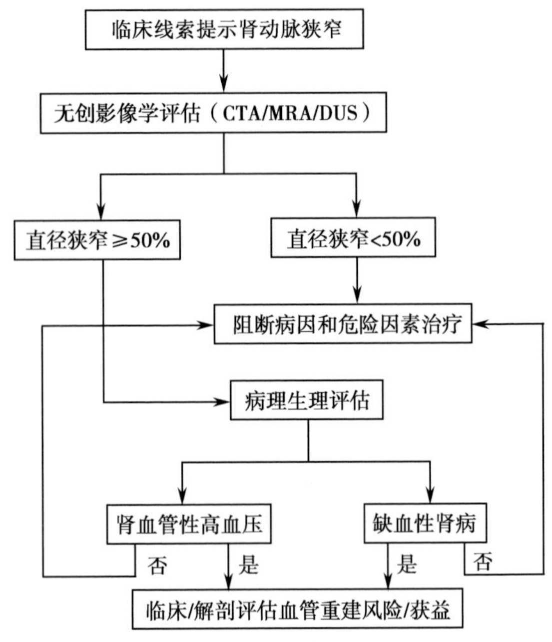

图 61-1　肾动脉狭窄处理流程

【肾血管性高血压的药物降压治疗】

药物降压是肾高血压性高血压的基础治疗，首先应遵循《2010年中国高血压防治指南》的基本原则。可选用的药物有 ACEI/ARB、钙通道阻滞药、β 受体阻断药等。以往研究表明，钙通道阻滞药是治疗肾血管性高血压的安全有效药物。ACEI/ARB 是最有针对性的抗高血压药，对大部分患者推荐使用，但这类药物有可能使单功能肾或双侧 RAS 患者的肾功能恶化，因此 ACEI/ARB 可用于单侧 RAS，而单功能肾或双侧 RAS 慎用，开始使用时需要密切监测尿量和肾功能，如服药后尿量锐减或血清肌酐快速上升超过 0.5mg/dl，表明已发生急性肾功能不全，应立刻减量或停药，一般肾功能均能恢复；β 受体阻断药能抑制肾素释放，有一定的降压作用，可以选用；利尿药激活肾素释放，一般不主张用于肾血管性高血压，但患者如合并原发性高血压、肺水肿或心力衰竭，仍可选用。α 受体阻断药、非特异性血管扩张药及中枢性抗高血压药也可考虑适当合用。需要注意的是，无论用何种抗高血压药，如降压过度，均有可能导致患肾功能的严重损害，尤其是致心律失常性右室发育不良（ARVD）患者有可能发生患肾梗死。因此，药物降压时宜保持血压在适当水平，以保证一定的患肾血流灌注，切忌一味追求血压正常。一些回顾性研究提示，通过药物保守治疗，对于一侧 ARVD 患者可达到长期有效地控制血压和保护肾功能，但对于双侧或单功能肾肾动脉狭窄患者疗效很差。有关 ARVD 治疗的随机临床试验也证实了药物保守较经皮介入有更高的肾动脉闭塞发生率。

【肾动脉血管运重建治疗】

RAS 血管重建的主要目标：改善高血压，预防高血压所致并发症，改善肾功能及治疗 RAS 严重的病理生理效应，包括慢性心力衰竭、反复发作的急性肺水肿和心绞痛，甚至有可能免于透析。次要目标：减少抗高血压药，慢性心力衰竭或心肌病患者可更安全地使用 ACEI。目前尚无一致意见 RAS 到何种程度必须进行血管重建，推荐血管重建最小阈值为直径狭窄 50%。但对于肾动脉直径狭窄 50%~70% 的患者，要有明确的血流动力学依据，一般以跨病变收缩压差>20mmHg 或平均压差>10mmHg 为准。直径狭窄>70% 是比较有力的解剖学指征。高血压持续Ⅱ~Ⅲ级（未服抗高血压药）系必须具备的临床基本指征，除非患者合并严重左心功能不全。如能获得进一步证据表明狭窄与高血压和肾功能损害有因果关系，患侧具备：①患肾 GFR 或血流量较健侧下降 25% 以上。②患侧肾静脉肾素水平较健侧升高 2 倍以上。③卡托普利激发的放射性核素肾图阳性。④肾萎缩等其中 1 个或以上证据，则适应证更明确。血管重建临床指征：严重高血压（持续高血压Ⅱ~Ⅲ级）、恶性高血压、难治性高血压、高血压恶化或药物治疗不耐受；单功能肾或双侧 RAS 合并肾功能不全；单功能肾或双侧 RAS 肾功能恶化；一过性肺水肿；不稳定型心绞痛。以下情况如果具备 1 项或以上，提示肾脏功能严重受损，往往不可逆，肾动脉血管重建难以改善患肾功能，应视为相对禁忌证：①患肾长径≤7cm。②尿液分析发现大量蛋白（≥2+）。③血肌酐≥3.0mg/dl。④患肾 GFR≤10ml/（min·1.73m^2）。⑤肾内动脉阻力指数≥0.8。⑥超声、CTA 或 MRA 显示肾实质有大片无灌注区。目前尚无特异的检查能确定缺血的肾小球处于休眠或坏死状态，也不能把患肾功能严重受损等同于 RAAS 激活停止。因此，即使有肾功能受损的明确依据，如果有充分的证据表明患肾动脉严重狭窄导致 RAAS 激活，对于解剖条件适合的病变，腔内治疗并非禁忌，仍能改善肾血管性高血压。总之，肾动脉血管重建策略的制订应基于患者的个体特征，系统评估病因、解剖和病理生理，包括预期寿命、合并症、血压控制难易及患肾功能是否可逆等，预估风险/获益，从而选择相应的治疗策略。

目前一般推荐经皮介入治疗作为肾动脉血管重建的首选方法，

血管外科直视手术仅适用于某些特殊情况，如病变不适合行介入治疗、病变肾动脉附近腹主动脉需要外科重建、介入治疗失败的补救措施、对比剂严重过敏、服用抗血小板药物有禁忌等。外科肾血管重建直视手术的方法很多，在治疗时应结合具体病情选用最适宜的手术方法：①动脉内膜剥脱术。②腹主动脉 - 肾动脉旁路移植术。③脾 - 肾动脉或肝 - 肾动脉吻合术。④ RAS 段切除术加移植物置换术。⑤自体肾移植术。RAS 患肾切除术目前已很少实施，其指征一般要满足：①患肾动脉病变广泛而严重，尤其远段分支受累，无法实施血管重建。②对侧肾无明显病变，肾功能良好或基本可代偿。③患肾无滤过功能[GFR ≤ 10ml/（min·1.73m^2）]，但分泌大量肾素，导致严重高血压。④患者无法耐受抗高血压药、降压疗效不佳或准备妊娠不宜服用抗高血压药。

RAS 经皮介入治疗需要根据不同病因选择不同的策略。指南建议粥样硬化性 RAS 要获得满意的血管重建和减少再狭窄率应常规使用支架植入，但对于小部分不适合支架植入的病变，仍可采用球囊扩张术治疗。药物涂层球囊或支架可能有助于降低再狭窄的发生率。FMD 及大动脉炎所致的肾动脉狭窄大多数发病年龄在 40 岁前，合并原发性高血压少见，如果肾动脉直径狭窄 ≥ 50%，伴有持续高血压Ⅱ级或以上，依赖抗高血压药，则单纯肾血管性高血压的诊断基本确立，应该接受肾动脉血管重建治疗，以免长期高血压的不良影响。一般首选经皮血管腔内血管成形术（PTA），不提倡使用血管内支架，有 2 个原因：①单纯 PTA 治疗 FMD 及大动脉炎的疗效较好，再狭窄率明显低于动脉粥样硬化性病变。②此类病变放置支架的生物学效果及远期结果并不清楚。FMD 患者肾动脉主干或主要分支的局限狭窄，多数研究报道 PTA 技术成功率超过 90%，早期临床成功率较高。对于 FMD 累及肾动脉分支和 / 或合并动脉瘤仍倡导重建分支血管的外科方法，但已有研究报道 FMD 累及肾动脉一级分支患者行 PTA 成功，提示该方法可作为一种替代治疗。PTA 后如果发生严重夹层或二次再狭窄，建议支架植入；PTA 如不能充分扩张病变，不提倡用切割球囊，以免血管破裂或假性动脉瘤形成，推荐外科手术处理。如病因系大动脉炎所致，在炎症活动期不宜实施介入手术，一般要用糖皮质激素治疗，使红细胞沉降率（血沉）降至正常范围后 2 个月方可考虑行 PTA。非活动病变或炎症已控制后，推荐首选 PTA 治疗，技术成功率为 70%~90%，高血压治愈或改善率也可达 70%~90%。PTA 未成功患者包括球囊扩张后病变即刻发生弹性回缩或夹层，病变坚硬难以充分扩张，导致影像结果不满意。在这类患者中，选择性支架植入术或加用切割球囊扩张是备选的治疗方式之一。

【肾动脉介入治疗用药】

1. 预防对比剂肾病　对比剂诱发的肾病是介入手术后肾功能损害加重的常见原因，多数患者在 2 周内肾功能能恢复，但少数患者可能发生永久性肾功能损害，因此预防这种肾病的发生至关重要。造影前应认真检测肾功能，充分了解患者有无危险因素。目前认为，主要危险因素有肾功能不全、糖尿病肾病、充血性心力衰竭、有效血容量不足、应用大剂量对比剂等，而高血压、高龄、蛋白尿被视为次要危险因素，其中原有肾功能不全合并糖尿病是最主要的危险因素。对有危险因素的患者，应严格掌握使用对比剂的适应证，并在造影前积极纠正诱因。目前比较公认的能预防对比剂肾病发生的措施是水化治疗和应用低渗或等渗非离子型对比剂，并尽量减少对比剂的用量。

2. 动脉粥样硬化性 RAS　支架术患者常规予以双联抗血小板治疗(阿司匹林 100mg/d+ 氯吡格雷 75mg/d)。双联抗血小板治疗术前 3d 开始，大部分患者选用裸支架，维持至术后 3 个月，随后使用一种抗血小板药物长期维持；少部分患者选用药物支架，需适当延长维持时间，一般建议半年以上。非动脉粥样硬化性 RAS 的介入治疗以 PTA 为主，建议一般情况下选用一种抗血小板药物即可，维持 3 个月以上。如果这类患者植入支架，需要规范的双联抗血小板治疗。部分患者术后血压仍控制不良，或大动脉炎患者使用泼尼松 20mg/d 以上，双联抗血小板有增加出血的风险，要谨慎使用。

3. 抗高血压药的调整　肾动脉血运重建成功后要停用或减用抗高血压药，密切观测血压变化，根据血压对介入治疗的反应调整抗高血压药，达标血压<140/90mmHg。因肾动脉狭窄已解除，对于有 ARB 或 ACEI 类药物适应证的患者可以放心使用。

【肾血管重建疗效判断】

1. 解剖成功　PTA 后病变肾动脉直径残余狭窄<50% 或支架术后残余狭窄<30%。

2. 血流动力学成功　狭窄前后跨病变压差收缩压<20mmHg，平均压<10mmHg。

3. 临床成功(疗效至少维持 6 个月后才能进行临床评估)　①血压标准：治愈，指不用抗高血压药，血压<140/90mmHg；改善，指需保持手术前的抗高血压药或减少抗高血压药种类和剂量后，血压较术前下降>10%；无效，指血压无变化或下降但未达到上述目标。②肾功能标准：GFR 提高、稳定或下降速度明显减慢，其他参考指标包括血清肌酐、胱抑素、24h 尿蛋白改善。③心血管结局标准：心脑血管事件风险下降。

重建血管通畅程度的判断：①解剖再狭窄：选择性动脉造影、CTA 或超声影像判断介入部位狭窄 >50%；②临床再狭窄：血管重建术后高血压和 / 或肾功能变为正常或改善，但逐渐回到术前水平或更高，影像学检查发现介入部位再狭窄 >50%。

【肾血管重建术后随访】

1. 根据患者的病情，通常 1~2 个月随诊 1 次，观测血压、肾功能的变化。

2. 每 6~12 个月行肾脏与肾动脉 B 超检查 1 次，了解肾脏的大小及血流通畅情况，必要时放射性核素检查了解分肾功能。

3. 如术后血压先明显下降，随访中又回升至术前水平，则提示再狭窄，需血管造影复查。

4. 大动脉炎患者要根据红细胞沉降率（血沉）和 C 反应蛋白水平，在维持其正常的情况下逐步减少免疫抑制药用量，直至停药。

（蒋雄京　邹玉宝）

第 62 章　高血压危象

一、引　言

高血压危象（hypertensive crisis）包括高血压急症（hypertensive emergencies）和高血压亚急症（hypertensive urgencies）。高血压危象的概念在既往的高血压指南中曾经广泛使用，其他描述急诊高血压的相关术语还包括恶性高血压、急进型高血压、急进型恶性高血压等。在 2018 年欧洲心脏学会（ESC）及欧洲高血压学会（ESH）发布的高血压指南、2018 年中国高血压防治指南修订版、2017 年中国急诊高血压诊疗专家共识修订版中，均推荐使用高血压急症和高血压亚急症描述急诊高血压，以简化临床诊断及治疗选择。2017 年美国心脏协会（AHA）高血压指南中仍沿用高血压危象这一概念涵盖高血压急症及亚急症，强调了严重的高血压可能带来严重的靶器官损害，需要及时处置的必要性。这两种概念分类并无本质区别。

高血压急症：指血压短时间内严重升高［通常收缩压（SBP）>180mmHg 和 / 或舒张压（DBP）>120mmHg］并伴发进行性靶器官损害。高血压急症的靶器官损害主要表现为高血压脑病、急性脑卒中（缺血性、出血性）、急性冠状动脉综合征（ACS）、急性左心衰竭、主动脉夹层以及子痫前期和子痫等。高血压急症临床危害严重，通常需立即进行降压治疗以阻止靶器官进一步损害，需住院治疗及给予静脉药物。

高血压亚急症：指血压显著升高但不伴靶器官损害，通常不需住院，但应立即进行口服联合抗高血压药治疗，评估、监测高血压导致的心脏、脑、肾等靶器官损害并寻找导致血压升高的可能原因，如睡眠呼吸暂停、服药顺从性不好或治疗不足、慢性肾脏疾病、原发性醛固酮增多症、肾血管疾病、长期激素治疗、库欣综合征、嗜铬细胞瘤、主动脉缩窄、甲状腺或甲状旁腺疾病、滥用药物、应用免疫抑制药等。长期不能有效控制的慢性高血压患者也可发生高血压危象。

鉴别高血压急症与高血压亚急症的关键是靶器官损害而非血压水平，患者血压的高低并不完全代表危重程度，是否出现靶器官损害以及哪个靶器官受累不仅是高血压急症诊断的重点，也直接决定治疗方案的选择，并决定患者的预后。在判断高血压急症时，还需要关注血压升高的速率及幅度，后者比血压的绝对值更有临床价值。

目前缺乏大规模高质量高血压危象相关的临床研究，主要是以下原因：①样本例数偏少，难以充分说明问题；②尚无任何一项研究将发病率或病死率作为一级终点，这些试验多是以血压控制、依从性为终点；③高血压危象原因各异，不同研究靶血压的定义存在较大差异；④各研究所报道的不良反应不一致，难以进行比较。目前尚无将发病率和病死率作为研究终点的有关高血压急症的循证医学研究结果指导临床实践，相关研究多聚焦在比较抗高血压药效应、血压控制本身或治疗的依从性方面。尽管高血压危象发生于小部分高血压患者，因其如得不到及时和适当的治疗，将严重影响患者的预后甚至危及其生命。因此，临床医生应高度重视对高血压急症的诊治及后续的管理。

二、临床表现

高血压急症的临床表现因临床类型不同而异，但共同的临床特征是短时间内血压急剧升高，可出现明显的头痛、眩晕、烦躁、恶心、呕吐、心悸、气急和视力模糊等靶器官急性损害的临床表现（表 62-1）。国外资料显示，高血压危象占内科急症的 27.5%，中枢神经系统并发症最常见，包括脑梗死（24.5%）、脑病（16.3%）、颅内或蛛网膜下腔出血（4.5%）；其次是心血管系统，包括急性心力衰竭和肺水肿（36.8%）、急性心肌梗死或不稳定型心绞痛（12%）、主动脉夹层（2%）、子痫（4.5%）。

表 62-1 高血压危象患者常见靶器官损害及临床表现

靶器官损害	靶器官损害的临床表现
高血压脑病	急性发作剧烈头痛、恶心及呕吐,意识障碍(意识模糊、嗜睡,甚至昏迷),常见进展性视网膜病变
急性脑卒中	脑梗死:失语,面、舌瘫,偏身感觉障碍,肢体偏瘫,意识障碍,癫痫样发作
	脑出血:头痛,喷射性呕吐,可伴有不同程度意识障碍、偏瘫、失语,动态起病,常进行性加重
	蛛网膜下腔出血:剧烈头痛、恶心、呕吐,颈背部疼痛,意识障碍,抽搐,偏瘫,失语,脑膜刺激征(包括颈强直、克尼格征和布鲁津斯基征阳性)
急性主动脉夹层	撕裂样胸痛,波及血管范围不同可有相应的临床表现,如伴有周围脉搏的消失,可出现少尿、无尿
急性肺水肿	呼吸困难、发绀、咳粉红色泡沫样痰等,查体可见心脏扩大、心率增快、奔马律、肺部啰音等
急性冠状动脉综合征	急性胸痛、胸闷;放射性肩背痛、咽部紧缩感、烦躁、出汗、心悸,心电图有缺血表现;心肌梗死患者可出现心肌损伤标记物阳性
子痫前期和子痫	孕妇在妊娠 20 周到分娩后第 1 周之间血压升高、蛋白尿或水肿,可伴有头痛、头晕、视物模糊、上腹不适、恶心等症状,子痫患者发生抽搐甚至昏迷

【高血压脑病】

既往血压正常或高血压患者,血压明显升高超过脑动脉自身调节功能,脑部过度灌注而发生脑水肿,颅内压升高而产生一系列症状。发生的病理生理机制是平均动脉压增高(超过脑血流的自动调节能力)→脑的高灌注→脑血管扩张、渗透性增强→脑水肿。通常表现为重度增高的血压(血压近期增高更有诊断意义)、神志改变、视神经盘水肿。其诊断应排除其他脑血管疾病。如果随着血压的下降,中枢神经系统功能改善,有助于证实这一诊断。高血压脑病多见于既往血压正常的个体血压突然增高,例如急性肾小球肾炎、子痫患者。慢性高血压患者通常有一个血压逐渐增高的过程,脑的压力 - 灌注曲线右移,具有一定的代偿功能,出现高血压脑病的相对少见。

【急性脑卒中】

急性缺血性和出血性脑卒中均可伴重度血压升高，可能由既往高血压引起，也可能急性脑卒中时升高的颅内压和疾病导致的痛苦、恐惧等情况使患者在原有高血压的基础上病情加重。血压急剧升高是急性脑卒中尤其出血性脑卒中的诱发因素，也是机体代偿反应之一。临床表现为各种神经系统症状、阳性体征和重度高血压。

【主动脉夹层】

主动脉夹层是血液通过主动脉内膜裂口进入主动脉壁并造成动脉壁的分离。主动脉夹层是主动脉异常中膜结构和异常血流动力学相互作用的结果。常见易患主动脉夹层的疾病：结缔组织异常遗传病，如马方综合征、特发性主动脉中膜退行性变、主动脉粥样硬化、主动脉炎性疾病等。高血压是促进主动脉夹层进展的重要原因。主动脉夹层分型的根据是夹层内膜破裂口的解剖位置和夹层累及的范围。曾经使用最广泛的分型是 1965 年 DeBakey 等提出的三型分类法。Ⅰ型：主动脉夹层累及范围自升主动脉到降主动脉甚至到腹主动脉；Ⅱ型：主动脉夹层累及范围仅限于升主动脉；Ⅲ型：主动脉夹层累及降主动脉，如向下未累及腹主动脉者为ⅢA 型；向下累及腹主动脉者为ⅢB 型。1970 年，Stanford 大学的 Daily 等提出了一种更简捷的分型方法，Stanford A 型相当于 DeBakey Ⅰ型和Ⅱ型，Stanford B 型相当于 DeBakey Ⅲ型。随着腔内血管外科技术的发展，Stanford 分型能更好地指导临床治疗，目前是更常用的临床分型。在急性动脉夹层中，夹层的内壁和外壁组织水肿、脆弱，夹层中可见血栓及流动的血液。夹层动脉瘤组织病理学上最突出的变化是中膜的退行性变化，光镜下表现为弹力纤维消失，为黏多糖所取代，血管壁结构消失，平滑肌排列紊乱，也就是“囊性坏死”。主动脉夹层临床症状非特异性，应仔细与急性心肌梗死、心包炎、肺栓塞、急腹症进行鉴别诊断，以免耽误治疗。

【急性肺水肿】

血压重度增高，心脏后负荷骤然增加，可引发一系列病理生理改变，导致左心室收缩、舒张功能不全，继发左心房、肺静脉压力增高，引起肺泡内液体积聚，左、右心腔短暂而严重的血流不匹配。重度高血压但无症状患者，右心导管检查肺动脉和毛细血管的压力虽然低于肺泡内液体渗出的压力界限，但血浆心房脑钠肽水平增高。失代偿的高血压危象则可导致急性肺水肿，出现呼吸困难、发绀、咳粉红色泡沫样痰等急性左心衰临床症状。

【高血压合并急性冠状动脉综合征】

急性心肌梗死或不稳定型心绞痛均可能伴发高血压。这种情况可以由于既往的高血压引起，也可由于心肌缺血疼痛引起血压增高。正确的诊断取决于仔细询问病史和心电图结果判定。

三、辅助检查及评估

高血压危象时用于诊断和判定预后的辅助检查手段和方法取决于其临床情况。基本实验室检查应包括血生化，检查是否存在可能致心律失常的低钾血症或低镁血症，同时检查肝、肾功能；血、尿、粪常规，此外可根据病情筛查心肌酶、B 型利钠肽（BNP）、D- 二聚体等指标。心电图检查评价冠状动脉缺血或左心室肥厚情况；对于伴胸痛或气短的患者，行胸部 X 影像检查是否存在肺水肿等情况；对于神经系统检查有异常发现或存在精神状态改变的患者，应行头部的电子计算机断层扫描（CT）或磁共振成像（MRI）检查。

急性主动脉夹层的诊断取决于临床拟诊结合适当的影像学检查。全主动脉增强电子计算机断层扫描（CTA）检查是第一选择；经胸超声心动图（TTE）也是一项有意义的检查，但是敏感性低，可作为 A 型夹层的初筛手段；经食管超声心动图（TEE）对于检测、鉴别近端或远端夹层，敏感性较高，需要在控制血压后床旁进行，临床应用受到一定限制。磁共振血管成像（MRA）也是一项准确的检查，但是其检查时间长，且不能进行急诊检查，限制了其在急诊的应用。各项影像学检查的敏感性、特异性列于表 62-2。其他常见高血压危象的辅助检查可参考各疾病相关章节。

表 62-2　诊断主动脉夹层的影像学检查的敏感性和特异性

影像方法	敏感性 /%	特异性 /%
TEE	98	77
TTE	53	83
CTA	94	87
MRA	98	98

四、管理和治疗

一旦发生高血压危象，应持续监测患者的血压及生命体征，通过病史采集、体格检查以及必要的实验室检查对病情迅速进行评估，查找引起血压急性升高的临床情况和诱因，评估患者是否存在靶器官损害、损害的部位及程度，去除或纠正引起血压升高的诱因及病因,尽快静脉应用合适的抗高血压药控制血压,以阻止靶器官进一步损害,降压应遵循迅速平稳降低血压、合理选择抗高血压药的原则。对受损的靶器官给予相应的处理,降低并发症并改善预后。

高血压危象在决定具体治疗策略时,应首先根据病情评估情况进行分层,对于高血压急症及高血压亚急症采取不同策略。对于高血压急症,总体的降压目标应针对不同合并症,需要细化并个体化治疗。降压的幅度及速度推荐 2018 年中国高血压防治指南建议:一般原则在不影响脏器灌注基础上降压,渐进地将血压调控至适宜水平。初始阶段(1h 内)血压控制的目标为平均动脉压的降低幅度不超过治疗前水平的 25%。在随后的 2~6h 内将血压降至较安全水平,一般为 160/100mmHg 左右。如果可耐受,在以后 24~48h 逐步降压达到正常水平。如合并急性冠状动脉综合征、急性左心衰,需要尽快将血压降至可以改善心脏供血、降低心肌氧耗量、改善心功能的水平。如为合并急性主动脉夹层,应该迅速降压至维持组织脏器基本灌注的最低血压水平,一般需要联合使用抗高血压药,并要重视足量 β 受体阻断药的使用。

对于高血压亚急症,没有证据说明紧急降压治疗可以改善预后。可在 24~48h 将血压缓慢降至 160/100mmHg,数周内降至正常目标值(图 62-1)。

【中枢神经系统急症】

大多数高血压急症的患者需立即降压治疗,但是伴有中枢神经系统急症者迅速降压可能会减少脑灌注,脑灌注压 = 平均动脉压 - 颅内压,脑卒中患者的高血压与高颅压并存,应以降低颅内压、维持足够的脑灌注压为核心。高血压脑血管系统急症包括高血压脑病、缺血性脑卒中、出血性脑卒中。

1. 高血压脑病　处理的关键是降低血压的同时保证脑灌注,恢复脑血流的自动调节,避免血压骤降,以免引起脑缺血。在治疗的同时兼顾减轻脑水肿、降低颅内压。高血压脑病降压治疗以静脉给药为主,1h 内将收缩压降低 20%~25%,血压下降幅度不可超过 50%。抗高血压药选择拉贝洛尔、乌拉地尔或尼卡地平,血压降至合适范围,可以从静脉过渡到口服用药。高血压脑病可在数小时到数日恢复。

2. 急性缺血性脑卒中　急性缺血性脑卒中的降压治疗一直存在争议。荟萃分析显示急性缺血性脑卒中早期降压治疗在减少脑卒中致死率、致残率、全因病死率、脑卒中复发以及严重不良事件等方面显示中性结果。对于急性缺血性脑卒中患者的初始

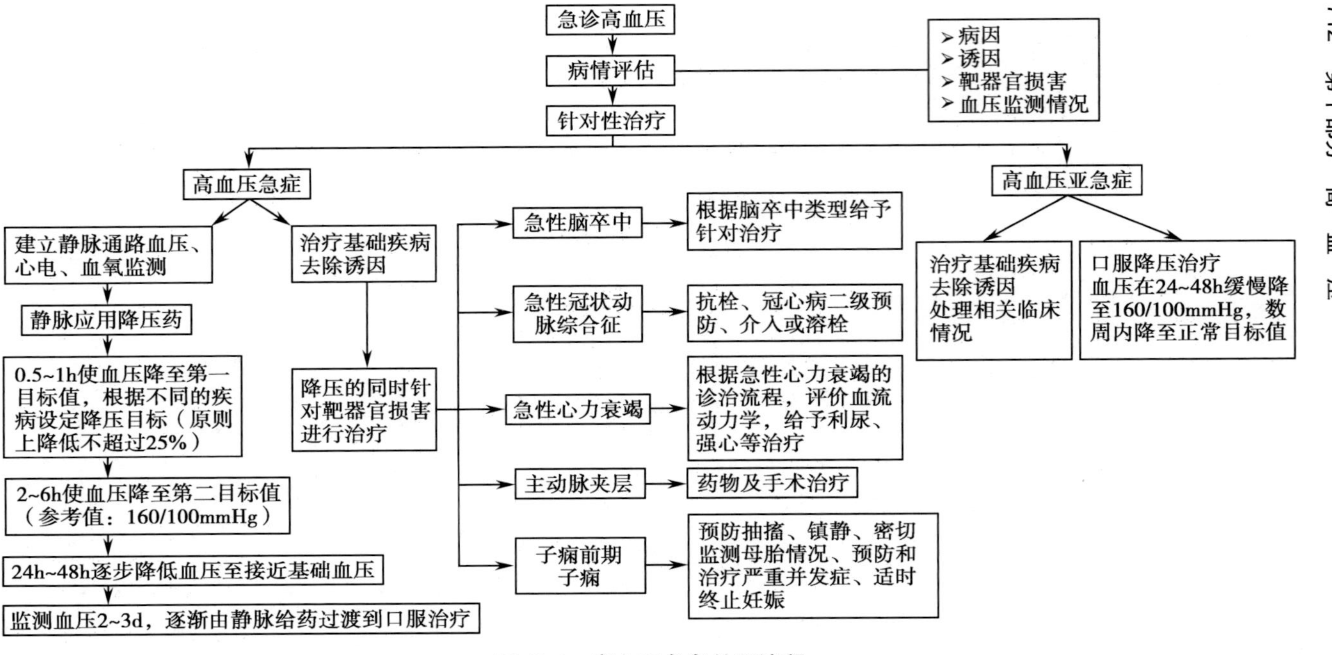

图 62-1 高血压危象处理流程

治疗,不要急于降低血压,需维持足够的灌注压。准备溶栓者或给予其他急性再灌注干预措施时,需要静脉抗高血压药,将收缩压降至 180mmHg,舒张压降至 110mmHg 以下。而对于大面积脑梗死患者也需要行血压管控,同时应顾及颅脑外科手术,控制血压≤180/100mmHg。抗高血压药可选择静脉输注拉贝洛尔、尼卡地平、乌拉地尔。脑卒中恢复期及陈旧性脑卒中患者,应严格控制血压在正常水平,预防再发。

3. 急性出血性脑卒中　降压治疗的主要目的是在保证脑组织灌注的基础上,避免再次出血。多个临床试验为早期强化降压(在发病后 6h 内将收缩压降至 140mmHg 以下,并维持至少 24h)提供了证据,并证实了早期强化降压的安全性。收缩压在 150~220mmHg 且没有急性降压治疗禁忌证的脑出血患者,急性期降低到 140mmHg 是安全的,并能有效地改善功能结局。对于收缩压>220mmHg 的脑出血患者,持续静脉输注抗高血压药进行强化降压,同时严密监测血压及神经系统症状和体征可能是比较合理的措施。抗高血压药可选择快速降压、平稳可控且不增加颅内压的药物如乌拉地尔、拉贝洛尔等。

4. 急性蛛网膜下腔出血　非外伤性蛛网膜下腔出血最主要的病因是动脉瘤。尚不明确蛛网膜下腔出血患者控制血压对再出血的影响,认为再出血与血压波动的关系较血压本身更为密切。可参考患者发病前的基础血压来修正目标值,高于基础血压的 20% 左右,避免低血压。动脉瘤处理前将收缩压控制在 140~160mmHg 是合理的。尼卡地平、乌拉地尔等可以用于动脉瘤性蛛网膜下腔出血后急性血压控制。

【主动脉夹层】

高血压急症中,急性主动脉夹层是最紧急的临床情况之一,病死率极高。治疗目标为控制心室率、抑制心脏收缩、降低血压及左心室射血速度以降低血流对动脉的剪切力,急性近端剥离及出现并发症者应尽快手术治疗。在保证器官足够灌注的前提下,迅速将主动脉夹层患者的血压降低并维持收缩压在 100~120mmHg,心率控制在≤60 次 /min。血压的快速下降易引起交感神经兴奋,使心肌收缩力反射性增加,而血压的急剧变化及左心室收缩力的增加可加剧主动脉破裂风险,因此应联合应用 β 受体阻断药降低心肌收缩力和减慢心率,且 β 受体阻断药应在抗高血压药使用之前应用,对于存在 β 受体阻断药禁忌证患者,可应用非二氢吡啶类钙通道阻滞药如地尔硫䓬控制心率;可联合使用乌拉地尔、拉贝洛尔、硝普钠等静脉抗高血压药控制血压达标。

【急性肺水肿】

高血压急症并发急性肺水肿临床特点是血压明显升高，发展迅速，以左心衰竭为主并发急性肺水肿，治疗策略包括：①降低左心室前、后负荷；②改善氧合，清除肺泡液体；③缓解心肌缺血。治疗上需持续给氧，必要时启动机械辅助呼吸支持；为尽快缓解症状和减少充血，应将静脉给予血管扩张药作为初始治疗方案。早期数小时应迅速降压，降压幅度在25%以内，推荐血管扩张药联合利尿药治疗。静脉药物推荐硝酸酯类、硝普钠、乌拉地尔。硝酸酯类药物尤其适用于合并冠心病的患者，在减轻肺淤血的同时不影响心排血量且不增加心肌耗氧量，扩张冠状动脉，改善心肌供血。硝普钠适用于严重心力衰竭、原有后负荷增加以及肺水肿的患者，可迅速降低心脏前后负荷。

【高血压合并急性冠状动脉综合征】

合并高血压的急性冠状动脉综合征，心脏后负荷和心肌氧耗量增加可以加重心肌缺血，治疗目标在于降低血压、减少心肌耗氧量，改善预后，同时不影响冠状动脉灌注压及冠状动脉血流量；避免降压诱导反射性心动过速，因为心动过速降低舒张期充盈时间，从而减少冠状动脉供血。对于一般人群治疗目标建议<130/80mmHg，舒张压>60mmHg，遵循高血压急症的总体降压节奏。药物推荐首选硝酸酯类如硝酸甘油，可联合应用β受体阻断药。需要注意，未得到良好控制的高血压（收缩压≥180mmHg或者舒张压≥110mmHg）是溶栓治疗的相对禁忌证，需在控制血压的基础上（收缩压<160mmHg）开始溶栓。

【其他临床情况】

高儿茶酚胺状态通常发生在短效交感神经拮抗剂治疗中突然撤药，嗜铬细胞瘤患者、单胺氧化酶抑制药治疗期间使用拟交感药物，如可卡因、酚苄明等。如患者漏服交感神经拮抗剂所致，给予相应药物即可使血压得以控制，必要时给予α受体阻断药治疗。嗜铬细胞瘤降压和术前治疗首选α受体阻断药如酚妥拉明、乌拉地尔，还可选用硝普钠，如存在心律失常和心动过速，可在α受体阻断药的基础上加用β受体阻断药，忌单独使用β受体阻断药，因其可使血压进一步升高。

围手术期高血压急诊手术患者的血压升高常由手术操作或应激反应引起，特别是在血管外科、心脏外科、神经外科等创伤较大的手术中易出现急性血压升高。患者年龄<65岁，血压控制目标<140/90mmHg，老年患者可适当放宽降压目标，血压控制目标<150/90mmHg。糖尿病和慢性肾病患者，血压控制目标

<140/90mmHg。术中血压波动幅度不超过基础血压的 30%。

子痫前期和子痫是妊娠期高血压的严重表现类型，治疗目的是降低围产期发病率和病死率。静脉注射拉贝洛尔和肼屈嗪是妊娠期严重高血压急性发作的一线治疗药物，口服硝苯地平也可以作为一线抗高血压药。

【高血压急症常用静脉抗高血压药用法及注意事项】

1. 硝普钠　高血压危象的一线用药，起效迅速，0.5~10.0μg/(kg·min)静脉滴注，但是应注意以下事项：避免血压过度降低；因其增强压力感受器的敏感性，可反射性引起心动过速；可引起颅内压升高，高血压脑病、脑出血、蛛网膜下腔出血患者慎用；如果患者出现中枢神经系统功能紊乱，心血管体征不稳定，乳酸酸中毒，应考虑氰化物中毒，治疗包括应用维生素 B_{12} 和硫代硫酸盐。

2. 硝酸甘油　高血压急症合并心肌缺血患者首选，10~200μg/min 静脉滴注，2~5min 起效，严重贫血，有颅内高压、闭角型青光眼患者禁用；头痛不良反应较常见。

3. 乌拉地尔　静脉注射 10~50mg 负荷量，之后静脉泵入，初始速度可达 2mg/min，维持给药速度为 9mg/h 泵入，禁用于主动脉峡部狭窄或动静脉分流的患者；可出现头痛、头晕、恶心不良反应。

4. 拉贝洛尔　初始 25~50mg 静脉注射，之后 1~4mg/min 静脉滴注维持。支气管哮喘，心源性休克，二、三度房室传导阻滞，窦性心动过缓禁忌，可出现头晕、胃肠道不适、疲乏、哮喘加重、直立性低血压等不良反应。

5. 艾司洛尔　负荷量 0.5mg/(kg·min)静脉注射约 1min，随后静脉滴注维持，从 0.05mg/(kg·min)开始，最大维持量 0.3mg/(kg·min)，1~2min 起效。支气管哮喘、严重慢性阻塞性肺疾病、窦性心动过缓、二～三度房室传导阻滞、心源性休克禁忌。注意低血压不良反应。

6. 酚妥拉明　用于诊断嗜铬细胞瘤及治疗其所致的高血压发作，2~5mg 静脉注射或 0.5~1.0mg/min 静脉滴注，注意直立性低血压、心动过速或心律失常不良反应。

7. 地尔硫䓬　起始 10mg 静脉注射 1min，5~15μg/(kg·min)静脉滴注维持。禁用于病态窦房结综合征、二或三度房室传导阻滞、严重充血性心力衰竭。注意心动过缓、房室传导阻滞、低血压的不良反应。

8. 尼卡地平　0.5~10.0μg/(kg·min)静脉滴注，须注意心动过速、肌酐升高、周围水肿的不良反应。

总之，控制高血压急症，应缜密评估、密切监护、平稳降压、个体化治疗,尽快稳定临床情况,避免治疗并发症(低血压、缺血性脑损害等)的发生;采取紧急措施保护靶器官是治疗高血压急症的关键;病情稳定后,检查、寻找导致血压升高的病因及诱因;制订长期的门诊血压管理随访计划,预防复发。高血压危象可带来严重的临床后果,治疗并发症费用亦非常昂贵,因此无论从改善预后,还是从药物经济学观点来看,预防高血压急症的发生更有价值。

（党爱民　吕纳强）

第63章　高血压与靶器官

高血压可以引起血流动力学、循环系统、神经调节、血浆容量、血液黏滞度的异常变化和血管重塑,从而导致心脏、脑、肾、眼底以及大小动脉等靶器官的损害,产生高血压并发症。

高血压与心血管疾病:前瞻性观察研究反复证明了高血压是心血管事件的主要危险因素,而且高血压与所有心血管事件有关,包括冠心病、左心室肥大、心脏瓣膜病、心律不齐、脑卒中等。在高血压或接受降低血压药物治疗的30岁成年人中,发生心血管事件的风险要比年龄和性别相近的成年人高40%。此外,高血压患者的心血管事件往往比BP水平较低的患者提前约5年。

高血压与脑卒中:在我国,脑卒中是主要的病残与死亡的原因。1990年Macmahan等对7个大规模前瞻性人群随访观察研究进行荟萃分析发现,脑卒中患者中高血压占50%~60%,在40~69岁的人群中,收缩压增加20mmHg或舒张压增加10mmHg可使脑卒中或缺血性心脏病病死率增加1倍以上,而收缩压降低5mmHg可使脑卒中病死率降低14%,CVD病死率降低9%。

高血压与肾脏:良性高血压持续5~10年病理即可发现肾动脉病变(肾小动脉硬化、肾小动脉玻璃样变),其后可并发肾实质损害,一般而言,高血压需持续存在10~15年才会出现肾损害临床表现。

高血压与眼底改变:高血压引起的眼底改变主要表现为眼底的动脉硬化、视网膜出血及渗出,其病变程度与高血压病情有关。高血压早期视网膜动脉正常或轻度狭窄,中期视网膜动脉发生硬化,到了晚期视网膜动脉硬化则更加明显,并可出现渗出、出血和视神经盘水肿。高血压的眼底视网膜改变不仅反映高血压患者其他脏器受损情况,其动脉硬化程度尚能提示高血压时限,当有明显视网膜病变,尤其已发生视神经盘水肿时,常伴有心脏、脑、肾等靶器官的不同程度损害。

一、高血压左心室肥厚

高血压引起的左心室肥厚(left ventricular hypertrophy,LVH)是心肌对后负荷增加的代偿反应,可导致左心室收缩舒张功能相继减退,同时可降低冠状动脉的储备能力,加速冠状动脉粥样硬化过程,其结果可导致心绞痛、心肌梗死、心律失常、心力衰竭等。LVH 的患病率受血压、遗传、糖尿病、吸烟、肥胖、性别等因素的影响,并随年龄的增长而增加(30 岁以下患病率约 6%,≥70 岁患病率约 43%)。LVH 患者的心血管发病率、病死率及全病因死亡较心室质量正常的患者高 2~4 倍。研究表明,高血压 LVH 是心血管并发症的独立危险因素,在高血压患者的靶器官损害和其他危险因素中,左心室质量的增加是最严重的危险因素。

【发生机制】

高血压性左心室肥厚的发生机制尚不十分清楚,大多数研究表明与血流动力学、神经体液调节、基因、体重因素、胰岛素抵抗等多层次的因素相关,其中交感神经系统活性增强是高血压导致左心室肥厚的始动因素。近年来有许多研究表明,盐摄入在 LVH 的发展过程中有重要意义,但具体机制还不太清楚。

1. 血流动力学因素　压力和容量负荷:高血压时,周围血管阻力增加,心脏压力负荷过重,刺激心肌蛋白合成,心肌细胞体积增大,肌节增多,伴间质增生,导致心室壁增厚,出现向心性肥厚。

除力学机制外,压力负荷还可以通过神经体液机制介导心肌肥厚。已有动物实验研究发现,压力负荷可引起心肌组织中血管紧张素原及血管紧张素转换酶 mRNA 表达增加,并使正常存在于心肌组织中的细胞因子、生长因子从无活性状态游离出来,或从细胞内释放,或表达上升,而这些因子是致心肌肥厚的细胞外触发信号因子。

高血压患者同时存在容量超负荷,使舒张期室壁与肌节应激增高,心肌细胞内肌节增多,肌节以串联方式相连,肌细胞长度增加。按 Frank-Starling 定律,舒张期心肌纤维长度增加,必然引起心肌收缩力的增加,故扩张也可导致肥厚,表现为室腔扩大,出现离心性肥厚。

2. 动态血压变异　正常人体血压生理性昼夜变化表现为上午高于下午,前半夜高于后半夜,白昼高于夜间,24h 血压曲线呈双峰 - 谷的长柄勺型,这种变化有助于保护血管的结构与功能。

(1) 大多数轻至中度高血压患者 24h 血压变化与正常人相似,血压水平高者波动幅度大。

(2) 24h 收缩压、舒张压及夜间血压与高血压患者的左心室重量指数密切相关，且关联性优于诊室血压。

(3) 高血压患者动态血压变化表现为昼夜节律消失及夜间血压上升者易发 LVH 且程度重。

3. 动脉结构和阻力　阻力血管结构的改变，动脉中层的增厚在维持血压持续升高上具有重要意义，随着年龄的增长，人体动脉血管壁的内膜及中层增厚，胶原蛋白、脂质钙的含量增加，使大动脉扩张屈曲，伸展性和弹性降低，小动脉管腔变窄，外周阻力增高，导致左心室肥厚。

4. 非血流动力学因素　非血流动力学因素在高血压性 LVH 的发生和发展上起重要作用，肾素、血管紧张素Ⅱ(AngⅡ)、去甲肾上腺素(NE)、醛固酮、内皮素、甲状腺激素等多种血管活性物质及生长因子均参与介导这一过程。NE 通过兴奋 α 受体使心肌细胞表达增加，蛋白质合成增加，心肌细胞发生肥大；NE 还通过兴奋 β 受体使心肌收缩增强，心率加快，增加 cAMP 生成和糖原合成，这些效应均能促进心肌细胞肥大。另外，缓激肽、前列腺素、NO 能够增加胶原降解。两方面调节因素作用的失衡导致心肌肥厚的发生。

【病理改变】

LVH 是心肌细胞肥大所致的心脏扩大和左心室重量增加，根据左心室重量以及左心室壁 / 心室腔内径比值(相对室壁厚度)，高血压所致的 LVH 大致可分为 4 种几何构型。

1. 向心型肥厚　左心室质量和室壁厚度都增加。

2. 离心型肥厚　左心室质量增加，左心室壁厚度相对正常，此时心室腔扩大，左心功能明显受影响，故高血压晚期出现心力衰竭时皆属此型。

3. 向心型重塑　左心室质量正常，左心室壁厚度相对增加。

4. 左心室几何构型基本正常。

【病理生理】

LVH 的持续存在，导致心脏结构功能的改变，引起相应的病理生理变化，不同程度影响心功能，同时增加了心血管并发症的危险。

1. 舒张功能障碍　左心室肥厚早期即可出现舒张功能障碍，表现为左心室舒张期延长，标准充盈峰速降低，心肌僵硬度增加，弹性及顺应性下降，使舒张期压力 - 容量关系发生改变。在正常情况下的左心室容量，由于左心室舒张压增高，使左心室充盈受限发生心力衰竭。荟萃分析显示，高血压患者发生舒张功能障碍者占 18%~84%。

2. 收缩功能障碍　LVH 早期，由于室壁肥厚可使增高的收缩期室壁应力恢复正常，故左心室收缩功能正常或略高于正常，随着病情进展，心肌收缩功能逐渐减退，收缩力上升的速度和幅度降低，心肌缩短减慢，心室舒张末期容量下降，充盈压、左心房压升高，加重舒张功能障碍，出现心力衰竭。左心室肥厚发展至晚期，即使在正常血压状态下左室射血分数降低，表现收缩功能降低。

3. 心肌缺血　血压长期升高促使冠状动脉硬化的发生，动脉硬化使舒张压下降，可导致冠脉血流灌注减少，同时收缩压升高使心室后负荷增加、心肌肥厚以及左心室射血时间的延长，均能使心肌耗氧量增加，而冠脉血管床不能随心肌重量增加而按比例增加供氧，所以高血压并发左心室肥厚患者冠脉储备功能不同程度下降，引起或加重心肌缺血。

4. 室性心律失常　心肌肥厚与心律失常关系密切，心电图左心室肥厚的高血压患者中，20% 有发作性室性心律失常，而心电图上无左心室肥厚者发生率仅为 8%。其发生机制：①肥厚心肌细胞动作电位时限延长，传导速度减慢，相邻细胞间不应期存在差异，兴奋性恢复不一致；②左心室肥厚时冠脉储备能力下降，心肌细胞因缺血电生理特性发生改变，产生异位搏动；③左心室肥厚患者交感神经系统活性增强，也可诱发室性期前收缩。

【高血压 LVH 的诊断】

1. 心电图　简便易行，它是 Framingham 研究诊断 LVH 的主要手段，其特异性高，但敏感性低，可出现假阳性，心电图上出现 LVH 的特征，通常表明 LVH 已发展到了相当重的程度。2009 年欧洲高血压指南管理再评价时提出心电图应作为所有高血压患者的常规检查。

左心室高血压的心电图改变：

(1) Sv_1+Rv_5 或 $Sv_2+Rv_6>3.5mV$（女）或 4.0mV（男）。

(2) $R_{aVL}>1.1mV$。

(3) $Sv_3+R_{aVL}>2.8mV$（男），$>2.0mV$（女）。

2. 超声心动图　用于临床以来，使诊断 LVH 的阳性率大大提高。成年人超声心动图检查 LVH 的患病率 15%~20% 远高于心电图患者的患病率 5%。

超声心动图测量指标：舒张末期室间隔厚度（IVSTd）、左心室后壁厚度（PWTd）、左心室舒张末内径（LVIDd）。

计算左心室质量（LVM）$=0.8\times1.04\times[(IVSTd+LVIDd+PWTd)^3-LVIDd^3]+0.6$（g）。

欧洲高血压指南推荐应用左心室质量指数（LVM index，LVMI）作为诊断 LVH 的标准，LVM/ 身高（g/m）>50（男）和>47（女），或者

LVM/体表面积（g/m^2）>115（男）和>95（女），并将区分向心型肥厚与离心型肥厚的相对室壁厚度临界点定为0.43。①向心型肥厚：相对室壁厚度≥0.43，LVM增加；②离心型肥厚：相对室壁厚度<0.43，LVM增加；③向心型重塑：相对室壁厚度≥0.43，LVM正常。

3. 磁共振成像（MRI） 是心脏解剖和功能定量的金标准，以软件处理重建的心肌三维成像来计算心肌质量，可使检查结果的误差减到最小，MRI有可能发展为鉴别纤维化和心肌肥厚的非创伤性方法。

【LVH治疗原则】

一旦出现LVH，应及时治疗，使心肌收缩和舒张功能得到改善，自主神经系统活性正常化，降低恶性心律失常的发生，改善冠状动脉储备能力，延缓或预防心绞痛、心肌梗死、脑卒中和心衰的发生，从而降低心血管病的发生率。降低血压可以逆转左心室肥厚，治疗持续时间、血压降低的幅度，尤其是24h平均血压的控制都是逆转LVH的重要因素，平稳降压，提高血压平滑指数也非常重要。同时尚需要更多研究来证明对于伴有LVH的高血压患者，强化降压治疗是否能使患者受益。

各种高血压药物逆转LVH的机制和效果不同，ACEI、ARB、钙通道阻滞药、利尿药、β受体阻断药、α受体阻断药均能使LVH逆转。其中以ACEI及ARB效果最佳，利尿药、β受体阻断药最弱。α受体阻断药能激活交感神经系统，反而使左心室重量增加。

二、高血压与动脉粥样硬化

高血压是增加动脉粥样硬化（atherosclerosis，AS）、血管病变的危险因素之一。据统计，冠状动脉粥样硬化患者60%~70%合并高血压，而高血压患者合并冠状动脉粥样硬化者较血压正常者高出4倍，且无论收缩压还是舒张压增高都很重要。人群研究证实即使轻度高血压，如持续存在，也容易并发动脉粥样硬化症及缺血性脑病。高血压引起的动脉粥样硬化多见于冠状动脉，可致心绞痛、心肌梗死，甚至猝死。其次好发于颈动脉与脑底动脉环，产生各种脑血管意外，如短暂性脑缺血发作、脑梗死等。病变累及下肢可见间歇性跛行及肢体坏疽，病变发生在肾动脉可使血压进一步升高，肾功能受损。

【发病机制】

高血压与动脉粥样硬化的形成与发展密切相关，但其发生机制尚未完全阐明。目前研究认为，高血压时血管内皮功能受损是引起动脉粥样硬化的重要环节，同时还可能与高血压时脂代谢、糖代谢、细胞膜功能改变有关。

【病理】

动脉粥样硬化的表现形式千差万别，其基本病变包括脂质点和脂质条纹、粥样和纤维粥样斑块以及复合病变。

1. 脂质条纹　是动脉粥样硬化局限于动脉内膜的早期病变。其病变特点是内膜的巨噬细胞和少量平滑肌细胞灶性积聚，细胞内外脂质沉积，从而使肉眼呈现数毫米大小的黄色脂点或长达数厘米的黄色脂肪条纹。

2. 纤维斑块　是进行性动脉粥样硬化最具特征的病变。肉眼观察斑块一般呈淡黄色，稍隆起并向动脉管腔内突入或围绕血管分支的开口处，引起管腔狭窄。当斑块体积增大时，可向管壁中膜扩展，破坏管壁的平滑肌纤维和弹性纤维，并代之以结缔组织和新生毛细血管。

3. 复合病变　为严重病变，由纤维斑块发生出血、坏死、溃疡、钙化和附壁血栓所形成。

【辅助检查】

动脉粥样硬化发展到一定程度，尤其是有明显血管狭窄或闭塞，引起相应器官病变时，诊断并不困难，但早期诊断并不容易。常用的检查手段包括动脉造影、CT、MRI、超声、踝肱指数、脉搏波传导速度等。

1. 颈动脉超声　通过颈动脉超声测量的颈动脉内膜中层厚度（IMT）和 / 或斑块的存在可预测心血管事件的风险。颈动脉分叉处的 IMT 值主要反映动脉粥样硬化，颈总动脉水平的 IMT 值主要反映与高血压相关的肥大。颈动脉 IMT>0.9mm 被认为是异常，但正常的上限随年龄而变化。斑块的存在可以通过 IMT ≥ 1.5mm 或通过局增厚 0.5mm 或超过周围颈动脉 IMT 值的 50% 来识别。与 IMT 相比，狭窄的颈动脉斑块对脑卒中和心肌梗死均具有很强的预测价值。但是除非有临床指征，即存在颈动脉杂音、先前的短暂性脑缺血发作（TIA）或脑血管疾病等，不建议常规进行颈动脉超声检查。

2. 脉搏波传播速度（PWV）　大动脉硬化是单纯收缩期高血压和年龄相关性脉压增高最重要的病理生理决定因素。PWV 是测量大动脉硬化的金标准。PWV>10m/s 是中年高血压患者主动脉功能显著改变的保守估计阈值。

3. 踝肱指数（ABI）　ABI 可以用自动设备测量，也可以用连续波多普勒超声和血压计测量。低 ABI（如<0.9）代表伴有下肢动脉疾病（LEAD），通常是晚期动脉粥样硬化的标志，对心血管事件具有

预测价值，即10年心血管死亡率和主要冠状动脉事件发生率增加近2倍。

【治疗】

在高血压冠心病患者中，推荐降压到130/80mmHg，但不推荐降压到120/80mmHg，β受体阻断药和RAS受体阻断药可改善心肌梗死后的预后。在有症状的心绞痛患者中，β受体阻断药和钙通道阻滞药是首选抗高血压药。

降低血压会使颈动脉IMT复原，并可延缓内膜动脉粥样硬化进程，CCB比利尿药和β受体阻断药更有效，ACEI比利尿药更有效。颈动脉斑块患者发生动脉粥样硬化性脑卒中和心血管事件的风险较高，降低血压的同时应辅以改变生活方式和使用他汀类药物和抗血小板药物。

三、高血压与主动脉夹层

主动脉夹层是高血压急症的一种，高血压急症是指严重高血压（3级）导致的急性器官损伤，通常具有生命威胁，需要立即但谨慎干预以降低血压，通常需要静脉治疗。

一项对30 412名中年男女进行20年随访的前瞻性分析报道，每年每100 000人中有15例有主动脉夹层的危险，男性占67.5%。在那些65~75岁的年龄段中，发病率甚至可能高达每年每10万人中有35例。主动脉夹层的女性患者比男性年龄更大，并且更多人具有非典型症状，这通常会延迟诊断，导致更高的病死率。

此外，31%患者有动脉粥样硬化，15%有心脏手术史，4%有医源性原因（如以前导管操作或手术造成的创伤）。

【病因】

高血压和主动脉中层疾病是主动脉夹层最重要的两个发病因素。

1. 高血压　大约80%主动脉夹层患者患有高血压。高血压患者每10万人每年约发生21.4例夹层，而正常血压患者每10万人每年约发生5.4例夹层。主动脉夹层患者的尸检病理提示有高血压的病理改变，如左心室明显增厚或有肾动脉硬化者占90%。长期严重高血压患者并发主动脉夹层发生率高，高血压可使主动脉壁长期处于应激状态，弹性纤维常发生囊性变性或坏死，导致夹层形成。在各型夹层中，以Ⅲ型主动脉夹层合并高血压者最常见，约占88%，而以Ⅱ型伴有高血压者最少见。

2. 结缔组织疾病　常见于马方综合征，大约5%主动脉夹层患者有马方综合征，由于结缔组织病变使主动脉壁变薄，易受损，可较早触发主动脉夹层。马方综合征是较年轻患者以及非高血压患者发生主动脉夹层的重要病因。

3. 动脉粥样硬化　约 1/4 主动脉夹层患者经造影、手术或病理证实有主动脉粥样硬化，发病年龄大多在 60 岁以上。在老化过程中，主动脉夹层也常发生变化，但程度较轻，血流可经内膜动脉硬化破口进入主动脉壁，形成夹层。

4. 妊娠　40 岁以下女性主动脉夹层患者，约半数见于妊娠期，且常在妊娠 7~9 个月发病，分析原因主要与主动脉中层坏死有关，也可能与妊娠高血压综合征有关。

5. 外伤　严重外伤可引起主动脉夹层局部撕裂，约 14% 主动脉夹层发病与体力劳动有关，身体突然屈伸、旋转，心导管或行体外循环插管操作等也可导致夹层发病。

此外，某些先天性心血管病如先天性主动脉缩窄所致区域性高血压、二叶主动脉瓣、Ehlers-Danlos 综合征、Loeys-Dietz 综合征等，以及某些对结缔组织有毒性作用的食物或药物也可导致本病。

【发病机制】

主动脉夹层的发生主要有两种情况：一种是内膜撕裂后高压血流进入中层；另一种是中层滋养动脉破裂产生血肿，壁内压力升高导致内膜撕裂。内膜撕裂口好发生于主动脉应力最强部位，即主动脉近心端或降主动脉起始端（左锁骨下动脉开口处下方 2~5cm 处），撕裂的长轴常与主动脉长轴相垂直。

心肌收缩时，左心室射血对主动脉壁的冲击力以升主动脉的近心端与主动脉峡部为最大，随着每次心脏收缩，血液从内膜裂口不断进入主动脉夹层，夹层血肿可逐渐向远端波及，可到达中等动脉部位。因而高血压患者更容易发生。

当内膜撕裂形成夹层后，促使夹层蔓延扩大恶化的因素包括血压幅度、脉压陡度、血液黏稠度、血液流速及涡流，其中以血压与脉压陡度影响最大。血液冲击力主要与脉压陡度及血压幅度有关，可促使夹层继续发展，直到发生夹层破裂，故心脏收缩力与周围血管阻力对病理进程至关重要。

夹层血肿多在内膜与中层内 1/3 和中 1/3 之间层面发展，尤以中层内 2/3 最为严重，可使内膜撕裂达中层，并常止于外 1/3。夹层血肿可顺行或逆行蔓延，若向外膜破裂，可引起大出血、心脏压塞、左侧血胸、纵隔积血、腹膜后出血以及失血性休克，严重者可危及生命，也可向内破入主动脉内，形成双通道主动脉，病情可趋稳定。

【分型】

1. DeBakey 分型（图 63-1）　1995 年 DeBakey 等根据夹层的起

源与受累的部位将主动脉夹层分为三型，即 DeBakey 分型，为目前最常用的分型方式。

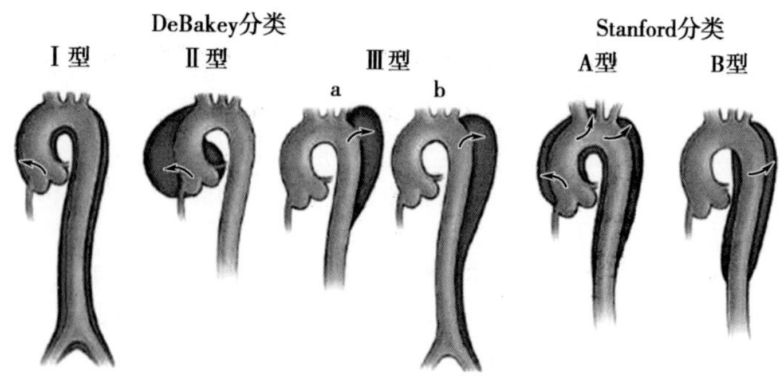

图 63-1　主动脉夹层分型

Ⅰ型：夹层起源于升主动脉，内膜裂口多位于主动脉瓣上 5cm，夹层血肿可沿着逆向两端扩展，向近端扩展引起主动脉瓣关闭不全及冠脉阻塞，向远端可扩展至升主动脉弓、胸降主动脉、腹主动脉甚至到达髂动脉部位，贯穿主动脉全程。此型最为多见。

Ⅱ型：内膜破裂口与Ⅰ型相同，夹层血肿仅限于升主动脉，此型多见于马方综合征。

Ⅲ型：病变起源于降主动脉左锁骨下动脉开口远端，内膜裂口多位于主动脉峡部，夹层向两侧扩展。向下扩展到腹主动脉及髂动脉；向上波及主动脉弓，未累及心脏部位，故此型不产生主动脉瓣关闭不全或心脏压塞等严重并发症，预后相对较好，多见于高血压、老年人及主动脉硬化者。该型可进一步分为Ⅲa 型和Ⅲb 型，前者夹层仅局限于膈上降主动脉，后者仅限于膈下腹主动脉。

2. Stanford 分型　Miller 等根据手术需要，将 DeBakey 分型简化为 AB 两型。A 型：相当于 DeBakey Ⅰ型及Ⅱ型；B 型：相当于 DeBakey Ⅲ型。解剖上根据有无破口，又可分为典型与非典型夹层，非典型夹层又称为壁内血肿。

【临床表现】

主动脉夹层的临床表现取决于夹层的部位、范围、程度、主动脉分支受累的情况、有无主动脉瓣关闭不全以及向外破溃等并发症。

根据发病时间可分为急性期、亚急性期、慢性期。发病 48h 内为急性期，48h 至 6 周内为亚急性期，超过 6 周则进入慢性期。

1. 疼痛　是本病最主要和突出的特征。约 90% 呈突发胸背部持续性刀割样或撕裂样疼痛，痛苦难耐。疼痛部位对判断病变部位有一定帮助：如仅前胸痛，90% 以上在升主动脉，颈、喉、颌或面部疼痛也强烈提示升主动脉夹层；若为肩胛间最痛，则 90% 以上在降主动脉，背部、腹部或下肢痛也强烈提示降主动脉夹层。少数起病缓慢者疼痛可不显著。

2. 休克与血压变化　1/3~1/2 患者有面色苍白，出冷汗及四肢发冷，心率加速，神志改变等休克样表现，但与一般休克不同，血压常较高，即使血压一度下降，渡过急性期后血压仍会升高，可能与弓降部中动脉阻塞或肾脏缺血及交感活性增强有关。血压下降多见于夹层血肿破溃于空腔脏器，如胸腔、腹腔，可致患者突然死亡。有高血压者，起病后可因剧痛使血压更加升高。

3. 其他系统损害　夹层可压迫邻近血管或累及主动脉分支，出现相应器官缺血的症状与体征，是主动脉夹层的重要体征，可使临床表现变得错综复杂，应引起高度重视。

（1）心血管系统：

1）心脏：约半数患者发生主动脉瓣关闭不全，于主动脉瓣听诊区可闻及舒张期杂音，为 Stanford A 型主动脉夹层的严重并发症。重度主动脉瓣关闭不全可致心力衰竭。Stanford A 型主动脉夹层累及冠状动脉时还可导致心肌缺血或心肌梗死。

2）肢体无脉或搏动减弱：约 1/4 患者近段夹层累及头臂动脉，远端夹层累及降主动脉并延伸到髂动脉及其分支动脉，均可造成肢体无脉或脉搏减弱，主要是因主动脉分支受压或内膜片堵塞开口所致，约 20% 患者腹部可闻及血管杂音，临床上应注意与大动脉炎或休克相区别。

（2）神经系统：约 40% 患者可出现神经系统症状，患者可有头晕、暂时性晕厥、昏迷、精神失常，甚至发生缺血性脑卒中。

（3）呼吸系统：近端夹层血肿有时可压迫支气管可导致支气管痉挛、呼吸困难、夹层破裂到胸腔引起胸腔积血甚至死亡。

（4）消化系统：1/3~1/2 患者可出现消化系统症状，多见于降主动脉以远的夹层，出现上腹痛、恶心、呕吐等症状，类似急腹症。

（5）泌尿系统：夹层波及肾动脉时可出现腰痛或肾区触痛，部分患者可有血尿。

【辅助检查】

1. 心电图　可示左心室肥厚劳损改变，病变累及冠状动脉时可出现心肌急性缺血甚至急性心肌梗死改变。

2. 胸部 X 线片　对主动脉夹层诊断符合率约 67.5%，其中Ⅰ型和Ⅱ型可达 70% 以上，影像学表现：①主动脉弓增宽及外形改变；

②纵隔增宽；③主动脉结消失伴气管向右移位；④主动脉弓出现局限性隆起；⑤升主动脉与降主动脉直径比不对称；⑥主动脉增宽，影像内出现内膜外钙化影。

3. 超声　对诊断升主动脉夹层有重要意义，且易识别心包积血、胸腔积血和主动脉瓣关闭不全等并发症。M 型超声中可见主动脉根部扩大，夹层分离处由主动脉壁正常的单条回声带变成两条分离的回声带。在二维超声中可见主动脉内膜片呈内膜摆动征。

4. CT　为首选检查手段，可显示病变的主动脉扩张，观察主动脉分支受累情况，对发现主动脉内膜钙化要优于 X 线片，还可显示主动脉内撕裂所致内膜瓣，此瓣将主动脉夹层分为真、假两腔（图 63-2）。CT 诊断敏感性可达 100%，特异性可达 98%~99%，对降主动脉各层分离准确性高，而主动脉升、弓段由于动脉扭曲可产生假阳性或假阴性。

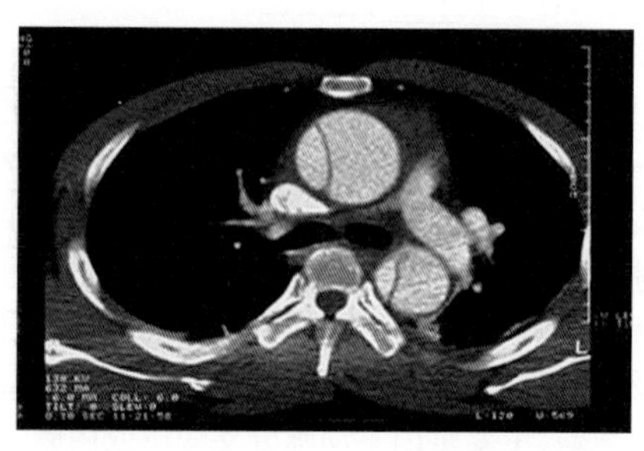

图 63-2　CT 扫描——胸主动脉夹层

5. MRI　能直接显示主动脉夹层的真假腔，并清楚显示内膜撕裂的位置和剥离的内膜片以及血栓，能确定主动脉夹层的范围和分型，以及与动脉分支的关系，但不能用于装有起搏器和铁磁性的人工瓣膜患者。

6. 血管造影　在超声、CT 及 MRI 诊断技术问世之前，血管造影曾被认为是诊断主动脉夹层最可靠的方法，其诊断敏感性为 80%，特异性为 95%，但由于为有创性检查，不再作为该病的首选检查。

【实验室检查】

主动脉夹层缺乏特异的生化检查手段。近年来，一些国外学者通过对动脉中层组织成分的研究，为该病的诊断提供了潜在可行的实验室检查手段。如肌凝蛋白重链为平滑肌细胞的主要成分之一，在主动脉夹层发生时，内膜撕裂，中层平滑肌细胞受损，肌凝蛋白被释放到血液循环中，肌凝蛋白>2.5mg/L 可提示夹层，其敏感性为 90.9%，特异性为 98%。该指标通常在夹层发生 3h 后开始上升。可溶性弹性蛋白片段（soluble elastin fragments，sELAF）为另一种中层组织成分，可以通过 ELISA 法进行测定，该指标同样也在夹层发生 3h 后才开始升高。另外，D- 二聚体的测定可以判断夹层假腔内血栓形成，D- 二聚体夹层的敏感性为 94%，特异性为 40%~100%。主动脉夹层发生后增加的炎症生物标志物，如 C 反应蛋白，反映了主动脉损伤的程度和持续的炎症。其他正在开发的用于诊断的生物标志物包括内皮素 1 和脑钠肽 1。然而，上述生化指标的诊断标准以及临床意义还需要更多证据证实。

【诊断】

根据临床症状，急起持续性剧烈胸痛、高血压病史及血压变化、两侧脉搏不等、突发主动脉瓣关闭不全、神经系统障碍以及急腹症等均应考虑主动脉夹层，并结合影像检查及时明确诊断。由于胸背痛为该病的主要首发症状，所以还应与急性心肌梗死、急性肺栓塞、急性心包炎、窦瘤破裂等进行鉴别。

【治疗】

本病是一种内外科共同参与处理的危重心血管系统疾病。一旦疑诊或诊断为本病，应立即住院监护治疗。

治疗目标：收缩压控制在 100~120mmHg，平均压为 60~75mmHg，心率控制在<60 次 /min，这样能有效地稳定或中止主动脉夹层的继续进展，使症状缓解，疼痛消失。

1. 控制疼痛　可用吗啡与镇静药，吗啡 5~10mg 静脉注射，镇痛效果好，可 6~8h 给药一次，但有成瘾性。中国医学科学院阜外医院近年用静脉芬太尼止痛泵，可有效镇痛，无成瘾性。

2. 控制血压　高血压与主动脉夹层的发生和发展有密切关系，迅速、有效地控制血压是防止病情恶化的一项重要措施。①血管扩张药：临床常用硝普钠，需根据血压调节的剂量；②降低心室收缩力与收缩速率。有报道单纯应用血管扩张药可引起心肌收缩力和收缩速率增加，使病情恶化，主张 β 受体阻断药与血管扩张药联合应用，前者比后者更重要。如有明确 β 受体阻断药应用禁忌，可用非二氢吡啶类钙通道阻滞药替代。急性期可选用美托洛尔 5~15mg 每小时静脉注射一次。病情趋于稳定后可将上述两大类药物改为口服。

3. A 型夹层的治疗　急性 A 型夹层为防止破裂或恶化，应尽早选择手术治疗，慢性期者经观察病情恶化，也需第二次手术。根据不同病理类型可选择不同手术方式，Ⅱ型夹层应选用主动脉弓全弓置换+象鼻术。在70岁的患者中,大量资料显示手术治疗优于药物治疗,除非伴有多发性脑梗死、长时间肠缺血和已经处于持续心肺复苏状态而手术无效的患者。急性A型夹层的手术死亡率约为20%,取决于手术技术和患者的状态。虽然最初的手术死亡率很高,但手术后存活下来的患者的长期存活率很好,3年的存活率约为90%。

4. B型夹层的治疗 B型夹层可分为简单型和复杂型。急性简单型B型夹层不伴有并发症应以内科保守治疗。复杂的夹层与下列并发症之一有关:即将发生器官衰竭的灌注不良、尽管进行了充分的治疗仍有难治性高血压、主动脉周围血肿的增加或主动脉破裂的出血性胸腔积液。这对治疗有重要意义,因为在这些病例中,应该进行外科治疗。1/3患者出现复杂的B型夹层。胸主动脉血管内修复术(TEVAR)已经成为这些患者的金标准治疗方法,因为它在围手术期死亡率方面显示出一些优于传统手术的优势。大约1/3 B型患者接受血管内治疗。此外,一项大型国际注册研究报告显示,复杂B型夹层患者TEVAR术后的长期生存优于单纯药物治疗。虽然TEVAR在复杂B型AAD患者中具有生存优势,但它仍与再干预的高风险相关,所有患者均应进行连续随访影像学检查。不推荐TEVAR用于简单的B型AAD。

夹层的长期风险在很大程度上取决于主动脉直径、通畅程度和血栓形成。TEVAR术后围手术期死亡率为7%~9%,脊髓缺血风险为1.9%。一些解剖学条件可能对TEVAR不利,则应该考虑开腹手术。传统的B型夹层外科手术有很高的发病率和死亡率(死亡率为15%~25%,脊髓缺血占4%~7%),仅适用于B型复杂型夹层和TEVAR术禁忌的患者。

5. 慢性主动脉夹层的治疗选择 内脏动脉起自假腔时应行手术治疗,若内脏动脉未累及或仅一个内膜破口可选择TEVAR。

四、高血压性肾损害

高血压是导致慢性肾病的第二大原因,仅次于糖尿病。高血压也可能是无症状的原发性肾脏疾病的主要特征。1826年有学者最早指出肾脏与高血压有相互关系。1934年Gold-blatt等通过动物模型观察到了高血压导致的一系列肾损害,证明了肾脏是高血压损害的靶器官之一。高血压导致终末期肾病(ESRD)的发生率呈逐年上升趋势,2000—2007年,ESRD的发病率上升了18%,根据2010年美国统计结果,ESRD的发病率为每百万人中1 699例,而高血压为ESRD的主要病因之一。

【病理表现】

1. 良性肾小动脉性硬化症 发生于良性高血压后 5~10 年，开始为小动脉病变，继以肾实质损害。

(1) 肾小动脉病变：良性高血压可侵害直径在 50~150μm 的小动脉和直径<50μm 的微动脉。表现：①动脉玻璃样变，为显著病理变化，主要侵犯入球小动脉。②动脉内膜增厚：主要发生于小叶间动脉和弓状动脉，内膜增生致使血管腔狭窄。

(2) 肾实质损害：当肾小动脉病变发展到一定程度导致肾脏供血减少即发生肾小球和肾小管缺血性损害，损害程度与肾动脉管腔狭窄程度相关。主要表现为肾小管萎缩、间质纤维化、肾小球萎缩、基底膜增厚、毛细血管壁增厚，继而肾小球发生硬化，从最初的节段性硬化逐渐发展为球性硬化。早期健存的肾单位可代偿性肥大，晚期由于健存肾单位处于“三高”状态(高压、高灌注、高滤过)，在发挥代偿作用的同时，也促进了肾小球的硬化，即代偿性肾单位受损。

2. 恶性小动脉性肾硬化症 主要为恶性高血压所致的肾脏病理改变，亦包括肾小动脉病变和肾实质损害。

(1) 肾小动脉病变：在动脉玻璃样变的同时，产生其特征性病理损害，包括：①入球小动脉纤维素样坏死，为恶性肾小动脉性肾硬化症的标志性病理改变。②小叶间动脉和弓状动脉肌内膜高度增厚，该病变性质与良性肾小动脉性肾硬化症相似，但程度严重。高度增厚的管壁使管腔高度狭窄乃至闭塞。

(2) 肾实质损害：肾小球可出现两种改变，一种类似于良性小动脉性肾硬化症的缺血性病变；另一种为特征性病变，即受累肾小球节段性纤维素样坏死。上述两种病变进展迅速，可很快导致肾小球硬化，继而肾小管萎缩，肾间质纤维化。

【发病机制】

1. 肾脏血流动力学改变 大量试验表明，高血压一旦发生，肾血管阻力(RVR)即开始升高，肾血流量(RBF)下降，肾小球滤过率(GFR)尚保持在正常范围内，滤过分数则升高，这在高血压早期甚至前高血压期即可观察到。由于出球小动脉的收缩程度较入球小动脉更为显著，使 GFR 在肾血流量下降的同时仍然保持在正常范围。早期这种肾血管的收缩是功能性的，随着高血压的持续发展，肾血管内皮功能受损，血管舒张因子如 NO 减少，肾血管结构发生改变，出现肾小动脉硬化，肾小动脉顺应性下降，加之入球小动脉管壁增厚、管腔狭窄，使 RBF 进一步下降，GFR 随之下降，肾小球呈缺血性损伤。然而，由于部分高血压导致的肾小球硬化中并未观察到肾小球动脉硬化，近来的观点认为，高血压性肾损害并不完全是缺血性损伤,更重要的是肾小球内高跨膜压、高滤过压导致的损伤。

2. RAAS 作用 血管紧张素可以使肾小动脉收缩,减少肾血流量,降低肾小球滤过率。

3. *MYH9* 基因 2009 年一项研究发现 *MYH9* 基因多态性与非糖尿病性肾病,尤其是高血压性肾损伤高度相关。*MYH9* 基因的产物为肌凝蛋白 -9(myosin-9),是位于足细胞足突内的一种机械酶,因而 *MYH9* 的多态性可以影响足细胞功能,导致足细胞受损,促进肾小球硬化。然而并非存在 *MYH9* 多态性的人都会出现肾损伤,因此 *MYH9* 与高血压肾损伤的具体关系还需进一步证实。

【临床特征】

1. 良性肾小动脉性硬化症 该症与高血压程度和持续时间相关,高血压持续 10~15 年后可出现肾损害的临床表现。其他影响因素:①性别,男性较女性易发;②年龄,老年人易发;③种族,黑种人是进入 ESRD 特殊的危险因素;④高血压合并代谢异常,如糖尿病、高脂血症、高尿酸血症均可促进肾损害。

肾小管对缺血敏感,可引起肾小管浓缩功能障碍,导致夜尿增多。测定肾血流量和尿渗透压,可见不同程度的降低。病变早期肌酐清除率与尿常规尚保持正常。当病变累及肾小球后,可出现尿蛋白,24h 尿蛋白定量<1g,一般不超过 3.5g/d。随着病情进一步发展,肌酐清除率(Ccr)开始下降,当 Ccr 下降超过 50% 时,肾功能不全失代偿,Ccr、尿素氮(BUN)增高,此后病情进展迅速,出现慢性肾功衰竭,最终进入尿毒症期。肾小管功能受损,尿酸排泄障碍,易出现高尿酸血症。出现肾损害的同时,其他靶器官也伴有相应损害。

2. 恶性肾小动脉性硬化症 恶性高血压常发生在中重度良性高血压基础上,发生率为 1%~4%。恶性高血压一旦发生,肾损害的临床表现随即出现,表现为突发蛋白尿,1/3 患者甚至出现大量蛋白尿和颗粒管型。肾功能进行性恶化,数周或数月内进入终末期肾衰竭,由此进一步加重高血压,进入恶性循环。

【辅助检查】

高血压性肾损害的诊断是基于肾功能减退和 / 或蛋白尿的检测。肾功能的改变最常见的表现是血清肌酐的增加。这是一种不敏感的肾功能损害的标志,因为在血清肌酐升高之前,肾功能已经大幅度降低。此外,降压治疗降低血压往往导致血清肌酐急性升高 20%~30%,尤其是肾素 - 血管紧张素系统(RAS)抑制药。血清白蛋白:肌酐比值(ACR)是通过尿液样本(最好是清晨尿液)测定的,是量化尿白蛋白排泄的首选方法。肾小球滤过率(eGFR)的逐渐降低和蛋白尿的增加表明肾功能逐渐下降,并且是心血管风险增加和肾脏疾病进展的独立预测因子。所有高血压患者应记录血清肌酐、eGFR 和 ACR，如果诊断为慢性肾病，至少每年重复一次。肾功能受损、蛋白尿或疑似继发性高血压患者应考虑肾超声和多普勒检查。

【治疗】

原发性高血压未经治疗，肾损害的发生率相当高。国外一项 500 例未经治疗的高血压患者的调查结果显示，其中 42% 患者发生蛋白尿，18% 出现肾衰竭。若进行有效治疗，慢性肾衰竭的发生率仅 2%。

慢性肾病患者在血压为 140/90mmHg 时，应接受生活方式方面的建议，尤其是限制钠的摄入，可能在帮助慢性肾病患者降低血压方面特别有效。因为降低血压可以降低肾灌注压力，所以 eGFR 在高血压患者中降低 10%~20% 是正常的。因此，仔细监测血液电解质和 eGFR 是至关重要的，但开始治疗时 eGFR 下降不用感到恐慌。这种下降通常发生在治疗的最初几周内，随后稳定下来。如果 GFR 的下降持续或更严重，则应停止治疗，并对患者进行调查以确定肾血管病的存在。在 CKD 中常需要联合用药，如联合 RAS 阻滞剂和 CCB 或利尿药。不推荐联合使用两种 RAS 阻滞剂。eGFR<30ml/(min·1.73m^2)时应使用袢利尿药取代噻嗪类利尿药。

毫无疑问，良好血压控制是遏制高血压肾损害的基础。获得最佳肾脏保护效果需要与之相应的血压控制水平。传统概念血压控制在 140/90mmHg 以下，但 20 世纪 90 年代初，美国进行的高血压多重危险因素干预试验证实，该目标不能完全预防高血压性肾损害的发生。最近的一个肾脏疾病饮食调节试验小组主张，高血压尤其是出现蛋白尿的患者，血压控制应更为严格。尿蛋白>1.0g/d，血压应控制 125/75mmHg 以下，平均动脉压<92mmHg；尿蛋白 0.25~1.0g/d，血压应控制在 130/80mmHg 以下，平均动脉压<98mmHg。

既能降低血压又能改善肾血流延缓肾损害的药物是治疗的首选药物。

1. ACEI　作用特点：①改善肾血流动力学（扩张入球小动脉、出球小动脉，以出球小动脉为主）；②降低蛋白尿；③抑制细胞外基质沉积，延缓肾小球硬化；④维持肾脏调节水钠平衡；⑤改善胰岛素的敏感性；⑥改善脂代谢；⑦恢复非调节型高血压患者肾血管的反应性。

注意事项：①高血压性肾损害后期，入球小动脉已发生明显狭窄，对 ACEI 不能产生相应扩张。ACEI 会使 GRF 明显下降，应慎用。②对 Cr 水平在 4mg/dl 以上患者应禁用。③ ACEI 应用时可升高血肌酐和血钾，故应用过程中应严密检测肾功和血钾。

2. ARB ARB 具有与 ACEI 相似的降压和保护靶器官的作用。由于能更彻底地抑制 RAS 系统，理论上比 ACEI 具有更强的作用，但无足够的循证医学证据。氯沙坦具有独特的排尿酸作用，而高尿酸血症是原发性高血压常见的合并症之一。

3. 钙通道阻滞药（CCB） CCB 在中重度高血压治疗中的良好效果已为人们所公认，但在肾脏保护方面的研究尚很欠缺。现有研究结果提示，CCB 对肾脏的保护作用主要有：①改善血流动力学，扩张入球小动脉；②减轻由肾小球肥大所致的损伤；③抑制系膜细胞对大分子物质的捕获；④抑制有丝细胞因子的作用；⑤清除氧自由基。

4. 利尿药和 β 受体阻断药 目前这两类药物在肾脏保护方面的研究尚甚少。利尿药多与 ACEI 或 CCB 联用起协同降压效果。若长期单独使用会激活 RAS 系统，应予避免。β 受体阻断药能有效降低血压，但对 GFR 并无影响，也无降尿蛋白的作用。

（张慧敏）

第 64 章 直立性低血压

直立性低血压（orthostatic hypotension，OH）一般定义为由卧位变为直立体位的 3min 内，收缩压下降 ≥ 20mmHg 和 / 或舒张压下降 ≥ 10mmHg，或血压降低幅度略低于标准但伴有症状者。但也有一些老年人直立时间超过 3min 才出现明显的血压下降，常伴有头晕或晕厥。OH 在老年人、高血压、糖尿病人群中多见，尤其是服用多种抗高血压药的患者。老年高血压患者大约 1/3 可能发生 OH。OH 造成血压下降可继发各脏器灌注减少，冠脉灌注减低将导致心血管事件发生的增加，中枢神经系统缺血可导致乏力、眩晕、认知障碍甚至晕厥等症状，增加脑卒中和全因死亡危险，可能导致摔伤和骨折。因此，对 OH 进行早期诊断和及时干预具有重要意义。

【分类】

OH 根据发生血压下降的时间分为 3 种类型：①经典型 OH，即体位从平卧位转为直立位 3min 内，或在直立倾斜试验至少 60°、3min 以内收缩压下降 ≥ 20mmHg 和 / 或舒张压下降 ≥ 10mmHg，伴或不伴各种低灌注症状；②延迟型 OH，即体位从平卧位转为直立位的 3~10min 内，出现上述血压变化；③持续型 OH，即体位从平卧位转为直立位 10min 以上，出现上述血压变化。

根据病因，可大致分为神经源性、非神经源性和药物性，常见病因见表 64-1。

表 64-1　引起直立性低血压的常见病因

神经源性	非神经源性	药物
原发性	心源性	抗高血压药
急性 / 亚急性家族性自主神经功能异常	主动脉狭窄	α 受体阻断药、β 受体阻断药
慢性自主神经衰竭	心肌梗死	利尿药
单纯性自主神经衰竭	快速性心律失常	钙通道阻滞药
帕金森病伴自主神经衰竭	缓慢性心律失常	血管紧张素转换酶抑制药等
继发性	心肌炎	单胺氧化酶抑制药
脊髓病变	心包炎	大麻
周围神经系统病变	容量不足	抗焦虑药
维生素 B_{12} 或叶酸缺乏	静脉淤血	交感神经阻滞药
获得性免疫缺陷综合征（AIDS）	大运动量活动	三环类抗抑郁药
酒精性多发性神经病	发热	血管扩张药
淀粉样变性	炎热环境、热水浴	长春新碱
糖尿病自主神经病变	餐后	麻醉药
吉兰 - 巴雷综合征	长时间立、卧位	
肾衰竭		胰岛素
其他		
脑干病变		

【病理生理机制】

健康人在平卧位时 25%~30% 血压集中在胸腔，由平卧位到直立位的过程中，由于重力作用，500~1 000ml（6~8ml/kg）血液转移至下肢和下腹静脉，导致回心血量减少、心排血量降低和动脉血压下降。心肺容量感受器以及颈动脉窦和主动脉弓的压力感受器可感知中心静脉血容量的减少和动脉压的下降,并将此信号经过一系列反射活动传递至中枢神经系统,经过信息整合,最终触发机体的代偿性反射机制,包括交感神经活性增强、副交感神经活性降低、去甲肾上腺素释放并作用于靶器官,导致外周阻力增加、静脉回流增加和心排血量增加。以上变化可使得站立位较平卧位收缩压下降5~10mmHg,舒张压升高2~5mmHg,心率增加5~20次/min,从而避免血压下降。健康人可在60s内完成上述调节活动。此外,长时间站立,可激活肾素-血管紧张素-醛固酮系统,使水钠潴留,循环血量增加,也可以防止由体位变化引起的血压降低。如果上述调节机制受损,就可能发生OH。

1. 血压调节功能减退　随着年龄的增长,老年人血管硬化程度逐渐加重,颈动脉窦及主动脉弓的压力感受器退行性改变,高血压、动脉粥样硬化症等颈动脉窦及主动脉弓压力感受器受损,敏感度降低,机体由卧位转为直立位时,心率、外周血管反射性收缩能力和心肌收缩力反射减弱,使得回心血量减少,心排血量降低,致血压下降,伴或不伴低灌注不足的临床表现。此外,动脉硬化及心脏顺应性降低,舒张期充盈受损,使得每搏输出量,尤其是在静脉回心血量减少时明显降低,容易发生OH。

2. 自主神经功能紊乱　所有自主神经功能紊乱在本质上可分为原发性或继发性,其中原发性又可为急性和慢性。OH是自主神经循环功能障碍的主要临床表现之一,如果没有其他可识别的病因,则被认为是自主功能衰竭的一种形式。慢性原发性自主神经功能紊乱常见于多系统萎缩症(multiple system atrophy,MSA),患者除了严重的OH外,还常有排尿及排便失禁、虹膜萎缩、僵硬、震颤、出汗和勃起功能障碍等表现。急性泛自主神经病是常见的急性原发性自主神经功能紊乱,患者的OH常较重,甚至从床上坐起就会有意识丧失,常合并有严重的膀胱和肠道功能障碍,包括腹痛、腹胀、恶心、便秘和腹泻。继发性自主神经衰竭是指自主神经功能紊乱与其他疾病有明显关联,例如全身性疾病(糖尿病、淀粉样变性、肾功能不全等)、药物(抗高血压、抗抑郁药和化疗药物)或暴露于有毒化合物(酒精、重金属)。在极少数情况下,某些酶缺乏(如β-羟化酶和神经生长因子缺乏)也可导致OH。

当自主神经代偿机制受损时,反射弧系统的完整性遭到破坏,交感神经调节皮肤、肌肉、内脏器官血管的能力下降,体循环血管阻力降低,体位改变时血压得不到及时、有效的调节,因而发生OH。

3. 血流动力学异常　所有导致有效循环血容量减少的情况和

体循环阻力降低的情况，例如急性失血、腹泻、长时间摄入不足等，会引起回心血量减少、心排血量降低、心室充盈不足等血流动力学改变，进而由卧位变为直立位时，机体不能及时、有效地调节血压，导致 OH。老年人由于对口渴反应能力下降，肾功能减退导致液体受限时不能有效地保持钠盐和水分，且肾素、血管紧张素Ⅱ及醛固酮水平下降，通过神经体液调节有效血容量能力下降，因而更易发生脱水，也更易出现 OH。

【临床表现】

轻症者多无明显症状。神经系统症状是 OH 最常见的症状，如头晕、目眩和乏力等。部分患者还有注意力涣散和心不在焉等症状，严重者甚至会发生晕厥或全身癫痫样发作。也有 OH 患者的表现比较隐匿，如站立时出现轻微的乏力、精神疲惫、视物模糊、发音含糊、共济失调、眩晕、枕骨下及颈部疼痛和头痛等症状，平卧后即可消失。这些症状主要由于脑血管低灌注所引起，当 OH 的程度严重或者持续时间较长，平均动脉压下降到脑血流自动调节的限度以下时，患者会出现晕厥或全身癫痫样发作。此外，反复发作的 OH 导致长期的脑血管低灌注还往往伴发心情压抑、抑郁等情况，有的出现视力和听力下降，甚至诱发或加重老年性痴呆。可出现心脏及周围大动脉缺血症状，如心悸、胸背部疼痛、呼吸困难、面色苍白、四肢发冷等。消化道症状包括食欲减退、消化不良、恶心、呕吐等。还可有自主神经功能障碍相关的症状，症状轻微时可能不被注意，较为严重的有心悸、震颤、焦虑和恶心等症状，均为自主神经过度活跃的表现。

【诊断】

OH 的诊断主要根据病史、发作特点、详细查体和必要的辅助检查。诊断过程通常包括初步评估和辅助检查确诊。

初步评估主要包括详细询问病史、查体（包括测量卧、立位血压）、心电图。OH 常发生于从卧位或坐位起立后、启用或者调整血管抑制药物剂量后或用力后，如有自主神经病变或帕金森病的病史，应高度怀疑存在 OH。

主要辅助检查如下：

1. 24h 动态血压监测　可明确不同时段及不同体位时患者血压的具体数值和血压波动变化的规律，及时反映患者日常活动中不同体位时的血压变化情况，明确诊断。

2. 体位激发试验　其原理是患者从平卧位变为直立位时回心血量减少，若机体反射机制不完善，将可能出现血压下降甚至晕厥，主要包括主动站立试验和直立倾斜试验。

（1）主动站立试验：患者至少平卧位休息 5min，测量卧位血压，然后立即直立，分别于站立后即刻、1min、3min、5min、10min 时测血压值。从卧位到直立位，收缩压下降>20mmHg 和 / 或舒张压下降>10mmHg，或收缩压下降至 90mmHg 以下，伴或不伴晕厥，可考虑诊断为 OH。

⑵直立倾斜试验：是一种有效诊断 OH 的方法，包括基础倾斜试验和药物激发试验两部分。基础倾斜持续时间随阳性反应随时停止，如果未出现阳性反应，应持续到最长时间 45min。当基础倾斜试验结果为阴性时，给予药物激发试验。采用异丙肾上腺素（静脉 1~3μg/min 起始，使基础心率增加 20%~25%）或硝酸甘油（舌下 300~400μg）激发，试验前需要静卧准备至少 5min，有静脉通路者需要 20min。在试验进行的过程中，医护人员应对患者的血压、心率、心律进行密切监测。

在直立倾斜试验检查中发生晕厥先兆或者是晕厥的患者诊断为阳性，通常表现为听力丧失、视物模糊、无力、大汗淋漓、面色苍白、严重头晕等症状，主要分为 3 种类型。

1）心脏抑制型：主要表现为晕厥发作时心律突然减慢，窦性心律<50 次 /min，或者发生交界性心律症状，或者发生窦性停搏超过 3s 症状，或者发生一过性二度或三度以上房室传导阻滞且不伴有血压降低症状。

2）血管抑制型：主要表现为晕厥发作时伴有血压明显降低，平均动脉压下降 25% 或者是收缩压<50mmHg，超过 1min 后恢复正常。

3）混合型：患者同时存在以上 2 种类型。

对于临床诊断明确、很少发作且无外伤等后果的患者，一般不需要进行直立倾斜试验。但是对于诊断不明确，或者虽然偶发但后果严重（如导致外伤），或者某些特殊职业（如飞行员）患者就应该检查。冠心病、肥厚梗阻型心肌病、严重主动脉瓣狭窄、无法控制的危重高血压等情况属禁忌。

OH 患者应注意与神经介导性晕厥和心原性晕厥相鉴别。前者多见于年轻女性，多无基础心脏病史，长时间站立或者闷热环境容易诱发，晕厥前可有心悸、胸闷、全身发热感、腹部不适、视物模糊等症状。后者见于明确结构性心脏病，或家属中有心脏性猝死或离子通道病的患者，用力时或卧位时发病，多表现为突发心悸后立刻晕厥，心电图、超声心动图以及心脏电生理检查等可协助明确诊断。

【治疗与预防】

治疗目标不仅是保持正常的血压水平，还包括改善症状、延长站立时间、改善日常生活功能等。目前尚无治疗 OH 的特效方法和药物，主要措施有去除可能导致 OH 的潜在因素、非药物干预和必要时的药物干预。

1. 去除 OH 的致病因素 某些药物是常见的潜在致病因素。阿米替林理论上可以加重 OH，其常应用于治疗感觉神经病变所致神经痛（常见于自主神经病变患者）。还要注意“隐匿性”抗肾上腺素药物，例如常用于治疗良性前列腺增生症的坦索罗辛是一种 α 受体阻断药，对前列腺中的 α_{1B} 受体和血管中的 α_{1B} 受体具有选择性。然而在自主神经功能受损的患者中，这种选择性会消失，并增加使用 OH 的风险。曲唑酮用作抗抑郁药和催眠药，但它也是一种有效的 α 受体阻断药，可导致或加重 OH。充血性心力衰竭是 OH 患者的常见的合并症，临床应使用 β 受体阻断药治疗，而非卡维地洛等具有 α 受体阻滞作用的药物。

餐后消化食物引起血液在内脏循环系统中聚集，其血流动力学改变与站立继发的改变相似，可造成明显的餐后低血压症状。血压最低点通常在餐后 30min 出现，高碳水化合物类食物所致症状最为明显，口服 50~100mg 阿卡波糖延缓葡萄糖吸收可预防其发生。提倡少食多餐、戒酒，如有经常发作的餐后头晕，可以在餐后卧位休息后再活动。

2. 非药物治疗

(1) 健康宣教：让患者了解 OH 的临床表现和危害性，掌握发生低血压时的处理方法，尽可能将危害降到最低。主要有以下措施：平卧位休息时可适当抬高头部及双下肢，避免快速起床，醒后平卧位在床上活动四肢数分钟后缓缓坐起，再将双下肢垂直床沿数分钟，逐渐过渡到站立，有助于促进静脉回心血量，升高血压，避免 OH 的发生；沐浴时水温不要过高、时间不要过长；避免便秘、排尿时用力过度或抬重物时憋气等增加腹腔或胸腔压力的动作。

(2) 饮食调节：适当增加盐和液体摄入，目标为每日补充食盐 10g，水 2~3L，有助于缓解或避免 OH 的发生。饮用凉水能快速缓解 OH。

(3) 合理锻炼：进行简单而又有效的物理锻炼可提高血管紧张度、增加外周血管阻力，同时改善老年人肌肉泵功能和增加回心血量，使立位血压升高。建议老年人采用较安全的运动方式，如踮脚、双腿交叉、上身前倾、踏步、慢跑、屈膝、下蹲等；坐位时采取双腿盘。对于静脉回流差的患者，可运用加压腹带或穿医用弹力袜，可减少腹腔及下肢静脉血容量，以增加静脉回流血。

(4) 让患者睡觉时抬高床头 10°~20°，可减少 OH 的发生。对于症状持续时间长且较为明显的患者，可考虑暂时停用抗高血压药，或者在白天应用短效药物。

3. 一般药物治疗 当非药物治疗效果不佳时，可选择药物治疗。治疗 0H 的理想药物是选择性增加立位时交感神经的传出冲动，而不升高卧位血压。可选择的药物有：

（1）α_1 受体激动药：如米多君、麻黄素和伪麻黄碱等。米多君经酶水解后代谢为有活性的脱氧甘氨酸，激活 α_1 肾上腺素能受体，收缩小静脉和小动脉，提高外周血管阻力、减少静脉血容量。该药口服有较高的生物利用度，不通过血脑屏障，1996 年由美国食品药品监督管理局（FDA）批准用于治疗 OH。该药的缺点是可升高卧位血压，增加心脑血管疾病的风险。此外，屈昔多巴于 2014 年获批，是近 20 年来首个且唯一获 FDA 批准治疗神经源性 OH 的药物，是一种人工合成的去甲肾上腺素前体药物，口服后在体内转换为去甲肾上腺素，可升高血压。

（2）皮质激素：如可选用氟氢可的松 0.1~0.3mg/d 等。通过促进远端肾小管对钠的吸收、增加血容量和提高血管壁 α 受体对儿茶酚胺的敏感性等机制来升高血压。

（3）前列腺素合成酶抑制药：如吲哚美辛等。该类药物可以减少内源性前列腺素的合成，降低前列腺素介导的血管扩张作用、增加钠的重吸收、提高交感神经活性，增加血管壁的张力。

（4）造血前期药物：如红细胞生成素等。该类药物不仅可增加红细胞数量，增加循环血容量，还可能对血管壁有直接或间接作用。

（5）胆碱酯酶抑制剂：通过增加交感神经节的传出冲动，升高站立位血压，且其对卧位血压影响较小。有研究证实 OH 患者服用溴吡斯的明，取得了较好的疗效，而且几乎不升高卧位血压。适用于伴有卧位高血压的 OH 患者，是这类药物的优势。此外，β 受体阻断药、多巴胺受体阻断药等也可以用于 OH 的治疗。

4. 高血压合并 OH 患者的治疗　高血压是 OH 患者最常见的合并症，不少 OH 患者特别是老年患者合并严重的卧位高血压，对这些患者的治疗方案要个体化。高血压患者的血压控制不会导致或加重靶器官损害，因此在合并 OH 的患者不应终止降压治疗，降压治疗过程中应注意避免使用 α 受体阻断药、中枢交感神经系统抑制剂和利尿药，推荐 ARB、ACEI 和 CCB 类药物。单纯仰卧位高血压患者应避免白天呈仰卧位，推荐夜间给予短效抗高血压药。

对于合并 OH 的高血压患者有以下建议：①患者均应明确有无餐后低血压，若有，可予阿卡波糖治疗；②应避免使用氟罗可的松；③ OH 治疗过程中应尽量使用不增高卧位血压的短效制剂；④推荐使用控制内源性交感神经活动的方法治疗高血压，例如溴吡斯的明（用于轻度 OH 患者）和托莫西汀；⑤可以使用其他血管加压药（例如米多君），但是服药后 3~4h 应避免仰卧姿势。

（周宪梁　孟　旭）

第十一部分

11

心包疾病

第 65 章　急性心包炎

急性心包炎(acute pericarditis)是最常见的心包疾病,是心包膜脏层和壁层的急性炎症,可以同时合并心肌炎和心内膜炎,也可以是唯一的心脏病损。可为孤立性疾病,也可为全身性疾病的一部分。

一、病　因

【病因】

任何原因的心包损害均可导致心包炎。主要常见的原因有感染性(病毒、结核杆菌)、特发性、自身免疫性、肿瘤、心包损伤综合征(如心肌梗死后综合征)、代谢性、淀粉样变性、主动脉夹层、慢性心力衰竭等。心包炎的相关病因谱见表 65-1。

表 65-1　心包炎病因谱

感染性	病毒感染:埃可病毒、柯萨奇病毒、传染性单核细胞增多症病毒、巨细胞病毒、人疱疹病毒 6 型、腺病毒、细小病毒 B19 细菌感染:结核杆菌、立克次体、伯氏疏螺旋体、肺炎球菌、脑膜炎球菌、淋球菌、葡萄球菌、链球菌、嗜血菌属、衣原体、支原体、嗜肺军团菌、钩端螺旋体、李斯特菌、斯氏普罗维登斯菌 真菌感染:组织胞浆菌、曲霉菌、芽生菌、念珠菌 寄生虫感染:棘球绦虫、弓形虫

续表

特发性	检测不出特定原因
自身免疫性疾病	系统性自身免疫和自身炎症性疾病(系统性红斑狼疮、干燥综合征、类风湿关节炎、硬皮病)、系统性血管炎、结节病、家族性地中海热、炎症性肠病、Still 病
代谢性疾病	尿毒症性、黏液性水肿、神经性厌食等
肿瘤性疾病	原发性(心包间皮瘤),继发转移性：肺癌、乳腺癌、淋巴瘤等
药物反应性	狼疮样综合征(胺碘酮、苯妥英钠、肼屈嗪、异烟肼)、抗肿瘤药物(多柔比星、氟尿嘧啶、环磷酰胺等)、青霉素、保泰松等
创伤和医源性	胸部创伤(直接 / 间接非穿透伤)、辐射损伤、迟发的心包损伤综合征(心肌梗死后综合征、心包切开后综合征、创伤性后包括冠脉介入、起搏器植入、射频消融等医源性损伤后)
其他疾病	淀粉样变性、主动脉夹层、肺动脉高压、慢性心力衰竭、乳糜心包

【急性心包炎病因来源】

相邻脏器扩展：肺、胸膜、纵隔淋巴结、心肌、主动脉、食管、肝脏；血液传播：败血症、毒素、肿瘤、代谢产物；淋巴液扩散；创伤和放射损伤。

二、病理解剖和病理生理

【心包的解剖及主要生理功能】

心包是包裹心脏的密闭液囊,内层是单层间皮细胞组成的浆膜,为心包的脏层,紧密黏附在心脏及冠状血管的表面,可生成液体和进行离子交换；外层是胶原纤维和大量弹力纤维交织而成的纤维膜,为心包的壁层,和胸骨、纵隔及大血管壁、脊柱的外膜层交融成牢固的韧带连接,正常心包壁层 1~2mm。心包腔内有少量液体,为清亮的血清超滤液,为 15~50ml。心包主要生理功能是固定心脏在纵隔内位置,防止大血管扭曲；减少心脏与周围组织间的摩擦；屏障作用：减缓和防止邻近器官炎症或肿瘤向心脏扩散；辅助或协调左、右心室舒张功能的相互作用；维持心室的顺应性；心室射血时心包腔内负压利于心房充盈。正常心包内压力与胸腔内压几乎相同，在呼吸周期为 –5~5cmH_2O。

【病理解剖】

临床病理表现最常见为纤维蛋白性心包炎，又称急性“干性”心包炎；炎症导致纤维蛋白渗出伴或不伴严重积液，正常晶莹透明的心包液转变成混浊、不透明、浅茶色。可表现为浆液性、纤维素性、血性、脓性心包积液。炎症可累及心外膜下浅层心肌和邻近的胸膜。急性纤维蛋白性心包炎的炎症渗出液多在 2~3 周内溶解吸收；大量渗出在愈合后心包腔内可残存纤维蛋白性粘连、局灶性瘢痕，心包增厚。

【病理生理】

急性心包炎是一种炎症性心包综合征，伴或不伴心包积液。当渗液急速积聚或积液量大，达一定程度即导致心包腔内压力升高而产生心脏受压，心室舒张充盈受限，血液进入心室减少，特别是当心包顺应性下降或体循环充盈不良状态时，心脏舒张受限制、心室舒张期充盈减少，心排血量降低，动脉血压下降，同时伴体循环及肺循环静脉压升高时即表现为心脏压塞。

正常人在正常吸气时收缩期血压有轻度下降，但<10mmHg，周围脉搏强度无明显变化。当心包渗液导致心脏压塞，吸气时胸腔负压使肺血管容量明显增加，血液存积于肺血管内，因心脏受心包积液压迫右心室的充盈不能显著增加，右心排血量不足以弥补肺血容量的增加，于是左心室充盈减少；同时心包积液时心脏容积固定，吸气时右心室血液充盈增加，体积增大，左心室充盈压相对减少；另外，当吸气时膈肌下降牵拉已紧张的心包，使心包内压进一步增高，限制了左心室充盈，使左心室充盈更明显下降，心排血量锐减，导致吸气时收缩期血压显著降低，下降>10mmHg，此时吸气时脉搏强度明显减弱或消失，即出现奇脉。

三、临床表现

急性心包炎临床表现多样，大多数呈隐匿性，其发病率尚无确切统计。据已有的文献报道临床诊断远远低于尸检所见的发病率。急性心包炎的主要临床表现形式有 3 种：急性纤维蛋白性心包炎、心包积液、心包积液并心脏压塞。本章主要讲述急性纤维蛋白性心包炎（急性心包炎）；心包积液和心脏压塞详见下一章节。急性心包炎典型临床表现以胸痛、心包摩擦音及心电图上特异的 ST-T 改变为三大特征。但多数患者的临床表现很不典型，可无任何症状或表现为全身性疾病的一部分。

【症状】

急性心包炎典型胸痛为突发胸骨后和心前区尖锐的刀割样痛或刺痛，放射到颈部；亦可表现为心前区压迫感并放射到左肩斜方肌区和左上臂，疼痛可随体位而改变，仰卧或吸气时加重，坐位前倾则缓解。胸痛可持续数小时甚至数日，胸痛以非特异性心包炎及化脓性心包炎最明显。大约 50% 患者无胸痛，常见于尿毒症性和结核性心包炎。可有其他非特异症状如发热或全身不适、呼吸浅快、咳嗽、乏力等，或有与原发疾病有关的一些表现。

当急性心包炎渗出增多时，可出现邻近器官压迫症状，如肺、气管、大血管受压引起气短、呼吸困难，气管受压产生咳嗽，喉返神经受压时声音嘶哑，食管受压出现吞咽困难，膈神经受牵拉出现呃逆等。若伴有心包积液快速增加或大量心包积液，可出现心脏压塞表现，主要有呼吸窘迫、面色苍白、出汗、腹胀、恶心、烦躁不安，严重者神志恍惚、休克。有时呼吸困难为心包积液的突出症状。

心包炎部分患者可能以并发症为主要表现，包括心肌炎、心包渗液造成心脏压塞、复发性心包炎、慢性缩窄和渗出 - 缩窄性心包病变等。

【体征】

急性纤维蛋白性心包炎典型体征为心包摩擦音，表现为表浅的抓刮样粗糙的刺耳的高频音，具心房收缩（收缩期前）、心室收缩及舒张早期三个成分，即心室收缩时的收缩期摩擦音、心室舒张摩擦音、收缩期前摩擦音。以心室收缩时的收缩期摩擦音最响，1/3 的病例可闻及双期摩擦音，通常在胸骨下部左缘第 4 肋间或胸骨旁线与锁骨中线之间位置最易听到，于坐位前倾呼气后屏气时听得最清楚，不向其他处传导。心包摩擦音表现常不恒定，可以是一过性或间歇出现，存在时间短暂，一般为数小时至数日。

当炎性渗出快速增加或大量心包积液时，可出现心脏压塞征象，如心排血量显著下降产生低血压或休克、四肢湿冷、心动过速、颈静脉怒张、奇脉；以及心包积液增大和邻近组织受压征象，如心浊音界增大，心尖冲动减弱或消失，心音低钝或消失，左肩胛下区呈浊音伴支气管呼吸音、肺膨胀不全的爆裂音（Ewart 征象），部分患者可见肝大、腹水和周围水肿。

【辅助检查】

1. 实验室检查　炎性标志物：白细胞计数（WBC）、红细胞沉降率（ESR）、C 反应蛋白（CRP）可增高。心肌受累标志物：磷酸肌酸激酶同工酶（CK-MB）、血清肌钙蛋白（ITNI）可轻、中度升高，如血清 CK-MB、TNI 水平明显升高，提示心外膜下浅层心肌受累。对提示有潜在病因或不良预后因素者还应行病因学检查，如抗核抗体、结核菌素纯蛋白衍生物（PPD）皮肤试验或γ干扰素释放试验、HIV 血清免疫学、血培养。

2. 心电图　约 40% 患者心电图改变不典型或无改变；典型表现为继发于心外膜下心肌炎症损伤的心电图特异性改变。其表现通常分为 4 期。

Ⅰ期：为早期变化，ST 段普遍呈凹面向下抬高（前臂 + 下壁 + 侧壁），PR 段与 P 波方向偏离，T 波直立，可持续数小时至数日。

Ⅱ期：ST 段和 PR 段随后逐渐下降到等电位线上，T 波渐变低平或倒置，持续 2d 至 2 周。

Ⅲ期：T 波全面倒置，各导联上的 T 波衍变可能不尽一致。

Ⅳ期：T 波最后可恢复正常，心电图恢复至病前状态，时间历时数周至 3 个月。

3. 胸部 X 线片　急性心包炎早期心影可正常，当心包渗液超过 250ml 时，心影呈现增大而肺野清晰无肺水肿。大量积液时，心影似烧杯形或球形，透视见心脏搏动减弱或消失。X 线可显示肺部和纵隔其他可能相关病因的病变。

4. 超声心动图　纤维蛋白性心包炎时可能无异常发现。也可显示不同程度的心包积液：小量（生理性）心包液体仅仅于心室收缩期在后壁见到；渗液量>250ml 时，前后心包均可显示液性暗区；大量积液时，于左心房后可见液体暗区；可显示心脏压塞的特征，最主要表现为舒张期右心室前壁受压塌陷、局限性左心房塌陷。超声心动图是急性心包炎一项基本检查，可监测心包积液，筛查并存的心脏病或心包病变。

5. 心包穿刺抽出心包液检查　获取渗液送检涂片、培养、生化及病理等分析有助于病因诊断。浆液性，见于心力衰竭时的漏出液；脓性，为细菌感染，有细胞碎片和大量中性粒细胞；血性，渗液中含有大量红细胞，任何原因心包炎均可出现，常见于感染和肿瘤；浆液血性，大量浆液纤维蛋白和较多红细胞，同血性；乳糜性心包积液呈牛奶样。必要时行心包镜心包活检，可直接窥视心包，在可疑区域做活检，可提高病因诊断的准确性。

6. 其他检查　必要时可行计算机断层成像（CT）或磁共振成像（MRI），可准确判断积液的部位和量，确定包裹性心包积液，鉴别心包积液与胸腔积液。对于需定量监测血流动力学改变；鉴别可能存在的血流动力学异常如伴左心衰竭、缩窄心包炎、肺动脉高压；监测相关冠心病或心肌病情况时可进行心导管检查。

四、诊断与鉴别诊断

【诊断依据】

急性心包炎病程在 4~6 周,其诊断须符合以下 4 条标准中的任意 2 条:①典型胸痛;②心包摩擦音;③典型心电图(新发广泛导联 ST 段抬高或 PR 段压低);④心包积液(新发或加重)。补充诊断依据包括炎症指标升高和心包炎症的影像学表现(CT、MRI)。

诊断流程及操作程序:一旦怀疑患者发生急性心包炎,应仔细查体听诊——心包摩擦音;均应密切监测心电图变化——典型Ⅳ期改变;采取超声心动图检查——可显示心包积液或伴有心脏压塞;血液检查,明确炎性和心肌标志物;胸部 X 线片,观察心影改变和肺、纵隔病变以协助临床及病因学诊断。首先确定急性心包炎诊断,其次评估血流动力学影响和判断病因。

【鉴别诊断】

主要有急性心肌梗死、肺栓塞、肺炎、主动脉夹层、胸膜炎、自发性气胸。对于急性心包炎心电图的改变需鉴别:早期急性前壁心肌梗死、急性心肌炎、早复极。特别应注意,急性心包炎的剧烈胸痛有时酷似心肌梗死,但急性心包炎起病前可有发热、上呼吸道感染史,胸痛随体位、呼吸影响,早期可有心包摩擦音,心肌标志物酶学检查正常或仅轻度增高,心电图改变 ST 段抬高呈凹面向上,无对应导联的 ST 段压低,无病理 Q 波或 R 波进行性降低;而急性心肌梗死常有心绞痛病史,部分心肌梗死后早期心包炎者出现心包摩擦音多在病后 3~4d,心电图异常为 ST 段弓背向上抬高,有异常 Q 波,心肌酶学异常增高。只要详细了解病史,仔细查体,监测心电图及心肌酶学改变是可以避免误诊的。急性心包炎胸痛与缺血性胸痛的区别见表 65-2。

表 65-2 急性心包炎胸痛与缺血性胸痛鉴别

	缺血性胸痛	急性心包炎胸痛
部位	胸骨后、左肩、前臂	心前区、左斜方肌嵴
性质	压迫样、烧灼样、渐进性	锐痛、钝痛、闷痛
胸部运动	无影响	随呼吸、胸部转动而加剧
持续时间	心绞痛:数分钟至 15min 心肌梗死:30min 至数小时	数小时或数天
劳累	稳定心绞痛:多数有关	无关
体位	一般不影响	前倾坐位缓解,卧位加重

五、治疗原则

急性心包炎治疗以针对原发病和对症处理为原则，怀疑有潜在病因和预后不良危险因素的患者应收住院，以评估病因，针对原发病因有效治疗，临床观察一旦出现心脏压塞，应及时心包穿刺引流。

对症处理主要是限制体力活动和抗炎治疗。欧洲心脏病协会（ESC）2015 年心包疾病诊断及治疗指南建议抗炎治疗以阿司匹林或非甾体抗炎药（NSAID）为主要药物（Ⅰ类推荐）。

一线药物：布洛芬 600mg、1 次 /8h，不良反应少，对冠脉血流无影响；阿司匹林 750~1 000mg、1 次 /8h；可联合秋水仙碱 0.5mg、1 次 /d（<70kg）或 2 次 /d（≥70kg），作为辅助治疗药物（Ⅰa 类推荐）。应用 NSAID 者必要时给予胃肠保护治疗。老年患者避免用吲哚美辛，因其可减少冠脉血流。严重者可选用镇痛药，如可待因 15~30mg 口服，或吗啡 5~10mg、哌替啶 50~100mg 肌内注射。阿司匹林、NSAID、秋水仙素禁忌 / 无效或有自身免疫性疾病时可选用低剂量糖皮质激素（二线药物），使用前须排除感染因素，尽量避免长期应用。

对血流动力学无影响的心包积液，限制活动并维持布洛芬初始剂量至症状好转、C 反应蛋白和超声心动图正常后方可减量，简单病例一般需连续治疗 1~2 周；布洛芬加用秋水仙碱对预防复发亦有效。任何原因的心包炎在急性期均不应口服抗凝血药，如心脏机械瓣术后必须抗凝，建议严密监测下应用静脉或皮下用肝素。

六、常见心包炎

【结核性心包炎】

1. 临床表现　起病隐匿，常有心外原发性结核病灶或同时有其他浆膜腔结核性积液存在，肺结核患者结核性心包炎的发病率为 1%~8%。长期低热、盗汗、疲乏无力，多无胸痛。少有心包摩擦音，可有亚急性心脏压塞，心包积液量常较大。易转为慢性，形成缩窄性心包炎。

2. 辅助检查　红细胞沉降率快、淋巴细胞增高、结核菌素纯蛋白衍生物（PPD）皮肤试验常阳性，其他心外结核病表现。结核性心包炎者心包液检查常表现为血性或渗出性积液，快速嗜酸杆菌染色约有 1/3 是阳性，分枝杆菌培养可呈阳性，腺苷脱氨基酶（ADA）活性 >40U/L，聚合酶链反应（PCR）结核分析“+”，心包溶菌酶 >6.5mg/dl，非刺激干扰素 γ 升高，对诊断结核性心包炎有特异性。

3. 治疗　抗结核药治疗有效。主张尽早足剂量的强化治疗：异烟肼、利福平、吡嗪酰胺、乙胺丁醇联合治疗，2 个月后多数患者可二联药物联合治疗（总疗程半年）。难治者疗程需 1 年。心包内尿激酶可预防缩窄性心包炎。

对缩窄性结核性心包炎患者如抗结核治疗 4~6 周后症状未见好转或出现恶化，推荐行心包剥脱手术治疗。

【肿瘤性心包炎】

1. 临床表现　发病率约占急性心包炎的 6%。病情进行性加重，消瘦。肿瘤性心包炎常是无症状的，有或无胸痛，少有心包摩擦音。心包积液量大、邻近脏器被压迫，多有心脏压塞，是导致心脏压塞的最常见原因之一。红细胞沉降率增快、贫血。90% 以上的患者胸部 X 线片有异常，心影增大，心包液为渗出或血性。确诊需细胞或组织学；肿瘤标志物癌胚抗原（CEA）、甲胎蛋白（AFP）、CA125 等及上皮细胞膜抗原结合物检查可协助诊断。心包转移癌最常见，80% 为转移癌，最常见的是乳腺癌、肺癌、淋巴瘤和白血病。事实上各种肿瘤均可转移到心脏，预后差。心包原发性肿瘤较为少见，主要是间皮瘤。当肿瘤患者采取化疗或放疗时出现心包炎征象，需判定其是肿瘤转移本身的表现或是其他原因。约 2/3 肿瘤患者出现心包积液的原因是非肿瘤性，如放射性心包炎、机会性感染、治疗反应等。

2. 治疗原则　治疗选择依据肿瘤的组织学及其基础情况决定。确诊的敏感肿瘤可采取抗肿瘤治疗：化疗、放疗（淋巴瘤、白血病）；治疗以缓解症状改善生活质量为目标。有心脏压塞者可予以心包穿刺引流，可缓解症状。大量积液高复发率者持续引流或心包内滴注细胞生长抑制药 / 硬化剂如四环素等、经皮球囊心包开窗。

【病毒性心包炎】

1. 临床表现　病毒性心包炎是常见的急性心包感染疾病，是由于病毒直接侵犯心包或 / 和机体对病毒的免疫应答反应损伤所致。起病前患者多有上呼吸道感染，起病急骤，高热、剧烈胸痛。早期有明显的心包摩擦音，少有心脏压塞。心包积液少至中量，渗出性或血性。红细胞沉降率降低、白细胞计数多正常。常有典型的心电图改变。诊断取决心包液和 / 或心包、心外膜组织特异性病毒学聚合酶链反应（PCR）分析或原位杂交检查，最常见病毒为柯萨奇病毒 B 型和埃可病毒 8 型；血清病毒抗体 4 倍增高（2 次血样在 3~4 周内）提示病毒感染，但不能确诊病毒性心包炎。因临床实践中从心包液或心包膜、心外膜鉴定病毒体罕有呈现阳性，而急性病毒性心包炎和特发性心包炎从临床上无法鉴别，特发性心包炎是指检测不出特定原因的急性心包炎，推测这类病例大多数很可能是未知的病毒感染。

2. 治疗原则　因病毒性心包炎典型过程是自限性疾病，治疗主要是对症处理，缓解胸痛。患者多数预后好，但 25% 复发。以非甾体抗炎药为主要药物。心包积液多数为自限性，无须特殊处理。明确病毒感染并已表现为慢性或复发性者，可考虑特殊药对应治疗。急性全身性肠道病毒、巨细胞病毒（CMV）、EB 病毒、细小病毒感染：免疫球蛋白；肠道病毒性心包炎柯萨奇 B：α 干扰素；人疱疹病毒 6 型心包心肌炎：口服更昔洛韦。感染人类免疫缺陷病毒（HIV）导致的获得性免疫缺陷综合征（AIDS）相关的心包炎预后差，除特异治疗外，需同时给予标准的抗结核治疗。

【肾衰竭患者心包炎】

1. 临床表现　肾衰竭患者心包炎有 3 类：尿毒症性心包炎、透析性心包炎和缩窄性心包炎，见于进行性肾衰竭、尿毒症期持续慢性血液透析或腹膜透析者，是慢性肾衰竭常见的严重并发症（2%~21%）。以急性心包炎和慢性心包积液征象为主要表现，可出现发热、心包摩擦音。胸痛相对少见，通常缺乏心电图典型的 ST-T 改变，当尿毒症性心包炎发生心脏压塞时可能心率不快，但有低血压，因尿毒症者可同时有自身免疫损伤，故心率多缓慢（60~80 次 /min）。

2. 治疗原则　经强化透析治疗 2 周心包积液不消退者需进行非肝素化的血液透析，如无效或不能进行非肝素化的血液透析者，可选非肝素化的腹膜透析。当强化血液透析无效时，可选用 NSAID 和皮质激素全身治疗，可能有一定效果。发生心脏压塞或大量慢性心包积液对透析无效者，必须采取心包穿刺引流。顽固性大量心包积液症状不能缓解时可采用心包内滴注皮质激素治疗，己曲安奈德或曲安西龙，单次成分多次滴注。经上述处理仍反复复发，且有严重症状者可考虑心包切除。

【自身免疫相关性心包炎】

1. 临床表现　部分可有典型的急性心包炎表现或心包积液征象，可同时并存心肌损害。心包炎很少是结缔组织疾病的首发表现，通常在自身免疫疾病活动期发生，是免疫复合物介导的累及多系统、多器官全身结缔组织病的一部分。心包液内自身反应性淋巴细胞和单核细胞数 >5 000/mm^3 或出现抗心肌组织抗体、心包免疫复合体。心包或心内膜活检示炎症反应 ≥14 个 /mm^2。非特异指标如红细胞沉降率增快和 / 或 C 反应蛋白升高。相关自身免疫学异常：抗核抗体谱（ANA）包括抗双链 DNA（dsDNA）抗体、抗 Sm 抗体、抗核糖体 P 蛋白抗体（rRNP）、抗组蛋白、抗 u1RNP、抗 SSA、抗 SSB 等抗体，以及抗心磷脂抗体，狼疮抗凝物，血清类风湿因子（RF），补体结合水平，血清抗角蛋白抗体、抗核周因子、环瓜氨酸多肽抗体（抗CCP）等异常。当排除病毒、结核杆菌感染，肿瘤、代谢性疾病或其他原因导致的心包炎后，可诊断相关结缔组织疾病性心包炎。

2. 治疗原则　针对基础自身免疫疾病的全身抗免疫强化治疗和对症治疗。泼尼松、布洛芬、秋水仙碱应早期应用，逐渐减量。必要时可心包内给予不易吸收的激素，如注入曲安西龙，并口服秋水仙碱 0.5mg、2 次 /d 治疗，疗效好，可减少全身性激素的不良反应。

【化脓性心包炎】

1. 临床表现　化脓性心包炎较少见，但如果未获得及时、有效的治疗，常是致死性的，即使经治疗的患者，病死率也在 30%~40%。其临床起病急骤，高热寒战，呼吸困难，剧烈胸痛，明显毒血症表现。多有邻近脏器或血源性化脓感染灶。约半数有心包摩擦音，心包积液量大，常发生心脏压塞，易发展成缩窄性心包炎。当免疫系统严重受损时，缺乏急性心包炎的特征。辅助检查显示血白细胞总数及中性粒细胞占比明显增多，抗链球菌溶血素 O 效价增高；可有心包炎特征性心电图表现。心包液为脓性，中性粒细胞占多数，心包液葡萄糖含量常较低，乳酸脱氢酶可明显增高。应立即、多次送检心包液进行染色涂片或细菌培养，能找到化脓性细菌，常见病原菌为葡萄球菌、肺炎球菌、链球菌、脑膜炎球菌。送检心包液细菌培养至少 3 次，包括需氧和厌氧菌培养及真菌、结核检测，同时应送血培养检查，培养出细菌时必须做药敏试验以指导治疗。

2. 治疗原则　静脉应用足量有效抗生素（根据药敏试验调整）；心包穿刺引流，使用大的导管应用尿激酶、链激酶冲洗，溶解化脓性渗液；剑突下心包切开引流更好。

【急性心肌梗死后心包炎】

1. 临床表现　急性心肌梗死后早发心包炎，一般于梗死后 2~5d 出现，与损伤后急性炎症有关。通常较隐匿，可有低热，胸痛症状有时难与心肌梗死后心绞痛鉴别，70% 心包摩擦音出现在第 1~3 天。心电图改变常因心肌梗死的变化掩盖。早发心包炎发生率约为 19.5%，近年来急性心肌梗死直接介入治疗使心肌梗死后早发心包炎明显降低，并呈现血运重建开始越早，心包炎发生率越低，且心包受累明显与心肌梗死面积大小呈正相关。

2. 治疗原则　住院观察，与心肌梗死延展鉴别诊断。症状轻者无须特别治疗，有持续性症状者可考虑阿司匹林联合秋水仙碱（方案见前述急性心包炎）。

【心脏损伤后综合征】

1. 临床表现　心肌梗死后综合征（Dressler syndrome）或心脏心

包损伤后晚发性心包炎、心包积液。可能源于自身免疫激活，于心肌梗死或心脏损伤数日至数周发生，肺栓塞后也可发生，可持续数周，首次发作常是自限性，但有复发倾向。直接介入治疗后 Dressler 综合征发生率<1%。典型者有低热和心包或胸膜摩擦音、胸痛、胸腔积液、C 反应蛋白升高，可表现为心包炎、胸膜炎或肺部浸润。白细胞计数增多。

2. 治疗原则　同急性心包炎，对症处理及大剂量阿司匹林。外科手术后无症状、无全身炎症反应的心包积液，一般不推荐使用秋水仙碱和 NSAID。对复发性、顽固性类型可在阿司匹林或 NSAID 的布洛芬治疗基础上联合秋水仙碱治疗；必要时，心包切开或二次开胸手术。

（谭慧琼　吴雪怡）

第 66 章　心包积液

心包是由脏层和壁层组成的一个圆锥形浆膜囊，它包绕着心脏和大血管的根部，壁层和脏层心包之间的潜在腔隙为心包腔。正常心包腔内有 15~30ml 液体，起润滑作用，以减少壁层与脏层心包表面的摩擦。当心包腔内液体的聚集超过 50ml 时，则为心包积液。心包积液是一种较常见的临床表现，尤其是在超声心动图成为心血管疾病的常规检查方式之后，心包积液在患者中的检出率明显上升，可高达 8%~15%。引起心包积液的疾病种类繁多，原因复杂，既可以原发于心包组织本身或继发于邻近组织器官疾病，也可以是全身系统疾病的表现之一。心包积液可呈急性、亚急性或慢性过程。因心包积液的增长速度与量的不同，心包积液的临床表现可有很大的差异。心包积液的治疗主要针对原发疾病的病因治疗和排除积液以解除心脏压塞症状。

一、病因与病理生理

心包积液是心包疾病的主要表现之一，可出现于所有急性心包炎中，为壁层心包受损的反应。多种致病因素可引起心包积液，常是全身疾病的一部分或由邻近组织病变蔓延而来。常见的病因包括感染、肿瘤、心肌梗死、外伤及与心脏手术有关的心包切开后、结缔组织疾病、代谢性疾病、放射、药物以及原因不明的特发性的心包积液等（表 66-1）。恶性心包积液多由心包转移癌所致。心包原发恶性肿瘤罕见。人体任何系统的恶性肿瘤都可能转移到心包,以肺癌、乳腺癌、白血病、恶性淋巴瘤及黑色素瘤常见。

表 66-1 心包积液的病因分类

1. 非特异性心包积液(特发性)
2. 感染性心包积液 包括病毒性、细菌性、真菌性及其他寄生虫感染等
3. 肿瘤性心包积液
(1)原发性心包肿瘤:间皮瘤、纤维间皮瘤、血管肉瘤等
(2)转移性心包肿瘤:常见的有肺癌、乳腺癌、淋巴瘤、消化道癌等
4. 自身免疫性疾病 如风湿热、类风湿关节炎、系统性红斑狼疮、硬皮病、皮肌炎、贝赫切特综合征等
5. 内分泌代谢性疾病 如慢性肾脏疾病尿毒症晚期、痛风、糖尿病、黏液性水肿、胆固醇性和乳糜性心包积液等
6. 邻近器官的疾病 如心肌梗死、心肌梗死后综合征(Dressler 综合征)、主动脉夹层、主动脉瘤、肺栓塞等疾病
7. 创伤性或医源性 如穿透伤、心包切开术后综合征、心导管检查、冠脉介入治疗并发症、植入人工心脏起搏器和心脏按压等的创伤
8. 药物过敏性 普鲁卡因胺、保泰松、异烟肼等
9. 放射性治疗后

心包积液可根据病因、病程、大小、分布、积液性质和病理发展阶段分类。按病程可以分为急性、亚急性、慢性(>3 个月)。按大小可分为轻度<10mm、中度 10~20mm、重度>20mm。按分布可以分为环形、局部。按积液性质可分为血性、乳糜性、胆固醇性和脓性心包积液等。按发生机制可分为漏出性和渗出性心包积液。根据病理的演变可分为纤维蛋白性、浆液纤维蛋白性、化脓性心包积液等。

正常心包内压力是零或负值。如积聚较多液体时,心包腔内压力会升高,可以产生血流动力学的改变。当液体积聚达到一定程度时,就限制心脏的扩张,降低心肌的顺应性,显著妨碍心脏舒张期的血液充盈,从而导致心脏每搏输出量降低。每搏输出量的下降最初由反射性增加肾上腺素能神经的张力而代偿。静脉压的升高以增加心室的充盈;心肌收缩力的增强和心率的加快以增加心排血量;收缩周围小动脉以维持动脉血压。如心包积液继续增加,心包腔内压力进一步增高,机体代偿机制衰竭,导致心排血量显著下降,动脉血压下降,周围组织灌注不足,循环衰竭而产生休克,此时即为心脏压塞。如心包积液发展较慢,当积聚到一定限度时,可出现亚急性或慢性心脏压塞。此时,心包腔内压力增加使静脉血液回流到右心困难,致使静脉压升高而出现体循环淤血征。

心包积液对血流动力学的影响主要取决于心包积液的容量、性质、积聚速度、心包韧性和心肌功能。积液量明显增多,可以使心包腔内压力急剧上升;但积液量虽少,却急剧增长时,因心包本身不能迅速发生适应性扩张,故心包腔内压力急剧上升,当积液量在短期内急剧增加至 100ml 以上时,即可出现明显的血流动力学改变。此外,如心包因纤维化或肿瘤浸润而异常僵硬,则很少量的积液也会使心包腔内压力显著升高,引起心脏压塞。若心包积液增加速度缓慢,心包伸展,液体量超过 2L 可不出现心包腔内压力升高。

二、临床表现

【心包积液】

心包积液的临床表现由病因和积液产生的速度和量来决定。只有少量心包积液,心包腔内压力不升高时,可无任何自觉症状。偶尔这些患者会因心包膜持续伸展而感到胸部压迫性钝痛、胀痛或压迫感。大量心包积液时,可因邻近组织器官机械性受压而产生各种症状,包括食管受压引起吞咽困难,气管、支气管受压则可引起咳嗽,肺组织受压及随后产生的肺不张导致呼吸困难,喉返神经受压致声音嘶哑,膈神经受压引起呃逆,邻近的腹腔脏器受压可产生恶心和上腹部胀满感。此外,尚有原发性疾病的症状。

心包积液的体征视积液量而定。少量心包积液不超过 150ml 时,可无任何体征。心包积液量较多,在 200~300ml 以上或液体迅速积聚时,可有以下心脏体征:①心尖冲动减弱、消失或出现于心浊音界左缘内侧处。②心浊音界向两侧扩大,相对浊音区消失;改变体位时心浊音界随之改变,卧位时心底部浊音界增宽。③心音低钝遥远,心率快,有时可闻及心包摩擦音。少数患者在胸骨左缘第三、四肋间可闻及心包叩击音。心包积液超过 500ml 时,可出现以下心脏以外的体征:①奇脉:对心包积液有特异的诊断价值,为吸气时颈或桡动脉搏动减弱或消失,用血压测量方法,在平静吸气时,收缩期动脉血压下降 10mmHg 以上。奇脉发生的主要机制:为吸气时右心回流量增加,右心室充盈增加致室间隔向左心室移位,导致左心室充盈减少;同时吸气膈肌下降,牵拉心包,使心包腔内压力上升,致使左室射血分数减少。奇脉也见于哮喘、阻塞性肺气肿、气胸、缩窄性心包炎和限制型心肌病中。② Kussmaul 征:吸气时颈静脉充盈更明显。③ Ewart 征:有大量心包积液时,心脏向后移位,压迫左侧肺部,可引起左下肺叶不张,使左肩胛骨下方出现叩诊浊音,语颤增强,并可听到支气管呼吸音。④肝脏肿大伴压痛,腹水,皮下水肿和肝 - 颈静脉回流征阳性等,是由于大量心包积液压迫肝脏膈面,致使肝静脉、门静脉和下腔静脉压力增高所致。

【心脏压塞】

急性和慢性心脏压塞大部分临床表现与心包腔内液体聚积引起心包压力升高而产生的血流动力学的变化有直接关系。临床上为原发病变的表现和心脏压塞的表现。

1. 急性心脏压塞 快速心包积液,即使仅 100ml,可引起急性心脏压塞而出现典型的 Beck 三联征:动脉血压下降、静脉压力上升和心音低而遥远。这三种特点是胸部外伤或有创心脏操作导致的损伤、急性心肌梗死心脏游离壁破裂、主动脉瘤及主动脉夹层动脉瘤破裂至心包腔所产生的急性心包腔内血肿引起心脏压塞的典型表现。其他常见的原因包括急性心包炎、肿瘤等。临床表现为动脉血压下降,特别是收缩压下降,脉压小,是本病的主要表现或唯一的早期临床表现。脉搏细弱和奇脉,吸气时颈静脉充盈明显。如心排血量显著下降,可产生休克,患者四肢厥冷、发绀、呼吸加速、烦躁不安甚至昏迷。休克伴奇脉是主要症状和体征。

2. 慢性心脏压塞 若心包腔内液体增长缓慢,心包随之伸展,心包腔内液体达 2~3L 时,心脏也不会受到挤压,当心包扩张到一定程度后,液体继续增长,则产生心脏压塞的表现。常见于特发性、结核性、肿瘤、黏液水肿、心肌梗死后综合征(Dressler 综合征)和心包切开术后综合征等。临床表现有呼吸困难、发绀、血压降低、脉压缩小、奇脉、颈静脉怒张,心界明显向两侧扩大,外形呈烧瓶样且随体位变化而变化,心音低钝、肝大、腹水、水肿等。周围组织受压的症状和体征同心包积液。

三、实验室检查

【血液检查】

心包积液患者推荐使用炎性指标(如 CRP)进行评估(Ⅰ,C)。

【心电图】

心包积液的心电图表现为非特异性的 QRS 波电压降低和 T 波低平、心动过速等,可有 ST-T 改变。电交替为大量心包积液和心脏压塞的特征性心电图表现。

【胸部 X 线片】

疑似心包积液或胸膜损伤的患者推荐使用胸部 X 线(Ⅰ,C)。

少量心包积液，心影常正常。通常只有在积液量超过250ml才有可能出现心影向两侧扩大，心影的正常轮廓消失，呈烧瓶状或梨状。因此胸片正常或无变化并不能除外有血流动力学意义的心包积液。心脏明显随体位变化而变化，卧位时心底部增宽。心膈角变钝，肺野清晰，常伴有胸腔积液。透视下心脏搏动减弱或消失。

【超声心动图】

对于所有疑似心包积液的患者，推荐使用经胸超声心动图（Ⅰ，C）。超声诊断心包积液的敏感性和特异性明显优于X线和心电图。积液量在50ml即能检出。随访液体的聚集和消失，可以评估心脏瓣膜和心肌的功能。超声表现为心包腔内液性暗区。通过定量围绕心脏无回声区的大小可估计积液量。少量心包积液（<100ml）时，无回声区仅出现在左心室后壁后方，舒张期宽度较窄，一般<10mm，不出现于心尖部、侧部和前方。中量心包积液（100~500ml）时，无回声区出现在左心室后方，并且延伸到外侧、心尖部和前方，较均匀地环绕整个心脏。前方无回声区舒张期宽度一般<10mm。大量心包积液（>500ml）时，更宽的无回声区连续地分布于心室后方、前方、外侧和心尖部，并可出现心脏摆动现象。心室前方无回声区宽度可达10mm以上。右心房游离壁和右心室游离前壁的塌陷是心脏压塞的最常见超声心动图表现。

【计算机断层成像】

疑似有隔室心包积液，心包增厚、肿物，以及相关的胸部异常的患者推荐使用计算机断层成像（CT）或者心脏磁共振成像（CMR）（Ⅱa，C），对心包膜的观察较超声心动图为优。因此，对心包积液的诊断敏感性高，并能判别积液量、部位和性质。

【磁共振成像】

磁共振成像（MRI）能清晰显示心包积液的位置、范围和容量，并可根据心包积液的信号强度推测积液的性质。同时能显示其他病理表现，如心包膜的增厚和心包腔内肿瘤。

【心包穿刺术】

心包穿刺术有助于了解心包积液的性质，将穿刺液做常规、生化、细菌培养和找抗酸杆菌、找病理细胞，帮助查明病因。此外，尚能缓解心脏受压的症状。但此项检查属有创性，有一定的风险，可在超声心动图的指导下进行。

四、诊断与鉴别诊断

目前随着诊断水平的不断提高或诊断技术的不断改进，心包积液的诊断并不困难，但欲早期明确病因，减少并发症的发生并非容易。

(一) 心包积液致心脏扩大、腹水、下肢水肿等应与以下疾病相鉴别

1. 扩张型心肌病　本病以心脏扩大为主要特征，临床可有心力衰竭、心律失常等表现，但本病心脏扩大为腔室的扩大，而心包积液心脏可以是正常的，心影随体位而改变，且心尖冲动在心浊音区内。超声心动图检查可鉴别是心包积液还是心脏的扩大。

2. 肝硬化、腹水　由于慢性肝病引起，一般无下肢水肿，只有在明显低蛋白血症时才出现全身性水肿。超声心动图和腹部超声有助于鉴别。

3. 缩窄性心包炎和限制型心肌病　这两种疾病也可引起静脉淤血的表现，如颈静脉充盈、肝大、腹水等。超声心动图检查可鉴别是否为心包积液。

(二) 急性心脏压塞主要表现为血压低休克，应和以下疾病相鉴别

1. 急性心肌梗死、肺栓塞　两者均有血压低、静脉压升高和心率加快，但奇脉、超声心动图、心电图和 CT 等对鉴别诊断有一定的帮助。

2. 失血性休克　详细询问病史和体检，查找出血可能的原因，血红蛋白明显下降，应高度怀疑出血的可能。急性心脏压塞有其发病的原因，如急性心肌梗死心脏破裂、主动脉夹层动脉瘤破裂、手术创伤等，检查超声心动图有心包积液则可明确诊断。

五、评估与治疗

心包积液确诊后，首先需要评估积液量、血流动力学意义(尤其存有心脏压塞时)及可能的相关疾病(心血管或系统性疾病)。高危的心包积液患者需入院治疗。当患者出现心脏压塞、疑似感染性或肿瘤性心包积液时，可以行心包穿刺术并进行病因学检查。如果存在炎症指征，临床处理同心包炎。对于已知可能相关的疾病的，需要治疗与心包积液相关的原发病。

【原发疾病的治疗】

根据临床指南及共识治疗原发疾病。

【与系统性炎症相关的治疗】

阿司匹林、非甾体抗炎药、秋水仙碱以及心包炎相关的治疗药物被推荐使用(Ⅰ,C)。胸痛时可给予阿司匹林(750~1 000mg、1 次 /8h)、吲哚美辛(25~50mg、3 次 /d)或布洛芬(300~800mg、1 次 / 6~8h)，使用 1~2 周或直至心包积液消失。因使用剂量较大，要注意保护胃肠道，预防消化道出血。治疗有效后阿司匹林每 1~2 周减

量 250~500mg，布洛芬每 1~2 周减量 200~400mg。目前指南推荐秋水仙碱作为急性心包炎的一线用药，<70kg 推荐 0.5mg、1 次 /d，≥70kg 推荐 0.5mg、2 次 /d，使用 3 个月。

【心包积液的处理】

1. 心包穿刺术　常用于判定积液的性质，查找病因；伴有心脏压塞时，抽液以缓解对心脏及邻近组织器官的压迫症状；肿瘤性或化脓性心包积液时，可行心包腔内注入抗生素或化疗药物。并非所有的心包积液均是穿刺的指征，如特发性心包积液、心包切开后综合征、心肌梗死后综合征和慢性肾衰竭所导致的心包积液，无心脏压塞时无须行心包穿刺。在下列患者中，心包穿刺不能改善血流动力学或可使病情恶化：急性创伤性心包出血（继发于撕裂、心脏刺伤、左心室壁或主动脉瘤破裂）；少量心包积液；超声心动图示心脏前方无渗液；包裹性渗液或手术后除液体外，血凝块和纤维蛋白充满了纵隔或心包腔。

2. 心包切开术　对于恶性心包积液或其他原因所致的心包积液因反复大量积液可行此手术，以达到持续引流的作用。

【心包积液伴心脏压塞的处理】

急性心脏压塞必须紧急处理，治疗的原则为迅速降低心包腔内压力，维持心室的充盈压，同时治疗原发病。

1. 改善血流动力学　快速静脉滴注生理盐水、右旋糖酐、血浆或输血，通过扩充血容量，增加中心静脉压与回心血量，以维持一定的心室充盈压。可在心包腔内减压前或减压的同时，快速静脉补液。此外，应用正性肌力药，如多巴胺、多巴酚丁胺等，以增强心肌收缩力、维持血压。

2. 降低心包腔内压力　行心包穿刺术、心包切开术，迅速排出积液以缓解压塞症状。

六、预　后

心包积液的病程和预后主要取决于原发病因。多数急性心包积液经过一段时间或经原发病治疗后逐渐吸收、减少而消失。病毒性心包积液、特发性心包积液、心肌梗死后心包积液或心包切开后综合征通常为短暂的、自限性的，持续 1~6 周后消失。慢性心包积液可持续长时间不发生心脏压塞。如为结核性或化脓性心包积液等，及时、有效地治疗，包括必要的心包穿刺抽液或反复心包腔内冲洗、注入抗生素，可望获得治愈。部分患者可发展成缩窄性心包炎。恶性心包积液，则预后较差。

无论何种心包积液，其临床重要性在于：①是否出现因心包腔内压力升高而导致的血流动力学改变；②全身性疾病的存在及其性质。因此，心包积液的治疗包括对原发病的病因进行特效的治疗、解除心脏压塞和对症治疗。

（黄晓红　鲁 洁）

第 67 章　缩窄性心包炎

缩窄性心包炎是指心包发生了纤维化、增厚、钙化、粘连，限制了心脏的舒张充盈，导致一系列循环障碍临床现象，是常见心包疾病，其发病率占心脏病的 1.5%，老年人多见，男女患病率之比为 1.5∶1。

一、病　因

缩窄性心肌炎一般由急性心包炎发展而来，但多数病例因急性阶段起病隐匿，难以察觉，来院就诊时已成为缩窄性心包炎。病因难以确定，病因明确者以结核性为多。其他病因如化脓性心包炎，尤其是肺炎球菌性心包炎、创伤性心包炎的心包积血、心包肿瘤、急性非特异性心包炎、放射线照射后的肺部炎症及心包炎、类风湿关节炎、药物性心包炎等也可发展为缩窄性心包炎。

二、病理生理

缩窄性心包炎常伴心包积液，病理特点是纤维化沉积，以后逐步演变到机化积液吸收的亚急性期，继之为心包纤维瘢痕形成和增厚造成心包腔部分或完全闭塞的慢性期。绝大多数心包缩窄是均匀、对称的，少数病例心包增厚或钙化于房室沟沿半月瓣环或主动脉沟，右心室流出道及腔静脉开口处的环状狭窄。以上心包炎一系列的病理改变限制了心室的舒张期充盈，导致心排血量下降，阻碍静脉回流而引起体循环静脉压增高、颈静脉怒张、肝大、腹水、下肢水肿等。

三、临床表现

【症状】

呼吸困难，尤其是活动后呼吸困难明显，由以下三方面原因所致。

1. 肺毛细血管压升高，心排血量下降。

2. 腹水，致膈肌升高。

3. 胸腔积液，导致呼吸运动受限。此外还有疲乏、衰竭、食欲下降等。

【体征】

1. 血压低，脉搏快，1/3 患者出现奇脉，多数合并心房颤动。

2. 静脉怒张，Kussmaul 征阳性，因右心房压升高，心脏舒张受限所致。

3. 心尖冲动不明显，心浊音界不增大或轻度增大，心音减弱，心脏搏动触不到，可有舒张早期冲击感，心音遥远而低钝。可听到舒张早期心包叩击音。

4. 肝大，触痛，并有肝功能不全的表现，包括腹水、蜘蛛痣和肝掌等。

5. 胸腔积液，积液多时可以引起呼吸困难和发绀。长期缩窄性心包炎的老年患者可以出现大量腹水和阴囊、大腿和小腿水肿。

【实验室检查】

1. 实验室检查　可有轻度贫血，红细胞沉降率正常或增快，肝功能障碍或低蛋白血症等。

2. 胸部 X 线片　心影可以偏小、正常或增大，心包增厚，广泛钙化或心包腔内有积液。心影呈三角形，左右心缘平直，因上腔静脉扩张，心衰时血管影增大，但主动脉弓无明显突出，常可见胸腔积液，但肺影清晰，无肺淤血。

3. 心电图　常见的异常为心动过速，QRS 波低电压，广泛 T 波倒置或低平，二尖瓣型 P 波，少数患者可出现电轴右偏，类似右心室肥厚的图形。晚期可出现心房颤动，手术后有的患者心电图可好转。

4. 超声心动图　一般心脏大小正常，室壁运动良好，双心房增大或正常，可见心包增厚、钙化或心包腔内积液。

5. 心导管检查　心排血量降低，由于缩窄性心包限制了心腔的舒缩，心排血指数下降，甚至可低达 1.5L/(min·m^2)；右心房压力升高，压力曲线呈 M（或 W）形，一般压力超过 10mmHg；右心室压力升高，压力曲线呈舒张早期低垂和晚期平原。一般舒张压大于收缩压的 1/3；肺动脉高压，肺动脉收缩压可超过 50mmHg。

6. 心血管造影　左心室造影可显示左心室收缩末和舒张末容量正常或下降，静脉造影或透视显示上腔静脉扩张，右心缘僵直，有时可见心包增厚。

7. 心内膜活检　当患者不能通过心导管检查来鉴别缩窄性心包炎和限制型心肌病时，该技术有助于了解是否存在其他特殊的导致限制性生理性的原因。

8. CT 和磁共振成像(MRI)　CT 和 MRI 对缩窄性心包炎的确诊有重要价值。两者均能显示出心包厚度、局部或环形增厚钙化的轮廓。

四、鉴别诊断

【限制型心肌病】

本病是一组原因不明的心内膜下心肌病变或某些心肌病,其基本血流动力学与缩窄性心包炎相似,有时鉴别十分困难,鉴别要点见表 67-1 和表 67-2。

表 67-1　体征及有关检查结果的鉴别

项目	缩窄性心包炎	限制型心肌病
奇脉	+	-
心包叩击音	可有	无
可触及收缩期心尖冲动	无	可有
MRI、CT、超声心动图检查	心包增厚	心包正常
心电图	多见低电压,伴 T 波改变,可有心房颤动	多无低电压,有 T 波变化,有时可有病理性 Q 波或心室肥厚劳损

表 67-2　血流动力学检查结果的鉴别

心导管检查	缩窄性心包炎	限制型心肌病
右心房压力曲线	呈 M 或 W 形,右心房平均压较高	呈不典型的 M 或 W 形,右心房平均压较低
右心室舒张末压	>1/3 右心室房压	<1/3 右心室收缩压
肺毛细血管楔压	等于右心房压,等于右心室舒张末压,等于肺动脉压	肺毛血管压>右心房平均压
心排血量	正常	降低

【肝硬化】

肝硬化患者有门静脉高压表现，但无颈静脉怒张、体循环静脉压升高、心包钙化及心搏动减弱等。

【充血性心力衰竭】

特别是心瓣膜病，三尖瓣病变患者其静脉淤血与缩窄性心包炎患者相同，但瓣膜病患者特征性的心脏杂音、心脏增厚特征等可作为诊断依据，两者病史也有助鉴别。

五、治　疗

内科治疗只能临时改善缩窄性心包炎患者的某些症状。有条件者应尽早争取外科心包剥离术治疗，大部分患者术后症状改善。

【内科治疗】

1. 加强营养，补充蛋白质，必要时少量输血或血浆。

2. 降低体循环静脉压，控制钠盐摄入，腹水较多者应适量放水或予利尿药。

3. 尽量避免使用减慢心搏的药物，如 β 受体阻断药和钙通道阻滞药，发生心房颤动伴快速心室率时可选用洋地黄控制。持续性心房颤动需抗凝治疗。结核患者应抗结核足够疗程治疗。

【外科治疗】

1. 一旦确诊本病，应尽早行手术治疗，心包剥离术是治疗缩窄性心包炎的有效方法，术后存活者 90% 症状明显改善，恢复劳力。

2. 结核性心包炎宜于结核活动静止后或积极使用抗结核的情况下进行。

3. 手术后心脏负荷不宜过重，静脉输液及输血应谨慎，以防引起急性左心功能不全。

（袁贤奇）

第十二部分

12

心血管危险因素及其他相关疾病

第68章　心血管病危险因素

一、心血管病危险因素的概念

人类疾病的发生、发展是由机体的内部因素与环境中的物理、化学、生物、社会等外部因素相互作用的结果，人类的行为则决定着两者相互作用的方式和作用的强度，因而在一定程度上能够加速或延缓疾病的进程。疾病病因学研究的目的即在于阐明决定疾病发生、发展的内部因素和外部因素以及两者相互作用的方式及其影响因素，在此基础上通过改善机体的内外环境和行为，做到趋利避害，从而达到有效地预防和控制疾病的目的。然而，不同类型疾病的病因以及发病机制存在很大的不同。对于艾滋病、肺结核等传染性疾病，特异性的病原体如不能进入机体，机体就不会发病。反之，机体一旦发病，则会在体内找到致病的病原体。我们将其称为“病因”。对于冠心病、脑卒中等慢性非传染性疾病而言，其发生是内外多种因素长期作用的结果，且因人而异。此时，上述病因的概念并不适用。为了解决这一问题，1961 年弗莱明翰心脏研究首次提出“危险因素”概念，极大地推动了心血管病的病因研究和防控工作的开展。

危险因素其实就是指能够引发慢性非传染性疾病的病因，其科学定义是指能使疾病在人群中发生概率改变的因素。人群中危险因素如果发生变化，疾病的发生概率也会发生相应的变化。心血管病危险因素可以分为下游的遗传与生物学因素（如家族史、高血压、血脂异常、糖尿病等）、中游的环境与生活方式因素（如吸烟、空气污染、静坐不动、高脂饮食等）和上游的社会经济因素（如受教育程度、职业、收入、公共场所禁烟的法律法规、鼓励中小学增加学生校内体育活动的政策、城市公园绿地步道建设规划、高盐饮食文化等）。

心血管病危险因素也可以分为可改变和不可改变的危险因素。不可改变的危险因素主要包括年龄、性别、种族、家族史。这些因素都不是个人能够选择的，在现阶段也不是外力（如医学）能够轻易改变的。这些因素对于识别高危个体、判断危险程度都有很大意义，但无法加以干预。此外，社会经济因素也难以通过对个体进行干预而加以改变，因此也不是临床医生重点关注的。可改变的危险因素主要包括高血压、血脂异常、糖尿病、不良生活方式和心理因素等。这些因素可以通过医学手段或个人选择加以改变，对疾病的预防和控制具有更重要的意义，因而也是临床医生更加关注的因素。

本章主要介绍心血管病的主要危险因素、个体心血管病发病风险评估方法及心血管病危险因素干预方法。

二、主要的心血管病危险因素

尽管目前正在研究中的心血管疾病相关因素多达 300 多种，但有充分证据表明绝大多数心血管病都是由为数不多的主要危险因素单独或联合导致的。积极干预这些因素，就可以极大地预防和控制心血管病。以下仅介绍这些主要危险因素。

【年龄】

一般情况下，心血管病的发病率随年龄增加而升高。年龄属于不可以改变的因素。目前认为，年龄更多地反映了其他危险因素的暴露时间，是多种因素综合作用结果的一种反映，也有衰老的因素在内。在多数队列研究中，当控制了目前已知的主要危险因素后，年龄往往仍与发病存在显著的独立关联。这被认为是仍然存在其他未知的危险因素，通过年龄表现出来。无论如何，年龄对于高危个体的识别具有重要价值，因而目前仍是心血管病的一个主要危险因素。

【性别】

男性心血管病发病率通常高于女性。这种性别差异随着年龄的增加而减小，绝经期后妇女发病率增高，呈现“追赶”现象，男女差别逐步缩小。另外，资料还显示，心血管病的性别差异在不同人群间也存在显著的不同。在不同的国家和人群，男女社会经济地位差别不同，也造成了两性之间主要危险因素的不同。心血管病在两性之间的差别除与两性的性激素不同有关外，还与两性间心血管病危险因素暴露水平的差异（例如吸烟、饮酒率的性别差异）有关。

【高血压】

血压是反映人体血管功能状况的一个非常重要的生理指标,过高的血压除了本身会发展成为高血压危象,对患者的健康和生活质量甚至生命造成直接的威胁之外,更主要的是引起心脏、脑、肾等重要器官的损害,进而引起上述器官各种疾病的发生,对人类生命和健康造成间接危害。对血压进行有效控制,不仅可以减少高血压的直接危害,更重要的是可以预防和减少冠心病、脑卒中、心力衰竭、终末期肾病等疾病的发生,减少其间接危害。

血压升高是我国人群脑卒中发病的最重要的危险因素。我国 10 组人群前瞻性研究表明,血压水平和脑卒中发病的相对危险呈对数线性关系,即在控制了其他危险因素后,基线收缩压每升高 10mmHg,脑卒中发病的相对危险增高 49%(缺血性脑卒中增高 47%,出血性脑卒中增高 54%);舒张压每增加 5mmHg,脑卒中发病危险增高 46%。

弗莱明翰心脏研究以及以后的多项研究证实,高血压是西方人群冠心病的独立危险因素。血压升高也是我国人群冠心病发病的重要危险因素。我国首钢男性工人冠心病危险因素的前瞻性研究显示,与收缩压<120mmHg 者相比,收缩压在 120~139mmHg 者冠心病发病的相对危险增高 40%,收缩压在 140~159mmHg 者增高 1.3 倍。同样说明血压升高在中国人群中对冠心病发病的作用。研究表明,血压水平与心血管病发病风险之间的关系呈连续的正相关关系,不存在一个阈值。然而,在中国人群中血压对冠心病发病风险的影响强度不如对脑卒中那么强烈,约为与脑卒中相关强度的 2/3。如东亚人群汇总分析表明,如果舒张压每下降 5mmHg,可使脑卒中发病减少 44%,而仅能使冠心病发病减少 27%。

目前,已有大量随机双盲对照临床试验证实,通过有效地降低血压,降压药物可以有效地减少心肌梗死、脑卒中等主要不良心血管病事件的发生。也有大量严格设计的随机对照试验证实,减少食盐摄入量、改变膳食、增加运动等非药物的干预措施也可以有效地降低血压。

【血脂异常】

血脂是血浆中所含的脂肪类物质,主要成分包括胆固醇、甘油三酯(TG)和类脂(如磷脂)等。血脂的来源有 2 个:一是外源性的,即消化道吸收来的;二是内源性的,即由体内组织动员或由肝脏合成而来。

血脂不溶或微溶于水,在血浆中都与载脂蛋白(Apo)结合成颗粒及密度大小不等的脂蛋白的形式存在。根据血浆脂蛋白的结构和密度差异，可把血浆脂蛋白分为乳糜微粒（CM）、极低密度脂蛋白（VLDL）、中间密度脂蛋白（IDL）、低密度脂蛋白（LDL）、高密度脂蛋白（HDL）。此外，还有一种脂蛋白称为脂蛋白(a)[Lp(a)]。LDL 的作用主要是将胆固醇运送到外周组织，被认为在动脉粥样硬化的发生及发展中具有关键作用。HDL 将胆固醇从外周组织（包括动脉粥样硬化斑块）转运到肝脏进行再循环或以胆酸的形式排泄，可减少胆固醇在血管壁的沉积，被认为具有对抗动脉粥样硬化的作用。血清总胆固醇（TC）是指血液中各种脂蛋白所含胆固醇的总和。一般情况下，LDL-C 与 TC 相平行，但 TC 水平也受 HDL-C 水平的影响，故有时也通过 TC 和 HDL-C 来计算非 HDL-C（非 HDL-C=TC–HDL-C）来反映除 HDL 以外其他脂蛋白中含有的胆固醇总和。

血脂异常泛指包括 TC、LDL-C 和 / 或 TG 水平升高（俗称高脂血症）及 HDL-C 水平降低在内的各种血脂成分的异常。已有的证据表明，血脂异常是动脉粥样硬化重要的危险因素。病理学研究显示，脂质在血管壁的积聚是动脉粥样硬化的重要病理基础，而且脂质的含量与动脉粥样硬化斑块的稳定性关系密切。脂质含量高、炎症细胞浸润明显、纤维成分少的斑块稳定性较差，容易发生破裂，引起急性心肌缺血、梗死或猝死。临床上可以见到随着血脂异常的改善，一些诸如不稳定型心绞痛、急性心肌梗死等冠状动脉事件的发生率，以及对经皮腔内冠状动脉成形术（PTCA）及冠状动脉旁路移植术（CABG）的需求都明显减少。动物实验的结果也证实，降低血中 TC 水平，能预防和逆转动脉粥样硬化病变的发生和发展。

大量流行病学研究也显示，血中 TC、TG 以及 LDL-C 和 HDL-C 水平与冠心病发病关系密切。弗莱明翰心脏研究发现，LDL-C 升高与冠心病发病呈正相关关系，HDL-C 升高则与冠心病发病呈负相关关系。通过药物或非药物的方法对血脂水平进行干预，可显著降低冠心病发病和死亡的危险。

血脂对不同类型的脑卒中可能有不同的影响。研究结果显示，TC 与总的脑卒中之间很少有联系或呈 U 形相关，这可能是与 TC 与脑梗死存在正相关关系而与脑出血存在负相关关系所致。东亚人群汇总分析结果显示，随着血 TC 浓度的降低，缺血性脑卒中的危险降低而出血性脑卒中的危险增加。我国“八五”期间 10 组人群的资料显示，血 TC 和总脑卒中的发生呈 U 形关系。对我国 6 组队列人群 26 万余人的分析结果也显示，与 TC 与缺血性脑卒中间的正相关关系不同，TC<120mg/dl 者具有较高的发生出血性脑卒中的风险。

干预研究的结果也显示，降低 LDL-C 水平，可以降低心血管病的风险。胆固醇治疗研究者协作组（CTT）对26项他汀干预实验汇总分析的结果显示，他汀治疗后，LDL-C每降低1mmol/L，主要心血管事件相对危险减少22%，全因死亡率降低10%，而脑卒中、肿瘤和其他非心血管原因引起的死亡未见增加。大量研究已证明，他汀降低缺血性心血管病（ASCVD）事件的临床获益大小与其降低LDL-C幅度呈线性正相关。ASTEROID研究证实超高强度的瑞舒伐他汀治疗可逆转冠心病患者的动脉粥样硬化。

【糖尿病】

国外报道，糖尿患者中心脑血管病患病率为非糖尿患者群的2~4倍。1992年，首钢3万人群调查中发现糖尿患者中冠心病及脑血管病患病率分别为9.23%及6.65%，而在糖耐量正常对照组则仅分别为2.46%及1.73%，情况与国外基本类似。同时大量流行病学研究也表明，糖耐量异常和糖尿病是心血管病的一个独立的危险因素。弗莱明翰心脏研究观察到，在糖尿病患者中，无论男女及年龄组，其心血管病发病率都是糖尿病组高于非糖尿病组。经年龄调整，控制SBP，每日吸烟指数、血清总胆固醇值及有无心电图左心室肥厚后，血栓性脑梗死、冠心病和心血管病总病死率，均表现为男性糖尿病患者2倍于对照组，女性则3倍于对照组。

糖尿病患者还往往同时具有众多的致动脉粥样硬化的危险因素，如高血压、肥胖、血脂紊乱等。这些因素的叠加及相互影响使其发生心血管病的危险较非糖尿患者群大大增加。

【超重和肥胖】

超重和肥胖是能量的摄入超过能量消耗以致体内脂肪过多蓄积的结果。如果脂肪主要在腹壁和腹腔内蓄积过多，则称为“中心型”“向心性”或“腹型”肥胖。已有数据显示，超重和肥胖患者往往同时伴有血压、血脂和糖耐量异常，这大大增加了心血管病的危险。中国肥胖问题工作组对我国24万成人的数据汇总分析的结果显示：体重指数≥24（BMI≥24kg/m^2）者患高血压的危险是体重正常（BMI 18.5~23.9kg/m^2）者的3~4倍，患糖尿病的危险是体重正常者的2~3倍；5个危险因素中具有2项及2项以上者（即危险因素聚集，5个主要危险因素包括血压高、血糖高、血清总胆固醇、血清甘油三酯高和血清高密度脂蛋白胆固醇降低）的危险是体重正常者的3~4倍。BMI≥28kg/m^{2}的肥胖者中90%以上有危险因素的聚集。男性腰围≥85cm，女性腰围≥80cm者患高血压的危险约为腰围低于此界限者的3.5倍，其患糖尿病的危险约为2.5倍；其中有2项及以上危险因素聚集者的危险约为腰围正常者的4倍以上。超重和肥胖还是预测心血管病的一个独立的危险因素。因而，控制体重是心血管病预防工作中的重要的干预目标之一。需要指出的是,心血管病危险的增加不仅仅只和重度肥胖有关。实际上,“正常体重”范围上限的人们,心血管病的危险就增加了,以后随着体重的增加,危险逐步加大。此外,还有证据显示,在青年期 BMI 即超标者,以后患相关疾病的危险度可能比中老年后才肥胖者更高。

【吸烟】

研究证据表明,无论是主动吸烟还是被动吸入二手烟,心血管病发病和死亡的风险均显著增加,吸烟量与心血管病的发病和死亡间存在明显的剂量 - 反应关系。美国、英国、加拿大和瑞典 1 200 万人年的观察结果表明,男性中吸烟者的总病死率、心血管病发病率和病死率比不吸烟者增加 1.6 倍,吸烟者致死性和非致死性心肌梗死的相对危险较不吸烟者高 2.3 倍。弗莱明翰心脏研究表明,男性吸烟者冠心病猝死的发生率较不吸烟者高 10 倍,女性高 4.5 倍。我国 10 组队列人群的前瞻性研究表明,吸烟者冠心病发病的相对危险比不吸烟者增高约 2 倍,缺血性脑卒中发病的相对危险增高约 1 倍,癌症死亡的危险增高 45%,总死亡的危险增高 21%。据北京心血管病人群监测配对研究表明,吸烟引起急性心肌梗死的危害与吸烟量的平方成正比,吸烟总量每增加 1 倍,危害增加 4 倍。北京监测区人群吸烟对急性心肌梗死的归因危险度为 43%。

戒烟可以降低冠心病、脑卒中等心血管病的发病和死亡风险。无论何时戒烟都会获益。戒烟越早、时间越长,获益越多。

【饮酒】

饮酒与心血管病的关系比较复杂。每天适量饮酒可以升高 HDL-C、载脂蛋白 A1 和脂联素的水平。早期研究报道显示,饮酒与冠心病死亡间呈 U 形关系,并认为轻中度饮酒可以减少冠心病死亡。对队列人群研究进行汇总分析的结果也显示适量饮酒者缺血性心脏病发生风险较低。然而,也有研究显示饮酒与血压水平和脑卒中发生风险之间存在剂量反应关系,大量饮酒使心房颤动、脑卒中、心力衰竭发生的危险显著增加。由于饮酒本身除增加高血压、脑卒中、肝硬化、胃癌、急慢性胰腺炎和意外事故等而增加总死亡率以及通过升高血尿酸水平诱发痛风降低生活质量外,还会造成一些经济、精神的以及社会问题。同时,现有研究也表明,即使对于少量饮酒的人而言,减少酒精摄入量也能够改善心血管健康,减少心血管病的发病风险。最近一些研究,结果更倾向于不饮酒更健康。如全球疾病负担工作组的研究显示,饮酒不存在安全阈值,不饮酒的总健康风险最低。总之,无论早期还是新近的研究都确认大量饮酒是有害的,而且显著增加心血管病死亡。因而应坚决限制酗酒和大量饮酒。

【不合理膳食】

最新全球疾病负担研究表明，不健康膳食是全球死亡的第一大危险因素。其中高钠、少全谷物、少水果摄入导致的死亡超过全球因不健康膳食死亡的50%，导致的残疾调整生命年损失则超过因不健康膳食导致的残疾调整生命年的66%。不良的饮食习惯对心血管病发病的影响是多方面的。过量的热量摄入能导致超重和肥胖，摄入过多的胆固醇、饱和脂肪等可引起血脂紊乱，摄入较多的盐、较少的钾、较少的蔬菜水果等可以通过影响血压等影响心血管疾病的发生，谷类、奶类、茶等的摄入有助于减少心血管病发病的风险。美国的DASH（Dietary Approaches Stop Hypertension）研究通过改变食谱结构，选择富含蔬菜、水果、低脂乳制品、果仁、白肉等食物，营养学角度上的低脂肪、低胆固醇、高钾、高钙和高纤维素的食物，对预防和控制高血压具有明显的效果。DASH膳食联合低钠膳食的降压效果比单纯的DASH膳食和控制钠盐摄入效果更为显著。OminHeart研究也显示，通过合理地搭配膳食结构，可以有效地降低血压、改善血脂，并且降低心血管疾病预期的发病风险。因而保持健康的饮食模式对于预防心血管病尤为重要。

【缺乏身体活动】

适量的身体活动有助于增进心肺功能、降低血压和血糖、增加胰岛素的敏感性、改善血脂和内分泌系统的调节功能、提高骨密度、减少体内脂肪蓄积、控制不健康的体重增加等多种健康效应，因而有保护心血管系统健康的作用。缺乏身体活动则会丧失上述保护作用，导致心血管病危险的增加。证据显示，即使少量增加身体活动也能带来健康获益，每周150min的中等强度活动即可显著降低心血管病的风险，更多的身体活动会进一步降低心血管疾病的风险。

【其他因素】

除了上述因素外，有心血管病家族史，有心血管病既往史（例如心衰、脑卒中、心肌梗死或不稳定型心绞痛等）或肾脏疾病史者，均可增加心血管病发病的危险。

此外，长期精神紧张、寒冷气候、高C反应蛋白、高LP（a）、高纤维蛋白原、高同型半胱氨酸血症等也被认为是心血管病的危险因素。脉搏波传导速度（pulse wave velocity，PWV）、颈动脉内中膜厚度（intima-media thickness，IMT）、冠状动脉钙化以及经心电图、超声心动图和磁共振诊断的左心室肥厚等指标也与心血管病事件相关。近年来大气污染也备受关注。PM2.5、PM10、SO_2等反映大气污染的指标也被证实与心血管病的发病和死亡危险密切相关。

心血管病诸多的危险因素之间存在着相互联系。如高钠低钾膳食、过量饮酒、超重和肥胖等作为脑卒中、冠心病重要的危险因素,而同时也是高血压的危险因素,超重和肥胖同时也是糖尿病重要的危险因素。心血管病的危险因素之间还存在协同致病作用。多个危险因素之间的相互作用可以导致某一因素对心血管系统的损害因其他因素的存在而显著增加。如高血压和糖尿病合并存在时,心血管病风险增加 4 倍。心血管病防治实践中不仅要注意单个危险因素的影响,还要关注危险因素之间的相互联系和相互作用对个体心血管病总体风险的影响。

大量研究业已证实,高血压、血脂异常、糖尿病、肥胖、吸烟、缺乏体力活动和不健康饮食是心血管病主要的且可以改变的危险因素。过去 30 年来,心血管病死亡率下降的一半以上归因于心血管病危险因素人群水平的变化,主要是胆固醇和血压水平以及吸烟率的降低。我国前瞻性队列研究结果表明,缺血性心血管病(冠心病、缺血性脑卒中)发病风险中,80% 归因于高血压、吸烟、高胆固醇和糖尿病。因而,从疾病防治角度看,干预已明确的可以改变的主要危险因素仍然是当前心血管病防治的主要目标。同时,对于并存的其他危险因素也要积极进行干预才能达到最佳的防治效果。

三、心血管病综合危险评估

由于冠心病、脑卒中等心血管病发病和死亡的危险并不取决于单个危险因素,不同患者具有的心血管病危险因素的多少和程度不同,其心血管病发病和死亡的危险也不同。对患者进行“整体危险评估”,明确患者发病的危险程度、预期的干预效果及主要的危险因素,并据此采取适宜的干预措施,从而最大限度地降低患者总体风险已为全球心血管病预防和治疗专家广泛认同。

美国于 1997 年发表的《高血压检出、评价、预防和治疗指南(JNC Ⅵ)》、1999 年发布的《WHO/ISH 高血压防治指南》和 2001 年发布的《国家胆固醇教育计划第 3 版(NCEP Ⅲ)》以及后继的指南中均采用了这种“根据整体危险度大小决定对危险因素控制措施”的策略。我国 2007 年和 2016 年发布的《中国成人血脂异常防治指南》、2005 年及以后的《中国高血压防治指南》、2014 年修订的《中国高血压基层管理指南》以及 2011 年和 2017 年发布的《中国心血管病预防指南》等指南均提出了以血压、血脂、肥胖中的一个或几个危险因素为主,参考患者并存的其他心血管病危险因素、并发的疾病和靶器官损害情况对患者进行心血管病危险评估的方法。这些方法属于半定量分层方法，多以图表的形式进行展示和查阅。如《中国成人血脂异常防治指南》中的动脉粥样硬化性心血管病发病风险评估流程图。

目前，各国临床指南所采用的心血管病发病风险预测工具主要基于来自各国大型队列长期随访数据建立的风险预测模型。美国原来主要基于弗莱明翰心脏研究建立的预测模型，现在则采纳基于多个队列合并资料建立的预测模型（Pooled Cohort Equations，PCE）。欧洲主要依据 SCORE 研究建立的预测模型。此外还有英国的 QRISK 模型。各国之所以采用不同的预测模型是因为越来越多的证据表明，不同人群之间如采用相同模型，预测的准确度差异较大。如我国的研究表明，采用美国的预测模型对我国人群冠心病事件的发病风险就严重高估。国家“十五”科技攻关期间中国医学科学院阜外医院流行病学研究室在近些年连续工作基础上，利用我国队列人群资料以年龄、收缩压、体重指数、血清总胆固醇、是否患有糖尿病和是否吸烟等主要的心血管病危险因素为自变量，以缺血性心脏病（冠心病）和缺血性脑卒中合并后的联合终点“缺血性心血管病（ICVD）”为因变量建立了我国首个缺血性心血管病（ICVD）10 年发病危险最优预测模型。同时期，首都医科大学附属北京安贞医院组织的中国多省市队列研究也与美国专家合作，对弗莱明翰预测模型加以改进，用于预测中国人群冠心病事件的 10 年发病风险。近年来，中国动脉硬化性心血管疾病发病风险预测研究（China-PAR）汇集了我国多个队列，建立了 ASCVD 的 10 年风险和终生风险预测模型。根据这些模型，研究者们还开发了相应的心血管病风险评估工具。

心血管病总体风险评估为医务工作者提供了一个认识患者心血管病总体风险、制订个体化综合治疗策略的有用工具。目前的心血管病总体风险评估工具有多种形式，每种工具也有其自身特点和适用范围，随着研究的深入，这些工具还在不断地完善和更新。医务工作者应根据实际工作需要选用合适的风险评估工具，同时也应认识到评估的结果只是作为临床工作的参考，在进行干预治疗时不要绝对化。

四、心血管病多重危险因素综合干预

对心血管病的干预应在综合评估患者危险的基础上，针对存在的多种危险因素采取综合的干预措施，从而降低患者现有的危险因素水平，降低患者发生心血管病的危险。

【干预的总体原则】

心血管病的危险因素中高血压、血脂紊乱、体重过高等是机体的内外环境长期作用的结果，个体的行为是决定内外环境作用的关键因素，通过改善个体的行为，如戒烟、限酒、增加体力活动、合理膳食等，减少不利的环境暴露，增加有利的环境暴露，可以从根源上降低这些危险因素的水平，因而对这类危险因素的控制，应首先在改变患者行为的基础上进行。同时，一些患者由于积累的危险过高，应快速减少患者的危险至一个较低的水平，此时单纯改变患者的行为往往不能迅速达到目的，因而还常需借助一些药物对患者的生理和病理过程进行干预。对于危险轻度升高的患者，仅通过非药物治疗就可能将心血管病发生的危险降至一般水平；而对于心血管病危险中重度升高的患者，非药物治疗则可以提高药物的疗效，减少药物的用量，从而减少药物的不良反应，减少治疗费用。因而非药物治疗是心血管病预防和治疗的基础。由于心血管病的形成是一个长期的过程，保持患者处于较低的危险状态也是一个长期的过程，因而需要对患者进行长期的、终生的干预，并随时对干预的效果及危险因素的状态进行评估。综合起来，主要有以下几点：

1. 在改变患者行为、树立健康的生活方式的基础上对患者所具有的多种心血管病危险因素进行综合干预。
2. 干预时药物治疗要在非药物治疗的基础上进行。
3. 干预时根据患者危险程度决定治疗措施及干预的目标水平。
4. 应定期随访。
5. 长期干预，其中生活方式改善需终身进行。

【干预的总体目标】

心血管病干预的目标在于控制患者具有的危险因素长期处于一个较低的水平，减少靶器官的损害，预防心血管病的发生，即一级预防。对于已患有心血管病者，则通过控制危险因素水平减少靶器官损害、避免再发心血管事件并提高生活质量，即二级预防。无论是一级还是二级预防，干预总体目标均包括：

1. 有效控制现有的危险因素水平。
2. 减少靶器官损害，提高生活质量。
3. 预防心血管事件的发生。

【干预的具体目标与措施】

心血管病的危险因素干预的措施可分为非药物治疗和药物治疗两类。非药物治疗主要通过改善患者的行为和生活方式，趋利避害，从而降低心血管病危险因素水平，进而降低心血管病事件发生的危险，主要包括戒烟限酒、合理膳食、适量运动等。而药物治疗则通过使用一些药物干预患者的行为(如戒烟药)或生理病理过程来达到降低心血管病危险的目的。以下将从个体干预的角度对行为和生活方式的具体干预目标和措施进行简要叙述。高血压、血脂紊乱、糖尿病等的干预和治疗以及药物干预相关的内容,不在此详细叙述。

1. 戒烟 戒烟干预的手段主要包括教育吸烟和接触二手烟者深刻认识到吸烟暴露对健康的危害,鼓励吸烟者积极尝试戒烟,指导有戒烟意愿者戒烟,防止戒烟者复吸,以及促使接触二手烟者创建家庭、单位和社会的无烟环境或避免接触此类环境。

对于大部分吸烟者,尤其是已经罹患烟草依赖的吸烟者,戒烟是困难的,需要医务工作者专业化的戒烟干预,以增强其戒烟的信心和决心,缓解戒断症状、解决戒烟过程中出现的问题,提高戒烟的成功率。同时,戒烟是一项社会性、政策性很强的工作,政府相关部门应制定有效的控烟政策和法规,为公众创造无烟环境。在我国的《临床戒烟指南》中,针对提供专业戒烟服务的人员和普通医务人员提供了强化戒烟干预和简短戒烟干预两种方法。强化戒烟干预由经过培训的临床医生联合使用包括戒烟药物在内的多种方法,通过多次随访以及多位医生共同干预等方式,对烟草依赖较为严重并愿意接受强化干预的吸烟者进行戒烟干预。简短戒烟干预则是由普通医务人员在提供医疗卫生服务过程中,通过简单询问患者吸烟史、建议吸烟者戒烟,以及对有戒烟意愿者提供指导的方式进行戒烟干预,一般耗时不超过 3min。普通医务工作者可以运用简短戒烟干预的方法辅助患者戒烟,也可推荐患者到专门的戒烟门诊和拨打戒烟热线来协助戒烟(全国戒烟热线 400-808-5531、400-888-5531,卫生热线 12320)。

无论采取何种手段,戒烟都应达到如下目标。对吸烟者来说,最终戒除。对不吸烟者来说,有效减少或彻底避免接触二手烟。

2. 限制饮酒 综合《中国健康生活方式预防心血管代谢疾病指南》《中国居民膳食指南(2016)》《中国 2 型糖尿病防治指南(2017)》《中国高血压指南》中关于限酒的建议,我国人群的饮酒的干预目标主要有以下几点:①对于饮酒者来说,无论饮用何种酒,应限制每天折合为酒精的摄入量,成年男性<25g/d,成年女性<15g/d。②对于患有肝肾功能不良、高血压、糖尿病、心房颤动和怀孕者,不应饮酒。③对于不饮酒者来说,不建议通过少量饮酒预防心血管病。④对于酒精成瘾者,应彻底戒酒。

酒精是一种具有亲神经特质的麻醉剂,极易使人成瘾。大量饮酒、长期慢性饮酒会产生酒精依赖。酒依赖患者突然停止饮酒或减少饮酒量之后出现的一系列症状，如戒酒的早期患者会出现厌食、恶心、呕吐、出汗、心悸、高血压、睡眠障碍，并伴有焦虑、抑郁、不愉快感等情绪改变，这些表现一般发生在停止饮酒后 6~36h 内，为中枢神经系统兴奋所致；戒酒的晚期患者会出现癫痫、认知障碍、震颤谵妄等严重的症状，其中震颤谵妄的发生可能会危及生命。因而戒酒是一个复杂的生理、心理和社会问题，需要进行包括健康教育、心理干预、社会支持、物理治疗以及药物治疗等系统的干预。在临床工作中，对于饮酒者首先要进行健康教育，给患者讲清楚饮酒的危害，促使患者改变不良的饮酒习惯，同时要早期识别酒精依赖患者，推荐其到精神专科接受系统的戒酒干预。

3. 合理膳食　目前西方国家多推荐地中海膳食或 DASH 膳食的膳食模式。《中国居民膳食指南》则参考我国居民的膳食特点和习惯，提出了平衡膳食模式，即食物多样，谷类为主，注意能量平衡，多食蔬果、奶类和大豆，适量吃鱼、禽、蛋、瘦肉，少盐少油，控糖限酒。食物多样是平衡膳食模式的重要特征，建议每日尽可能多地摄入不同种类食物，平均每天摄入 12 种及以上食物。

为了有效控制血压，膳食中应减少钠盐摄入，增加钾摄入。我国人群的钠盐摄入目前仍远高于 WHO 推荐的每天钠盐<5g 的标准，应严格控制。减少膳食钠盐摄入的主要措施：①减少烹调用盐及含钠高的调味品（包括味精、酱油），多用葱、姜、蒜的调味品；②避免或减少含钠盐量较高的加工食品，如咸菜、火腿和腌制品；③菜品出锅时才放盐。增加钾盐摄入的主要措施：①增加富钾食物（新鲜蔬菜、水果和豆类）的摄入量；②肾功能良好且无严重疾病者可选择低钠富钾的代用盐。不建议服用钾补充剂（包括药物）。肾功能不全者使用低钠盐前应咨询医生。

膳食和血脂关系密切，为了更好地控制血脂，每日摄入碳水化合物占总能量的 50%~65%，摄入脂肪不应超过总能量的 20%~30%。一般人群摄入饱和脂肪酸应小于总能量的 10%；而高胆固醇血症者饱和脂肪酸摄入量应小于总能量的 7%，反式脂肪酸摄入量应小于总能量的 1%。每日摄入胆固醇<300mg。高 TG 血症者更应尽可能减少每日摄入脂肪总量，每日烹调油应少于 30g。在满足每日必需营养和总能量需要的基础上，当摄入饱和脂肪酸和反式脂肪酸的总量超过规定上限时，应该用不饱和脂肪酸来替代。选择使用富含膳食纤维和低升糖指数的碳水化合物替代饱和脂肪酸。碳水化合物摄入以谷类、薯类和全谷物为主，其中添加糖摄入不应超过总能量的 10%（对于肥胖和高 TG 血症者要求比例更低）。食物添加剂如植物甾醇 / 烷醇（2~3g/d），水溶性 / 黏性膳食纤维（10~25g/d）有利于

血脂控制，但应长期监测其安全性。脂肪摄入应优先选择富含 n-3 多不饱和脂肪酸的食物（如深海鱼、鱼油、植物油）。

对患者的干预首先要进行认知教育，使其了解合理膳食和饮食习惯改变对于心血管病治疗和预防的价值，掌握膳食干预的重点。其次，要结合其日常的饮食习惯，为患者开具个体化的饮食营养处方，并为患者提供膳食咨询和指导，促使患者养成良好的饮食习惯。

4. 增加身体活动　我国的《健康生活方式预防心血管代谢疾病指南》推荐健康成年人每周进行至少 150min 中等强度或至少 75min 高强度有氧身体活动，或相当量的两种强度活动的组合；在身体情况允许的情况下，可提高到每周 300min 中等强度或 150min 高强度有氧身体活动，或相当量的两种强度活动的组合。推荐健康成年人每周至少 2d 进行针对所有主要肌肉群的增强肌肉型身体活动，如俯卧撑、仰卧起坐、深蹲起立等。运动前要根据自身情况先进行科学评估，循序渐进。对于中老年居民（尤其 65 岁及以上老年人）和慢性病患者及残障人士，即使不能达到健康成年人的身体活动量，也推荐根据身体状况坚持进行身体活动，避免久坐不动。

与膳食一样，在临床上首先应该根据具体情况对患者进行认知教育，使其了解和掌握身体活动的意义和目标，同时鼓励患者根据自身状况和运动目标，选择合适的运动类型和运动强度，制定合理的运动方案，循序渐进，逐步达到推荐目标。运动形式可以采取有氧运动，同时应该注意运动安全，避免运动损伤，必要情况下应有专业人士的陪同或协助。

5. 控制体重和腰围　维持健康体重（BMI 20.0~23.9kg/m^2）和腰围（男性腰围 <90cm，女性 <85cm）有利于改善糖脂代谢，降低心血管病的危险。

对于超重或肥胖者，应教育和鼓励患者减少每日食物总能量，改善饮食结构，同时增加身体活动，使能量的摄入减少，消耗增加，逐步减少体重至理想状态。对于生活方式干预减重效果不理想者，推荐使用药物治疗或手术治疗。减重目标应根据个人具体情况制订，减重计划应长期坚持，不可急于求成，以 1 年内体重减少初始体重的 5%~10% 为宜。

（张林峰　武阳丰）

第 69 章　代谢综合征

随着社会经济的发展和生活方式的改变,代谢综合征发病率急剧升高,其诊治涉及多个学科,已成为一个新的慢性病和新的公共卫生问题焦点。代谢综合征包含的多种组分恰恰是心血管疾病和糖尿病发病的主要危险因素,针对代谢综合征的早期防控与治疗有望减少心血管疾病和糖尿病的发生。

一、代谢综合征的定义

代谢综合征作为多个危险因素的症候群,定义在过去的 20 年中经历了逐步完善、趋于统一的过程。内分泌学家 Reaven 于 1988 年最早提出将胰岛素抵抗合并高胰岛素血症、血脂异常、原发性高血压、肥胖和糖耐量异常或 2 型糖尿病的一组疾病称为“X 综合征”。1998 年,世界卫生组织(WHO)为这一综合征提供了工作定义,称为“代谢综合征”,该命名现已被广泛接受。2005 年国际糖尿病联盟(IDF)发布了第一个代谢综合征的全球性标准。2009 年,针对代谢综合征诸多定义造成应用混乱的情况,国际多个学会(IDF、AHA、NHLBI、WHF 等)发表联合声明,推荐了基于 2005 年 NCEP ATP Ⅲ标准的 MS 统一定义,建议除腰围根据族群选择不同切点外,其他 MS 组分采用统一标准。在国内,2004 年中华医学会糖尿病学分会公布了第一个中国代谢综合征定义(CDS 定义),将餐后血糖情况纳入诊断标准;而在 2007 年的《中国成人血脂异常防治指南》定义中,则结合了 CDS 标准和 NCEP-ATP Ⅲ标准,也将餐后血糖纳入判定指标。在 2016 年重新修订的《中国成人血脂异常防治指南》中,这一定义被延续使用。具备以下的 3 项或更多:①中心型肥胖和 / 或腹型肥胖:腰围男性 ≥ 90cm,女性 ≥ 85cm;②高血糖:空腹血糖 ≥ 6.10mmol/L(110mg/dl)或糖负荷后 2h 血糖 ≥ 7.80mmol/L(140mg/dl);③高血压:血压 ≥ 130/85mmHg 及 / 或已确诊为高血压并治疗者;④空腹 TG ≥ 1.7mmol/L(150mg/dl);⑤空腹 HDL-C < 1.0mmol/L(40mg/dl)。

二、代谢综合征的流行病学及其危险性

由于代谢综合征有多种定义,因此患病率的报道存在差异。一项在阿拉伯人中进行的调查发现,应用 IDF 标准代谢综合征患病率为 45.5%;女性为 55.8%,而男性为 30.0%。2002 年开展的“中国居

民营养与健康状况调查”，依据我国糖尿病协会制定的代谢综合征标准发现，我国18岁以上成人代谢综合征总患病率为6.6%。2010年中国慢性病监测报告显示，31省市98 658名≥18岁成年人依据NCEP-ATP Ⅲ代谢综合征的定义，代谢综合征患病率为33.9%，较2002年明显上升。

代谢综合征患病率随年龄的增长而增加。多项流行病学研究结果表明，代谢综合征能有力地预测心血管疾病发病率和病死率。有研究提示，代谢综合征人群心血管疾病（冠心病和脑卒中）增高3倍，心血管死亡风险增高2倍，总死亡风险增高1.5倍，未发生糖尿病者糖尿病风险增高5倍。

三、代谢综合征的可能发病机制

【胰岛素抵抗】

许多学者认为，胰岛素抵抗（IR）是代谢综合征的核心特征或根本原因，因为它与代谢综合征的其他所有组成成分以及促炎症标志物、栓塞因子和内皮功能障碍密切相关。所有以上这些因素被认为是心血管病风险增加的基础。

【肥胖和脂肪组织的异常】

肥胖导致高血压、血浆胆固醇及甘油三酯水平升高，高密度脂蛋白的降低及其他较高心血管疾病危险的相关因素。腹型肥胖尤其同代谢综合征危险相关。过多的脂肪组织释放非脂化的脂肪酸（NEFA）、细胞因子（TNF-α、瘦素、抵抗素及脂联素）、纤溶酶原激活剂抑制物-1（PAI-1）诱发胰岛素抵抗。脂肪细胞、血管内皮细胞和其他细胞释放的PAI-1使纤溶性降低，促发血栓形成，增加急性冠状动脉综合征的危险性。内脏脂肪堆积患者血浆脂联素水平降低，可以导致胰岛素抵抗和糖尿病。

【介导代谢综合征特异性成分的独立因素】

除肥胖和IR外，每一种代谢综合征的危险因素受各种遗传及相关因素的自身调节。

【其他促发因素】

缺乏体力活动促发肥胖并改变肌肉的胰岛素敏感性。老年人肌肉质量丧失、体脂增加，特别是脂肪在腹部堆积加重IR。衰老伴肌肉脂肪氧化的缺陷，也增强了IR。多囊卵巢妇女血液中雄性激素水平升高也同IR相关。

四、代谢综合征的防治

目前尚没有针对代谢综合征的标准治疗方案，推荐的防治措施包括如下。

【改变生活方式】

适当改变饮食，控制超重，提倡低饱和脂肪酸、低热量饮食，少饮酒，增加规律运动。减少钠盐摄入，戒烟，保持心理平衡等。

【干预】

在改善生活方式基础上根据个体情况针对代谢综合征的各个组分进行干预，包括降低血糖，控制血压、调节血脂，应用抗凝、抗血小板药物等。由于代谢综合征组分众多，单一目标的干预治疗难以有效纠正患者的代谢状态。

1. 肥胖　目前只有 2 种药物被批准用于肥胖的长期治疗，即西布曲明和奥利司他。迄今为止，肥胖的药物治疗效果均不令人满意，亟待改进。手术治疗由于存在一定风险，仅限于治疗极度肥胖的患者。二甲双胍、胰高血糖素样肽 -1（GLP-1）类似物和钠 - 葡萄糖协同转运蛋白 2（SGLT-2）抑制剂在降低血糖同时减轻体重，适用于合并 2 型糖尿病的肥胖患者。

2. 血脂异常　以胆固醇升高为主者首选他汀类，以甘油三酯（TG）升高为主者首要治疗为 LDL-C 达标，次要目标为非 HDL-C 达标。TG ≥ 500mg/dl 者应首先降低 TG 水平，防止急性胰腺炎的发生，可选用贝特类或烟酸。以 HDL-C 降低为主者，首要治疗是 LDL-C 达标，次要目标为非 HDL-C 达标。目前直接升高 HDL-C 的药物极少。烟酸和贝特类有一定升高 HDL-C 的作用，但不适用于单纯低 HDL-C 的患者。

3. 高血压　高血压的防治可参照各项高血压指南进行。鉴于代谢综合征患者心血管风险高，应严格控制血压。替米沙坦在治疗浓度下即可部分激动 PPAR-γ 受体，改善胰岛素抵抗和糖尿病状况，更适用于治疗代谢综合征。血管紧张素转换酶抑制药（ACEI）和 α_1 受体阻断药理论上有降低胰岛素抵抗的作用，但临床效果尚未肯定。

4. 糖耐量异常、胰岛素抵抗和 2 型糖尿病　对有糖尿病的代谢综合征患者，可按各糖尿病防治指南进行防治。目前应用于临床的提高胰岛素敏感性的药物有二甲双胍和噻唑烷二酮类。两者作用机制不同，因此不仅可以治疗 2 型糖尿病患者，也可用于代谢综合征的治疗。

5. 高凝状态和促炎症状态　可以使用小剂量阿司匹林。

6. 针对各个组分的治疗目标　《中国 2 型糖尿病防治指南》2017 年版中对代谢综合征各个组分的治疗目标给出了建议：体重在 1 年内减轻 7%~10%，争取达到正常 BMI 和腰围；血压，糖尿病患者

<130/80mmHg，非糖尿病患者<140/90mmHg；LDL-C<2.60mmol/L、TG<1.70mmol/L、HDL-C>1.04mmol/L（男）或>1.30mmol/L（女）；空腹血糖<6.1mmol/L、负荷后2h血糖<7.8mmol/L及糖化血红蛋白（HbA1c）<7.0%。

五、代谢综合征的争议

由于现有定义中各组分均为心脑血管疾病的危险因素，因此各国相关研究表明代谢综合征与多种疾病密切相关，包括脑卒中、急性冠状动脉综合征、肾脏损害等。但迄今为止，由于代谢综合征定义没有前瞻性研究支持各组分的分割值，而且存在任选组分组合，尚未找到代谢综合征明确的病因，缺乏统一的特殊治疗，因此备受争议，并引发国际上的热议。

虽然存在争议，但是代谢综合征的提出和研究加深了广大医务工作者对危险因素聚集性的重视。代谢综合征概念也使西方学者认识到人是一个整体，各个危险因素的发生和发展密切相关，这与我国传统医学的观念不谋而合，使预防心血管病需要有全局观念的思想得到更多人的认可。但同时我们也应注意到，非代谢因素（包括吸烟、饮酒、不良生活方式等）对心血管的危害同等重要，切不可顾此失彼。针对代谢综合征多组分的干预治疗方案尚在开发和临床验证阶段，有望弥补目前单一治疗的局限性。

（唐熠达　王文尧）

第70章　急诊室对胸痛的评价

胸痛是急诊科最常见的需要评估的主诉之一。对胸痛症状作出快速评估以排除危及生命的疾病是很重要的。这类患者的快速分拣对合理使用医疗资源必不可少。对于急性心肌梗死的患者，为使心肌损害最小化，急救应从急诊科开始。借助特异性检查的短期观察有助于鉴别胸部不适症状的原因。这种方法已经被许多急诊科使用，有选择地对胸痛患者进行有效或经济的治疗。

在急诊科对胸痛的判定包括认真、直接地询问病史，体格检查及12导联心电图检查。生化及功能试验可以为诊断提供额外的依据，但这些检查结果不能立即得到，初步诊断是在没有这些结果的情况下做出的。根据临床病史、体格检查及最初的心电图可以鉴别92%~98%急性心肌梗死和大约90%不稳定心绞痛。

一、临床表现

【病史】

1. 胸痛　最初的病史应正确反映患者不适症状的部位、持续时间、伴随症状的特征，以及加重及缓解的因素（表 70-1）。大部分急性心肌梗死患者描述胸痛位于胸骨下，呈压榨性或伴窒息感。某些患者描述为疼痛、烧灼或紧缩感。疼痛可放射至肩部、颈部、颌部、左臂或右臂以及指尖。有时疼痛主要位于上腹部或肩胛间区。腰部以下或颌部以上的疼痛很少由急性冠状动脉综合征（ACS）引起。

2. 不典型表现　约 33% 急性心肌梗死患者胸痛伴有呼吸困难。约 10% 急性心肌梗死患者呼吸困难是唯一的表现。其他不典型的临床表现包括疲劳、晕厥、神志改变、休克、恶心、呕吐以及嗜睡。急性心肌梗死的不典型临床表现在老年、糖尿病及女性患者中更普遍。

3. 危险因素　尽管一些临床因素可增加患心血管疾病危险，但是在有胸痛症状的患者中，只有患者年龄、病史、冠状动脉疾病及男性因素可以预测 ACS。在某些研究中，糖尿病及家族史与 ACS 相关，但这些危险因素对于预测缺血事件的能力有限。心脏缺血的诊断不能以缺乏危险因素除外。

表 70-1　心源性胸痛与非心源性胸痛鉴别

	心源性胸痛	非心源性胸痛
疼痛性质	紧缩感 压榨性 烧灼感 濒死感	尖锐、刀割感 剧痛 随呼吸加重
疼痛部位	胸骨后 穿透性 放射性 伴随恶心、呕吐、出汗	左乳腺下 左半胸廓 不适集中于一指
发作诱因	运动 兴奋 紧张 天气寒冷 饮食	运动后疼痛 某一动作引起疼痛

续表

	心源性胸痛	非心源性胸痛
发作时间	数分钟	数秒 数小时不伴心肌损伤证据

【体格检查】

1. 体格检查可以帮助鉴别左心室功能不全和隐蔽的瓣膜疾病的体征。第三心音奔马律、肺部啰音、窦性心动过速、高血压及增加的颈静脉怒张显示预后不良。这些体征及症状表明胸痛源自心脏。通过体格检查同样可以帮助鉴别非缺血性胸痛的原因。胸壁压痛、皮肤损伤及胸膜或心包摩擦音有助于鉴别。

2. 在尚未明确胸痛原因的情况下,患者对治疗的反应是不可靠的。服用硝酸甘油后疼痛缓解并不能确定患者为心肌梗死或不稳定型心绞痛,抑酸药物也并不总能缓解食管性疼痛。

二、诊断性检查

【心电图】

对评估胸痛是必需的,有重要的诊断及预测价值。对于评估怀疑有不典型症状的糖尿病和老年患者更重要。

1. 几乎50%前往急诊科的急性心肌梗死患者心电图正常或不具诊断价值。诊断敏感性决定于许多因素,包括发病时间、病变冠脉分布、基线心电图异常、患者特征及用于解释异常心电图的标准。胸痛缓解后心电图会迅速恢复正常。对于无活动性胸痛患者,他们的心电图不具诊断价值。回旋支病变往往不能反映在心电图上;常规12导联心电图不能充分显示心脏后壁缺血。

2. 在由于心肌缺血导致胸部不适症状的患者中,对于诊断急性心肌梗死,心电图ST段抬高特异性约为90%、敏感性约为50%。当ST段抬高或压低时,特异性降至82%,敏感性增至69%。Q波或左束支传导阻滞也是异常心电图表现。

3. 心电图可用于心肌梗死低危患者的鉴别。正常的心电图表明心肌梗死危险性<3%,<6%患者死于第二年。但是,约1/3不稳定心绞痛患者心电图正常或大致正常。仅依靠心电图不能除外ACS诊断。

4. 先前存在的心电图异常使解读心电图变得困难,这些异常包括左心室肥厚、左束支传导阻滞、Q波、预激及节律。对比患者最初的心电图有助于解读心电图。无论新发或先前存在的左束支传导阻滞都提示预后不良。新发左束支传导阻滞提示前降支病变。先前仅存在左束支传导阻滞说明是心脏病发病率及病死率高风险人群。左束支传导阻滞使对急性心肌梗死的心电图诊断变得复杂。

【心肌坏死的生化标志物】

与病史及心电图一起确定心肌梗死的诊断。早期的标志物是心肌死亡后释放至血清的酶。较新的标志物包括心肌蛋白,例如肌钙蛋白和肌红蛋白。这些标志物对心肌损害具有特异性和敏感性,可以提供重要的诊断依据。

1. 24h 采集一系列血样,通过测定短时间内数值升高、降低或变化率来诊断心肌梗死。所有的生化标志物自心肌损害开始后按一定的时间顺序释放。

2. 理想的血清标志物对心肌具有特异性、高度敏感性以及可以定量;标志物血清浓度与心肌损害成比例。早期诊断可以由浓度迅速升高做出。目前尚无一种标志物可以对 ACS 做出准确诊断。大多数情况下,准确诊断 ACS 通过几种标志物的测定、分析临床数据例如缺血症状、缺血或梗死引起的心电图改变。

3. 某些酶,例如 AST、LDH 及 CK 从坏死的肌细胞中释放,但对心肌组织没有特异性。它们的同工酶,例如 CK-MB 对心肌损害有特异性及敏感性。

(1)CK 是一种细胞质中的酶,广泛存在于骨骼肌、脑、肾脏、平滑肌及心肌。由 M、B 亚基组成的二聚体,有三种同工酶:MM、MB 及 BB。CK-MB 存在于心肌细胞、肠、肌肉、子宫,少量存在于骨骼肌中。但运动员骨骼肌中 CK-MB 可以取代正常 CK-MM、CK-MM 主要含在骨骼肌中;CK-BB 主要含在脑和肾脏中。

(2)肌红蛋白是一种对心肌组织无特异性的亚铁血红素蛋白。使用肌红蛋白作为心肌损害标志物不具有测量 CK-MB 的特异性。作为标志物,肌红蛋白的优点在于它的释放动力学。心肌损害后肌红蛋白迅速释放,症状发作后 1~2h 内血清变化即可探测。心肌梗死后 4~5h 达峰值。心肌梗死后 1~3h 内,血清肌红蛋白诊断心肌损害的敏感性为 62%~100%。由于肌红蛋白半衰期短,测定肌红蛋白可能对就医较晚的患者的确诊没有帮助。当骨骼肌肌红蛋白大量释放及肾衰竭时,特异性变低。

(3)肌钙蛋白:

1)心肌肌钙蛋白 T、肌钙蛋白 I 及肌钙蛋白 C 是调节肌动蛋白与肌球蛋白之间 Ca^{2+} 依赖相互作用的蛋白质。这种相互作用引起肌细胞收缩及舒张。肌钙蛋白 C 存在于骨骼肌及心肌中,骨骼肌及心肌中的肌钙蛋白 T 和肌钙蛋白 I 免疫学上存在不同。肌钙蛋白 T

是一种肌原纤维蛋白，肌钙蛋白的亚基，是骨骼肌和心肌收缩单位的组成成分。在心肌细胞中，6% 肌钙蛋白 T 溶解在细胞质中，94% 肌钙蛋白 T 结构上结合在一起，这种分布是引起独特的释放动力学的原因。心肌肌钙蛋白像 CK-MB 一样，在心肌损害不久就可以在血清中发现，但是心肌肌钙蛋白浓度持续升高 2 周。肌钙蛋白 T 和肌钙蛋白 I 有益于诊断 ACS，对心肌细胞损害有高度的特异性及敏感性。近年研发的高敏肌钙蛋白 T 或 I（hs-cTnT/hs-cTnI）可在急性心肌梗死 3~4h 血中升高，对 ACS 早期诊断优势也很突出。使用高敏肌钙蛋白（高于正常人 99 百分位）可以鉴别出有心肌损伤的胸痛患者，结合是否有缺血的临床证据，即可确定是否有心肌梗死。根据高敏肌钙蛋白的 1h 流程和 3h 流程，对 NSTEACS 早期诊断有一定帮助。

2）在 ACS 患者中，床旁行心肌特异性肌钙蛋白检查对心肌细胞损害的早期探测有高度特异性。肌钙蛋白 T 和肌钙蛋白 I 定量及现场即时定量检测是快速（几分钟）、可靠、准确的方法。阴性结果表明患者处于低风险。

【影像学检查】

虽然临床病史、最初的心电图、生化标志物对诊断 ACS 具有高度特异性和敏感性，但是不典型临床表现、意义不明确的心电图使诊断困难。克服这些问题的检查方法集中到心肌灌注和功能性影像上。

1. 超声心动图 二维超声对心室功能和局部室壁运动异常的诊断提供有价值的数据。

（1）心肌缺血可以引起节段性室壁运动异常，表现为舒张功能受损、运动减退、不能运动或运动障碍。

（2）虽然单独行超声检查对诊断急性心肌梗死具有中度敏感性，但是它仍是一个有用的辅助检查。对于心电图发现不明确的患者，二维超声对发现心肌梗死敏感性约为 88%，特异性为 78%。

（3）二维超声可以用来探测局部室壁运动异常，但是单一的检查不能区分急性心肌梗死、心肌缺血或陈旧性梗死。

（4）正常的超声发现往往不能排除心肌缺血。但是超声对于评估心肌梗死并发症及不能解释的心源性休克是有帮助的。

2. 核素心肌灌注显像 有助于量化心肌所处危险。由于不易接受及价格因素，很少用于诊断 ACS。

3. CT 近年来 CT 技术逐渐开始用于急性胸痛。在 ACS 低危的患者，CT 冠状动脉成像可有助于排除冠心病。对有 D- 二聚体增高的患者，有助于明确肺栓塞的诊断。对于主动脉夹层以及相关病变，CT 是诊断的金标准。

【早期运动负荷试验】

通常，运动负荷试验对心肌梗死低危患者是安全的。一些研究显示，在急诊科对于考虑心肌坏死 6~12h 内、心电图正常或无诊断意义、生化标志物阴性的患者行运动负荷试验是安全的。

三、鉴别诊断

鉴别缺血或非缺血原因引起的胸痛有时很困难。估计有超过 50% 入院诊断为不稳定型心绞痛的患者，随后出院时诊断为非心脏疾病。在大多数诊断策略中建议，假如有一个症状重叠在众多临床案例之中，胸痛直到被证明是其他原因引起的才能否定其是心源性的。理解主要的非心源性胸痛的表现、临床特征是很重要的（见表 70-1）。危及生命的胸痛可能与 ACS 相混淆，包括主动脉夹层、合并心脏压塞的心包炎及肺栓塞。

【心包炎】

心包炎常伴有胸骨下疼痛，但疼痛性质上更像胸膜炎，卧位、深吸气及吞咽时加重。体格检查显示三相性心包摩擦音。心电图常显示多个导联 ST 段抬高而无相应导联的改变及 aVR 导联 PR 段压低。认识到心包炎可能是心肌梗死后的临床表现是很重要的。

【主动脉夹层】

主动脉夹层需要紧急诊断，因为早期外科介入降低短期高病死率。典型主动脉夹层引起的胸痛被描述为突然、剧烈、撕裂样疼痛，放射至背部及肩胛间区。体格检查显示双臂血压不等，脉搏短绌、局限性脑损害。主动脉夹层也可以累及主动脉瓣或冠状动脉开口。随后可能伴随心肌缺血和心电图 ST 段抬高。急诊 CT 可明确诊断。

【肺栓塞】

肺栓塞是潜在危及生命和伴随胸痛的疾病。肺栓塞引起的是典型的胸膜炎样胸痛，伴随呼吸困难和呼吸急促，常有近期手术史、恶性疾病或长时间制动。主要的临床发现包括缺氧和心动过速。心电图显示 $S_{Ⅰ}Q_{Ⅲ}T_{Ⅲ}$图形、右束支传导阻滞及电轴右偏。CT 可明确诊断。

【其他胸痛】

其他胸痛包括呼吸系统疾病（如肺炎、胸膜炎等）、消化系统疾病（如食管贲门失弛缓症、反流性食管炎等）、胸壁疾病（如肋软骨炎、外伤后疼痛）、颈椎病等，均可根据相应病史、胸痛特点和特异检查而明确诊断。

（袁建松　朱　俊）

第71章　晕　厥

一、定义及流行病学

晕厥（syncope）是临床上常见的综合征，是指一过性全脑血液低灌注导致的短暂的意识丧失（transient loss of consciousness，T-LOC），特点为发生迅速、一过性、自限性并能够完全恢复。晕厥发生前可以有预兆，如轻微头晕、恶心、出汗、乏力、黑矇和视觉异常等，但常是无预兆的突然发生，因此经常引起摔伤，在老年人中尤其常见。

弗雷明汉（Framingham）研究表明，晕厥的发生率在男性为3%，在女性为3.5%，在老年人中明显增加为6%。20%~30%的人在一生中曾有过一次晕厥的体验。不同医疗机构，晕厥待诊患者的比例不尽相同，以急诊为例，可占1%~3%。患者平均年龄为53.6~76岁，病因中反射性晕厥占首位，心原性晕厥占9%~28.3%，严重者可导致猝死，1年内的病死率为30%。用于晕厥的诊断和治疗的费用不菲，而且晕厥严重影响了患者的生活质量。由此，晕厥是一个常见而严重的临床问题，需要临床医生尤其是急诊室医生很好地了解和掌握，以利于对患者的诊断和治疗。

二、病理生理学

大脑的灌注压很大程度取决于体循环的动脉压，任何使心排血量降低或总外周血管阻力降低的因素都能使体循环动脉压和脑灌注压下降。心排血量降低的一个常见原因是静脉回流减少，过多的血液储存在身体的外周静脉内，或血容量减少，心脏充盈不足，都可以导致晕厥。心排血量减少还可以由心动过缓、心动过速或瓣膜病变引起。在外周血管阻力方面，血管扩张药物在降低动脉压方面起到了重要的作用（反射性晕厥的一个主要原因）。站立时血管阻力增强的能力受损是直立性低血压的原因，也是使用血管活性药物及自主神经受损患者发生晕厥的原因。脑的低灌注也可以由于脑血管阻力异常增高引起。脑血流突然停止6~8s就足以引起完全的意识丧失。倾斜试验检查显示，收缩压降低至60mmHg与晕厥有关。有研究表明，脑的血氧运输下降20%就足以引起完全的意识丧失。因此，为维持脑的足够的营养转运，其调节机制的完整性至关重要：脑血管的自我调节能力，使脑的血流维持着相对宽的灌注压水平；局部的代谢和化学调节，使氧分压下降或二氧化碳分压增加时能使脑血管扩张；动脉的压力感受器包括心率、心脏收缩和体循环血管阻力的感知和反应，改变体循环的血流动力学以保护脑血流；血管容量调节，肾脏和激素影响有助于维持脑的循环血容量。在老年人或有心血管病患者中晕厥的风险会增加。年龄本身与脑血流量下降有关，常见的一些疾病状态也使脑血流量的保护降低。

三、病因和分类

晕厥发生的基本机制是由于各种原因引起大脑的低灌注，因此任何引起心排血量或外周血管阻力下降的原因都可以引起晕厥。一般把晕厥分为以下 3 类：反射性（神经介导性）晕厥、直立性低血压引起的晕厥、心原性晕厥（表 71-1）。6 个研究共 1 499 例患者进行晕厥原因的流行病学分析结果提示，最常见的为反射性晕厥和直立性低血压，占 37%；其次为心脏原因引起，占 17%，其中心律失常性占 13%，神经精神原因占 10%。最近一项研究由于广泛采用了颈动脉窦按压和倾斜试验，反射性晕厥占 58%，而心原性晕厥占 18%。尽管经过详细的检查和全面的评估，但仍有一部分晕厥患者诊断不明，20 世纪 80 年代 5 个研究荟萃分析结果显示不明原因晕厥占 34%。目前绝大多数学者认同：①反射性晕厥是导致晕厥的最主要原因。②心原性晕厥是导致晕厥的第二位原因。医院中的老年患者心原性晕厥发病率较高。③在小于 40 岁的患者中，直立性低血压所导致的晕厥较为少见。④反射性晕厥是年轻人群中最为常见的导致 T-LOCT 的原因；而老年患者通常病情较为复杂，且相关病史也不及年轻人群可靠。

1. 反射性晕厥（神经介导性晕厥） 主要是掌控循环的自主神经系统对于不恰当刺激因子的过度反射，引起血管扩张和 / 或心动过缓，导致动脉血压和全脑灌注的降低。依据触发因素不同又可分为：

（1）血管迷走性晕厥：为最常见的晕厥类型，常由疼痛恐惧等情绪或直立位所诱发，发作前常伴随典型的自主神经激活的表现（大汗、面色苍白、恶心）。根据血压与心率的反应，反射性晕厥可分 3 个类型。①血管抑制型：以血压下降为主；②心脏抑制性：以心率明显减慢、停搏或心脏收缩力减弱为主；③混合型：上述两种机制均存在时。

表 71-1 晕厥的原因及分类

Ⅰ 反射性(神经介导性)晕厥
1. 血管迷走性
2. 颈动脉窦综合征
3. 场景性
——咳嗽、喷嚏性
——胃肠道刺激(吞咽性、排便性、内脏疼痛)
——运动后
——餐后
——其他(如惊吓、大笑、演奏管乐、举重)
Ⅱ 直立性低血压及直立不耐受综合征
1. 原发性自主神经功能失调
2. 继发性自主神经功能失调
3. 药物诱导的直立性低血压
4. 容量不足(出血、腹泻、呕吐等)
Ⅲ 心原性晕厥
Ⅳ 心律失常性
1. 心动过缓
——窦房结功能不全
——房室传导阻滞
——植入型器械功能障碍
2. 心动过速
——室上性
——室性(原发性、继发于结构性心脏病或离子通道病)
3. 药物诱发的心动过缓或心动过速结构性疾病
4. 心脏 心脏瓣膜病变、急性心肌梗死和/或缺血、肥厚型心肌病、心脏肿瘤、心包疾病/心脏压塞、先天性冠状动脉异常、人工瓣膜功能障碍
5. 其他 肺栓塞、急性主动脉夹层、肺动脉高压

(2)颈动脉窦综合征:由于颈动脉窦受压等刺激所导致的晕厥,可通过按摩颈动脉窦确诊。

(3)场景性晕厥:与特定动作相关的反射性晕厥,如咳嗽、大笑、吞咽、惊吓、排尿或排便等。

(4)非典型反射性晕厥:无前驱症状和/或没有明显诱发因素和/或表现不典型。

2. 直立性低血压和直立性不耐受综合征

(1)典型的直立性低血压:指站立 3min 内收缩压下降 ≥ 20mmHg 或舒张压下降 ≥ 10mmHg,或收缩压降至<90mmHg,见于自主神经

功能衰竭或低血容量。

(2) 初始直立性低血压：指站立即刻血压降低>40mmHg，然后自发、快速恢复至正常，低血压和症状持续时间较短(<30s)。

(3) 延迟直立性低血压：直立 3min(3~30min)后出现缓慢的血压下降，一般不伴心动过缓。老年人中并不少见，主要与年龄相关的代偿反射损害有关。

(4) 直立性心动过速综合征：多数见于年轻女性，主要表现为严重的直立性不能耐受，但没有晕厥，伴随心率明显增加(增加>30 次 /min 或在主动站立 10min 内增至>120 次 /min)以及血压的不稳定(收缩压下降<20mmHg)，病理生理机制仍不清楚。

3. 心原性晕厥

(1) 心律失常性晕厥：是最常见心原性晕厥的病因。某些严重心律失常导致血流动力学不稳定，心排血量和脑血流量明显降低。心律失常类型可以是缓慢性和快速性心律失常。

(2) 器质性心脏病及其他疾病：包括各种心脏疾病及肺栓塞、急性主动脉夹层、肺动脉高压。

四、诊断及评估

自 2009 年欧洲心脏病学会(ESC)晕厥指南颁布以来，晕厥单元的建立为规范、优化晕厥诊治提供了管理模式。2017 年 ACC/AHA/HRS、2018 年 ESC 晕厥指南、2018 年我国晕厥诊治专家共识等再次强调晕厥诊治的重要作用。患者的危险分层理念亦贯穿晕厥的诊治。

对于因 T-LOC 就诊疑是晕厥的患者，应从以下 4 个方面进行评估：①是否是真正的 T-LOC；②是否由晕厥导致；③是否能确定晕厥的病因；④晕厥的危险分层。

晕厥的诊断需满足下列条件：①是否是完全性意识丧失；②意识丧失是否为突发且很快恢复；③是否为自发、完全恢复且无后遗症；④患者是否摔倒。满足的条件越多，则诊断晕厥的可能性越大，否则需先考虑其他导致 T-LOC 的疾病。明确晕厥后，需进行进一步的评估。图 71-1 为晕厥评估的流程图。晕厥的评估起点为详细的病史以及体格检查，包括卧位及直立位的血压测量。通过病史、体检以及心电图检查，有部分患者可以据此做出明确诊断：如血管迷走性晕厥、直立性低血压等，不需要进一步的检查评估，可给予直接的相应治疗。而在大多数情况下，经过上述评估，提示某一诊断，但不能确诊的，此时需要进一步检查包括基础疾病的检查以及晕厥的诊断试验以明确，并给予相应处理。

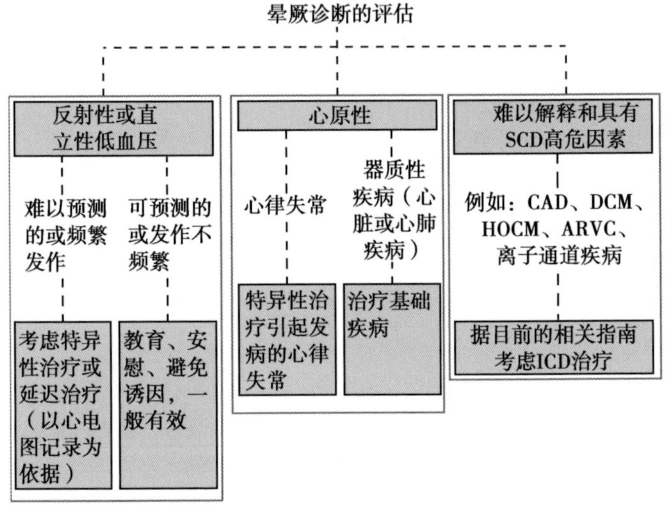

图 71-1　晕厥的诊断评估流程

SCD，心脏性猝死；CAD，冠心病；DCM，扩张型心肌病；HOCM，梗阻性肥厚型心肌病；ARVC，致心律失常性右室心肌病；ICD，植入型心律转复除颤器。

有少数患者经过上述检查后，仍然不能明确诊断，称为不明原因的晕厥，而成为临床一个反复就诊的“综合征”。对这类患者需进行危险性分层，评估其主要的心血管病事件及猝死的风险（表 71-2）。如果有器质性心脏病或心电图异常，需高度重视，因为器质性心脏病或心电图异常，与 1 年内心律失常发生率高及病死率高有关。这些患者需进行心脏的评估，包括超声心动图、负荷试验、Holter、植入性循环心电监测仪（implantable loop recorder，ILR）和心内电生理检查（electrophysiological study，EPS）。若心脏检查未能诊断为心律失常性晕厥，则需对那些严重的或复发的晕厥患者进行神经和血管评价，行反射性晕厥的诊断试验，包括倾斜试验、颈动脉窦按压。

五、病史、体征及检查方法

对于晕厥的患者，应仔细采集病史，进行详细的体格检查，并做相应的临床检查。晕厥的临床检查包括颈动脉窦按压、体位性应激试验（立 - 卧位血压测量和直立倾斜试验）、心电监测（无创和有创性）、电生理检查、超声心动图和其他影像学检查、运动负荷试验、心脏导管检查、心理学评估和神经学评估等。近期的文献报道，神经系统的检查评估，大部分患者（89%）能够明确病因。表 71-3 为各种检查方法对晕厥的诊断价值。

表 71-2　建议住院强化评估的高危因素

严重的器质性心脏病或冠心病（心力衰竭、低射血分数或陈旧性心肌梗死）
临床或心电图特征提示心律失常性晕厥
在劳力或平卧时发作晕厥
晕厥前有心悸症状
心脏性猝死家族史
心电图可见非持续性室性心动过速
心电图存在双束支阻滞或其他室内传导异常（QRS 时限 ≥ 0.12s）
无负性变时药物或体力锻炼时出现的无症状心动过缓（心率<50 次 /min）或窦房传导阻滞
心电图存在预激波
Q-T 间期延长或缩短
伴 V_1~V_3 导联 ST 段抬高的右束支传导阻滞（Brugada 型）
右胸导联 T 波导致或存在 Epsilon 波（提示致心律失常性右室心肌病）
重要的合并症
严重贫血
电解质紊乱

表 71-3　临床常用检查方法对晕厥诊断率的比较

检查方法	诊断率 /%	监测时间
病史、体检	49~85	—
心电图	<5	—
Holter	2	1~3d
体外循环心电监测仪	20	1 个月
ILR	55~88	14~18 个月
倾斜试验	26~87	—
器质性心脏病的 EPS	49	—
无器质性心脏病的 EPS	11	—
神经系统检查（CT 等）	0~4	—

【病史及体征】

对于晕厥患者,病史及体检非常重要,详细的病史询问及体格检查,可以提供重要的线索,有助于医生明确诊断。如根据患者和目击者所叙述的病史,一般足以区分血管迷走性晕厥和癫痫。癫痫患者发作时面色发绀、口吐泡沫、舌咬伤、肢体强直阵挛,发作后嗜睡、肌肉疼痛、有定向障碍,神志丧失可持续 5min 以上;而血管迷走性晕厥患者发作前有头晕、恶心、出汗、乏力等预兆,发作时面色苍白、大汗,一般倒地即醒,发作后无定向障碍。另外,根据病史可初步判断是否为心原性晕厥,心律失常性晕厥发病突然且终止也突然;左心室流出道梗阻性晕厥常由活动或情绪刺激诱发;主动脉瓣狭窄导致的晕厥出现于运动当时,而肥厚型心肌病引起的晕厥多发生在运动后不久;心房黏液瘤所致晕厥常与体位有关。

详细的病史询问包括以下几个方面:

1. 关于晕厥前患者所处环境的询问

(1)体位:平卧、坐位或站立。

(2)活动情况:休息、改变体位、运动中或运动后、排尿中或排尿后即刻、咳嗽或吞咽、颈部转动。

(3)易感因素:如拥挤或闷热的环境、持续站立等。

(4)预知发生的事件:如恐惧、疼痛等。

2. 关于有无晕厥前症状的询问　恶心、呕吐、腹部不适、发冷、出汗、颈部或肩部疼痛、视物模糊等。

3. 关于发作情况的询问(目击者)　摔倒的方式、皮肤颜色(苍白、青紫)、意识丧失的持续时间、呼吸方式(鼾声)、肢体运动(强直、阵挛或轻度的肌阵挛)和其持续时间、有无摔伤和咬伤。

4. 关于发作结束后的询问　恶心、呕吐、出汗、发冷、视物模糊、肌肉疼痛、皮肤颜色、受伤情况、胸痛、心悸、大小便失禁等。

5. 关于背景资料的询问

(1)有无猝死、先天性致心律失常的心脏病或晕厥的家族史。

(2)既往的心脏病史。

(3)神经系统病史:帕金森病、癫痫等。

(4)代谢失调:糖尿病等。

(5)药物:抗高血压药、抗心绞痛药、抗抑郁药、抗心律失常药、利尿药和 Q-T 间期延长药物。

(6)对于晕厥复发的患者,需详细了解每一次晕厥的情况。通过详细询问病史,一部分患者可得出诊断,其余患者则可决定随后的检查步骤。例如,如果晕厥发作前有心悸或在平卧位或运动时发生的晕厥,则首先考虑心脏原因引起的。相反,如果患者晕厥发作时有易患因素和伴随症状，几年中有反复多次晕厥事件，则首先考虑神经介导性机制。表 71-4 为根据临床表现提示特殊的病因。

表 71-4 提示诊断的临床特征

症状或发现	可能的原因
突然听到、看到、闻到令人不愉快的声音、情景、气味	血管迷走性
站立时间过长或在拥挤闷热的环境	血管迷走性
恶心、呕吐伴随晕厥	血管迷走性
头部转动、颈动脉窦加压	颈动脉窦综合征
运动后	血管迷走性或 HCM
晕厥伴咽或面部神经疼痛	反射性
与开始用药和药物剂量改变有关的晕厥	药物引起
在运动中或平卧时	心原性晕厥
晕厥前有心悸	快速心律失常
猝死家族史	长 QT、Brugada 波形、右心室发育不良、肥厚型心肌病

【心电图检查】

晕厥患者心电图检查大多数是正常的，如果出现异常（不包括非特异性 ST-T 改变），提示晕厥可能与心律失常有关，心电图异常是心原性晕厥和病死率增加的独立预测指标，因此需要重视，进行相应的心脏检查以明确是否为心原性晕厥。下面是可能与心律失常性晕厥有关的心电图异常表现：

1. 双分支传导阻滞，如左束支或右束支传导阻滞合并左前分支或右前分支传导阻滞。
2. 其他室内传导阻滞，如 QRS 时限 ≥ 0.12s。
3. 莫氏 Ⅰ 型二度房室传导阻滞。
4. 无症状的窦性心动过缓或窦房传导阻滞。
5. 预激综合征。

6. QT 间期延长。

7. V_1~V_3 导联 ST 段抬高伴右束支传导阻滞（Brugada）。

8. 右胸导联 T 波倒置，Epsilon 波和心室晚电位提示致心律失常性右室心肌病（ARVD）。

9. Q 波提示心肌梗死。

【颈动脉窦按摩】

在颈动脉分叉处施加压力可以使心率减慢、血压降低，这种按摩颈动脉窦引起的反射可能导致一些患者出现异常反应，如果心室停搏持续超过 3s 和/或收缩压降低超过 50mmHg，则定义为颈动脉窦过敏。如果颈动脉窦过敏导致自发性晕厥，则称为颈动脉窦性晕厥。2018 年 ESC 晕厥诊治指南关于颈动脉窦按摩的适应证见表 71-5。

表 71-5　颈动脉窦按摩的适应证

建议	推荐级别	证据水平
40 岁以上不明原因晕厥的患者，尤其是考虑反射性晕厥者，建议行颈动脉窦按摩	I	B

对怀疑颈动脉窦综合征的晕厥患者，可行颈动脉窦按摩试验。颈动脉窦按压试验的重复性较好，据报道 93% 患者用这种方法能重复阳性或阴性反应，而另一研究表明，在心室停搏 >3s 的患者，其重复性为 100%。因此年龄 >40 岁的不明原因晕厥患者，建议行颈动脉窦按摩，但既往短暂性脑缺血发作（TIA）、脑卒中或颈动脉狭窄 >70% 的患者需在严密监测下进行。

【倾斜试验】

倾斜试验主要用于怀疑反射性晕厥但未能证实的患者，如果通过临床病史反射性晕厥已经可以诊断，或者如果该患者仅仅发生过 1 次或很少几次晕厥，并不常规需要倾斜试验。在评估药物疗效方面，倾斜试验并无助益，但倾斜试验可用于判断患者发生反射性晕厥的易感性，从而启动治疗。

临床表现不典型多见于反射机制的患者，倾斜试验阳性率为 51%~56%，不明原因晕厥阳性率为 30%~36%，心律失常性晕厥患者阳性率为 45%~47%。倾斜试验可诊断低血压倾向，而不是诊断血管迷走性晕厥（病史更重要）。倾斜试验阴性不能排除反射性晕厥的诊断。

表 71-6 为 2018 年 ESC 晕厥诊疗指南对倾斜试验适应证及诊断标准的建议。倾斜试验应在安静、光线柔和的环境下进行。试验前患者禁食 2h，如有静脉通路，检查前平卧 20min，如无静脉通路，则检查前至少平卧 5min。检查时，倾斜角度应在 60°~70°，被动期持续时间最短 20min，最长 45min。试验中密切监测血压、心率。试验床应能迅速平稳竖立，试验结束时迅速放平（<10s），以免意识丧失时间延长。试验中，心率减慢为突出表现者，为心脏抑制型；血压下降为突出表现者，为血管抑制型；两者均明显者，为混合型。

表 71-6　倾斜试验的适应证及诊断标准

	推荐级别	证据水平
适应证		
怀疑有反射性晕厥、直立性低血压、体位性心动过速、或心因性假性晕厥患者应考虑进行倾斜试验	Ⅱa	B
倾斜试验可以考虑用于训练患者识别症状并学会反压动作	Ⅱb	B
诊断标准		
如果倾斜试验重现症状并伴有疾病相应典型的循环系统表现，则考虑反射性晕厥、直立性低血压、体位性心动过速或心因性假性晕厥	Ⅱa	B

【心电监测】

心电监测可以用于诊断间歇性心动过缓和心动过速。目前可用的心电监测系统包括院内监测、动态心电图、事件记录器、体外或植入式循环心电监测仪和远程遥测仪。表 71-7 为 2018 年 ESC 晕厥诊治指南关于心电监测的建议。

只有当患者有发生恶性心律失常的风险时，才需要院内心电监护（床边或遥测），如果该患者临床特征或心电图异常提示心律失常性晕厥，连续几天的心电监测有一定的价值。目前常用的是动态心电图记录，包括 24~48h 甚至 7d 的动态心电图记录，但由于多数患者在监测期间并不发生症状，在未经筛选的晕厥患者当中，动态心电图发现异常的仅有 1%~2%。如果晕厥症状发生频繁，动态心电图的价值会更大。

表 71-7　对晕厥患者行心电监测的建议

建议	推荐级别	证据水平
高危患者应立即行院内监测	Ⅰ	C
晕厥或先兆晕厥频发患者(>1 次 / 周)应行 Holter 监测	Ⅱa	B
非高危患者反复发作不明原因晕厥建议使用 ILR	Ⅰ	B
症状间隔 ≤4 周的患者可考虑使用体外循环心电监测仪	Ⅱa	B
无高危因素、反复发作不明原因晕厥及器械电池耗竭前症状再发患者早期评估	Ⅰ	A
ILR 推荐用于患者经全面检查仍不能确定晕厥原因,或无法针对性治疗,以及无 ICD 或起搏器一级预防指征的高危患者	Ⅰ	A
ILR 可用于疑似或明确为反射性晕厥、伴晕厥频发或严重发作	Ⅱa	B
ILR 可考虑用于疑似癫痫但治疗无效的患者	Ⅱb	B
ILR 可考虑用于不明原因跌倒的患者	Ⅱb	B

注:ILR,植入式循环心电记录器;ICD,植入型心律转复除颤器。

对于反复晕厥,怀疑是心律失常原因导致,但是传统动态心电图无阳性发现的患者,可以考虑植入式循环心电记录器(ILR)。需在局部麻醉下将 ILR 植入患者皮下,其电池寿命达 36 个月。晕厥发作后,患者或陪护者激活心电记录器,或预先定义的心律失常会自动激活心电记录器,即能够储存之前的心电图记录。某些设备还具有经远程传输数据的功能。ILR 能获得持续高质量的心电图记录及事件记录,能判断症状与心电图之间的相关性,还可行远程传输,诊断的准确性大大提高。但仍为有创性的检查手段,一次投入的费用较昂贵。对于不明原因晕厥,尤其可能和心血管病有关的高风险的患者,应尽早植入 ILR,有助于尽快获得确诊并节约医疗开支。有条件使用院内或家庭视频记录,在疑似晕厥患者的评估中也起到一定作用。

【电生理检查】

电生理检查对晕厥病因的诊断效果主要决定于两个因素：①心律失常的可疑程度；②电生理检查方案。电生理检查的敏感性和特异性都不高，而且由于近年来持续心电监测技术的发展，尤其是 ILR 的应用，使电生理检查作为诊断手段的重要性有所降低。然而，对于有如心肌梗死病史等的不明原因晕厥，电生理检查仍有一定价值，2018 年 ESC 指南中对于晕厥患者进行电生理检查的适应证和诊断标准进行了推荐(表 71-8)。

表 71-8　晕厥患者电生理检查的适应证和诊断标准

	推荐级别	证据水平
适应证		
既往心肌梗死或存在心肌瘢痕的晕厥患者，无创检查后仍不能明确晕厥病因，推荐电生理检查	Ⅰ	B
伴双束支传导阻滞的患者，如果无创检查后仍不能明确晕厥病因，可以进行电生理检查	Ⅱa	B
无症状性窦性心动过缓者，无创检查(如心电图监测)不能证实少数情况下晕厥和心动过缓相关时可以考虑电生理检查	Ⅱb	B
对于晕厥之前有突发短暂心悸的患者，如果无创检查不能明确诊断，可考虑电生理检查	Ⅱb	C
指导治疗		
不明原因晕厥和双束支传导阻滞，基础 H-V 间期 ≥ 70ms，或心房递增起搏或药物刺激诱发出二度或三度希氏 - 浦肯野纤维阻滞者推荐起搏治疗	Ⅰ	B
既往心肌梗死或存在心肌瘢痕的不明原因晕厥患者，推荐采用目前 ESC 室性心律失常指南治疗诱发的持续性单形性室性心动过速	Ⅰ	B

续表

	推荐级别	证据水平
无症状窦性心动过缓的晕厥患者，如果出现校正的窦房结恢复时间(SNRT)延长，可以起搏治疗	Ⅱa	B
其他建议和临床应用		
电生理检查可以预测晕厥病因，但阴性结果不能除外心律失常导致晕厥，需要进一步评估		
电生理检查不适用于心电图正常、无结构性心脏病、无心悸的晕厥患者		
缺血性心肌病或扩张型心肌病患者诱发出多形性室性心动过速或心室颤动不能认为是晕厥病因		

心内电生理检查内容：①评定窦房结功能；②评定房室结功能；③评定希氏束－浦肯野纤维系统功能；④评定房室旁路的特征；⑤诱发快速心律失常(室上性心动过速、心房扑动或颤动、室性心动过速)。供参考的诊断晕厥的电生理检查方法：

1. 应用一种低频率(比窦性心律低10~20次/min)和两种较高频率心房起搏30~60s测量窦房结恢复时间和校正的窦房结恢复时间。

2. 在基础状态和心房递增刺激下测量H-V间期，评价希氏束－浦肯野纤维系统功能。如果基础评估不能得出结论，也可进行药物诱发。

3. 应用心室程序刺激诱发室性心律失常。在右心室两个部位(心尖部和流出道)，以两个基础周长(100次/min或120次/min和140次/min或150次/min)，增至两个额外刺激进行刺激。

4. 应用心房刺激方法诱发室上性心动过速。正常的电生理检查结果并不能完全除外心律失常引起的晕厥，此时，可行ILR检查以助于发现晕厥的原因。另外，也可能异常的电生理检查结果并不一定是晕厥的原因，还须进一步随访观察。

【运动试验】

对于运动中或运动后即刻发生晕厥的患者，应进行运动试验检查。运动中发生的晕厥可能是心脏原因造成的，也有些患者可能是由于运动时发生过度反射性血管扩张而导致的晕厥，一般存在低血压但无心动过缓。而运动后出现的晕厥则几乎都是反射机制导致的晕厥，其特点是出现与心动过缓相关的低血压，一般发生在无器质性心脏病的患者中。进行运动试验时，要求在运动中和恢复阶段均应监测心电和血压，并做好相应的防范。运动试验对一般的晕厥患者诊断价值不大，仅 1% 发现异常，但对运动性晕厥患者具有重要诊断价值。表 71-9 为 2018 年 ESC 晕厥诊疗指南对运动试验的适应证和诊断标准所作的规定。

【神经系统及精神检查】

神经系统疾病引起的晕厥或类似晕厥可见于下述 3 种情况：①自主神经功能障碍，包括原发性、继发性或药物所导致的自主神经功能障碍；②脑血管疾病，如窃血综合征；③某些神经系统疾病，如癫痫。

癫痫也可表现为一过性意识丧失，应与晕厥鉴别。当怀疑一过性意识丧失为癫痫所致或考虑晕厥为自主神经功能障碍所致，为评估潜在疾病时需行神经系统检查。表 71-10 列举了晕厥与癫痫发作的鉴别诊断。其他怀疑癫痫的表现（意义小，特异性低）包括家族史、事件发作时间（夜间）、发作前头晕、视物模糊、大小便失禁、摔伤、发作后头痛、发作后困乏。

表 71-9 运动试验的适应证和诊断标准

	推荐级别	证据水平
适应证		
运动过程中或之后立即发作晕厥患者	I	C
诊断标准		
运动中出现二度、三度房室传导阻滞即使没有发生晕厥也可以诊断晕厥是由二度或三度房室传导阻滞所致	I	C
运动后立即晕厥伴严重低血压即可诊断反射性晕厥	I	C
其他建议和临床应用		
没有证据支持对一般晕厥患者行常规运动试验		

表 71-10　晕厥与癫痫发作的鉴别诊断

临床表现	癫痫	晕厥
先兆症状	自觉有异味	恶心、呕吐、腹部不适、发冷、出汗(神经反射性)
意识丧失时的表现	痉挛抽搐持续时间较长 意识丧失同时出现(<15s) 偏侧痉挛抽搐,咬舌	痉挛抽搐持续时间较短 意识丧失后出现自主运动如咀嚼或咂嘴唇(局部癫痫),面部发绀
事件后症状	意识模糊时间长,肌肉疼痛	意识模糊时间短,恶心、呕吐、苍白(神经反射性)

精神疾病导致的晕厥还有两个方面的情况。首先,治疗精神疾病的药物能够引起直立性低血压导致真正的晕厥。这些药物用于治疗精神分裂症和抑郁症。如果是这些药物所致,应该在精神科医生指导下调整药物。其次,焦虑、癔症、惊恐和极度沮丧可引起类似晕厥的症状。若考虑假性晕厥,应进行精神评估,倾斜试验时若出现不伴有低血压或心动过缓的意识丧失,应考虑心理性假性晕厥。

六、治　疗

晕厥治疗的目的:降低病死率,延长患者的生命,减少身体的损伤以及预防晕厥复发。治疗的强度取决于:晕厥的病因;晕厥死亡危险性的大小;晕厥所导致的躯体或精神损害;晕厥复发可能性的大小;晕厥对个人职业或生活方式造成的影响;晕厥对公共健康的危险性,如司机、飞行员等;对于治疗有效性、安全性和不良反应做相应评估。

【反射性晕厥的治疗】

反射性晕厥治疗的目标为预防晕厥发作和与之有关的损伤,改善生活质量。非药物治疗是这类患者治疗的基石,包括相关知识的教育,避免触发或诱发晕厥的因素。身体抗压动作(physical counter-pressure manoeuvre,PCM)训练以及倾斜训练(tilt training)可以使晕厥的发作减少。心脏起搏适用于反射性心脏抑制型的晕厥患者。治疗包括以下几个方面:

1. 一般治疗

(1)患者教育:使患者了解晕厥发作的诱因,发作前的典型症状以及了解晕厥再发的可能性。避免容量不足、闷热拥挤和站立时间过长等诱发因素,帮助患者识别将要出现的事件,从而避免晕厥的再发。血管扩张药治疗可使血管迷走性晕厥容易发作，因此对敏感患者应减药或停药。增加日常含盐电解质液体摄入以增加血容量。

(2) 身体抗压动作(PCM)训练：是新的一线治疗方法。大部分患者在有晕厥前驱症状时，身体抗压动作，如下蹲、拉紧臂、腿交叉、下半身肌肉绷紧的腿交叉，能使血压升高从而预防晕厥发作或使意识丧失的时间延迟，避免突然血管迷走神经反应。有中等强度证据支持 PCM 能有效减少 60 岁以下有较长先兆症状患者晕厥的复发。

(3) 直立倾斜运动锻炼：血管迷走性晕厥反复发作的患者，逐渐延长站立时间(称之为倾斜锻炼)可减少晕厥的发作。

2. 药物治疗　综合临床研究新近的结果显示，氟氢可的松在减少处于血压正常低限且无合并症的年轻晕厥者复发方面可能有效。α 受体激动药可能有效地减少直立位血管迷走性晕厥患者复发。多项临床试验和证据表明，β 受体阻断药不适用于减少晕厥复发，并需注意其加重心动过缓的作用。

3. 起搏治疗　反射性晕厥发作时，可表现为血压下降及缓慢性心律失常，后者可表现为窦性心动过缓、窦性停搏、窦房传导阻滞、房室传导阻滞、交界性逸搏心律等，甚至心脏停搏。根据血压与心率的反应，可分为血管抑制型、心脏抑制型、混合型 3 种类型。多数患者表现为混合型占 60%~65%，血管抑制型占 20%~25%，心脏抑制型占 10%~20%。由于 75%~80% 患者晕厥发作时伴心率下降，故起搏治疗有可能对这部分患者有帮助。2018 年 ESC 指南中对于起搏治疗减少反射性晕厥复发的适应证见表 71-11。

4. 其他治疗　近年可见临床研究报道行迷走神经节消融治疗。

表 71-11　起搏治疗用于减少反射性晕厥复发的适应证

建议	推荐级别	证据水平
年龄大于 40 岁、自发有症状的心脏停搏 >3s 或因为窦房结疾病、房室传导阻滞导致的无症状心脏停搏 >6s	Ⅱa	B
心脏抑制型颈动脉窦综合征患者年龄大于 40 岁、不可预测的晕厥反复发作	Ⅱa	B
年龄大于 40 岁、反复发作不可预测的、直立倾斜试验诱发出心脏停搏	Ⅱb	B
临床提示腺苷敏感性晕厥	Ⅱb	B
心脏起搏不用于缺乏心脏抑制反射证据的患者	Ⅲ	B

【直立性低血压性晕厥的治疗】

直立性低血压性晕厥基本的治疗策略同上。首先避免应用引起直立性低血压的药物。对重力性下肢静脉淤血的患者,可以使用腹带和弹力袜。慢性自主神经功能衰竭的患者对米多君的疗效较好。对细胞外容量扩张疗法也有一定的疗效。表 71-12 为 2018 年 ESC 晕厥诊治指南对直立性低血压性晕厥治疗的建议。

【心原性晕厥的治疗】

在心原性晕厥患者的治疗中,缓慢性心律失常患者按常规植入起搏器。对阵发性室上性心动过速,导管射频消融通常作为一线治疗。对室速而正常心脏或心脏功能轻微异常的患者,采用射频消融或药物治疗。植入型心律转复除颤器(implantable cardioverter defibrillator,ICD)适用于不可逆性原因的室速、室颤和心力衰竭而晕厥患者。继发于结构性心脏病和心血管疾病的晕厥患者,根据疾病的不同进行处理。首先是针对基础疾病的治疗(如外科手术,血管再通纠正心肌缺血),其次是针对晕厥的原因进行处理。

心脏性猝死高危的不明原因晕厥患者,如心衰、心肌病和离子通道病,即使基础心脏病有特殊有效的治疗方法(如 β 受体阻断药用于长 QT 综合征),晕厥通常仍需要植入 ICD 处理(或合用抗心律失常药物),以减少死亡的危险,延长患者的生命。表 71-13 为 2018 年 ESC 晕厥诊治指南对不明原因 SCD 高危晕厥患者植入 ICD 的建议。

表 71-12　直立性低血压的治疗建议

建议	推荐级别	证据水平
对所有患者宣教,包括诊断、预防、复发风险及避免诱因	Ⅰ	C
必须保证足够的水盐摄入	Ⅰ	C
停止或减少使用血管活性药物	Ⅱa	B
建议做等长 PCM 训练	Ⅱa	C
建议使用腹带和 / 或连裤袜可减少静脉血淤滞	Ⅱa	B
头部抬高倾斜睡眠(>10°)可增加体液容量	Ⅱa	C
如症状持续存在应给予米多君治疗	Ⅱa	B
如症状持续存在应给予氟氢可的松治疗	Ⅱa	C

表 71-13　不明原因 SCD 高危晕厥患者植入 ICD 指征

建议	推荐级别	证据水平
经最佳药物治疗，仍有症状性心衰（NYHA Ⅱ～Ⅲ级）且 LVEF ≤35% 的患者，预计良好生存状态至少 1 年，推荐 ICD 植入以降低 SCD 风险	Ⅰ	A
左心室收缩功能受损的不明原因晕厥患者，尽管不具备目前推荐的 ICD 植入指征，应考虑植入以降低猝死风险	Ⅱa	C
当左心室收缩功能受损患者反复发作不明原因晕厥，但不具备目前推荐的 ICD 植入指征，应考虑植入埋藏式循环记录仪 ILR，而非 ICD	Ⅱb	C
根据 ESC 的 HCM 指南风险评分决定肥厚型心肌病患者是否植入 ICD 治疗	Ⅰ	B
HCM 患者 SCD 风险评分提示其 SCD 风险低伴不明原因晕厥时，建议植入 ILR，而非 ICD	Ⅱa	C
不明原因晕厥病史的 ARVC 可考虑 ICD	Ⅱb	C
基于多方面分析，已知 SCD 风险低但反复发作不明原因晕厥的 ARVC，建议植入 ILR，而非 ICD	Ⅱa	C
长 QT 综合征患者服用足量 β 受体阻断药仍发生不明原因晕厥，可考虑同时植入 ICD	Ⅱa	B
当症状性长 QT 综合征患者出现下列情况，应考虑左心交感神经去除术： （1）β 受体阻断药无效、不耐受或禁忌 （2）ICD 治疗禁忌或拒绝植入 （3）患者接受 β 受体阻断药治疗时 ICD 仍反复放电	Ⅱa	C

续表

建议	推荐级别	证据水平
基于多方面分析，已知 SCD 风险低但反复发作不明原因晕厥的长 QT 综合征，建议植入 ILR，而非 ICD	Ⅱa	C
有自发性Ⅰ型心电图改变的 Brugada 综合征患者出现不明原因晕厥可考虑植入 ICD	Ⅱa	C
基于多方面分析，已知 SCD 风险低但反复发作不明原因晕厥的 Brugada 综合征，建议植入 ILR，而非 ICD	Ⅱa	C

尽管经过详细的检查，包括倾斜试验、电生理检查及 ILR 检查，但仍有 20%~30% 患者晕厥原因不明，且反复发作，常发生严重摔伤，而且影响了患者及整个家庭的生活质量。因此，对有些晕厥患者，可以根据推测的原因进行经验性治疗。比如患者有阿斯综合征发作，怀疑与缓慢性心律失常有关，可以给予经验性植入永久性起搏器。Rattes 对 104 例植入起搏器的晕厥患者进行分组分析，组 1，已确定心动过缓为晕厥原因；组 2，监测到心动过缓，但心动过缓时无晕厥发作，或有束支传导阻滞、一度或二度房室传导阻滞；组 3，尽管怀疑但无任何心动过缓的证据或提示。随访 3 年，晕厥的发生率分别为 6.3%、7.3% 和 32%。Moya 等对 111 例无器质性心脏病的晕厥患者植入 ILR 研究结果也表明，心室停搏和心动过缓是晕厥的最常见的表现。因此对一些有典型病史，心电图有心动过缓的提示，尽管无心动过缓或无心动过缓时晕厥发作的客观证据，也可考虑经验性植入起搏器治疗。

由于电生理检查在缺血性心脏病患者中阳性率高，而对其他心脏病尤其是扩张型心肌病的阳性率低，因此对于有器质性心脏病、反复发作不明原因晕厥的患者，尽管电生理检查结果阴性，但仍有发生致死性室性心律失常的危险。在这种情况下可考虑 ICD 治疗。因为 ICD 能有效地治疗室性心律失常，在心动过缓时可以起搏治疗，并且在事件发生后能提供详细的诊断资料，对晕厥的诊断和治疗均有帮助。尽管如此，经验性地植入起搏器和 ICD 尚不是理想的治疗措施，只是在不得已的情况下可以考虑采取的方法，以期能达到预防晕厥发作、改善患者的生活质量并预防猝死的目的，但实际上其治疗效果是不确定的。

七、晕厥的预后

两个因素与预后密切相关，即晕厥再发和外伤的风险，以及死亡或危及生命事件的风险。晕厥患者易再发，并可能引起外伤。有研究显示，3 年随访中大约 1/3 患者晕厥复发。晕厥发生次数为预测再发的最强因子。3 次晕厥史预测 1 年和 2 年复发率分别为 36% 和 42%。器质性心脏病和原发性心脏离子通道疾病为 SCD 和死亡的主要危险因素。20 世纪 80 年代研究的资料表明，心原性晕厥的 1 年病死率（18%~33%）高于非心原性晕厥引起（0~12%）或不明原因的晕厥（6%）。晕厥的预后与基础心脏病有关而不是晕厥本身。心原性晕厥的 1 年猝死发生率为 24%，其他两组为 3%~4%。经心率和其他病变校正后，心原性晕厥仍是死亡和猝死发生的独立预测因子。年轻个体除外器质性心脏病和原发性心脏离子通道疾病后，可考虑为神经介导的反射性晕厥，则预后较好。预后差与基础疾病相关，而不是晕厥本身。不同学者的研究表明，以下因素提示患者高危：异常心电图、心力衰竭史、室性心律失常史、缺乏前驱症状、卧位时晕厥、应激时晕厥和年龄 > 65 岁。

1. 预后差的晕厥患者

（1）主动脉狭窄伴晕厥的患者，若不换瓣，平均存活期为 2 年。

（2）梗阻性肥厚型心肌病，年轻、晕厥史、严重呼吸困难及猝死家族史，是猝死最好的预测指标。

（3）致心律失常性右室心肌病。

（4）室性快速心律失常的患者病死率和猝死率均高，但明显增高的病死率则与基础心脏病有关。

（5）严重心室功能不全预后最差。

2. 预后好的患者

（1）无器质性心脏病、心电图正常的年轻患者（45 岁以下），其 1 年内的病死率和猝死率较低，与同样的非晕厥者比较，其病死率并不增加。这些患者多数为反射性晕厥或不明原因晕厥。

（2）反射性晕厥：大多数队列研究表明，经倾斜试验诊断的反射性晕厥患者随访的病死率接近 0。大多数患者无器质性心脏病，没有研究报道患者猝死。

（3）直立性低血压：直立性低血压的病死率取决于引起自主神经功能失调的原因，多数诱因（容量缺失、药物引起）是暂时的，经治疗后无长期后果。直立性低血压的老年患者的预后很大程度上取决于伴随的疾病。

（4）不明原因晕厥：不明原因晕厥的患者在 1 年内的病死率大约

为 5%，在各文献报道中基本一致。其病死率取决于基础病变，但此类患者有外伤的危险，并且影响了生活质量。

(5) 有些心脏原因引起的晕厥，病死率并不增加，如大多数室上性心动过速和病态窦房结综合征。

（张 澍　陈柯萍　吴 瑛　赵 爽）

第 72 章　感染性心内膜炎

不同形式的心内膜炎曾被用不同的名字来定义，目前感染性心内膜炎已取代急性或亚急性细菌性内膜炎的定义。

首先，不是所有的病例都是革兰氏阳性或阴性菌引起：真菌、立克次体、衣原体都可以引起心内膜炎。其次，心内膜炎的出现和病期不易区别，尽管快速进展的（急性）心内膜炎多由金黄色葡萄球菌引起，但从临床个别病例的实用出发，这种描述则受到限制，因为不论金黄色葡萄球菌还是链球菌，在不同患者的暴发期或恢复期都会成为致病菌。然而，若根据受累的是自身瓣膜还是置换瓣膜进行分类，对于后者，感染出现的早（术后 60d 内）、晚致病菌也有不同。另外，由于在静脉注射毒品者中的右侧心内膜炎，因其特殊性可从仅有左侧性结构感染的心内膜炎中分离出来。尽管心脏瓣膜是常见的感染部位，赘生物也可形成于起搏器电极、心内膜壁、动静脉分流或瘘部、未闭导管或布 - 陶（锁骨下动脉 - 肺动脉）分流的血管结构，或者主动脉缩窄病。临床进程取决于多种原因，包括病因、患者年龄和健康状况、瓣膜病的自然史和程度。临床治疗方案的确定和确诊直接相关，漏诊将导致灾难性后果。误诊为该病则导致数周不必要的高费用治疗和与药物相关毒性的危险。对感染性心内膜炎和细菌感染的心脏病患者的鉴别诊断极为困难。为助于将感染性心内膜炎从其他细菌感染综合征中鉴别出来，统一的定义极为重要。临床研究涉及病史、并发症、流行病学、心内膜炎的治疗效果完全取决于对该病的明确诊断。特异性高而敏感度低的定义可能产生偏差，反之亦然（若敏感性高，则特异性低）。

一、诊断标准

1981 年，Von Reyn 及其同事制定了 BethIsrael 标准，诊断分为 4 种，肯定、可能、疑似、排除，同 Petersdorf 标准一样，尸检或外科手术证实有组织学或微生物学变化的定为确诊病例。其他标准:①持续菌血症;②已有的瓣膜性心脏病;③栓塞或裂片状出血的血管现象;④心内活动性变化的病理证据,如新出现的反流性杂音。该标准未采用超声心动图作为诊断标准,也未将静脉注射毒品者作为心内膜炎的危险因毒。Beth Israel 标准在随后的 10 年中得到广泛应用,尽管得到不同研究者的多次修订,这种分类系统仍缺乏足够的敏感性。

1994 年,Duke 大学的研究者们针对不足的 Beth Israel 的分类制定了新的诊断方案,Duke 标准采用超声心动图作为主要的诊断标准,增加静脉注射毒品者作为已有的心脏状况,制订出单纯使用临床标准就能做出肯定诊断的方案。Duke 分类中的病理标准实际上和 Petersdorf、Von Reyn 的方法一样。Duke 方案中对病例的分类定义,如同 Jones 诊断风湿热的标准一样,分为主要标准和次要标准。

2000 年,该标准得到该小组研究者的进一步修订(表 72-1,表 72-2)。

表 72-1　诊断心内膜炎的 Duck 标准

确诊
1. 病理标准
(1) 微生物:通过培养得以表现,包括源于手术当中的赘生物,血栓赘生物到心内脓肿
(2) 病理切片:赘生物或心内脓肿的出现,通过组织学表现证实的活动性心内膜炎
2. 临床标准　用表 72-2 中所列的特殊定义
2 个主要标准,或 1 个主要和 3 个次要标准,或 5 个次要标准
可疑病例
有感染性心内膜炎的表现,达不到确诊标准,但又不能排除
排除病例
临床表现不符合心内膜炎的诊断,或经抗生素治疗 4d 内,心内膜炎的表现消失,或经抗生素治疗 4d 内,手术或尸检中无感染心内膜炎的病理依据

表 72-2　用于感染心内膜炎的 Duke 标准中的术语定义

主要标准
1. 心内膜炎感染的阳性血培养　从两次血培养中得出感染心内膜炎的典型微生物,包括草绿色链球菌、牛链球菌、HACEK 组细菌、社区获得性金黄色葡萄球菌、肠球菌,原发病灶的脓肿,或持续阳性血培养,定义为与感染的心内膜炎一致的微生物,源于:
(1)间隔 12h 以上抽取的血培养
(2)3 次连续血培养的全部,4 次或更多次单独血培养的大部分结果,首次及末次抽血时间间隔 1h 以上
2. 感染心内膜炎的证据　超声心动图发现的感染性心内膜炎的阳性结果:
(1)活动性心内肿块:见于心瓣膜或辅助结构上,反流性喷射区域,或置换材料上,符合解剖学改变区域的脓肿
(2)脓肿
(3)置换瓣膜的部分裂开,或新出现的瓣膜反流(已有、不明显的杂音响度增加或发生变化)
次要标准
1. 既往史　已存在的心脏病状况或向静脉内注射毒品者
2. 发热　体温 38℃ (100.4℉)
3. 血管现象　主动脉血栓、败血症、肺梗死、真菌动脉瘤、颅内出血、结膜出血和 Janeway 损害
4. 免疫现象　肾小球肾炎、Osler 结节、Roth 小结、风湿小体
5. 微生物依据　阳性血培养结果但不符合先前所标识的主要标准,或活动性感染区微生物的血清学培养证明与感染的心内膜炎不一致
6. 超声　与感染的心内膜炎一致,但不符合先前所标识的主要标准

二、临床表现

感染性心内膜炎的临床表现包括以持续的轻微劳累感、低热、体重下降及身体不适为明显症状的疾病,和由大面积急性主动脉瓣反流引发的突发肺水肿。

致病微生物的毒性通常决定了症状出现的急性状态。然而,感染和症状的发作期间隔较短。许多患者在感染细菌 2 周之内表现出症状。葡萄球菌性感染性心内膜炎的症状甚至在感染后数日内就表现出来。

在个案的临床表现中，明显存在着大量的非特异性主诉。发热是最常见的，热度通常较低。但老年人和伴有充血性心力衰竭，尿毒症，严重衰弱，感染了凝血酶阴性葡萄球菌的患者可能不会出现发热。寒战、盗汗和体重下降，与大多数神经肌肉骨骼的主诉一样，是常见症状。

心脏杂音常被注意到，但在某些情况下较难听出。在早期检查中，15% 或更多的患者可无心脏杂音。对于急性葡萄球菌感染，更难在疾病初期识别出一个新的或变化的杂音。例如，右侧心内膜炎可听不到相应的三尖瓣反流的杂音。

30%~40% 患者表现出程度各异的神经系统症状。头痛是最常见的神经主诉，1/4 患者发生脑血栓，这可能是大多数患者出现症状的原因。

尽管诊断技术及内、外科治疗取得了进步，但在过去的三四十年里，由感染性心内膜炎引起的综合并发症并未发生显著变化。然而，目前应用抗生素时期以来，现代医学实践所诊断的并发症类型已发生重大变化。现在患者极少死于败血症。内科治疗使患者存活时间较长，因此也更频繁地出现栓塞、心力衰竭等合并症。

最重要、最常见的心脏并发症状是充血性心力衰竭。患者起初出现隐匿性或急性的心力衰竭，但两者情况均源于瓣膜功能不全，而非心肌功能失调。瓣膜置换心内膜炎患者或者由真菌感染引起的心内膜炎患者的心脏偶尔会形成较大赘生物，这些赘生物首先在功能上会堵塞瓣膜口，其次引起心力衰竭。排除机体本身的因素，患者出现心力衰竭即是凶兆。除非采取瓣膜置换或瓣膜修补手术，否则即使采用抗生素治疗，许多有这种并发症的患者仍会死亡。任何心脏瓣膜的感染都会导致充血性心力衰竭，但在主动脉瓣膜性心内膜炎患者身上的发病率最高，在三尖瓣瓣膜性心内膜炎患者身上的发病率最低。

经有效治疗后，有症状的血栓形成的危险迅速降低。在一个用经胸超声检测血栓的研究中，血栓的总体危险是 6.2/(1 000 人·日)。血栓形成率从第一周治疗时的 13/(1 000 人·日)降到治疗结束后的低于 1.2/(1 000 人·日)。

三、临床转归及预后

许多感染性心内膜炎患者在入院进行抗生素治疗后的几天内不会发热。然而，一小部分患者，尤其是那些由金黄色葡萄球菌引起的心内膜炎患者，可能会持续发热 7~10d，偶尔还会更长。对这些患者，应考虑药物热、继发性院内感染或心脏内、外部脓肿的形成。

充血性心力衰竭可在药物治疗后的早期首先出现。同样，中枢神经系统，冠状动脉和体循环的栓塞也可能发生在抗生素治疗的初始反应之后。

感染性心内膜炎的预后与所感染微生物的毒性、患者的总体健康状况、相关的瓣膜结构、感染期是否出现充血性心力衰竭等因素均有关系。尽管经最好的内、外科治疗，金黄色葡萄球菌心内膜炎患者的病死率仍为 20%~40%。相反，链球菌心内膜炎患者的预后普遍良好。90%~95% 由草绿色链球菌引起的心内膜炎患者都能被内科或内外科结合治愈。由其他种类的链球菌引起的该病患者的预后状况也同样良好。真菌性心内膜炎，事实上不可能用内科方法治愈；仅有小部分患者用抗真菌结合外科治疗得到治愈。即使认为感染区已经过彻底治疗，这些患者也应延长抗真菌治疗时间。

右侧心内膜炎患者，甚至那些由金黄色葡萄球菌引起的患者，预后状况良好。在对包括了 62 个右侧心内膜炎的所做的 11 项研究的分析中，Chanmers 在同一系列中仅发现了 2 例治疗失败（0.6%）和 7 例死亡（2.0%）。

尽管早期给予外科干预，晚期出现的置换瓣膜心内膜炎的预后情况，比那些置换瓣膜手术 60d 之内感染者的预后情况更好。例如，在对生物置换瓣膜的 3 200 例接受者所出现的 56 例置换瓣膜心内膜炎的调查中，手术 2 个月内发生感染的病死率是 75%，而晚期新出现的置换瓣膜心内膜炎的病死率仅为 25%。

四、治疗原则

【感染性心内膜炎的预防】

在牙科或介入性外科手术或诊断前，抗生素预防在许多国家已成为一种标准和惯例，所有心内膜炎患者中只有一半的人出现心脏失常，这种失常最初本可以促进心内膜炎的预防。而且，即便瓣膜早已存在病变的患者，没有接受预防性抗生素治疗，随之而来的心内膜炎的发病率仍较低：1/5 未得到治疗的患者在接受介入性操作后患了心内膜炎。因此，也许只有 1/10 的心内膜炎患者在介入性操作前能用相应的抗生素预防。

建议在预防感染性心内膜炎时，保持口腔卫生和抗生素预防一样重要。猛烈刷牙或咀嚼口香糖可能导致牙周病患者出现暂时性菌血症。向患者强调保持良好的口腔卫生的重要性。建议患者避免用牙签或高压水冲洗，以免牙龈损伤。

基于所涉及的危险性，建议使用抗生素预防。患者是否应在介入性操作之前接受抗生素生素治疗这一问题，看法都不统一。然而，在先前有心内膜炎史的患者和置换心脏瓣膜的患者比先天瓣膜损伤的患者危险性更大这一点上，看法普遍一致。

通常，在刺穿口腔黏膜和可能发生齿龈或黏膜流血的口腔或牙科手术中，感染性心内膜炎的危险性最高。介入性牙科手术，包括拔牙、牙周手术、清除牙垢，暂时性菌血症的危险性高于 50%。

美国心脏协会规则建议做牙科、口腔或上呼吸道手术的患者应遵循的基本抗生素准则是：术前 1h 给予阿莫西林 2g 口服。而英国抗生素药物治疗协会推荐 3g 口服。一些学者建议，置换心脏瓣膜的患者应常规进行肠外给药预防。但这样的建议并未得到广泛认可，我们并不常对这类患者肠外给药（表 72-3）。

【心内膜炎病程中的药物治疗】

1. 基本原则　对不同个体的感染性心内膜炎患者的治疗，常会出现不同的独特争议，这一点在治疗中必须予以注意。因此，同一有机体所引起的心内膜炎可以用不同的方法治疗。相反，当治疗不同的病原体引致的心内膜炎时，医学界及社会上的争论就更多。表 72-4 给出了用于治疗无并发症的感染性心内膜炎患者的典型方法。

表 72-3　细菌性心内膜炎的预防性治疗方案

牙科 / 口腔 / 上呼吸道操作的标准方案
危险患者的标准方案（包括心脏瓣膜置换术后和其他高危患者）：
阿莫西林 2.0g，术前 1h 口服
对阿莫西林 / 青霉素过敏者，克林霉素（600mg 口服），头孢氨苄或头孢羟氨苄（2g 口服），或霉菌素 500mg，术前 1h 口服
可用于选择的牙科、口腔、上呼吸道操作的标准方案：
不能口服药物者，阿莫西林 2.0g 静脉注射（或肌内注射），术前 30min；然后，阿莫西林 1.0g 静脉注射（或肌内注射），第一次给药后 6h
对氨苄西林 / 阿莫西林 / 青霉素过敏者，克林霉素 600mg 静脉注射，或头孢唑林 1g 静脉注射，术前 30min 口服
胃肠 / 泌尿操作的标准方案
高危患者的标准方案：
阿莫西林 2.0g 静脉注射（或肌内注射），加庆大霉素 1.5mg/kg 静脉注射（或肌内注射，总量不超过 120mg），术前 30min 应用。然后在第一次给药 6h 后，阿莫西林 1.0g 口服、肌内注射或静脉注射
对氨苄西林、阿莫西林、青霉素过敏者，万古霉素 1.0g 静脉注射，术前 1h 应用。加庆大霉素 1.5mg/kg 静脉注射（或肌内注射，总量不超过 120mg），术前 1h 应用
可选择的胃肠 / 泌尿操作的给药方法：
中度危险的患者，阿莫西林 3.0g 口服，氨苄西林 2.0g 静脉注射；或万古霉素 1.0g 静脉注射，术前 30min 应用

建立最初诊断后，必须着手研究瓣膜感染的来源。研究的深度和性质根据引起感染的有机体而定。例如，牙齿的疾病常与草绿色链球菌感染心内膜炎有关；若皮肤感染、深度脓肿或感染的血管内穿刺管，可能由链球菌导致心内膜炎。而胃肠道疾病，如科隆癌，可能由牛链球菌（S.bovis）引起心内膜炎。如果发现了心内膜炎的根源，在心脏瓣膜修复或置换之前，就应能治疗或消除。例如，如果感染的导管或外来体是金黄色葡萄球菌心内膜炎的起因，在瓣膜手术进行之前，这个根源应先被消除。

表 72-4 对无并发症状的自身瓣膜心内膜炎的预防性治疗措施

初期评估

确定诊断（包括病史、体检、血培养、超声、实验室辅助检查）

用最低抑菌浓度作指导，给予适当的早期抗生素治疗，完成其他基线研究（心电图、红细胞沉降率、血常规、电解质、胸部 X 线片）

长期持续服药（不包括华法林）

如果服华法林，停用，使国际单位比值降至 2.0 以下，然后开始使用治疗作用的肝素

寻找瓣膜感染的病因

若出现严重的瓣膜回流，开始用血管紧张素转换酶抑制药治疗

很多情况下，要请心血管外科会诊，尤其当出现：耐药微生物、置换瓣膜心内膜炎、血流动力学不稳定或瓣周脓肿

评估家庭状况和生活方式以考虑家庭治疗的可行性

一旦开始治疗：

每日检查生命体征，体检，至少每周一次的心电遥测

经皮插入中心静脉导管（或 Hickman's）为静脉输入抗生素用在合适的情况下，继续寻找瓣膜感染的来源

如果持续发热，在治疗 72h 后，重新做血培养

如果改变剂量，应及早得到抗生素药物的谷值和峰值

继续进行实验室检查，每 3d 查一次血常规和电解质，每周查一次胸部 X 线片和心电图

继续院内应用抗生素 5~14d，然后在门诊完成全部疗程（通常为 4 周）

若患者长期口服华法林，外科又未明确考虑手术，在治疗 1 周后，考虑重新给予华法林治疗

门诊治疗期间，坚持每日体检和每周一次血常规与电解质检查

一旦治疗全部结束，利用超声心动图进行随访

感染性心内膜炎诊断后,应尽早评估患者的家庭环境及进行家庭静脉治疗的可行性。对于大多数自身瓣膜心内膜炎,至少应住院治疗 5~7 天后,进行几周的静脉抗生素治疗,一些患者可以在家中完成后者。心内膜炎行医院外治疗的标准:①初始治疗明确的临床反应;②稳定的血流动力学;③无转移性或心脏内并发症;④能遵从医院外抗生素治疗的方法及安排。对一些患者,因为其社会状况,家庭治疗不是个好办法。对于有那种家庭环境的患者,最好在医院内或在恢复护理机构中完成抗生素治疗。大多数瓣膜置换后感染性心内膜炎和由抗体引起的自身瓣膜心内膜炎需 6 周的治疗。尤其是在有毒力强的耐药菌株(例如耐庆大霉素的肠球菌)存在的情况下,常需 6 周以上的治疗。

一旦诊断出心内膜炎,就应做一个基线的心电图,血常规、红细胞沉降率、胸部 X 线片,也都应做。所有患者都应做经胸超声检查。根据先前所指出的准则应用 TEE。在初次血培养之后,应在患者治疗 3 天之后重复进行血培养,以确保菌血症的吸收。在监测培养中,持续菌血症应引起重视,证明抗生素治疗不足。之后,如果再次发热或有其他感染活动的迹象(如白细胞增多),常需继续进行血培养。

2. 抗生素治疗　在抗生素应用之前,感染性心内膜炎常是致命的。尽管现代诊断技术、外科技术及支持性护理的水平极大提高,尽管患者已及时地得到适当的抗生素治疗,仍有大量的感染性心内膜炎患者死于毒力很强的微生物(比如金黄色葡萄球菌),然而大多数患者幸存了下来。

用临床推断、微生物和超声方法进行诊断以后,应在整个或大部分用药期间集中破坏残存的细菌;利用血清的药物浓度来指导抗生素治疗;足够长的治疗周期,可以消除长在瓣膜赘生物里的微生物。

心内膜炎治疗时间的延长,对普遍应用抗生素的离体敏感度的降低,激起了人们用联合用药治疗心内膜炎的兴趣。用内酰胺类药物(例如青霉素)和氨基糖苷类药物联合治疗的方法,被证明在治疗链球菌心内膜炎十分有效,对一部分葡萄球菌心内膜炎的患者较为有效。氨基糖苷类联合应用青霉素或头孢曲松,持续给药 2 周,对治疗草绿色链球菌心内膜炎高度有效。

对于金黄色葡萄球菌引起的右侧房室的感染性心内膜炎,萘夫西林(新青霉素Ⅲ)和氨基糖苷联合应用 2 周已被证明有效。一项研究证明,氨基糖苷类药物在短程药物治疗的成功中并不起关键作用。在一项随机试验中,单独应用氯唑霉素 2 周与联合应用新霉素Ⅲ和庆大霉素 2 周同样有效。然而,只联合应用万古霉素和氨基糖苷类药物 2 周似乎并没有证实有效。同样,如果萘夫西林(新青霉素Ⅲ)和氨基糖苷类只联合应用2周,对于左侧房室性感染性心内膜炎无效。

口服疗法仍不应作为感染性心内膜炎患者的最初治疗的选择。非常规疗法只应用于高度选择性患者身上:致病病原菌已找到,已行药敏检测,离体试验已证实药物的敏感程度。目前仍没有足够的资料证明口服抗生素是首选疗法。

【外科治疗】

对已发展为充血性心力衰竭,内科药物治疗过程中不断有栓子再次出现并且保守治疗未能起效时,推荐使用外科手术治疗。大多数临床医生都认为,脓肿形成或真菌性心内膜炎是外科干预的相对适应证。自身瓣膜性和人工瓣膜性活动性心内膜炎的手术适应证(表72-5,表72-6)是相同的,在这一点上基本达成了共识。大的赘生物,尤其当有细菌不断释放入血并有栓塞的倾向时,比如一组革兰氏阴性杆菌——嗜血杆菌属(H)、放线菌属(A)、人心杆菌属(C)、嗜蚀艾肯菌属(E)和金氏杆菌属(K)合称为HACEK菌性心内膜炎时,则是外科干预的适应证。在左侧感染性心内膜炎者中,充血性心力衰竭是外科手术的最常见的适应证,而右侧心内膜炎者中,难以控制的感染则是最常见的适应证。外科干预治疗基本上能提高所有心内膜炎合并充血性心力衰竭患者的生存率,这一点已广泛得到了共识。在应用外科干预前,复杂心内膜炎患者充血性心力衰竭导致的病死率为90%。通常,单纯的无其他诱因引起的持续的心动过速可能是充血性心力衰竭的敏感的临床证据。因此,对于血流动力学不稳定或不能解释的心动过速或呼吸困难的患者,临床医生仔细的日常评价是必要的。

表72-5　自身瓣膜心内膜炎的手术适应证

主要适应证
由瓣膜功能不全引起的心力衰竭
抗生素治疗后的持续败血症
再发栓塞
次要适应证
心内脓肿或窦道形成
Valsalva窦瘤破裂
抗生素治疗后仍病原不明
真菌性心内膜炎
伴有心力衰竭的左侧急性金黄色葡萄球菌感染的感染性心内膜炎
血培养阴性,足够抗生素治疗,持续发热10d以上的再发

表 72-6　置换瓣膜心内膜炎的手术适应证

主要适应证
由瓣膜功能不全引起的心力衰竭
真菌性心内膜炎
再发的脓毒性血栓
心内脓肿或窦道形成
持续败血症(应用 3 种抗生素)
抗生素治疗后无效,瓣膜功能受累
次要适应证
非链球菌感染的病原体
抗生素治疗 30d 后再发
发热超过 10d,血培养阴性

（倪新海）

第 73 章　风湿热和风湿性心脏病

风湿热(rheumatic fever,RF)是一种 A 族链球菌(group A streptococcus,GAS)咽喉部感染后反复发作的急性或慢性全身性结缔组织的非化脓性疾病,主要侵犯关节、心脏、中枢神经系统和皮下组织。风湿热在急性期可累及心脏,发生风湿性心脏病,急性发作后常遗留不同程度的心脏损害,其中以瓣膜损害为主,形成慢性风湿性瓣膜性心脏病。对于慢性风湿性瓣膜病,将在相关章节详解。

风湿热多发病于 5~14 岁的儿童和青少年。全球范围内,在儿童和年轻人中,每年急性风湿热的发病率在(8~51)/10 万,约有 23 万 5 千名儿童患风湿热。全球目前估计约有 3 000 万人受到风湿性心脏病的影响。2015 年的统计估计风湿性心脏病造成 30.5 万人死亡。此病常见于发展中国家和发达国家的边缘化地区(如原住民),非洲、东南亚和西太平洋地区所受影响最严重,印度患病率最高。女性患风湿性心脏病的风险是男性的 2 倍。在我国,随着人们居住和生活条件改善、良好的公共卫生设施的建立、人口拥挤程度的减少,尤其是链球菌感染预防和控制,风湿热的发病率已明显下降。

一、病因及病理

许多研究表明,风湿热是由于A族乙型溶血性链球菌感染的咽炎所致。流行病学研究也显示风湿热的暴发流行往往伴随链球菌感染性咽炎的特点。应用适当的抗生素治疗,可以预防咽炎和风湿热的发生。

风湿热常发生于A族链球菌感染后3周,其主要通过免疫机制发病,而非细菌感染直接引起。5岁以下儿童很少发病,因为此时他们的免疫系统功能尚未发育完全。风湿热急性期的病理学特征是结缔组织和胶原组织发生渗出和增生性的炎症反应,主要累及心脏、关节、脑、皮下组织等。结缔组织发生间质水肿,胶原纤维分解碎裂成片,伴以单核细胞浸润,包括纤维组织细胞。增生期的阿绍夫(Aschoff)小体是风湿热病理学诊断的主要依据,其在一次风湿热发作后可持续数年存在,可存在于心脏的任何部位,主要见于室间隔、左心室和左心耳。但近期研究发现只有30%~40%风湿热患者在心内膜活检中观察到阿绍夫小体。

瓣膜组织炎症与风湿性心脏炎的临床表现有直接关系,病理组织学可见瓣膜和腱索水肿及细胞浸润。风湿热急性期炎症以导致瓣膜关闭不全为主,如炎症持续存在,瓣膜发生纤维化和钙化粘连,可出现二尖瓣狭窄伴关闭不全。

二、病理生理学

急性风湿热(acuterheumatic fever,ARF)的病理生理学主要和心脏有关,尤其与心瓣膜反流以及左心室收缩功能有关。二尖瓣反流主要是由于继发于二尖瓣环扩张的二尖瓣前叶脱垂所致。另外,腱索增长、左心室和左心房扩张导致乳头肌和瓣膜空间关系发生异常改变等均可引起二尖瓣关闭不全。在临床上,如果二尖瓣反流严重、左心室容量负荷增加,可引起左心室舒张末期压升高,左心房和肺动脉压力升高,但ARF时严重肺动脉高压并不像慢性风湿性瓣膜病那样常见。

主动脉瓣反流是风湿热患者仅次于二尖瓣膜反流的常见改变。其发生机制类似于二尖瓣反流。因为主动脉瓣环比二尖瓣环小,即使轻微增加,也可损害瓣叶的闭合,引起严重的主动脉瓣关闭不全,类似二尖瓣反流。因此,左心室几乎总伴有扩大,而缺乏主动脉反流的超声心动图和血流动力学改变征象。大约1/3风湿热患者二尖瓣反流和主动脉反流并存,这种联合存在可引起严重容量负荷,使心脏明显扩大。

虽然心内膜活检或尸检证实,32%~95% 病例存在心肌炎的病理证据,但这些特点和左心室收缩功能异常关系并不十分清楚。在临床上表现为充血性心力衰竭的风湿热患者,通常可以观察到严重的二尖瓣反流、瓣环扩张、腱索延长及二尖瓣前叶脱垂。

三、临床表现

风湿热缺乏特异的临床表现和实验室检查,诊断主要取决于各种临床症状和实验室检查结果的综合评估。早诊断和早治疗可以减轻风湿活动对心脏和关节的损害,因此准确和快速做出临床诊断非常重要。

1. 前驱症状　在典型症状出现前 1~6 周,常有咽喉炎或扁桃体炎等上呼吸道链球菌感染表现,如发热、咽痛、颌下淋巴结肿大、咳嗽等症状。发热多不规律,轻、中度发热较常见,可有高热。多数患者前驱症状轻微或短暂可被忽视。

2. 关节炎　多发关节炎是 ARF 最常见的临床表现,但特异性较低,发生率在 50%~70%。关节炎通常发生在 GAS 感染后 21d 内和风湿热开始发作时,可以累及 2 个以上大关节,最常累及的关节为膝、踝、肘、腕、肩关节,其特点是非对称性和游走性,常最先累及腿部关节。每个关节炎发作 1d 或 2~7d,不同关节炎发作时间常有重叠,故常用“迁移性”或“游走性”描述。部分患者仅表现单关节炎,给确诊和治疗带来一定难度。所累及关节表现为炎症征象,例如红、肿、热、痛,可有渗出,但无化脓。受累关节疼痛通常非常明显,并伴有触痛。影像学检查可能显示少量关节积液或无明显异常。关节腔穿刺滑液分析一般表现为无菌性炎症。水杨酸制剂缓解关节疼痛效果较好,一旦诊断明确,即可开始治疗。风湿性关节炎是良性的,自限性的(持续 2~3 周),不产生永久性后遗症,但常反复发作。关节炎症的程度与心脏炎或瓣膜病变无明显关系。关节炎症状常与患者的年龄有关,7 岁以下关节症状较轻,在青少年和年轻成人患者中更为普遍,也更为严重。

3. 心脏炎　心内膜、心肌、心外膜和心包均会受累,风湿性心脏炎亦为全心脏炎。临床上可发生心肌炎、心包炎和心脏炎。心脏炎主要表现为心内膜受累的瓣膜炎,主要累及二尖瓣和主动脉瓣。心脏表现常出现于 GAS 感染后 3 周内。患者常有运动后心悸、气短、心前区不适等症状,或仅有头晕、乏力等亚临床型心脏表现。心脏炎的严重程度不一,可以从无症状到发生心力衰竭,甚至死亡。值得注意的是,风湿性心脏炎几乎均存在心脏杂音。二尖瓣反流的体征最为常见,表现为心尖部高调、收缩期吹风样杂音,并向左腋下传导。部分患者可伴随舒张早期杂音，提示相对性二尖瓣狭窄，称为Carey Coombs杂音。50%患者同时存在主动脉反流，但单纯的主动脉反流很少见。风湿热急性期很少累及三尖瓣和肺动脉瓣。心脏炎的体征还包括心率加快、心脏扩大和心律失常等。心动过速常是心脏炎的早期表现，且与体温的额升高不成比例。心脏炎的瓣膜病变可通过超声心动图和多普勒检查确诊。风湿热患者中6%~12%可以发生心包炎，多为轻度，可出现胸痛症状。听诊可以发现心音遥远、心音低钝、心包摩擦音等，这是由于心包渗出所致，但很少发生心脏压塞。若缺乏心脏杂音，则很难做出风湿性心包炎诊断。此时应积极寻找其他原因，例如胶原血管疾病或病毒感染。在ARF患者中，心脏炎患者约占50%，其72%患者可通过听诊、91%患者可通过超声心动图做出心脏炎的临床诊断。心脏瓣膜受损可能慢性进展，成为风湿性心脏病（rheumatic heart disease，RHD），是最常见的继发性瓣膜病病因。RHD最常累及二尖瓣，早期表现为二尖瓣反流，后期瓣叶钙化和纤维化导致二尖瓣狭窄。

4. 皮下结节 2%~16%风湿热患者可检出皮下结节（subcutaneous nodules），通常位于关节的伸面或骨骼的突起处或肌腱的附着处，如肘、膝、腕、枕或腰椎棘突处。皮下结节触之坚硬、不痛、可移动，直径0.5~2.0cm，与皮肤无粘连。结节数量从单发到数十个，一般3~4个。皮下结节是风湿活动的表现之一，但出现较晚，一般在风湿热开始后3周出现，因此早期诊断不能依赖于皮下结节。皮下结节可在1~2周后消失。需与类风湿结节相鉴别。类风湿关节炎常发生在鹰嘴远端3~4cm处，风湿性皮下结节最常发生于鹰嘴处，结节更小，持续时间更短。

5. 环形红斑 仅不到6%风湿热患者会出现环形红斑，称边缘性红斑。这种皮肤损害是一种淡红色环状红斑，中央皮肤正常，边缘红润且连续成环形，皮损大小不一，不伴瘙痒。环形红斑主要分布于躯干和四肢，不会出现于面部，通过热敷可诱发或加重。环形红斑通常发生在风湿热早期，一般骤起，数小时或1~2d消退，可再次出现。尽管环形红斑不常见，但它具有风湿热的特异性，很少单独出现，最常与心脏炎一起出现。

6. Sydenham舞蹈病 也称小舞蹈病、风湿性舞蹈病或St.Vitus舞蹈病，为风湿热炎症侵犯中枢神经系统基底核和尾核所致的神经系统疾病，主要表现为无规律的情绪障碍、不自主运动和肌无力，无感觉障碍或锥体束受累表现。10%~30%风湿热患者出现舞蹈症（chorea），常发生于4~7岁的儿童，女性患者更常见。尽管发生率较低，但它最具有风湿热的特异性。舞蹈病潜伏期较长，一般发生在 GAS 感染后 1~8 个月或 ARF 发作后 3 个月。情绪障碍表现为情绪不稳定、易激怒、自我孤立，强迫症，严重时会出现短暂性精神病。舞蹈症可表现为无目的、快速的、不自主的肌肉运动，最常累及的是肢体和面部肌肉。肢体表现为伸直和屈曲、内收和外展、旋前和旋后等无节律的交替动作，面部可表现为挤眉眨眼、摇头转颈、努嘴伸舌。舞蹈样运动多为一侧明显，当患者处于清醒状态、疲乏、压力过大或目的性运动时，不随意运动更明显，而睡眠过程中可以消失。这种不随意运动应与抽搐、手足徐动症、惊厥反应、运动功能亢进等相鉴别。肌无力表现为手做抓握动作时时紧时松，称为“反复紧握”。舞蹈症通常于 1~2 个月后消失，但个别患者可持续 2 年。长期观察发现大约 1/4 舞蹈症患者可发生慢性风湿性瓣膜病。

7. 其他临床表现　风湿热的其他表现还包括腹痛、心前区疼痛不适、鼻出血、脾肿大、杵状指(趾)、风湿性肺炎、血尿等。

四、实验室和辅助检查

风湿热的诊断属于临床诊断，没有实验室或辅助检查具有诊断特异性。

1. 血常规检查　风湿热急性期白细胞可以升高，中性粒细胞稍增多，有的患者可伴有轻度贫血。

2. 红细胞沉降率和 C 反应蛋白　红细胞沉降率(ESR)和 C 反应蛋白(CRP)作为次要标准，在临床上常是炎症的敏感指标，急性期 ESR ≥ 60mm/h 和 CRP ≥ 3mg/dl，但是不具特异性。在心脏炎和关节炎患者，几乎均伴有 ESR 和 CRP 升高。对于舞蹈症患者来说，ESR 和 CRP 可以正常。伴有贫血患者 ESR 加快，在充血性心力衰竭患者可以正常。CRP 一般不受贫血和心力衰竭影响。

3. 免疫学检查　在急性期，大多数患者血清糖蛋白电泳 α1 及 α2 增高，敏感性较高。约一半的风湿热患者免疫球蛋白(IgG、IgM)水平升高，循环免疫复合物和补体 C3 升高，恢复期可降至正常。肿瘤坏死因子(TNF)-α、血清白细胞介素(sIL)-2 参与 ARF 的发病过程，在 ARF 活动期显著升高，治疗后明显下降。另外，抗心肌抗体、抗 A 族链球菌菌壁多糖抗体(ASP)、外周血淋巴细胞促凝血活性试验(PCA)在大多数风湿热患者呈阳性。

4. 链球菌感染指标　在诊断风湿热时，仅 25% 患者咽拭子培养阳性。50% 风湿热患者抗链球菌溶血素 O(ASO)效价升高，是 A 族链球菌感染的血清学证据。一般在感染后 2 周呈现阳性，其效价的升高与风湿热的临床表现几乎发生，与抗脱氧核糖核酸 B(anti-DNase B)联合检测阳性率可达 90%。在临床怀疑风湿热患者，若

ASO 正常或效价低时,建议测定 anti-DNaseB。单纯舞蹈症患者只有 20%ASO 升高。

5. 心电图　风湿热患者的心电图改变不具特异性。房室传导阻滞最为常见,成人 P-R 间期延长(大于 0.2s),少数发展成为二度以上传导阻滞。亦可出现 Q-T 间期延长、心动过速、去极化异常等心电图改变。

6. 胸部 X 线检查　胸部 X 线检查对风湿热无特异性,但有助于评价心脏大小、肺淤血状况、心包炎和肺水肿。

7. 超声心动图　超声心动图对风湿性心脏炎患者瓣膜的损害具有独特的价值。2015 年美国心脏协会(American Heart Association,AHA)推荐所有确诊或疑似 ARF 的患者都应行超声心动图检查,诊断风湿性瓣膜炎的具体诊断标准:①二尖瓣关闭不全:≥2 次检查,反流束长度≥2cm,峰值速度>3m/s,全收缩期;②主动脉瓣关闭不全:≥2 次检查,反流束长度≥1cm,峰值速度>3m/s,全舒张期。94% 患者存在不同程度的二尖瓣反流,表现为收缩期瓣叶边缘闭合不全、二尖瓣脱垂、瓣环扩大,平均二尖瓣环直径 37mm(正常人 23mm)。二尖瓣前叶腱索增长是严重风湿热患者二尖瓣反流的另一特征。风湿热时瓣叶形态基本正常。因此二尖瓣反流主要是由于瓣环扩张和腱索增长,而不是瓣膜本身病变所致。

风湿性二尖瓣脱垂需与二尖瓣退行性变或黏液样变性鉴别。风湿热所致的脱垂主要累及二尖瓣前叶,而黏液样变性的瓣膜脱垂主要累及后叶。

8. 心内膜活检　仅 27% 在心内膜活检中发现阿绍夫小体。目前不主张常规通过心内膜活检来进行确定风湿性心脏炎诊断。

五、诊断与鉴别诊断

典型风湿热的诊断比较容易,但有时则非常困难,因其诊断主要依靠临床表现而无特殊的实验室检查可以作为诊断依据。1944 年,Jones 提出了风湿热的诊断标准,1992 年 AHA 专家委员会进行了重新修订。主要根据临床和实验室检查的特征,将其分为主要临床表现和次要表现。主要表现包括心脏炎、多发性关节炎、舞蹈症、环形红斑、皮下结节。次要临床表现包括既往风湿热病史、关节痛、发热、ESR 增快、CRP 阳性、白细胞增多、贫血、心电图 P-R 间期延长。如果既往有 A 族链球菌感染证据存在情况下,患者具备 2 个主要表现或 1 个主要表现和 2 个次要表现,则提示风湿热诊断的高度可能性。世界卫生组织(WHO)2002—2003 年修订了诊断标准

(表 73-1),对风湿热进行了具体的分类诊断标准。

2015 年 AHA 基于多普勒超声心动在风湿热的诊断价值的升高,再次修订了风湿热的诊断标准(表 73-2)。该标准将风湿热人群分为低风险和中高危风险。低风险人群定义为每年学龄期儿童(5~14 岁)ARF 发病率<2/10 万,或 RHD 全龄患病率 ≤ 1‰,此人群中个体 AFR 的风险较低;不能明确来自低危人群的儿童,其所在人群为中或高危。ARF 首次发作的诊断需要 2 个主要标准或 1 个主要标准 +2 个次要标准。有 AFR 或 RHD 病史的患者如再次感染 A 族链球菌,视为反复发作的高危人群,符合 2 个主要标准,1 个主要 + 2 个次要标准,或 3 个次要标准则初步诊断 ARF。仅有次要标准,在诊断 ARF 复发前需排除其他更可能的原因。

ARF 需要与下列疾病进行鉴别:病毒性心肌炎、感染性心内膜炎、类风湿关节炎、系统性红斑狼疮、链球菌感染后状态、风湿性心脏瓣膜病伴肺部感染、急性化脓性关节炎以及其他原因引起的心包炎等。

对于不典型或轻症风湿热提出了"可能风湿热"的诊断。针对这类患者,应详细询问症状,可行免疫指标检测,如 ASP 和 PCA。超声心动图、心电图或心肌核素检查可发现轻症及亚临床型心脏炎。

表 73-1　2002—2003 年 WHO 风湿热和风湿性心脏病诊断标准

初发风湿热[a]	2 项主要表现或 1 项主要及 2 项次要表现 + 前驱 A 族链球菌感染证据
复发性风湿热不患有风湿性心脏病[b]	2 项主要表现或 1 项主要及 2 项次要表现 + 前驱 A 族链球菌感染证据
复发性风湿热患有风湿性心脏病	2 项次要表现 + 前驱 A 族链球菌感染证据[c]
风湿性舞蹈病隐匿发病和风湿性心脏炎[b]	风湿热主要表现或 A 族链球菌感染证据可不需要
慢性风湿性瓣膜病	不需要其他标准即可诊断风湿性心脏病
主要表现	心脏炎、多关节炎、舞蹈病、环形红斑、皮下结节
次要表现	临床表现:发热、多关节痛 实验室:ESR 或白细胞升高 心电图:P-R 间期延长

续表

近45d内有支持前驱链球菌感染的证据	ASO或风湿热链球菌抗体升高，咽拭子培养阳性或A族链球菌抗原快速试验阳性或新近患猩红热

注：[a]患者可能有多关节炎(或仅有多关节痛或单关节炎)以及有数项(3个或3个以上)次要表现，联合有近期A族链球菌感染证据。其中有些病例后发展为风湿热，需密切随访；[b]需排除感染性心内膜炎；[c]有些复发病例可能不满足这些标准。

表73-2 2015年AHA风湿热诊断标准修正

	低危人群	中或高危人群
主要标准	心脏炎(临床或亚临床)、多发性关节炎、舞蹈病、环形红斑和皮下结节	心脏炎(临床或亚临床)、单发或多发关节炎、多发关节痛、舞蹈病、环形红斑和皮下结节
次要标准	多关节痛、发热(≥38.5℃)、ESR≥60mm/h和/或CRP≥3.0mg/dl，年龄调整的P-R间期延长[*]	单关节痛、发热(≥38℃)、ESR≥30mm/h和/或CRP≥3.0mg/dl，年龄调整的P-R间期延长[*]

注：[*]除非心脏炎是一个主要标准。

六、治疗

风湿热应早期诊断，早期治疗。治疗目的包括消除链球菌感染，缓解临床症状，处理并发症，预防控制心力衰竭，延长患者生命。

1. 一般治疗　避免受凉，远离潮湿环境。卧床休息有利于减轻关节疼痛和心脏炎患者的心脏工作负荷。卧床时间应根据症状、体征及有关实验室检查结果而定。明显心脏炎患者应卧床休息至少8~12周，绝大多数患者可以恢复到不受限制的活动状态中，而不会留有关节损害和心脏瓣膜疾病。风湿热急性期患者应入院进行严密观察和治疗。

2. 抗风湿治疗　抗风湿治疗包括非甾体抗炎药和糖皮质激素。非甾体抗炎药对缓解关节疼痛有效。首选乙酰水杨酸(阿司匹林)，成人3~4g/d，小儿80~100mg/(kg·d)，分3~4次服用。出现耳鸣、恶心、呕吐时减少剂量。亦可应用萘普生、吲哚美辛等非甾体抗炎药。

糖皮质激素虽然在减轻炎症活动方面有效，但并不能改变风湿热的自然病程。研究显示，应用皮质激素在预防心脏损害方面无明显益处。另外,皮质激素有较多的不良反应,如水钠潴留、高血压、肥胖等。临床上,心脏明显受累的患者,尤其心包炎和心力衰竭者,对水杨酸制剂治疗反应不佳者可考虑应用糖皮质激素。成人泼尼松 30~40mg/d,儿童 1~1.5mg/(kg·d),分 3~4 次口服。持续 3~6 周后逐渐减量,病情缓解后减至 10~15mg/d 维持,疗程一般 12 周。停用糖皮质激素前 2 周和停用后 2~3 周,加用非甾体抗炎药。

3. 抗生素治疗　应用抗生素应用目的是消除 A 族链球菌感染。青霉素仍然是首选的有效抗生素。常用剂量成人每日 160 万 ~ 320 万 U,每日 2 次肌内注射。儿童每日肌内注射 80 万 ~160 万 U,疗程 2~4 周。

4. 舞蹈病的治疗　在基础治疗的同时,加用丙戊酸,严重者可应用利培酮或氟哌啶醇。患者应尽量避免强光噪声的刺激。如上述药物无效或不能耐受,可应用糖皮质激素。可试验性应用血浆置换和丙种球蛋白静脉注射。

5. 心功能不全的治疗　风湿性心脏炎伴心功能不全患者往往对利尿药、洋地黄反应欠佳,但在临床上仍可考虑应用。同时注意限制钠盐摄入,风湿热患者应用洋地黄制剂应谨慎,常规剂量下也有发生中毒反应可能。

6. 瓣膜修复或置换　对于风湿热合并严重血流动力学障碍患者,瓣膜修复和置换手术有许多不利之处。但也有对威胁生命的风湿热伴严重心功能不全进行了瓣膜置换的报道,尤其需要个体化处理。

七、预　防

风湿热是一种可以预防的疾病,与链球菌感染关系十分密切,因此防止链球菌感染的流行是预防风湿热的一个重要措施。预防上呼吸道感染,注意居住环境卫生,积极参加体育锻炼,提高机体的抗病能力。积极治疗和链球菌感染有关的疾病,如猩红热、扁桃体炎、咽炎、中耳炎等。绝大多数链球菌对青霉素敏感,可以预防注射或口服其他抗生素。风湿热多次发病是由于 A 族链球菌感染的咽炎反复发作所致,因此持续性抗生素治疗是比较有效的预防复发措施。有明确风湿热和风湿性心脏病患者,应尽早开始采用抗生素。预防性口服抗生素治疗时间存在争议。随着年龄增加,风湿热反复发作的可能性也会下降。间隔时间也会延长。很少遇到风湿热反复发作于成年人。即使在风湿热高发地区,因此 21 岁以上不必要预防性治疗。

[宋　雷(冠心病中心)　张　茵　秦学文]

第十三部分

13

心血管疾病常用治疗技术

第74章　介入导管室设备使用管理

介入导管室是一个为医院各从事介入诊断和治疗的科室或中心提供服务的医疗平台。为了满足工作的需要,必须同时配备先进的专业仪器设备和业务熟练的护理、技术人员。作为导管室的核心设备,每一个导管检查室均应配备大型心血管造影机一台;此外,多导联生理记录仪(或导管工作站)、除颤器、麻醉机、吸引器、气管插管及其他必要的抢救设备和药品也是必不可少的。随着介入诊疗日益多样化、规范化和精细化,条件允许时,导管室还应配备主动脉内球囊反搏泵(intra aortic balloon pump,IABP)、各类腔内影像及生理学检查设备等。在熟练掌握介入导管室内仪器设备使用的同时,对其合理有效的管理和维护也应该受到充分重视。除专用的检查治疗设备以外,数据及影像的管理和分析也需要一系列相关设备。

一、血管造影机

根据《中国心血管病报告2018》统计,10余年来我国各类心血管疾病介入诊疗呈持续快速增长趋势。2019年,中国医学科学院阜外医院单中心经皮冠状动脉介入治疗(percutaneous coronary intervention,PCI)已近2万例。血管造影机作为介入导管室的核心设备,直接关系到各类介入诊疗的质量和效率。血管造影机由X线发生器和球管、影像生成系统、机械装置及其控制系统(检查床和C形臂等)及计算机后处理系统几部分组成。当今血管造影机主要以全数字平板探测器(flat panel detector,FPD)型(图74-1)为主。

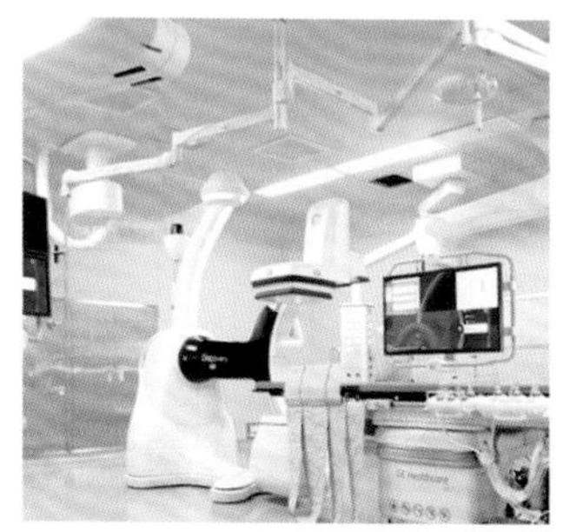
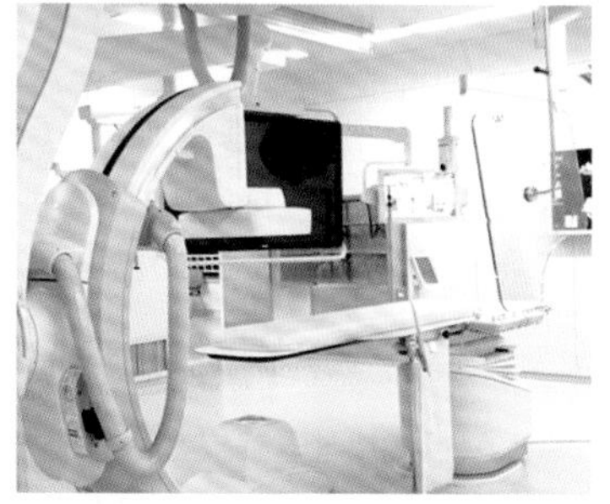

图 74-1　平板探测器型血管造影机

平板探测器型血管造影机在具备量子探测效率高、空间分辨力高、影像动态范围大、视野范围大、几何失真小等优点的同时，辐射剂量较上一代影像增强器血管造影机大幅减低。与此同时，一些先进的算法和技术，例如动态密度优化、边缘增强、CLEARstent（支架增强显影技术）等在不增加放射剂量的同时可以使影像变得更加清晰。图 74-2 是一例采集自平板探测器血管造影机的冠状动脉造影图像。

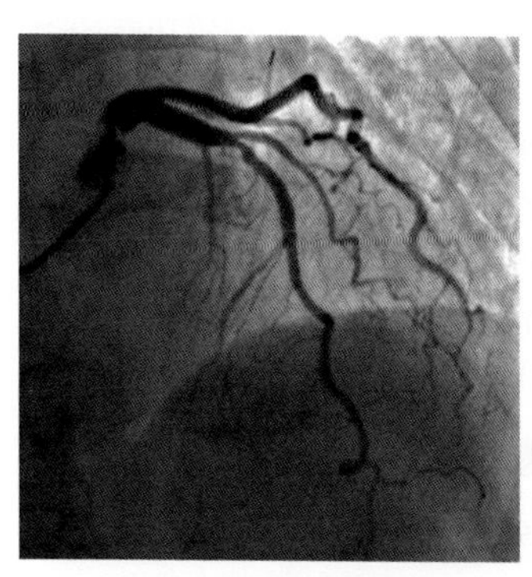
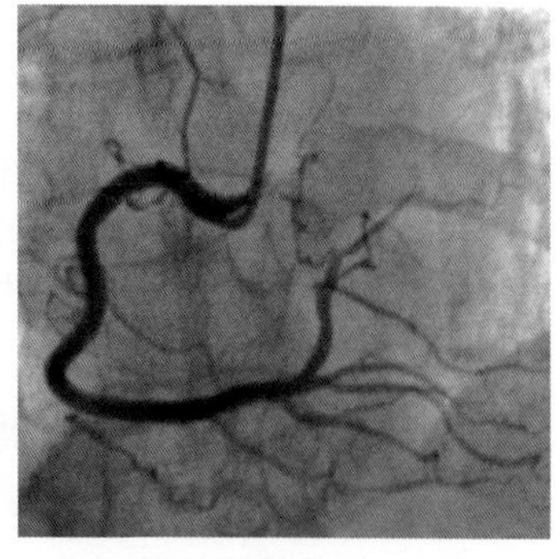

图 74-2　平板探测器血管造影机冠状动脉造影图像一例

使用血管造影机时，术前应于机头平板、铅玻璃防护板、控制手板处罩上无菌保护套以保证无菌操作。操作时应小心避免平板碰撞患者或周边设备。床边和操控台均设有紧急制动装置，在发生意外时可以按下以保护患者安全。由于机器运转会产生大量热能，温度过高会直接导致死机等故障，机柜房间必须安装制冷量与设备散热量匹配的空调，并使机房温度保持在 20℃左右。每台造影机应配有专业X线技术人员，负责开关机及日常操作、维护。造影影像应在术后即刻或于当日手术完毕后及时转存归档。对于没有自动删除数据功能的机型，技术人员在确认影像已归档的前提下应定时手动删除，保证有足够的硬盘空间进行影像采集。机器应定期进行清洁、维护和保养，以延长使用寿命，减少故障发生。

二、多导联生理记录仪（导管工作站）

多导联生理记录仪是配合血管造影机使用，在导管检查和治疗过程中监测患者各种生理指标的仪器，也是必不可少的，在进行电生理检查和射频消融治疗时更是关键性设备。该设备需要由专业技师或护士操作，监视并记录下患者的一系列血流动力学信息。在具备数据库功能的导管工作站上，还应如实记录下手术过程及器械、药品的使用情况。术后完整的报告将作为诊断或治疗依据及介入报告的原始数据之一长期存档。

三、高压注射器

对心腔及主动脉等外周血管造影时，要求在短时间内注入大量对比剂以充分充盈受检部位，这一过程必须借助于高压注射器。高压注射器应具备流速、注射量、注射压力及注射延迟设置功能、气泡检测和压力自适应保护等功能，并可与血管造影机进行联动。目前常用的高压注射器有Medrad MarkV、Angiomat Illumena等。近年来，心血管专用辅助高压注射系统如ACISTCVi、Medrad Avanta等已经投入临床使用，以手动触发的方式替代纯手工推注对比剂，通过对对比剂用量、流速、压力等进行精确智能控制，一定程度上可提高造影的效率及安全性。

四、抢救设备

介入诊疗过程中可能出现并发症，在每个导管室内须随时备有抢救器械，包括除颤器、麻醉机、吸引器等。除颤器一般设定为150~300J，心室颤动（室颤）时选择同步除颤，心房颤动（房颤）时选择非同步除颤。麻醉机可根据临床需求和空间条件等实际情况选择悬吊或落地式、气动或电动式，推荐配备电控气体输送系统、集成化呼吸回路及一体化的气体监护系统的机型。在许多危重患者抢救中，特别是血流动力学不稳定的状态下，IABP可能发挥关键的作用，有条件情况下可考虑配备。

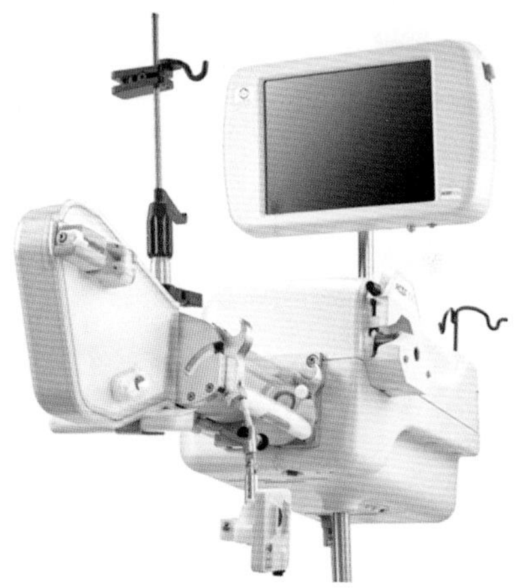

图 74-3　ACISTCVi 高压注射器

五、腔内影像设备

长期以来，冠状动脉造影一直被认为是诊断冠心病的“金标准”。但血管造影只能反映血管腔被对比剂充填的轮廓，不能提供血管壁的结构信息和血管生理功能状况，并且是血管在某一投照角度下的投影成像，而不能完全反映血管病变断面的狭窄程度。以血管内超声（intra vascular ultra sound，IVUS）和光学相干断层成像（optical coherence tomography，OCT）为代表的冠状动脉腔内影像技术，通过采集血管内部横截面影像，对斑块分布、性质和稳定性，病变狭窄程度等进行更精确的定性和定量分析。腔内影像优化介入诊疗结果的作用，也日益为一系列的临床研究和专家共识所证实。目前市售的 IVUS 系统根据超声导管的成像原理分为两大类——机械探头类和相控阵探头类（图 74-4）。

OCT 的成像原理与 IVUS 类似，显著区别在于其采用近红外光作为影像源，影像探测深度不及 IVUS，但轴向分辨率可达 10~20μm，约为 IVUS 的 10 倍，可更精细地观察血管结构（图 74-5）。

以 OCT 为例阐述腔内影像设备操作及维护主要注意事项：

1. OCT 使用时应有专职技师或熟练操作人员在场。

2. 临床使用 OCT 最容易损坏部分分别为光纤驱动控制器（drive motor optical controller，DOC）和光纤探头部分，操作时整个光纤线路任何部分均不可打折，安装或取下探头时均应等待 DOC 和光纤完全耦合或解锁后方可操作。

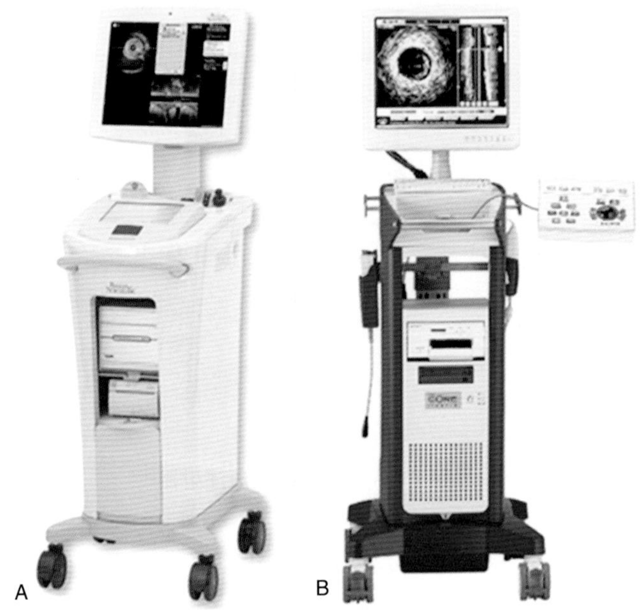

图 74-4　两种常见的 IVUS 系统

A. Boston iLab；B. Volcano Core。

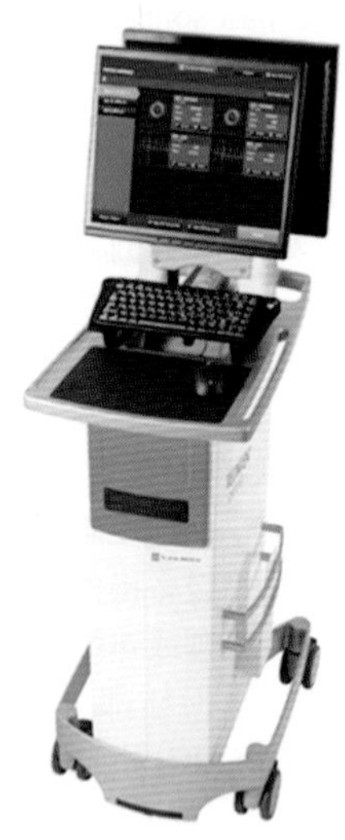

图 74-5　Abbott ILUMIEN OPTIS OCT 系统

3. 穿导丝时应注意将光纤导管与导丝弯折形成一定角度，避免导丝尖端损伤探头。

4. 如患者临床状态允许，导管进入前应常规给予硝酸甘油预防痉挛。

5. 影像采集前应确认光纤探头位于感兴趣区域以远，保证影像采集完整。

6. 回撤前确保光纤导管中心腔血液排空，并通过试注观察确认指引导管同轴良好后再推注对比剂进行回撤。

7. 回撤后先确认患者状况稳定，再进行影像质量及完整性评估，后决定是否结束检查。

8. 影像校准后方可进行定量测量。

9. 使用完毕后妥善拆除光纤，放置好 DOC 后关机。

10. 定期开机检查、保养清洁。

六、冠脉功能学检查设备

腔内影像虽然从一个角度提供了病变更精细的刻画，但仍属于解剖学评价工具，无法回答冠脉病变是否引发缺血这个功能学问题。冠脉血流储备分数（fractional flow reserve，FFR）是一种有创功能学检查手段，通过指引导管将头端带有压力传感器的导丝送至狭窄远端，测量达到最大充血状态下狭窄远端压力与冠脉近端压力之比，进而对狭窄是否引发缺血给出评估。近年来，一系列大规模临床研究的证据支持、指南与专家共识的推荐，使应用 FFR 对冠脉狭窄是否导致缺血进行评估被广泛采纳，逐步替代定量冠状动脉造影（quantitative coronary angiography，QCA）成为诊断冠脉狭窄功能学意义上的"金标准"（图 74-6）。

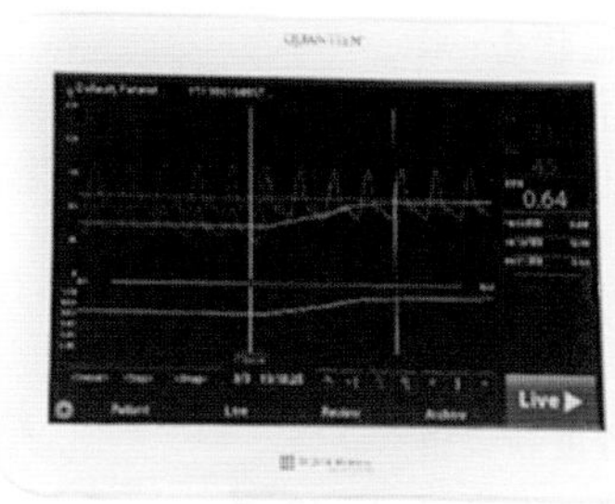

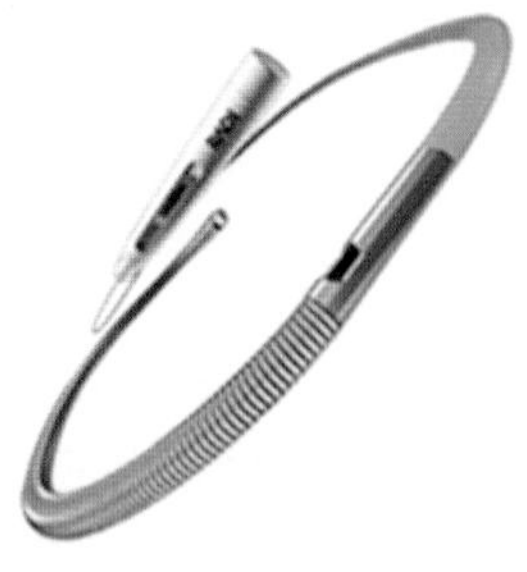

图 74-6　Abbott QUANTIEM FFR 及压力导丝

FFR 操作及维护主要注意事项：

1. 校零前确保压力传感器位于患者腋中线水平。

2. 压力导丝校准不要取出保护套，平放（尽量与腋中线齐平）注入 50ml 生理盐水后校零。

3 压力导丝传感器刚出指引导管后，撤出导引针关紧“Y”阀，生理盐水冲洗指引导管排出残留对比剂。

4. 透视确认导丝传感器无移位，平衡（equalize，EQ）导管和导丝压力读数；若 EQ 值>5mmHg，调整导管、压力传感器，缩小差值后重新平衡。

5. 测量前常规冠脉内注射硝酸甘油避免痉挛。

6. 确认撤除导引针、“Y”阀关闭、指引导管生理盐水充盈、管尖无顶壁或嵌顿、冠脉内对比剂排空、导丝无移位，记录 3s 以上稳定的压力曲线（静息状态）。

7. 通过事先建立的静脉或冠脉通路，注射腺苷或 ATP。

8. 应观察到主动脉压先升高，后下降，FFR 数值开始下降，说明药物起效；否则首先检查输液泵设置、通路、药物效期和配制，若以上无问题可适当提高腺苷或 ATP 用量。

9. 获得并记录稳定最大充血状态的压力曲线后平稳回撤导丝，至压力传感器接近指引导管开口。

10. 若此时 Pa 和 Pd 的平均压差不超过 ±3mmHg，说明没有数据漂移，测量结果可信，否则需要重新 EQ 再次测量。

11. 由于 FFR 主机存储空间有限，为避免数据丢失，检查完毕后应及时将数据上传至 FFR 数据库保存。

FFR 在临床使用中也存在不足，例如并非所有患者都可达到最大充血状态；采用 FFR 进行评估时需要将压力导丝通过狭窄，存在着损伤冠脉甚至导致血管穿孔的风险；压力导丝使用需要延长操作时间，并增加医疗费用等。定量血流分数测量系统（quantitative flow ratio，QFR）是一种中国原创的评价冠脉狭窄功能学严重程度新设备（图 74-7）。通过对冠脉造影进行三维重建后进行流体力学模型计算的方式模拟出狭窄血管的 FFR 结果，不需要使用压力导丝与腺苷。和 FFR 相比，很大程度上减少了

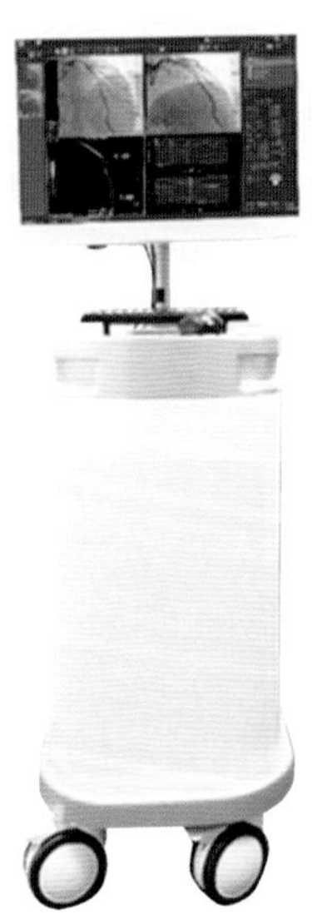

图 74-7 上海博动 Angio Plus QFR 系统

操作时间、医疗花费和手术风险。作为新一代无创冠脉功能学评价方法，随着 FAVOR 系列等越来越多的国内外临床研究结果的公布与证实，QFR 已获得世界范围认可，临床应用日益广泛。

七、数据处理影像及数据的分析与处理

介入导管室最重要的工作之一就是介入诊疗完成后影像资料的归档保存。推荐有条件的情况下将各类影像及时上传至影像归档和通信系统（picture archiving and communication system，PACS）或局域网数据库，亦可刻录成光盘长期保存。无论采用哪种归档方式，归档完毕后都应核对归档影像的正确性与完整性，并有书面记录存档。还应及时将需要影像资料患者的影像采用自动刻盘工作站或手动方式刻成光盘后交付患者。推荐光盘内统一写入阅片软件，方便患者使用。

随着介入诊疗工作量日益增大、水平日益提高，可根据实际情况统筹软硬件资源在导管室内建立数据管理系统，为临床与科研提供服务。以中国医学科学院阜外医院介入导管室为例，1997 年即自行研发了冠状动脉造影和介入治疗数据管理系。该系统内容涵盖冠脉介入诊疗常规关键数据及 SYNTAX 积分、临床终点随访等其他重要数据；2004 年升级为结构化查询语言（structured query language，SQL）数据库；2014 年完成与医院信息系统（hospital information system，HIS）及 PACS 的联动。通过持续维护与升级，该数据库目前已拥有超过 30 万份冠脉造影，超过 15 万份 PCI 报告，是目前世界最大单中心冠脉诊疗数据库，多年来持续发挥了对临床与科研的助力作用。

随着介入诊疗日益精细化、多样化的特点，介入导管室内还可根据实际情况考虑开展如 QCA、左心室定量分析（quantitative left ventricular analyses，QLV）、腔内影像及功能学等的在线及离线的影像分析工作（图 74-8），进一步满足临床与科研需求。

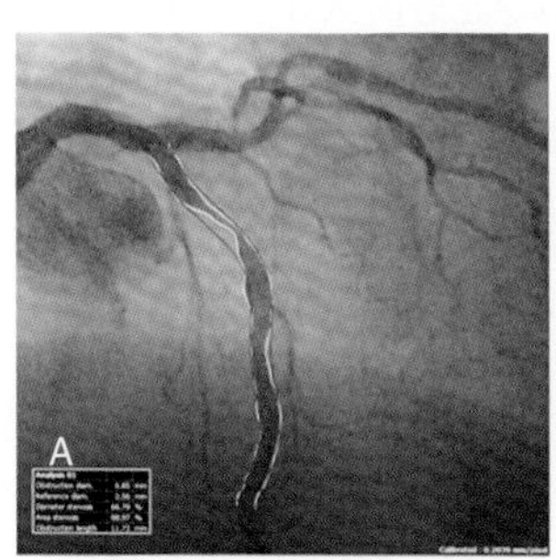

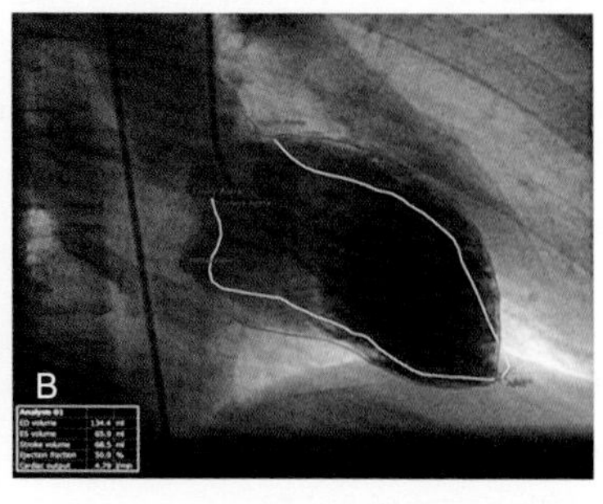

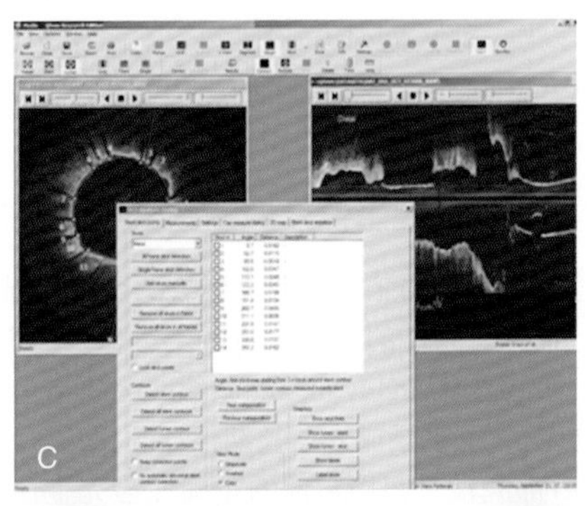

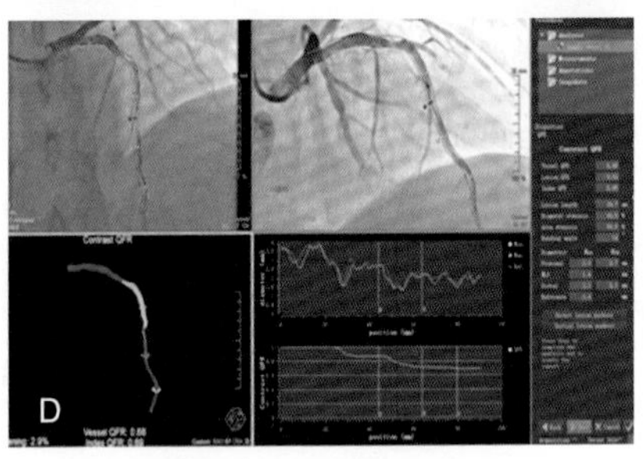

图 74-8　影像分析

A. QCA 分析；B. QLV 分析；C. OCT 定量分析；D. QFR 分析。

八、小　结

随着介入诊疗的快速发展与进步，近年来介入导管室各类设备种类日益增多、功能日益丰富，专业性日益增强。本章仅列出介入导管室内常规、必要及部分新设备。大量更新与创新设备的出现，一方面对专业人员提出了更高的要求，另一方面也为我们提供了更广阔的施展空间。我们应着眼于建立专业的团队和有效的培训机制，以及完善的使用、维护流程，将介入导管室设备发挥出最大效力，持续为患者与临床诊疗工作提供高质量的服务。

（徐 波　夏 然　孙中伟）

第 75 章　右心导管术

一、目　的

1. 测定肺动脉压力和计算肺动脉阻力，判断有无肺动脉高压以及肺动脉高压的程度及性质(动力型或阻力型)，为手术或药物治疗提供依据。

2. 协助超声心动图完成先天性心脏病的诊断和鉴别诊断，并了解其分流水平、分流量及左、右心功能状态。

3. 测定肺小动脉楔压，反映左心房、左心室舒张末压等心功能指标。

4. 先天性心脏病介入治疗术前提供血流动力学依据和术后评价治疗效果。

二、适 应 证

1. 原因不明的肺动脉高压。

2. 超声诊断不明确的肺血多的先天性心脏病，需协助诊断或鉴别诊断。

3. 分流性先天性心脏病合并重度肺动脉高压，术前需判断肺动脉高压的程度及性质。

4. 心力衰竭需测定肺小动脉楔压以判断心功能情况。

5. 心脏移植前后判断心功能及全肺阻力情况。

6. 介入或药物治疗后疗效评价。

三、器材准备

1. 导管导丝　右心导管术常用的导管包括 5~6F 端侧孔导管、猪尾导管、端孔导管、Swan-Ganz 导管及其他球囊 - 漂浮导管等。一般仅用导管就能完成右心导管术，但有时需导丝配合完成，常用的导丝为长 150cm、0.035in(1in=2.54cm)或 0.038in 的普通直头导丝、J 形导丝或普通泥鳅导丝。

2. 静脉穿刺针、5~6F 静脉或动脉穿刺鞘管。

3. 多导理记录仪　监测心电图、压力变化。

4. 血气分析仪　用于及时测定取血样本的血氧饱和度。

5. 附加试验所需药物　如纯氧、前列环素、吸入一氧化氮等。

四、导管插入部位

常用的导管插入部位包括股静脉、颈内静脉、右锁骨下静脉等途径。因解剖路径和角度的关系,采用右侧颈内静脉途径行右心导管检查一般采用球囊 - 漂浮导管较多。

五、操作步骤

1. 术前准备　建立外周静脉通路,右侧腹股沟区(或右侧颈部)备皮消毒,手术采用局部麻醉,很少需要镇静。婴幼儿及不能合作儿童需请麻醉师协助进行基础麻醉。

2. 静脉穿刺　应严格遵循无菌操作,于腹股沟韧带下方 2cm、股动脉内侧 0.5cm 处局部麻醉下,采用 Seldinger 穿刺法穿刺右股静脉(或采用相应方法穿刺右侧颈内静脉),穿刺成功后将 J 形导丝送入穿刺针内,并循导丝插入血管扩张管及外鞘,随后撤去导丝插入血管扩张管、将外鞘保留入股静脉内,并用肝素盐水冲洗鞘管。如有特殊情况(如下腔静脉肝段缺如)穿刺股静脉不能完成检查者,可穿刺右侧颈内静脉或颈外静脉、锁骨下静脉。

3. 导管操作及各部取血测压　将右心导管经穿刺鞘管插入,依次将导管头端送至下腔静脉远心端及近心端,上腔静脉远心端及近心端,右心室中部及流出道部、主肺动脉及左、右肺动脉。每到一个部位、取血 1~2ml 立即送去做血气分析,测定氧饱和度;随后测定各心腔压力,实际操作中只要求记录右心房中部、右心室中部、主肺动脉的压力。如无动脉通道或无心内异常通路至主动脉,需用 5ml 注射器抽取股动脉 1~2ml 动脉血测定血氧饱和度。

4. 连续测压　测压状态下将导管头端由主肺动脉缓慢、匀速拉至腔静脉,记录主肺动脉 - 右心室间有无收缩压差或压差移行区;或在肺动脉远心端至近心端缓慢、匀速拉动导管,测定左、右肺动脉与主肺动脉间有无压力阶差存在,一般收缩压差在 10mmHg 以上,表明有血流动力学意义。

5. 肺小动脉楔压的测定　一般来说,我们将肺小动脉楔压近似等于肺毛细血管嵌顿压,其测定对于评价肺血管状态、测定肺血管阻力、反映左心房压力及左心室舒张末压等有重要意义。测量时,一般将 4~5F 端孔导管或球囊 - 漂浮导管送至肺动脉远端楔入肺小动脉内。测量肺小动脉楔压可以区分左心系统来源的肺动脉高压和毛细血管前肺动脉高压。如果肺小动脉楔压 >15mmHg,则可以排除毛细血管前肺动脉高压。目前,肺小动脉楔压并不是右心导管术中的常规测定项目。

6. 其他部位的取血及测压操作　有时由于检查者本身的解剖畸形或变异、导管可到达正常不能到达的部位，如经房间隔缺损或卵圆孔未闭导管可至左心房及肺静脉、经室间隔缺损导管由右心室至升主动脉或经动脉导管未闭导管由肺动脉入降主动脉等。同样，这些异常部位也要求取血、测压，以获得丰富的血流动力学资料。

7. 附加试验　为了评价肺动脉高压的性质或判断肺血管扩张能力，或了解肺血管对药物的反应，在普通右心导管检查完成后有时需对患者加以吸氧试验或是急性血管扩张试验。急性血管扩张试验主要是为了明确可能对长效钙离子拮抗药治疗有效的 1 型 PAH 患者亚群，可以吸入伊洛前列素、一氧化碳或静脉注射腺苷。

8. 术后处理　当各部血氧和压力记录齐备并核对无误后，可撤出导管于体外，局部穿刺点压迫 5~10min 后加压包扎，沙袋压迫 1~2h。

六、操作手法及技巧

1. 导管进右心室　右心导管一般头端略带曲度，如无明显右心室高压、右心室增大、明显三尖瓣反流时，在右心房下部转动导管头端指向三尖瓣口，可趁三尖瓣口打开时直接将导管送入右心室中部。当心脏明显扩大，导管直接进入右心室有困难时，可采用“导管头端打圈法”，即将导管头端顶在右心房侧壁或肝静脉形成倒 U 形圈，然后轻轻转动并下拉导管，使导管头端朝向三尖瓣口，并弹入右心室内。若仍然进入右心室困难者，可借助于导丝硬头人工弯曲成形，然后送入导管头端(不能出头)，使导管头端曲度加大，进入右心室内。

2. 导管进肺动脉　将导管由室中轻轻后撤至右心室流出道，使导管水平状浮于心腔，然后顺时针转动导管使导管头端上抬后，推送导管一般都可顺利进入肺动脉。如导管进肺动脉困难，可尝试借助泥鳅导丝配合，导丝漂入肺动脉后，循导丝推送导管入肺动脉。

3. 导管进入异常部位的判断　包括房间隔缺损、室间隔缺损、动脉导管未闭、永存左上腔静脉、下腔静脉肝段缺如、冠状静脉窦等，需要通过影像解剖学位置结合压力波形加以区分。

七、压力及血氧测量注意事项

压力和血氧测量值的准确性直接影响右心导管检查结果的准确性，所以在右心导管操作中必须仔细、规范操作，确保数据的准确性。

1. 测压时　必须保证导管、三通管、压力延长管、换能器的连接严密和通畅。导管、三通管、压力延长管必须定时冲洗、排气要完全、避免气泡和血凝块充塞导管或连接管，从而影响压力描记，如发现压力波形与导管位置不符，需仔细检查，必要时可更换换能器。患者应在整个过程中进行心电图监测，确保压力和心电图描记同步。

2. 测压取血时　需保持准确、良好的导管头端位置。正确的导管位置是游离于心脏、大血管腔内，如导管头端顶在血管壁或心腔壁上，则会取血困难、测压不准确。测压时不要触动导管，以保证测压的稳定性。

3. 每次测压前　必须重新校零，避免零点偏移带来的误差。

4. 各部血氧饱和度的测定　受血流层流、导管冲洗程度、测定时间等多种因素的影响，每次测定时需要仔细核对，并保持导管位置不变，一旦发现误差，须及时重新取样。原则上每个心腔内血氧取 2~3 个样本，取平均值，以保证准确性；每次取血后应及时测定，尽量缩短体外停留时间。每次取血氧必须充分冲洗导管，并先用 10ml 注射器先抽取 2~4ml 导管内残留血液后再用 5ml 注射器取样本。

八、结果分析

【血氧结果分析】

主要判断有无分流存在、分流方向、分流水平、分流量大小。

1. 左向右分流水平及分流量判断　左向右分流可发生在房水平、室水平、肺动脉水平、腔静脉水平。

(1) 当右心房与腔静脉平均血氧饱和度之差>9% 时，可认为心房水平存在左向右分流，主要存在于房间隔缺损、肺静脉异位引流入右心房、冠状动脉瘘入右心房等疾病中。

(2) 当右心室与右心房平均血氧饱和度之差>5% 时，可认为心室水平存在左向右分流，主要存在于室间隔缺损、主动脉窦瘤破入右心室等疾病中。

(3) 当肺动脉与右心室血氧饱和度之差>3% 时，可认为肺动脉水平存在左向右分流，主要存在于动脉导管未闭、主肺间隔缺损等疾病中。

(4) 当上腔静脉或下腔静脉血氧饱和度明显增高或同一部位相近处多次采血发现血氧饱和度相差很大时，应怀疑腔静脉水平存在左向右分流，多见于肺静脉异位引流入腔静脉。

2. 右向左分流判断　正常人外周动脉血氧饱和度 95%~100%，如果外周动脉血氧饱和度<95%，在排除肺部疾病导致的血氧交换

困难后，应考虑存在右向左分流，低于 90% 时往往患者出现发绀。

3. 左向右分流量的判断　通过计算体循环血流量（QP）与肺循环血流量（QS）的比值（QP/QS）来判断分流量大小。

正常时，QP/QS=1；QP/QS 1~1.5，为少量分流；QP/QS 1.5~2，为中等量分流；QP/QS＞2，为大量分流。

【压力测定及压力曲线分析】

心腔及血管内压力的测量是右心导管检查需要获得的重要生理参数。一般通过与导管尾端的多导生理记录仪来完成测压。

1. 心房压力测定　正常左右心房压力曲线由两个向上波即 a 波、v 波组成。a 波由心房收缩引起，出现在心电图的 P 波之后，R 波之前；v 波由心房充盈引起，出现在心电图的 T 波之后，P 波之前；正常情况下 a 波峰顶略高于 v 波。正常 a 波值为 4~8mmHg，v 波值 4~7mmHg，右心房平均压 2~5mmHg，左心房平均压 5~10mmHg。右心房压力增高主要见于肺动脉高压、三尖瓣关闭不全、肺动脉瓣狭窄；缩窄性心包炎、限制型心肌病等患者心房压力曲线往往呈特殊形态、a 波与 v 波几乎等高，曲线呈 M 形。左心房 a 波高尖常见于二尖瓣狭窄，v 波高尖常见于二尖瓣关闭不全；a 波消失常见于心房颤动患者，a 波重复出现常见于心房扑动患者。

2. 心室压力测定　正常的心室压力呈高原型，心电图 R 波之后，S 波中压力曲线迅速上升，曲线顶点为收缩压，心室射血后期曲线略有下降，形成波峰下的钝挫，然后进入心室舒张期，压力迅速下降至最低点（相当于 T 波之后），然后略有回升，形成小切迹，这是心室舒张压。正常右心室收缩压为 15~30mmHg，舒张压 5~10mmHg，右心室舒张压＞20mmHg 应考虑明显的右心功能不全；正常左心室收缩压为 80~130mmHg，舒张压为 5~10mmHg。

3. 肺动脉压力测定　测定肺动脉压是右心导管检查不可或缺的步骤。肺动脉瓣开放后，相当于心电图 QRS 波后，T 波前，血液由右心室喷射入肺动脉，肺动脉压迅速升高形成一较圆钝的顶峰，即肺动脉收缩压。右心室舒张期，肺动脉下降至最低点，即为肺动脉舒张压。正常肺动脉收缩压为 15~30mmHg，舒张压为 5~10mmHg，平均压为 10~20mmHg，如肺动脉收缩压 31~50mmHg，平均压 25~30mmHg，提示轻度肺动脉高压；收缩压 51~80mmHg，平均压 31~50mmHg，提示中度肺动脉高压；收缩压 80mmHg 以上，平均压 50mmHg 以上，提示重度肺动脉高压。

4. 肺小动脉楔压测定　正常平均压为 5~12mmHg，通常反映左心房平均压及左心室舒张末压。其平均压超过 12mmHg 即提示存在左心衰竭、左心室舒张受限、肺静脉回流受阻等。一般采用端孔导管或球囊漂浮导管插入肺动脉远端进行测量。

5. 主动脉压力测定　正常人主动脉收缩压和左心室收缩压相等，80~130mmHg，舒张压为60~90mmHg。

6. 连续测压　主要测定血管腔内、心腔与血管腔内有无收缩压差，以判断血管、瓣膜有无狭窄。同一血管腔内收缩压差>10mmHg，提示存在有意义狭窄，瓣膜上下收缩压差>20mmHg，提示存在有意义瓣膜狭窄。一般常记录的连续压包括肺动脉至右心室连续压、左心室至主动脉连续压、肺动脉远端至近端连续压等。

特别是肺动脉 - 右心室连续测压压力曲线能鉴别肺动脉瓣上、瓣膜及漏斗部狭窄。

【血流动力学指标计算】

右心导管常需计算的血流动力学指标包括每分钟氧消耗量、肺循环血量(QP)、体循环血量(QS)、全肺阻力、心排血量等。

1. 氧耗量的测定　由于氧耗量的直接测定比较烦琐，临床上常采用体表面积及基础热量推算法间接测定每分钟氧耗量，公式如下：

$$\text{每分钟氧耗量(ml)} \frac{\text{基础热量(kcal)} \times 209}{60} \times \text{体表面积}(m^2)$$

2. 循环血流计算

$$\text{体循环血流量(L/min)} = \frac{\text{氧消耗量(ml/min)}}{\text{体动脉与体静脉血氧饱和度差值} \times 1.33 \times \text{Hb(g/dl)}} \times \frac{1}{10}$$

$$\text{肺循环血流量(L/min)} = \frac{\text{氧消耗量(ml/min)}}{\text{肺动脉与肺静脉血氧饱和度差值} \times 1.33 \times \text{Hb(g/dl)}} \times \frac{1}{10}$$

Hb为血红蛋白浓度(g/dl)；当体动脉血氧饱和度>95%时，若未测肺静脉血氧饱和度，则肺静脉血氧饱和度按100%算；当体动脉血氧饱和度<95%时，若未测肺静脉血氧饱和度，则肺静脉血氧饱和度按95%算。

3. QP/QS计算

$$\frac{QP}{QS} = \frac{\text{体动脉、体静脉血氧饱和度差值}}{\text{肺动脉、肺静脉血氧饱和度差值}}$$

4. 全肺阻力(total pulmonary resistance，PVR)及肺小动脉阻力(pulmonary arteriolar resistance，PAR)计算

$$\text{全肺阻力}(dyn \cdot s/cm^5) = \frac{\text{肺动脉平均压(mmHg)} \times 80}{\text{肺循环血量(L/min)}}$$

Wood 阻力单位 = 达因单位($dyn \cdot s/cm^5$)/80

一般 PVR 正常值为 200~300$dyn \cdot s/cm^5$(52.5~3.7Wood 单位),PVR>450$dyn \cdot s/cm^5$(5.5Wood 单位)表示全肺阻力明显增加。

$$肺小动脉阻力(dyn \cdot s/cm^5)=\frac{肺动脉平均压-肺小动脉平均压(mmHg)\times 80}{肺循环血量(L/min)}$$

一般 PAR 正常值为 47~160$dyn \cdot s/cm^5$,PAR>300$dyn \cdot s/cm^5$ 表示肺小动脉阻力增加。

5. 心指数(cardiacindex,CI)测量　当无心内分流时,心排血量(CO)等于体循环血流量,等于肺循环血流量,心指数是指单位体表面积的心排血量,计算公式如下:

$$心指数[L/(m^2 \cdot min)]=\frac{体循环血流量(L/min)}{体表面积(m^2)}$$

【附加试验的分析判断】

1. 吸氧试验　吸入纯氧可扩张收缩状态下的肺小动脉,降低肺循环阻力,可以区分动力型肺动脉高压还是阻力型肺动脉高压。

在先天性心脏病相关肺动脉高压诊断中,当发现重度肺动脉高压时,需在完成常规右心导管术后再进行吸氧试验。具体做法:面罩给予纯氧吸入 10min 后,在吸氧状态下重复右心导管检查,测压并取各部血氧分析,将吸氧前后的血流动力学资料进行对比。如果吸氧后外周动脉血氧饱和度上升至饱和、肺动脉平均压下降 20% 以上(或下降至 35mmHg 以下)、全肺阻力下降至 500$dyn \cdot s/cm^5$(7Wood)以下,一般认为吸氧试验阳性,肺动脉高压以动力型为主;如果吸氧后肺动脉压及全肺阻力下降不明显,一般认为吸氧试验阴性,说明肺动脉高压以阻力型为主。需要说明的是,吸氧试验是临床判断先天性心脏病的重要参考标准,但肺血管病变的情况要综合肺血管病变、血氧、临床症状全面评价。

2. 急性药物肺血管扩张试验　主要指通过特异性肺血管扩张药物来降低肺循环阻力,常用于非先天性心脏病所致的特发性肺动脉高压,其目的基于以下 2 点:急性血管扩张试验结果阳性可确定预后较好的患者;与无反应者相比,反应阳性者口服钙通道阻滞药维持较好疗效的可能性更大,能够使用这些廉价的药物进行治疗。目前可用于急性肺血管扩张试验的药物及用法见表 75-1。

表 75-1　目前用于血管扩张试验的药物

项目	伊洛前列素液	腺苷注射液	一氧化氮（NO）
商品名	万他维	艾朵	
用药途径	吸入	静脉注射	吸入
剂量调整	无	50μg/（kg·min），每2min 一次	无
剂量范围	20μg	50~250μg/（kg·min）	10~20ppm
不良反应	头痛、恶心、眩晕	呼吸困难、胸痛、房室传导阻滞	增加易感患者的左心充盈压

急性肺血管扩张试验阳性标准：平均肺动脉压下降到40mmHg；平均肺动脉压下降幅度超过 10mmHg；心排血量增加或至少不变。必须满足此三项标准，才可将患者诊断为血管扩张试验结果阳性。

九、并 发 症

患者必须充分了解右心导管检查术的风险。右心导管检查术的严重不良事件发生率为 1.1%，死亡率为 0.05%。最常见的并发症是穿刺部位血肿、迷走神经反应、气胸和心律失常。

十、右心导管报告的书写与存档

右心导管术的报告结果，不仅是重要的临床诊断依据，甚至是部分病例能否手术、介入或药物治疗的依据，书写有固定的要求和格式，并要求将压力曲线、心电监测图、血氧结果、附加试验结果等分析数据共同保留，以便查阅。

十一、发展方向

现在可以使用 CardioMEMS PA 传感器等设备进行远程肺动脉压力测量。该装置通过右心导管检查术植入远端肺动脉，压力通过无线方式发送到远程监视器。该装置安全、并发症发生率低。它已获得美国食品药物监督管理局的批准，可用于射血分数降低的心力衰竭、心功能Ⅲ级和最近因心力衰竭住院治疗的患者。

十二、小　结

右心导管在很多心血管疾病的诊断和治疗中占有重要地位。近年来，无创性心脏成像技术的诊断能力和可用性的显著提高，以及危重病人肺动脉插管的潜在危害，导致了右心导管检查应用逐渐减少。然而，其仍然是心脏医生诊断的重要工具之一，它提供的直接血流动力学数据可用于明确心排血量，评估心内分流和瓣膜功能障碍。它是诊断肺动脉高压的金标准，同时也是心脏和 / 或肺移植术前评估患者的重要组成部分。还可用于直接评估治疗的血流动力学效果，并为心内活检提供了一种入路。2013 年欧洲心脏病学会（ESC）核心课程规定，受训人员应具备“在导管室和床旁进行右心导管，并测量心排血量、心腔及血管内压力和血氧饱和度”的技能。

（徐仲英　胡海波　徐　亮）

第 76 章　心脏临时起搏术

临床上需要进行心脏临时起搏一般见于心肌缺血、药物、手术、感染、电解质紊乱等原因所导致的一过性缓慢性心律失常。此类心律失常往往在致病原因消除或缓解之后即会消失或明显改善，因此一般选择进行临时性的心脏起搏术而非永久性起搏。对于某些初起的缓慢性心律失常，例如突发的窦性停搏或房室传导阻滞，一般也倾向于必要时先给予临时起搏，同时查找病因并针对其进行治疗，避免植入永久性起搏器。

临时心脏起搏的模式包括经静脉心内膜起搏、心外膜起搏、经食管心脏起搏和经胸心脏起搏。临时起搏方式的选择通常取决于患者当时的情况。绝大多数临时心脏起搏均采用经静脉心内膜起搏模式。

一、心脏临时起搏系统的组成

心脏临时起搏系统包括起搏导线和临时起搏脉冲发生器。标准的起搏导线均为双极包括心内膜和心外膜两种。心内膜临时起搏导线一般选用组织生物相容性较好的材质制造，头端有两个电极用于心脏电信号的感知和夺获，尾端带两个针式插头与临时起搏脉冲发生器相连，其远端与心脏内膜接触的部分（英文标注为 Distal 或 D）为阴极，须插入脉冲发生器连接头的阴极（–）孔内。当然，若无标准的临时起搏导线或在电生理和射频消融术后也可以选用四极的心内标测导线代替二极的临时起搏导线，前提是该四极导线的材质应比较柔软，防止造成心脏破裂或穿孔，虽然此种情况极少发生。如果使用四极导线，则只选用其远端的 2 个电极即可，其余的 2 个电极应妥善绝缘包裹，以防外界电器经过其漏电进入心脏导致心室颤动。心外膜临时起搏导线一般由心脏外科医生将其缝扎固定在心脏外膜表面，不再需要临时起搏时，则将其拔除或废弃于心脏外膜原位。

心脏临时起搏的脉冲发生器包括单腔和双腔两种，均放置在体外。一般单腔临时起搏足以应付临床上绝大多数临时起搏需要。虽然理论上单腔起搏既可在心房，也可在心室进行，但临床上出于导线固定的稳定性以及房室传导阻滞风险的考虑，原则上应该将起搏电极放置在右心室内，其首选位置在有 X 线透视的情况下应该是右室心尖部，但也可以根据情况放置在右心室流出道或其他能够满足起搏和感知需要的位点，尤其是床旁盲插的病例。某些情况下，可能需要进行双腔起搏，这样的起搏模式能够保持心脏的房室同步收缩，能最大限度地改善心脏射血功能。这一般见于某些严重的器质性心脏病伴有充血性心力衰竭的心脏手术患者，需要由心脏外科医生在术中缝扎心外膜起搏导线在心房和心室外膜，在不需要临时起搏后则拔除导线，但也可能因缝合和粘连的原因导致难以拔除，这时可以在严格消毒后剪断导线，其残端只好留置在心外膜原位，但应该注意观察是否有并发症或意外发生。

起搏导线放置时间一般不超过 4 周。

二、心脏临时起搏的适应证

临床上临时起搏的情况包括治疗性和保护性起搏。常见的心脏临时起搏的适应证主要见于如下情况：

1. 急性心肌梗死期发生的窦性心动过缓（包括窦性停搏或窦房传导阻滞）、二度或三度房室传导阻滞。

2. 心脏外科围手术期的房室传导阻滞、窦性心动过缓、房颤时的长 R-R 间期等。

3. 药物（主要有 β 受体阻断药、洋地黄、Ⅰ类和Ⅲ类抗心律失常药物、钙通道阻滞药等）所致的心动过缓。

4. 心动过缓或虽无心动过缓但心电图有双束支传导阻滞、不完全性三分支传导阻滞或将要接受全身麻醉及大手术者。

5. 电解质紊乱引起的心动过缓。

6. 具有永久起搏指征，但因感染、身体条件或其他原因而暂不能实施者。

7. 需要更换永久性起搏器时发现患者有起搏依赖的情况。

8. 无法通过导管消融根除、药物治疗无效，并且不宜用药物或电复律的室上性或室性心动过速，需要临时采用猝发脉冲刺激终止心动过速者。

保护性临时起搏主要出于外科手术的需要。鉴于临时起搏术的易操作性和安全性。一般情况下，如果患者有窦性心动过缓(包括间歇性)、房室传导阻滞(包括间歇性)、无症状的双束支或三束支传导阻滞、迷走神经高敏状态或颈动脉窦高敏综合征、慢 - 快综合征而需药物控制房性心动过速等情况，均倾向于进行保护性临时起搏。

三、临时心脏起搏器的植入方法

【材料】

进行心脏临时起搏所需要的材料依所选择的模式而不同，鉴于绝大多数情况下采用经静脉内膜起搏，本文主要介绍此方面内容。要进行经静脉心内膜临时起搏术，需要准备：心电图仪或监测仪、除颤器、急救药品、脉冲发生器、起搏导线(2 极或 4 极)、16G 或 18G 血管穿刺针、5F 或 6F 动脉鞘管(带导引钢丝)、手术刀、缝合针及缝合线。

一般应该尽可能在 X 线透视下进行操作。如果因为客观条件或是患者病情所限而无法在 X 线透视下施行，就应该尽量选用带漂浮球囊的临时起搏导线。

【操作方法】

1. 静脉穿刺一般经(左、右)股静脉、(左、右)锁骨下静脉或右颈内静脉途径进行穿刺，将鞘管插入静脉并将临时起搏电极导线送至右心室。

(1) 股静脉穿刺：常规消毒铺巾后，在腹股沟韧带下 2~5cm、股动脉搏动的内侧 0.5~1cm 处，以 1% 利多卡因局部麻醉后，将穿刺针刺入。一般在右股部左手示指、中指、环指的指腹感受到股动脉波动而指尖压迫无搏动处即为股静脉且有助于其充盈扩张，方便穿刺。穿刺针口斜面朝上，针与皮肤表面的角度取决于患者的肥胖程度，一般在 30°~45°。穿刺时保持负压，如见回血颜色暗红且通畅无阻即停止穿刺，在一只手握住并保持针头不移位的情况下卸下注射器，确认针头不在动脉内之后将导引钢丝软端送入穿刺针并向前推送。如在送过程中遇到阻力时，可以通过旋转钢丝并来回微调继续尝试送入，有时甚至需要略为回撤针头 1~2mm，如均不奏效，则需拔除钢丝，以注射器回吸检查回血是否通畅，确认通畅后再重新放入导引钢丝，在无阻力情况下将其送进 20cm 左右后退出穿刺针保持钢丝，以手术刀顺皮纹走向紧贴钢丝穿刺点将皮肤切开 2~3mm，一般无须扩张皮下组织，然后将扩张管及鞘管沿钢丝插进。此时须注意将钢丝尾端露出于扩张管尾端之外，以防钢丝被带入血管内。之后拔出钢丝与扩张管而将鞘管留置于静脉内。

(2)锁骨下静脉穿刺：左、右锁骨下静脉均可。患者应取平卧位，穿刺点一般应该选在锁骨中线外锁骨下 2cm 处，尽量靠外。如局部凹陷比较明显，可以在颈背部垫置物体使其尽可能突出。穿刺时针尖应朝向喉结，进针时应尽量将针尖口斜面向上、注射器保持负压沿锁骨后缘插入，不要轻易离开锁骨。操作过程中，应该嘱患者尽量平静呼吸。其他具体操作步骤同股静脉穿刺。插入钢丝后最好以 X 线透视确认钢丝可以下到下腔静脉或右心室内再插入鞘管。注意，严重慢性阻塞性肺疾病合并肺气肿的患者，应该尽量避免采用锁骨下静脉途径，以防气胸或血气胸。

(3)右颈内静脉穿刺：嘱患者无枕头平卧下取左侧视位，在胸锁乳突肌内缘和颈外静脉交汇的三角顶端处，避开静脉，先以麻醉针头探明静脉位置，针头与皮肤呈 30°~45°，注射器保持负压进行穿刺，如见到暗红回血即停止进针，否则继续进针到颈椎，再保持负压缓慢回撤针头直至见到暗红回血。如不成功，则撤回针头，将针头稍指向外侧再重复上述过程，如仍不成功，最后再小心地将针头指向内侧重复上述过程。在以麻醉针探明静脉位置后，再以穿刺针按照其角度和路径穿刺，其余操作参见股静脉和锁骨下静脉穿刺。如不慎穿刺到颈内动脉，可拔除针头后局部按压至颈椎骨体 5min。

如果在没有 X 线透视的情况下进行床旁盲插临时起搏术，应该首选锁骨下或右颈内静脉途径。

2. 放置导线　穿刺成功并插入鞘管之后，应该用带有肝素的生理盐水冲洗鞘管，然后通过鞘管将临时起搏导线或 4 极电生理检查用导线送至右室心尖部或其附近，如心尖部无法满足感知和起搏要求，也可以将其放置到右心室流出道。放置过程中应注意操作轻柔，以免诱发恶性的室性心律失常。放置妥当之后即将导线远端与临时起搏的脉冲发生器负极相连接，近端电极与正极相连。

使用带球囊的导线进行盲插时，应在导线插入静脉之后向其内注入生理盐水使其充盈，以使其随回心血流漂至右心室内，在定位良好之后再将盐水回抽。如果没有带球囊的临时起搏导线但患者病情急需进行床旁盲插起搏，也可以选用普通临时起搏导线，经锁骨下或右颈内静脉途径送入，然后凭经验和手感将其送入右心室，此时主要依靠心电监测来判定导线是否到位，最好先行将导线尾端与起搏脉冲发生器相连并设置好感知和起搏参数（一般感知灵敏度2.5mV、起搏频率 60 次 /min 或比自身频率快 10%），这样在导线进入右心室后即可由心电监测发现。此种操作应由有经验的医生在不得已的情况下实施，并且注意导线材质应该柔软，操作手法也要轻柔。还需要做好除颤准备。

3. 导线位置的确定和起搏阈值的测定　临时起搏导线位置的确定与永久性起搏无异，可参照相关章节。其中除影像下的解剖定位之外，最重要的还是通过阈值来定位，尤其是床旁盲插时。临时起搏阈值的确定可先将心室感知的灵敏度设置为 2.5mV 左右，然后以 60 次 /min（若此时患者自身心率>60 次 /min，则以高于患者自身心率 10 次 /min）的频率起搏，逐渐降低起搏输出，直至起搏不能夺获心室为止，能夺获心室的最低起搏电压即为起搏阈值，通常要求低于 1V。事实上，临时脉冲发生器的输出参数一般均为电流强度，其单位为毫安（mA），根据欧姆定律 I=U/R，换算为 U=IR，此处 U 为电压，R 代表心室阻抗，一般可以估计其为 700Ω 左右。相应地，输出强度 10mA 大致等于 7V 的电压，1.5mA 大致等于 1V 的电压。在测定出起搏阈值之后，为保证起搏安全，应设置为阈值电压的 2.5 倍以上，一般而言，如果测定 1mA 输出仍然能够保证完全夺获，则将工作输出设置为 5mA 应足够。

4. 导线的固定　留置鞘管，用针线在皮肤切口处缝扎一针，打结后将线插入鞘管的侧孔内，留出适当的长度之后打结固定，以防鞘管脱出静脉，如鞘管末端带有锁定装置，则可以将其旋紧以固定导线防止脱位或移位。试图通过捆绑导线本身来固定导线是不可靠的。起搏导线出鞘管外大约 20cm 的部分盘绕后以乙醇纱布覆盖，之后以无菌贴膜或胶布固定，导线与临时起搏器的连接头部分最好也粘贴到体表，以免因牵拉而脱位。

【操作注意事项】

1. 锁骨下静脉穿刺时如果误穿锁骨下动脉，一般只需将穿刺针拔出并压迫穿刺部位 5min 左右即可，但切勿送入扩张管及鞘管。所以应在有 X 线透视的情况下进行操作，在送入鞘管之前，应该透视确认钢丝已经下达下腔静脉。若鞘管已误送入动脉，则绝对不能轻率拔出，需请胸外科医生会诊处理。也有报道在鞘管误入锁骨下动脉后，通过采用不断以小号血管鞘置换（例如依次使用 6F、5F 及4F 鞘管）并辅以局部压迫和止血剂成功避免了大出血的经验。

2. 结束操作之前，应该常规透视胸部，检查是否有气胸或血胸。另外，再一次确认导线位置良好。

四、临时心脏起搏器的并发症和术后注意事项

临时起搏术的并发症主要取决于术者的技术水平、起搏器导管保留时间的长短及术后起搏系统护理状况等因素。

【起搏信号丧失夺获】

起搏信号丧失夺获为临时起搏最常见并发症，主要见于导线移位，包括微移位，对于心外膜起搏，则主要因为局部纤维化和炎症反应所致的阈值升高。通过股静脉植入导线和心外膜临时起搏的后期更容易发生。心电图表现为起搏信号丧失夺获，也可以是部分丧失夺获。解决办法首选增大起搏输出电压，尤其是心外膜临时起搏（因为几乎不能重新调整位置），如无效则需要调整起搏倒悬位置，最简单的办法就是在消毒局部鞘管、导线及皮肤之后将起搏导线送入1~2cm，必要时也可以稍微转动电极，之后再次测定阈值直至达到标准。如无效，则最好在X线透视下重新调整导线位置。

【穿刺出血及血栓并发症】

此类并发症直接与术者的经验有关。主要有气胸、血胸、皮下血肿及气栓等。锁骨下静脉穿刺的气胸、血气胸发生率相对较高，术前应该了解患者胸廓情况和肺部疾病史，尤其是肺气肿、代偿性肺叶扩张等情况。如果穿刺锁骨下静脉时发现穿刺针或导丝误入动脉，应及时拔出并局部压迫，改换到对侧穿刺。如果已放入鞘管乃至导管才发现误入动脉，切勿轻率拔出。有报道经鞘管放入导丝后迅速用小口径鞘管置换原鞘管并局部压迫，一般置换到5F或4F鞘管，局部压迫20~30min后留置钢丝再拔出鞘管压迫观察，可以有效止血。必要时可以通过其他途径动脉造影确认。

股静脉穿刺则相对容易伴发静脉血栓，尤其是既往有下肢回流障碍征象的患者。事实上，在留置临时起搏导线期间，究竟有多少患者会发生血栓目前尚无准确数据，且因人而异，但对于永久起搏植入术的相关研究提示其静脉血栓形成的发生率可高于30%，这提示在留置导线期间应该注意抗凝，一般在无禁忌的情况下可以皮下注射低分子量肝素，在拔除导线时应注意导线表面血栓脱落导致栓塞事件的可能性。

【感染】

穿刺局部处理不妥或导管放置时间过长均可引起局部或全身感染。一般程度轻，应用抗生素或拔除导管后感染即可控制。临时起搏导线一般留置时间最好不超过2周，并做好穿刺口及鞘管的无菌处理与护理。

【膈肌刺激】

因导线插入位置过深、导线靠近膈神经及起搏电流过大所致。患者可觉腹部搏动感或引起顽固性呃逆(打嗝)。可以尝试将导管退出少许或降低起搏输出,如症状消失即可确定。

【室性期前收缩和室性心动过速】

在起搏导线放置和调整过程中出现室性期前收缩和/或室性心动过速很常见。但如果室性期前收缩和室性心动过速在导线位置固定后依然存在,则可能是因为导线张力过大压迫心肌或位置不稳定而在心腔内摆动所致。需要适当回撤导线或送入导线至适当位置。

【心肌穿孔】

心肌穿孔罕见,主要由于导管质地较硬或患者右心室大而薄(尤其致心律失常性右室心肌病、结节病等),与植入过程中用力过大也有关系。确诊除患者有心前区疼痛感之外,关键靠心电图和 X 线检查,超声心动图也可以有帮助。也可以选用一些有较好生物组织相容性的导管,其在 37℃下,导线外层绝缘材料会比较柔软,减少穿孔可能性。

五、心脏临时起搏的注意事项

对于植入临时心脏起搏系统的患者,应注意:

1. 搬动患者要小心,防止导线移位或刺破右心室。

2. 因外科手术而保护性起搏者在手术中应尽量不连续使用电灼,以免导致起搏系统误感知,也可以设置为非同步心脏起搏 VOO 或 VVI。

3. 高钾血症、代谢性酸中毒和琥珀酸胆碱可提高心肌起搏阈值,导致丧失夺获;反之,缺氧和低钾血症则可降低心肌起搏阈值,从而可诱发心室颤动。

总之,心脏临时起搏是一项简单而较常用的操作,为具有一过性心律失常潜在猝死危险或过缓的心率影响心脏功能的患者提供了安全、保护性措施。如果在透视下操作则其难度并不大,但如果进行非透视下的盲插则风险相对增加,需要警惕

（姚　焰）

第77章　心包穿刺抽液术

心包穿刺抽液术(心包穿刺术)是采用针头或导管经皮心包穿刺,将心包腔内异常积液抽吸或引流出,以迅速缓解心脏压塞或获取心包液,达到治疗或协助临床诊断的操作方法。

一、适应证

1. 任何原因引起的严重心脏压塞。常见病因有转移性肿瘤、特发性心包炎、慢性肾衰竭、医疗操作如冠脉介入治疗并发症等。

2. 心脏压塞伴左心室功能不全。

3. 需心包腔内注入药物,如感染化脓性心包炎、肿瘤性心包炎等。

4. 虽经特殊治疗,心包积液仍进行性增加或持续不缓解者,如结核性心包炎、自身免疫疾病。

5. 原因不明的心包积液。

2015欧洲心脏病学会(ESC)心包疾病诊断及治疗指南对心脏压塞、对内科治疗无反应且症状严重的中、大量积液、或怀疑未知细菌或肿瘤而须明确诊断,推荐心包穿刺术或手术(Ⅰ类)。

一般而言,凡穿刺引流,抽液化验或通过心包穿刺进行心包镜检查、心包活检对患者有直接帮助的,均可进行心包穿刺。心包穿刺抽液可迅速降低心包腔内压,维持心室充盈压。但心包积液本身并不构成穿刺指征,如心包积液量较少,经一般治疗可缓解,诊断明确的特发性心包炎、心脏病手术后、心肌梗死后综合征、慢性肾衰竭、放射性心包炎导致的心包积液无心脏压塞征者,均无须心包穿刺。

二、禁忌证

择期心包穿刺应避免以下情况:①患者烦躁不安,不能配合;②未经纠正的凝血障碍,如有出血倾向、接受抗凝治疗、血小板$<50\times10^9/L$;③无心胸外科医生的外科技术保障,需要时不能实施急诊开胸抢救;④心包积液未肯定或积液量甚少;⑤心包积液位于心后。对于急性心脏压塞者。前三种情况是相对性禁忌,因为此时心包穿刺放液是抢救患者生命的最重要措施。

主动脉夹层破裂入心包和心脏破裂是心包引流的禁忌。因心包穿刺后体循环内压升高,有导致出血加重和使动脉夹层延展的危险,应立即采取外科修补术中行心包引流手术。但在不能及时行外科手术或患者不稳定无法转运至手术间时,可以尝试心包穿刺引流少量心包积血,以暂时维持血压(2014 年 ESC 心脏压塞分流策略的紧急管理声明及 2015 年 ESC 心包疾病指南Ⅱa 类建议)。

三、术前准备

常规操作时应做好各项术前工作,以保证心包穿刺安全顺利进行。

1. 征得患者的知情同意。

2. 施行超声心动图或 X 线检查,核实心包积液并定位,如超声实时引导,准备好超声仪器和探头。最好是术者亲自参与核实和定位,以便术中把握好穿刺针方向,核实心包穿刺有指征,且无禁忌。

3. 检查穿刺过程进行生命体征监测或急救的仪器,确定功能良好。如心电监测除颤仪、血压器或血压监测仪、心电图机、复苏抢救设备。

4. 择期手术者禁食 4~6h。

5. 建立静脉通道,必要的术前用药。如紧张焦虑者应用短效镇静药;无青光眼、无明显心动过速者静脉注射阿托品 0.5~1.0mg,预防或减少血管迷走反射导致心动过缓和低血压的发生。

6. 调节患者体位,坐位或 30°~40° 卧位。常规描记 12 导联心电图。

7. 穿刺所需物品有严格无菌环境,无菌手套、口罩、帽子,消毒液;局部麻醉药物:1% 利多卡因。注射器(5ml、10ml);无菌穿刺包:纱布、消毒碗,治疗巾、孔巾,穿刺针(16 号或 18 号短斜面薄壁针,长 8cm),手术尖刀,持物钳、血管钳。

8. 心包引流所需物品有 J 形导引钢丝,扩张管,引流导管(目前常用中心静脉导管,选双腔或三腔型号,亦可选用心包穿刺专用的猪尾导管),缝合针、线,持针钳,三通连接管,延长管,闭式引流袋。

9. 送检化验所需试管、培养皿等。

心包液检查的安排:应准备好器皿收集心包液,特殊检查要事前与实验室联系确定,以确保心包液检查的正确性和阳性率。获取的心包液均应进行常规、生化检查,先分析是渗出性或漏出性[渗出性心包液:比重>1.015,蛋白水平>3.0g/dl,心包液 / 血浆蛋白比>0.5,LDH>200mg/dl,血浆 / 心包液 LDH 比>0.6,葡萄糖(96.1 ± 50.7)mg/dl。漏出性心包液:与渗出性心包液比较各项指标相反,蛋白含量及比重低,心包液 LDH 或葡萄糖浓度相对低,葡萄糖含量为(77.9 ± 41.9)mg/dl]。心包液的其他检查应根据临床需要：①怀疑肿瘤性，细胞学检查，肿瘤标志物，如 CEA、AFP、CA125、CA72-4、CA15-3、CA19-9、CD-30 等，上皮细胞膜抗原结合物，弹性蛋白免疫生化细胞染色有助于良性反应性间皮细胞或腺癌的诊断。②怀疑结核性：快速嗜酸杆菌染色、分枝杆菌培养、腺苷脱氨基酶（ADA）活性 ≥ 40U/L，对诊断结核具高度特异性，心包溶菌酶、聚合酶链反应（PCR）分析。注意仅有 1/3 结核性心包积液者在积液中可找到抗酸杆菌，而 ADA 活性检查对结核性具有高度特异性。③怀疑细菌性：至少送 3 份心包液培养（需氧菌和厌氧菌），同时应取血培养，培养为阳性者行药敏试验。④怀疑病毒性：特异性聚合酶链反应（PCR）分析亲心肌病毒。获取心包渗液合理的送检涂片、培养、生化及病理等检查有助于病因诊断。有些特殊患者具体需要可能要做寄生虫检查，免疫学检查。

除非是严重急性心包积液心脏压塞危及生命，否则心包穿刺应在必须设备功能完好的情况下由透视或超声引导下进行，目的是使操作安全性最大，并尽可能获得较多的辅助检查资料。

四、操作步骤

【心包穿刺操作基本程序】

1. 定位　确定穿刺部位和方向。常采取下述两个部位。①心尖途径：胸骨左缘第 5 肋间，心浊音界内侧 1~2cm，针尖向后向内推进指向脊柱。进针者注意避开肋骨下缘，以避免损伤肋间动脉。②剑突下途径：胸骨剑突与左肋缘夹角处。肋缘下 1.5cm，穿刺针指向左肩与皮肤呈 30°~40°，进针途径在胸膜腔外，且能避开心脏表面的大血管和乳内动脉，是较佳途径。其他还有右胸路径和胸骨旁路径，需超声心动图定位指导下进针，确定进针方向有较大量心包液体且无胸膜、肺组织覆盖。

2. 操作　在持续心电监测下进行，术中监测心率、心律、血压。严格无菌操作，穿刺部位常规消毒、铺巾。

3. 局部麻醉　用 10ml 注射器抽吸 1% 利多卡因 4~5ml，先于穿刺点皮下注射成一直径约 1cm 的小皮丘局部麻醉，并深入皮下沿心包穿刺的预定行针途径浸润麻醉直至心包。于穿刺局麻点做 2~3mm 小切口，用血管钳钝性分离皮下组织。

4. 穿刺　采用 5ml 注射器抽吸 1ml 生理盐水，接 16~18 号薄壁短斜面静脉穿刺针进行穿刺。经剑突下途径者，因穿刺路径较长，用 5ml 注射器抽吸 1% 利多卡因 2ml，接 18 号穿刺针，在穿刺过程继续浸润麻醉，针尖指向左肩，向前推进直至触及左肋缘，进针夹角稍增大，呈 30°~40°，针尖略偏向下，避开肋缘，指向横膈膜部，针尖平稳缓慢地负压推进，在向前负压进针时，每推进 0.5cm 深度，若无液体引出即推注小量利多卡因 0.2~0.4ml，再负压进针，既可保持针尖通畅，又能使沿途获得充分浸润麻醉。当沿定位方向负压缓慢穿刺进针，依靠触觉（阻力感或落空感）确定是否进入心包腔。如进针感到心包膜被突破和抽出心包积液，表明针头已达心包，此时应停止进针。如果不能很流畅地抽到液体，将针头缓慢退出体外，避免横向移动，冲洗针头后再重复操作。若能顺利抽出心包液，即固定穿刺针在皮肤上的位置，换 20~50ml 注射器，缓慢抽吸心包液。穿刺抽液适于心脏压塞危及生命时的急症处理，不必插入导管，若缓慢抽吸过程心包液流出不畅，且监测此时无心律失常，可能穿刺针短斜面尚未完全进入心包，在严密监测心律下再缓慢进针 1~2mm，可顺利引流出心包液即可。注意穿刺抽吸心包液时，一定要固定好穿刺针位置，以防针尖进入过深，刺伤心脏或损伤冠状血管。抽出一定量心包液在心包腔显著缩小之前拔除穿刺针，以避免针尖损伤心脏。

5. 心包引流　于穿刺针进入心包后撤下注射器，通过穿刺针将 J 形导引钢丝送入到心包腔适当深度，15~20cm，随后快速退出穿刺针，并将导引钢丝留在原位，注意不要在导引钢丝与穿刺针成角度时回拉以免损伤导丝。用深静脉扩张管沿导引钢丝插入至心包壁层即退出，随后将导管头部穿过导引钢丝，导管远端露出导引钢丝并握紧，靠近皮肤位置处握紧导管，沿导引钢丝轻轻扭动送入中心静脉导管或猪尾导管到达适当深度，一般在 15~25cm，此时握住导管固定于皮肤均匀用力将导引钢丝抽出。当将导丝撤出导管后于导管远端接注射器，回抽看心包液流出通畅，导管远端注射器撤下后接三通，将测压连接管线与闭式引流袋连接于三通上可测定心包内压或引流心包积液。用缝合线将导管固定于皮肤上，敷上无菌纱布。将引流袋固定在患者的心脏位置以下。行心包镜检查者用 8F 鞘管沿导引钢丝插入至心包腔适当位置，撤出导引钢丝，通过鞘管送入心包镜检查。

6. 术后观察　继续心电监测至心脏压塞症状缓解，观察可能发生的并发症，及时发现异常情况，对症处理。穿刺完毕常规拍胸部 X 线片以排除气胸并核实导管位置。留置导管者应常规应用抗生素预防感染。

【心导管操作过程中急性心脏压塞的处理】

医源性心脏压塞可发生于经皮二尖瓣球囊扩张、冠脉介入治疗或检查、心内膜活检、电生理检查或射频消融治疗、植入起搏器导线等心导管操作过程中。首先在实施心脏导管治疗或检查操作过程中保持高度警惕，一旦出现导管走行异常或非常规操作时，应密切观察患者生命体征及心影的搏动情况。绝大多数心脏导管术中发生的急性心包积液并心脏压塞具有特征性的临床表现，主要体征变化：体循环血压下降，静脉压增高如颈静脉怒张，小而安静的心脏。具体表现：①突发呼吸困难、烦躁、意识模糊或意识丧失；②血压突然降低（原有高血压者在心脏穿孔后血压测值在“正常”水平，但与患者术前血压比明显下降）伴颈静脉怒张；③心率变化：急性心包积液发生初期常见心率减慢，但随后因每搏输出量下降反射性交感神经兴奋，可出现心动过速代偿，心率增快，严重者可表现为心搏骤停，进展快者整个过程不足 2~3min；④ X 线特征性表现：透视下显示心影正常或增大，吸气时心脏搏动消失或减弱。如难以明确心脏是否仍在搏动，而心腔内仍留有治疗或检查操作时留存的导管或电极，则可以通过观察后者是否搏动来间接推知心脏的搏动情况。X 线的另一表现为心影内可见随心脏搏动的半环状透亮带，距心影边缘 1cm 左右，分布于心尖部、前壁以及下壁近心尖部。如短期内多次摄片显示心影迅速增大，而肺部无明显淤血现象，也是心包积液的有利证据。当患者具备上述症状和体征、X 线影像特征，可初步诊断发生了急性心包积液并心脏压塞。

对于急性心脏压塞诊断可疑者，又不能排除迷走神经反应的严重心动过缓 - 低血压综合征时，可以通过给予异丙肾上腺素 1~2mg 静脉注射，合并冠心病的患者给予阿托品 1~2mg 静脉注射加以鉴别。如在应用药物后症状明显好转，则表明是严重心动过缓 - 低血压综合征，而如果症状改善不明显或无效，则倾向于急性心脏压塞的诊断。当怀疑急性心包积液并心脏压塞时，即应停止导管操作，如患者动脉收缩压能维持在 80~90mmHg 以上且神志清楚时，可先行超声心动图检查确诊。如已严重恶化时则不必等超声心动图检查，应争分夺秒进行紧急抢救处理，包括急救用药、紧急心包穿刺引流同时联系外科必要时紧急开胸引流修补治疗。

紧急抢救处理：首先给予快速扩充血容量，紧急药物处理改善血流动力学情况。扩充血容量的目的是增加中心静脉压与回心血流量，以维持一定的心室充盈压，增加每搏输出量和心排血量，给予快速静脉输注生理盐水（0.9%NaCl）或胶体溶液，500~1 000ml/20min。

药物应用正性肌力药，首选多巴酚丁胺，5~15μg/（kg·min）静脉滴注，因多巴酚丁胺在增加心肌收缩力的同时不会导致心脏后负荷增加；也可选用异丙肾上腺素 1mg 静脉注射，可增加心肌收缩力，增加每搏输出量，提高心率，降低外周阻力，从而改善心排血量。

最关键的抢救措施是立即在 X 线引导下进行心包穿刺引流。患者取平卧或半卧位，取剑突下途径（剑突与左肋缘夹角处），左肋缘下 1.5cm 为穿刺点，用 10ml 注射器抽吸 1% 利多卡因 4~5ml，先于穿刺点皮下注射成小皮丘局部麻醉，针尖指向左肩、注射器与皮肤呈 30° 深入皮下浸润麻醉直至左肋缘下。换用 18 号静脉穿刺针连接于装有对比剂的 10ml 注射器，按局部麻醉途径穿刺直达左肋缘下，然后向左下约呈 40° 继续负压缓慢进针，当负压进针抽出血性液体后推注对比剂 3~5ml，X 线透视显示对比剂沿心包腔分布，证实穿入心包。撤下装有对比剂的注射器，经穿刺针送入 0.088 9cm (0.035in) 145cm 的导引钢丝至心包内适当深度，15~25cm，随后快速退出穿刺针并将导引钢丝留在原位，取左前斜位 X 线透视进一步证实导引钢丝在心包腔内。用扩张器扩张后直接经导引钢丝送入深静脉留置管，深度约 20cm。撤除导引钢丝，深静脉留置管远端接三通与闭式引流袋连接引流心包积血。用缝合线将深静脉留置管固定于皮肤上，敷上无菌纱布。给予固定引流袋在患者的心脏位置以下，保留引流管 12~24h 后可拔除。或直接用注射器接深静脉留置管远端抽吸心包积血，抽吸完后将深静脉留置管尾端无菌包裹，以备可能需要再次引流。

多数患者在引流后症状迅速缓解，通过采取这一紧急心包穿刺急救措施，大多数急性心脏压塞患者可以避免开胸手术；即使开胸手术不可避免，亦会为必须进行心肌修补术的少数患者维持循环，从而安全过渡到开胸手术。

若当心包引流或抽出积血超过 350ml 后，仍需继续抽出才能保持血流动力学稳定或难以引流出血液但患者症状无明显改善甚或加重时，需紧急开胸手术引流修补治疗。血性心包液难以抽吸出来的原因可能因心脏穿孔较大，出血较急，心包的去纤作用来不及发挥作用，导致血液很快凝固而难以抽吸出血液，此种情况十分危急，需紧急开胸手术治疗。

【心包镜检查】

当心包穿刺送入引导钢丝后，退出穿刺针，沿引导钢丝插于带扩张管的 8F 鞘管，到达心包后撤出导引钢丝及扩张管并保留鞘管于原位，经鞘管送入心包镜，可直接窥视心包，在可疑区域做活检，可提高病因诊断的准确性。

【心包内用药】

应严格掌握适应证，尽量少从导管给心包内局部用药，以避免增加感染机会。只有细菌性心包炎、肿瘤性心包炎的少数敏感类型、顽固反复发作的 Dressler 综合征、免疫相关心包炎可据情心包内用药。随着超声心动图、计算机断层成像(CT)学的发展,能很好地显示和分辨心包内积液和占位病变、心包厚度,目前不主张向心包内注入空气后行X线胸部摄片了解心包壁情况,以避免针尖可能不在心包腔内而误入血管或心脏时注入气体导致严重气体栓塞的危险。

五、确认心脏压塞缓解及拔管

心包穿刺术后心脏压塞缓解证据:①心包腔内压力降至-3~+3mmHg;②升高的右心房压力下降以及左右心室的充盈压分离>5mmHg;③心排血量增加,奇脉消失。应注意,如患者为快速积蓄的心包积液或大量渗出液1~2L时,只要放出50~100ml心包液体,心包腔内压力就可回落到正常。心包腔内压力正常并不能表明心包液体已排净。作为紧急抢救心包穿刺抽液,只要确认心脏压塞缓解,即可拔管;但对于心包穿刺引流,原则上应将心包内渗出液完全引流。引流导管留置时间一般在24~72h。当心包液体自然引流无液体流出,再观察2~6h仍无液体引流,此时行超声心动图检查确认心包液排空,可将引流管拔出。不要用注射器抽吸,即便是引流导管内有纤维条索物使引流不畅,也不能用注射器往返抽吸来通管道,以免增加感染机会。对复发性、顽固性大量心包积液者,可持续引流心包液数日,至液体量<25ml/d时,将导管拔除。拔管方法:用消毒液对穿刺部位和固定缝合处消毒,无菌剪剪去缝合线,持续用力拔除导管,于穿刺部位敷上敷料即可。

六、可能使病情恶化的情况

急性创伤性心包出血(心脏撕裂或刺伤、主动脉夹层/动脉瘤破裂),手术后心包积液,少量心包渗出,超声心动图示前心包无渗液或无穿刺窗,包裹性渗液等情况应避免心包穿刺。因这些情况下,心包穿刺非但不能改善血流动力学,还可能会使病情恶化。急性创伤性心包出血应急诊手术引流修补治疗。手术后心包积液除了有液体外,可能有血凝块和纤维蛋白充满心包腔或纵隔,必要时应早期开胸探查引流。对于包裹性渗液如伴有心脏压塞,较好的选择为手术心包部分剥离并引流治疗。

七、危险性和并发症

常见并发症有:①刺破心脏或致冠状动脉撕裂,引起心包积血或填塞加重;②血管迷走性反射;③心律失常;④损伤邻近脏器或组织导致气胸或血气胸、腹腔脏器损伤;⑤急性肺水肿;⑥气体栓塞。

在没有心电监测和超声心动图指导下进行的心包穿刺危险性较高。严密监护下的心包穿刺成功率和安全性均大大提高，并发症明显减少。近来报道，超声心动图导引下的大系列心包穿刺主要并发症发生率为 1.3%~1.6%。注意如无充分把握肯定导引钢丝是在心包腔内，不要用扩张管进行扩张或将导管送入，一般来说术者操作细致，严格按定位方向进针穿刺，可以大大减少和避免脏器损伤。

穿刺过程推进穿刺针头应缓慢，如感觉有心脏搏动，应将针头稍向后退；严密监测心电示波，当心电监测出现损伤型电流 ST 段显著抬高，应迅速退针，以免刺穿心脏或致冠脉撕裂；如患者胸痛、呼吸困难加重，烦躁、意识模糊或意识丧失，血压突然明显降低，心率加快，应警惕可能为穿刺针刺破心脏或致冠状动脉撕裂引起心包积血和压塞加重。若患者动脉收缩压尚能维持在 80~90mmHg 以上且神志清楚时，则可先行超声检查，确定心包积液是较穿刺前增加；若患者的血流动力学状态已严重恶化或出现心室颤动，则不必进行超声检查，抢救应争分夺秒进行，立即将穿刺针或导丝、导管拔出，心室颤动者予紧急电除颤，并给予快速扩充血容量，紧急药物处理改善血流动力学情况，同时积极联系外科做紧急外科开胸手术。

急性肺水肿常于心包液抽吸过快，心包快速减压时发生，心包穿刺前已快速扩容者在心包减压时尤应谨慎。当心脏压塞者穿刺放液时，不可一次迅速排空心包积液，否则右心压力立即恢复正常，静脉血回流会剧增，右心室充盈和心排血量迅速增加，可能诱发肺水肿，急性右心室容量超负荷也可出现急性右心室衰竭。一般穿刺抽液量第一次不能大于 1 000ml，以避免发生急性右心室扩张。持续引流者均衡缓慢让积液流出可降低急性右心室扩张或急性肺水肿的发生，第一天液体引流量可达 1 500~2 000ml。

大量腹水或肥胖腹部隆起者经剑突下途径进针时，需将注射器压向腹壁，针尖向上略向后指向左肩，紧贴胸骨后推进可减少或避免误入腹腔。有慢性肺疾病者，需小心谨慎，一定按定位途径和方向进针，避免误入胸腔或损伤肺致气胸或液气胸，一旦确定出现气胸、血气胸，应撤出穿刺针或导管，密切观察，多数患者可自行吸收缓解，少数大量气胸者需胸腔闭式引流。

抽出血性心包液体时，应予鉴别是患者自身血液或为血性心包积液，在未分辨清时，不要贸然继续操作或送入扩张管。鉴别要点如下：如抽出液体为血性时，继续再抽吸 50~100ml，同时密切观察心率、血压和呼吸的变化，若症状改善，可以肯定液体来自心包腔，可以继续抽吸或引流积液；相反，心脏压塞时误将心腔内血液抽出会加重血流动力学恶化，此时应迅速撤针；若症状改善不显著，可注入

5ml 对比剂透视观察，可协助定位，或轻缓送入导引钢丝后拔出穿刺针，透视观察导引钢丝行径，如在心影外，心电监测无期前收缩，可以确定在心包腔内；如出现期前收缩或送入导引钢丝时有阻力，则可能进入右心房、右心室，应拔出导引钢丝。等送检的液体化验报告出后再定。血性心包积液与患者自身血液的鉴别见表 77-1。

表 77-1　血性心包积液与患者自身血液鉴别

特征	血性心包积液	血液
凝固与否	不凝固	常凝固
血细胞比容	常较低	与穿刺前血细胞比容相同
pH	低于静脉血	同血液
氧分压（PaO_2）	低于静脉血 PaO_2	同血液
二氧化碳分压（$PaCO_2$）	低于静脉血 $PaCO_2$	同血液
滴在纱布上	红斑周围有浅色浸润环	展开成一片均匀红斑

（谭慧琼　吴雪怡）

第 78 章　心脏电复律

心脏电复律是利用外源性电能治疗异位快速心律失常，使其转复为窦性心律的方法。其中，用于消除心室颤动（室颤）时称为电除颤。利用高能量的脉冲电流，在瞬间经胸壁或直接通过心脏，使大部分心肌纤维在短时间内同时去极化，从而抑制异位兴奋性，消除折返途径，使心脏起搏传导系统中自律性最高的窦房结恢复心脏起搏点作用，发出冲动继而控制心律，即转复为窦性心律。

20 世纪 90 年代以来，心脏电复律技术日趋完善，主要在如何以最低有效能量除颤成功且最大限度地减少心肌损伤、寻找新的低阻抗电击途径、探索新的除颤波形，以及尽可能缩短室颤发生与首次电击时间等方面取得了长足的进展。现已开发出自动体外电除颤器（AED），经静脉或经食管电极直流电复律 / 除颤以及植入型心律转复 / 除颤（ICD）技术。其中尤其是自动体外除颤，称为心肺复苏生存链中的关键环节之一。随着该系统的完善和普及，是未来心脏骤停患者生存率大幅提高的重要决定因素。近年来，双相脉冲波电击，具有能量低、心脏损伤小、转复率高等优点，目前已用于临床。

一、心脏电复律器

心脏电复律器是用于心脏电复律的装置，亦称电除颤器。目前常用的电复律器工作方式分为同步直流电复律和非同步直流电复律。由电极、心电示波、除颤、同步触发、电源供应等几部分构成。能将交流电转变为 4~7kV 的高压直流电储存在 16~32μF 的大电容中，并在 2~4ms 向心脏放电，电功率可达 360~400J。同步触发装置能利用患者自身心电图中 R 波触发电脉冲发放，使电流仅在 R 波的下降支（即心动周期的绝对不应期中，而非心肌易损期）发放，避免诱发室颤，可用于转复室颤以外的各类异位性快速心律失常，称同步电复律。不用同步触发装置则可以在心动周期内任何时间放电，用于转复心室颤动，称非同步电复律，即电除颤。

二、适应证与禁忌证

电复律前应根据电复律的必要性、成功率、复发的可能性以及可能出现的并发症，严格掌握适应证和禁忌证。

（一）适应证

1. 电复律的适应证共 5 类

（1）心房颤动（房颤）。

（2）心房扑动（房扑）。

（3）室上性心动过速（室上速）。

（4）室性心动过速（室速）。

（5）心室颤动 / 心室扑动（室颤 / 室扑）。

原则上所有类型的心动过速，当其导致低血压等血流动力学障碍而药物无法及时奏效时，均应予以电击终止。其中心室颤动 / 心室扑动为绝对适应证，其余为相对适应证。

2. 按需要电复律的紧急程度对适应证进行分类

（1）择期电复律：主要是房颤、房扑，适用于有症状且药物无效的房颤、房扑患者。

（2）急诊电复律：室上速伴心绞痛或血流动力学异常、房颤伴预激综合征旁道前传、药物无效的室速。

（3）即刻电复律：任何引起意识丧失或重度低血压的异位性快速心律失常，如快速室速、室扑、室颤。

(二) 禁忌证

病史已多年、心脏明显增大、伴高度或完全性房室传导阻滞的房颤，伴完全性房室传导阻滞的房扑，反复发作而药物不能维持疗效或伴病态窦房结综合征的室上速(包括房颤)、洋地黄中毒、低钾血症、多源性房性心动过速，近期动脉栓塞病史或心房内血栓而未接受抗凝治疗，甲亢引起的心律失常未控制者，暂不宜用电复律。

三、操作规程

(一) 常规体外电复律 / 除颤器

1. 患者复律前准备及注意事项

(1) 患者知情：虽然电复律的即刻成功率高，但其远期疗效，即转复后窦性心律的维持却不令人满意，同时有引起并发症的隐患。因此，对复发率高、窦性心律不易维持的患者，不积极施行电复律术。择期电复律术前，应向患者及其家属解释电复律的利弊及可能出现的并发症，并签署知情同意书。

(2) 经食管超声心动图：用以发现心腔内血栓尤其是左心房内血栓，对于需要急诊电复律患者，若经食管超声心动图未发现血栓，则可在静脉注射肝素的基础上即刻行电复律治疗。择期电复律且经食管超声心动图发现血栓者，需经过一段时间抗凝治疗，待血栓消失后再行电复律治疗。

(3) 围复律期抗凝治疗：电复律转复房颤引发的栓塞发病率为1%~5%，栓塞常发生于电复律后 10d 内。

一般认为，房颤持续 48h 即有血栓形成的可能。对于房颤病程不清楚或超过 48h 者以及房颤 12~48h 且卒中风险高者(CHA_2DS_2-VASc 评分男性≥ 2 分 / 女性≥ 3 分)，转复前标准抗凝 3 周(口服华法林维持 INR 在 2.0~3.0 或符合适应证者规范使用新型口服抗凝药)或经食管超声心动图检查无心房血栓患者可予复律。未标准抗凝者复律前给予肝素 / 低分子量肝素抗凝。证实心房有血栓者，需继续充分抗凝 3 周后复查经食管超声心动图，血栓消失者可复律，仍有血栓者，应继续抗凝或不再考虑转复。复律后所有患者均需继续抗凝 4 周(简称前 3 后 4)，仅房颤≤ 24h 且 CHA_2DS_2-VASc 评分男性为 0 分 / 女性为 1 分者除外。此后是否长期抗凝视患者栓塞风险决定(如 CHA_2DS_2-VASc 评分)。

房颤病程短于 48h 且卒中风险低者(CHA_2DS_2-VASc 评分男性≤ 1 分 / 女性≤ 2 分)，可以不做经食管超声心动图检查，预先肝素 / 低分子量肝素 / 前 2~4h 新型口服抗凝药抗凝后直接电复律，后续是否长期抗凝仍需参照 CHA_2DS_2-VASc 评分。

血流动力学不稳定的房颤 / 房扑患者，需要立即电复律，若无条件可不行经食管超声心动图检查，复律前需给予肝素 / 低分子量肝素一次，转复后继续抗凝 4 周。此后是否长期抗凝视患者栓塞风险决定。

心房扑动的抗凝策略同房颤。

血流动力学不稳定的室性心律失常急诊复律前无须抗凝治疗。血流动力学相对稳定的室速复律前建议行超声心电图检查，如无心腔血栓，可常规复律，无须抗凝。如有血栓，建议暂不复律，标准抗凝 3 周后复查。

(4) 抗心律失常药物的应用：无论房性或室性心律失常，电复律前使用抗心律失常药能提高复律成功率，减少复律所需电能，维持复律后窦性心律，了解患者对药物的耐受性。对于伴有左心室收缩功能减低或急性心肌梗死患者，可选择胺碘酮。用于维持房颤电复律后窦性心律的有效药物有胺碘酮、奎尼丁、普罗帕酮、维拉帕米、氟卡尼、索他洛尔等。具体药物选择依据有无基础心脏病及心脏病的类型而不同。

心肺复苏时，对于除颤无反应的室颤 / 无脉室速患者，在胸外按压及静脉注射肾上腺素的基础上可使用抗心律失常药，如胺碘酮推荐剂量为首次给药 300mg 静脉内缓慢输注，需要时可追加第二次静脉给药 150mg；利多卡因推荐首次给药 1.0~1.5mg/kg 缓慢静脉输注，若需要，第二次追加给药 0.5~0.75mg/kg。上述药物在出现自主循环恢复后可根据患者情况考虑是否静脉维持应用。

(5) 纠正电解质紊乱及酸碱失衡：酸碱失衡、电解质紊乱可影响电复律效果，甚至引起更严重的心律失常。如低钾时心肌兴奋性增高，Q-T 间期延长，电击后易发生异位心律，若落在心动周期的易损期，可引发室颤。因此复律前应积极纠正。

(6) 电能剂量的选择：用最低有效能量电击成功，同时最大限度地减少心肌损伤一直是人们关注的重点。20 世纪 90 年代中期，研制出双相脉冲波除颤器，采用低能量双相指数方波（biphasic truncated exponential，BTE）。BTE 放电过程中能量释放分为正负两相。第一相放电过程中，能量根据置于患者胸前两个电极间的阻抗调整放电电流，通过“阻抗补偿”方式延长或缩短第一相放电持续时间并以恒定的电流输出能量，在第一相结束时发生极性翻转，即反方向继续输出电流，持续一定时间后终止放电。所以 BTE 的实际输出较单相波更加接近设定的能量输出，更加精确，能以恒定的电流进行放电，达到设定能量输出，较相同能量输出的单相波放电电流低约 30%，使皮肤、肌肉组织损伤明显减低。

低能量双相波电除颤不仅除颤成功率提高，患者自主循环恢复率亦提高，复苏存活者的机体及神经系统功能恢复均佳。目前，该技术已广泛用于新一代体外电复律 / 除颤器中，以及自动体外除颤器及 ICD 中。

同步电复律时，2010 年美国心肺复苏及心血管急救指南修订：对于室上性快速心律失常，房颤电复律时建议双相波能量首次 120~200J，单相波首剂量 200J；房扑和其他室上性心律，首剂量 50~100J（单相或双相波）；稳定型单形性室速，首剂量 100J（单相或双相波）。若首次电复律失败，应逐渐提高剂量。

非同步电除颤时，2018 年 AHA/ACC 修订心肺复苏指南更新心搏骤停流程图中，推荐室颤、室扑、无脉性室速、多形性室速（不规则室性心动过速）时，需予以非同步电击，初始电击能量为：双相波能量应遵从不同制造商除颤器推荐能量，一般为 120~200J，若推荐能量不详，可予以最大能量除颤，单相波能量 360J。若初始能量不能转复，可适当加大能量或用相同能量再次电击，仍不能转复者，可第 3 次电击。一般每日不宜超过 3 次，但反复发作的室颤、室扑例外。对儿童除颤患者，电复律首次能量 2J/kg（单相波或双相波）；对第二次以及以后的电复律，能量级别应至少为 4J/kg 并可以考虑使用更高能量级别，但不超过 10J/kg 或成人最大剂量。

电击能量的选择，还要考虑以下因素，如病种、患者心肌的条件（缺氧、酸中毒、体温过低、电解质失衡、洋地黄药物中毒等都可影响除颤效果）、心脏大小（心脏越大，能量需要越大）、心功能、病程、体重（体重大，能量需要大）以及重复电击与否（重复电击可使经胸阻抗下降）等。经胸阻抗大小对电能的选择至关重要。为了减少经胸阻抗，电极板与皮肤之间应涂导电胶或垫湿盐水纱布，两电极板之间的距离不能过大，但也不能短于 10cm，以免导电物质渗漏引起短路，胸部多毛者应备皮。

（7）电极板的放置部位：①前侧位（常用电极板放置位置），即一个电极板放在心尖部，另一个放在胸骨右缘第 2~3 肋间，该部位操作方便，多用于急诊；②前后位（常用除颤电极片贴放位置），即一个电极板放在患者背部左肩胛下区，另一个放在胸骨左缘第 3~4 肋间；③前 - 左肩胛位：即一个电极板放在右前壁锁骨下，另一个电极板放在背部左肩胛下；④前 - 右肩胛位：一个电极板放在心尖部，另一个电极板放在患者背后右肩胛角，注意避开脊柱。后两种位置目前应用较少。

（8）同步方式的选择：同步除颤的适应证为房颤、房扑、室上速及血流动力学稳定的室速；非同步除颤的适应证为室颤、室扑；血流动力学不稳定的室速也可采用非同步除颤，避免因同步困难而耽搁除颤。

2. 操作步骤

(1)患者仰卧于平床上，常规测血压，做心电图。

(2)建立静脉输液通道。

(3)连接好电复律器，检查其同步性能是否良好，并充电到所需能量水平。

(4)吸纯氧 5~15min。

(5)静脉缓慢注射地西泮 20~40mg 或咪达唑仑(咪唑安定)3~5mg，同时嘱患者倒计数报数直至其进入朦胧状态，达到患者睫毛反射开始消失的深度。

(6)放置电极板。可前侧位或前后位。电极板应均匀涂以导电胶或垫 4~6 层湿盐水纱布。前侧位时，操作者应施以电极板压力，使其紧贴皮肤。

(7)选择同步或非同步。同步复律时强调与心电图 R 波同步。

(8)按下放电按钮进行电击。

(9)电击后，立即听诊心脏并记录心电图，如未能转复，可再次进行电击。

(10)如果转复为窦性心律，应立即测血压、听心率、记录心电图，并与术前相对照，观察有无 ST 段抬高及 T 波变化，观察患者精神状态，检查四肢活动情况。连续监护 8h，观察患者生命体征及心率、心律情况，直至病情稳定。

(二)自动体外除颤器

1. 工作原理　自动体外除颤器(automatic external defibrillator，AED)在 1979 年开始研发，具有自动识别、分析心电节律、自动充放电及自检功能。它使用 2 个一次性除颤电极，可实时显示心电图。一次心动过速中可发放 8 次电击，每次放电能量与延迟时间均可程序设定。新一代的 AED 多使用双相波电流，显示出极大的优势，电能提供 120~200J，能提供连续监测，快速识别和迅速反应功能，安全可靠，首次除颤成功率为 89%，3 次内重复除颤成功率达 97%，具有有效降低心脏骤停的发生率和病死率的潜在功能。至今，美国已有 47 个州通过立法加强 AED 系统在公众场所的应用及其配套训练。我国已逐步在公共场合设立 AED。

2. 适应证

(1)室速：识别准确率达 95% 以上，累积成功率为 100%。

(2)室颤 / 室扑：检测室颤的敏感性和特异性达 100%，累积除颤成功率为 97% 以上。

3. 儿童 AED 的使用　2010 年 AHA/ACC 修订心肺复苏指南，

推荐对于1岁以上的儿童，应用自动体外电除颤安全、有效。对于1~8岁的儿童，建议使用相关性能分析系统或软件，将机器的输出能量减少至50~75J。如果电击能量不能减少或者不能进行手动调整，成人体外自动除颤器也可以在1岁以上的儿童中应用。对于1岁以下的婴儿无法使用手动除颤器时，应用自动体外除颤器进行电击也是合理的(最好使用剂量衰减器)。

4. 操作AED　简单方便，使用时取下并打开AED装置，将所附2个黏性电极板按图示分别贴于患者右锁骨下及心尖处，打开开关(on/off)后，按声音和屏幕文字提示完成几步简易操作，根据自动心电分析系统提示，确认为恶性室性心律失常后，即可按下电击(shock)键。此后系统立即进入心律再分析阶段，以决定是否再次除颤，心电节律将被自动记录以供参阅。

四、并发症

心脏电复律的并发症可有心律失常、皮肤局部红斑、前胸疼痛、脑栓塞、外周动脉栓塞、肺水肿。此外，还可有血压下降、发热、血清心肌酶增高等。如果出现，应及时对症处理。

(梁　岩)

第79章　心内膜心肌活检

心内膜心肌活检(endomyocardial biopsy，EMB)是一种使用特殊设备，通过外周血管进入心室钳取心内膜及内膜下心肌组织进行病理学检查的诊断手段。这项技术最初主要是用来对各种心肌疾病进行鉴别，之后更多地用于对心脏移植术后排斥反应和药物所致心肌损害的监测。随着病理学、分子生物学和免疫组化技术的发展，EMB技术有了越来越广阔的应用前景。

一、活检设备

1977年发明了EMB活检钳，使用者可以使装置轻松通过右心房及三尖瓣。目前应用最多的50cm一次性右心室EMB活检钳可以在患者的右侧颈内静脉通过一根很短的鞘管进行右心室EMB。其他各种特殊类型的EMB活检钳，如通过锁骨下静脉(同时也可用于小儿EMB)、或通过股静脉行右心室EMB，通过穿房间隔或股动脉进行左心室EMB。

二、取材部位

由于右颈内静脉易穿刺，距离心脏近，而且右心室室间隔远比游离壁厚，在该部位取材较安全，因此经右颈静脉在右心室室间隔进行 EMB，是最常用的途径。右室心尖部近室间隔处心室壁较薄，在此处取材易发生心肌穿孔。心尖部心肌细胞排列紊乱，在此处取材用来诊断心肌病，特别是诊断肥厚型心肌病时容易引起误诊。

左心室 EMB 一般采取穿室间隔或在开胸手术时用活检针穿刺的途径，也可以用特殊的活检钳，经皮通过股动脉逆行由主动脉瓣进入左心室进行 EMB。左心室 EMB 适应证很少，用于累及左心室为主的疾病，如心肌纤维化、硬皮病、左心室放射病、婴幼儿心肌纤维弹性组织增生症或心肌肿瘤具有一定的诊断意义。左心室 EMB 操作过程中需要全身肝素化以预防外周栓塞。周围动脉或脑血管栓塞（动脉硬化所致栓塞或血栓栓塞）是其严重的并发症。

心房 EMB 活检罕见，在 X 线透视下实施的是标准操作，超声引导下进行 EMB 可以部分或完全取代 X 线透视也有报道，尤其是在 X 线透视不太适宜的情况（如妊娠期妇女）或心脏解剖结构不一般（如异位心脏移植），超声引导不失为一种有益的尝试，并且有助于及早发现心脏压塞等并发症。

三、操作技术

目前临床最为常用的 EMB 操作是成功穿刺右侧颈内静脉后置入鞘管，透视下将活检钳保持闭合状态，置入右心房外侧下 1/3 处，之后逆时针旋转的同时通过三尖瓣，继续逆时针旋转，直至操作柄指向后方，此时活检钳的顶端应位于右心室上 1/2 处。适当调整放射线球管位置，确认活检钳顶端已指向室间隔。如果活检钳没有放置在目标位置，应将其退至心房并重新进入。整个过程务必轻柔，以避免活检钳穿破右心室游离壁造成心肌穿孔。当活检钳接触到室壁时将出现室性期前收缩，同时操作者也可以感觉到通过活检钳传导的室壁搏动感，此时应将活检钳稍回撤，张开钳嘴，重新缓慢进入。再次接触到室壁后适当停留以钳取组织，之后保持钳嘴闭合轻柔回撤。钳取组织回撤时常有一种牵拉感，但若当牵拉阻力较大，出现连续室性期前收缩，有明显室壁回缩感时，表明可能钳取到腱索或心包组织，应放弃钳取，将钳嘴张开并将活检钳回撤。如果当时已经钳取完毕，则应一直闭合钳嘴并回撤，仔细观察后再进行下一次尝试。

四、标本取材

标本要求来源于一个部位的5~10块组织，每块大小需达到1~2mm²。操作者在钳取出心肌组织块后，避免人为牵拉，从活检钳上直接放入室温下的固定液中或剥离到盐水浸湿的纱布上，然后小心地用针头挑起，将其放入固定液中。固定液最常用的是10%中性甲醛，电镜标本需要用戊二醛固定液。如果为了诊断局灶性心肌损害（如心肌炎）而行EMB，获取更多组织块是必要的。EMB最大的局限性就是取材误差，充足的标本数量对于准确诊断非常重要。为了诊断肿瘤和浸润性疾病，应该留一些标本做生物学、免疫荧光和免疫生化研究，以便做肿瘤分型或淀粉样变性的分类。

五、并发症

各种经外周血管EMB技术均被证明是比较安全可靠的，全世界范围内调查6 000余例操作后表明，与操作有关的病死率为0~0.4%。常见并发症主要是一些局部损伤，如穿刺部位损伤（出血、气胸、喉返神经损伤、霍纳综合征），或因为误伤室间隔上部，出现一过性右束支传导阻滞。其次还可以有一过性心律失常、三尖瓣功能不全。多次右心室EMB可能损害三尖瓣或瓣下结构，引起血流动力学变化，导致难治性的右心衰，甚至需要进行瓣膜置换。冠脉-右心室瘘也有报道，但是很少引起血流动力学变化。EMB相关严重并发症是心肌穿孔，发生率为0~0.5%，可以导致心脏压塞甚至心源性休克。心脏移植或其他心脏手术后患者由于其心包多已与右心室游离壁粘连，发生危险的概率相对较低。主动脉球囊反搏或ECMO应用中，在PT>18s或先前应用静脉肝素进行诊断性导管术患者（除非已用鱼精蛋白中和），实施EMB建议尽可能避免。当然这些并不适用于左心室活检，只要不在菲薄的前侧壁、心尖或曾发生过心肌梗死的部位EMB，其发生心肌穿孔的概率极低，甚至还应在术中进行肝素化以避免血栓形成。

若在EMB过程中出现胸痛或钳取组织始终漂浮在10%甲醛溶液之上，提示有心外膜脂肪组织存在，应该高度警惕。需要仔细观察血压、右心房压，至少透视观察心缘10min。由于心包内的出血刺激迷走神经，可以导致心率及血压降低，出现这种情况提示可能发生了心肌穿孔。阿托品可以暂时提高心率，但如果血压持续降低，同时透视下见到右心房运动消失，右心房及左心室边缘扩大，都强烈提示心肌穿孔。如果血流动力学基本稳定，而怀疑心肌穿孔，可以进行床旁超声心动图检查。一旦出现血流动力学不稳定状态，应该毫不犹豫地进行心包穿刺。大多数凝血功能正常患者出现 EMB 所致的心肌穿孔，实施单纯心包穿刺抽液或留置引流即可，不必进行外科手术。

另一个 EMB 并发症是血栓形成。在操作过程中注意及时冲洗鞘管，血栓发生率很低，气栓栓塞也有所报道。中心静脉压较低的患者，在使用没有防回血瓣的鞘管时较易吸入空气。由于可能发生矛盾性血栓或气栓，存在心内右向左分流的患者属于右心 EMB 的相对禁忌。左心 EMB 时的栓塞是一个主要的问题，尽管操作过程尽量小心，同时进行积极的系统抗凝，仍不断有发生脑栓塞并发症的报道。

六、适 应 证

各种心肌病是心力衰竭的常见原发病，也是最终导致心脏移植的主要病因。扩张型心肌病（DCM）的病理学表现缺乏特异性。原发性 DCM 是一种排除性诊断，在表现为 DCM 患者中进行 EMB 的主要目的是除外淀粉样变性、糖尿病心肌病、结节病及心肌炎性疾病等一些不常见心血管疾病。对 EMB 的标本进行特殊的组织学、免疫组化、电镜检查有助于发现一些特殊的病因，有助于判断疾病预后和指导临床治疗。

为了评价 EMB 的临床意义，美国心脏协会（AHA），美国心脏病学会（ACC）和欧洲心脏病学会（ESC）组织心肌病和有关的心血管病理多学科专家组成研究组，负责总结和分析 EMB 对心血管病的临床有指导作用的文献，于 2007 年按级别和证据等级分类发布了旨在有利于临床实践的 EMB 管理建议。

临床适应证 1：EMB 应该用于新发生的（<2 周）、左心室正常或扩张的合并有血流动力学恶化的患者（Ⅰ类推荐，B 级证据）。

成人或儿童突发的严重左心功能不全，在发病 2 周内有明确的病毒感染，EMB 病理证实为典型的淋巴细胞心肌炎的成人或儿童预后良好。这些患者常存在心源性休克，需要静脉血管活性药物支持和心室辅助来支持循环稳定。心脏表现为左心室肥厚，但不扩张，伴有射血分数严重下降。目前免疫球蛋白和激素治疗暴发性心肌炎效果尚无随机临床试验证据。然而，一旦排除其他原因导致的心衰（如冠状动脉起源异常、冠状动脉导致的缺血），EMB 是目前唯一可以提供预后信息的手段。

巨细胞心肌炎（giant cell myocarditis，GCM）和坏死性嗜酸细胞心肌炎临床上通常呈现暴发性过程，快速进展至血流动力学恶化。与病毒性心肌炎不同，这两种病的预后极差。一旦诊断，需要尽早给予激素和免疫抑制治疗，必要时选择双心室辅助和心脏移植。

联合免疫抑制药治疗可以改善 GCM 和坏死性嗜酸性心肌炎的预后。EMB 对淋巴细胞心肌炎的敏感性取决于疾病的发病时间。在症状持续 4 周内 EMB，多达 89% 患者可能诊断淋巴细胞性心肌炎，但超过这个时间段，EMB 诊断淋巴细胞心肌的阳性率在 10%~35%。相反，与死亡或接受心脏移植的大体心脏标本对比，EMB 对诊断 GCM 的敏感性为 80%~85%。在准备进行心室辅助装置治疗的患者中进行 EBM，一旦 GCM 病理诊断成立，提示可能需要使用双心室装置，因为术后有发生右心室衰竭的可能性。因此，对不明原因的，新发的心力衰竭 2 周内左心室正常或扩张的血流动力学恶化的患者，EMB 可能提供独特的对临床有意义的信息。

临床适应证 2：EMB 应该用于不能解释的 2 周 ~3 个月内首发心力衰竭，伴有左心室扩大、恶性室性心律失常、二或三度房室传导阻滞，对 1~2 周常规治疗无反应患者（Ⅰ类推荐，B 级证据）。

心衰发病在该时间段进行 EMB，主要是为了鉴别 DCM 和 GCM。不同于病程相对较长的 DCM，GCM 平均非移植生存仅 5.5 个月，病因可能与各种自身免疫性病、胸腺瘤或药物高敏有关。GCM 不同临床表现发生率：室性心动过速 15%~29%、三度房室传导阻滞 5%~8% 和类似急性冠状动脉综合征症状 6%。心律失常发生率高于典型的临床上见到的非炎性 DCM。一旦确诊 GCM，可以应用激素联合免疫抑制药治疗，文献报道有或无免疫抑制药治疗的非移植中位生存期分别是 12.3 个月与 3 个月。与淋巴细胞心肌炎相比，GCM 预后较差，非移植 4 年平均生存率，GCM 为 11%，远低于淋巴细胞心肌炎的 44%（P=0.003），因此，病理鉴别出 GCM 有利于其移植时机的选择。

临床适应证 3：EMB 可应用于大于 3 个月的左心室扩大和新发生的恶性心律失常伴有左心室扩大、室性心律失常、二或三度房室传导阻滞或心衰经 1~2 周常规治疗无反应患者（Ⅱa 类推荐，C 级证据）。

发病在该时间段实施 EMB 主要可以通过病理鉴别出心脏结节病和特发性肉芽肿性心肌炎。全身结节病患者中 25% 合并心脏结节病，但其中仅 5% 有心脏症状，而高达 50% 心脏肉芽肿性炎症患者没有心外疾病的证据。与 DCM 相比，心脏结节病传导阻滞的发生率（8%~67%）和室性心律失常（29%）较高。心脏结节病室性心动过速和心脏阻滞的发生率与 GCM 类似，但心脏结节病临床进展通常相对缓慢。

组织学上，结节病由非坏死性纤维肉芽肿组成，少见嗜酸性粒细胞和心肌细胞坏死。一项研究中，26 例心电图和非侵入性影像学检查符合心脏结节病临床诊断标准的患者中，仅 19.2% 病理学检查发现非坏死性肉芽肿，这与早期研究中 EMB 诊断心脏结节且敏感性为 20%~30% 一致。心脏结节分布位置不均，可能导致 EMB 采样误差而降低 EMB 诊断率。心脏核磁共振有助于确认结节病是否心脏受累并确认病变位置。

虽然 EMB 在心脏结节病中的诊断率较低，但心脏结节病与 GCM（两病均有多核巨细胞）之间的组织学差异决定了两者不同治疗决策和预后。经过 EMB 确诊后，GCM 患者 1 年无移植生存率明显低于心脏结节病（21.9% *vs.* 69.8%）。心脏结节病可应用糖皮质激素治疗。与常规抗心衰治疗相比，接受糖皮质继续治疗的心脏结节病患者生存率更高（64% *vs.* 40%）。小样本结节病病例报道表明糖皮质激素可改善临床症状和心脏功能，特别是在疾病早期，但糖皮质激素对室性心律失常的改善尚不能确定。植入型心律转复除颤器对心脏结节病相关室性心动过速有效。如存在左心室弥漫性纤维化，糖皮质激素将难以获益。

临床适应证 4：EMB 可应用于高度怀疑与变态反应（并有嗜酸性粒细胞增多）相关的不明原因、发病时间不确定的表现为 DCM 的心力衰竭患者（Ⅱa 类推荐，C 级证据）。

过敏性心肌炎（hypersensitive myocarditis，HSM）是一种罕见的心脏疾病，临床表现多样，包括猝死、快速进展的心力衰竭或慢性心室扩张性表现。少数患者存在皮疹、发热和外周血嗜酸性粒细胞增多的临床征象。HSM 发病与一种或多种药物应用有一定时间相关。心电图常表现为非特异性 ST 段改变或心肌梗死表现，类似于其他急性心肌炎。文献报道 2.4%~7% 患者术前未能诊断，但心脏移植后确诊为 HSM 的患者被怀疑与应用多巴酚丁胺可能有关。

早期识别和诊断 HSM 后，有助于及时停用相关致敏药物并应用大剂量糖皮质激素。HSM 特征性组织学表现为间质大量嗜酸性粒细胞为主的浸润和少量的心肌坏死。但是 GCM、肉芽肿性心肌炎或者坏死性嗜酸性粒细胞心肌炎也可能呈现对药物的超敏反应，EMB 就成为唯一能够鉴别一般的 HSM 的手段。

嗜酸性粒细胞增多综合征是嗜酸性心肌炎的一种类型，典型的病程为数周至数月。临床表现包括全心衰竭和心律失常所致猝死。通常情况下，嗜酸性粒细胞增多先于或与心脏症状同时出现，但也有嗜酸性粒细胞增多出现较晚的情况。嗜酸性粒细胞心肌炎可以在患者存在恶性肿瘤、寄生虫感染或早期心内膜心肌纤维化的时候发病。

临床适应证 5：EMB 可应用于不明原因并怀疑与蒽环类药物所致的心肌病相关的心力衰竭患者（Ⅱa 类推荐，C 级证据）。

某些化疗药物，特别是蒽环类具有心脏毒性，在高累积剂量时更易导致心肌病。虽然有多种临床常用手段可监测心脏毒性，包括超声心动图和心脏核医学检查，但这些手段通常只能在心脏毒性进入终末期进行识别，而不能早期发现。EMB 虽然是有创性检查，但确为评估心脏毒性最敏感和准确的手段。

蒽环类药物相关心肌病活检标本电镜下表现：广泛的心肌纤维缺失、心肌纤维溶解、Z 线的扭曲和断裂、线粒体碎裂、心肌空泡化。可根据活检标本对心肌毒性程度进行分级，1 级标志<5% 活检标本心肌受累，3 级标志>35% 心肌受累。

早期研究显示，应用蒽环类药物导致心肌损伤风险的患者，经多巴酚丁胺诱发试验证实，采用 EMB 联合血流动力学数据监测比单独非侵入性手段监测，发生心力衰竭比例明显下降。有研究显示，EMB 的分级与多柔比星累积剂量之间存在相关性。由于 EMB 在早期识别心脏毒性方面具有不错的特异性和敏感性，EMB 已经应用于新型化疗制剂，化疗方案有关心脏毒性的临床研究。当化疗患者被怀疑可能出现心功能不全的问题、化疗药物超常剂量使用或新型化疗药物临床试验时可考虑应用 EMB 监测其心肌毒性。

临床适应证 6：EMB 可应用于不明原因的限制型心肌病患者（Ⅱa 类推荐，C 级证据）。

在三种常见的成人和儿童心肌病（扩张型、肥厚型、限制型）类型中，限制型心肌病相对少见。典型的限制型心肌病表现为心力衰竭症状，超声心动图提示双心室正常或缩小、双房扩大、室壁厚度正常或轻度降低、无瓣膜异常、舒张充盈异常同时收缩功能正常或接近正常。限制型心肌病多数病因不明，多种病理过程可引起心脏限制性改变。限制型心肌病临床和血流动力学表现与缩窄性心包炎极其相似。EMB 联合 CT 或磁共振成像能够鉴别限制型心肌病和缩窄性心包炎。EMB 还能鉴别原发性限制型心肌病和其他浸润性心肌病变，例如淀粉样变、血色病、心肌纤维化、心肌细肥厚的限制型心肌病。然而，如果 CT 或磁共振成像提示且病理生理过程符合缩窄性心包炎，EMB 就无必要。由于部分限制型心肌病能够病因治疗，因此对不明原因的限制型心肌病有必要进行 EMB。

临床适应证 7：怀疑非典型的心房黏液瘤外的其他心脏肿瘤时可应用 EMB（Ⅱa 类推荐，C 级证据）。

有一些病例报道和小样本研究应用 EMB 诊断心脏肿瘤。在过去的 10 年中，EMB 通常在经食管超声心动图辅助下进行。4 个心腔均可有病变，右心更为常见。文献报道的EMB标本的病理类型包括原发性心脏淋巴瘤、非霍奇金淋巴瘤、心脏肉瘤、宫颈癌、黑色素瘤、肝细胞癌、小细胞肺癌，其中淋巴瘤最为常见。大多数患者为怀疑肿瘤而进行EMB，部分为其他原因进行EMB时意外发现肿瘤。由于报道有限，EMB在怀疑心脏肿瘤患者的应用比例及并发症难以统计。鉴于右心房黏液瘤容易造成肺栓塞，如果非有创性手段提示典型右心房黏液瘤表现，则不建议进行EMB。

在下列情况下可考虑应用EMB诊断心脏肿瘤：①非侵入性手段（心脏磁共振）或其他部位活检不能明确诊断；②组织学诊断对治疗有重要意义；③EMB成功率较高；④EMB医生经验丰富。必要时，EMB可在经食管超声或磁共振引导下进行。

临床适应证8：不明原因的儿童心肌病可进行EMB（Ⅱa类推荐，C级证据）。

与成人相同，儿童患者EMB的主要适应证包括不明原因的暴发性或急性心力衰竭、心脏移植排异反应监测、不明原因心律失常和特发性DCM。其他类型的心肌病也可进行EMB，包括致心律失常性右室心肌病（ARVC）、限制型心肌病和肥厚型心肌病（HCM）。儿童EMB通常在镇静或麻醉状态下在右心室进行。由于儿童EMB仅见于病例报道或系列病例报道，因此儿童EMB推荐据操作医生的经验而定。

多数儿童心肌炎为病毒性，发病急，临床表现为心力衰竭、不明原因的心律失常（通常为室性心动过速）或传导异常（房室传导阻滞）。组织病理学表现与成人相似，不同病毒病理学表现存在一定差异。肠道病毒（例如柯萨奇病毒）心肌炎组织学为典型的活动性心肌炎表现；腺病毒心肌炎组织学表现为交界性心肌炎；细小病毒、EB病毒和巨细胞病毒组织学表现也各不相同。

<1岁心肌炎患儿预后较差，不同类型病毒性心肌炎预后不同，腺病毒预后最差。心脏移植后同样如此，移植EMB标本经PCR证实为腺病毒感染的，心脏移植后5年生存率为66%，其他患者5年生存率为95%。

临床适应证9：考虑对于发病2周至3个月伴有左心室扩大的，不伴有室性心律失常、莫氏Ⅱ型和三度房室传导阻滞，同时药物治疗1~2周有反应的不明原因心衰患者应用EMB（Ⅱb类推荐，B级证据）。

发病2周至3个月行EMB不如在发病2周内的更有意义。发病2周内多数无并发症的急性特发性DCM患者一般对标准心衰治疗效果好。不同研究报道EMB病理诊断淋巴细胞性心肌炎比例为

0~63%,差异较大。原因可能包括入选人群不同、采样误差和病理解读存在差异。淋巴细胞心肌炎诊断比例较高的研究入选患者通常为急性心衰症状1个月之内,而不是在发病在数月至数年后的患者。缺乏公认的淋巴细胞心肌炎EMB诊断标准是造成上述阳性诊断比例差异较大的另一个重要原因。

目前应用的心肌炎诊断标准为1986年发布的Dallas标准,美国国家心肺和血液组织赞助的心肌炎临床试验使用的正是此标准,但是由于采样误差,组织病理诊断者的解释可能不同以及符合Dallas标准心肌炎与心脏组织病毒基因组检测相关性差,Dallas标准作为心肌炎诊断金标准的地位不断受到质疑。

虽然发病2周或更长时间的有症状和没有明显病毒感染前驱症状淋巴细胞心肌炎预后差异很大,但是即便EMB能够确诊为心肌炎,EMB对治疗策略影响较小。例如一项纳入111例经EMB证实的活动性或交界性心肌炎且左室射血分数<45%的患者的研究显示,在平均发病时间为4周后,免疫抑制治疗对左室射血分数改善和非移植生存的影响均无显著性差异,4年死亡或移植比例高达56%。相似地,IMAC-1研究入组的患者16%存在交界性或活动性心肌炎,应用静脉免疫球蛋白治疗急性非缺血性DCM,2年死亡或移植风险为12%。Grogan等比较了急性DCM伴有或无心肌炎患者的预后发现,符合Dallas标准心肌炎患者的预后与没有心肌炎症患者相似。从上述3个研究表明,急性DCM患者合并心肌炎对免疫移植(包括静脉应用免疫球蛋白)治疗反应不佳。因此,我们不建议对2周至3个月伴有左心室扩大同时不伴有室性心律失常、二度Ⅱ型或Ⅲ型房室传导阻滞的患者常规进行EMB。新型免疫标志物例如HLA-ABC和HLA-DR可能影响预后并在未来指导药物治疗,但目前还不能作为常规临床应用。

临床适应证10:考虑对发病超过3个月伴有左心室扩大的,不伴有室性心律失常、二度Ⅱ型或Ⅲ型房室传导阻滞,同时药物治疗1~2周有反应的不明原因心衰患者应用EMB(Ⅱb类推荐,B级证据)。

EMB应用于慢性症状性DCM,特别是病毒相关心肌病,是近年来研究的焦点。部分症状性心力衰竭患者接受6个月的最优化药物治疗后可能从免疫抑制或抗病毒治疗中获益。两项研究关注了症状持续>6个月的DCM患者,基于EMB标本心肌细胞HLA-ABC和HLA-DR抗原表达的监测分组,应用阿托伐他汀或硫唑嘌呤和泼尼松可改善左室射血分数。研究显示对EMB的心肌组织某些免疫活性标志物的监测,较肉眼观察淋巴细胞浸润有更高的敏感性。如果有更大型的临床研究能够证实上述结论，EMB 在慢性 DCM 患者中将发挥更大的作用。

另一种引起慢性 DCM 的病因为遗传性或获得性血色病。血色病累积心脏的诊断通常基于病史、体征、超声心动图或磁共振成像提示 DCM，同时血清铁升高和 HFE 基因突变。对于不能明确是否累积心脏的情况，EMB 对诊断和治疗有指导意义。血色病累积心脏确诊后放血或螯合铁剂治疗有助于改善心脏收缩功能。

临床适应证 11：对于不明原因的肥厚型心肌病（HCM）心衰患者可考虑 EMB（Ⅱb 类推荐，C 级证据）。

HCM 呈现染色体显性遗传，人群中发病率约为 1/500，为较常见的心肌病类型。HCM 可表现为猝死，也可在各个年龄出现心力衰竭。HCM 表现为左心室非扩张型肥厚，同时除外其他引起心室壁增厚的其他因素，例如高血压、主动脉瓣狭窄。

通常应用超声心动图、心脏磁共振诊断 HCM，影像学表现为左心室壁增厚、左心室腔缩小，有时可出现流出道梗阻。HCM 评估通常不需要 EMB，但当考虑不明原因心肌肥厚需除外心肌浸润性疾病时（例如心肌糖原贮积病、α- 半乳糖苷酶缺乏症）可考虑 EMB，文献报道肥厚心肌外科切除前，部分患者接受 EMB 并诊断 α- 半乳糖苷酶缺乏症，酶替代治疗可能有一定效果。

老年性、甲状腺素相关或原发性淀粉样变累及心脏时，可表现为心脏扩张型、限制型或肥厚型改变。确诊淀粉样变患者出现心电图低电压和左心室肥厚，则高度怀疑淀粉样物质浸润心肌。心肌淀粉样变组织中出现心肌炎改变或肌钙蛋白升高时预后更差。EMB 心肌标本的免疫组化处理可对不同类型淀粉样变进行鉴别，其中部分类型有特殊的治疗方法。虽然淀粉样变诊断通常可应用创伤较小的脂肪垫或骨髓活检确诊，由于这两部位的组织诊断阳性率不够高，在诊断模棱两可的情况下，仍然需要 EBM 为诊断和治疗提供依据。

临床适应证 12：怀疑 ARVD/C 患者可考虑 EMB（Ⅱb 类推荐，C 级证据）。

ARVD/C 是一种遗传或散发的累及右心室和左心室的心肌疾病，人群发病率约为 1/5 000。该病主要累及右心室，表现为心肌细胞进行性被纤维脂肪组织替代，进而出现心室功能障碍和快速性心律失常，典型的为单形性室性心动过速。非侵入性手段，包括超声心动图、右心室造影、心脏磁共振和心脏 CT 常能够确诊。一项 40 例 ARVD/C 患者研究显示，心脏磁共振通过脂肪浸润、右心室扩大和右心室运动异常诊断 ARVD/C 的敏感性为 84%、68% 和 78%，特异性为 79%、96% 和 94%。

虽然缺乏 EMB 用于诊断 ARVC 并发症的文献报道，但由于普遍认为变薄且被纤维脂肪组织浸润的右室心肌行 EBM 穿孔风险较高，故 EMB 在 ARVD/C 中应用是存在争议的。虽然 EMB 在右心室适当部位采样获得组织病理学证据有助于鉴别临床上难以鉴别的淋巴细胞性心肌炎、GCM 和 ARVD/C 诊断，但是 EMB 诊断依赖于右心室纤维脂肪组织浸润的广泛程度。有研究发现部分 ARVC 心肌中存在病毒基因整合入心肌细胞现象，相当比例的 EMB、尸检的心脏标本中发现炎症浸润，但其是否与预后相关尚不能确定。考虑到 EMB 在 ARVD/C 中应用报道较少，因此将该适应证作为Ⅱb 类推荐。

临床适应证 13：不明原因室性心律失常患者可考虑 EMB（Ⅱb 类推荐，C 级证据）。

EMB 应用于原发性、特发性心律失常或原发性传导异常的研究基本都在 20 世纪 80 年代，样本量较小。虽然研究报道了 EMB 标本中大多数有组织学异常，但通常不具备特异性。值得注意的是，EMB 难以对单纯传导系统异常的心肌组织做出阳性的诊断。Hosenpud 报道了 10 例恶性心律失常但排除了心脏结构异常的患者，其中 2 例患者通过 EMB 诊断了淋巴细胞心肌炎、1 例诊断了小血管炎。另一项 14 例除外结构性心脏病变的严重室性心律失常患者的研究，6 例患者 EMB 正常，其他患者也未能发现特异性异常或显著的心肌纤维化，这项研究未能证实 EMB 与心律失常或预后之间的相关性，也没能发现特异性的治疗手段。第三项研究纳入 12 例严重室性心律失常患者，其中 11 例心脏结构正常，另外 1 例为急性淋巴细胞心肌炎。Vignola 等对心脏结构正常的严重室性心律失常 12 例患者进行 EMB，结果 6 例诊断了明确的淋巴细胞心肌炎，经过 6 个月免疫抑制治疗，其中 5 例未再发生室性心律失常。Frustaci 报道了 17 例无心脏结构性异常的心源性猝死，心肺复苏成功的年轻患者，9 例 EMB 患者中 6 例有心肌炎的组织学表现，其中 3 例系左心室 EMB 诊断而右心室无异常发现。

研究报道 11 例儿童中大多数心脏结构正常，阵发性或持续性室上性心动过速患者的 EMB 结果显示非特异性组织学改变（包括心肌肥大、间质纤维化或心肌细胞排列紊乱）发生率较高，研究者认为是心律失常导致了这些组织学的非特异性改变。Teragaki 等报道 10 例心脏结构正常，但出现房室传导阻滞患者 EMB 的结果，其中 7 例发现心肌纤维化证据，同时有心肌细胞肥大及排列紊乱，但是电生理检查结果与组织学发现及严重程度不具有相关性。

Uemura 等报道了 50 例不明原因的二度或三度房室传导阻滞患者，除外通过与 12 例正常人对比，房室传导阻滞患者表现为心肌细胞肥大、心肌纤维化更明显和淋巴细胞数量更多。此外，房室传导阻滞患者还发现心肌细胞排列紊乱、溶解和细胞核变形现象。50 例患者中有 3 例被诊断为心肌炎。

特发性心律失常患者 EMB 通常会发现异常，但往往不具备特异性。虽然 EMB 有时能诊断临床难以发现的心肌炎，但其在心律失常治疗中的作用仍然存在争议。活动性心肌炎并伴有恶性心律失常患者可能需要 ICD 辅助，但该治疗策略更多偏向于理论，实际中应用较少。因此，我们仅推荐在部分可能通过 EMB 获取治疗策略和预后证据的，且风险较小的不明原因心律失常患者中应用 EMB。

临床适应证 14：不推荐在不明原因的房颤患者中应用 EMB（Ⅲ类推荐，C 级证据）。

Frustaci 等报道了 14 例孤立性房颤，对一般抗心律失常药物反应差的患者的 EMB 结果。所有患者均呈现不同程度的组织学异常，3 例表现为心肌病样改变，3 例表现为活动性心肌炎（其中 2 例淋巴细胞性，1 例嗜酸细胞性），其余 8 例表现为非特异性心肌坏死和纤维化，3 例心肌炎患者经皮质激素治疗恢复窦性心律，其余患者仍然为房颤心律。

Uemura 等报道了 25 例除外心肌疾病和心脏瓣膜病的病态窦房结综合征患者的 EMB 结果。与 12 例正常心脏尸检病理相比，病态窦房结综合征患者心肌细胞横径较大、心肌细胞体积变异性更加明显，纤维化程度及淋巴细胞数量相似。其他组织学异常，包括心肌细胞排列紊乱、间质单核细胞以及心内膜病变仅见于病态窦房结综合征患者。这些组织学异常对治疗缺乏指导意义。基于上述研究，我们不建议对在不明原因房颤患者进行 EMB。

（黄 洁　陈志高）

第 80 章　左心导管术

左心导管术是经动脉途径插入导管获取左侧循环系统信息的导管技术。目前临床上常用的主要有选择性冠状动脉造影术、左心室造影术及主动脉造影术。

1950 年 Zimmerman 医生及同事经尺动脉切开插入导管，完成了世界上首例逆行左心导管术；1958 年 Sones 医生通过切开肱动脉，逆行插入导管，进行了首例选择性冠状动脉造影术；1967 年 Judkins 和 Amplatz 医生相继开展了逆行经皮经股动脉穿刺，插入特制成形导管进行选择性冠状动脉造影术，使该技术进一步完善并在临床上得以推广应用。近几十年来，由于各种导管器械设备的改进、造影技术的提高及操作步骤的标准化，大大提高了冠状动脉造影术的成功率和安全性。尽管各种新型无创性诊断影像技术不断进展，但冠状动脉造影术仍是临床上诊断冠状动脉病变的金标准。通过冠状动脉造影，可直接显示冠状动脉病变并确定其部位和程度；左心室造影可显示左心室外形，室壁运动功能，有无心肌梗死并发的室壁瘤及机械性并发症如缺血性二尖瓣反流等；从升主动脉造影可显示升主动脉的宽度、有无主动脉窦瘤、主动脉瓣畸形及主动脉瓣反流等。通过左心导管检查，可为临床医生提供确切的诊断依据，从而制定治疗方案。

一、适应证和禁忌证

（一）用于治疗目的的适应证

临床上冠心病诊断明确的患者，当考虑进行冠状动脉介入治疗（PCI）或主动脉 - 冠状动脉旁路移植术（CABG）时，需先行冠状动脉及左心室造影，明确病变部位，评估狭窄程度及左心室功能，以确定合适的治疗方案。

1. 急性心肌梗死　当急性心肌梗死出现以下情况时应急诊进行冠状动脉造影。

（1）发病时间 $<$ 12h 的急性 ST 段抬高型心肌梗死（STEMI），或已超过 12h 仍有胸痛，拟行急诊冠状动脉介入治疗使梗死相关血管再通时。

（2）急性心肌梗死并发心源性休克，血流动力学不稳定者，应在主动脉内囊反搏支持下，急诊冠状动脉造影，若病变适宜，可行介入治疗，若病变累及左主干及多支血管病变，不适合 PCI 则进行急诊 CABG。

（3）急性心肌梗死并发室间隔穿孔或乳头肌断裂等机械并发症，出现心源性休克或急性肺水肿，内科治疗仍不能使血流动力学稳定，拟行急诊外科手术时，应急诊冠状动脉造影，以了解病变血管及间隔穿孔部位，为手术方案提供依据。

（4）心肌梗死后反复心绞痛发作者是尽早冠状动脉造影的指征。梗死后心绞痛往往提示冠状动脉早期再通但残余狭窄仍很严重，如不及时血运重建治疗，可能发生梗死后延展或再梗死。

(5) 急性非 ST 段抬高型心肌梗死(NSTEMI)高危患者,如肌钙蛋白增高、新近再发 ST 段压低、心功能不全、有持续性室性心动过速或血流动力学不稳定,既往 PCI(6 个月内)和 CABG 病史者,有急诊冠状动脉造影指征。急性冠状动脉综合征(ACS)治疗指南指出:NSTEMI 高危患者早期血运重建可降低心肌梗死和死亡风险。

2. 稳定型心绞痛　研究表明,介入治疗或 CABG 可有效缓解冠心病患者的心绞痛,提高生活质量,CABG 还可延长严重冠状动脉病变患者的寿命。因此,当药物治疗效果不满意时,应行冠状动脉造影,以便进行血运重建治疗。

3. 不稳定型心绞痛　心绞痛由稳定转变为不稳定,常提示冠状动脉病变发生了变化,使心绞痛发作加重。不稳定型心绞痛易发展成急性心肌梗死或猝死,故当药物治疗不能控制时,应及早冠状动脉造影以便血运重建。

4. 陈旧性心肌梗死

(1) 陈旧性心肌梗死伴有劳力或自发性心绞痛者。

(2) 合并室壁瘤、充血性心力衰竭或二尖瓣反流者,内科治疗效果不好,且预后差。应进行冠状动脉及左心室造影以明确冠状动脉病变、室壁瘤大小及部位及二尖瓣反流情况,以决定外科手术。

(3) 心肌梗死后无症状者,也应做冠状动脉造影评估冠状动脉病变,如病变严重,应行血运重建治疗。

5. PCI 和 CABG 术后心绞痛复发　这类患者心绞痛复发而药物治疗效果不满意时,应再次造影以便再次血运重建。

(二) 用于诊断目的的适应证

1. 胸痛症状不典型,临床上难以确诊的患者。

2. 原因不明的心脏扩大、室性心动过速、心力衰竭、心电图异常 Q 波等。

3. 无症状但运动试验阳性,尤其是多导联 ST 段压低 ≥2mm 或运动时 ST 段抬高 ≥2mm,血压下降>10mmHg,出现室性心动过速者以及原发性心搏骤停复苏成功者。

(三) 用于非冠心病的适应证

1. 瓣膜性心脏病　瓣膜性心脏病可同时合并冠心病,如瓣膜性心脏病患者伴有胸痛时,应行冠状动脉造影检查以明确诊断。

2. 外科手术前的常规检查　各种瓣膜性心脏病,先天性心脏病年龄 > 45 岁以上者,没有胸痛症状,外科手术前也应常规行冠状动脉造影,以除外合并存在的冠状动脉病变。

3. 主动脉缩窄、升主动脉瘤、主动脉瓣及二尖瓣反流、左心室流出道狭窄等　可通过主动脉造影和左心室造影来诊断。由于彩色超声心动图和多普勒检查可提供明确诊断，故这一适应证已不多用。

4. 肥厚型心肌病　可与冠心病合并存在，故有胸痛症状者应行冠状动脉造影；肥厚梗阻型心肌病如拟行化学消融治疗，应先行冠状动脉造影以确定是否适合消融治疗及具体手术方案。

（四）禁忌证

左心导管术一般没有绝对禁忌证，相对禁忌证包括：

1. 凝血功能异常　服用华法林抗凝治疗者，术前48h应停服以防造影后止血困难，应用肝素者术前2h应停用。血小板计数$<50\times10^9/L$可增加出血并发症。

2. 不能控制的严重心力衰竭和严重心律失常。

3. 急性心肌炎。

4. 活动性出血或严重出血倾向。

5. 感染性心内膜炎。

6. 严重的电解质紊乱，如低钾血症。

7. 严重肝病、周身感染或其他不能控制的全身疾病。

8. 肾功能不全　中度或重度肾功能不全患者进行冠状动脉造影，对比剂可加重肾脏损害。

9. 碘对比剂过敏　目前已不常规在术前做对比剂过敏试验，用非离子碘对比剂可减少过敏反应。既往严重碘过敏反应者，不能做冠状动脉造影。

10. 严重的外周血管疾病　股髂动脉严重病变、锁骨下动脉狭窄或闭塞者，导管无法通过外周病变血管。

11. 腹主动脉夹层　不能从股动脉途径，可从桡动脉途径完成冠状动脉造影。

二、血管路径及冠状动脉造影方法

（一）血管入路

目前常采用的血管入路为桡动脉入路和股动脉入路，桡动脉入路已占所有造影入路的90%以上，少数不能经股动脉或桡动脉入路者可穿刺尺动脉或肱动脉完成。近2年也有术者提出采用穿刺远端桡动脉来完成冠状动脉造影及介入治疗。

1. 股动脉入路　是左心导管检查应用最广泛的血管入路，具备穿刺容易、操作方便迅速且可反复多次穿刺等优点。缺点是患者卧床时间较长，不易耐受，局部血管并发症相对较桡动脉入路高，如髂动脉粥样硬化病变严重，导管不能穿过弯曲及狭窄的部位，手术不易成功。

股动脉穿刺方法：在腹股沟韧带下方 2cm 处触及股动脉搏动，定位后用 1% 利多卡因局部浸润麻醉，手术切口 2~3mm，18 号穿刺针斜面朝上进针，针尖指向股动脉搏动最明显处，与皮肤呈 30°~45°进针，只穿透血管前壁，有血液喷出时固定穿刺针，送入导丝，撤出穿刺针，沿导丝插入鞘管，退出导丝及扩张管，鞘管用肝素盐水冲洗。

2. 桡动脉入路　由于手术器械的改进及操作技术水平的提高，经桡动脉入路进行选择性冠状动脉及左心室造影已被广泛采用，中国医学科学院阜外医院的绝大多数手术经桡动脉入路完成，极少数经桡动脉不能成功者采用股动脉入路。经桡动脉入路优点为血管并发症少，患者不需长时间卧床，使用共用管可一次完成左、右冠状动脉造影。缺点是桡动脉管径小，容易痉挛，穿刺相对较难，操作后桡动脉有闭塞的可能。选择桡动脉入路者，必须 Allen 试验阳性，如阴性，表示掌弓循环差，不能经桡动脉径路操作。

桡动脉穿刺方法：取腕横纹近端桡动脉搏动最明显处为进针点，1% 利多卡因 1~2ml 局部浸润麻醉后，用手术刀尖切口 2mm，针与皮肤呈 30°，斜面朝上进针，有血喷出后送入导引钢丝，退出穿刺针，沿导丝置入鞘管，撤出导丝和扩张管，用肝素盐水冲洗鞘管。

（二）造影操作方法

1. 造影导管　造影导管外径为 5~8F，股动脉入路常用的有 Judkins 左右（JL、JR）和 Amplatz 左右（AL、AR）造影导管，左冠状动脉造影导管从 JL3.5 到 JL6、AmplatzL1-3，根据主动脉窦的宽度来选择，多数患者用 JL4 即可。用于右冠状动脉的有 JR3.5-6 和 AmplatzR1-3；Judkins4 是最常用的导管，可完成大部分患者的冠状动脉造影。另外，少数开口异常的冠状动脉需选用特殊的造影管，如多功能造影管（multipurpose，MP），可用于左、右冠状动脉及桥血管造影，左、右内乳动脉造影可选专用于内乳动脉的造影管（IM）。桡动脉径路常选用适用于左、右冠状动脉的共用管，Judkins 和 Amplatz 导管同样也适用于桡动脉入路。左心室及主动脉造影用猪尾导管完成（PIG）。

2. 操作技巧

（1）左冠状动脉：选用 JL4 可完成 90% 的造影，少数身材矮小患者选用 JL3.5，主动脉宽或较高者选用 JL5 或 JL6；对于左冠状动脉异常起源于右冠窦者，JL4 很难成功，可选用 AmplatzL1-2 导管，多数可完成造影。导管用肝素盐水冲洗后，送入直径 0.035in（0.088cm）J 形导丝，经动脉鞘管进入动脉后，将 J 形导丝送出导管前端外，在 X 线透视及导丝指引下推送导管前行，直至导管到达主动脉瓣上方，撤出导丝，左冠造影管多数可自然进入左冠状动脉主干内，应注意导管不要插入左主干过深，以免出现压力下降。通常采用左前斜位 45° 体位将导管送入左冠状动脉口，之后手推对比剂 3~5ml，多个体位投照，从各个体位观察左冠状动脉前降支（LAD）及回旋支（LCX）各段有无病变。注意推注对比剂的剂量和力度要合适，既可使病变显示清楚，避免出现层流，又可反流至主动脉内以显示左主干开口。

(2) 右冠状动脉（RCA）造影：将直径 0.035in（0.088cm）J 形导丝穿入 JR4 导管中，送入动脉鞘管后，在导丝引导下将导管送至主动脉窦，撤出导丝，轻轻顺时针方向转动导管，同时回撤，可使导管尖端插入右冠状动脉内，用左手示指及拇指固定导管，手推对比剂，多体位投照完成造影。注意转动导管时要轻、慢，多数情况下旋转 180° 导管即可到位；如过度旋转导管，可使导管打结或扭坏导管；照相时推对比剂不宜过多，通常 2~3ml 可以清楚显示右冠状动脉全程，但需根据造影时影像情况临时调整对比剂用量；大量推入对比剂可诱发心室颤动（室颤）。右冠状动脉造影有时导管不能到位，需更换合适导管。如右冠状动脉异常起源于左冠窦或升主动脉前壁者，选用 AL1-2 可成功。如选择性造影困难时，可先进行升主动脉造影，确定右冠状动脉开口位置，再选用合适的导管。

(3) 左乳内动脉（LIMA）造影：选用 JR4 或乳内动脉造影管通过导丝将导管进入左锁骨下动脉远端，轻轻回撤并逆时针转动导管直到嵌入 LIMA 内，选多个体位造影观察 LIMA 与左前降支（LAD）吻合口有无病变。LIMA 造影桡动脉入路者需从左桡动脉入路。

(4) 右乳内动脉（RIMA）造影：选 JR4 或乳内动脉造影管，方法类似左乳内动脉，应注意避免导管进入右颈总动脉。全动脉化搭桥时会采用右乳内动脉。

(5) 静脉桥血管造影（SVG）：可选用 JR4、MP 或 Amplatz L 和 R 或专用于移植血管的造影管（LCB、RCB）完成。静脉桥血管一端多吻合在升主动脉前壁。右冠状动脉桥血管常取左前斜（LAO）45° 体位，通常在右冠状动脉开口上方，回撤并转动导管，多可顺利进入右冠移植血管。主动脉至前降支和回旋支的静脉桥血管，在右前斜位（RAO）30° 时导管比较容易进入。造影管送入升主动脉根部，回撤导管并轻柔顺时针转动，可使导管顺利进入桥血管开口。

（三）造影体位

1. 左冠状动脉　通常左冠状动脉造影选择 4~5 个体位，可将绝大多数病变展示清楚，常用的有左前斜头位（LAO 45°+Cran 25°）、后前位头位（AP+Cran 35°）、右前斜头位（RAO 30°+Cran 35°）、右前斜足位（RAO 30°+Caud 23°）及左前斜足位（LAO 45°+Caud 30°，

“spider”位)。左前斜位头位可观察左主干开口,前降支中远段,对角支开口,LCX 中远段,后前位头位可充分显示 LAD 的中段及远端,以及对角支开口,左前斜足位(“spider”位)是观察左主干前降支及回旋支开口及近端极好的体位,但前降支近端会有缩短现象。各种体位的角度根据需要可加大或减小。

2. 右冠状动脉　冠状动脉的体位通常有 LAO 45°、RAO 30° 及后前位头位(AP 15°~20°),LAO 45° 可清楚显示 RCA 近端中段及远端,AP15°~20° 可将后降支后侧支充分展开,RAO 30° 显示 RCA 的近端及中端。

3. 注意事项　①每个病变都应从两个及以上的体位来分析,单个体位甚至多个体位都可能遗漏偏心病变;②病变狭窄程度采用目测法,以病变处直径狭窄百分数表示,以邻近正常血管管径为参照。

三、左心室造影及大血管造影

(一) 左心室造影

将猪尾型导管沿导丝送入左心室腔中部,用生理盐水冲洗导管并排空导管内气泡,记录左心室收缩压和舒张压,取 RAO 30° 体位,经高压注射器将对比剂注入左心室内拍照,评估左心室壁各节段的运动功能,有无室壁瘤,同时观察有无二尖瓣反流。肥厚梗阻性心肌病患者还需在 LAO 45° 造影,观察左心室流出道梗阻程度,并需记录从左室心尖部至主动脉连续压力,评价跨瓣压差。LAO 60° 体位可评价室间隔及侧壁的运动功能,如有室间隔穿孔或缺损存在需加头位,可观察到对比剂从左心室通过室间隔流入右心室。如造影机具备双体位造影功能,RAO 及 LAO 可同时完成。

(二) 主动脉造影

1. 升主动脉造影　通常在 LAO 45° 体位做升主动脉造影,猪尾导管放置于主动脉瓣上方约 2cm 处。通过升主动脉造影可了解到:①主动脉反流;②升主动脉瘤;③升主动脉夹层;④冠状动脉起源异常。选择性造影导管不能进入冠状动脉开口时,升主动脉造影可帮助确定冠状动脉开口位置(非选择性冠状动脉造影),也可确定冠状动脉移植血管开口位置。

2. 弓上动脉造影　将猪尾导管顶端置于升主动脉上端,高压注射对比剂可显示弓上动脉,观察左右颈总动脉、左锁骨下动脉开口、无名动脉,通过数字减影显影清晰。三支冠状动脉狭窄拟行旁路移植术者,应常规进行弓上动脉造影以排除颈动脉粥样硬化狭窄,如有狭窄,应再做选择性造影以确定病变程度。

3. 腹主动脉造影　将猪尾导管置于腹主动脉肾动脉开口上方

(胸椎 12 或腰椎 1),高压注射对比剂对双肾动脉进行非选择性造影,也可用 JR4 进行选择性的肾动脉造影。对冠心病伴有高血压者,在完成冠状动脉造影后可常规进行。

四、并发症

左心导管术是有创性诊断检查技术,有一定的危险性,术中、术后可发生严重并发症。

1. 死亡 左心导管术约有 0.1% 的死亡风险。急性冠状动脉综合征急诊造影、年龄大、严重左心功能不全、严重左主干病变及重度主动脉瓣狭窄者风险增大。

2. 心肌梗死 冠状动脉造影导致心肌梗死的发生率约为 0.05%,原因有导管所致冠状动脉夹层、原有斑块破裂、较大的气栓或血栓等导致冠状动脉急性闭塞,引起急性心肌梗死。

3. 脑卒中 脑卒中发生率约为 0.05%,可由气栓或血栓、粥样斑块碎片脱落堵塞脑血管引起。

4. 冠状动脉夹层 导管插入冠状动脉开口时,可直接导致夹层,如导管插入冠状动脉过深,用力注射对比剂时引起粥样斑块破裂导致夹层发生,尤其 Amplatz 导管,操作时需非常小心。

5. 冠状动脉痉挛 导管插入冠状动脉时可引起冠状动脉痉挛,右冠状动脉容易发生,撤出导管或注射硝酸甘油 100~200mg 可迅速缓解痉挛。

6. 对比剂肾病 对比剂可造成患者的肾脏功能损害,导致对比剂肾病,尤其原有肾功能不全、糖尿病、蛋白尿、心功能不全、高龄患者风险增加。

7. 心律失常 冠状动脉造影术可引起各种心律失常,心动过缓较常见,咳嗽可减轻;室颤的发生率约 0.5%,右冠状动脉造影时如导管进入圆锥动脉易致压力下降,如不及时撤出可引起室颤;另外右冠状动脉注入大量对比剂时也易引起室颤。

8. 心力衰竭 对比剂可引起心功能不全,大量注射对比剂(如左心室造影)可引起心力衰竭,尤其潜在心功能不全患者,减少对比剂用量,应用非离子型对比剂或低渗性对比剂可降低风险。

9. 迷走反射 迷走反应常发生于冠状动脉造影术中、术后,撤出鞘管及压迫止血时,主要表现为面色苍白、大汗淋漓、头晕、呕吐,最重要的表现为心动过缓和低血压状态。应立即静推阿托品 1mg、快速输液扩容、多巴胺 3~5mg 静脉注射,经过上述处理,多可迅速恢复。股动脉入路常见,少数见于桡动脉入路。

10. 急性肺栓塞 为严重并发症,但少见,见于经股动脉途径造影者。其原因为卧床及局部加压包扎，下肢深静脉血栓形成，起床活动时血栓脱落致肺栓塞。

11. 变态反应　对比剂所致的变态反应轻者可表现为皮肤发红、麻疹或血管神经性水肿，重者可出现低血压、休克、喉头水肿、支气管痉挛，甚至死亡。轻者可用异丙嗪或苯海拉明；过敏性休克时，应给甲泼尼龙，静脉推注肾上腺素等。另外局部麻醉时亦可发生利多卡因过敏反应。

12. 血管并发症　血管并发症多见于股动脉径路，包括假性动脉瘤、动静脉瘘、动脉血栓形成、外周血管栓塞等。

(1) 假性动脉瘤：典型表现为搏动性包块（血肿），听诊收缩期血管杂音。①较小的假性动脉瘤（≤2.5cm）可再次加压包扎，减少活动，多数可消失；②大的假性动脉瘤可请外科手术矫正，也可超声引导下于瘤体内注射凝血酶，形成血栓堵住破口。

(2) 动静脉瘘：局部包块不明显，可闻及双期血管杂音，动脉破口<3mm 者，可不处理或局部压迫，多数可自行愈合；破口较大者可行外科手术矫正。

(3) 动脉血栓栓塞：穿刺部位血管因导管或导丝损伤血管壁，或局部斑块被导管或导丝触及而脱落导致血栓栓塞，或压迫过紧、时间过长形成血栓。患者肢体疼痛、发麻，动脉搏动减弱或消失，超声多普勒检查有助于诊断。诊断确定股动脉以下血管堵塞，应进行溶栓治疗，尿液酶 50 万 ~150 万 U（30min 内）或 rt-PA 50mg（90min）；如为股动脉以上血管堵塞，应请外科手术取栓。

(4) 局部出血及血肿：

1) 出血：局部再次出血时应立即手法压迫止血 20min，加压包扎，减少肢体活动。

2) 血肿：穿刺部位血肿为压迫不当或肢体过度活动导致。一般发生较早，发现后应再次加压包扎止血。桡动脉径路出现前臂血肿时，疼痛明显。血肿一般可在 1~2 周吸收，有的可形成硬结，持续存在。如股动脉穿刺点高于腹股沟韧带以上，不易压迫止血，血肿可向腹膜后扩散，形成腹膜后血肿。腹部 CT 可确定诊断；可表现为穿刺点同侧腹痛，或腰痛、低血压，严重者可发生出血性休克、死亡，一旦发现，应严格卧床、输血、停抗凝药，血压不稳定者应请外科手术探查，缝合出血点。

五、术前准备、术中用药及术后处理

（一）术前准备

术前应做一些常规的检查，包括血、尿、粪常规，血生化全项（肝肾功能、血糖、电解质等),凝血酶原时间及活动度,乙肝五项、丙肝抗体、梅毒及 HIV 抗体及心电图、胸部 X 线片、超声心动图等。术前 1d 备皮,做碘过敏试验。造影当日入导管室前建立静脉输液通道。如患者紧张可酌情给予地西泮 10mg 肌内注射。术前不需禁食,但不宜过饱,尽量食用易消化食物。如造影后拟行介入治疗患者,术前 1d 应顿服阿司匹林 300mg,氯吡格雷 300mg(已服用氯吡格雷 75mg/d,6d 以上者不需顿服),以防止术中或术后支架部位出现急性血栓。另外根据病情,术前还需服用硝酸酯类或钙通道阻滞药、β 受体阻断药等防止术中血管痉挛或因紧张心率增快等。

术者术前应查看患者,全面掌握患者的临床资料,检查桡动脉搏动、股动脉及足背搏动等,选择造影路径;与患者及家属交流,介绍病情和造影检查的必要性及可能的并发症,获得知情同意书。

(二) 术中用药

1. 肝素　动脉鞘管插好后,经动脉鞘管注入 3 000IU 的普通肝素,以减少导管在体内操作带来的血栓并发症。如需行冠状动脉支架术,则应再补充肝素,补够 75~100IU/kg(总量),以防止支架植入后的血栓并发症。

2. 硝酸甘油　当造影发现冠状动脉狭窄时,应从相应冠状动脉注入硝酸甘油 0.2mg,于相同体位重复造影,以除外冠状动脉痉挛;术中如出现冠状动脉痉挛或心绞痛发作,可立即于相应冠状动脉注入硝酸甘油 0.2mg(如血压偏低,给予 0.1mg),可重复应用,直到疼痛或痉挛解除。

3. 阿托品　冠状动脉内注射对比剂时可引起显著心动过缓,可用阿托品对抗。预防性用阿托品仅适用于术前心率较慢者,一般可 0.5mg 静脉注射。

(三) 术后处理

1. 拔除鞘管　造影完成后立即拔除鞘管。①经股动脉途径者:压迫止血,手法止血需压 20min 左右,止血后用弹力绷带加压包扎,穿刺处沙袋压迫 6h,卧床 12h,注意观察有无出血、血肿。也可采用股动脉闭合装置止血:目前常用的有血管吻合器(Angioseal)和血管缝合器(Perclose),这两种装置在使用前均需于 RAO 30° 进行股动脉造影,如有动脉粥样硬化病变或穿刺点位于股动脉分叉处,则不能使用。Angioseal 封堵血管后 3 个月不宜在同一部位再穿刺。②经桡动脉途径者:术后即刻拔除鞘管,用桡动脉止血器止血或用弹力绷带加压包扎即可,调整止血器或弹力绷带的松紧度,手腕处止血带可在 3~6h 后撤除,严密观察穿刺部位有无出血、血肿等。不需常规卧床。

2. 返回病房后,应严密监测血压、心率的变化　常规检查心电图，复查血、尿常规和肾功能等，并心电遥测 24h，如无特殊情况，不应用抗生素。

3. 适量多饮水　以利于对比剂排出，不宜过急、过多，以免胃过度膨胀。

（陈 珏）

第 81 章　血管内超声

一、物理学基本原理

血管内超声（intravenous ultrasound，IVUS）系统和其他的医学超声系统类似，都是根据物理学的“压电晶体”效应完成超声显像。“压电晶体”效应就是一种晶体（如陶瓷）可以在电流的作用下膨胀和收缩，并因此产生超声波。当这种超声波被物体反射回来后，这种晶体还可以将反射的超声波重新变换成电流，并通过特定的技术转换成影像。由于各种物质对同一超声波的反射特性不同，从而可以在体外呈现出不同的影像，以区别各种组织成分。

二、血管内超声检查系统

目前的血管内超声系统主要包括两种，分别为单晶体机械探头系统和相控阵多晶体探头系统。前者只有一个小晶体位于导管头部，当它从血管内回撤时，需要按照 1 800 转 /min 的速度旋转，在向血管发射超声波的同时，回收反射的超声波，并传输到体外成像。后者则是将 64 块晶体排成一周，在导管检查回撤时，不需要转动，每块晶体在自己对应的方向上发射超声波并回收反射的超声波，传输至体外成像（图 81-1）。

三、两种操作系统的区别

两种操作系统各有优点及缺点。机械探头系统的组织分辨率要高一些，其原因是其探头的频率高于相控阵探头。根据物理学原理：超声波频率越高，分辨率越高，同时穿透性下降。但由于物理学的原因，单晶体可以做成频率相对高的探头。目前的波士顿系统为 40MHz，而多晶体的相控阵系统每个晶体的频率只能达到 20MHz，从某种意义上这是物理学的极限，因此两种系统存在探头成像频率和清晰度的差异。

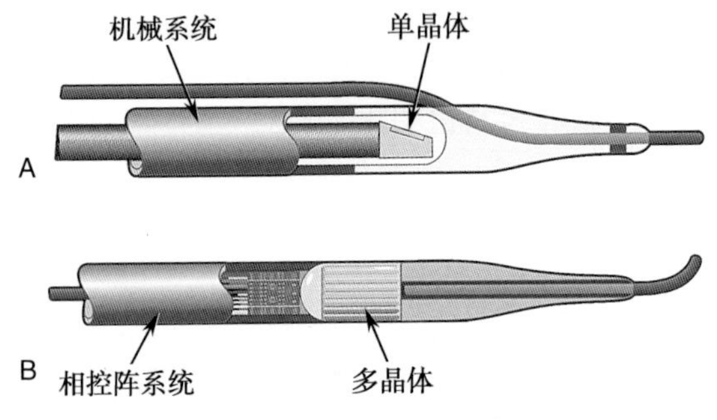

图 81-1 两种操作系统

A. 单晶体机械探头系统；B. 相控阵多晶体探头系统。

其他区别还包括两者头部快速交换系统的长度不一样，由于单晶体系统需要快速转动，因此其头端非常短，在影像上会出现导丝的“伪影”，推送导管时也需要非常小心，尽量打开止血阀，减少阻力以防止折断导管。相对而言，相控阵系统头端较长，导丝从晶体换能器近心端穿出，因此没有导丝的“伪影”，推送性能也要好一些。实际上，上述头端指的是快速交换导丝穿越的头端长度，就晶体距离导管尖端的长度而言，相控阵导管的“头端”更短。

另外，在使用过程中，一个重要的差别是机械系统需要仔细冲水，以便使探头在保护壳内快速转动回撤时，发射和回收的超声波不会被空气衰减，否则体外的成像效果会明显降低。而相控阵系统不需要使用保护壳，直接和血液接触，因此不存在冲水的问题。

目前，两种系统均可以提供“虚拟”组织判定技术，被命名为虚拟组织学和 iMAP。虚拟组织学成像就是指充分获取组织反射超声波的信息，不仅包括其“峰值”和“谷值”，还将频率等各种信息全部搜集起来，传输给电脑系统，这种电脑系统事前已经被“洗脑”，它可以根据获得的超声波信息，对组织成分给出判断，并用不同的颜色表示出来。超声检查系统能够完成这种虚拟组织学成像，其关键是增加了一个被“清洗”的电脑。所谓“洗脑”，就是事先获得大样本的病理学组织学标本，即从尸体上获得的心脏冠状动脉标本，用常规的方法检查并获取这些标本的全部超声波特征，再将这些标本送到病理学家手中，一一切片，再将从这些切片中病理学确认的组织成分和它们原始的超声波信息对应起来，就获得了原始超声波 - 组织学对应数据库，将这些数据库“教”给电脑，就完成了“洗脑”工作。当在人体进行实时冠状动脉检查时，针对各种各样的超声波信息，电脑就会给出它们的组织学分类，并用不同的颜色表现出来，这就是虚拟组织学成像。已经完成的病理对照研究显示：这种虚拟组织学技术的准确度在 90% 左右(图 81-2，图 81-3)，但它对钙化后斑块、血栓和静脉桥病变判断的准确性还没有得到病理检测的证据。两种技术的基本原理类似，只是在确认组织分类上分别使用了排除法和类比法，从而可能对同一组织产生不同认识。

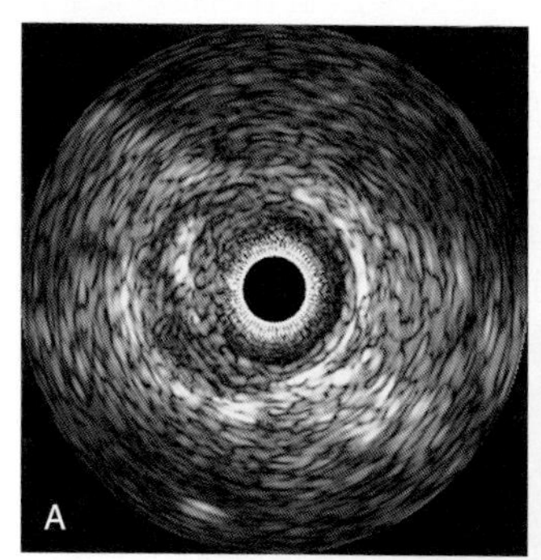

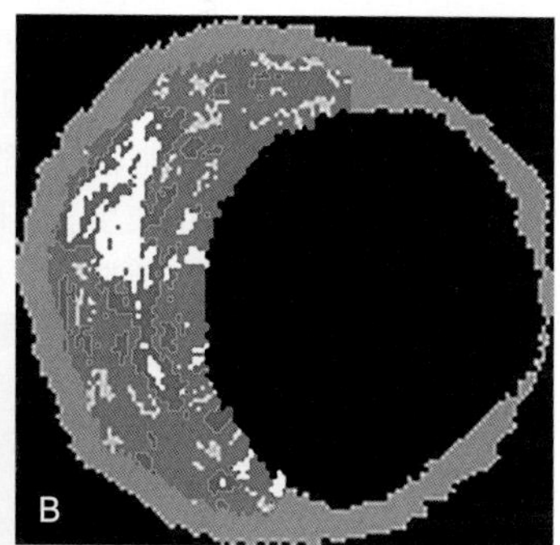

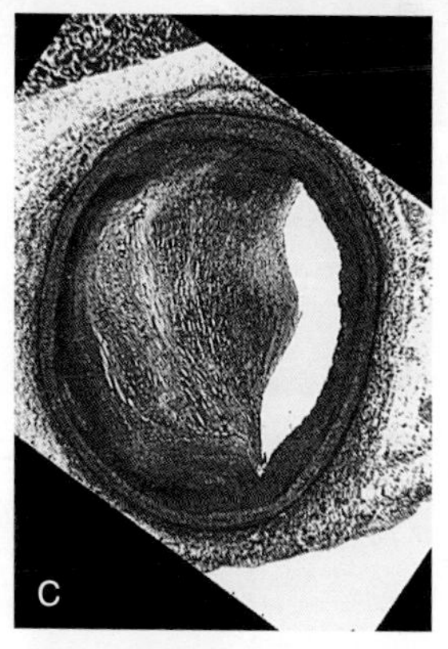

图 81-2　血管内超声(A)、虚拟组织学超声(B)和病理对照图(C)

就发展方向而言，两种系统的区别在迅速缩小。虚拟组织学的 45MHz 机械探头系统已经生产，iMAP 的 60MHz 新机械探头已经投入临床使用。

四、血管内超声的基本影像和测量

理论上，超声可以反映任何不同组织的反射特征，但实际上，只有两种组织反射特性差异较大时，才能在血管内超声上看出两种组织间的边界。对于血管而言，超声检查的结果和病理的横切片非常类似，其最主要的优势是在活体上的实时成像。在影像上，超声主要描述了血管的3层结构，俗称“亮暗亮”结构。对于一个正常没有动脉粥样硬化的血管，我们也称这三层结构为“内膜层”“中膜层”和“外膜层”（图81-4，图81-5）。它和生物学上血管的三层管壁结构应该是对应的。其中生物学上血管的中膜层由内、外弹力板分别和血管内膜、外膜分开，构成中膜。但实际上，血管内超声观察到的影像，特别是有动脉粥样硬化斑块的影像，以及由此得到的测量结果，同生物学解剖上的3层结构是不完全一致的。最主要的原因是血管内超声不能清晰地显示血管内弹力板，因此超声观察和测量的指标中没有单独的中膜层。实际显示的3层边界分别是血液和血管壁的边界，它决定了管腔的大小。

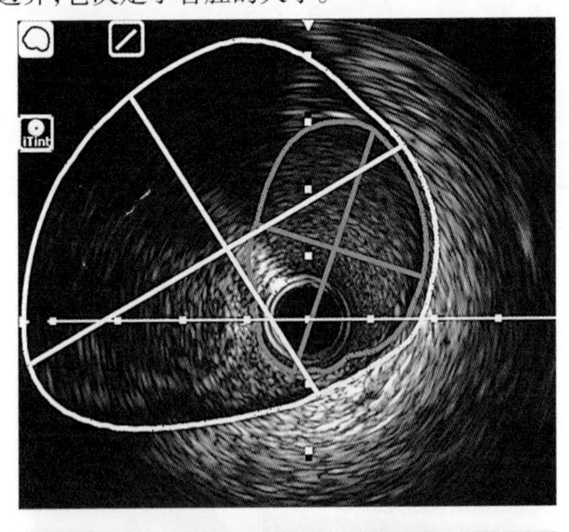

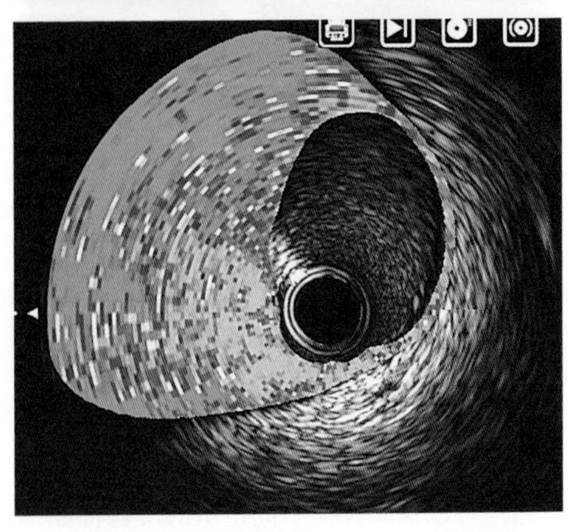

图81-3　血管内超声、iMAP对照图

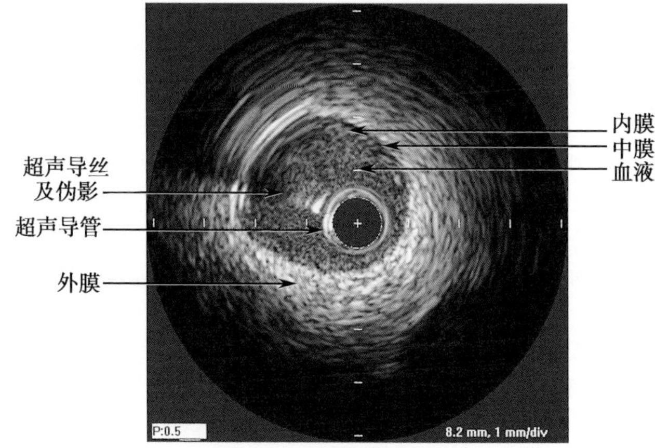

图 81-4　正常血管

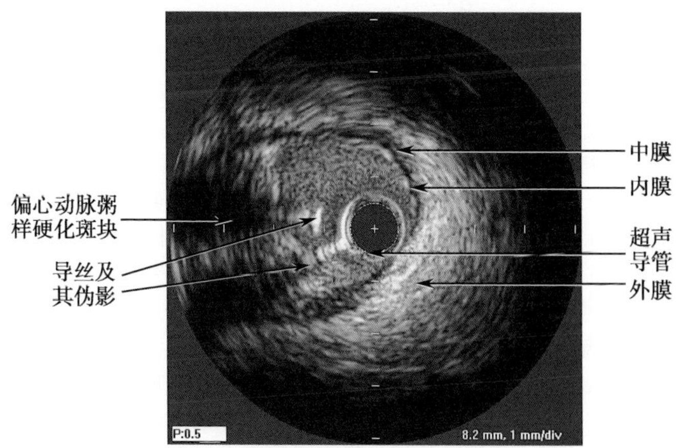

图 81-5　动脉粥样硬化病变血管

外弹力板和外膜的边界：俗称的血管大小就是指该边界下测量的结果；外弹力板以外的结构，包括外膜和外膜外组织结构，通常血管内超声不能确定其外缘边界。

因此，常规的血管内超声测量包括：

1. 管腔　即血液和血管壁交接的面，它通常是很清晰的，但也有例外的情况，如正常的年轻人，当其内膜只包括一层内皮细胞和内皮下组织，而其厚度还达不到血管内超声的分辨度时，就不能清楚鉴别这个边界，它会和中膜层混在一起，但继续完成测量也不会对结果产生太大的影响。在测量管腔后，我们通常还会得到下述指标：①管腔面积；②最小管腔直径；③最大管腔直径（这几个指标通常在描述边界完成时就可以自动获得）。

2. 外弹力板测量（EEM）　通过描述清晰的外弹力板边界就可以获得这个指标，并相应获得其面积及最大、最小外弹力板直径（俗称的血管面积和直径），这个测量通常也是很准确的，但也有一些例外情况，如大边支进入、弧度很大的钙化斑块存在时，就会比较困难描述这个边界，这时如果为临床使用，可以测量邻近的血管段。如果做研究，就应该放弃不准确的测量。

3. 斑块和中膜　这实际上是不用测量的，只需要把 EEM 减去管腔面积就可以了。其附属指标除了面积外，斑块负荷也是一个重要的概念。斑块负荷程度是指斑块和中膜面积占整个 EEM 面积的百分比，这和造影的直径狭窄百分比有相似的概念。通常 70% 斑块负荷百分比对应 50% 造影直径狭窄；90% 斑块负荷百分比对应着 70% 造影直径狭窄。

4. 支架面积　当血管有支架时，就又多了一层结构，包括即刻测量的支架面积和随访时测量的支架面积。无论是哪个面积，还同时会有最大、最小支架直径。

5. 新生内膜面积　当支架存在内膜增生或再狭窄时，就会又多出一个新生内膜面积，只要用支架面积减去管腔面积就可以得到这个指标。由此可以得到某种支架的晚期丢失指标。它可用于药物支架抗增生特性的判定，很多药物支架的早期研究都使用这个指标，以便减少研究的样本量，减少开发费用。

6. 斑块容积　它通过测量斑块和中膜面积，并通过数学方法和斑块长度结合起来进行计算，就得到斑块容积，通过比较系列超声同一位置斑块容积的变化，可以比较敏感地判定斑块的进展和回缩。这个指标主要用于他汀等降胆固醇药物相关的斑块进展和回缩临床研究。

五、血管内超声的临床应用

【术前超声】

1. 临界病变的判断　在临床造影检查过程中，很多时候会遇到临界病变，而患者又没有相应的运动试验检查结果，是停止操作等待患者完成运动试验后再次进行干预，还是即刻干预，往往使介入医生处于两难境地。

曾经有一段时间根据 IVUS 最小管腔面积决定是否血运重建，

但后来有很多相关研究显示，以血流储备分数（FFR）为“金标准”，使用 IVUS 最小管腔面积判断心肌缺血的准确性不高，但其阴性预测值比较高，因此，如果非左主干临界病变发现最小管腔面积大于 4mm^2，往往不需要进行 FFR 检测，可以延迟进行介入治疗，但相反情况，就需要进行 FFR 检测，再决定是否需要进行血运重建。

2. 特殊部位病变的判断　众所周知，冠状动脉造影虽然是冠心病诊断的“金标准”，但它有很多局限性，尤其是一些特别部位的病变，如血管开口部位和扭曲血管段转折部位，往往造影难以完全显示清楚这些部位的病变。对于左主干，这种帮助就更大，既往很多研究均显示造影对于左主干病变程度的判断是所有各种类型病变中最不准确的。目前国际上较为认可对左主干狭窄干预与否的判断指标是：最小管腔面积 6mm^2，最小管腔直径<3mm。这也得到 FFR 等临床研究结果的支持。最近，有研究显示最小管腔面积标准可以降低到 4.8mm^2，但这个结果还没有获得广泛认可。

3. 特殊形态病变的诊断　对于所有造影显示形态特殊的病变，均可以求助于血管内超声的帮助。例如各种扩张病变，造影自身难以鉴别是真性血管瘤、假性血管瘤，还是正常血管段伴随弥漫狭窄段，而这种判断对患者治疗策略的选择意义重大。有研究报道，77 例造影诊断血管瘤，真性只占 27%，假性占 4%，复杂斑块或夹层占 16%，狭窄病变相邻正常节段占 53%。又如自发性夹层病变，不进行血管内超声检查，有些患者难以确诊，此时患者的预后可能很差，甚至猝死。

4. 手术策略的确认　术前血管内超声对于治疗策略的选择很有帮助，特别是在一些复杂病例中。如钙化病变，造影可以判断是否存在钙化斑块，但其难以确认这些钙化是在血管内膜，还是外膜；是在斑块表面，还是在斑块深部；钙化的程度是 360°，还是非圆周钙化；钙化病变是很弥漫，还是很局限。而这些信息非常重要，它将决定是否需要进行旋磨治疗，支架是否可以完全到位、是否可以完全膨胀，甚至是否需要建议患者选择外科旁路移植手术治疗。如分叉病变，在目前还没有最佳分叉病变治疗手段的情况下，对分叉病变进行深入了解，对手术策略很有帮助，特别是左主干远端、前降支和旋支口部分叉病变，使用血管内超声帮助确定是使用贯穿策略，还是双支架策略意义尤其重大（图 81-6）。

5. 介入治疗球囊和支架的选择　根据血管内超声检查的结果，选择治疗用球囊和支架，无论是大小还是长度，均较造影更为准确，根据血管内超声确认近端和远端支架着陆点，并和造影一一对应，可以更加精准地植入支架，这对于获取最佳治疗效果具有明显的益处。

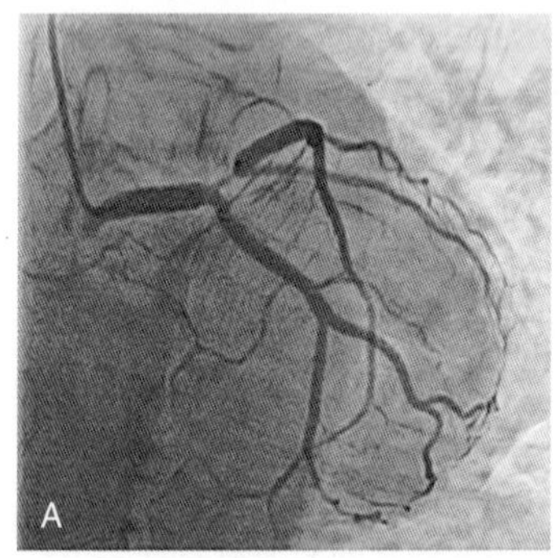

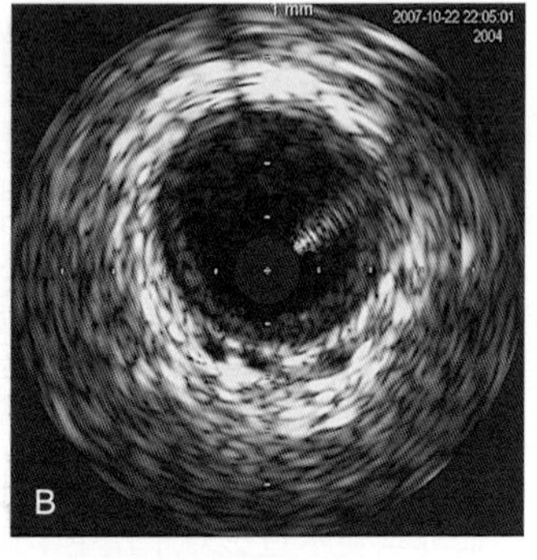

图 81-6 贯穿或精确定位治疗前降支开口病变

A. 造影显示病变累及左主干远端；B. 超声显示病变没有累及左主干远端。

【术中及术后检查】

1. 最佳支架植入结果评价 对于裸金属支架，既往已经有很多血管内超声研究显示：术后即刻的最小支架面积对远期再狭窄具有明确的预测作用，因此，在裸金属支架时代提出“the bigger，the better”的概念，并有多项研究显示，术后最小支架面积超过 6.5mm^2 可以明显降低再狭窄发生率。在药物支架时代，仍然有类似的研究结果，只是这种临界判定值比裸金属支架低。目前认为最好达到 5~5.5mm^2 以上。当然，除了这种简单的临界值外，血管内超声可以更好地判定是否存在支架的膨胀不全和贴壁不良(图 81-7)。膨胀不全一般指支架的最小管腔面积没有达到参照血管管腔面积的 90% 或没有达到相应血管段外弹力板面积的 70%。贴壁不良则指支架丝双面均可见流动的血液。此外，血管内超声可以比造影更敏感地发现支架边缘夹层撕裂，更为特殊的是是否存在壁内血肿，从而决定是否进一步进行干预。

2. 闭塞病变和特殊并发症血管腔的识别 慢性闭塞病变目前是介入治疗需要攻克的最后一块“堡垒”。在使用各种前向、反向技术及各种器械如微导管，更坚硬的导引钢丝后，总有一个问题经常难以回答，就是导丝远端是否在血管真腔内，除了对侧造影等常规技术外，血管内超声可以帮助鉴别是否导引钢丝在远端真腔内。通常的判断标准包括血管壁的 3 层结构是否完整、分支血管是否可以进入到血管腔内。另外一种情况是开口部位的血管慢性完全闭塞，这时造影难以发现闭塞部位。如果希望尝试前向技术，就会感到无从下手，血管内超声此时可以放置在邻近的血管内，帮助指引闭塞的开口。如果指引导管足够大，通常需要 7F 以上，就可以在超声指引下尝试寻找闭塞开口。此外，对于一些特殊的并发症，如血管壁内血肿的治疗，血管内超声还可以帮助确认支架植入的位置和策略，这在血肿导致的急性血管闭塞时意义更大(图 81-8)。

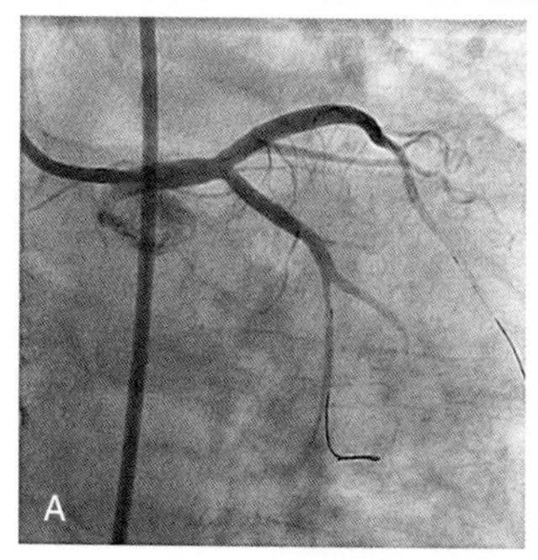

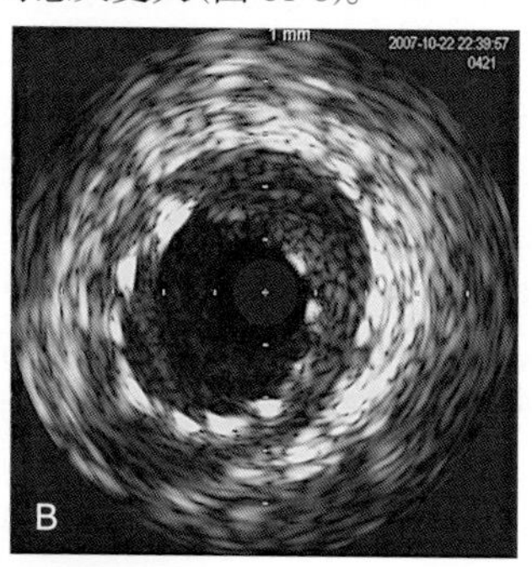

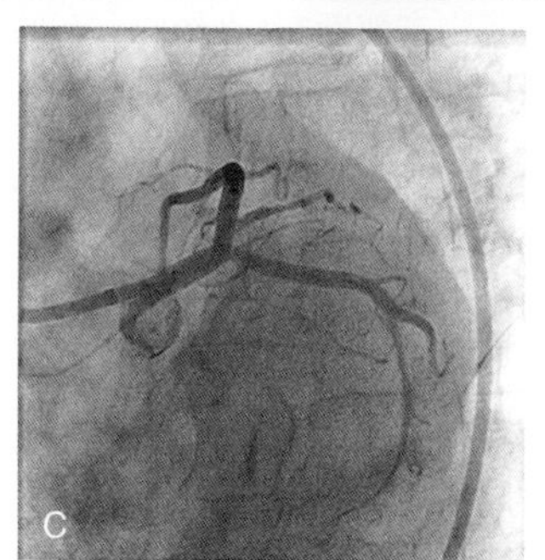

图 81-7　前降支开口支架贴壁不良

A. 足位造影；B. 前降支开口贴壁不良；C. "蜘蛛位"造影。

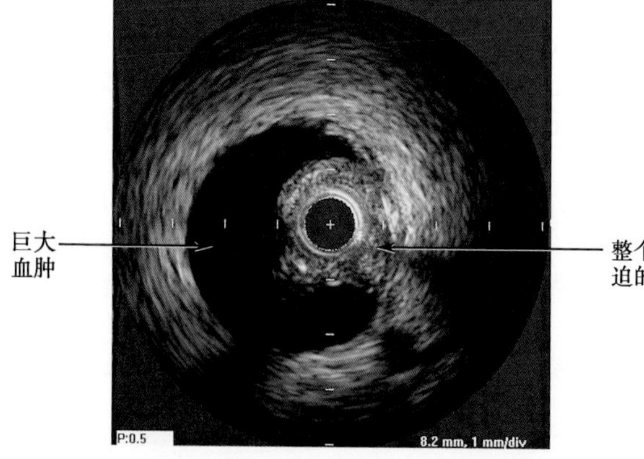

图 81-8　造影管导致急性巨大血肿压闭血管

3. 系列随访血管内超声 系列随访血管内超声对介入治疗的帮助巨大。它帮助揭示了球囊扩张、裸金属支架和药物支架不同的作用机制。在球囊扩张时代,它阐明了其再狭窄的主要机制是血管弹性回缩和血管重塑。而对于裸金属支架,其早期支架急性、亚急性血栓发生率高主要原因是其支架释放压力过低,从而发生支架膨胀不全及贴壁不良所致,并因此提出了"高压释放支架"概念。它还揭示了裸金属支架再狭窄的主要机制是新生内膜增生,并因此提出了"支架释放后直径越大越好""进行点支架植入"的观点。进入药物支架时代,血管内超声提示:支架达到满意扩张,尽可能获得最大术后即刻MSA并完全覆盖病变,可以减少远期再狭窄的发生率,并降低近期血栓发生率。术后获得性贴壁不良,特别是那些巨大的贴壁不良,甚至是动脉瘤形成,与药物支架晚期和迟发晚期血栓形成可能相关。药物支架断裂、支架间存在间隙、支架丝分布极度不均匀等也是支架再狭窄的重要原因。

六、主要适应证和操作常规

综上所述,当对下述高危病变和高危患者进行介入治疗时,应该考虑使用血管内超声检查,以便患者获得最佳的近期和远期手术效果。

高危患者:①肾功能不全;②使用双重抗血小板治疗受限患者;③糖尿病患者;④左心室功能不全患者。

高危病变:①左主干病变;②分叉病变;③开口部病变;④小血管病变;⑤长病变;⑥慢性完全闭塞病变;⑦所有药物支架治疗失败患者(包括再狭窄和血栓形成等);⑧严重钙化病变。

【血管内超声检查常规步骤】

1. 按照PCI补充肝素剂量。

2. 常规使用自动回撤系统,回撤速度通常设置为0.5mm/s。

3. 开始回撤时最好留下影像记录,以便日后确认开始检查部位。

4. 回撤最好直至左主干或右冠状动脉开口,以便日后确认相关血管定位。

5. 适当回撤指引导管,以便不漏掉左主干、右冠状动脉开口部病变。

6. 应告诉超声技术员本次检查的主要目的或适应证。

（钱 杰）

第 82 章　光学相干断层显像

光学相干断层显像(optical coherence tomography,OCT)是冠状动脉成像技术里程碑式的进步,因其具有高分辨率(10~15μm),也称“光学活检”,在冠心病领域起到了重要的作用,包括评估冠状动脉粥样硬化发展过程、探究急性冠状动脉综合征(acute coronary syndrome,ACS)发病机制、优化介入治疗方案、观察新型介入治疗器械的效果等。目前 OCT 的指导价值在冠脉介入中越来越受到重视,具有广阔的应用前景。

一、基本原理

OCT 利用近红外线及光学干涉原理对生物组织进行成像,干涉成像简单地说就是将光源发出的光线分成两束,一束发射到被测物体(血管组织),这段光束被称为信号臂;另一束到机器内参照反光镜,称为参考臂。从组织中反射回来的光信号随组织的形状和特性而显示不同强弱,将其与从反光镜反射回来的参考光信号叠加,光波定点一致时信号增强(增加干涉),光波定点方向相反时信号减弱(削减干涉)。这些光信号经过计算机重建便可得到组织的断层图像。

目前临床应用的 OCT 主要分为两大类:时域 OCT(time domain,TD-OCT)和频域 OCT(fourier domain,FD-OCT)。时域 OCT 是把在同一时间从组织中反射回来的光信号与参照反光镜反射回来的光信号叠加、干涉,然后成像。由于红外线很难穿透红细胞,因此 TD-OCT 成像时需球囊阻断血流或持续推注对比剂以排空血管中的血液。这种方法的缺点是引起心肌缺血,成像速度慢,且操作较复杂,限制了 TD-OCT 的临床应用。FD-OCT 的出现克服了以上缺点,其特点是参考臂的参照反光镜固定不动,通过改变光源光波的频率来实现信号的干涉。FD-OCT 最大的优点是更高速度的扫描,每秒钟扫描 100 帧,回撤速度>20mm/s,因此只需注射一次对比剂就可完成冠脉血管的成像,彻底摒弃了球囊阻断血流的方法,大大提高了操作的安全性。FD-OCT 在扫描速度提高的同时,图像的分辨率也得到了提高,可以更加清楚地观察病变的微细结构特征。

二、操作及注意事项

ILUMIEN OPTIS 系统是目前主流的 OCT 机型,国内还有不少中心仍使用前一代的 C7-XR 型号,但临床使用方法类似。下面以 C7-XR OCT 为例介绍 OCT 的系统构成和操作要点。

(一) 成像系统构成

OCT 成像系统包括主机和成像导管。OCT 成像系统主机集成到一个移动推车中,组件包括成像引擎、显示器、一体化驱动电机和光学控制器(DOC)。成像导管: Dragonfly 成像导管工作长度为 135cm,外径为 2.7F,可兼容 0.014in 工作导丝,采用亲水涂层设计,光纤包裹在中空的金属旋转丝中,能以 100 转 /s 的速度旋转。在成像导管头端及距离头端 20mm 处各有一个不透 X 线的标记点,用于定位和评估长度,光学透镜位于距近端标志 5mm 处。在实际应用中,建议远端标志超过感兴趣病变 30mm,近端标志超过病变 10mm。

(二) 操作过程

1. OCT 术前准备　OCT 检查前,患者应充分肝素抗凝;无禁忌证情况下,预先在冠状动脉靶血管内给予硝酸甘油扩张血管以减少血管痉挛。对于 TIMI 血流 2 级及以下者,应恢复冠状动脉前向血流至 TIMI 3 级水平,再行 OCT 检查。

2. 准备 OCT 成像系统

(1) 主机开机,进行初始设置,创建新的患者记录或更新现有的患者记录,并输入相关病例信息。

(2) Dragonfly 成像导管准备: 轻柔地将成像导管从保护套中取出,用湿纱布擦拭导管以激活亲水涂层。用 3ml 注射器抽取纯对比剂从导管侧孔推注冲洗排气,直至有 3 滴对比剂从导管头端滴出,保留注射器,以便后续术中再次操作。

(3) 连接成像导管: 将 DOC 置于无菌袋内,放于合适位置,打开成像导管保护帽,将成像导管的 4 个凸起和 DOC 的 4 个凹槽对准,插入导管并顺时针旋转 1/8 圈,在连接过程中 DOC 的指示灯依次全部亮起,系统会自动开始初始校准程序。显示成像导管已成功连接并校准完成,即可使用。

3. 成像　将成像导管沿导引钢丝送入指引导管,并在透视下缓慢送至靶病变远端,导管到位后"冒烟"确保指引导管与靶血管同轴。通过 3ml 注射器推注 0.1ml 对比剂,清洗成像导管,确保没有血液扩散到导管腔中,以免影响图像质量。点击"Enable"进行系统准备,然后在透视下注射对比剂(通过指引导管弹丸式快速而均匀的推注对比剂 10~14ml)，冲洗清除血管腔中的红细胞，系统识别清晰的图像后自动回撤(Pullback)，2~3s 即可完成图像扫描。成像完成后，图像自动保存。当由于管腔较细、血液不能充分排空等原因，系统无法识别自动回撤，也可改为手动回撤模式。

4. 卸载成像导管　OCT 成像完成后，在透视下将成像导管收回指引导管，然后撤出体外。务必先按 DOC 上的 "Unload" (卸载) 按钮将导管与 DOC 断开连接，再将导管轻轻逆时针旋转 1/8 圈，从 DOC 上脱离，切勿直接断开导管造成 DOC 的损坏。

(三) 注意事项

1. 操作 OCT 导管时动作要轻柔，导管打折或过度弯曲会损伤光纤。

2. 使用 6F 或 7F 不带侧孔的指引导管，指引导管的同轴性对于获得清晰图像很重要。

3. 成像过程遵照 4P 法　即 Position(定位)是确定成像导管相对于病变的位置关系；Purge(清洗)是清除成像导管腔内的血液；Puff("冒烟")指经指引导管注入少量对比剂评估血液清除效果；Pullback(回撤)。

4. 手术过程中，必须给予足量肝素抗凝；每次行 OCT 图像采集前均要给予硝酸甘油扩张血管，避免痉挛；如果狭窄严重导致血流较差时，应使用小球囊扩张病变，保证前向血流正常，再进行图像采集。

5. 使用高压注射泵的推荐设置：纯对比剂，总量 14ml；推注速度：左冠 4ml/s，右冠 3ml/s(直径较小)或 3.5ml/s(直径较大)。

三、基础图像解读

OCT 对于冠脉粥样硬化病变的形态学评估具有重要价值。OCT 上正常的血管壁分为三层结构(图 82-1A)，即内膜、中膜和外膜。内膜主要为弹力纤维层，表现为高信号亮带状；中膜为平滑肌层，表现为信号较低暗带；外膜主要为细胞外基质和外弹力膜，表现为信号较强但不均一亮带。当这三层结构失去正常形态时则与不同类型的病变相关。常见的 OCT 斑块性质：①纤维斑块，均质性的高信号和弱衰减区(图 82-1B)；②钙化斑块，边界清晰锐利的低信号或不均匀区域(图 82-1C)；③脂质斑块，低信号区，边界不清，由于光信号强衰减，脂质斑块下中膜不可见(图 82-1D)；④白血栓，突入管腔内的团块组织，高信号，由于富含白细胞和血小板而低衰减，可以清晰看到团块后的结构(图 82-1E)；⑤红血栓，突入管腔内的团块组织，高信号，由于富含红细胞而高衰减，团块后的管壁有信号衰减影(图 82-1F)。

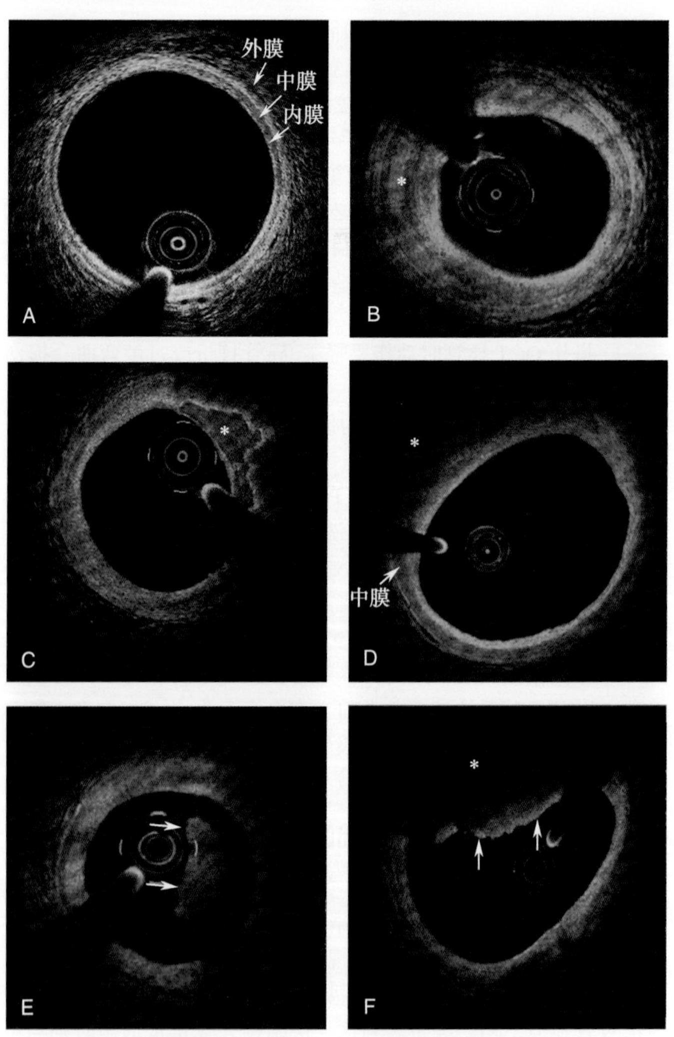

图 82-1　冠状动脉常见 OCT 图像

A. 正常动脉；B. 纤维斑块；C. 钙化斑块；D. 富含脂质的斑块；E. 白血栓；F. 红血栓。

有一种简便的 OCT 图像分析方法用于鉴别大多数常见的 OCT 影像表现(图 82-2)。解读 OCT 图像时需要注意伪像的影响，指由成像系统或其他原因造成的图像畸变或相对真实解剖结构的差异。常见的 OCT 伪像包括血液残留、错层伪像、气泡伪像及导丝损坏等。

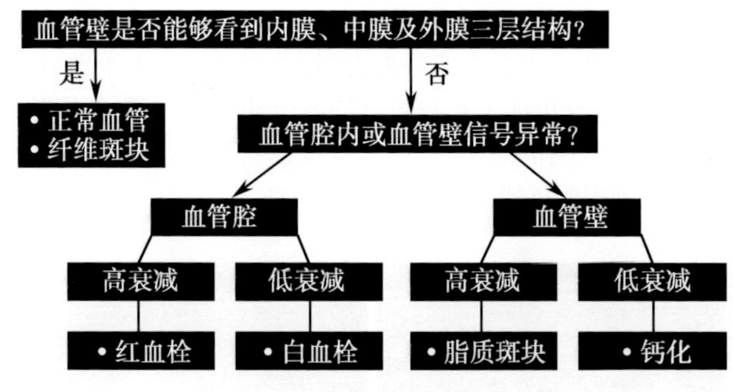

图 82-2　OCT 图像快速判断法

四、在特殊类型病变中的应用

(一) 急性冠状动脉综合征(ACS)

组织学研究将急性冠状动脉综合征的罪犯病变分为三种主要类型，即斑块破裂(60%~65%)、斑块侵蚀(30%~35%)和钙化结节(5%)。三者最终共同的通路是血栓形成。OCT 在明确罪犯病变和 ACS 发生机制中有重要作用，尤其是对于造影结果模棱两可的病变。

ST 段抬高型心肌梗死的罪犯病变大多是纤维帽破裂伴有急性血栓形成(图 82-3A)。与斑块破裂相比，发生侵蚀的斑块其纤维帽完整、缺乏脂质核心、纤维帽较厚，管腔狭窄程度较轻，且以白色血栓为主(图 82-3B)，常见于年轻患者，女性多见，除吸烟外一般无传统心血管危险因素。目前一些注册研究显示对纤维帽完整的 ACS 患者使用抗血小板治疗而不植入支架可以获得良好效果，但仍需进行大规模前瞻性研究验证。

OCT 在识别 ACS 少见病因(如钙化结节或自发夹层)方面同样可以发挥作用。钙化结节是指结节样钙化突出到管腔内，可伴或不伴斑块破裂及血栓形成。主要特征为结节样突出、浅表钙化、病变近端或远端常可见延续性的严重钙化(图 82-3C)。在导致 ACS 的原因中，冠状动脉自发夹层(spontaneous coronary artery dissection, SCAD)虽然不是非常常见，但是也不像之前认为的那么罕见；大多数 SCAD 可通过冠状动脉造影诊断，诊断不确定时可以考虑血管内超声(intravascular ultrasound, IVUS)或 OCT(图 82-3D)。除非患者症状不稳定或血流动力学不稳定，否则对 SCAD 一般采用保守治疗。另外还有一种少见病变称为“编织样 / 蜂巢状”冠脉血管(woven disease)，大部分是各种原因造成的血栓性病变机化再通导致的管腔分隔，OCT 提供了此类病例最佳的诊断方法（图 82-3E）。编织样冠脉血管是否引起心肌缺血表现，是否需要介入干预，目前仍存在争议，其本身可能不影响冠脉的血流动力学储备，但因编织样血管干扰了冠脉内的层流，增加了冠脉管壁剪切力，有加剧冠状动脉粥样硬化进程的可能。

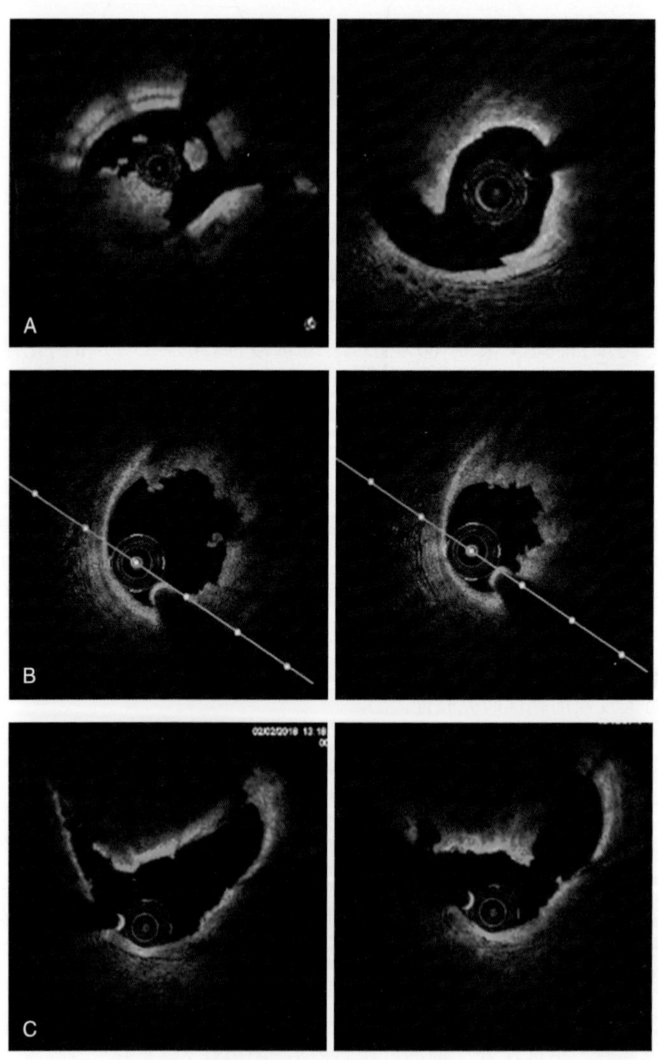

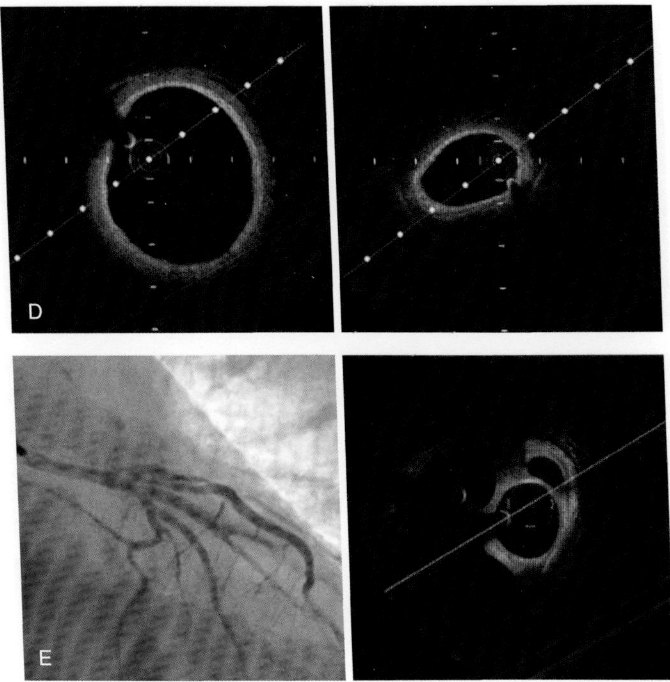

图 82-3　ACS 常见 OCT 表现

A. 斑块破裂与血栓形成；B. 斑块侵蚀；C. 钙化结节；D. 冠状动脉自发夹层；E. "编织样"冠状动脉。

(二) 易损斑块

易损斑块是指那些不稳定的、易于发生破裂或侵蚀，引起血栓形成并造成 ACS 的斑块，如薄纤维帽的粥样硬化斑块（thin-cap fibroatheroma，TCFA）和炎症反应（巨噬细胞聚集、微通道、胆固醇结晶等）（图 82-4）。一系列有关动脉粥样斑块的前瞻性研究证实，与 IVUS 相比，OCT 可以更精确地测量纤维帽厚度，从而提高 TCFA 检出率。但目前使用 OCT 检测易损斑块尤其是 TCFA 时，仍存在一些亟待解决的问题，如观察者偏倚、脂质伪影以及缺乏明确纤维帽厚度界值等。未来仍需进行明确易损斑块临床价值的研究，包括通过斑块特征预测远期临床事件的前瞻性研究。

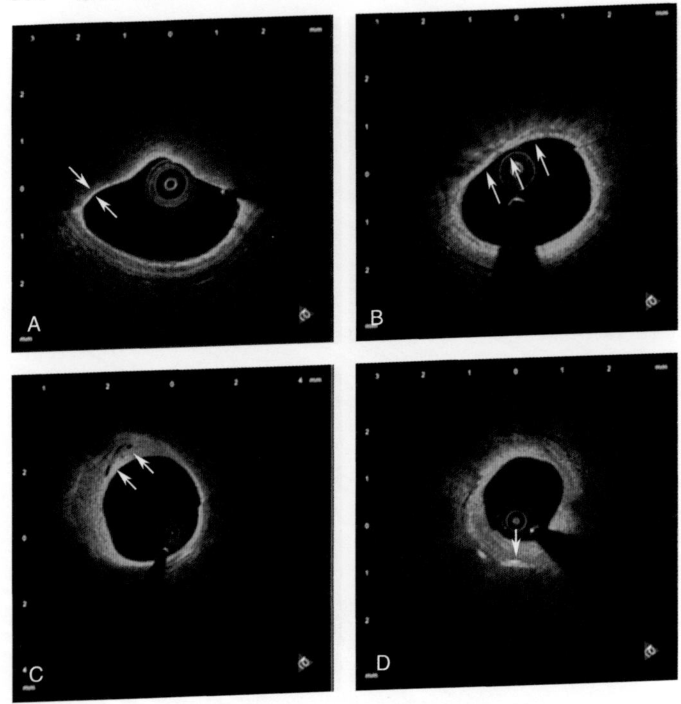

图 82-4 易损斑块典型图像

A. 薄纤维帽的粥样硬化斑块(TCFA); B. 巨噬细胞; C. 微通道; D. 胆固醇结晶。

(三) 钙化病变

OCT 对冠状动脉钙化的识别、定位和定量测量有重要意义(图 82-5)。由于红外光在一定程度上可以穿透钙化病变,因此 OCT 在评估钙化斑块厚度的准确性方面优于 IVUS。当然,严重的钙化病变会影响 OCT 成像导管的通过,往往需要预处理后再行检查,而且钙化影响病变的有效扩张、器械通过以及支架膨胀不全的发生率。基于 OCT 的研究发现,如果病变钙化池的最大角度>180°、最大厚度>0.5mm 且长度>5mm,则支架膨胀不全的风险较高。另外,OCT 可用于评价钙化病变预处理的效果,病变准备后出现钙化断裂与更高的支架膨胀率相关。

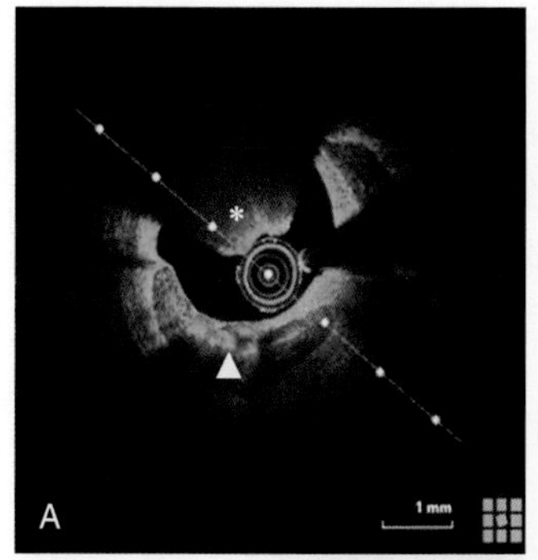

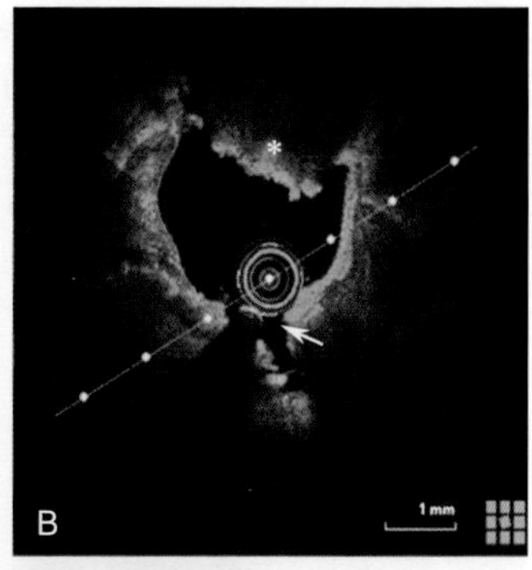

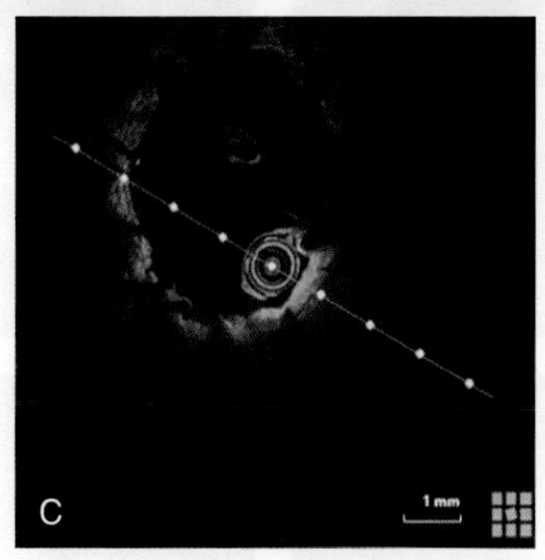

图 82-5　钙化病变 OCT 影像

A. 钙化斑块(三角)和钙化结节(星号); B. 旋磨和预扩张后可见钙化断裂(箭头),钙化结节表面部分被打磨(星号); C. 植入支架后膨胀良好。

(四) 支架失败

支架失败(stent failure)包括支架内再狭窄(in-stent restenosis, ISR)和晚期 / 极晚期支架内血栓形成(late stent thrombosis/very late thrombosis, LST/VLST),腔内影像尤其是 OCT 有助于判断导致再狭窄和支架内血栓形成的原因,指导治疗,也可以作为支架植入后长期随访的检查手段。

1. 支架内再狭窄　除内膜增生外,ISR 机制还包括支架膨胀不全、支架断裂以及新生动脉粥样硬化(neoathero sclerosis, NA),图 82-6 列出了 ISR 常见的 OCT 影像表现。

2. 支架内血栓形成　OCT 是识别支架内血栓形成的最佳影像学技术,图 82-7 列举了支架内血栓形成的主要成因。早期支架内血栓形成主要与支架贴壁不良、支架膨胀不良以及支架边缘夹层有关。在发生极晚期支架内血栓形成的患者中,经常能观察到支架贴壁不良、新生动脉粥样硬化、支架梁无内皮覆盖以及支架膨胀不全等。根据特定的OCT结果制订个体化治疗方案在临床上有其合理性，例如，在支架膨胀不良和支架贴壁不良引起的支架内血栓形成病例中，采用单纯后扩张处理；而在新生粥样硬化引起的病例中，建议再次植入支架，但需要前瞻性研究的进一步验证。

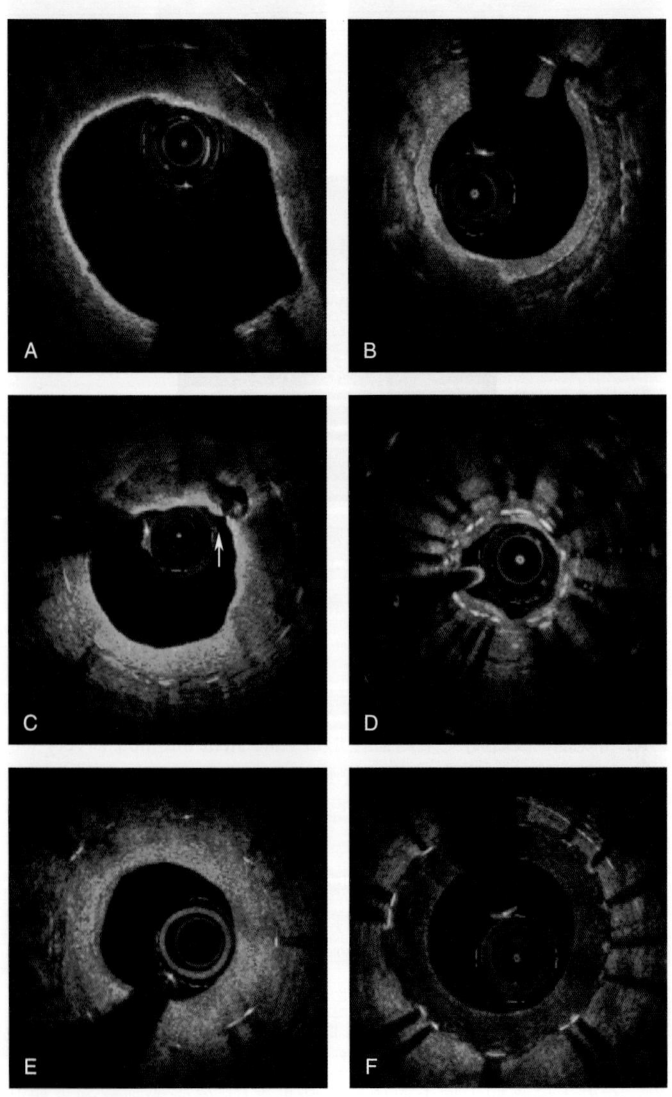

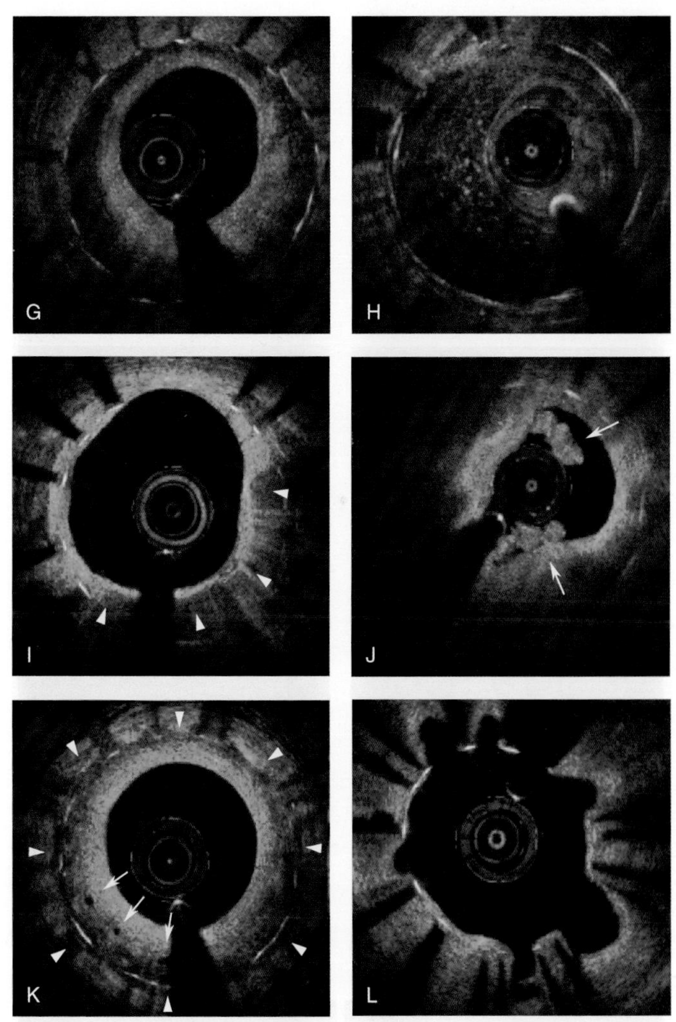

图 82-6　支架内再狭窄常见 OCT 影像

A. 新生脂质斑块；B. 新生钙化斑块；C. 新生斑块破裂；D. 膨胀不全；E. “均质型”新生内膜增生，高信号；F. “均质型”新生内膜增生，低信号；G. “层状型”新生内膜增生；H. “异质型”新生内膜增生；I. 新生斑块内巨噬细胞聚集；J. 血栓（箭头）伴新生脂质斑块；K. 支架丝周围低密度区（三角）和微通道（箭头）；L. “外翻”现象（evagination）。

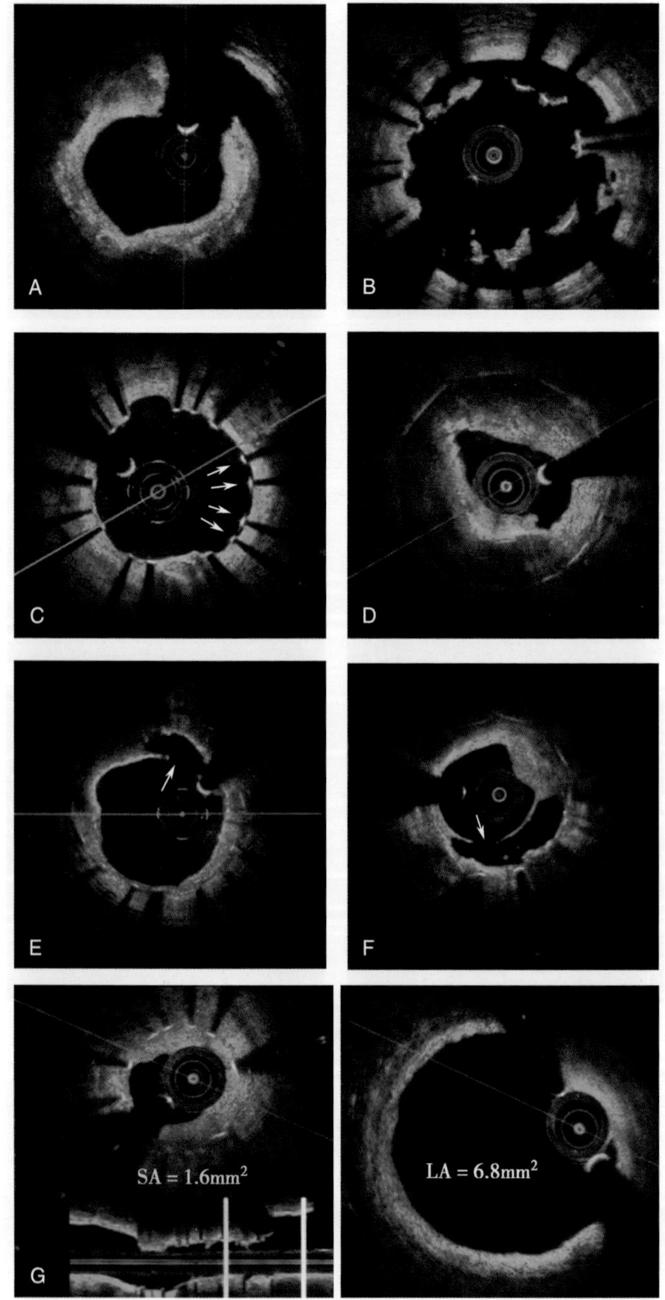
A
B
C
D
E
F
SA = 1.6mm²
G
LA = 6.8mm²

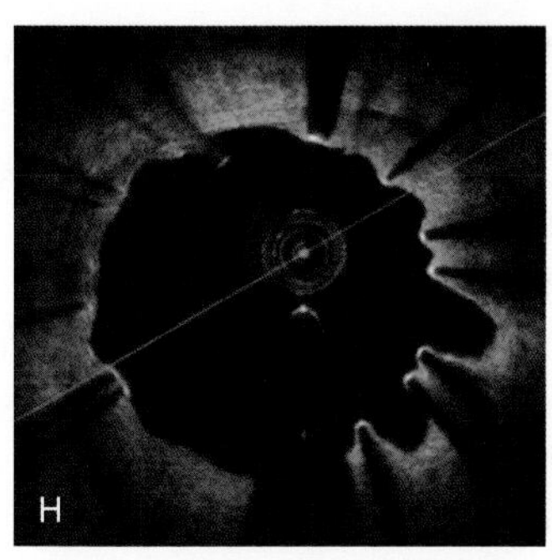

图 82-7　OCT 识别的支架内血栓形成（ST）机制

A. 急性 ST：边缘夹层；B. 亚急性 ST：支架严重贴壁不良；C. 晚期 ST：支架丝内膜未覆盖；D. 极晚期 ST：新生粥样硬化斑块；E、F 新生粥样硬化斑块破裂；G. 严重支架膨胀不全（SA= 支架面积，LA= 参考血管管腔面积），H. 冠状动脉正性重构引起的“外翻”现象。

五、OCT 临床应用中的缺陷

OCT 也存在一些不足：第一，与 IVUS 相比，OCT 的穿透性较差（1~2mm），因而在观察斑块体积较大或位于深层的斑块时 OCT 则略显不足。同样在区分钙化和脂质时，尤其是在斑块负荷较重的区域，也有难度。如前所述，某些情况下脂质斑块的信号衰减可能导致外弹力板（external elastic lamina，EEL）不可见，导致无法基于 EEL 进行测量。第二，OCT 成像时需要清除血液，增加了对比剂用量，有可能导致或加重肾脏负担，未来需研发具有可靠生物相容性和足够透光性的替代性非对比剂冲洗介质。第三，OCT 获取的图像数据繁多，尽管新一代 OCT 系统拥有自动读图功能，可以自动测量管腔参数，但 OCT 系统目前还无法自动化描述斑块特征；第四，OCT 导管比较柔软，通过性不如 IVUS，对于严重狭窄病变或钙化病变，需要先进行病变预处理再进行检查。

六、研究进展

如何应用 OCT 指导介入治疗一直是心血管介入医师关注的重点，但是目前仍缺乏大规模的随机对照临床试验的证据支持。2018 年欧洲心血管介入协会发布了冠状动脉内影像学临床应用专家共识，提出了支架优化植入应该达到的目标：相对支架膨胀率（最小支架面积 MSA/ 平均参考管腔面积）应 >80%；在非左主干病变中，

OCT 测量的 MSA 应>4.5mm^2（IVUS 测量的 MSA 应>5.5mm^2）；贴壁不良距离<0.4mm 且长度<1mm；支架边缘的参考血管斑块负荷<50% 且无脂质池；OCT 或 IVUS 检测的边缘夹层<60°、夹层片局限于内膜且长度<2mm；无严重组织脱垂。

ILUMEN Ⅲ是一项三臂随机对照的多中心研究，共纳入了 450 例接受 PCI 治疗的患者，随机分成 3 组，分别应用 OCT、IVUS、冠状动脉造影指导支架植入，并以术后 OCT 所测的 MSA 为主要有效性终点。在 OCT 组中，当参考节段处可以观察到>180° 的外弹力膜时，则选取外弹力膜直径来决定支架直径，而在其他情况下则采用管腔直径来选取支架。该研究显示，最终 MSA 中位数分别为 OCT 指导组 5.79mm^2，IVUS 指导组 5.89mm^2，造影指导组 5.49mm^2。在主要终点事件方面，OCT 指导组不劣于 IVUS 指导组，但也不优于 IVUS 指导组和造影指导组。正在进行的大规模多中心随机试验 ILUMIEN Ⅳ纳入 2 500 余例临床特征高危（糖尿病）或造影特征高危（生物标记物阳性的 ACS，支架长度 ≥ 28mm，分叉病变双支架技术，重度钙化，慢性完全闭塞，ISR）的患者，将其 1∶1 随机分入造影指导组和 OCT 指导组，该试验将有望验证 OCT 指导介入治疗的临床价值。

类似其他影像学检查手段，OCT 同样具有只能评价解剖学狭窄程度，而无法评价病变功能学意义的缺陷。OCT 所测的最小管腔面积（minimum lumen area，MLA）与血流储备分数（fractional flow reserve，FFR）仅中等程度相关。几个研究探讨了与 FFR 缺血阈值相关的 OCT MLA 界值，OCT 所测 MLA 界值 1.96（1.85~1.98）mm^2，小于 IVUS 所测的 MLA 界值 2.8（2.7~2.9）mm^2。但是，与 IVUS 研究类似，OCT 所测 MLA 界值阳性预测值较高（80%~92%），但阴性预测值较低（66%~89%），因此仅根据 OCT 所测 MLA 决定是否需要行 PCI 并不一定合理。近期出现的基于 OCT 影像的 FFR 模拟技术（OCT derived FFR，OFR）通过流体力学计算，可以在一次 OCT 回撤过程中同时获得解剖学与功能学信息，真正达到了影像学与生理学的融合统一，如能用于临床，将大大推进功能学指导介入治疗的推广与应用。

其他 OCT 技术方面的进展还包括 OCT 三维成像（3D-OCT）与虚拟支架技术，可提供三维影像重建，特别有助于指导分叉病变的介入治疗，使分叉部位的三维结构更加清晰，容易解读，3D-OCT 指导可以选择更好的导丝重入位置，进一步优化临床结果。新的造影融合技术将 OCT 影像与造影影像一一对应，更加便于明确病变位置并选择合适的支架着陆点。总之，OCT 可准确评估冠状动脉粥样硬化斑块并指导 PCI，在冠脉介入随访及远期疗效评价等方面有着其他影像学检测手段没有的优势。OCT 将成为临床冠脉介入诊疗的常规辅助手段。

［宋　雷(冠心病中心)　杨跃进］

第 83 章　先天性心脏病介入治疗

一、动脉导管未闭封堵术

动脉导管未闭(PDA)封堵术是经皮穿刺股动脉或静脉，将封堵器经输送鞘管植入未闭动脉导管内，恢复或改善其血流动力学状态。1967 年 Porstmann 首次施行非开胸法 PDA 封堵术获得成功。国内 1983 年开始应用该技术。1977 年 Rashkind 等经静脉途径送入伞形补片闭合 PDA 成功。1992 年 Cambier 采用弹簧钢圈封堵 PDA；1995 年德国研制出 Duct-Occlud 弹簧栓子；1997 年 Masura 等开始采用 Amplatzer 封堵器治疗 PDA；我国 1998 年引进 Amplatzer 技术。目前国内外普遍应用的是 Amplatzer 法及可控弹簧栓子法或血管塞(Plug)法。

【适应证】

1. Amplatzer 法

(1)左向右分流不合并需外科手术的心脏畸形的 PDA；PDA 最窄直径 ≥ 2.0mm；年龄通常 ≥ 6 个月，体重 ≥ 4kg。

(2)外科术后残余分流。

2. 可控弹簧栓子法

(1)左向右分流不合并需外科手术的心脏畸形的 PDA；PDA 最窄直径(单个 Cook 栓子 ≤ 2.0mm；单个 pfm 栓子 ≤ 3mm)。年龄通常 ≥ 6 个月，体重 ≥ 4kg。

(2)外科术后残余分流。

3. 血管塞(Plug)法　适合于“小拇指状”或“牙签状”PDA，一般 PDA 较长，但其肺动脉端直径较细。

4. Amplatzer Duct Occluder Ⅱ(ADO Ⅱ代封堵器)法

(1)适合于封堵 5 种类型 PDA。

(2)PDA 直径 ≤ 4mm 为宜。

5. 诱导血栓形成法　适合于“牙签状”PDA，PDA 较长且肺动脉侧直径极细小，导丝无法通过。

【禁忌证】

1. Amplatzer 法

(1)依赖 PDA 存在的心脏畸形。

(2)严重肺动脉高压并已导致右向左分流。

(3)败血症,封堵术前 1 个月内患有严重感染。

(4)活动性心内膜炎,心内有赘生物。

(5)导管插入途径有血栓形成。

2. 可控弹簧栓子法

(1)窗型 PDA。

(2)余同上。

【操作方法及程序】

1. 术前准备

(1)药品 1% 利多卡因、肝素、对比剂及各种抢救药品。

(2)器械血管穿刺针,动脉鞘管,0.035in 导引钢丝(长 260cm)及 0.035in(长 145cm)直头导丝。猪尾型导管及端侧孔导管。直径为 5/4~16/14mm 的 Amplatzer 封堵器; 5~8F 输送鞘(美国)。动脉导管未闭封堵器直径为 6/4~22/24mm 的 7~12F 输送鞘(国产)。直径为 3mm(5 圈)、5mm(5 圈)、6.5mm(5 圈)及 8mm(5 圈)可控弹簧栓子(防磁或不防磁); 5F Judkins 右冠状动脉导管(美国)。直径为 4~6mm 的血管塞(Plug),6F 右冠状动脉导引鞘管。ADO Ⅱ封堵器腰部直径 3~6mm,长度为 4mm 或 6mm,4~5F 输送鞘管。

(3)C 臂心血管造影机。

(4)多导生理记录仪、心脏监护仪、临时起搏器和心脏电复律除颤器。

(5)备用氧气、心包穿刺包及气管插管等器械。

(6)病史及体检,询问患者有无对金属过敏史。

(7)相关化验检查。

(8)心电图、胸部 X 线片、超声心动图。

(9)备皮及碘过敏试验。

(10)需全身麻醉的患儿术前 4h 禁食、水。

(11)向患者及其家属或监护人解释术中可能出现的并发症,并签署知情同意书。

2. 诊断性心导管术　局部麻醉或全身麻醉下穿刺股静脉行右心导管检查,穿刺股动脉插管,先行升主动脉 - 降主动脉测压,再行主动脉弓降部左侧位或右前斜位造影,测量 PDA 直径,了解其形态及位置。

3. 操作步骤

(1) Amplatzer 法：选择比所测 PDA 最窄直径大 2~4mm 的封堵器（小儿可达 6mm），将其安装于输送钢缆的顶端，透视下沿输送鞘管将其送至降主动脉。待封堵器的固定盘完全张开后，将输送鞘管及输送钢缆一起回撤至 PDA 的主动脉侧。然后固定输送钢缆，仅回撤输送鞘管至 PDA 的肺动脉侧，使封堵器的腰部完全卡在 PDA 内。10min 后重复主动脉弓降部造影，若证实封堵器位置合适、形状满意，无或仅微量至少量残余分流，行升主动脉 - 降主动脉连续测压，无压差且听诊无心脏杂音时，可逆时针操纵钢缆上的旋转柄，将封堵器释放。重复右心导管检查后撤出鞘管，压迫止血。

(2) 可控弹簧栓子法

1) 经股静脉顺行法：穿刺右股静脉插入端孔导管经 PDA 入降主动脉；选择适当直径的可控弹簧栓子经导管送入降主动脉，将 3~4 圈栓子置于 PDA 的主动脉侧，3/4~1 圈置于 PDA 的肺动脉侧。10min 后重复主动脉弓降部造影，若证实弹簧栓子位置合适、形状满意、无残余分流时，可逆时针操纵旋转柄将弹簧栓子释放。重复右心导管检查后撤出鞘管压迫止血。

2) 经股动脉逆行法：穿刺右股动脉插入端孔导管经 PDA 入肺主动脉；选择适当直径的可控弹簧栓子经导管送入肺动脉，将 3/4~1 圈置于 PDA 的肺动脉侧，其余几圈置于 PDA 的主动脉侧。若弹簧栓子位置、形状满意后可逆时针操纵旋转柄将弹簧栓子释放。10min 后重复主动脉弓降部造影，成功后撤出导管，压迫止血。

(3) 血管塞（Plug）法：一般经股动脉途径，选用 6F 右冠状动脉导引鞘管进行封堵，血管塞直径较管状 PDA 直径大 1~2mm。

(4) ADO Ⅱ法

1) 经股静脉顺行法：若经股动脉穿刺行主动脉弓降部造影后显示 PDA 肺动脉侧容易通过输送鞘管者，可选择静脉途径封堵。

2) 经股动脉逆行法：若经股动脉穿刺行主动脉弓降部造影后显示 PDA 肺动脉侧难易通过输送鞘管者，可选择动脉途径封堵。

(5) 诱导血栓形成法：将 Cobra 导管置于 PDA 内，尽量将其尖端靠近肺动脉侧，导管内可注入对比剂。等待 20~30min 后，将导管稍后撤，缓慢推注对比剂，以便观察 PDA 是否闭塞。

【疗效评价】

根据封堵后主动脉弓降部造影来判定其疗效，肺动脉内无对比剂充盈为无残余分流；仅在封堵器肺动脉侧有极少量对比剂充盈，但不呈喷射状，为微量残余分流；在主肺动脉远心段有少量对比剂充盈且呈喷射状，为少量残余分流；在主肺动脉中远段有对比剂充盈，为中量残余分流；整个主肺动脉均有对比剂充盈，为大量残余分流。

【术后处理】

1. 穿刺侧肢体制动6h，卧床20h，局部沙袋压迫6h。

2. 用抗生素。

3. 术后24h，1、3、6及12个月复查经胸超声心动图、心电图及胸部X线片。

【并发症预防及处理】

1. 溶血 多为残余分流所致。尽量封堵完全，避免产生喷射性残余分流。若发生溶血多采用保守疗法，包括应用激素、碳酸氢钠等；也可采用可控弹簧栓子再次封堵；若无效且患者病情有恶化的趋势，应行外科手术。

2. 封堵器脱落 一般与封堵器选择过小或植入时位置不当有关，罕见于操作失误。因此，操作要规范，封堵器选择要合适，植入封堵器定位要准确。术后检查及随访要严格，一旦发生封堵器脱落，应尽早酌情采用异物钳或圈套器取出；若不成功，则应及时行外科处理，避免发生重要脏器缺血及坏死。

3. 三尖瓣腱索断裂 由输送导管穿过三尖瓣腱索所致。在送导管或输送鞘管的过程中，操作要轻柔，一旦发现其尖端抵达三尖瓣区有阻力时，切忌强行继续推送。应将导引导丝及导管或输送鞘管回撤至右心房，再重新送至右心室、主肺动脉、PDA及降主动脉。若术后超声心动图发现部分腱索断裂且三尖瓣反流较轻，可随访观察；合并中、大量三尖瓣反流者应尽早行外科手术。

4. 主动脉及肺动脉夹层 主要为操作不规范或术中导丝、导管及封堵器移位损伤血管所致。术中操作要轻柔、规范；轻者或局限性夹层可保守治疗，严重者可行覆膜支架(年龄>10岁，体重≥35kg)植入术或外科处理；若为肺动脉夹层，也可尝试经从主动脉侧送导丝，建立股动脉-PDA-肺动脉-股静脉轨道，然后进行PDA封堵。

5. 左肺动脉及降主动脉狭窄 多见于低龄患儿，一般由选择封堵器过大且植入肺动脉侧或主动脉侧过多所致，也可见于选用室间隔缺损及房间隔缺损封堵器者。封堵术后收缩压差<10mmHg，可密切随访观察；若压差明显，应更换或取出封堵器。

6. 残余分流 一般与选择封堵器不当有关，也可见于PDA位置及形态特殊的患者。选择封堵器要合适，尽量将分流完全阻断，少量残余分流可随访观察，中量以上残余分流应行再次封堵术或外科处理。

7. 血小板减少　多与应用较大直径封堵器和/或残余分流有关；积极寻找原因，可酌情应用激素、碱化尿液、降压及输入血小板等。若无效，应行外科手术取出封堵器及封闭 PDA。

8. 一过性高血压　多见于粗大 PDA 封堵术后，动脉系统血容量突然增加等因素所致，可用硝酸甘油或硝普钠静脉滴注，也可服用降压药物治疗，部分患者可自然缓解。

9. 心前区不适或闷痛　主要与植入封堵器过大有关，过度扩张牵拉动脉导管及其周围组织所致，一般随访中可逐渐缓解。

10. 感染性心内膜炎　一般与介入封堵术后患者自身免疫力差、术前近期内曾有感冒发热、术中消毒不严格或所用器械灭菌不彻底等有关。因绝大多数先天性心脏病患者不需要急诊处理，若患者封堵术前 1 个月内有发热感染史，暂不宜行介入治疗。对于植入封堵器的患者，术后应常规应用抗生素，一旦患者术后发热，应积极处理，酌情延长术后住院观察时间，以避免该并发症的发生。而对于术后发生感染性心内膜炎的患者，若药物治疗无效，应行外科手术。

11. 死亡　死亡率极低，主要发生于围手术期。国内外均见于封堵器脱落后发生重要脏器缺血坏死，虽然经治疗或手术处理，最终仍发生死亡。也见于 PDA 合并重度肺动脉高压封堵术后发生封堵器脱落或术后发生电解质紊乱及心律失常，处理不当或不及时导致死亡。国内有报道 PDA 合并重度肺动脉高压封堵术后，在随访中发生死亡的病例。

【注意事项】

1. 直径≥14mm 的 PDA　常合并较重的肺动脉高压，其操作困难，成功率低，并发症多，应慎重。目前多采用国产 PDA 封堵器或 Amplatzer 肌部室间隔缺损封堵器封堵大直径的 PDA。

2. 合并重度肺动脉高压的 PDA 封堵术　术前应常规行右心导管检查，若肺循环血流量/体循环血流量（QP/QS）>1.3；股动脉血氧饱和度>90%；可考虑尝试行封堵术治疗。首先进行封堵试验，可采用球囊或直接用封堵器封堵，若肺动脉压下降（30mmHg 以上或降低幅度为原来压力的 20% 以上），主动脉压无下降及股动脉血氧饱和度上升，患者无不良反应，且造影示无或仅微量残余分流时，可释放封堵器。但应注意避免过大封堵器造成的主动脉弓降部及左肺动脉狭窄；另外，术中操作要轻柔，一旦不成功，应保证将封堵器顺利收回鞘管内，以防损伤 PDA 及发生肺动脉夹层等。如试封堵后肺动脉压不下降反而升高，或心率变慢，主动脉压下降，患者感胸闷、气短、胸痛、头晕甚至发生阿-斯综合征等不良反应，应立即收回封堵器。随后严密观察病情，酌情处理。

3. 高龄患者的 PDA 封堵　有时可合并不同程度的肺部疾病，尽管封堵术前肺动脉压力低于主动脉压力，但升主动脉及股动脉血氧饱和度可低于正常（不能用 PDA 伴重度肺动脉高压引起的右向左分流来解释）。即使试验性封堵术后股动脉血氧饱和度仍不能恢复正常，此时若肺动脉压力下降满意，患者无不良反应也可进行永久封堵，不过应密切随访。

上述情况临床经验有限，需积累更多的病例进一步评价其中、远期效果。

4. 对于 PDA 合并其他可介入治疗的心血管畸形者　可酌情同期或分期行介入治疗。而对于 PDA 合并其他不适合介入治疗但暂时又不宜或不需要外科手术者，如小儿轻度主动脉瓣病变或细小冠状动脉瘘等，可先行 PDA 封堵术，合并畸形应随访观察，择期酌情外科处理或介入治疗。介入封堵前应请有经验的高年资心外科医师会诊，制定更加合适的治疗方案。

5. 封堵器或弹簧栓子释放困难　多为安装封堵器或弹簧栓子时拧得过紧所致。弹簧栓子在体外安装拧紧后，可逆时针旋转一圈，一般易于释放。若封堵器释放困难时，可将输送鞘管沿输送钢缆向前送，将其尖端紧抵封堵器肺动脉侧，再逆时针旋转输送钢缆，多能释放成功。若经多次努力释放仍不成功者，建议外科处理，以免反复牵扯旋转封堵器或弹簧栓子导致局部血管损伤。

6. 直径<1.5mm 的细小 PDA　除有个别发生感染性动脉内膜炎的潜在危险性外，对血流动力学影响不大。因此，这部分患者是否需要介入治疗目前尚有争论。若主动脉造影后发现 PDA 的部位及形状较宜采用弹簧栓子封堵术，多主张一并介入治疗。而对导管甚至导丝都不能通过的细小 PDA，其部位及形状也不适合封堵术或介入治疗有一定难度者，可随访观察。少数采用吸收性明胶海绵或诱导血栓形成法封堵特殊细小 PDA 获得满意的效果，但需积累更多病例及进行长期随访加以评价。

7. 若从肺动脉侧经 PDA 送导丝入降主动脉困难时，可尝试经主动脉侧送导丝，建立股动脉 -PDA- 肺动脉 - 股静脉轨道，然后进行封堵。

8. 术后不需服用抗血小板药物。

9. 对过敏体质或对金属过敏者封堵　术前应行镍钛金属过敏试验，一般可采用废弃的同一厂家生产的封堵器，用绷带贴敷于患者手腕处，观察 20h。若局部皮肤无发红、发痒、皮疹及破溃等，可行封堵术。

10. 单纯 PDA 介入治疗成功后随访复查 1 年者，一般生活质量如常人。但若合并重度肺动脉高压者，其术后疗效差别较大，部分患者病情有逐渐加重之趋势，甚至也有发生死亡者。对这部分患者，术后仍需使用降肺动脉压力的药物，同时应加强随访。

二、继发孔型房间隔缺损封堵术

继发孔型房间隔缺损（ASD）封堵术是经皮穿刺股静脉，将封堵器经输送鞘管植入房间隔缺损处，以恢复或改善其血流动力学状态。1985 年 Rashikind 等报道应用单盘带钩闭合器封堵继发孔型 ASD 获得成功。我国 1997 年开始采用 Amplatzer 封堵器治疗继发孔型 ASD，目前是全球应用最广泛的方法。中国生产的介入器材也已在全球 80 多个国家应用。

【适应证（Amplatzer 法）】

1. 年龄通常 ≥ 3 岁。

2. 直径 ≥ 5mm，伴右心容量负荷增加，≤ 36mm 的继发孔型左向右分流 ASD。

3. 缺损边缘至冠状静脉窦，上、下腔静脉及肺静脉的距离 ≥ 5mm；至房室瓣 ≥ 7mm。

4. 房间隔的直径 > 所选用封堵器左心房侧盘的直径。

5. 不合并必须外科手术的其他心脏畸形。

6. 外科术后残余分流。

【禁忌证】

1. 原发孔型 ASD 及静脉窦型 ASD。

2. 心内膜炎及出血性疾病。

3. 封堵器安置处有血栓存在，导管插入途径有血栓形成。

4. 严重肺动脉高压导致右向左分流。

5. 伴有与 ASD 无关的严重心肌疾病或瓣膜疾病。

【操作方法及程序】

1. 术前准备

(1) 药品：1% 利多卡因、肝素及各种抢救药品。

(2) 器械：血管穿刺针，动脉鞘管，0.035in 加硬导引钢丝（长 260cm）及 0.035in（长 145cm）导丝；端侧孔导管。直径为 8~40mm 的 Amplatzer 封堵器；8~12F 输送鞘（美国）。直径为 8~44mm 的房间隔缺损封堵器，9~14F 输送鞘（国产）。

(3) C 臂心血管造影机。

(4) 多导生理记录仪、超声心动图仪、心脏监护仪、临时起搏器和心律转复除颤器。

(5)备用氧气、心包穿刺包及气管插管等器械。

(6)病史及体检,询问患者有无对金属过敏史。

(7)相关化验检查;经胸和/或食管超声心动图检查;心电图及胸部X线片。

(8)需全身麻醉的患儿术前4h禁食、水,备皮。

(9)向患者及其家属或监护人解释术中可能出现的并发症并签署知情同意书。

2. 操作步骤　局部麻醉或全身麻醉下穿刺股静脉,行右心导管检查;静脉推注肝素100U/kg。将0.035in(长260cm)加硬导丝置于左上肺静脉内,沿该导丝送入测量球囊导管于房间隔缺损处,以稀释的对比剂(对比剂:生理盐水为1∶3)充盈球囊,当透视下显示球囊中间出现切迹,且彩色多普勒显示房水平无左向右分流时,测量球囊切迹处的直径,即为ASD的最大伸展径。抽瘪球囊并沿导丝撤出体外,再沿导丝将输送鞘管送入左心房内(目前国内一般根据超声心动图判定ASD直径及周边情况,已很少采用球囊法测量ASD直径)。选择适宜的Amplatzer封堵器(超过伸展直径1~2mm)经输送鞘管送至左心房内;若未行球囊测量ASD伸展直径者,封堵器直径可酌情增加4~6mm。在透视及经胸超声心动图(或经食管超声心动图)监测下,先打开封堵器的左心房侧伞,回撤至ASD的左心房侧,然后固定输送钢缆,继续回撤鞘管打开封堵器的右心房侧伞。经透视及超声下观察封堵器位置、形态满意,且无残余分流时,可稍加用力反复推拉输送钢缆,重复超声及透视,若封堵器固定不变,可逆时针操纵钢缆上的旋转柄,释放封堵器。撤出鞘管,压迫止血。

【疗效评价】

根据超声多普勒左向右分流信号判定,无左向右分流为效果佳;分流信号直径<1mm,为微量残余分流;直径1~2mm,为少量;3~4mm,为中量;>4mm,为大量。

【术后处理】

1. 穿刺肢体制动8h,卧床20h,局部沙袋压迫6h。

2. 术后肝素抗凝24h。

3. 口服肠溶阿司匹林3~4mg/kg(6个月);封堵器直径≥30mm患者可酌情加服波立维75/d(成人)。

4. 应用抗生素。

5. 术后24h,1、3、6及12个月以上复查经胸超声心动图、心电图及胸部X线片。

【并发症及处理】

1. 冠状动脉空气栓塞　常由于导管及输送鞘管内排气不净或输送封堵器时带入气体所致。因介入操作时患者处于仰卧位，右冠状动脉开口朝上，一旦气体经左心房、左心室达升主动脉，极易进入右冠状动脉，而发生冠状动脉空气栓塞。术中患者常感胸闷、气短、胸痛及烦躁不安等，心电图示 ST 段抬高及心率减慢。因此，封堵器进入体内前应完全排净气体，或在推送封堵器前将输送鞘管末端置于含肝素的生理盐水较深容器内。发生冠状动脉空气栓塞后，应立即给患者吸氧，酌情使用阿托品及血管扩张药，一般 20min 内即可缓解。

2. 封堵器脱落　常为封堵器选择过小、病变解剖部位特殊、适应证选择及操作不当或器材本身质量问题等所致。首先要严格掌握适应证，术前检查应全面、仔细及准确。对缺损边缘条件差者，应充分评估其封堵术的可行性。属于介入治疗禁忌证者，不应尝试封堵。术中操作要规范，选择封堵器要合适。一旦发生封堵器脱落，可酌情圈套器取出，不成功或介入处理难度较大者应及时外科手术。

3. 心脏压塞　一般由术者缺乏介入治疗经验，心脏 X 线解剖不熟悉、操作不当或封堵器选择过大，其锐利边缘磨蚀心房壁所致。多发生于肺静脉法封堵 ASD，也可见于行右心导管检查时。除规范操作外，术中及术后应严密观察病情，尤其是对封堵术后突发胸闷、胸痛等症状者，应及时行超声心动图检查，一旦发现中大量心包积液，可酌情心包穿刺引流或外科手术。

4. 主动脉 - 右心房或左心房瘘　一般认为 ASD 位于前上方及选择封堵器偏大，其锐利的边缘机械性摩擦主动脉根部所致。多为迟发，最早发生于封堵术后 6h，国外最长报道术后 15 年。对于主动脉侧缺损的边缘较短或缺如者，应将封堵器呈 V 或 Y 形包绕主动脉根部，以避免锐利的封堵器边缘直接接触主动脉根部，随着心脏搏动而发生磨蚀及穿孔。一旦发生该并发症，一般行外科手术处理，中国医学科学院阜外医院及国外也有采用介入治疗成功的个案报道。

5. 心律失常　一般与导管刺激、封堵器压迫或缺损边缘靠近房室传导束有关。酌情药物治疗，若封堵后（释放封堵器前）发生完全性房室传导阻滞，应收回封堵器，终止介入治疗。

6. 房室瓣穿孔、反流　主要与封堵器选择过大或缺损边缘距二尖瓣前叶较近，封堵器的左心房侧边缘影响二尖瓣的关闭或机械性摩擦造成二尖瓣穿孔有关。释放封堵器前若发现二尖瓣反流者，应更换封堵器；释放后轻度二尖瓣反流者，可随访观察，重者应行外科处理。

7. 对封堵器过敏　术前应仔细询问患者有无金属过敏史，对过敏体质或对金属过敏者封堵术前应行镍钛金属过敏试验（同PDA封堵术）。若术后发生过敏，轻者可药物治疗，重者应通过外科手术取出封堵器。

8. 头痛　确切原因目前尚不清楚，估计与封堵器有关。除外脑出血后，可加强抗凝及药物对症治疗，包括应用甘露醇等。难以忍受的剧烈头痛且经药物治疗无效者，可考虑外科取出封堵器，修补ASD，国内已有至少4例患者采用外科处理后头痛消失。

9. 脑梗死　术中应肝素化，术后应严格抗血小板治疗半年；合并心房颤动者需服用华法林。

10. 股动静脉瘘　主要与输送鞘管较粗、穿刺点不当或局部血管走行异常有关。穿刺点要准确，防止入径困难及股动静脉瘘的发生。术中一旦疑有股动静脉瘘，切忌再插入更大直径的导管或扩张管。若瘘口直径≤3mm，可采用局部压迫法或随访观察；若瘘口直径>3mm，可酌情择期施行外科手术或覆膜支架植入术。

11. 残余分流　多见于多发孔缺损或缺损呈长椭圆形；少量残余分流可随访观察，大量者可酌情再次封堵。

12. 溶血　罕见，一般见于封堵术后发生心脏磨蚀，包括主动脉-左/右心房瘘、二尖瓣穿孔或封堵器移位导致二尖瓣反流，因高速血流冲击封堵器造成红细胞破坏，发生溶血。多数需外科处理，国内外也有主动脉-左/右心房瘘介入封堵成功的个案报道。

【注意事项】

1. 小直径的ASD（<5mm）既无临床症状、超声心动图又无右心容量负荷增加者，一般不需要介入治疗，若在随访中发现ASD逐渐增大且有右心容量负荷增加者，或出现由于下肢静脉血栓导致的脑梗死者，可考虑介入疗法封堵ASD。

2. 对于ASD直径与心脏增大或肺动脉高压程度不相称者（即缺损直径不大，但心脏增大较明显或肺动脉高压较重者），应除外依赖ASD存在的其他心血管畸形（包括ASD合并难以解释的肺动脉高压、合并部分或完全性肺静脉畸形引流等）或ASD合并心肌、瓣膜疾病等。尽管这部分患者有时介入治疗技术难度不大，但均不宜施行ASD封堵术。

3. 大直径ASD合并重度肺动脉高压者，国内外均有采用带孔房间隔缺损封堵器介入治疗的病例，使大直径ASD变为小直径ASD，术后患者症状得到缓解。今后需要积累更多病例观察其远期疗效。

4. 对 ASD 缺损边缘短而薄且范围较大者，尤其靠近下腔静脉侧，封堵术成功率低，术后发生封堵器脱落的概率高，一般不主张介入治疗；不过近几年国内已有采用 3D 打印技术，选用 PDA 或室间隔缺损封堵器介入治疗成功的病例。而部分患者仅靠近主动脉侧的缺损边缘短甚至缺如，可施行介入治疗，但需将左、右心房侧的封堵器边缘呈 V 形或 Y 形包绕主动脉根部。术后应密切随访，警惕由于封堵器边缘的机械性摩擦而造成的主动脉 - 右心房瘘、主动脉 - 左心房瘘及心脏压塞等近中晚期潜在并发症。

5. 对 ASD 直径较大、缺损边缘条件差，且经胸超声心动图图像不佳者，应行经食管超声心动图或心脏 CTA 检查，以利于适应证及封堵器直径的选择。

6. 介入经验不足者术中应慎重采用肺静脉法释放封堵器，以防发生心脏压塞或穿孔。

三、室间隔缺损封堵术

室间隔缺损（VSD）封堵术是经皮穿刺股静脉（或颈静脉）和股动脉，将封堵器经输送鞘管植入室间隔缺损处，恢复或改善其血流动力学状态。1988 年 Lock 等首次应用双面伞封堵室间隔缺损（VSD）获得成功，其后临床采用的封堵器械有 Rashikind、CardioSEAL、Clamshell 及 Sideris 伞等，均因适应证窄、残余分流率高及并发症多而未能推广应用。目前我国临床主要采用国产室间隔缺损封堵器闭合 VSD（包括膜周部和肌部 VSD）；另外，国内外均有使用动脉导管未闭封堵器（PDA Ⅰ代及Ⅱ代）的大组病例报道。

【适应证】

1. 膜周部 VSD

（1）年龄通常 ≥3 岁。

（2）对心脏有血流动力学意义的单纯 VSD。

（3）VSD 上缘距主动脉右冠瓣 ≥2mm。

（4）无主动脉右冠瓣脱入 VSD 及主动脉瓣反流。

2. 肌部 VSD　通常直径 >5mm。

3. 外科术后残余分流。

【禁忌证】

1. 活动性心内膜炎，心内有赘生物，或引起菌血症的其他感染。

2. 封堵器安置处有血栓存在，导管插入途径有血栓形成。

3. 缺损解剖位置不良，封堵器放置后影响主动脉瓣或房室瓣功能。

4. 严重肺动脉高压导致右向左分流。

【操作方法及程序】

1. 术前准备

(1)药品：1% 利多卡因、肝素、对比剂及各种抢救药品。

(2)器械：血管穿刺针，动脉鞘管，0.035in（长 300cm）“面条”导丝；0.035in（长 145cm 及 260cm）“泥鳅”导丝；Amplatz 圈套器。猪尾型导管、端侧孔导管及 5F Judkins 右冠状动脉造影导管。对称型或非对称膜周部 VSD 封堵器(4~20mm)，6~12F 输送鞘。PDA 封堵器；4~8F 输送鞘。直径为 6~24mm 的肌部 VSD 封堵器，6~9F 输送鞘。

(3)C 臂心血管造影机。

(4)多导生理记录仪、超声心动图仪、心脏监护仪、临时起搏器和心脏电复律除颤器。

(5)备用氧气、心包穿刺包及气管插管等器械。

(6)病史及体检，询问患者有无对金属过敏史。

(7)相关化验检查。

(8)心电图、胸部 X 线片、超声心动图。

(9)备皮及碘过敏试验。

(10)需全身麻醉的患儿术前 4h 禁食、水。

(11)向患者及其家属或监护人解释术中可能出现的并发症并签署知情同意书。

2. 诊断性心导管术局部麻醉或全身麻醉下穿刺股静脉插管行右心导管检查，穿刺股动脉插入猪尾型导管行左心室长轴斜位造影，测量 VSD 直径，了解其形态及其距主动脉右冠瓣的距离。然后行升主动脉造影观察有无主动脉瓣脱垂及反流。

3. 操作步骤静脉推注肝素 100U/kg。然后从动脉途径送入 Judkins 右冠状动脉导管沿超滑导丝经 VSD 入右心室，再更换长“泥鳅”导丝（或“面条”导丝）入主肺动脉或上腔静脉。经股静脉送入圈套器至主肺动脉或上腔静脉内，将“泥鳅”导丝头端抓住，拉出股静脉，从而建立股静脉 - 右心室 -VSD- 左心室 - 股动脉轨道。沿长“泥鳅”导丝将输送鞘管送入左心室内。选择适宜的封堵器（超过造影所测直径 1~2mm）经输送鞘管送至左心室内，在透视及超声心动图监测下，先打开封堵器的左心室侧盘，回撤至 VSD 的左心室侧，超声心动图显示左心室侧伞的位置及形态满意后，固定推送钢缆，继续回撤鞘管打开封堵器的右心室侧盘。经透视及超声下观察封堵器位置形态满意，且无残余分流及主动脉瓣反流，重复左心室及升主动脉造影。若无残余分流或仅有微量残余分流、无主动脉瓣及三尖瓣反流，且心电图与封堵术前无变化时，可逆时针旋转钢缆上的操纵柄，释放封堵器。撤出鞘管，压迫止血。

【疗效评价】

根据超声心动图及心血管造影判定，若封堵器位置、形态恰当，无或仅有微量～少量残余分流，且无主动脉瓣及房室瓣反流者为效果良好。

【术后处理】

1. 穿刺侧肢体制动 8h，卧床 20h，局部沙袋压迫 6h。
2. 术后肝素抗凝 24h。
3. 临床及心电图监测，观察 5~7d。
4. 应用激素 3d。
5. 口服肠溶阿司匹林 3~4mg/kg（6 个月）。
6. 抗生素。
7. 术后 24h，1、3、6 及 12 个月以上复查经胸超声心动图、心电图及胸部 X 线片。

【并发症及处理】

1. 束支传导阻滞　三度房室传导阻滞一般与封堵器选择过大、VSD 部位及术中操作损伤有关。早年发生率较高，自国产封堵器改进后，其发生率明显降低。一旦发生该并发症，可应用激素及营养心肌的药物，部分患者能转为窦性心律；若保守治疗无效，可酌情植入临时或永久起搏器及外科手术处理。术后发生完全性左束支传导阻滞伴左心室增大者目前治疗较棘手，国内有尝试植入心脏再同步化治疗起搏器（CRT-P），以改善心功能。因此，一旦术后发现完全性左束支传导阻滞，多主张尽快外科手术。

2. 封堵器脱落　基本同 ASD 封堵术；酌情采用圈套器取出，若不成功应及时外科手术。

3. 主动脉瓣或三尖瓣反流及狭窄　一般与术中操作损伤了瓣膜或术后封堵器影响瓣膜功能有关。可发生于术中、术后围手术期或出院随访中。若在释放封堵器之前发生应收回封堵器；而于释放封堵器之后发生，轻者可随访观察，中、重度者应手术处理。仅依靠升主动脉及左心室造影，尚不能观察三尖瓣的情况，因此术中超声心动图监测至关重要。

4. 溶血　多发生于伴膜部瘤 VSD，且右心室面多个“破口”者，与封堵术后有残余分流有关。应尽量封堵完全，避免高速血流的残余分流。对术后发生溶血者，一般可停用阿司匹林，采用激素，碳酸氢钠保守治疗。若保守治疗无效，为防止发生肾功能不全，必要时外科手术处理。

5. 医源性室间隔缺损　可发生于术中建立动静脉轨道时，多为导丝或导管误穿过薄弱的室间隔所致，封堵后发现原 VSD 仍存在，应酌情继续介入封堵或采取外科手术处理。

6. 冠状动脉栓塞或损伤　一般与操作不规范有关。术中应肝素化，鞘管内应充分排气。一旦发生冠状动脉夹层，可酌情行支架植入术或冠状动脉旁路移植术。

【注意事项】

1. 小直径的 VSD（<3mm），左向右分流量很少，一般不会造成左心容量负荷增加及肺动脉高压，患者也多无症状，可定期随访观察。另外，VSD 自然闭合的时间多在 2~5 岁，即使没有自然闭合，若缺损直径无变化者仍可继续随访至成人。另外，对随访中的小 VSD 直径无变化或略有增加，但患者或其亲属考虑到将来入学、就业、加入保险，且为避免发生感染性心内膜炎、外科手术带来的痛苦、瘢痕以及消除心脏杂音所造成的心理障碍等，而迫切要求介入治疗者。介入医生需全面综合临床及影像学资料，估计介入治疗的成功率以及术后给患者带来的益处和可能引起的并发症，权衡其利弊，征得患者及其亲属同意后可行介入治疗。

2. 对于 VSD 术前合并心律失常尤其是伴完全性右束支传导阻滞及完全性左束支传导阻滞者，应权衡封堵术后的利弊，以防发生心搏骤停等严重并发症。

3. 少数 VSD 病例需完成左心室及升主动脉造影后才能判定介入治疗的可行性和必要性，有时造影能更准确地观察 VSD 的部位、距主动脉右冠状瓣的距离、VSD 左心室面和右心室面的直径及缺损数目、有无合并膜部瘤、主动脉瓣脱垂及反流等。

4. 对左心室面有两个缺损且相距较近的膜周部 VSD，若采用非对称性 VSD 封堵器，尽可能封堵靠近主动脉瓣侧的缺损。少数介入医师封堵远离主动脉瓣侧的缺损，将原先指向心尖部的左心面长盘（非对称型封堵器）顺时针方向旋转至主动脉瓣侧，但其操作技术要求高，发生封堵器脱落或主动脉瓣反流的风险大，经验不足者不宜采用该方法。对左心室面有两个缺损且相距较远的膜周部 VSD，一枚封堵器常难以完全闭合两处缺损，留有残余分流；而采用两枚封堵器可能造成主动脉瓣反流，且费用也明显增加，此种情况一般不适合介入治疗。若患者经济条件允许且两枚封堵器封堵后既无残余分流又无主动脉瓣反流者，也可尝试介入治疗。

5. 对合并膜部瘤且右心室面有多个“破口”的 VSD 介入治疗，尽可能将输送鞘通过大“破口”并封堵左心室面的缺损口，以达到完全闭合。

6. 对 VSD 合并轻度三尖瓣反流者，若封堵术后三尖瓣反流量无增加，可释放封堵器。

7. 对 VSD 合并主动脉瓣轻度脱垂但无主动脉瓣反流者，可试行 VSD 封堵术。若封堵后封堵器的锐利边缘未接触到脱垂的主动脉瓣，且无主动脉瓣反流及残余分流者，可释放封堵器。术后应严格随访。

8. 对过敏体质或对金属过敏者，封堵术前应行镍钛金属过敏试验（同 PDA 封堵术）。

9. 采用 PDA 封堵器也有发生完全性房室传导阻滞的病例，尽管该封堵器呈蘑菇状（单盘结构），若封堵器选择过大，也可挤压室间隔房室传导束而发生该并发症。

10. 国内临床报道 VSD 封堵术后 10 年以上仍发现有完全性房室传导阻滞或中重度主动脉瓣反流者，因此，VSD 封堵术后应长期随访观察，以便发现迟发严重并发症，及时处置。

四、经皮肺动脉瓣球囊成形术

经皮肺动脉瓣球囊成形术（percutaneous balloon pulmonary valvuloplasty，PBPV）是穿刺股静脉（或颈静脉），将球囊导管置于狭窄的肺动脉瓣口，利用球囊扩张的机械力量使粘连的肺动脉瓣叶交界处分离，以解除或缓解瓣口狭窄程度。根据使用的球囊不同，可分为聚乙烯球囊法和 Inoue 球囊法。1982 年 Kan 等首先报道经皮球囊肺动脉瓣成形术（PBPV）治疗单纯肺动脉瓣狭窄（PS），自 1985 年以来，该技术陆续在国内开展，现已成为治疗单纯 PS 的首选方法。

【适应证】

1. 单纯肺动脉瓣狭窄，跨肺动脉瓣收缩压差 ≥ 35mmHg。

2. 重症肺动脉瓣狭窄伴心房水平右向左分流。

3. 合并其他可行介入治疗的心脏畸形，如动脉导管未闭、继发孔型房间隔缺损及室间隔缺损等。

4. 轻、中度发育不良型肺动脉瓣狭窄。

5. 复杂型先天性心脏病合并肺动脉瓣狭窄的姑息疗法。

【禁忌证】

1. 单纯右心室流出道狭窄或以其为主的重度狭窄者（心室收缩及舒张期狭窄程度变化不大）。

2. 重度发育不良型肺动脉瓣狭窄。

3. 伴重度三尖瓣关闭不全需外科处理者。

4. 余同一般心血管造影。

【操作方法及程序】

1. 术前准备

(1)药品：1% 利多卡因、肝素、对比剂及各种抢救药品。

(2)器械：血管穿刺针，动脉鞘管，0.035in 导引钢丝(长 145cm)，0.035in 导引钢丝(长 260cm)，猪尾型导管及端侧孔导管(5~7F)，适宜的聚乙烯球囊导管、Inoue 球囊导管及附件或国产 10F 球囊导管及附件。

(3)C 臂心血管造影机。

(4)多导生理记录仪、心脏监护仪、临时起搏器和心脏电复律除颤器。

(5)备用氧气、心包穿刺包及气管插管等器械。

(6)病史及体检。

(7)相关实验室检查。

(8)心电图、胸部 X 线片、超声心动图。

(9)备皮及碘过敏试验。

(10)需全身麻醉的患儿术前 4h 禁食、水。

(11)向患者及其家属或监护人解释术中可能出现的并发症并签署知情同意书。

2. 操作步骤 局部麻醉或全身麻醉下经皮穿刺右股静脉插管，常规测定肺动脉 - 右心室压力。行左侧位右心室造影，测量肺动脉瓣环直径。对较重的患者应动态监测血压。

(1)聚乙烯球囊法(单球囊法)

1)经导管将 0.035in 导引钢丝(长 260cm)送至左下肺动脉，退出导管，保留导丝。

2)球囊直径的选择：一般球囊直径 / 瓣环直径比值为 1.2~1.4。

3)将备好的球囊导管沿导丝送至肺动脉瓣区，用 1∶3 稀释的对比剂轻充球囊，若位置准确无误，快速充盈球囊至腰部切迹消失，立即抽空球囊并将其送至主肺动脉。

4)核对心脏杂音及肺动脉瓣第二音情况。

5)更换导管，测跨肺动脉瓣收缩压差，若效果满意，撤出导管，压迫止血。

(2)Inoue 球囊法：一般用于成人及体重 >25kg 的儿童，国产 10F 球囊导管可用于体重 >10kg。

1)经导管将环形导丝送至右心房或主肺动脉内，退出导管，保留导丝。

2)沿环形导丝引入 14F 扩张管(10F 国产球囊导管可引入 10F 扩张管)，扩张穿刺口，退出扩张管，保留导丝。

3）沿环形导丝送入 Inoue 球囊导管至右心房，撤出环形导丝及延伸器，换入成形探条。或沿环形导丝送入 Inoue 球囊导管至主肺动脉内。

4）操纵成形探条，将球囊送至右心室、肺动脉。

5）或沿环形导丝直接送入 Inoue 球囊导管至主肺动脉内。

6）球囊直径的选择：同聚乙烯球囊法。

7）先充盈前端球囊并将其回撤至肺动脉瓣口的肺动脉侧，用 1∶3 稀释的对比剂快速加压充盈后端球囊至腰部切迹变浅或消失后，立即回抽球囊并将其送至肺动脉远端。

8）评估肺动脉瓣杂音及第二心音变化。

用 Inoue 球囊导管测跨肺动脉瓣收缩压差，若效果满意，撤出导管，压迫止血。若疑有右心室漏斗部反应性狭窄，应重复右心室造影，观察肺动脉瓣的扩张效果及漏斗部的情况。

【疗效评价】

根据扩张术后肺动脉 - 右心室（漏斗部）跨肺动脉瓣收缩压差来判定，≤20mmHg 为效果优。部分患者在 PBPV 后瓣口狭窄已解除，但由于发生反应性漏斗部狭窄，可使右心室压力下降不满意，但连续压力曲线示肺动脉与漏斗部之间的压差已解除，而漏斗部与右室心尖部之间存在压力阶差，表明 PBPV 有效。此种情况可随访观察，酌情药物治疗。

【术后处理】

1. 穿刺侧肢体制动 8h，卧床 20h，局部沙袋压迫 6h。

2. 密切注意穿刺部位有无血肿、渗血及下肢水肿。

3. 使用抗生素。

4. 术后伴右心室流出道反应性狭窄者，给予 β 受体阻断药口服，通常 3~6 个月。

5. 术后 24h 复查超声心动图（了解跨肺动脉瓣压差）。

6. 术后 6 个月及 12 个月以上复查超声心动图、心电图及胸部 X 线片。

【并发症及处理】

1. 三尖瓣关闭不全　一般与术中损伤三尖瓣腱索有关。术后发生轻、中度三尖瓣关闭不全且无症状者，可随访观察；重度三尖瓣关闭不全者应酌情保守治疗及择期外科处理。

2. 心律失常　包括心动过缓、传导阻滞、期前收缩等，酌情应用药物、心外按摩及植入起搏器等。

3. 心脏压塞及心脏穿孔　多与球囊直径选择过大有关，一旦发生心脏压塞，应酌情心包穿刺引流或紧急外科手术。

4. 肺动脉瓣反流　球囊直径不宜选择过大；轻度肺动脉瓣反流一般无血流动力学意义，可随访观察。

5. 股动静脉瘘　基本同 ASD 封堵术。

6. 死亡　总死亡率<0.5%，多见于新生儿、小婴儿及重症病例。主要为术中发生心脏压塞、心脏穿孔、右心室流出道激惹、痉挛或严重心律失常等所致。

【注意事项】

1. 对瓣膜狭窄严重者，球囊 / 瓣环直径的比值选择可偏小，也可首次采用小直径球囊，再用大直径球囊分次或分期扩张。避免使用过大直径的球囊，可防止发生心脏穿孔，一般球囊直径 / 瓣环直径比值 1.2 较安全。

2. 球囊长度的选择，20mm 长的球囊适用于婴儿；30mm 长的球囊适用于除婴儿外的所有儿童；成人可用 30~40mm 的球囊。避免导丝及导管穿过腱索或乳头肌；不宜使用过长的球囊，以免发生三尖瓣关闭不全。

3. 肺动脉瓣狭窄可合并不同程度的继发性肌肥厚型右心室流出道狭窄，主要表现为右心室造影于心室收缩期右心室流出道狭窄，而心室舒张期则狭窄不明显，即不是固定性狭窄，对这部分患者，可施行肺动脉瓣球囊成形术。扩张术后随着肺动脉瓣口阻力的下降，右心室流出道狭窄也会逐渐缓解。

4. 对于轻度肺动脉瓣狭窄的患儿是否行球囊成形术，目前尚有争议，国内一组 32 例轻度肺动脉瓣狭窄的患儿行球囊成形术获得满意的临床效果。国外多位学者研究表明，部分肺动脉瓣狭窄的患者在儿童生长期肺动脉瓣狭窄程度会有所进展，特别是在婴幼儿期进展更为迅速，这主要与儿童快速生长期肺动脉瓣环的发育与肺动脉血流量快速增长不相适应有关。因此，及时接受肺动脉瓣球囊成形术有利于患儿的生长发育及预后。

五、先天性心脏病介入治疗技术的新进展

(一) 卵圆孔未闭封堵术

早期关于经导管封堵卵圆孔未闭（PFO）是否优于药物治疗，一直存在争议。直到 2015 年经导管心血管治疗（transcatheter cardiovascular therapeutics，TCT）会议上公布了 RESPECT 研究的阳性长期随访结果后，2016 年 11 月美国食品药品监督管理局最终批准了 Amplatzer PFO 封堵器的临床应用，使得 PFO 介入治疗在国内外广泛开展起来。

目前主要适应证为中、大量左向右分流 PFO 导致的隐源性脑卒

中或短暂性脑缺血发作的患者，其他包括中、大量右向左分流 PFO，伴药物治疗无效的偏头痛；伴斜卧呼吸 - 直立性低氧血症；伴癫痫等，经导管介入封堵 PFO 后也获得满意疗效，但需要积累更多病例及进行严格的临床试验加以证实。

PFO 封堵术的操作过程、术后处理及并发症防治等基本同 ASD 封堵术。值得注意的是，对于无任何临床症状的 PFO，一般不主张行封堵术，尤其是无症状的儿童，仅在超声心动图检查时发现 PFO，更不宜实施封堵术。一旦把封堵器植入体内，作为心内异物将伴随患者终生，是完全没有必要的。另外，进行 PFO 封堵术偶有发生严重并发症的潜在风险，包括术中心脏穿孔导致心脏压塞、封堵器脱落；术后由于封堵器所致心脏磨蚀等。

（二）单纯超声心动图引导下经皮导管先天性心脏病介入治疗

自 2012 年起国内陆续开展了单纯超声心动图（超声）引导下经皮导管先天性心脏病介入治疗，均可用于上述几种常见先天性心脏病。不过多数单位是由心外科医师实施的，与传统的 X 线引导下介入治疗相比，其主要优势为无 X 线辐射，大部分病例不需要对比剂，一旦介入失败或发生封堵器脱落及心脏压塞等严重并发症，可及时转为外科手术治疗，为患者提供了更多安全保障。另外，超声引导下经皮介入技术也有其操作难度大、学习曲线长的特点。要求术者需具有经皮介入治疗的经验，能够在 X 线引导下完成常规经皮介入治疗，再通过严格的培训，最初在有经验的介入医师指导下实施将更加安全。该技术一般在外科手术室进行，具有丰富经验的超声心动图医师的配合至关重要。

（三）3D 打印技术在先天性心脏病介入治疗中的应用

近年来国内采用 3D 打印技术介入封堵特殊类型 ASD 获得成功，包括下腔型及边缘条件不佳的病例。先行心脏 CTA 检查，制作 3D 打印模型，观察 ASD 的形态，并在模型上进行模拟介入封堵，确定介入治疗方案，选择最佳封堵器的类型及型号。一般下腔型 ASD 多采用 PDA 封堵器，也有选用室间隔缺损封堵器获得成功的报道。不过对于缺损较大的下腔型 ASD，若在体外模型上模拟封堵失败者，建议选择外科手术为宜，以避免介入封堵术中及术后发生封堵器脱落之风险。

（四）可降解及可吸收封堵器的应用

为了防止先天性心脏病封堵术后因封堵器导致的严重并发症，国内已研制出可降解的 ASD、PFO 封堵器及可吸收的 VSD 封堵器。目前可降解的 ASD 封堵器临床试验病例已完成，正在进行随访中。该封堵器可视性较差，需在 X 线及超声心动图监测下实施介入封堵术。

可吸收的 VSD 封堵器,同样是可视性差,仅在超声引导下经胸微创实施,目前正处于临床试验阶段。

可降解的 PFO 封堵器,需在 X 线及超声心动图监测下实施介入封堵术,目前也处于临床试验阶段。

(蒋世良)

第 84 章 经导管主动脉瓣置换术

一、病因及发病机制

主动脉瓣狭窄(aortic stenosis,AS)主要由瓣膜先天发育异常、瓣叶钙化和风湿病引起。二叶式主动脉瓣为最常见的导致 AS 的先天性主动脉瓣发育畸形;单叶式主动脉瓣少见,通常在婴幼儿期就出现明显的心力衰竭症状。主动脉瓣钙化或退行性病变是成人 AS 的最主要原因,可能与各种原因引起的增生和炎症反应导致钙质沉积继而使瓣叶活动度下降有关。风湿性 AS 由瓣膜交界和瓣叶粘连融合导致瓣口面积减少引起,风湿性疾病在发达国家已明显减少,但在发展中国家仍有较多患者。

正常成人主动脉瓣口面积在 3~4cm^2,瓣膜形态和结构发生变化后会导致功能发生变化,继而引起左心室流出道梗阻。此过程一旦发生,AS 进展将不可避免。随着主动脉瓣口面积逐渐减小,主动脉瓣梗阻和心肌负荷越来越重,导致左心室肥厚、舒张功能不全、氧耗量增加、缺血和左心室收缩功能下降。AS 的进展速度因人而异,跨主动脉瓣压差平均每年增加 7mmHg,瓣口面积每年增加 0.1cm^2。大部分 AS 患者到 60~70 岁会出现心脏症状,并逐渐出现心力衰竭、心绞痛、晕厥等症状,并在随后几年内死亡。

二、流行病学

在西方国家,AS 是常见的瓣膜疾病,也是心脏瓣膜置换的最主要原因。AS 与年龄增加显著相关,50~59 岁年龄组患病率为 0.2%,80~89 岁年龄组患病率为 9.8%。在美国,经超声心动图检查估测人群中 AS 的患病率为 0.4%,65 岁以下人群中 ≤0.2%,65~74 岁人群中为 1.3%,75 岁以上人群中为 2.8%。在欧洲,AS 在心脏单瓣膜病患者中占比达 43%,其中退行性病变占 81.9%,风湿性病变占

11.2%。随着人口老龄化和预期寿命增加，可以预测 AS 的患病率将逐渐增加。

国内尚缺乏大规模的人口统计学资料。复旦大学附属中山医院纳入近 30 万例就诊患者，<40 岁患者中 AS 的发生率为 0.63%，40~64 岁患者中为 1.28%，65~84 岁患者中为 1.26%，≥85 岁患者中为 1.76%；<65 岁患者中 AS 的主要病因为风湿病，二叶式主动脉瓣是第二大病因；≥65 岁患者中钙化和退行性变为主要病因，其次是风湿病。中国医学科学院阜外医院牵头的“十二五”国家重大疾病注册登记项目——中国老年瓣膜性心脏病住院患者队列研究（China-DVD），是我国首个瓣膜性心脏病全国前瞻性队列研究，69 家医院参与，入选 60 岁以上的有中度以上瓣膜性心脏病、感染性心内膜炎、既往有瓣膜干预史的患者。其中，66% 患者为单瓣膜病，34% 患者为复合瓣膜病；在单瓣膜病中，二尖瓣反流（43%）最常见，其次是三尖瓣关闭不全（27.9%）、主动脉瓣关闭不全（15.7%）、AS（8.2%）；AS 病因方面，退行性变占 69.2%，先天性发育异常占 15.7%，风湿病占 9.2%。

三、临床表现

最常见的症状包括活动耐量下降、乏力、呼吸困难、心绞痛、晕厥等。劳力性呼吸困难、心绞痛、晕厥是典型的 AS 三联征。大部分二叶式主动脉瓣患者在 50~70 岁时出现 AS 相关症状，而钙化性 AS 患者主要在 70 岁以后出现 AS 相关症状。不管冠状动脉是否有狭窄病变，AS 患者均可能出现心绞痛，主要是因为 AS 引起心肌肥厚、氧耗量增加，而且 AS 患者心率增快、舒张期缩短、狭窄的主动脉瓣环挤压冠状动脉导致供氧量下降。AS 患者心排血量相对固定、代偿有限，运动时体动脉血压下降、大脑供血不足，会引发晕厥。这些症状包括心力衰竭的程度可以反映 AS 的严重程度。

听诊可以发现心脏收缩期杂音，在主动脉瓣听诊区、心脏收缩晚期杂音最响亮，可传导至双侧颈动脉、心尖。随着左心室功能衰竭和每搏输出量下降，杂音变弱甚至可完全消失，因此杂音的强度与 AS 的严重程度无直接关系，而杂音最响亮的时相与 AS 的严重程度相关，杂音在收缩晚期最响亮的患者其 AS 程度更重。此时还可以发现颈动脉搏动和心脏搏动。颈动脉搏动为缓慢增强、低振幅搏动，晚期达到高峰，称为细迟脉。细迟脉是重度 AS 的特异性表现。心脏搏动在重度 AS 患者中持续存在。随着左心室进行性衰竭，心脏搏动位置向下壁和侧壁转移。重度 AS 患者的收缩压和脉压可以下降。

四、诊　断

超声心动图是诊断 AS 的标准方法。超声心动图可以明确瓣膜的解剖结构，评价瓣膜的钙化程度，计算瓣膜开口的血流动力学指标（包括跨主动脉瓣峰值流速、跨主动脉瓣平均压差、主动脉瓣膜开口面积）。其中重度 AS 定义为有效瓣口面积 ≤ $1cm^2$ 或 $<0.6cm^2/m^2$；或心排血量正常的情况下，跨主动脉瓣峰值流速 ≥ 4m/s 或跨主动脉瓣平均压差 ≥ 40mmHg（图 84-1）。超声心动图还可以评价心功能。如果超声心动图不能充分评估瓣膜结构或血流动力学，可以行心脏磁共振检查。CT 可以评价主动脉解剖结构，辅助制订瓣膜植入计划。如果非侵入性检查结合病史和体格检查，仍不能明确诊断 AS，可以行心导管检查，直接测量跨主动脉瓣压差（表 84-1）。

表 84-1 主动脉瓣狭窄程度的分级标准

项目	轻度	中度	重度
峰值流速 /$(m\cdot s^{-1})$	2.0~2.9	3.0~3.9	≥ 4.0
平均压差 /mmHg	<20	20~39	≥ 40
主动脉瓣口面积 /cm^2	>1.5	1.0~1.5	<1.0
主动脉瓣口面积指数 /$(cm^2\cdot m^{-2})$	>0.85	0.60~0.85	<0.60
速度比值	>0.50	0.25~0.50	<0.25

五、治　疗

AS 为机械梗阻性疾病，药物治疗仅能临时改善症状，AS 治疗依赖手术解除梗阻。曾经外科主动脉瓣置换术（surgical aortic valve replacement，SAVR）是 AS 患者唯一的选择，但有大量患者因高龄、外科手术高风险 / 禁忌、合并症等原因丧失手术机会，经导管主动脉瓣植入术（transcatheter aortic valve replacement，TAVR）为广大 AS 患者带来福音。TAVR 指将组装好的主动脉瓣膜经导管由动脉入路逆向植入到主动脉根部，替代原有主动脉瓣膜，在功能上完成主动脉瓣的置换。自 2002 年 Cribier 等实施首例人体 TAVR 以来，TAVR 在欧美国家迅速发展。经过 10 余年的发展，其安全性和有效性已经过多个临床研究证实，TAVR 适应证不断扩大，目前正由中、高危患者向低危患者过渡。我国自 2010 年（TAVR 元年）开始实施 TAVR 手术，目前已经实施了 2 000 余例 TAVR 手术，随着新器械的研发上市，多家中心陆续参与，中国的 TAVR 即将进入飞速提升阶段。下面详细介绍 TAVR 相关内容。

（一）介入瓣膜系统

主动脉介入瓣膜系统由介入瓣膜和输送系统组成，主要分为球囊扩张式介入瓣膜（balloon-expandable valve，BEV）和自膨胀式介入瓣膜（self-expanding valve，SEV）。BEV 的代表为 Sapien 系列瓣膜（Sapien、Sapien XT、Sapien 3）（图 84-2A），瓣叶缝制在管状金属支架上，周围的密封袖口由纤维织物缝成，通过专用的压缩器将瓣膜压缩于输送系统的球囊之上，通过动脉鞘管经导丝输送至主动脉瓣环处，然后扩张球囊，将瓣膜支架展开并固定于主动脉瓣环处。SEV 的代表是 CoreValve 系列瓣膜（图 84-2E），瓣膜支架由镍钛记忆合金制成，在冰水下可以变软塑形，而在体温状态下可变硬恢复原状并维持支撑力；瓣叶缝制于支架上；在冰盐水中将瓣膜压缩送入输送鞘管内，然后通过动脉鞘管经导丝送至主动脉瓣环处，随着输送外鞘的回撤，瓣膜支架遇到温度较高的血液后自动膨胀展开，固定于主动脉瓣环处。自膨胀式主动脉介入瓣膜分三个功能区，分别为流入道、功能部分和流出道。流入道嵌入左心室流出道及主动脉瓣环处，起固定作用；功能部分包括瓣叶结构，为瓣膜工作区；流出道嵌入主动脉根部，起固定作用，防止瓣膜支架移位和摆动（图 84-1）。目前在欧美国家已有多个主动脉介入瓣膜已获得美国 FDA 和欧盟 CE 认证，2019 年获得认证的代表性主动脉介入瓣膜主要包括 Sapien 3 瓣膜（图 84-2A）、Portico 瓣膜（图 84-2B）、ACURATE neo 瓣膜（图 84-2C）、Lotus Edge 瓣膜（图 84-2D）和 CoreValve Evolut R 瓣膜（图 84-2E）。国内目前已有三款主动脉介入瓣膜获批上市，分别为 Venus A 瓣膜（图 84-3A）、J-Valve 瓣膜（经心尖植入）（图 84-3B）和 VitaFlow 瓣膜（图 84-3C）。此外，国内企业也都在进行主动脉介入瓣膜的研究。

（二）TAVR 入路

TAVR 入路包括动脉入路、下腔静脉入路和心尖入路。动脉入路包括股动脉、颈动脉、锁骨下动脉、腋动脉、升主动脉等。股动脉入路操作简单方便、安全性高、不需要外科医生协助，是目前最常用的入路。根据 2018 年中国 TAVR 临床路径专家共识，我国 80% 以上的患者可选择股动脉入路。股动脉途径入路的患者，可以选择穿刺或者切开，建议术前细致评估穿刺位置，可使用微穿刺装置进行主入路血管穿刺，如果不具备微穿刺器械，应先进行副入路穿刺，然后造影指导下完成主入路穿刺并预置预缝合装置进行缝合。如存在股动脉血管管径小于 6mm、血管严重迂曲以及重度钙化等困难因素，可以选择其他动脉入路，但这些入路需血管外科的支持。

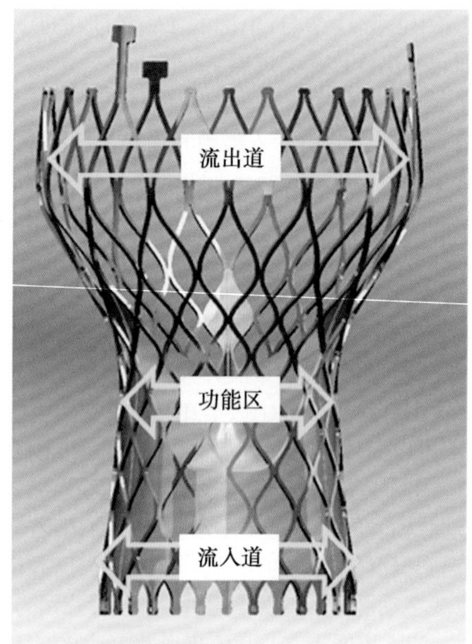

图 **84-1**　自膨胀式主动脉介入瓣膜的结构和功能分区

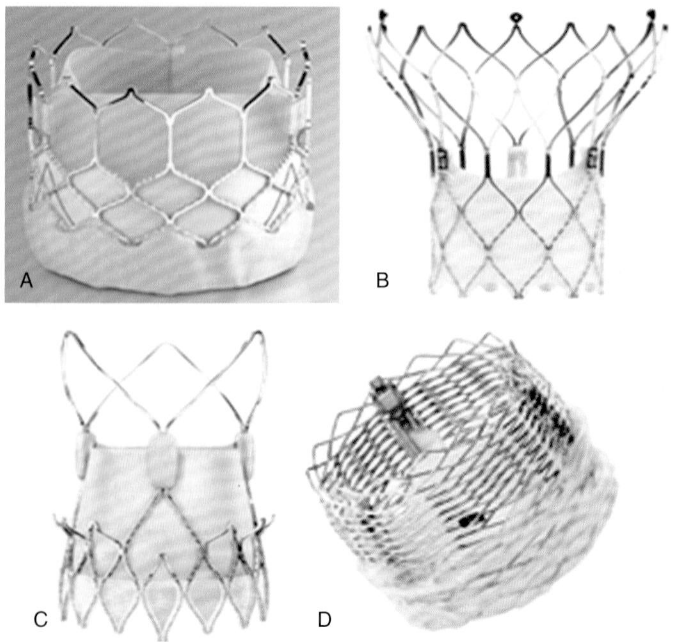

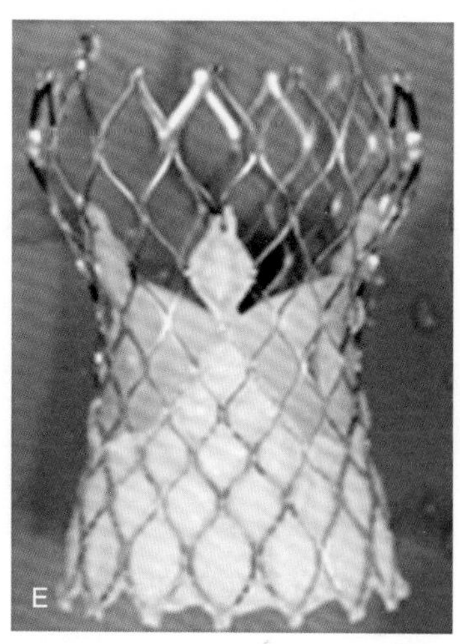

图 84-2　2019 年获得美国 FDA 和 / 或欧盟 CE 认证的代表性主动脉介入瓣膜

经心尖入路需外科医生协助，在肋间开胸、心尖预置荷包，穿刺进入左心室，顺行植入主动脉瓣膜。在早期由于 TAVR 输送器械的直径较粗，所以经常使用经心尖入路，在 PARTNER 研究中，所有鞘管的外径为 22F 或 24F，30% 患者采用心尖入路。但心尖入路增加脑卒中和死亡率，随着器械的改进，其外径越来越小，股动脉入路作为首选，而且颈动脉、腋动脉等替代入路具有良好的操作便利性和安全性，经心尖入路已明显减少。

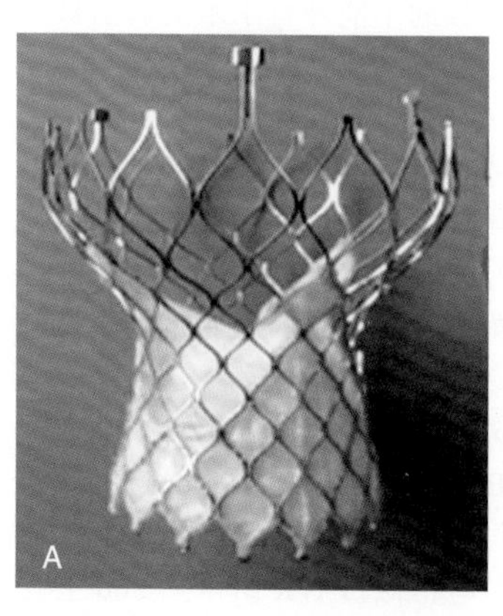

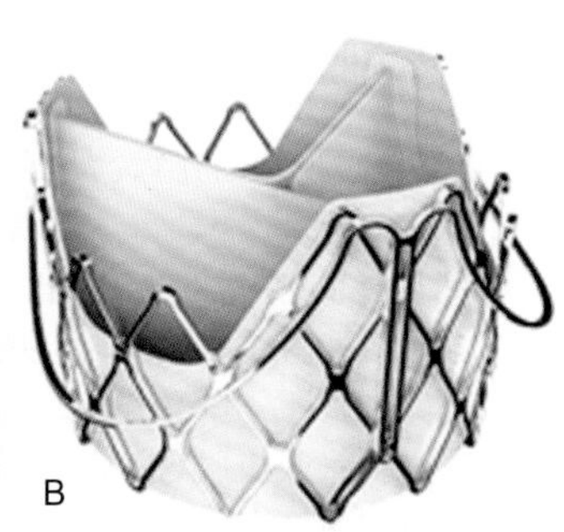

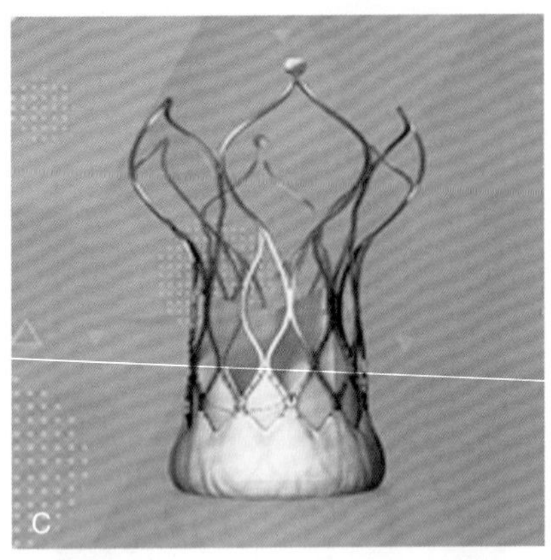

图 84-3　目前国内已获批上市的国产主动脉介入瓣膜

腔静脉入路需在下腔静脉和腹主动脉之间建立通路，TAVR 术后应用封堵器封堵两者之间的交通，术中出血和血管并发症发生率高，在首次报道中 79% 患者需要输血，致命性出血和严重的血管并发症发生率高达 7% 和 13%。术后随访 1 年，患者出院后未再发生血管并发症，腔静脉主动脉交通闭合率 93%，而仍开放的瘘管没有增加死亡和心力衰竭。也有文献报道与股动脉和颈动脉入路相比，腔静脉入路仅增加住院天数，围手术期死亡、出院返家比例、术后 30d 再住院率和术后 1 年存活率均无明显差异。腔静脉入路操作复杂、风险高，建议仅作为其他入路的补充。

（三）主要临床研究结果

TAVR 最初面世时仅用于人道救助不能外科手术的病情极重 AS 患者，早期术后即刻死亡率高达 20%。此后进行了多个大型临床试验，验证了 TAVR 的安全性和有效性。

对于不能外科手术或外科手术风险极高的患者，TAVR 较药物治疗可以显著改善 1 年存活率。同样在外科手术风险极高患者中，TAVR 显著减少全因死亡、大卒中、30d 和 1 年全因死亡，而手术相关并发症发生率较低。基于此良好的结果，TAVR 被批准用于外科手术风险极高或禁忌的 AS 患者。

随后在外科手术高风险［胸外科医师协会（Society of Thoracic Surgeons，STS）评分>8%；Logistic Euroscore Ⅰ>20%］的 AS 患者中，应用球囊扩张式瓣膜（BEV）进行的 TAVR 与 SAVR 的 30d 和 1 年死亡率、30d 和 1 年大卒中发生率均相似，TAVR 组术后 30d 主要血管并发症高于 SAVR 组，而 SAVR 组大出血、新发心房颤动高于

TAVR 组。TAVR 组患者在术后 30d 症状明显改善,但在术后 1 年两组间无明显差异。而应用自膨式瓣膜(SEV)进行的 TAVR 组 1 年死亡率低于 SAVR 组,且 TAVR 组超声心动图检测指标、心功能状态和生活质量均不劣于 SAVR 组,而且使主要心脑血管事件减少,并不增加脑卒中。

之后 TAVR 应用扩展至外科手术中危(STS 4%~8%,Logistic Euroscore I 10%~20%)的 AS 患者中。无论应用 BEV 还是 SEV,术后 2 年两组间的全因死亡和致残性脑卒中相似;TAVR 组瓣口面积更大,急性肾功能损伤、大出血和新发心房颤动更少;而 SAVR 组主要血管并发症和瓣周漏更少;在股动脉入路 TAVR 亚组,死亡或致残性脑卒中可能少于 SAVR。基于临床试验良好的结果,2017 年 ACC/AHA 瓣膜管理指南将外科手术中危的患者列为 TAVR 的Ⅱa 类适应证。

根据上述研究,与 SAVR 组相比,TAVR 组新发心房颤动、急性肾功能损伤更少,且损伤小、恢复快、监护室滞留时间和住院时间更短,而且 TAVR 器械不断进步改善,预期血管并发症、瓣周漏等将进一步减少。因此,TAVR 已扩展应用至外科手术低危 AS 患者。一篇针对外科手术低风险患者研究的荟萃分析,纳入 NOTION、PARTNER 3 和 Evolut Low Risk 研究,显示外科手术低风险患者行 TAVR 和 SAVR 的全因死亡(RR=0.86,P=0.36)、脑卒中(RR=0.82,P=0.49),差异无统计学意义;TAVR 组急性肾功能损伤、新发心房颤动、致命或致残性出血较 SAVR 组少,但瓣周漏和植入起搏器比例高。正在进行中的 NOTION2 研究(NCT02825134)纳入<75 岁的外科手术低风险 AS 患者,将为我们提供年轻患者行 TAVR 治疗效果的重要信息。

另一篇纳入 7 项随机对照研究的荟萃分析,对外科全部风险等级患者进行检验,发现 TAVR 可以减少术后 2 年的全因死亡(HR=0.88,P=0.030)和脑卒中(HR=0.81,P=0.028),但 TAVR 增加主要血管并发症(HR=1.99,P=0.001)和起搏器植入(HR=2.27,P<0.001)。

有一类特殊人群二叶式主动脉瓣狭窄(bicuspid aortic stenosis,BAS),由于 BAS 瓣叶非对称性严重钙化、瓣叶长、嵴部融合、瓣口形态不对称、瓣环和主动脉根部大等特点,行 TAVR 治疗操作技术困难,瓣膜扩张不完全风险高,易造成瓣膜反流 / 移位、传导阻滞等并发症。随着器械的改进和术者经验的丰富,有报道称应用新一代瓣膜器械对 BAS 行 TAVR 治疗可以达到三叶式主动脉瓣狭窄 TAVR 治疗相似的效果。与三叶式 AS 患者相比,BAS 的患者更年轻、STS

评分更低；与既往瓣膜器械相比，新一代瓣膜器械可以提高器械成功率（96.3% *vs.* 93.5%，P=0.001）、降低主动脉瓣反流发生率（2.7% *vs.* 14%，P<0.001）；BAS 的器械成功率略低于三叶式 AS（96.3% *vs.* 97.4%，P=0.07），中重度主动脉瓣反流比例略高（2.7% *vs.* 2.1%，P<0.001），术后 1 年内死亡率略低（HR=0.88，95%CI 0.78~0.99），但脑卒中发生率无明显差异（HR=1.14，95%CI 0.94~1.39）。应用 SEV EvolutR 及 Evolut Pro 进行 BAS TAVR 治疗的器械成功率达 96.5%，30d 全因死亡率及致残脑卒中率仅为 1.3%；主要血管并发症发生率为 1.3%，永久起搏器植入率为 15.1%；术后 1 个月瓣口面积及主动脉瓣平均跨瓣压差在各型二叶瓣亚型均有良好改善，但 1 型二叶瓣患者术后轻度反流比例高于 0 型二叶瓣（42.9% *vs.* 15.4%）。

尽管临床试验的结果令人鼓舞，但我们同时看到 TAVR 仍存在血管并发症、瓣周漏、起搏器植入发生率较高的问题。基于良好的临床试验结果，预计不久的将来 TAVR 适应证会扩展至外科手术低危患者、无症状但心室功能下降的 AS 患者以及 BAS 患者，此时我们必须考虑 TAVR 瓣膜耐久性的问题。

（四）BEV 对比 SEV

目前仅有 CHOICE 一项随机对照临床试验直接对比 BEV 和 SEV。术后 1 年两组间的全因死亡、心血管死亡、脑卒中、心衰再次住院、血管并发症、出血、心肌梗死、瓣膜血栓、感染性心内膜炎、新发心房颤动、NYHA 分级、生活质量评分均无显著性差异；SEV 的新装起搏器和少量瓣周漏多于 BEV（38% *vs.* 23.4%，P=0.02；1.1% *vs.* 12.1%，P=0.005）；随访 5 年，两组间的全因死亡、心血管死亡、脑卒中、心衰再次住院、瓣周反流仍无显著差异，SEV 的瓣口面积更大［$(1.6 \pm 0.5)\,cm^2$ *vs.* $(1.9 \pm 0.5)\,cm^2$，P=0.02］，跨瓣膜压差更小［(12.2 ± 8.7) mmHg *vs.* (6.9 ± 2.7) mmHg，P=0.001］，BEV 的中重度退化、临床瓣膜血栓高于 SEV（6.6% *vs.* 0，P=0.018；7.3% *vs.* 0.8%，P=0.06），但瓣膜衰败未见明显差异（4.1% *vs.* 3.4%，P=0.63）。

通过 Bayesian 网状荟萃分析，纳入 BEV 或 SEV 与外科主动脉瓣置换相对比的随机对照临床试验和直接对比 BEV 和 SEV 的 CHOICE 研究，共包括 8 095 例患者，发现与 SEV 相比，BEV 组的新装起搏器和瓣周漏更少（HR=0.45，I^2=38.2%；HR=0.03，I^2=79%），而全因死亡、心血管死亡、再住院、再次手术干预均差异无统计学意义。

（五）适应证及禁忌证

目前最新指南为 2017 年美国的 AHA/ACC 指南和欧洲的 ESC/

EACTS 指南，我国也在 2018 年发布中国经导管主动脉瓣置换术临床路径专家共识。在指南发布后已研发出新一代瓣膜器械，且外科低危、BAS 患者 TAVR 治疗的临床研究结果也已公布，预期指南在不久的将来会再次更新。根据上述指南和专家共识，总结 TAVR 的适应证和禁忌证如下。

1. 绝对适应证

（1）老年退行性钙化性重度 AS，超声心动图示跨主动脉瓣血流速度 ≥4m/s，或跨主动脉瓣平均压差 ≥40mmHg（1mmHg=0.133kPa），或主动脉瓣口面积<1.0cm^2，或有效主动脉瓣口面积指数<0.6cm^2/m^2，同时对于低压差 - 低流速患者，根据左室射血分数是否正常，需进行进一步评估（如行多巴酚丁胺试验）明确狭窄程度。

（2）患者有主动脉瓣狭窄导致的临床症状（分期 D 期）或心功能减低，包括左室射血分数<50% 及纽约心脏病协会（NYHA）心功能分级Ⅱ级以上。

（3）外科手术禁忌或高危或中危，外科手术禁忌是指预期术后 30d 内发生死亡或不可逆合并症的风险>50%，或存在手术禁忌的合并症，如胸部放射治疗后、肝功能衰竭、主动脉弥漫性严重钙化、极度虚弱等。

（4）主动脉根部及入路解剖结构符合 TAVR 要求。

（5）三叶式主动脉瓣。

（6）术后预期寿命>1 年。因目前 TAVR 瓣膜耐久性尚缺乏大规模临床数据支持，对于年龄<70 岁的患者，应充分考虑其预期寿命及外科手术风险以决定治疗方法。

2. 相对适应证

（1）二叶式主动脉瓣重度狭窄患者在我国基数大、占比高，目前尚缺乏大规模临床研究数据支持。根据国外采用新一代瓣膜进行二叶式主动脉瓣 TAVR 数据及我国现有经验，其效果不劣于三叶式主动脉瓣，但需要更为精确的术前影像评估及策略制定，建议可考虑在有经验的中心开展。

（2）对于外科高危的无钙化风湿性主动脉瓣狭窄及单纯主动脉瓣反流患者，目前可考虑通过经心尖途径植入特殊瓣膜进行 TAVR 治疗，同时股动脉路径国内外中心均有报道。

（3）外科主动脉生物瓣膜毁损且再次外科手术高危或禁忌的患者。

3. 禁忌证

（1）左心室内血栓。

(2)左心室流出道梗阻。

(3)30d 内心肌梗死。

(4)左室射血分数<20%。

(5)严重右心室功能不全。

(6)主动脉根部解剖形态不适合 TAVR 治疗。

(7)存在其他严重合并症,即使纠正了瓣膜狭窄仍预期寿命不足 1 年。

4. 并发症

(1)瓣周漏:TAVR 术后瓣周漏发生率明显高于外科主动脉瓣置换。大多数患者的瓣周漏程度较轻,随着时间延长,可能会进一步减轻。既往研究证实中量及以上的瓣周漏会影响临床结果及预后。预防瓣周漏的措施包括术前细致的影像评估,避免选择瓣膜过度钙化的病例,选择适合的瓣膜型号,术中选择新一代的可回收或具有"外包裙边"的瓣膜;精确定位植入深度等。可以使用球囊后扩张减少瓣周漏,严重瓣周漏还可以尝试再次植入瓣膜支架。

(2)传导阻滞:TAVR 可引起房室传导阻滞和左右束支传导阻滞,主要是因为心脏传导系统受到人工瓣膜机械压迫。需要植入永久起搏器的比例在既往研究中自膨胀瓣膜可达 24%~33%,而在球囊扩张瓣膜中略低,为 5%~12%。永久起搏器的植入与术后心功能恢复、再住院率及 1 年死亡率相关。避免使用过大的瓣膜及避免将瓣膜支架植入位置过深,对于术前已存在传导阻滞的患者,可考虑采用球囊扩张式瓣膜,减少起搏器植入风险,而新一代"外包裙边"瓣膜在改善瓣周反流同时有增加起搏器植入率趋势。

(3)脑卒中:TAVR 术后早期脑卒中主要与术中操作如输送系统过主动脉弓时斑块脱落、球囊扩张及瓣膜定位释放导致的瓣叶组织栓塞相关,而晚期的脑卒中主要与术后心房颤动等心律失常和瓣膜支架血栓有关。目前研究报道 TAVR 术后 30d 内整体脑卒中发生率为 3%~4%,1 年内发生率为(5.2 ± 3.4)%,术中减少操作次数可能减少脑卒中的发生,采用脑保护装置可能减少脑卒中或减小栓塞的面积,但目前仍缺乏大规模临床研究数据支持。

(4)冠状动脉阻塞及心肌梗死:最常见原因为瓣膜支架植入后自体瓣膜上翻堵塞冠状动脉开口;瓣膜支架放置过高也会堵塞冠状动脉开口。在自体瓣膜 TAVR 中发生率约为 0.6%,在生物瓣膜毁损进行"瓣中瓣"TAVR 中可达 3.5%。术前评估时应特别注意冠状动脉开口高度(应>10mm)、窦部容积、瓣叶增厚和钙化情况以及人工瓣膜与冠状动脉开口的关系。术中应避免将瓣膜放置过高,冠状动脉闭塞高危患者可在球囊预扩张瓣膜同时行主动脉根部造影观察冠状动脉灌注情况，或预先送入导丝保护冠状动脉。

(5) 血管并发症：由于输送器械直径较大，TAVR 血管并发症发生率较高，可达 5.5%~20.0%。随着输送装置径线的不断缩小，血管并发症的发生率逐步减少。为避免血管并发症，应加强术前评估、避免粗暴操作，对于内径过小、管壁环形钙化、血管迂曲或穿刺点过深的患者应选择其他入路或外科切开，如出现血管并发症，可通过球囊封堵、覆膜支架植入及必要时外科手术处理。

(6) 其他并发症：①瓣膜脱落或移位：我国 AS 患者瓣叶钙化增生较为严重，且二叶式主动脉瓣占比较大，易发生瓣膜脱落或移位，术前应通过影像学检查评估瓣环上结构的内径及容积，选择合适型号瓣膜，术者需有充足的操作经验及良好的配合，酌情选用可回收瓣膜或采用经颈动脉路径缩短操作距离以方便调整瓣膜的释放位置。②心包积液：发生率为 15%~20%，心脏压塞发生率在 2% 左右；多因导丝造成损伤，导丝进入左心室时应避免用力过大，加硬导丝头端应塑形呈圆圈状，推送器械时注意固定导丝。③室间隔穿孔。④主动脉瓣环撕裂：准确策略主动脉瓣瓣环大小，勿使用过大的球囊扩张，可减少此并发症。⑤主动脉夹层、撕裂。⑥二尖瓣功能损伤：多与瓣膜植入过深影响二尖瓣前叶有关。⑦感染性心内膜炎。⑧瓣膜血栓。⑨急性肾功能损伤：与对比剂损伤、低血压低灌注、容量不足等因素有关，增加患者的不良预后。⑩出血。

（张洪亮）

第 85 章　经导管二尖瓣反流介入治疗

二尖瓣反流（mitral regurgitation，MR）是瓣膜性心脏病（valvular heart disease，VHD）最常见的一个类型，发病率居首位。75 岁以上人群中，中度以上 MR 的发病率高达 10%。外科手术迄今仍是治疗严重二尖瓣反流的主要选择。但临床中，75 岁以上高龄患者中有 50% 拒绝了手术治疗，主要原因是顾虑外科开胸手术的风险。如果不进行治疗，重症 MR 的 1 年死亡率高达 57%。经导管二尖瓣介入治疗技术（transcatheter mitral valve intervention，TMVI）是指经外周静脉或动脉入口修复或替换二尖瓣，从而避免了与开胸心脏直视手术相关的风险。在过去的 10 年中，几种由不同外科术式衍生而来的经导管二尖瓣介入技术已经出现，世界各地正在开发几种经导管二尖瓣介入装置,并用于治疗心功能低下、多种合并症、高龄、虚弱等手术高危或无法行外科手术的 MR 患者。本文就 MR 相关的解剖学、病因、病理生理、治疗及预后,以及 TMVI 治疗相关的器械,包括国内自主器械的研发进展及未来展望做一详述。

一、二尖瓣的解剖特点

二尖瓣由瓣环、瓣叶、腱索和乳头肌组成,也称二尖瓣复合体。从二维角度,瓣环是由纤维脂肪组织构成的 D 形结构。直缘毗邻主动脉瓣,形成纤维状连续性,称为主动脉二尖瓣幕(aorto-mitral curtain)。纤维组织在帘幕的两边延伸形成左右纤维三角(fibrous trigone)。前瓣环占总长的 1/3,后瓣环占 2/3。前后瓣环交界的位置是一个延续的结构,称为前外侧和后内侧交界(anterolateral and posteromedial commissures)。前后瓣叶的游离缘分为内、中、外三个部分,分别称为 A1、A2、A3 和 P1、P2、P3。瓣叶通过瓣下悬吊装置与左心室相连,瓣下悬吊装置主要包括有收缩性的乳头肌和有弹性的腱索。乳头肌附着在心室壁上,分别位于前外侧交界与后内侧交界的下方,成为前外侧组和后内侧组。前外侧乳头肌通常由左前降支和左回旋支双重供血,后内侧乳头肌通常由右冠状动脉单一供血,因此更容易发生梗死和断裂,引起急性 MR。从三维立体结构上来看,二尖瓣环是“马鞍状”的。二尖瓣环的马鞍状构型有利于收缩期增加瓣叶的曲率及减少瓣叶的张力,对于维持二尖瓣的正常功能十分重要。但这种构型在心肌缺血时会发生改变。

二、MR 的病因学及病理生理

MR 的发生是由瓣叶、瓣环或左心室结构 / 功能改变引起的。生物力学研究已经证实,上述三个结构中的任何一个异常都会导致瓣膜张力改变,逐渐引起瓣环扩张、瓣叶闭合不全和 MR。根据欧洲心脏瓣膜病调查结果,西方成人心脏瓣膜病中,MR 是发病率第二位的 VHD,占总体瓣膜病人群的 24.8%。与西方国家 VHD 疾病构成有所不同,MR 是中国发病第一位的单瓣膜病类型,根据吴永健教授牵头完成的“十二五”国家科技支撑计划中国老年瓣膜病横断面调查(Grant 2015BAI12B02)初步结果,MR 占总体瓣膜病的 26.8%,发病率比欧洲更高。

根据 MR 发生机制,分为原发性 / 器质性 MR(primary mitral regurgitation,PMR)和继发性 / 功能性 MR(functional mitral regurgitation,FMR),其中 PMR 约占 30%,FMR 约占 70%。在西方国家,最常见的 PMR 病因是黏液样变性引起的瓣膜脱垂,也称退行性二

尖瓣疾病。国外的研究队列显示，二尖瓣脱垂的发生率约占人群的2%。FMR 是继发于缺血性或非缺血性左心室功能不全、左心室重构引起的二尖瓣几何结构的改变，不存在二尖瓣自身器质性病变。有研究显示，50% 心肌梗死患者经胸超声心动图检测到 MR，其中12% 是重度反流。一项对于 470 例扩张型心肌病患者的研究显示，38% 患者有中度至重度的 MR。吴永健教授牵头的中国老年瓣膜病横断面调查结果显示，中国 MR 最常见的病因也是退行性变，其次是缺血性。

FMR 和 DMR 有时在同一患者中合并存在，或者是疾病的不同阶段。20 世纪 80 年代 Carpentier 根据 MR 的病因和二尖瓣运动状态将 MR 进行分类，称为“病理生理三合体”，即 Carpentier’s 分型，避免了上述分型间的交叉。根据 Carpentier’s 分型，将 MR 分为以下 4 型：Ⅰ型系瓣膜运动正常，即瓣膜本身无病变或病变较轻，主要由于继发性瓣环扩张所致，如扩张型心肌病继发的功能性二尖瓣反流。Ⅱ型系瓣膜过度运动，多见于腱索冗长、断裂等原因所致瓣膜脱垂患者。Ⅲ型系瓣膜运动受限，常见于风湿性心脏瓣膜损害、退行性变所致瓣叶钙化，表现为全心动周期二尖瓣活动受限（Ⅲa 型）以及缺血性心脏病（Ⅲb 型），表现为收缩期瓣叶活动受限。

三、MR 的疾病预后和自然转归

无论何种病因，重度 MR 如果不进行治疗，预后很差。除了死亡率高之外，一些数据还表明，严重 MR 患者的生活质量更差，心房颤动和心力衰竭症状的负担随时间而增加。2014 年和 2017 年美国心脏协会（AHA）/ 美国心脏病学会（ACC）心脏瓣膜病患者管理指南中，通过结合患者心功能状态和二尖瓣血流动力学数据定义了临床疾病分期，描述了 MR 疾病的进展性过程（表 85-1）。

表 85-1 MR 疾病进展性过程

等级	定义	血流动力学评价	临床表现
A	初期	• 无二尖瓣反流或多普勒超声提示中心性反流，反流面积<左心房 20% • 缩流颈宽度<0.3cm	无

续表

等级	定义	血流动力学评价	临床表现
B	进展期	• 多普勒超声提示中心性反流，反流面积占左心房 20%~40%，或收缩晚期偏心性反流 • 缩流颈宽度<0.7cm • 反流容积<60ml • 反流分数<50% • 有效反流口面积<0.4cm² • 血管造影反流分级 1~2+	无
C	无症状的严重 MR	• 多普勒超声提示中心性反流，反流面积>左心房 40%，或全收缩期偏心性反流 • 缩流颈宽度 ≥ 0.7cm • 反流容积 ≥ 60ml • 反流分数 ≥ 50% • 有效反流口面积 ≥ 0.4cm² • 血管造影反流分级 3~4+	无
D	有症状的严重 MR	• 多普勒超声提示中心性反流，反流面积>左心房 40%，或全收缩期偏心性反流 • 缩流颈宽度 ≥ 0.7cm • 反流容积 ≥ 60ml • 反流分数≥ 50% • 有效反流口面积 ≥ 0.4cm² • 血管造影反流分级 3~4+	运动耐力下降 运动性呼吸困难

四、MR 的治疗推荐

根据指南推荐，对于症状性重度 PMR 或者虽然无症状但已出现左心室功能减退（LVEF 为 30%~60%，左心室收缩末径>40mm）的 MR 患者，应该行手术治疗。根据患者病情选择二尖瓣置换术（mitral valve replacement，MVR）还是二尖瓣修复术（mitral valve repair，MVr），如果适合，MVr 应该作为首选。如果症状性的 PMR，LVEF<60% 但无法手术治疗，需要接受指南推荐的改善左心室功能的最佳药物治疗，包括血管紧张素转换酶抑制药、β 受体阻断药，醛固酮受体拮抗药等。然而，很少有证据表明药物治疗对严重 MR 有

显著的疗效。

对于 FMR 的治疗，只有有限的数据表明减少 MR 可以改善患者的死亡率。所以目前指南中对重度 FMR，已经经过优化药物治疗(optimal medical therapy)仍然有明显症状的患者建议外科干预治疗只给出了Ⅱb 的推荐。如果患者需要行冠状动脉旁路移植术(coronary artery bypass surgery，CABG)时，同期修复二尖瓣是合理的治疗方式。MVr 应该作为首选的手术方式。

但实际上，一大部分有手术适应证的 MR 患者都未能接受手术治疗，研究显示有 50% 左右的症状性 MR 患者未能接受手术治疗。另外，老年人群接受二尖瓣手术死亡率较高。一项研究表明，80 岁以上老老年 MR 患者接受二尖瓣手术死亡率高达 17%，并发症发生率达 35.5%。MR 外科手术面临的诸多困境促使了经导管二尖瓣介入治疗技术的发生和发展，TMVI 为老年、外科手术高危或禁忌的患者带来了治疗的希望。

五、经导管二尖瓣介入治疗及器械发展

经导管二尖瓣介入治疗技术分为介入修复(repair)及介入置换(replacement)两个分支。在过去的 10 年中，经导管二尖瓣治疗的“工具箱”正在迅速扩展，诸多由不同外科术式衍生而来的经导管二尖瓣介入技术不断涌现，并应用于临床。根据 Carpentier's 分型，TMVI 器械应用情况如表 85-2。

表 85-2　Carpentier's 分型与 TMVI 器械应用

Ⅰ型	Ⅱ型	Ⅲa 型	Ⅲb 型
Cardioband	MitraClip	Cardioband	MitraClip
Mitralign	PASCAL	Mitral replacement	PASCAL
Carillon	ValveClamp	……	Cardioband
……	NeoChord		Mitral replacement
	Harppon		……
	MitralStitch		
	……		

(一) 经导管二尖瓣修复技术(transcatheter mitral valve repair，TMVr)

经导管二尖瓣修复术根据修复解剖部位差异，分为下述 4 类：经导管二尖瓣叶修复术(Mitraclip，PASCAL)、经导管二尖瓣人工腱索成形术(NeoChord DS1000)、经导管直接二尖瓣环成形术

(CardioBand，MitraLign)、经导管间接二尖瓣环成形术(Carillon)。由我国学者及医疗科技公司共同研发的两款二尖瓣修复器械 Mitralstitch(介入人工腱索修复)及 ValveClamp(介入缘对缘瓣叶修复)也凭借独特的设计和惊艳的研究结果引起的国际社会广泛关注。

1. MitralClip 系统　MitraClip 系统是基于外科二尖瓣“缘对缘”修补术延伸得出的微创治疗器械。2017 年 AHA/ACC 瓣膜性心脏病管理指南建议：对于症状严重(NYHA 心功能Ⅲ或Ⅳ级)的慢性重度原发性二尖瓣反流患者(D 期)，若解剖结构合适，预期寿命较长且因严重合并疾病而不能耐受外科手术，可行经导管二尖瓣夹合术(Ⅱb 类推荐，B 级证据)。2017 年 ESC/EACTS 瓣膜性心脏病患者管理指南建议，对于经心脏团队评估外科手术高危或禁忌的症状性重度原发性二尖瓣反流患者，若超声评估适合，可考虑行经导管缘对缘术式治疗(Ⅱb 类推荐，C 级证据)。对于药物治疗后仍有症状的重度 FMR、LVEF>30% 的患者，若瓣膜形态经超声评估适合，可考虑行经导管缘对缘术式治疗(Ⅱb 类推荐，C 级证据)；若 LVEF<30%，则需评估患者病情后考虑是否行介入治疗(Ⅱb 类推荐，C 级证据)。2017 年 ACC 二尖瓣反流管理的专家共识路径再次明确超声评估“缘对缘”夹合术适用条件。

EVEREST Ⅰ研究最早证实 MitraClip 系统治疗 MR 的安全性和有效性。EVEREST Ⅱ研究是一项对比 MitraClip 与传统外科手术治疗 MR 的 RCT 研究，其 1 年结果显示，MitraClip 安全性更佳，两种术式在改善心力衰竭症状、提高生活质量等临床终点方面未见显著差异；但 MitraClip 改善二尖瓣反流的效果劣于传统外科手术，手术经验相对缺乏、未使用三维超声是 MitraClip 有效率下降的重要原因。其 5 年随访结果显示，两种术式治疗组间 5 年生存率、心功能(NYHA 分级)改善、再次手术干预率均未见差异。EVEREST Ⅱ研究 5 年随访结果为 MitraClip 的长期安全有效性提供强有力证据支持。根据最新美国经导管瓣膜治疗注册研究(TVT Registry)结果，MitraClip 手术有效率高达 91.8%。

虽然现阶段美国瓣膜性心脏病指南仅建议 MitraClip 应用于 PMR 的治疗，但多项相关临床研究(ACCESS EU、EVEREST Ⅱ高危组、REALISM、TRAMI、SENTINEL、GRASP 研究等)初步结果，为经导管二尖瓣夹合术应用于 FMR 患者提供了宝贵的临床证据。

近年来 MR 介入治疗领域的最重磅试验，毫无疑问，应该归属

COAPT 研究。COAPT 研究首次证实了 MitraClip 治疗 FMR 的有效性和安全性。研究共入选 610 例患者，随机分为 MitraClip+ 药物治疗组（MitraClip+GDMT）和药物治疗组（GDMT）。结果显示，在合并左心功能衰竭的严重 MR 患者中使用 MitraClip，不仅显著改善心力衰竭再入院的主要终点（35.8% *vs.* 67.9%，$P<0.001$），同时降低了 2 年死亡率（29.1% *vs.* 46.1%，HR=0.62，95% CI 0.46~0.82）。在 TCT2019 会议上公布了 COAPT 3 年随访结果，与 GDMT 治疗相比，MitraClip+GDMT 治疗能够持续改善 MR，降低心力衰竭住院率，提高生活质量和心功能状态，显著改善患者预后；行 GDMT 治疗后转换 MitraClip 治疗的患者，术后 12 个月内也体现出 MitraClip 的治疗优势：死亡率及心力衰竭住院率显著降低。

另一项关于 Mitraclip 治疗 FMR 的 RCT 研究 MITRA-FR，未能取得像 COAPT 研究一样优效的结果。MITRA-FR 一共入选了 304 例 FMR 患者，随机分为 Mitraclip 和药物治疗组，研究 1 年和 2 年结果显示，两组患者再住院或全因死亡并无显著性差异。

COAPT *vs.* MITRA-FR：尽管两个研究设计总体相似，但几个重要的差异可能导致了不同的研究结果。其中最重要的一个差异是 MITRA-FR 研究入选标准里采用的是 2014 年的 ACC/AHA 和 ESC 瓣膜指南定义，所以把一部分中度 FMR 患者归类到了重度。另外，与 MITRA-FR 入选患者相比，COAPT 研究患者还具有以下特点：① MR 反流程度更重；②左心室重塑情况更轻；③相对于左心室功能不全，MR 对于心力衰竭的影响更大；④经过规范药物治疗仍然无效，是入选的前提；⑤手术效果更好，术后残余<3 级 MR 发生率更少。

COAPT 历时 6 年，经过严格的筛选和随访方才完成，一方面体现了研究的严谨，另一方面却提示其代表了一个高度选择的患者群。无论如何，COAPT 仍然为大家带来了 FMR 介入治疗的曙光，美国 FDA2019 年已经正式批准 MitraClip 治疗对 FMR 适应证，但是未来如何挑选合适的患者是我们临床面临的挑战。

2. PASCAL 系统　PASCAL 系统的理论基础同样为“缘对缘”修复，现仍处于临床试验阶段。PASCAL 系统分为二尖瓣夹子及输送系统，夹子本身由两个 Paddles（U 型宽桨叶状瓣叶抓捕夹合装置）、两个独立的瓣叶捕获固定装置 Clasps（用以固定瓣叶从而方便抓捕）及一个 Spacer（填充并密封夹子与瓣叶之间的空隙）组成，瓣叶夹闭操作更容易。优化的操作系统一定程度降低房间隔穿刺位置要求标准，但更宽更长的器械夹合臂，有致二尖瓣狭窄发生的可能。早期 23 例人道主义应用结果示，96% 应用 PASCAL 系统患者

(不适用 MitraClip 系统的原发性、功能性二尖瓣反流患者),术后二尖瓣反流程度降至<2+ 级,围手术期并发症发生率低,术后在院死亡仅 1 例。旨在探究 PASCAL 系统安全有效性的大规模多中心前瞻性临床研究 CLASP 研究已经完成纳入,并于 TVT2019 公布了其最新研究结果,研究第一阶段器械成功植入率高达 95%,30d 无二尖瓣反流或者轻度二尖瓣反流(0/1+)的比例高达 86%,2+ 及以下 MR 比例为 98%,6 个月随访的结果 2+ 及以下 MR 比例仍为 98%,0/1+ 反流比例为 81%,疗效显著。因此 PASCAL 目前已经获得欧盟 CE 认证。目前大规模 RCT 研究试验 CLASP ⅡD/ ⅡF 也获得美国 FDA 批准正式开始,不久的将来,会给我们更多的临床研究进展。

3. CardioBand 系统　CardioBand 系统是一种新型经导管二尖瓣环成形器械,旨在缩减二尖瓣环尺寸并缓解 MR 严重程度,瓣膜成形环通过静脉入路,穿刺房间隔从左心房达二尖瓣瓣环,其环缩比例可达 25%~30%,可有效减少二尖瓣反流,但该装置操作难度较高。为观察 Cardioband 系统的安全有效性,加拿大研究人员报道了连续 60 例接受经导管二尖瓣修复术的患者的围手术期及 1 年结局:其中 2 例院内死亡(无器械相关),1 例脑卒中,2 例发生冠状动脉并发症,1 例心脏压塞;技术、装置和手术的成功率分别为 97%、72% 和 68%;1 年时,总生存率、无心力衰竭再入院的生存率、无再介入生存率分别为 87%、66% 和 78%;1 年 MR 为中低程度的患者占 61%。他们的心功能状态、生活质量和运动能力均得到改善,初步显示了 Cardioband 系统的可行性和安全性。

4. Mitralign 系统　Mitralign 系统经外周动脉逆行路径进入左心室,通过细绳收紧置于二尖瓣环的锚定垫片紧缩二尖瓣环,完成经导管直接二尖瓣环成形术,仅适用于 FMR。早期研究结果提示 Mitralign 治疗外科高危重度 FMR 患者的手术有效率 70.4%,但鉴于较高心脏压塞发生率(8.9%),术后 6 个月整体手术有效率不高(50%),Mitralign 的安全、有效性有待包括在研前瞻性 ALIGN 研究等后续研究证实。

5. Carillon 系统　经导管间接二尖瓣环成形术基于冠状静脉窦毗邻二尖瓣后叶瓣环的解剖位置关系,通过置入冠状静脉窦的缩环装置,回缩二尖瓣环 TITAN 试验证实 Carillon 系统可显著改善 MR 程度。旨在探究 Carillon 应用于 FMR 合并心力衰竭患者安全有效性的大型随机对照研究 REDUCE-FMR 发布了最新研究结果,研究入选 452 例患者,最终 307 例随机分为介入 + 药物治疗组(介入组)和单纯药物治疗组。其中介入组全部顺利完成,没有发生一例器械栓塞、折断、心脏穿孔或术中缺血事件；与对照组相比，其 12 个月随访二尖瓣反流容积明显减少[7.1ml/ 搏（95%*CI* 11.7~2.5）*vs.* 3.3ml/ 搏（95%*CI* 6.0~12.6），*P*=0.049]；介入组患者 12 个月随访左心室舒张末期容积显著降低[–10.4ml（95%*CI* –18.5~–2.4）*vs.* 6.5ml（95%*CI* –5.1~18.2）]，证明了左心室逆向重构的发生，而对照组患者容积则有所增加。不容忽视，该项技术的部分缺陷一定程度限制了其应用，如冠状静脉窦沿二尖瓣环走行及角度存在个体差异性、显效要求装置形变度较高、装置有压迫冠状动脉风险等。

6. NeoChord DS1000 系统　经导管二尖瓣人工腱索植入术原理为经导管置入人工腱索，一端连接左室心肌，另一端连接二尖瓣，适用于二尖瓣脱垂或连枷导致 MR 的患者。NeoChord DS1000 系统为现阶段临床应用最广的腱索成形系统，根据最新 NeoChord 独立国际注册研究 1 年结果，手术成功率为 96.7%，1 年随访手术有效率为 84%，NeoChord 安全性、有效性较好，并发症发生率较低。NeoChord 对单纯后叶 P2 脱垂病例效果较好，但对于近交界等其他部位脱垂及其他原因的 MR，和 / 或有瓣环（叶）钙化者，效果欠佳。目前研究入组患者均为外科手术低危患者，对于外科手术高危患者的安全有效性需要临床研究证实。

Harppon 系统同样为经心尖途径入路器械，但该系统具有与 NeoChord 系统相同的局限性。其他腱索置换系统，如 MitraFlex、Babic、Valtech V 等有待进一步临床验证。

7. 国产 TMVr 器械　ValveClamp 系统为我国首个自主研发的 TMVr 器械，技术原理也是基于外科“缘对缘缝合”技术，具有小输送系统型号（16F）、操作简单、瓣膜捕获空间更大、尺寸选择多样等特点。该系统经股动脉或心尖进入，无房间隔穿刺步骤，故输送系统调整难度降低，可操作性更强，一定程度缩短操作时间。目前临床前动物实验及型式检验已完成，已进入注册临床试验阶段。其探索性临床研究（CLAMP-1）结果该研究共完成 12 例患者，手术成功率达到 100%，所有患者术后反流均降到轻度或以下，无一例发生手术相关严重不良事件，显示出超高的有效性及安全性。国产的经心尖腱索成形器械 MitralStitch 于 2018 年在云南省阜外心血管病医院完成首例人体探索手术。

8. 经导管二尖瓣联合修复技术　经导管二尖瓣联合修复技术（transcatheter COMBO mitral valve repair therapies）是指将经导管瓣环环缩与经导管瓣叶修复联合应用于治疗 MR。该术式可加强单一技术的效果及长期耐受性，未来也可能成为经导管二尖瓣修复的主流术式。

总结而言,TMVr正在发展成为一种用于治疗外科手术风险过高或者不能手术的严重MR患者新的潜在治疗方案。其有效性、耐久性、安全性均得到临床实践证实。对于MR患者的筛选,是决定介入修复手术效果的重要因素。目前而言,尽管二尖瓣结构的复杂性和疾病的个体差异限制了这种疗法的实施,但是TMVr,尤其是缘对缘修复技术依旧具有广阔的应用前景。

(二) 经导管二尖瓣置换术(transcatheter mitral valve replacement,TMVR)

1. TMVR技术面临的挑战　由于二尖瓣疾病的复杂性和异质性,单一的经导管二尖瓣修复装置并不能应对所有二尖瓣病变。TMVR相较于经导管二尖瓣修复技术,为二尖瓣疾病的治疗提供了一个具有通用性全覆盖(任何类型二尖瓣反流的病理学改变)治疗的概念,理论上有着诸多先天的优势。不同于迅速发展的经导管主动脉瓣置换术(TAVR),自2012年第一例原位TMVR完成以来,虽然不断有新的二尖瓣介入器械出现,但TMVR总体发展相对缓慢。造成这种差距的主要原因是主动脉瓣与二尖瓣解剖结构的差异。主动脉瓣狭窄的解剖特点是呈环形或圆柱状的钙化分布,这种解剖结构为介入瓣膜植入提供了良好的锚定区域。而二瓣膜复杂的解剖结构复杂,具有以下特点:①瓣环为D形-马鞍形非对称性结构;②瓣环径大且差异性较大;③复杂的瓣下解剖结构;④大多数MR患者无钙化或锚定区域;⑤邻近组织结构复杂。因而器械的设计、术前的多模块影像评估及患者群体的选择都是TMVR的发展的重中之重。

2. 目前TMVR主流器械

(1) Abbott Tendyne TMVR系统:作为面世较早的一款介入二尖瓣系统,Tendyne系统由自膨镍钛合金双层支架和三叶猪心包瓣叶及特征性的可调节系绳和心尖固定/密封垫组成。Tendyne外支架根据二尖瓣瓣环解剖设计,呈现类似于D型,而内支架只有一种圆形尺寸,以保持有效瓣口的面积始终≥3.2cm^2。Tendyne采用经心尖方法植入,具有释放前完全可再定位的特性。Tendyne第二代瓣膜对外支架进行了系统性的优化,在保证锚定力的同时,削减了流出道部分的支架空间,确保了释放后对左心室流出道更小的影响。

Tendyne瓣膜的第一次人体植入时间是2013年。目前全球已经有超过260例患者植入的经验,最长随访达到3年,早期研究结果效果显著,目前披露的100例的CE注册研究中植入成功率达97%,无手术相关死亡及中转外科,1年无/微量二尖瓣反流发生率高达 98%。同时其相关的注册研究也比较完善,包括计划纳入 350 例患者的全球多中心 Global Feasibility Study/CE 认证研究、计划纳入近千例患者的前瞻性随机对照多中心临床研究 SUMMIT Study(NCT03433274),以及对于严重钙化二尖瓣患者的 Mitral Annular Calcification 研究。我们期待以上研究的结果。

(2)Intrepid TMVR 系统:Intrepid TMVR 系统瓣膜核心设计理念为双层自膨镍钛合金支架及三叶牛心包瓣膜,其特点是具有用于容纳生物瓣膜的圆形内支架和用于锚定二尖瓣环的软性外支架的双重结构设计。目前的外支架有 3 种尺寸:43mm、46mm 和 50mm,用于适合不同大小及形态的二尖瓣瓣环。在 3 个尺寸的外支架上装有圆形内支架,其上安装着 27mm 的生物瓣膜。Interpid 瓣膜释放无须进行旋转和方向定位,仅需要控制轴向及瓣膜释放深度,从而大大降低手术操作难度。目前经心尖途经的 Intrepid 瓣膜采用 35F 直径的输送系统。第二代完全可回收系统已经问世,新一代的瓣膜对支架进行了优化,从而使得其能够采用 29F 输送系统进行装载,从而大大降低外周血管并发症的发生,提高了手术的安全性,减少了创伤,已经接近于介入二尖瓣置换的理想终极形态。

2014 年 9 月,第一例人体 Intrepid TMVR 成功完成,目前为止全球已经有超过 200 例患者植入,在 Interpid 早期全球可行性临床研究中,其 TMVR 的理念优势得到充分体现,包括极快的手术操作时间、完全的血流动力学的表现及极少的残余分流,其可行性研究中 100% 患者术后无 MR 或者仅有轻度 MR。2019 年 TCT 会议上,Interpid 公布了其最大的全球多中心随机对照研究 Apollo 研究(NCT03242642)初步数据,提示 TMVR 术后 30d 患者死亡率仅为 2%。

(3)CardiAQ-EDWARDS/EVOQUE TMVR 系　统:CardiAQ-Edwards 经导管二尖瓣是较早应用于人体的介入二尖瓣系统,是 TMVR 领域的先驱,其由三叶牛心包瓣膜及单层自膨式支架构成。第二代 CardiAQ 瓣膜相对第一代进行了一些改进,其目的旨在缩小其在心室的大小,以减少 LVOT 梗阻的风险。这种瓣膜通过经心尖或经股入路植入均可。可惜的是,前两代 CardiAQ 在经历了短期临床研究后最后被放弃,其可能是由于释放过程中锚定突出部导致的心肌损伤导致,随后经过 AQ 平台深度改进的 EVOQUE 瓣膜很快问世。新的瓣膜改良设计在保证锚定的前提下,尽可能避免对心内结构的损伤。该瓣膜有 44/48mm 两个型号,心房部内收,从而能更好地适应输送系统,依旧采用 Edwards

成熟的牛心包瓣膜材料瓣叶，输送途径采用目前最细的28F经股静脉房间隔输送系统，目前该瓣膜已经开始早期临床可行性研究（NCT02718001）。

同时，Edwards Lifesciences基于其优秀的经导管主动脉瓣膜S3平台，借鉴二尖瓣瓣位Valve in Ring原理，设计出另外一款TMVR系统M3，也成功应用于人体，早期研究纳入了10例患者，手术成功率达90%，TMVR术后二尖瓣反流均≤微量，无手术死亡率，结果令人振奋。

（4）国产TMVR器械研发：近年来我国学者及企业也在TMVR领域取得了突破，目前介入二尖瓣Mi-thos和介入二尖瓣MitraFix均已经成功应用于人体临床研究。国内多家医疗公司均披露正在进行介入二尖瓣置换产品的研发信息，相信在不久的将来，中国人也将拥有我们自己的TMVR产品。

（三）特殊类型TMVI技术

二尖瓣解剖结构的复杂性限制了原位二尖瓣经导管置换术的发展速度。但也有学者不断尝试对特殊类型的二尖瓣患者进行介入治疗，包括：①对外科二尖瓣生物瓣术后毁损患者采用Valve in valve（ViV）技术；②外科二尖瓣成形术失败患者采用Valve in ring（ViR）技术；③对于二尖瓣环严重钙化患者采用Valve in Mitral Annulus Calcification（ViMAC）技术。

既往10余年中，不断有学者对ViV、ViR及ViMAC患者取得的临床效果进行分析，以上的介入治疗方式都是借助二尖瓣位的特定结构起到固定作用，应用TAVR瓣膜实施TMVR治疗。瓣膜的选择需要选择较短的类型，包括Sapien、Sapien XT、Sapien 3、Melody、Lotus或Direct Flow等。而新的TMVR专用器械Tendyne瓣膜和Intrepid瓣膜已经尝试在MAC患者中进行使用。

1. TMVR在二尖瓣生物瓣损毁患者中的应用　二尖瓣生物瓣后瓣膜损毁后接受二次开胸换瓣手术面临创伤大，组织粘连严重，出血风险高等风险。因而瓣中瓣技术（ViV）逐渐覆盖到二尖瓣生物瓣损毁的患者。由于既往植入了生物瓣膜，二尖瓣位ViV规避了二尖瓣复杂的解剖结构，经导管瓣膜的定位与锚定相对简单，也取得了较好的临床结果。

2009年Cheung等首次报道使用ViV用于治疗外科二尖瓣生物瓣衰败的患者。而后诸多学者都在尝试该项技术，其中大多数为小样本量研究，取得了喜人的成果。一项单中心回顾性分析中，31例二尖瓣生物瓣损毁的患者接受了TMVR治疗，手术成功率高达98.6%，在术后1年的随访中患者生存率高达88.7%。术后远期随访显示，术后 2 年、3 年、4 年、5 年的生存率分别为 79.5%、69.8%、61.9% 和 40.5%。在接受二尖瓣 ViV 治疗后 2 年，所有患者的纽约心功能分级均改善为Ⅰ～Ⅱ级。在 TMVR 多中心注册研究中纳入了接受 ViV 治疗的患者 322 例，平均 STS 评分为（9.2 ± 7.2）%，纽约心功能分级Ⅳ级占 32.3%，左室射血分数（LVEF）为（53.3 ± 11.5）%，59.9% 患者经心尖入路完成手术，38.8% 患者经间隔入路完成手术，其中 93.8% 患者使用 Sapien 瓣膜，其余患者使用的瓣膜包括 Melody、Lotus 和 Direct Flow 瓣膜。手术即刻成功率达到 94.4%，导致手术失败的原因包括瓣膜移位需要进行开胸手术、需要第二个瓣膜植入、左心室流出道梗阻。术后 30d 结果显示，患者全因死亡率仅为 6.2%，脑卒中和致命性出血的发生率皆为 2.3%，血管并发症的发生率仅为 1.6%；术后 1 年的全因死亡率也仅为 14%。同时，研究还指出，随着术者经验的积累，死亡率和并发症的发生率均有所减低。术后接受抗凝治疗的患者较单纯抗血小板药治疗术后 1 年发生血栓事件的概率明显减低（6.6% *vs.* 1.6%，P=0.019）。目前可使用 ViV-TMVR 的外科生物瓣膜较多，主要应用于临床的有 Carpentier-Edwards Perimount、Medtronic Hancock、Medtronic Mosaic、St Jude Medical Epic 等。

2. TMVR 在二尖瓣成形术后患者中的应用　既往接受外科瓣膜成形术的患者同样经历过开胸手术，一旦再次出现瓣膜功能异常，二次开胸手术风险高，这些患者同样适合行 TMVR。因患者植入了成形环，可在放射线下显影，为介入瓣膜提供了一定的锚定区域，因此可以通过导管植入环中瓣，称为 Valve in ring（ViR）技术。因患者二尖瓣自体解剖结构大部分得以保存，介入手术仍具有较大挑战。

de Weger 等于 2011 年首次报道了一例应用 TMVR 成功治疗外科 MVP 术后重度 MR 的患者。同样是 TMVR 多中心注册研究中，纳入了 ViR-TMVR 患者 141 例，患者年龄为（71.7 ± 9.7）岁，平均 STS 评分为（8.1 ± 6.4）%，心功能分级Ⅳ级占 25.5%，LVEF 为（43.3 ± 15.7）%。手术即刻成功率达到 80.9%，需要第二个瓣膜植入及左心室流出道梗阻是导致手术失败的主要原因，术后即刻仍残余中度以上的 MR 者占 18.4%。术后 30d 患者全因死亡率为 9.9%，术后 1 年的全因死亡率为 30.6%。

总体来讲，ViR-TMVR 较 ViV-TMVR 成功率略低。可能存在以下原因：①患者接受外科二尖瓣修复手术的成形环种类较多，各种成形环特性有差异，提供的径向支撑固定力不同，如径向支撑力不足、瓣膜容易移位。②二尖瓣生物瓣缝合环为圆形，与经导管植入的生物瓣膜可完美贴合。而二尖瓣成形环多为非对称性的椭圆状环，经导管植入瓣膜必须适应这种非环形结构，所以容易发生瓣周反流。因此，在术前充分了解二尖瓣成形环的可变形性对手术的策略制订起到重要作用。③二尖瓣成形术后，仍大体维持了二尖瓣自身结构。因此，在生物瓣膜释放过程中，二尖瓣前叶将向左心室流出道方向位移，从而增加左心室流出道梗阻的风险，降低手术成功率。

3. TMVR 在二尖瓣环严重钙化患者中的应用　二尖瓣环钙化是(MAC)一种慢性、退行性纤维钙化过程。由于其钙化负荷较重，在放射线下可显影，钙化的瓣环能够起到很好的固定支撑作用且瓣环形态固定，也可以使用目前的 TAVR 瓣膜(特别是 Sapien 瓣膜)来完成 TMVR 手术。

2013 年，Hasan 等首次应用经导管 Edwards Sapien 瓣膜治疗一名二尖瓣严重钙化狭窄的患者。在 TMVR in MAC 全球注册研究结果显示，在所纳入的 116 例患者中，患者年龄为(73 ± 12)岁，平均 STS 评分为(15.3 ± 11.6)%，超过 90% 患者为心功能分级Ⅲ或Ⅳ级，手术成功率 76.7%(89/116)，17 例患者使用 2 个瓣膜，使用第二个瓣膜的原因分别为残余二尖瓣反流 11 例，瓣膜移位 6 例，但二次瓣膜置换并不影响患者的预后。13 例(11.2%)患者出现有血流动力学异常的左心室流出道梗阻(LVOTO)。30d 及术后 1 年死亡率分别为 25% 和 53.7%。术者经验对于死亡率及并发症影响差异无统计学意义。新的 TMVR 专用器械 Tendyne 瓣膜已经尝试在 MAC 患者中进行使用，所纳入的 9 例重度 MR 患者皆经过心脏团队评估认为是外科手术高危患者，平均 STS 积分为(7.4 ± 3.6)%。在接受 Tendyne 瓣膜植入后，所有患者均无残余二尖瓣反流。但其中 1 例患者出现了 LTOVO，在接受了室间隔化学消融后，LVOT 峰值压差降至 10mmHg。术后 1 年的随访结果显示，患者均无 MR 复发。Tendyne 瓣膜的成功应归结于其独特的设计：① D 型设计，最大限度地避免了 LVOTO；②瓣膜可回收，当释放位置不满意或者结果不理想时，可重新调整位置；③心房轮缘，避免瓣周漏；④依靠心尖细绳固定，而不是钳夹瓣膜或腱索组织，通过心尖系绳可以起到极强的拉力，避免心瓣膜向心房侧移位。

应用 ViMAC-TMVR 治疗外科手术高危风险的二尖瓣疾病是可行的，但相较于 ViV 及 ViR 患者 30d 及 1 年死亡率明显升高，其中左心室流出道梗阻是患者死亡率升高的独立危险因素。另一项导致患者手术失败的原因是残余二尖瓣反流。因此，术前精准筛选患者是决定 ViMAC-TMVR 成功与否重要因素。此外，专用于二尖瓣治疗器械的出现可降低 LVOTO 及术后残余 MR 的发生率。

4. TMVI 技术仍面临的挑战及展望　由于 TMVI 技术目前仍然面临许多未解决的技术难题，限制了其广泛使用。比如经冠状静脉窦二尖瓣环间接成形术有发生冠脉缺血的风险。TMVI 输送系统太大，有待于进一步改良。由于二尖瓣的特殊立体构型，常发生经导管瓣膜与患者自身二尖瓣结构不匹配的情况。体积庞大的 TMVR 装置也容易引起 LVOT 梗阻。TMVR 术后出现影响血流动力学的左心室流出道（LVOT）梗阻是增加患者死亡率的独立危险因素，其发生率高达 11.2%。TMVR 后的 LVOT 梗阻主要预测因素：主动脉瓣和二尖瓣的瓣环平面呈钝角、室间隔肥厚的程度、左心室腔较小和介入二尖瓣本身的设计及形态等。通过术前的全面评估，尽可能避免 LVOT 梗阻十分重要。有报道显示应用 3D- 多排螺旋 CT（MDCT）预测 NeoLVOT 面积 $<189mm^2$ 与术后 LVOT 压差增加明确相关。一旦发生 LVOT 梗阻，可通过室间隔化学消融或前叶撕裂的方式来进行改善。TMVI 术后残余二尖瓣反流也是一个技术难题，且在 ViR 及 ViMAC 患者中比例较高，这可能与二尖瓣成形环及钙化环的非正圆形结构有关，术者经验的增加，并不能减少残余 MR 发生率，术前对患者细致评估以精准筛选及手术器械发展将是减少术后残余 MR 的重要手段。另外，由于在收缩期承担了更高的左心室收缩压力，二尖瓣比主动脉瓣更容易出现毁损，对于经导管人工二尖瓣长期耐久性也存在担忧。同样，由于较大的金属支架以及相应的人工材料，介入二尖瓣目前面临的血栓问题，依旧是需要关注的话题，已经有 TMVR 瓣膜由于植入后严重的血栓问题，被迫放弃了研发。有研究证实，TMVR 患者术后抗凝治疗可显著降低远期血栓风险。TMVI 目前仍然是一项具有挑战性的介入技术，需要高级的成像设备，且术者学习曲线较长，这些都限制了这项技术的广泛开展及掌握。

六、总　结

二尖瓣反流是一个发病率高，会导致死亡率和并发症发生率明显增加的疾病。二尖瓣由瓣环、瓣叶、复杂的瓣下结构组成，任一结构的异常都会导致 MR 的发生。经导管二尖瓣介入技术（TMVI）作为一种微创的治疗 MR 的技术，主要适用于高龄、合并症多、既往有过开胸手术史、外科手术高危或禁忌的患者。TMVI 技术的进步有赖于术前多模块影像评估技术、有经验的术者以及更适合二尖瓣结构的器械的研发。未来 TMVI 技术存在巨大的发展前景，会成为和外科二尖瓣手术互补的治疗方式。

（吴永健　叶蕴青）

第十四部分

14

附　　录

附录A　常用心血管药物

本附录包括了国家基本医疗保险、工伤保险和生育保险药品目录(2019年版)中的心血管及相关系统用药,并以药物分类和治疗分类同时排列。每条记录都包含了药物的商品名和药名、常用的初始剂量和限用的最大剂量、作用机制、注册标明和未注册标明的适应证、不良反应、禁忌证及相关说明。希望能够有助于读者在心血管疾病用药方面提高其科学性和合理性,避免和减少毒性作用。

血管紧张素转换酶抑制药					
药物	剂量	作用机制	适应证	不良反应	说明
		通过阻断血管紧张素转换酶而抑制血管紧张素Ⅰ转化为血管紧张素Ⅱ	高血压	咳嗽 急性肾衰竭 血管性水肿 高钾血症 蛋白尿 低血压 头痛 皮疹中性粒细胞减少/粒细胞缺乏 眩晕	血管性水肿少见，可发生在治疗的任何时间，但通常发生在服用首剂时。严重的低血压多见于容量不足的患者。妊娠期妇女、双侧肾动脉狭窄或单侧肾动脉狭窄伴孤立肾患者禁用。许多血管紧张素转换酶抑制药曾报道有中性粒细胞减少或粒细胞缺乏。血液异常和胶原血管疾病与剂量大和肾功能减退有关
卡托普利（开搏通）captopril（Capoten）	初次口服 6.25~12.5mg、2~3 次 /d（参见说明） 极量：150~450mg/d	参见血管紧张素转换酶抑制药的概述	注册标明：高血压、心力衰竭、心肌梗死后左心室功能减退的治疗、糖尿病性肾病	参见血管紧张素转换酶抑制药的概述。中性粒细胞减少/粒细胞缺乏，味觉异常	大多数患者在剂量超过 100mg，3 次 /d 时，疗效并无增加 不是药物前体 肾功能减退患者减量进食会减少药物的吸收 心力衰竭的目标剂量：50mg，3 次 /d

续表

血管紧张素转换酶抑制药					
药物	剂量	作用机制	适应证	不良反应	说明
依那普利（悦宁定）enalapril（Vasotec）	初次口服 2.5mg、1~2 次 /d 极量：40mg/d，分次服用 静脉注射 0.625~1.25mg、每 6h 一次，>5min 完成	参见血管紧张素转换酶抑制药的概述	注册标明：高血压、心力衰竭（有症状或无症状性）	参见血管紧张素转换酶抑制药的概述。中性粒细胞减少 / 粒细胞缺乏，味觉异常	肾功能减退患者减量 心力衰竭的目标剂量：10mg，2 次 /d
贝那普利（洛汀新）benazepril（Lotensin）	初次口服 10mg/d 极量：80mg/d	参见血管紧张素转换酶抑制药的概述	注册标明：高血压	参见血管紧张素转换酶抑制药的概述	可能需每日服用 2 次 肾功能不全者减量
培哚普利（雅施达）perindopril（Acertil）	初次口服 4~8mg/d 极量：16mg/d	参见血管紧张素转换酶抑制药的概述	注册标明：高血压、心力衰竭	参见血管紧张素转换酶抑制药的概述	低血压、肾动脉狭窄、肾功能不全、有严重主动脉瓣及二尖瓣梗阻或狭窄的患者慎用
赖诺普利（捷赐瑞）lisinopril（Zestril）	初次口服 10mg，维持剂量 20mg/d。最大剂量可 40~80mg/d。肾功能不全或使用利尿药者，需用调低初始剂量如 5mg	参见血管紧张素转换酶抑制药的概述	注册标明：高血压、心力衰竭	参见血管紧张素转换酶抑制药的概述	有血管紧张素转换酶抑制药过敏史者、低血压、低钠性血容量不足、双侧肾动脉狭窄及单侧肾动脉狭窄伴肾功能不全患者慎用

续表

血管紧张素转换酶抑制药					
药物	剂量	作用机制	适应证	不良反应	说明
西拉普利(一平苏)cilazapril(Inhibace)	初始剂量 2.5mg、1 次 /d，根据血压情况，2~4 周调整一次剂量。一般最大剂量 5mg/d	参见血管紧张素转换酶抑制药的概述	注册标明：高血压、心力衰竭	参见血管紧张素转换酶抑制药的概述。血管神经性水肿、偶有血肌酐和尿素氮升高	对腹水患者，肝硬化、严重肾功能不全、低钠和血容量不足者应慎用
雷米普利(瑞泰)Ramipil(Tritace)	高血压治疗：开始剂量 2.5mg、1 次 /d，维持量为 2.5~5mg，最大剂量 10mg 心力衰竭治疗：开始剂量 2.5mg/d，1 周后加量为 5mg/d，再用 3 周后改为 10mg/d	参见血管紧张素转换酶抑制药的概述	高血压、心力衰竭	参见血管紧张素转换酶抑制药的概述。有 ACEI 过敏、血管神经性水肿、双侧肾动脉狭窄或单侧肾动脉狭窄且伴肾功能不全及低血压者忌用	肾功能不全、主动脉瓣或二尖瓣严重狭窄者慎用
咪达普利(达爽)imidapril(Tanatril)	初始剂量 2.5mg、1 次 /d，根据血压情况，2~4 周调整一次剂量。一般最大剂量 5mg/d	参见血管紧张素转换酶抑制药的概述	原发性高血压、肾实质性病变所致继发性高血压	对血管紧张素转换酶抑制药过敏者、有血管神经性水肿史者、用葡萄糖硫酸纤维素吸附器进行治疗者及妊娠期妇女禁用	严重肾功能障碍、两侧肾动脉狭窄、脑血管障碍及高龄者慎用

续表

血管紧张素转换酶抑制药					
药物	剂量	作用机制	适应证	不良反应	说明
福辛普利（蒙诺）fosinopri（Monopril）	初始剂量一般 10mg、1 次 /d。根据血压 4 周后调整剂量，剂量超过 40mg/d 不增加降压效果	参见血管紧张素转换酶抑制药的概述	原发性高血压、肾实质性病变所致继发性高血压	头晕、咳嗽、上呼吸道症状、恶心、呕吐、腹泻、腹痛、皮疹、瘙痒、骨骼肌疼痛 / 感觉异常、疲劳、味觉障碍、低血压	对本药过敏、血管神经性水肿史者，妊娠期和哺乳期妇女禁忌。与非甾体抗炎药同时使用可影响本药的降压作用，与锂同时应用，可增高锂的浓度
抗心力衰竭——正性肌力药——强心苷类					
概述	剂量	作用机制	适应证	不良反应	说明
		通过对 Na^+-K^+-ATP 酶的抑制，阻抑 Na^+ 和 K^+ 的主动转运，钠泵失活，结果使细胞内 Na^+ 增加，K^+ 减少，细胞内 Na^+ 增加能刺激 Na^+-Ca^{2+} 交换增多，而使细	充血性心力衰竭、心房颤动和心房扑动、阵发性室上性心动过速	洋地黄毒苷中毒 消化系统：厌食、流涎、恶心、呕吐、腹泻等 神经系统中毒症状：疲惫、头痛、失眠、忧郁、眩晕、精神错乱 眼部改变：瞳孔放大，畏光、色觉改变 心律失常：室性期前收缩二联或三联律，多形	二度或三度房室传导阻滞或窦性心动过缓、梗阻性肥厚型心肌病、预激综合征、心肌外的机械因素，如心脏压塞、缩窄性心包炎、严重二尖瓣狭窄所致心力衰竭和高钙血症。急性心肌梗死初期 24~48h 心肌电不稳，可增加心肌氧耗，易出现心律失常

续表

抗心力衰竭——正性肌力药——强心苷类					
概述	剂量	作用机制	适应证	不良反应	说明
		胞对 Ca^{2+} 的摄入增加，而细胞内 Ca^{2+} 的增加可能是洋地黄毒苷产生正性肌力作用的基础。洋地黄可降低窦房结的自律性，致使房室传导减慢		多源性室性期前收缩，扭转型室性心动过速	
洋地黄毒苷(狄吉妥辛)digitaline(Digitoxin)	给予全效量可口服洋地黄毒苷每次 0.1mg、3~4 次 /d，至总量 0.8~1.2mg。维持量为 0.1mg/d 口服。这种传统用法现已很少采用	参见强心苷类的作用机制概述	参见强心苷类适应证	参见强心苷类不良反应概述	长期应用利尿药、肾上腺皮质激素使血钾大量消耗者、高龄患者易发生洋地黄毒性反应。低钾血症、碱中毒、低氧血症及低镁血症，可使洋地黄毒苷毒性加剧

续表

抗心力衰竭——正性肌力药——强心苷类					
概述	剂量	作用机制	适应证	不良反应	说明
地高辛（可力）digoxin	肾功能正常者，地高辛维持量为 0.25mg/d。肾功能损伤时，根据肌酐清除降低程度，计算地高辛清除率的降低，再调整地高辛的日维持量	参见强心苷类的作用机制概述	参见强心苷类适应证	参见强心苷类不良反应概述	肾功能不全者应按肌酐清除率适当减少地高辛剂量，以防蓄积。地高辛与奎尼丁、胺碘酮、普罗帕酮及红霉素等合用时，减少其体内清除，应及时测定血药浓度，地高辛剂量应减量 1/3~1/2
毛花苷丙（去乙酰毛花苷注射液，西地兰）lanatoside C（Cedilanid）	以 10% 或 25% 葡萄糖溶液 20ml 稀释后缓慢静脉注射，一般不少于 5min。1 周内未用过洋地黄者，首次剂量 0.4~0.8mg，视病情需要 2~4h 后可再给 0.2~0.4mg 以达全效量	参见洋地黄毒苷	参见洋地黄毒苷	参见洋地黄毒苷	预激综合征引起的心房颤动发作时不宜使用毛花苷丙，否则可使附加通道的传导加速，而使心室率显著加快，有引起室速、室颤的可能

续表

抗心力衰竭——正性肌力药——强心苷类					
概述	剂量	作用机制	适应证	不良反应	说明
毒毛花苷 K	以 10%~25% 葡萄糖溶液 20ml 稀释后缓慢静脉注射，时间不少于 5min。成人首剂量为 0.125~0.25mg。必要时可于 1~2h 后重复以上剂量一次，总量 0.25~0.5mg/d。病情稳定后，可改用口服地高辛维持	参见强心苷类的作用机制概述	参见强心苷类适应证	低于氨力农，主要不良反应：头痛、心动过速、低血压及心肌缺血加剧等。室性心律失常亦有发生。长期用药常致液体潴留，偶见腹泻	近 1 周内用过洋地黄制剂者不宜使用，易致中毒。不宜与酸性和碱性溶液配伍，因可使其分解。余同洋地黄毒苷
抗心力衰竭药——非苷类正性肌力类——磷酸二酯酶抑制剂					
药物	剂量	作用机制	适应证	不良反应	说明
氨力农（氨利酮）amrinone	氨力农注射剂 50mg，先用生理盐水稀释至 20ml 以 0.8~1mg/kg 剂量，静脉注射 10min，继以 10μg/(kg·min) 的速度持续静脉滴注	参见强心苷类的作用机制概述	参见强心苷类适应证	参见强心苷类的作用机制概述	长期大量用药时可见血小板减少。减量或停药后 1 周可恢复。可见恶心、呕吐、腹痛和食欲缺乏等胃肠道反应。偶有心律不齐和低血压等心血管不良反应。长期静脉给药者会出现剂量依赖性肝脏毒性作用

续表

抗心力衰竭药——非苷类正性肌力类——磷酸二酯酶抑制剂					
药物	剂量	作用机制	适应证	不良反应	说明
米利农（甲氰吡酮）milrinone	静脉注射：12.5~75μg/kg，速度 0.5mg/min，静脉输注的负荷量为 50μg/kg，维持量为每分钟 0.375~0.75μg/kg，日总剂量不宜超过 1.13mg/kg。疗程依患者反应而定，通常为 48~72h	其药理作用与氨力农相似，但对 3 型磷酸二酯酶（PDE3）选择性更高，其正性肌力作用是氨力农的 30 倍	顽固性心力衰竭	不良反应低于氨力农 主要不良反应：头痛、心动过速、低血压及心肌缺血加剧等 室性心律失常亦有发生 长期用药常致液体潴留，偶见腹泻	参见氨力农。长期正性肌力刺激，能使心肌遭受损害，长期应用磷酸二酯酶抑制剂治疗的患者，病死率高
抗心力衰竭药——正性肌力药——非苷类正性肌力类					
药物	剂量	作用机制	适应证	不良反应	说明
多巴胺 dopamine	以 5% 葡萄糖注射液或 0.9% 氯化钠注射液稀释；常用 20mg 加 5% 葡萄糖溶液 250ml，开始以 2~5μg/（kg·min）的速度滴注，根据血压情	本品以其 β 肾上腺素能的直接作用及促使去甲肾上腺素由肾上腺素能神经末梢释出。具有正性	严重低血压、休克及顽固性心力衰竭。心排血量降低。心脏手术时及术后的急性心力	长期或大剂量输注时，可引起末梢缺血和坏疽，有时甚至须肢端截除。停用时应先递减给药速度，以防引发低血压	多巴胺可致恶心、呕吐、头痛、中枢神经系统兴奋。心血管系统可引起快速性心律失常和心绞痛

续表

抗心力衰竭药——正性肌力药——非苷类正性肌力类					
药物	剂量	作用机制	适应证	不良反应	说明
多巴胺 dopamine	况可加快滴速或加大浓度。病情较重者，可由5~10μg/(kg·min)幅度，渐增至20~30μg/(kg·min)。如需用更大剂量，应做尿量、心电图监护	肌力作用，可兴奋β受体，故使心率、心肌收缩力和心排血量皆可提高，心肌氧耗量轻度增加，使皮肤和黏膜血管收缩，同时扩张肠系膜动脉和冠状动脉，血流量增加，血压和总外周阻力升高或不变	衰竭或心脏复苏时提高血压		

续表

抗心力衰竭药——正性肌力药——非苷类正性肌力类					
药物	剂量	作用机制	适应证	不良反应	说明
多巴酚丁胺 dobutamine	10%葡萄糖溶液稀释。成人：将 250mg 多巴酚丁胺溶于 5% 葡萄糖溶液 250ml 或 500ml，滴注速度 4~10μg/(kg·min)最为适宜	增强心肌收缩力。低浓度时以轻度的周围性 α 肾上腺素能血管收缩作用为主，高浓度时则以 β 肾上腺素能血管扩为主。较大剂量时周围血管阻力下降	器质性心脏病所致的严重心力衰竭、心脏手术后引起的低心排血量综合征以及难治性心力衰竭	常见窦性心律加快，血压升高。室性心律失常偶见。能加速房室传导，故可使心房颤动患者的心室率增快。恶心、头痛、胸痛、心悸和气短。禁用于肥厚型主动脉瓣下狭窄患者	本品与碱性溶液不合，不可与碳酸氢钠注射液混合使用。心房颤动且心室率快的患者使用多巴酚丁胺前，应使用洋地黄。近期接受过 β 受体阻断药治疗的患者使用本品无效。无明显心力衰竭患者对多巴酚丁胺的反应不佳
其他抗心力衰竭药					
药物	剂量	作用机制	适应证	不良反应	说明
辅酶 Q_{10} coenzyme Q_{10}	每次 1 片、3 次 /d，饭后服用	本品具有促进氧化磷酸化反应和保护生物膜结构完整性的功能。	本品用于下列疾病的辅助治疗：①心血管疾病，如病毒性心	可有胃部不适、食欲缺乏、恶心、腹泻、心悸，偶见皮疹。对本品过敏者禁用	雌性大白鼠受孕前至受孕初期，按每日 10mg/kg、100mg/kg 及 1 000mg/kg 的剂量经口给予本品，结果表明对受孕及着床无影响，对胎仔的发育也无

续表

其他抗心力衰竭药					
药物	剂量	作用机制	适应证	不良反应	说明
辅酶 Q_{10} coenzyme Q_{10}		辅酶Q是生物体内广泛存在的脂溶性醌类化合物，不同来源的辅酶Q其侧链异戊烯单位的数目不同，人类和哺乳动物是10个异戊烯单位，故称辅酶 Q_{10}。辅酶Q在体内呼吸链中质子移位及电子传递中起重要作用，它是细胞呼吸和细胞代谢的激活剂，也是重要的抗氧化剂和非特异性免疫增强剂	肌炎、慢性心功能不全；②肝炎，如病毒性肝炎、亚急性肝坏死、慢性活动性肝炎；③癌症的综合治疗，能减轻放疗、化疗等引起的某些不良反应		抑制和致畸现象。在器官形成期，每日给予10mg/kg、100mg/kg、1 000mg/kg的剂量，结果显示母体、胎仔及新生仔均未见异常，也未见有致畸现象。在雌性大白鼠的围产期及哺乳期内，每日给予10mg/kg、100mg/kg、1 000mg/kg的剂量，结果表明对母体和新生仔的形态、发育、功能、生殖能力及胎仔均未见有影响

续表

新型抗心力衰竭药——窦房结 If 通道阻滞剂					
药物	剂量	作用机制	适应证	不良反应	说明
伊伐布雷定 ivabradine	口服 2 次 /d，早、晚进餐时服用。本品起始治疗仅限于稳定性心力衰竭患者。建议在有慢性心力衰竭治疗经验的医生指导下使用。通常推荐的起始剂量为 5mg、2 次 /d。治疗 2 周后，如果患者的静息心率持续高于 60 次 /min，将剂量增加至 7.5mg、2 次 /d	通过选择性和特异性抑制心脏起搏 I_f 电流（I_f 电流控制窦房结中自发的舒张期去极化并调节心率）而降低心率。伊伐布雷定只特异性对窦房结起作用，对心房、房室或者心室传导时间未见明显影响，对心肌的收缩性或者心室复极化未见明显影响	适用于已使用 β 受体阻断药但症状控制不佳和对 β 受体阻断药不耐受或禁忌证的慢性稳定型心绞痛患者慢性心力衰竭	最常见的不良反应为闪光现象（光幻视）和心动过缓，为剂量依赖性，与伊伐布雷定的药理学作用有关	以下情况不宜使用本品：①对本品活性成分或者任何一种辅料过敏；②治疗前静息心率低于 70 次 /min；③心源性休克；④急性心肌梗死；⑤重度低血压（<90/50mmHg）；⑥重度肝功能不全；⑦病态窦房结综合征；⑧窦房传导阻滞；⑨不稳定性或急性心力衰竭；⑩依赖起搏器起搏者（心率完全由起搏器控制）；⑪不稳定型心绞痛；⑫三度房室传导阻滞

续表

钙离子增敏剂					
药物	剂量	作用机制	适应证	不良反应	说明
左西孟旦 levosimendan	治疗初始负荷剂量为 6~12μg/kg，时间应大于 10min，之后应持续静脉滴注 0.1μg/(kg·min)。对于同时应用血管扩张药和 / 或正性肌力药物的患者，治疗初期的推荐负荷剂量为 6μg/kg	钙离子增敏剂，本品直接与肌钙蛋白相结合，使钙离子诱导的心肌收缩所必需的心肌纤维蛋白的空间构型得以稳定，从而使心肌收缩力增加。同时具有强力的扩血管作用，通过激活三磷酸腺苷（ATP）敏感的钾通道使血管扩张，主要使外周静脉扩张，使心脏前负荷降低	主要用于传统治疗效果不佳，并且需要增加心肌收缩力的急性失代偿心力衰竭的短期治疗	临床中最常见的不良反应是头痛、低血压和室性心动过速，常见的不良反应有低钾血症、失眠、头晕、窦性心动过速、室性期前收缩、心肌缺血、恶心、便秘、腹泻、呕吐、血红蛋白减少	忌用对左西孟旦或其他任何辅料过敏的患者、显著影响心室充盈和 / 或射血功能疾病、严重的肝肾功能损伤、严重低血压和心动过速患者

续表

血管紧张素受体脑啡肽酶抑制剂					
药物	剂量	作用机制	适应证	不良反应	说明
沙库巴曲缬沙坦钠片（诺欣妥）sacubitril/valsartan（Entresto）	推荐起始剂量为每次100mg、2次/d。在目前未服用ACEI或血管紧张素Ⅱ受体拮抗药（ARB）的患者或服用低剂量上述药物的患者中，用药经验优先，推荐沙库巴曲缬沙坦钠片的起始剂量为50mg、2次/d。根据患者耐受情况，沙库巴曲缬沙坦钠片剂量应该每2~4周倍增一次，直至达到200mg/次、2次/d的目标维持剂量	本品含脑啡肽酶抑制剂前体药物沙库巴曲和血管紧张素受体阻断药缬沙坦。沙库巴曲缬沙坦钠片在肝脏将沙库巴曲代谢为有活性的脑啡肽酶抑制剂LBQ657来抑制脑啡肽酶（中性内肽酶NEP），并通过缬沙坦阻断血管紧张素Ⅱ-1（AT_1）受	本品可用于已采用循证剂量（包括最大耐受剂量）的ACEI、β受体阻断药和醛固酮受体拮抗药后仍有症状的心力衰竭患者	发生率≥5%的不良反应是血管水肿、低血压、高钾血症、咳嗽、眩晕和肾衰竭	①对本品的任何组分过敏者；②以往有与ACEI或ARB治疗相关的血管水肿病史；③禁忌用于服用ACEI或ARB的糖尿病患者或中、重度肾功能损伤者；④在伴发糖尿病患者中禁忌同时与阿利吉仑使用

续表

血管紧张素受体脑啡肽酶抑制剂					
药物	剂量	作用机制	适应证	不良反应	说明
沙库巴曲缬沙坦钠片（诺欣妥）sacubitril/valsartan（Entresto）		体。本品在心力衰竭患者中的心血管和肾效应是由于脑啡肽酶多肽降解水平的增加和缬沙坦的血管紧张素Ⅱ受体抑制作用。缬沙坦通过选择性阻断 AT_1 受体效应和醛固酮的释放发挥效应			

重组人脑利钠肽					
药物	剂量	作用机制	适应证	不良反应	说明
重组人脑钠肽 rhBNP 奈西立肽（新活素）	静脉给药：初始负荷剂量为 2μg/kg，3~5min 静脉缓慢注射，随后给予维持剂量 0.01μg/(kg·min) 静脉滴注。疗程一般为 3d。初始剂量不能超过推荐剂量。将脑钠肽 1.5mg 用 5% 葡萄糖注射液、0.9% 氯化钠注射液或 5% 葡萄糖氯化钠注射液 5ml 溶解后，加入到 250ml 上述液体中静脉滴注	本品能与血管平滑肌和内皮细胞上的鸟苷酸环化酶受体结合，增加细胞内的 cGMP 的含量，使第二信使 cGMP 水平升高而发挥生理学效应。cGMP 作为第二信使使动静脉扩张。主要药理作用：①扩张静脉和动脉，从而降低前、后负荷，在无直接正性肌力作用下增加心排血量；	用于急性代偿失调性充血性心力衰竭伴休息时或轻微活动时呼吸困难的患者，可以降低肺毛细血管楔压，改善呼吸困难症状	低血压、心动过速、心房颤动、窦房结传导阻滞、注射部位反应、发热、感觉异常、嗜睡、咳嗽、咯血、出汗、腿痛性痉挛、皮疹、皮肤瘙痒、弱视、贫血等	①对本品及其中任何成分过敏的患者禁用；②收缩压 ≤ 90mmHg 的患者禁用；③心源性休克患者禁用；④本品不适宜心脏瓣膜狭窄、限制型或阻塞性心肌病、缩窄性心包炎、心脏压塞等患者；⑤已知或怀疑心脏充盈压低的患者避免使用

续表

重组人脑利钠肽					
药物	剂量	作用机制	适应证	不良反应	说明
重组人脑钠肽 rhBNP 奈西立肽（新活素）		②促进钠排泄，具有一定利尿作用；③可抑制肾素 - 血管紧张素 - 醛固酮和交感神经系统，防止急性心力衰竭恶化			
血管紧张素Ⅱ受体拮抗药					
药物	剂量	作用机制	适应证	不良反应	说明
		血管紧张素Ⅱ受体拮抗药对 AT_1 受体的拮抗方式不同分为竞争性、非竞争性及混合性拮抗。不	高血压、心力衰竭、肾保护及抗心血管重构	头痛、直立性低血压、过敏、血管神经性水肿、肝功能异常、胃肠道反应、肌痛	血容量不足者可出现症状性低血压；肝功能损害者减少药物的剂量；双侧肾动脉狭窄或单侧肾动脉狭窄者服药可能出现可逆性肌酐、尿素氮增高；与保钾利尿药、补钾剂服用，会使血钾升高；妊娠期及哺乳期妇女慎用

续表

血管紧张素Ⅱ受体拮抗药					
药物	剂量	作用机制	适应证	不良反应	说明
		抑制血管紧张素转换酶。表现为抗高血压、抗心力衰竭、肾保护及抗心血管重构等方面的作用			
氯沙坦（科素亚）losartan（Cozaar）	起始和维持剂量为50mg、1次/d，治疗3~6周达最大降压效应。部分患者口服100mg/d，可产生进一步的降压作用	参见血管紧张素Ⅱ受体拮抗药的概述	高血压、心力衰竭、逆转左心室肥厚和血管重构、降低血清尿酸	参见血管紧张素Ⅱ受体拮抗药的概述	参见血管紧张素Ⅱ受体拮抗药的说明
缬沙坦（代文）valsartan（Diovan）	80mg、1次/d口服。如疗效不佳，可增加至160mg/d或与利尿药同时服用	具有高度特异性的非杂环类ARB，拮抗方式呈混合性拮抗	高血压、心力衰竭	参见血管紧张素Ⅱ受体拮抗药的概述	对该药过敏者、妊娠期及哺乳期妇女禁用。胆道梗阻者慎用

续表

血管紧张素Ⅱ受体拮抗药					
药物	剂量	作用机制	适应证	不良反应	说明
厄贝沙坦（安搏维）irbesartan（Aprovel）	起始剂量为75~150mg、1次/d口服。疗效不满意时，可增加剂量至300mg、1次/d	参见血管紧张素Ⅱ受体拮抗药的概述	高血压、心力衰竭	头痛、眩晕、心悸、疲乏。罕有荨麻疹、骨骼肌肉疼痛及血管神经性水肿	参见血管紧张素Ⅱ受体拮抗药的说明
替米沙坦，（美卡素）telmisartan（Micardis）	用药范围为20~80mg/d，在此范围内其降压疗效呈剂量依赖性	竞争性或混合性拮抗AT_1受体，且结合具有高度选择性和不可逆性	高血压	参见血管紧张素Ⅱ受体拮抗药的概述	禁忌证为对该药活性成分及任何一种赋型成分过敏者、妊娠期及哺乳期妇女、胆道阻塞性疾病、严重肝肾功能不全
坎地沙坦candesartan	推荐的单一药物剂量为16mg/d，单次或分两次口服，最大剂量一般为32mg	与AT_1受体的拮抗方式为非竞争性拮抗。对AT_1受体亲和大于AT_2受体10 000倍，其代谢产物拮抗Ang Ⅱ的升压作用比氯沙坦大48倍	高血压、心力衰竭	不良反应发生率低，主要是头痛及头晕	无特殊禁忌。老年患者要注意减少药物剂量，但无须调整首次剂量。高血压伴肾功能不全者服药后，其血药浓度也升高，因此也应减少药物剂量

续表

血管紧张素Ⅱ受体拮抗药					
药物	剂量	作用机制	适应证	不良反应	说明
奥美沙坦酯 olmesartan medoxomil	推荐起始剂量为 20mg、1 次 /d。对进行 2 周治疗后仍需进一步降低血压的患者，剂量可增至 40mg	是一种前体药物，经胃肠道吸收水解为奥美沙坦。选择性 AT_1 受体拮抗剂。与 AT_1 的亲和力要比与 AT_2 的亲和力大 12 500 倍	高血压	大于 1% 不良事件是头晕、背痛、支气管炎、肌酸磷酸激酶升高、腹泻、头痛、血尿、高血糖症、高甘油三酯血症、咽炎和鼻窦炎 低于 1% 且大于 0.5% 不良事件有胸痛、乏力、疼痛、外周性水肿、眩晕、腹痛、消化不良、肠胃炎、心动过速、高脂血症、高尿酸血症、肌痛、皮疹和面部水肿等	对本品所含成分过敏者禁用

续表

血管紧张素Ⅱ受体拮抗药					
药物	剂量	作用机制	适应证	不良反应	说明
阿利沙坦酯 allisartan isoproxil	通常起始和维持剂量为240mg、1次/d，继续增加剂量不能进一步提高疗效。治疗4周可达到最大降压效果	为血管紧张素Ⅱ受体拮抗药，是非肽类前体药，在体内胃肠道吸收过程中被酯酶完全代谢，水解成唯一的药理活性代谢产物EXP3174	用于轻中度原发性高血压的治疗	发热、乏力 心血管系统：心率加快、心悸 消化系统：恶心、胃部不适、胃痛、腹部不适、腹泻	对本品任何成分过敏者禁用。妊娠中末期及哺乳期间禁用
氯沙坦钾氢氯噻嗪片（海捷亚）Losartan potassium and hydrochlorothiazide tablets（Hyzaar）	常用起始和维持剂量为每次1片、1次/d。对此剂量反应不足的患者，剂量可增至每次2片、1次/d。最大服用剂量为每次2片、1次/d	由氯沙坦和氢氯噻嗪组成，已证明本药的成分对降低血压有相加作用，比两种成分单独降低血压幅度更大。这是因为氯沙坦钾和氢氯噻嗪具有协同作用	适用于联合用药治疗的高血压患者	只限于那些以前报道过的氯沙坦钾和/或氢氯噻嗪的不良反应	无尿患者、对本品中任何成分或其他磺胺类药物过敏者、严重肾功能不全（肌酐清除率<30ml/min）或肝功能异常的患者禁用。本品不能用于血容量减少的患者

续表

β 受体阻断药					
概述	剂量	作用机制	适应证	不良反应	说明
		β 受体阻断药根据其化学结构不同，某些具有内在拟交感活性；某些具有膜稳定作用；而另一些却对 β_1 或 β_2 受体有相对选择性。新的 β 受体阻断药中，除了对 β_1、β_2 受体有阻滞作用外，还具有 α_1 受体阻滞作用	高血压、心绞痛、充血性心力衰竭、心动过速性心律失常	心动过缓，传导阻滞，低血压，加重或诱发心力衰竭，哮喘发作，乏力	病态窦房结综合征、房室传导阻滞、严重低血压、心源性休克患者禁用。第一次使用 β 受体阻断药时应从小剂量开始，避免停药综合征。肾功能障碍时本品需减少剂量。妊娠期及哺乳期妇女禁用

续表

β 受体阻断药					
概述	剂量	作用机制	适应证	不良反应	说明
普萘洛尔（心得安）propranolol	口服每次 10~20mg、3~4 次 /d，根据病情增加剂量，达到最佳疗效；静脉注射每次 2.5~4mg，稀释后缓慢注射	通过阻断 β 受体，对因交感神经兴奋、自律性增强引起的心律失常有效。大剂量使用有膜稳定作用，可减慢房室传导	窦性心动过速；折返性室上性心动过速；减慢心房扑动、心房颤动的心室率	参见 β 受体阻断药概述	病态窦房结综合征、房室传导阻滞、支气管哮喘、心源性休克患者禁用
阿替洛尔（氨酰心安）atenolol	口服从小剂量开始，每次 6.25mg、2 次 /d，酌情增量至最适宜剂量。总量不宜超过 200mg/d	属中效选择性 β 受体阻断药，无内源性拟交感活性。电生理学效应类似普萘洛尔	高血压、心绞痛、窦性心动过速、室上性心律失常，包括房性期前收缩、阵发性室上性心动过速。控制快速心房扑动、心房颤动的心室率	参见 β 受体阻断药概述	参见 β 受体阻断药的说明。与地高辛合用时，增加其浓度

续表

β 受体阻断药					
概述	剂量	作用机制	适应证	不良反应	说明
美托洛尔（倍他乐克）metoprolol	口服每次 12.5mg、2 次 /d，渐增至最适宜剂量，可用到 200mg/d。静脉注射每次 5mg，总量不宜超过 15mg	本品属短效心脏选择性 β 受体阻断药，电生理学效应类似普萘洛尔	因儿茶酚胺增多而诱发快速性心律失常。高血压、冠心病、心绞痛、充血性心力衰竭	参见 β 受体阻断药概述	参见 β 受体阻断药的说明
比索洛尔（康忻）bisoprolol	高血压：初始剂量 5mg、1 次 /d。对于有症状的充血性心力衰竭，剂量须个体化	选择性 β_1 受体阻断药，在治疗剂量范围内，没有明显的膜稳定作用或内在拟交感作用。在高剂量时（≥20mg）也抑制 β_2 肾上腺素受体，本品的 β_1 受体阻断作用是其降低血压的主要作用属非	高血压、心绞痛、充血性心力衰竭、抗心律失常	参见 β 受体阻断药概述	参见 β 受体阻断药的说明

续表

β受体阻断药					
概述	剂量	作用机制	适应证	不良反应	说明
索他洛尔（施太可）sotalol	口服从小剂量开始，每次40mg、2次/d，常用剂量为每次80~160mg、2次/d。长期服用，每次40~80mg、2次/d，室性心动过速用的剂量偏大，可达到每次240mg、2次/d	选择性β受体阻断药，无内在拟交感活性和膜稳定作用，可抑制肾素释放，其β受体阻断作用引起心率减慢和有限的负性肌力效应。兼有β受体阻断和延长心脏动作电位时程的抗心律失常特性	各种室性心律失常；转复和预防室上性心动过速、心房扑动、心房颤动；转复和预防预激综合征并发的心动过速、心房扑动、心房颤动	与β受体阻断药相似，但其能引起Q-T间期延长，偶能引起扭转型室性心动过速，对心肌收缩力的抑制作用较其他β受体阻断药弱	显著的窦性心动过缓、病态窦房结综合征、二度以上房室传导阻滞、先天性或获得性长QT综合征、心源性休克、支气管哮喘或慢性阻塞性肺疾病、严重肾衰竭、对本品过敏者禁忌使用
卡维地洛（达利全）carvedilol（Dilatrend）	充血性心力衰竭治疗：开始剂量每次3.125mg、2次/d，可间隔2周后将剂量增加1倍，剂量须增到患者能耐受的最高限度	具有非选择性β_1和β_2肾上腺素能受体阻滞、α_1受体阻滞和抗氧化特性。通过选择性阻滞α_1	高血压、心绞痛、充血性心力衰竭、抗心律失常	参见β受体阻断药概述	参见β受体阻断药的说明

续表

β 受体阻断药					
概述	剂量	作用机制	适应证	不良反应	说明
卡维地洛（达利全）carvedilol（Dilatrend）	高血压：推荐剂量每次 12.5mg、1 次 /d，以后每次 25mg、1 次 /d	肾上腺能受体而扩张血管。通过其血管扩张作用减少外周阻力，并有抑制肾素 - 血管紧张素 - 醛固酮系统的作用。本品无内在拟交感活性。具有膜稳定特性			
阿罗洛尔（阿尔马尔）arotinolol	高血压：初始剂量为每次 10mg、2 次 /d 口服，可增至 30mg/d 原发性震颤：初始剂量 10mg/d，可增至 10mg、2 次 /d 的维持量，但 1d 不超过 30mg	具有 α 受体及 β 受体阻断作用。本药的抗震颤作用为骨骼肌 β_2 受体阻断作用，其作用为末梢性。未发现本药有内在拟交感活性及膜稳定作用	高血压、心绞痛、心动过速性心律失常、原发性震颤	参见 β 受体阻断药的说明 主要的不良反应有心动过缓、眩晕及站立不稳、乏力及倦怠感	参见 β 受体阻断药的说明

续表

β受体阻断药					
概述	剂量	作用机制	适应证	不良反应	说明
艾司洛尔 esmolol	静脉滴注有效剂量每分钟 50~300μg/kg，但多数患者每分钟用 50~150μg/kg 即可显效。最初输入每分钟 25μg/kg，以后每隔 5min 以每分钟 50μg/kg 递增，最大不超过每分钟 300μg/kg	为超短效选择性β受体阻断药。电生理效应与美托洛尔相似。静脉注射后数秒即出现β受体阻滞效应	快速心房扑动、心房颤动和窦性心动过速。亦适用于急性心肌缺血、急性高血压及发生在诱导麻醉、插管、外科手术中或术后的心动过速	除低血压或使心力衰竭加重外，无明显不良反应。输注末不良反应常很快消失，可作为紧急治疗用药	参见β受体阻断药的说明
拉贝洛尔(柳胺苄心定) labetalol	口服：开始 100mg/ 次、2~3 次 /d，如疗效不佳，可增至 200mg/ 次、3~4 次 /d 静脉注射：25~100mg/ 次，用 10% 葡萄糖稀释至 20~40ml，于 10min 内缓慢静脉注射	本品属α、β受体阻断药，通过对α及β受体竞争性拮抗而产生降压作用，其中阻断 β_1 和 β_2 受体程度相似，对 α_1 受体作用较弱，对 α_2 受体则无作用	适用于各种程度的高血压及高血压急症、心绞痛、妊娠期高血压、嗜铬细胞瘤、麻醉或手术时高血压。静脉注射能治疗高血压危象	①常见有眩晕、乏力、幻觉、胃肠道障碍、口干、头皮麻刺感；②剂量过大，还可发生心动过速、急性肾衰竭；③儿童、妊娠期妇女及哮喘、脑出血患者忌静脉注射；④少数患者可发生直立性低血压	注意事项：心脏及肝、肾功能不全者慎用。给药期间患者应保持仰卧位，用药后要平卧 3h，以防直立性低血压发生 禁忌：脑出血、心动过缓、传导阻滞及支气管哮喘

续表

钙通道阻滞药					
药物	剂量	作用机制	适应证	不良反应	说明
		钙通道阻滞药(CCB)在许多方面各具特点。按照CCB的作用部位,将CCB分为:硝苯地平类、地尔硫䓬类和维拉帕米类。CCB具有抑制钙离子内流的作用,能直接松弛血管平滑肌,扩张冠状动脉,增加冠脉血流量,提高心肌对缺血的耐受性,同时能扩张周围动脉,降低外周血管阻力,从而使血压下降	高血压、冠心病、心绞痛	心悸、面部潮红、头痛、头晕、踝部水肿、胃肠功能紊乱、尿多、肝功能异常。皮肤变态反应,如瘙痒、荨麻疹	对本品过敏者、低血压者禁用 对肝肾功能不全者、心力衰竭者、主动脉瓣狭窄者慎用 停药时注意逐渐减量,不可骤停

续表

钙通道阻滞药——二氢吡啶类					
药物	剂量	作用机制	适应证	不良反应	说明
硝苯地平（心痛定）nifedipine	治疗高血压：控释片常用剂量30mg、1次/d。缓释片每次20mg、2次/d。冠心病心绞痛发作时，普通硝苯地平片可5~10mg嚼碎或舌下含服。可根据心绞痛类型，每次5~10mg、1次/6~8h	抑制钙离子内流的作用，能直接松弛血管平滑肌，扩张冠状动脉，增加冠脉血流量，提高心肌对缺血的耐受性，同时能扩张周围小动脉，降低外周血管阻力，从而使血压下降	参见CCB的说明	心悸、面部潮红、头痛、头晕、踝部水肿，胃肠功能紊乱，尿多，肝功能异常。皮肤变态反应，剂量过大有抽搐等神经系统症状。个别有心绞痛样胸痛	参见CCB的说明 与地高辛或茶碱同时使用，会增高地高辛或茶碱药血浓度。西米替丁或雷尼替丁可使血硝苯地平浓度轻度升高，增加降压效果 本品可乳汁排出，故妊娠、哺乳妇女慎用
拉西地平（乐息平）lacidipine	初始剂量为4mg、1次/d，3~4周后可加量到8mg/d，老年患者、肝病患者初始剂量为2mg、1次/d	为特异、强效持久的二氢吡啶类CCB，选择性阻滞血管平滑肌的钙通道，扩张周围动脉，减低心脏后负荷，降低血压	高血压	多与其血管扩张作用有关，如头痛、皮肤潮红、水肿、眩晕、乏力、心悸，通常短暂并随继续使用逐渐消失或减弱。少见有皮疹	参见CCB说明

续表

钙通道阻滞药——二氢吡啶类					
药物	剂量	作用机制	适应证	不良反应	说明
氨氯地平（络活喜）amlodipine	初始剂量 2.5~5mg、1 次 /d，最大可增至 10mg、1 次 /d	长效二氢吡啶类 CCB，阻滞心肌和血管平滑肌细胞外钙离子经细胞膜的钙离子通道（慢通道）进入细胞。对血管的选择性比心脏强约 100 倍，直接舒张血管平滑肌。具有抗高血压和冠心病心绞痛作用	高血压、冠心病、心绞痛	头痛、水肿、疲劳、失眠、恶心、腹痛、面红、心悸，少见瘙痒、皮疹、呼吸困难、无力、肌肉痉挛和消化不良	参见 CCB 说明

续表

钙通道阻滞药——二氢吡啶类					
药物	剂量	作用机制	适应证	不良反应	说明
非洛地平 felodipine	口服：起始剂量 2.5mg、2 次 /d，或遵医嘱。常用维持剂量为 5mg/d 或 10mg/d，必要时剂量可进一步增加，或加用其他抗高血压药	本品为选择性钙离子拮抗药，主要抑制小动脉平滑肌细胞外钙的内流，选择性扩张小动脉，对静脉无此作用，不引起直立性低血压；对心肌亦无明显抑制作用	用于轻、中度原发性高血压及心绞痛的治疗	①本品在某些患者身上会导致面色潮红、头痛、头晕、心悸和疲劳，这些反应大部分具有剂量依赖性。②本品可引起与剂量有关的踝肿、牙龈肿大。③另也可见皮疹、瘙痒	妊娠(包括早期妊娠)及对本品过敏者。对非洛地平及本品中任一成分过敏者，失代偿性心力衰竭、急性心肌梗死、不稳定型心绞痛患者及妊娠期妇女。服用本品时，同时加服影响细胞色素 P450 类药物可影响非洛地平的血药浓度
贝尼地平 (可力洛) benidipine	原发性高血压：成人用量每次 2~4mg、1 次 /d。效果不佳时，可增至 1 次 8mg。重症高血压患者每次 4~8mg、1 次 /d 心绞痛：成人用量每次 4mg、2 次 /d，早、晚各	本品与细胞膜膜电位依赖性钙通道的 DHP 结合部位相结合，抑制钙离子内流，从而扩张冠状动脉和外周血管。	用于轻、中度原发性高血压，心绞痛	主要不良反应有心悸、颜面潮红、头痛等 严重不良反应：肝功能损害，有时伴有天冬氨酸转氨酶(AST)、丙氨酸转氨酶(ALT)、γ-谷氨酰转肽酶(γ-GTP)上	妊娠期或可能妊娠的妇女，应避免用药。心源性休克患者禁用(有可能使症状恶化)

续表

钙通道阻滞药——二氢吡啶类					
药物	剂量	作用机制	适应证	不良反应	说明
贝尼地平（可力洛）benidipine	1次，并应根据年龄及症状适当增减	本品与DHP结合部位的亲和力强且解离速度非常缓慢，所以显示持续药理作用，而与血药浓度无相关性		升等的肝功能损害及黄疸。若出现异常，应减量或停药并进行适当处置。若出现过敏症及女性化乳房时，应停药	
西尼地平 cilnidipine	成人初始剂量为每次5mg、1次/d。根据患者的临床反应，可将剂量增加，最大可增至每次10mg、1次/d，早饭后服用	亲脂性DHP钙通道阻滞药，能与血管平滑肌细胞膜上L型钙通道的二氢吡啶位点结合，抑制 Ca^{2+} 通过L型钙通道的跨膜内流，从而松弛、扩张血管平滑肌，	用于高血压患者的治疗	尿频、尿酸、肌酸、尿酸氮上升、尿沉渣阳性和头痛、头晕、肩肌肉僵硬、发困、失眠、手颤动 循环系统不良反应：面色潮红、心悸、燥热、心电图异常、低血压 消化系统不良反应：AST、ALT上升等肝功能异常、便秘、腹胀	对本品中任何成分过敏的患者禁用。妊娠期妇女禁用。由于会引起血压过低等症状，故高空作业、驾驶机动车及操作机器工作时应禁用。老年患者使用时应从小剂量开始，并仔细观察药物的治疗反应。与地高辛合用时，应密切注意地高辛的毒性反应。肝功能不全患者服西尼地平时其浓度会增加，故应慎用

续表

钙通道阻滞药——二氢吡啶类					
药物	剂量	作用机制	适应证	不良反应	说明
西尼地平 cilnidipine		起到降压作用。它还可通过抑制 Ca^{2+} 通过交感神经细胞膜上N型钙通道的跨膜内流而抑制交感神经末梢去甲肾上腺素的释放和交感神经活动			
左氨氯地平 levamlodipine	通常口服起始剂量为5mg、1次/d，最大不超过10mg、1次/d。体质虚弱者、老年患者或肝功能受损者从2.5mg、1次/d开始用药	左旋苯磺酸氨氯地平是二氢吡啶类钙通道阻滞药。本品选择性抑制钙离子跨膜进入平滑肌细胞和心肌细胞，对	高血压，心绞痛，尤其自发性心绞痛（单独或与其他药物合并使用）	因不良反应而停药的仅为1.5%。最常见的不良反应是头痛和水肿、面部潮红和心悸 发生率超过1.0%的不良反应：头痛、疲倦、恶心、腹痛和嗜睡	对二氢吡啶类钙通道阻滞药过敏者。对妊娠期妇女用药缺乏相应的研究资料，但根据动物试验结果，本品只在非常必要时方可用于妊娠期妇女。服药的哺乳期妇女应中止哺乳

续表

钙通道阻滞药——二氢吡啶类					
药物	剂量	作用机制	适应证	不良反应	说明
左氨氯地平 levamlodipine		平滑肌的作用大于心肌。其与钙通道的相互作用决定于它和受体位点结合和解离的渐进性速率，因此药理作用逐渐产生		发生率<1% 但>0.1% 的不良反应(与药物的因果关系不明确)：变态反应，虚弱，背痛，潮热，不适，疼痛，僵硬，体重增加，心律失常，低血压，直立性低血压和脉管炎，牙龈增生，血管性水肿，红斑，瘙痒，皮疹，斑丘疹	
尼群地平 nitrendipine	初始剂量 10mg/d、2 次 /d，每隔 2 周增加 1 次，最高不超过 40mg、2 次 /d	对冠状动脉及外周血管，均有较强的选择性扩张作用，降低动脉压。降低心肌耗氧量	高血压	可见头痛、面部潮红、心悸、眩晕、多尿、皮疹等	参见 CCB 说明。肝、肾功能不全者慎用

续表

钙通道阻滞药——二氢吡啶类					
药物	剂量	作用机制	适应证	不良反应	说明
尼卡地平（佩尔地平）nicardipine（Perdiping）	高血压治疗：口服 40mg、2 次 /d，或 20~30mg、3 次 /d，高血压和冠心病可 60~120mg/d	参见 CCB 说明	高血压、脑血管供血不足、冠心病稳定型心绞痛和变异型心绞痛	偶见面部潮红、心悸、肝肾功能损害、头痛、耳鸣、体温升高、胃肠道反应等	进行性主动脉瓣狭窄、颅内出血尚未完全止血者、脑卒中急性期颅内压高、严重左心功能不全、低血压、青光眼和肝肾功能不全者慎用
尼索地平（硝苯异丙啶）nisodipine	每次 10~40mg，1 次 /d	是血管选择性强的 CCB，对血管与心脏的选择性比为 1 000 倍，作用时间长。不影响心肌和骨骼肌的功能，没有负性肌力作用	高血压	主要为头痛、周围水肿，多轻微短暂。不良反应与剂量相关。突然停药可导致心绞痛发作	对二氢吡啶类药过敏者、妊娠期及哺乳期妇女禁忌使用。低血压者，肝、肾功能不全者慎用

续表

钙通道阻滞药——二氢吡啶类					
药物	剂量	作用机制	适应证	不良反应	说明
尼莫地平（尼莫通）nimodipine	对轻、中度高血压，初始剂量为 40~60mg/d，分 3 次口服，最大剂量为 240mg/d	对脑血管有较高的选择性，对脑血管的选择性比周围血管高 3~10 倍。能选择性拮抗钾诱导的脑膜血管收缩	高血压、脑血管病、老年性脑功能障碍、偏头痛、脑梗死、缺血性突发性耳聋	用量大时有血压下降现象，少数患者有短暂的头痛、颜面潮红、恶心、胃肠道不适、皮肤瘙痒、皮疹。停药后缓解	对二氢吡啶类药过敏者。肝肾功能严重损害的患者，脑水肿、颅内压上升者、妊娠期及哺乳哺期妇女及血压过低者慎用
乐卡地平（再宁平）lercanidipine（Zanidip）	推荐剂量为 10mg、1 次 /d，餐前 15min 口服，根据患者反应可增至每次 20mg	新一代二氢吡啶类 CCB 有较强的血管选择性，起效缓，降压作用强，作用时间长，负性肌力作用少等特点。对心率和心排血量的影响小	轻、中度高血压	面部潮红、踝部水肿、心悸、心动过速、头痛、眩晕。偶见胃肠道反应、皮疹、疲劳、嗜睡、肌肉痛	左心室流出道梗阻或主动脉瓣狭窄、未经治疗的充血性心力衰竭和不稳定心绞痛患者、有严重肝肾功能损害疾病者应慎用

续表

药物	剂量	作用机制	适应证	不良反应	说明
钙通道阻滞药——地尔硫䓬类					
地尔硫䓬（硫氮䓬酮）diltiazem（Herbesser）	心绞痛治疗：15~30mg、1次/8h或1次/6h 高血压治疗：初始剂量每次30~60mg、3次/d 快速心房颤动或阵发性室上性心动过速治疗：5~10mg在3min内缓慢静脉注射	本品对血管与心脏的选择性比为3∶1。选择性与维拉帕米相同	冠心病、心绞痛、高血压、肺动脉高压、快速性心律失常	心脏方面：心动过缓、传导阻滞、血压轻度降低（静脉注射时） 其他：头痛、头晕、疲劳、胃肠不适、食欲缺乏、腹泻、便秘等	下列情况慎用：肝肾功能不全、心功能不全者，老年患者（应<120mg/d），一度房室传导阻滞。缓释胶囊应整颗吞服，不要掰断或咀嚼
钙通道阻滞药——苯烷胺类					
药物	剂量	作用机制	适应证	不良反应	说明
维拉帕米（异搏定）verapamil（Isoptin）	高血压治疗：口服40~120mg、3~4次/d 阵发性室上性心动过速：首剂5mg或0.075~0.15mg/kg静脉缓慢注射，无效可于30min重复5~10mg 梗阻性肥厚型心肌病：一般40~80mg、3次/d	能抑制钙离子内流到心肌细胞、平滑肌细胞和心脏希浦系统。通过扩张外周血管而使病理性增高的血压下降。通过抑制心脏收缩减少心肌耗氧、	高血压、室上性心动过速、冠心病心绞痛、肥厚型心肌病、肺动脉高压	主要表现在心率减慢、血压下降、心肌收缩力减弱等方面，一般耐受性良好，可有便秘、恶心、眩晕或头晕、头痛、面部潮红、疲乏、神经衰弱、足踝水肿等	严重心力衰竭、心源性休克、二度以上房室传导阻滞、病态窦房结综合征禁用。血小板功能障碍时慎用

续表

钙通道阻滞药——苯烷胺类					
药物	剂量	作用机制	适应证	不良反应	说明
维拉帕米（异搏定）verapamil（Isoptin）		扩张冠脉减低心脏的后负荷，用于治疗心绞痛			
抗休克药——拟肾上腺素药					
药物	剂量	作用机制	适应证	不良反应	说明
肾上腺素（副肾素）adrenaline（Suprare-nine）	皮下或肌内注射，过敏性休克，皮下或肌内注射 0.5mg，随后静脉注射 0.025~0.05mg/kg，必要时隔 5~15min 重复。心搏骤停，心内注射或静脉注射，成人 0.1~1mg/次，必要时隔 5min 重复	直接作用于肾上腺素能 α、β 受体，产生强烈快速而短暂的兴奋 α 和 β 型效应，对心脏 β_1 受体的兴奋，可使心肌收缩力增强，心率加快，心肌耗氧量增加	心脏复苏、过敏性休克、支气管痉挛、荨麻疹、血管神经性水肿等严重变态反应、低心排血量综合征	心悸、面色苍白、头痛、震颤等。皮肤局部应用可致坏死。剂量过大或皮下注射误入血管内或静脉注射过快，可使血压骤升	外伤及出血性休克、心源性哮喘、器质性心脏病、高血压、冠状动脉病变、甲状腺功能亢进患者禁用

续表

抗休克药——拟肾上腺素药					
药物	剂量	作用机制	适应证	不良反应	说明
去甲肾上腺素（正肾素）noradrenaline	静脉滴注：临用前稀释，每分钟滴入 4~10μg，根据病情调整用量。常用重酒石酸去甲肾上腺素 2~10mg 加在 5% 葡萄糖溶液或生理盐水 500~1 000ml 内静脉滴注	本品为肾上腺素受体激动药，是强烈的 α 受体激动药，同时也激动 β 受体。通过 α 受体激动，可引起血管极度收缩，使血压升高，冠状动脉血流增加	各种休克、心搏骤停	静脉滴注时间过长、浓度过高或药液漏出血管外，可引起局部缺血坏死。其他有注射局部皮肤脱落、皮肤发绀、皮疹、面部水肿、眩晕等。焦虑、颤抖、怕光、出汗、胸骨后痛或咽痛	缺氧、高血压、动脉硬化、肾功能不全、心动过速、甲状腺功能亢进症、糖尿病、闭塞性血管炎、血栓病患者慎用 禁与含卤素的麻醉药和其他儿茶酚胺类药物合并使用，可卡因中毒及心动过速者禁用。遇光和空气易变质。在碱性溶液中迅速氧化而失效
异丙肾上腺素 isoprenaline	感染性休克治疗，静脉滴注：成人 1mg 加入 5% 葡萄糖溶液 500~1 000ml 中，滴速 30 滴 /min，小剂量 0.5~2μg/min 开始，以维持收缩压在 90mmHg，心率在 120 次 /min 以下 静脉注射：0.2~1mg/ 次	为 β 受体激动剂，对 β_1 和 β_2 受体均有强大的激动作用，对 α 受体几乎无作用	感染性休克、完全性房室传导阻滞、心搏骤停	心动过速、肌肉震颤、软弱、出汗、眩晕、恶心、呕吐、头痛、不安、口干、心悸、心绞痛	糖尿病及甲状腺功能亢进者慎用。窦性心动过速患者，心率在 120 次 /min 以上者忌用或慎用；心绞痛、心肌梗死及嗜铬细胞瘤患者禁用

续表

抗休克药——拟肾上腺素药					
药物	剂量	作用机制	适应证	不良反应	说明
去氧肾上腺素(苯肾上腺素) phenylephrine (Neosynephrine)	静脉滴注：5~20mg/ 次，滴速不超过 180μg/min，根据临床反应调整 静脉注射：100~500μg/ 次，以 0.1% 浓度缓慢注射	为 α 肾上腺素受体激动药。本品为直接作用于受体的拟交感胺类药，但有时也间接通过促进去甲肾上腺素自贮存部位释放而生效	脊椎麻醉、全身麻醉、应用氯丙嗪等原因引起的低血压，室上性心动过速，散瞳检查	高血压伴头痛、呕吐、心悸、头胀、皮肤麻刺感和寒冷感觉，幻觉、妄想、躁狂等精神症状也可发生	高血压、严重动脉粥样硬化、心动过速或过缓、甲状腺功能亢进症、糖尿病、心肌病、心脏传导阻滞、室性心动过速、周围或肠系膜动脉血栓形成等患者禁用
多巴胺(3- 羟酪胺) dopamine (3-hydroxytyramine)	治疗心力衰竭宜用小剂量，但并发心源性休克时用较大剂量以维持血压。常用量静脉滴注 20mg/ 次，稀释后缓慢滴注；极量静脉滴注每分钟 20μg/kg。成人 40~200mg 加入 5%	是去甲肾上腺素生物合成的前体，为中枢性递质之一，具有兴奋 β 受体、α 受体和多巴胺受体的作用，兴奋心脏 β 受体可增	心源性休克、感染性休克等各种休克，心功能不全	心悸、恶心、呕吐、头痛、高血压、呼吸困难、心动过缓等	动脉硬化(伴或不伴有糖尿病)、动脉栓塞、冻伤、Raynaud 病或 Buerger 病等周围血管病患者禁用

续表

抗休克药——拟肾上腺素药					
药物	剂量	作用机制	适应证	不良反应	说明
多巴胺(3-羟酪胺)dopamine(3-hydroxytyramine)	葡萄糖溶液 250~500ml 中，开始 1ml/min 或每分钟 1~5μg/kg，以后根据血压情况调整速度，最大不超过 500μg/min	加心肌收缩力，增加心排血量。兴奋多巴胺受体和α受体，使肾、肠系膜、冠脉及脑血管扩张，血流量增加			
多巴酚丁胺 dobutamine	参见抗心力衰竭药中非苷类正性肌力类概述	参见抗心力衰竭药中非苷类正性肌力类的作用机制概述	参见抗心力衰竭药中非苷类正性肌力类适应证	参见抗心力衰竭药中非苷类正性肌力类副作用概述	参见抗心力衰竭药中非苷类正性肌力类说明
间羟胺(阿拉明)metaramiol (Aramine)	静脉滴注：15~100mg。0.4mg/kg 以生理盐水稀释，滴速以维持理想的血压为度 静脉注射：初量用 0.5~5mg，继而静脉滴注 极量：成人 100mg/次	主要作用于α受体，对 β_1 受体作用较弱。部分作用是通过促进交感神经末梢释放去甲肾上腺素	神经源性休克、过敏性休克、心源性休克、感染性休克、脑肿瘤和脑外伤所致脑损伤性休克的早期	头痛、头晕、震颤、心悸、胸部压迫感，偶有心动过速，如血压剧增可发生反射性心动过缓和室性心律失常	高血压、甲状腺功能亢进、糖尿病患者禁用

续表

抗休克药——抗肾上腺素药——α 受体阻断药					
药物	剂量	作用机制	适应证	不良反应	说明
酚妥拉明 phentolamine	抗休克时，以 0.3mg/min 的速度进行静脉滴注	为 α_1、α_2 受体阻断药，有血管舒张作用	外周血管痉挛性疾病、经充分扩容仍无反应的休克	直立性低血压、鼻塞、瘙痒、恶心、呕吐等	低血压、严重动脉硬化、心脏器质性损害、肾功能减退者忌用
妥拉唑林（苄唑啉）tolazoline（Benzoline）	口服：一次 15mg，45~60mg/d 肌内注射或皮下注射：一次 25mg	为 α_1、α_2 受体阻断药，能使周围血管舒张而降低血压，但降压作用不稳定	参见妥拉唑林适应证	面部潮红、寒冷感、心动过速、恶心、上腹部疼痛、直立性低血压等	胃溃疡、冠状动脉疾病患者忌用
抗休克药——抗胆碱药					
药物	剂量	作用机制	适应证	不良反应	说明
阿托品 atropine	用于抗休克：成人每次 1~2mg，用生理盐水或 5% 葡萄糖溶液 10~20ml 稀释作静脉注射。如病情需要，可每隔 10~30min 重复使用 4 次	为阻断 M 胆碱受体的抗胆碱药，能解除平滑肌的痉挛(包括解除血管痉挛，改善微血管循环)	感染性休克。治疗锑剂引起的阿 - 斯综合征	口干、出汗少、面部潮红、心率增快。过量则可发生瞳孔扩大、视物模糊、排尿困难。重者体温升高、精神兴奋、幻觉、谵妄、昏迷、呼吸麻痹	青光眼及前列腺肥大者禁用，老年人慎用

续表

抗休克药——抗胆碱药					
药物	剂量	作用机制	适应证	不良反应	说明
山莨菪碱(654-2) anisodamine	感染性休克：根据病情决定剂量。成人静脉注射每次 10~40mg。需要时每隔 10~30min 可重复给药	为阻断 M 胆碱受体的抗胆碱药，作用与阿托品相似或稍弱。可解除血管痉挛，改善微循环	感染性休克、急性胰腺炎、出血性肠炎和过敏性休克	口干、面颊潮红、轻度扩瞳、视远物模糊、偶有心搏加快、排尿困难、皮疹等	脑出血急性期与青光眼患者忌用；解毒方法同阿托品
溶栓剂——纤溶酶原激活剂					
药物	剂量	作用机制	适应证	不良反应	说明
链激酶 streptokinase	对于急性心肌梗死患者，在无禁忌证的情况下，发病 6h 内静脉给予链激酶 100 万 ~150 万 U，1h 内输完，然后以肝素静脉滴注维持 24~48h。本品也可用于急性肺栓塞，链激酶负荷	具有促进体内纤维蛋白溶解系统活力的作用，使纤维蛋白溶酶原转变为活性的纤维蛋白溶酶，使血栓内部崩解和血栓表面溶解。	急性心肌梗死、急性肺栓塞、深静脉栓塞、周围动脉栓塞、血管外科手术后的血栓形成、视网膜中央动脉栓塞等	出血是常见的不良反应，如穿刺部位出血、皮肤瘀斑、胃肠道、泌尿道或呼吸道出血和脑出血。还可出现发热、寒战和皮疹等变态反应。低血压、过敏性休克罕见。也可发生恶心、呕	2 周内有出血、手术、外伤史、心肺复苏或不能实施压迫止血的血管穿刺患者，近期有溃疡病史、食管静脉曲张、溃疡性结肠炎或出血性视网膜病变患者、未控制的高血压(血压 ≥ 160/110mmHg)或疑为主动脉夹层者、凝血障碍及出血性疾病患者、严重肝肾功能障碍患者、近期链球菌感

续表

溶栓剂——纤溶酶原激活剂					
药物	剂量	作用机制	适应证	不良反应	说明
链激酶 streptokinase	量 25 万 U，静脉注射 30min，随后以 10 万 U/h 持续静脉滴注 24h	当静脉使用时，其纤维蛋白亲和性不高。本品先与纤维蛋白溶酶原形成复合物，此复合物再激活纤溶酶原成为纤溶酶，溶解血块		吐、肩背痛。偶可引起溶血性贫血、黄疸、ALT 升高和继发性栓塞	染者禁用。感染性心内膜炎患者以及妊娠期妇女禁用。本品具抗原性，1 年内不可重复使用
尿激酶 urokinase	急性心肌梗死：静脉滴注 2.2 万 U/kg 尿激酶溶于生理盐水或 5% 葡萄糖 100ml 中，于 30min 内静脉滴注，配合肝素皮下注射 7 500~10 000U，每 12h 一次或低分子量肝素皮下注射，2 次 /d	本药是一种糖蛋白，可激活纤溶酶原成为纤溶酶。当静脉使用时，其纤维蛋白亲和性不高。本品可直接激活纤溶酶原成为纤溶酶，溶解血块，对整个凝血系统各组分也有系统性作用	急性心肌梗死、急性肺栓塞、脑栓塞、视网膜中央动脉栓塞及高凝、低纤溶状态如肾病综合征、肾功能不全等	参见链激酶	参见链激酶。本品不具抗原性，可重复使用

续表

溶栓剂——纤溶酶原激活剂					
药物	剂量	作用机制	适应证	不良反应	说明
阿替普酶（爱通立）alteplase	使用前先用附带的稀释剂临时配制，浓度为1mg/ml。也可用等量的生理盐水或5%葡萄糖溶液进一步稀释成0.5mg/ml溶液。静脉输注：成人总量为100mg，开始第1小时静脉滴注60mg(开始1~2min可先静脉注射6~10mg)，第2、3小时再分别静脉滴注20mg。如体重<65kg者，总量为1.25mg/kg，按上述方法在3h内滴完。用爱通立治疗的患者早期使用肝素并不能使梗死的血管通畅，因此肝素的使用应推迟到爱通立治疗后90~120min	通过基因重组技术生产的天然组织型纤溶酶原激活物（t-PA）的性能相同，即能激活与纤维蛋白结合的纤溶酶原，使其转化为纤溶酶的作用比激活循环血液中纤溶酶原的作用大得多。主要作用是消化局部纤维蛋白凝块	急性心肌梗死、急性肺栓塞、急性脑缺血性脑卒中的溶栓治疗	常见的不良反应参见链激酶。急性心肌梗死（TUCC方案）：肝素70IU/kg静脉注射后，首次静脉注射rt-PA 8mg，然后于90min内静脉滴注rt-PA 42mg，输注完毕后以肝素静脉滴注维持24~48h。急性肺栓塞：50~100mg于2h内匀速滴注，待APTT恢复至正常值的1.5~2倍以内时，辅以低分子量肝素皮下注射、2次/d，2~3d后改口服华法林抗凝	无抗原性，可重复给药。当剂量>150mg时，颅内出血的危险增加，不宜采用。大剂量长时间给予本药，可逆转血液循环中的抑制机制，而致全身性纤维蛋白原溶解。用药期间应严密观察患者，一旦发生不良反应或意外，及时抢救处理 禁用或慎用：70岁以上老年人、出血性疾病、近3个月患消化性溃疡者、2周内进行过手术、口服抗凝血药者、主动脉瘤患者、高血压患者、近期内发生过脑卒中等应禁用或慎用

续表

溶栓剂—纤溶酶原激活剂					
药物	剂量	作用机制	适应证	不良反应	说明
纤溶酶 fibrinogenase	静脉治疗用：若患者一般状况较好，除第一次使用 100U（1 支）外，以后可每日使用 1 次，每次用 200~300U（2~3 支），加到 500ml 0.9% 氯化钠注射液或 5% 葡萄糖注射液中稀释进行静脉滴注，7~10d 为一个疗程。若患者一般状况较差，除第一次使用 100U 外，以后可隔日用 200U 进行静脉滴注，一个疗程仍为 7~10d	本品作用于纤维蛋白原及纤维蛋白，使其降解为小分子可溶片段，容易分解和从血液循环中清除，从而产生去纤维蛋白效应；本品促使 t-PA 由内皮细胞释放，并增强其活性，故具有抗血栓功能；本品可降低血小板聚集及血液黏度；本品还具有降低心肌耗氧量，改善微循环的功能。未见心血管系统、呼吸系统、神经系统不良反应的报道	用于脑梗死、高凝血状态及血栓性脉管炎等外周血管疾病	①可发生创面、注射部位、皮肤及黏膜出血。②可引起头痛、头晕或氨基转移酶（转氨酶）升高。极少量患者可致变态反应	①有凝血机制障碍、出血倾向患者禁用。②严重肝肾功能损伤、活动性肺结核空洞及消化性溃疡患者禁用。③过敏体质者慎用。④妊娠期及哺乳期妇女禁用。用药过程中如出现患肢胀麻、酸痛、头胀痛、发热感、出汗、多眠等，可自行消失或缓解，不需特殊处理。用药过程中如出现血尿或皮下出血点，应立即停止使用，并对症处理

续表

调血脂药——HMG 辅酶 A 还原酶抑制剂					
概述	剂量	作用机制	适应证	不良反应	说明
		三羟基-三甲基-戊二酰辅酶A还原酶抑制剂是体内胆固醇生物合成的抑制剂，能抑制肝细胞内的胆固醇合成，刺激增加肝细胞合成LDL受体，导致血VLDL和LDL合成减少。同时，甘油三酯水平也有下降，且血HDL-C轻度升高	冠心病、冠状动脉旁路移植术后、PCI术后、脑卒中和高脂血症	主要不良反应为腹痛、腹泻、便秘、皮疹、乏力、肌肉痉挛、白内障、视物模糊等	对本类药物过敏者、血转氨酶持续显著增高无原因可解释者、活动性肝病、严重肝脏损害、低白蛋白血症、胆汁淤积性肝硬化、妊娠期妇女和哺乳期妇女及有生育可能的妇女应忌用

续表

调血脂药——HMG 辅酶 A 还原酶抑制剂					
概述	剂量	作用机制	适应证	不良反应	说明
洛伐他汀(美降之) lovastatin	常用剂量为每次 10~80mg,每晚顿服	抑制肝细胞内的胆固醇合成,刺激肝细胞合成 LDL 受体增多。降低甘油三酯水平,轻度升高 HDL-C	混合型高脂血症、I 型高脂蛋白血症及纯合子家族性高胆固醇血症	主要不良反应为腹痛、腹泻、便秘、皮疹、乏力、肌肉痉挛、白内障、视物模糊等	对本药过敏者、血转氨酶持续显著增高无原因可解释者、活动性肝病、严重肝脏损害、妊娠期和哺乳期妇女及有生育可能的妇女应忌用
辛伐他汀(舒降之) simvastatin	常用剂量为每次 5~80mg,每晚顿服	参见洛伐他汀	参见洛伐他汀	胃肠道反应,血清转氨酶轻度升高。大约 5% 患者可出现肌酸激酶(CK)一过性轻度升高,可发生肌炎,伴或不伴血清 CK 水平升高	参见洛伐他汀
普伐他汀 pravastatin	常用剂量为每次 10~40mg,每晚顿服	参见洛伐他汀	参见洛伐他汀	参见洛伐他汀	参见洛伐他汀
氟伐他汀(来适可) fluvastatin	常用剂量为每次 20~80mg,每晚顿服	参见洛伐他汀	参见洛伐他汀	参见洛伐他汀	参见洛伐他汀

续表

调血脂药——HMG 辅酶 A 还原酶抑制剂					
概述	剂量	作用机制	适应证	不良反应	说明
阿托伐他汀(立普妥) atorvastatin (Liptor)	常用剂量为每次 10~80mg,每晚顿服	参见洛伐他汀	参见洛伐他汀	参见洛伐他汀	参见洛伐他汀
瑞舒伐他汀(可定) rosuvastatin	常用剂量为每次 5~10mg,每晚 1 次	参见洛伐他汀	适用于原发性高胆固醇血症及纯合子家族性高胆固醇血症的患者	参见洛伐他汀	参见洛伐他汀
匹伐他汀 pitavastatin	常用剂量为每次 2~4mg,每晚 1 次	通过竞争性抑制羟甲戊二酰辅还原酶,减少胆固醇的生物合成。血管内胆固醇浓度的降低可使肝脏内低密度脂蛋白胆固醇(LDL-C)受体下调,使 LDL-C 从血中的清除加快	主要用于高胆固醇血症和家族性高胆固醇血症	主要不良反应有腹痛、皮疹、抑郁、瘙痒以及 γ-GTP、肌酸激酶、ALT 和 AST 升高。严重不良反应有横纹肌溶解和肌病	对本品过敏者禁用,妊娠期妇女禁用。慎用于过度饮酒及有肝病史者,若 CK 水平高于正常或临床怀疑有肌病时,应立即停用本品

续表

调血脂药——HMG 辅酶 A 还原酶抑制剂					
概述	剂量	作用机制	适应证	不良反应	说明
血脂康	常用剂量为每次 0.6g，2 次 /d	此药主要由中药红曲经过精炼提取与洛伐他汀的复合制剂。其调脂药理作用同洛伐他汀	参见洛伐他汀	参见洛伐他汀	参见洛伐他汀
调血脂药——苯氧乙酸衍生物					
药物	剂量	作用机制	适应证	不良反应	说明
非诺贝特（力平之）fenofibrate（Lipanthyl）	通制剂：0.1g/ 次、3 次 /d，饭后服用。微粒化非诺贝特（力平之 200mg）吸收好，服用方便，常用剂量 200mg、每晚 1 次	为苯氧乙酸类调血脂药物，药理作用类同于氯贝丁酯，但其降脂作用强，可以通过激活核受体，如过氧化物酶激活型增殖体受体，增加 ApoA1、	药理作用类同于氯贝丁酯，但其降脂作用强	参见氯贝丁酯	参见氯贝丁酯

续表

调血脂药——苯氧乙酸衍生物					
药物	剂量	作用机制	适应证	不良反应	说明
非诺贝特（力平之）fenofibrate（Lipanthyl）		ApoA2及脂蛋白酯酶（LPL）的基因表达，减少ApoC3的基因表达			
吉非罗齐（诺衡）gemfibrozil（Gemnpid）	通常是每次0.6g、2次/d，或上午服0.6g，下午服0.3g	参见氯贝丁酯	Ⅳ、Ⅱ型高脂蛋白血症	约5%患者有恶心、胃灼热、呕吐、食欲缺乏、腹痛和腹泻等消化系症状，偶见嗜酸性粒细胞减少、皮肤红斑、皮疹、肌肉疼痛、视物模糊及轻度贫血	严重肝、肾功能损害者禁用，妊娠期妇女禁用

续表

调血脂药—苯氧乙酸衍生物					
药物	剂量	作用机制	适应证	不良反应	说明
苯扎贝特 bezafibrate	常用量：口服苯扎贝特片3次/d，每次200~400mg	本品增高脂蛋白脂酶和肝脂酶活性，促进极低密度脂蛋白的分解代谢，使血甘油三酯的水平降低。其次是本品使极低密度脂蛋白的分泌减少。本品降低血低密度脂蛋白和胆固醇，可能通过加强对受体结合的低密度脂蛋白的清除。本品降低血甘油三酯的作用比降低血胆固醇为强，也使高密度脂蛋白升高	用于治疗高甘油三酯血症、高胆固醇血症、混合型高脂血症	最常见的不良反应：胃肠道不适，如消化不良、厌食、恶心、呕吐、饱胀感、胃部不适等 其他较少见的不良反应：头痛、头晕、乏力、皮疹、瘙痒、阳痿、贫血及白细胞计数减少等 偶有胆石症或肌炎（肌痛、乏力）	①对苯扎贝特过敏者禁用。②患胆囊疾病、胆石症者禁用。③肝功能不全或原发性胆汁性肝硬化患者禁用。④严重肾功能不全患者禁用，因为肾功能不全的患者服用本品有可能导致横纹肌溶解和严重高血钾；肾病综合征引起血白蛋白减少的患者禁用

续表

调血脂药——烟酸类					
药物	剂量	作用机制	适应证	不良反应	说明
烟酸 nicotinicacid	一般剂量 1~2g、3 次 /d。开始用药 2 周内，宜从小剂量开始，以后酌情加量	B 族维生素。大剂量烟酸有明显的调节血脂作用，可迅速降低血甘油三酯和 LDL-C	Ⅲ、Ⅳ、Ⅴ型高脂血症，Ⅱ型高脂血症	皮肤潮红或瘙痒反应，也可引起食欲缺乏、腹泻等胃肠功能障碍，肝功能损害	伴有溃疡病、肝功能损害者、痛风或显著高尿酸血症、糖尿病，恶性心律失常者均禁用
阿昔莫司 acipimox	对Ⅳ型患者每次 250mg、3 次 /d；对Ⅱ、Ⅲ、Ⅴ型患者可每次 250mg、3 次 /d，必要时最大量可用到 1 200mg/d	人工合成的烟酸衍生物。抑制脂肪组织的分解，减少游离脂肪酸的释出，减少甘油三酯的合成；抑制 VLDL 和 LDL 的生成；抑制肝脂肪酶活性，减少 HDL 胆固醇异化；激活	Ⅱa、Ⅱb、Ⅲ、Ⅳ、Ⅴ型高脂蛋白血症	不良反应明显小于烟酸。目前尚未发现有明显的肝、肾功能损害情况；未见有明显的代谢紊乱现象；面部潮红、皮肤瘙痒的发生率约 6%	严重溃疡病、肝功能严重损害者不宜使用

续表

调血脂药——烟酸类					
药物	剂量	作用机制	适应证	不良反应	说明
阿昔莫司 acipimox		脂肪组织的脂蛋白脂肪酶，加速 LDL 分解，有利 HDL 胆固醇增高			
肌醇烟酸酯 inositol nicotinate	口服每次 200~600mg、2~3 次 /d	能够调节血浆 TG 的水平，也能够降低 TC，但作用不显著	与烟酸相似。还可用闭塞性动脉硬化症、肢端动脉痉挛症、冻疮及手足发绀等症	明显小于烟酸。有恶心、发汗，有时会增强皮肤病的瘙痒感	
选择性胆固醇吸收抑制剂					
药物	剂量	作用机制	适应证	不良反应	说明
依折麦布 ezetimibe	患者在接受本品治疗的过程中，应坚持适当的低脂饮食。本品推荐剂量为每次 10mg、1 次 /d，可单独服用、与他汀类	口服、强效的降脂药物。本品附着于小肠绒毛刷状缘，抑制胆固醇的吸收，从	原发性高胆固醇血症、纯合子家族性高胆固醇血症。本品与他汀类联合	单独应用本品时 ALT 和 / 或 AST 升高并不常见 血液 CPK 升高、γ- 谷氨酰基转移酶增加也不常见	对本品任何成分过敏者、活动性肝病或不明原因的血清转氨酶持续升高的患者、所有 HMG-CoA 还原酶抑制剂被限制使用于妊娠期及哺乳期妇女禁用

续表

选择性胆固醇吸收抑制剂					
药物	剂量	作用机制	适应证	不良反应	说明
依折麦布 ezetimibe	联合应用或与非诺贝特联合应用	而降低小肠中的胆固醇向肝脏中的转运，使得肝脏胆固醇贮量降低，从而增加血液中胆固醇的清除	应用，可作为其他降脂治疗的辅助疗法	呼吸系统异常：咳嗽不常见 消化系统异常：常见的是腹痛、腹泻和肠胃气胀。不常见的为消化不良、胃食管反流和恶心	
其他调节血脂药物					
药物	剂量	作用机制	适应证	不良反应	说明
普罗布考 probucol	饭后服药，每次 500mg、2 次 /d；早、晚餐时服用	抑制 ApoB 的合成，减少 LDL 生成，促进 LDL 分解和胆固醇进入胆汁随粪便排采出。抑制巨噬细胞对脂质的吞噬，阻止动脉粥样硬化病变的发生和进展	高 LDL-C 血症，尤其是 LDL 受体缺陷的纯合子的家族性高胆固醇血症	胃肠道不适、腹泻，头痛、头晕、感觉异常、失眠、耳鸣、皮疹、皮肤瘙痒、血管神经性水肿、变态反应	对普罗布考过敏者禁用。用于本品可引起心电图上 Q-T 间期延长和严重室性心律失常

续表

抗血小板药					
药物	剂量	作用机制	适应证	不良反应	说明
阿司匹林 aspirin	抑制血小板聚集应用小剂量，如每日 50~300mg、1 次 /d	是通过抑制血小板的环氧合酶，减少前列腺素的生成而起作用。阿司匹林能与环氧合酶活性部分丝氨酸发生不可逆的乙酰化反应，使酶失活，抑制花生四烯酸代谢，减少对血小板有强大促聚集作用的血栓素 A_2（TXA_2）的产生，使血小板功能抑制，同时也抑制血管内皮产生前列环素（PGI_2），后者对血小板也有抑制作用	缺血性脑卒中、一过性脑缺血发作、心肌梗死、心房颤动、人工心脏瓣膜、动静脉瘘或其他手术后的血栓形成、慢性稳定型心绞痛及不稳定型心绞痛	可以出现恶心、呕吐、上腹部不适或疼痛等胃肠道反应，可出现可逆性耳鸣、听力下降和肝、肾功能损害，可有变态反应，表现为哮喘、荨麻疹、血管神经性水肿或休克	对本品过敏、活动性溃疡病或其他原因引起的消化道出血和血友病或血小板减少症患者禁用

续表

抗血小板药					
药物	剂量	作用机制	适应证	不良反应	说明
双嘧达莫 dipyridamole	口服：成人 25~50mg/ 次、3 次 /d，血栓栓塞性疾病口服 100mg/ 次、4 次 /d	抑制血小板、上皮细胞和红细胞摄取腺苷。局部腺苷浓度增高，作用于血小板的 A_2 受体，刺激腺苷酸环化酶，使血小板内环磷酸腺苷（cAMP）增多。通过这一途径，血小板活化因子、胶原和二磷酸腺苷（ADP）等刺激引起的血小板聚集受到抑制；抑制各种组织中的磷酸二酯酶（PDE）	慢性冠脉循环功能不全、心肌梗死和弥散性血管内凝血	常见的不良反应有头晕、头痛、呕吐、腹泻、面部潮红、皮疹和瘙痒，罕见心绞痛和肝功能不全。不良反应持续或不能耐受者少见，停药则可消除。上市后的经验报告中，罕见不良反应有喉头水肿、疲劳、不适、肌痛、关节炎、恶心、消化不良、感觉异常、肝炎、脱发、胆石症、心悸和心动过速	妊娠期及哺乳期妇女、过敏和休克患者禁用。除葡萄糖注射液外，本品不宜与其他药物混合注射。低血压时慎用。儿童、老年患者慎用

续表

抗血小板药					
药物	剂量	作用机制	适应证	不良反应	说明
噻氯匹定 ticlopidine	口服 0.25g/ 次、1~2 次 /d，就餐时服用以减少胃肠道反应	本品为抗血小板聚集药，能抑制 ADP、胶原、凝血酶、花生四烯酸以及前列腺素内过氧化物等多种诱导剂引起的血小板聚集，能抑制外源性和内源性 ADP 诱导的血小板聚集反应	脑血管、心血管及周围动脉硬化伴发的血栓栓塞性疾病，包括首发与再发脑卒中、短暂性脑缺血发作与单眼视觉缺失	用药 3 个月之内出现粒细胞减少、血小板减少、胃肠功能紊乱及皮疹。偶见用药数年后发生粒细胞减少、血小板减少及血栓形成性血小板减少性紫癜。此外罕见肝炎、胆汁淤积性黄疸、血管神经性水肿、脉管炎等损害	①出血性的血液病；②有出血倾向的器质性疾病，如十二指肠溃疡或急性出血性脑血管事件；③对本品过敏者；④白细胞总数减少，血小板减少或有粒细胞减少病史者；⑤严重肝功能不全者

抗血小板药					
药物	剂量	作用机制	适应证	不良反应	说明
氯吡格雷（波立维）clopidogrel	推荐剂量为 75mg/d。对于急性冠状动脉综合征患者，可采用负荷剂量的	能选择性、不可逆地抑制 ADP 与血小板受体的	有过近期发作的脑卒中、心肌梗死和外周动	可出现出血、过敏和胃肠道反应（如腹痛、消化不良、胃炎和便秘），也	对本品任一成分过敏和活动性出血如消化性溃疡或颅内出血者。严重肝病的患者应慎用。服用时，应注意

续表

抗血小板药					
药物	剂量	作用机制	适应证	不良反应	说明
氯吡格雷(波立维)clopidogrel	方法，首剂口服 300mg，2h 可达到作用平台(相当于口服 75mg/d，3~7d 稳定的血小板抑制水平)，此后 75mg/d 维持	结合，随后抑制激活 ADP 与糖蛋白 GP Ⅱb/Ⅲa 复合物，从而抑制血小板的聚集。本品也可抑制非 ADP 引起的血小板聚集，不影响磷酸二酯酶的活性	脉疾病、预防动脉粥样硬化性事件的发生(如心肌梗死、脑卒中和血管性死亡)	可发生粒细胞、血小板减少	监测白细胞和血小板计数。无须对老年人调整剂量

抗血小板药					
药物	剂量	作用机制	适应证	不良反应	说明
替格瑞洛 ticagrelor	可在饭前或饭后口服。起始剂量为单次负荷量 180mg(90mg×2 片)，此后每次 90mg、2 次/d。	是一种新型环戊基三唑嘧啶类(CPTP)口服抗血小板药物，本	用于急性冠状动脉综合征患者，包括接受药物治疗和经皮	低血压、心动过速、心房颤动、窦房结传导阻滞、注射部位反应、发热、感觉异常、嗜睡、咳嗽、咯	对替格瑞洛或本品任何辅料成分过敏者、活动性病理性出血、有颅内出血病史者、中至重度肝脏损害患者禁止服用

续表

抗血小板药					
药物	剂量	作用机制	适应证	不良反应	说明
替格瑞洛 ticagrelor	除非有明确禁忌，本品应与阿司匹林联合用药	品为非前体药，无须经肝脏代谢激活即可直接起效，与 $P2Y_{12}$ ADP 受体可逆性结合	冠状动脉介入治疗（PCI）的患者	血、出汗、腿痛性痉挛、皮疹、皮肤瘙痒、弱视、贫血等	
沙格雷酯 sarpogrelate	通常成人每次 100mg、3 次 /d，饭后口服，但应根据年龄、症状的不同适当增减药量	本品对于血小板及血管平滑肌的 $5\text{-}HT_2$ 受体具有特异性拮抗作用，因而显示抗血小板及抑制血管收缩的作用、抑制血小板凝聚作用、抗血栓作用、抑制血管收缩作用和微循环改善作用	改善慢性动脉闭塞症引起的溃疡、疼痛及冷感等缺血性症状	主要的不良反应有恶心、胃灼热、腹痛	禁用于出血性患者和妊娠期妇女或有可能妊娠的妇女

续表

抗血小板药					
药物	剂量	作用机制	适应证	不良反应	说明
吲哚布芬 ibostrin	口服每次100~200mg、2次/d,饭后口服。65岁以上老年患者及肾功能不全患者以100~200mg/d为宜	本品抑制ADP、5-羟色胺、血小板因子4、β-凝血球蛋白等血小板因子的释放而起抗小板聚集的作用。本品不影响血凝固的血浆参数,只延长出血时间,因而在达到治疗目的后停药可迅速恢复,使异常的血小板功能恢复正常	动脉硬化引起的缺血性心血管病变、缺血性脑血管病变、静脉血栓形成。也可用于血液透析时预防血栓形成	常见消化不良、腹痛、便秘、恶心、呕吐、头痛、头晕、皮肤变态反应、牙龈出血及鼻出血;少数病例可出现胃溃疡、胃肠道出血及血尿。如出现荨麻疹样皮肤变态反应,应立即停药	对本品过敏者禁用;先天性或后天性出血疾病患者禁用;妊娠期及哺乳期妇女禁用。有胃肠道活动性病变者慎用,使用非甾体抗炎药的患者慎用
西洛他唑 ciluostazot	口服:成人每次50~100mg、2次/d,年轻患者可根据症状必要时适当增加剂量	本品通过抑制血小板及血管平滑肌内磷酸二酯酶活性,从而增加	适用于治疗由动脉粥样硬化、大动脉炎、血栓闭塞性脉管炎、	主要的不良反应为血管扩张引起的头痛、头晕及心悸等,个别患者可出现血压偏高;其次为	出血性疾病患者(如血友病、毛细血管脆性增加性疾病、活动性消化性溃疡、血尿、咯血、子宫功能性出血等或有其他出血倾向者)。口服抗凝血药

续表

抗血小板药					
药物	剂量	作用机制	适应证	不良反应	说明
西洛他唑 ciluostazot		血小板及平滑肌内 cAMP 浓度、发挥抗血小板作用及血管扩张作用。本品抑制 ADP、肾上腺素、胶原及花生四烯酸诱导的血小板初期、二期聚集和释放反应，且呈剂量相关性	糖尿病所致的慢性动脉闭塞症	腹胀、恶心、呕吐、胃不适、腹痛等消化道症状；少数患者服药后出现肝功能异常、尿频，尿素氮、肌酐及尿酸值异常；过敏症状包括皮疹、瘙痒	或已服用抗血小板药物(如阿司匹林、噻氯匹定)者慎用。严重肝肾功能不全者慎用。妊娠期及哺乳期妇女禁用
替罗非班(欣维宁) tirofiban	首先在 30min 内静脉给予 0.4mg/(kg·min)，随后以 0.1mg/(kg·min) 静脉滴注 24h，若肌酐清除率 <30ml/min，则将剂量减半。应用时须合并用肝素	为血小板聚集抑制剂，模拟 RGD 序列的非肽类。特异性、可逆地拮抗血小板膜糖蛋白 GPⅡb/Ⅲa 受体，通过阻断纤维蛋白原介导的血小板的交互连接，阻滞所有激动剂引起的聚集反应	急性冠状动脉综合征	出血和血小板减少症较阿昔单抗少	参见阿昔单抗 禁用于有活动性内出血、颅内出血史、颅内肿瘤、动静脉畸形及动脉瘤的患者；也禁用于那些以前使用盐酸替罗非班出现血小板减少的患者 用药期间要监测血常规

续表

抗凝血药					
药物	剂量	作用机制	适应证	不良反应	说明
肝素 heparin 普通肝素 (unfractionated heparin,UFH)	深部皮下注射：7 500U，每12h一次，5~7d 静脉注射：首次5 000U，以后每4h根据部分凝血活酶时间监测结果调整剂量(APTT维持在50~70s)，48h后改皮下注射。以氯化钠注射液50~100ml稀释 静脉滴注：20 000~40 000U/d，加至氯化钠注射液1 000ml中持续滴注。滴注前可先静脉注射5 000U作为初始剂量	抗凝血药。通过与抗凝血酶Ⅲ(AT Ⅲ)结合形成复合物，加速ATⅢ对凝血酶和活化X因子的灭活作用，从而抑制凝血酶原激酶的形成，并能对抗已形成的凝血酶原激酶的作用。本品能阻抑血小板的黏附和聚集，阻止血小板崩解而释放血小板第Ⅲ因子及5-羟色胺	防治血栓形成或栓塞性疾病，各种原因引起的弥散性血管内凝血，也用于血液透析、体外循环、导管术、微血管手术等操作中及某些血液标本或器械的抗凝处理	①局部刺激：可见注射局部小结节和血肿，数日后自行消失；②长期用药可引起出血、血小板减少、肝素抵抗及骨质疏松等；③变态反应较少见	对肝素过敏、有自发出血倾向者、血液凝固迟缓者(如血友病、紫癜、血小板减少)、溃疡病、创伤、产后出血者及严重肝功能不全者禁用

续表

抗凝血药					
药物	剂量	作用机制	适应证	不良反应	说明
低分子量肝素 low molecular weight heparin	预防血栓栓塞性疾病：一般预防 1 次 /d，每次 0.3ml，通常至少持续 7d，所有病例中，在整个危险期均应预防性用药，直到患者可能活动 治疗血栓栓塞性疾病：皮下注射 2 次 /d（每 12h 一次），通常持续 5~7d，剂量可根据体重调整	通过与抗凝血酶 Ⅲ（AT Ⅲ）及其复合物结合，加强 AT Ⅲ 对活化的 X 因子（Ⅹa 因子）和凝血酶（Ⅱa）的抑制作用。但由于本品的分子链较普通肝素短，不能同时与 AT Ⅲ 及凝血酶 Ⅱa 结合，对凝血酶抑制作用较强。本品抗 Ⅹa 活性 / 抗 Ⅱa 活性比值为（2~4）：1，远大于普通肝素	预防和治疗血栓栓塞性疾病、在血液透析中预防血凝块形成	可见血小板减少、肝功异常和注射部位出血及瘀斑。偶见转氨酶及碱性磷酸酶变化。有报道鞘内硬膜外麻醉和术后置留硬膜外导管的同时，使用本药可导致脊柱内出血，脊柱内出血会引起不同程度的神经损伤，包括长期或永久性的麻痹	急性细菌性心内膜炎、大出血、血小板减少症、依诺肝素体外凝聚实验阳性、活动性消化系统溃疡、对本药过敏、脑卒中（系统性栓塞所致的除外）和有出血倾向者禁用

续表

抗凝血药					
药物	剂量	作用机制	适应证	不良反应	说明
磺达肝癸钠 fondaparinux sodium	2.5mg、1 次 /d，皮下注射	是一种人工合成的、经皮下注射的间接Xa因子选择性抑制剂。它包含一种戊多糖序列，能够与抗凝血酶以高亲和力结合，刺激抗凝血酶不可逆地抑制因子Xa。其抗血栓活性是抗凝血酶Ⅲ(ATⅢ)介导的对Xa因子选择性抑制的结果	防治血栓形成或栓塞性疾病(如心肌梗死、肺栓塞等)	出血(血肿、血尿、咯血、牙龈出血)；不常见贫血、呼吸困难、皮疹、瘙痒症、胸痛	肾功能不全、体重低于 50kg 的患者和脊髓麻醉、脊髓穿刺的患者禁用。妊娠期及哺乳期妇女慎用

续表

抗凝血药					
药物	剂量	作用机制	适应证	不良反应	说明
阿加曲班 argatroban	成人常用量一次 10mg（一次 1 安瓿)、2 次 /d，每次用输液稀释后，进行 2~3h 静脉滴注。另外，可依年龄、症状酌情增减药量。请在医生指导下进行	具有使人体血液凝固时间延长的作用、对患肢组织氧分压等的波及作用、选择性抗凝血酶作用和对血液凝固时间的延长作用。在体外试验中，活化部分凝血活酶时间(APTT)随阿加曲班浓度的增加而延长	用于对慢性动脉闭塞症(血栓闭塞性脉管炎、闭塞性动脉硬化症)患者的四肢溃疡、静息痛及冷感等的改善	严重不良反应：①出血性脑梗死；②脑出血(0.1%)，消化道出血(0.2%)；③休克、过敏性休克(频度不详)	禁用：①出血性患者(颅内出血、出血性脑梗死、血小板减少性紫癜)。②脑栓塞或有可能患脑栓塞的患者(有引起出血性脑梗死的危险)。③伴有高度意识障碍的严重梗死患者(用于严重梗死患者时，有引起出血性脑梗死的危险)。④对本药品成分过敏的患者

续表

抗凝血药——维生素 K 拮抗剂					
药物	剂量	作用机制	适应证	不良反应	说明
华法林钠(华法林) warfarin sodium	第 1~3 天 3~4mg，3d 后可给维持量每日 2.5~5mg［可参考凝血时间调整剂量使国际标准化比值(INR)达 2~3］。本品起效缓，治疗初 3d，可以存在短暂高凝状态，如需立即产生抗凝作用，可在开始同时应用肝素，待本品充分发挥抗凝效果后再停用肝素	本品为双香豆素类中效抗凝血药。其作用机制为竞争性对抗维生素 K 的作用，抑制肝细胞中凝血因子的合成，还具有降低凝血酶诱导的血小板聚集反应的作用，因而具有抗凝和抗血小板聚集功能	长期持续抗凝，血栓栓塞性疾病、手术后或创伤后、心肌梗死、曾有血栓栓塞病患者及有术后血栓并发症危险者	过量易致各种出血。早期表现有瘀斑、紫癜、牙龈出血、鼻出血、伤口出血经久不愈和月经量过多等。出血可发生在任何部位。偶见不良反应有恶心、呕吐、腹泻、瘙痒性皮疹、变态反应及皮肤坏死。大量口服甚至出现双侧乳房坏死、微血管病或溶血性贫血以及大范围皮肤坏疽	肝肾功能损害、严重高血压、凝血功能障碍伴有出血倾向、活动性溃疡、外伤、先兆流产、近期手术者禁用。妊娠期妇女禁用。月经期应慎用。不应与其他抗凝药物长时间联合使用。与其他抗凝药物的切换请遵相应药物说明书

续表

新型口服抗凝血药					
药物	剂量	作用机制	适应证	不良反应	说明
利伐沙班(拜瑞妥) rivaroxaban	推荐剂量为口服利伐沙班 10mg、1 次 /d。如伤口已止血，首次用药时间应于手术后 6~10h 进行。疗程长短依据每个患者发生静脉血栓栓塞事件的风险而定，即由患者所接受的骨科手术类型而定	高度选择性和可竞争性抑制游离和结合的 Xa 因子以及凝血酶原活性，以剂量依赖方式延长活化部分凝血活酶时间(APTT) 和凝血酶原时间(PT)。利伐沙班与磺达肝癸钠 / 肝素的本质区别在于它不需要抗凝血酶Ⅲ参与，可直接拮抗游离和结合的 Xa 因子	用于预防髋关节和膝关节置换术后患者深静脉血栓(DVT)和肺栓塞(PE)的形成。也可用于预防非瓣膜性心房颤动患者脑卒中和非中枢神经系统性栓塞，降低冠状动脉综合征复发的风险等	分别有大约 3.3% 和 1% 的患者发生了出血、贫血、恶心、GGT 升高和转氨酶升高、肌酐升高、血尿素升高 少见不良反应：心动过速、血小板增多、晕厥、头晕、头痛、胃肠道异常、皮疹、瘙痒等	有临床明显活动性出血的患者、具有凝血异常和临床相关出血风险的肝病患者、妊娠期及哺乳期妇女禁用。一些患者的出血风险较高。治疗开始后，要对这些患者实施密切监测，观察是否有出血并发症征象。对外科伤口引流液进行密切观察以及定期测定血红蛋白

续表

新型口服抗凝血药					
药物	剂量	作用机制	适应证	不良反应	说明
阿哌沙班 apixaban	本品推荐剂量为每次2.5mg、2次/d口服，以水送服，不受进餐影响。首次服药时间应在手术后12~24h。在这个时间窗里决定服药具体时间时，医生需同时考虑早期抗凝预防静脉血栓栓塞事件(VTE)的潜在益处和手术后出血的风险	强效、口服有效的可逆、直接、高选择性的Xa因子活性位点抑制剂，其抗血栓活性不依赖抗凝血酶Ⅲ。阿哌沙班可以抑制游离及与血栓结合Xa因子，并抑制凝血酶原酶活性	用于髋关节或膝关节择期置换术的成年患者，预防VTE	常见的不良反应包括贫血、出血、瘀青及恶心。应结合手术背景对不良反应做出解释	对活性成分或片剂中任何辅料过敏；有临床明显活动性出血；伴有凝血异常和临床相关出血风险的肝病
达比加群酯 pradaxa	①在开始本品治疗前应通过计算肌酐清除率对肾功能进行评估，并以此排除重度肾功能受损的患者。②成人剂量为口服300mg/d，即每次1粒150mg的胶囊，2次/d。	口服给药后，达比加群酯可被迅速吸收，并在血浆和肝脏经由酯酶催化水解转化为达比加群。达比加群是强效、	预防存在以下一个或多个危险因素的成人非瓣膜性心房颤动患者的脑卒中和全身性栓塞(SEE)：	在关键部位或器官发生症状性出血。眼内、颅内、椎管内或伴有骨筋膜室综合征的肌肉内出血、腹膜后出血、关节内出血或心包出血 达比加群的过高出血风	已知对活性成分或本品任一辅料过敏者。重度肾功能受损(CrCl<30ml/min)患者。临床上显著的活动性出血，有大出血显著风险的病变或情况，如当前或近期消化道溃疡，高出血风险的恶性赘生物，近期脑或脊髓损伤，近期脑、脊髓或眼部手术，近期颅内出

续表

新型口服抗凝血药					
药物	剂量	作用机制	适应证	不良反应	说明
达比加群酯 pradaxa	③存在高出血风险的患者，推荐剂量为口服 220mg/d，即每次 1 粒 110mg 的胶囊、2 次 /d	竞争性、可逆性、直接凝血酶抑制剂，也是血浆中的主要活性成分	①先前曾有卒中、短暂性脑缺血发作或全身性栓塞；②左室射血分数 <40%；伴有症状的心力衰竭，心功能分级 ≥ 2 级；③年龄 ≥ 75 岁；④年龄 ≥ 65 岁，且伴有以下任一疾病：糖尿病、冠心病或高血压	险是由胃肠道出血导致，一般出现在达比加群酯治疗开始后的第 3~6 个月	血，已知或可疑的食管静脉曲张，动静脉畸形，血管动脉瘤或主要脊柱内或脑内血管异常，联合使用任何其他抗凝药物（除非转换），需要抗凝治疗的人工心脏瓣膜为禁忌

续表

新型口服抗凝血药					
药物	剂量	作用机制	适应证	不良反应	说明
蚓激酶 lumbrokinase	治疗剂量：3 次 /d，每次 2 粒，或遵医嘱，饭前半小时服用。每 3~4 周为一疗程，可连服 2~3 个疗程，也可连续服用至症状消失 预防剂量：推荐 2 次 /d，每次 2 粒；或者 3 次 /d，每次 1 粒	蚓激酶是一种蛋白水解酶，动物实验表明本品具有溶解家兔肺动脉血栓的作用，可明显缩短家兔的优球蛋白溶解时间	本品主要用于脑梗死、冠心病及其所致不稳定心绞痛、心肌梗死等缺血性心脑血管疾病；还可用于糖尿病、肺血栓栓塞、血栓性闭塞性脉管炎、深部静脉血栓形成、视网膜中央动脉阻塞、突发性耳聋等	极少数患者出现轻度头痛、头晕、便秘、恶心等不需特殊处理	①本品须饭前服用，以保证酶的活性。②有出血倾向者慎用：活动性内出血；近 10d 胃肠道出血、泌尿生殖系统出血、呼吸道出血；近 10d 有外科手术或严重创伤；严重凝血功能障碍；出血性体质；其他出血性疾病。③个别患者出现头痛、皮疹、皮肤瘙痒、消化道反应。④对本品过敏者禁用

续表

抗快速性心律失常药物——Ⅰ类抗心律失常药物					
药物	剂量	作用机制	适应证	不良反应	说明
奎尼丁 quinidine	0.2~0.6g、4 次 /d，服药 24h 后可达稳态浓度。①转复心房颤动、心房扑动、室上性心动过速时，给奎尼丁前，应先用地高辛、阿替洛尔减慢心室率，可避免奎尼丁导致心室率加速。②心房颤动在择期同步直流电复律时，奎尼丁可作为电复律前的准备和复律后维持窦性心律	本品为Ⅰa 类抗心律失常药物，膜抑制剂的代表性药物，通过延长动作电位的时相，使心房、心室肌及浦肯野纤维的有效不应期延长，复极延长并可使附加传导束不应期延长，直至产生传导阻滞，使原有单向阻滞转为双向阻滞。故用于治疗折返性心动过速	治疗及预防心房颤动、心房扑动、室上性心动过速、预激综合征合并室上性心律失常、房性期前收缩、房室交界区期前收缩、室性心律失常，包括室性心动过速、室性期前收缩	①心脏方面：房室传导阻滞、室内传导阻滞，尖端扭转型室性心动过速、心室颤动，窦性停搏；加重心力衰竭，引起低血压。②奎尼丁晕厥；③金鸡钠反应：腹泻、呕吐、头晕、耳鸣。④过敏或特异质反应	对奎尼丁过敏者、妊娠期及哺乳期女性、严重心力衰竭、心源性休克、严重窦房结病变、高度房室传导阻滞、低血钾、洋地黄中毒及严重肝、肾功能不良者禁用

续表

抗快速性心律失常药物——Ⅰ类抗心律失常药物					
药物	剂量	作用机制	适应证	不良反应	说明
普鲁卡因胺 procainamide	口服：片剂 0.25~0.75g、1 次 /4~6h，总量不宜超过 5g/d 静脉用药：紧急复律时，5min 静脉注射 100mg，必要时每隔 5~10min 重复 1 次，直至有效，但总量不宜超过 1.0~2.0g，有效后 1~4mg/min 静脉滴注维持	本品为Ⅰa 类抗心律失常药物，对心脏自律性、传导性、兴奋性及膜反应作用类似奎尼丁	普鲁卡因胺临床应用的指征与奎尼丁基本相同，对心房颤动、心房扑动的转复作用不如奎尼丁	①心脏方面：室内传导阻滞、心脏停搏，Q-T 间期延长、室性心动过速、室颤、低血压、心力衰竭等；②大剂量口服出现恶心、呕吐、腹泻等胃肠道反应；③长期用药可导致系统性红斑狼疮样综合征；④其他少见的有神经、肝、肾、肌肉系统障碍	对本药或普鲁卡因过敏者，严重低血压、传导功能障碍、病态窦房结综合征，有红斑狼疮病史，重症肌无力禁用
丙吡胺 disopyramide	口服：片剂每次 100~200mg、1 次 /6h 或 1 次 /8h；缓释剂每次 200~400mg、2 次 /d 静脉注射：每次 2mg/kg，5min 以上，每次量不宜超过 150mg，如无效，20min 后可重复 1 次，静脉滴注	主要为抑制膜对 Na^+ 的通透性。减慢传导。延长心房、心室肌的不应期，也延长预激综合征患者附加传导束的不应期及传导时间	与奎尼丁基本相同，可有效终止和预防室上性和室性心律失常	①心脏方面：可引起轻度房室传导阻滞、Q-T 间期延长、加重心力衰竭、心源性休克的病情、尖端扭转型室性心动过速；②因该药有抗胆碱能作用，可引起口干、便秘、尿潴留、视物模	对本药过敏者、病态窦房结综合征、重度房室传导阻滞、青光眼、前列腺肥大者禁用

续表

抗快速性心律失常药物——Ⅰ类抗心律失常药物					
药物	剂量	作用机制	适应证	不良反应	说明
丙吡胺 disopyramide	维持量为 20~30mg/h，总量不超过 800mg/d			糊等；③其他：恶心、胃部不适、皮疹、粒细胞减少，均少见	
安他唑啉（安他心）antazoline	口服：0.1~0.2g、3 次 /d 静脉用药：0.1~0.2g、1 次 /8h	与奎尼丁基本相同，但作用较弱	同奎尼丁	嗜睡、头晕、恶心、呕吐、震颤、白细胞减少等	高度房室传导阻滞、病态窦房结综合征、严重心力衰竭者禁用
利多卡因（赛罗卡因）lidocaine	静脉注射：每次注入 50mg，5~10min 后无效，重复 1 次，静脉注射累积量不宜超过 300mg，如连续滴注超过 24h，宜用 1mg/min 静脉滴注：4mg/min，约 1h 达到有效血药浓度 肌内注射：约半小时达有效血药浓度，其作用维持 2h 左右	为Ⅰb 类药物。自律性：通过增加膜对 K^+ 的通透性，抑制膜对 Na^+ 的通透性，明显抑制自律性。可缩短动作电位时间（APD）和有效不应期（ERP），但对后者缩短较少，使	急性心肌梗死及手术后快速型室性心律失常、治疗和预防各种原因所致的快速型室性心律失常，包括心导管术、洋地黄中毒等所致的室性心律失常	心血管症状：窦性心动过缓、窦性停搏、房室传导阻滞、室内传导阻滞、心肌收缩力下降、低血压 神经系统症状：眩晕、手颤、共济失调、感觉异常、肌肉颤动，甚至惊厥，神志不清、呼吸抑制 变态反应：皮疹、水肿、呼吸停止 以上不良反应多数与剂	对本品过敏、二度或三度房室传导阻滞、双分支传导阻滞、病态窦房结综合征、严重心力衰竭、休克者禁用。药物相互作用：①与 β 受体阻断药合用时可降低心排血量与肝血流量，从而增加其血浓度。②西咪替丁能使其血药浓度升高

续表

抗快速性心律失常药物——Ⅰ类抗心律失常药物					
药物	剂量	作用机制	适应证	不良反应	说明
利多卡因（赛罗卡因）lidocaine		ERP/APD 比值相对增加。对缺血心肌抑制传导作用较强，可将单相阻滞变为双相阻滞。主要作用于浦肯野纤维及心室肌，对心房肌几乎不影响		量过大有关	
美西律 mexiletine	常用口服量为 100~200mg、1 次 /6~8h，总量不超过 1 200mg/d，为尽快达到有效血药浓度，可先给负荷量 400mg，以后 200mg/8h，维持量为 600~900mg/d	为Ⅰb类抗心律失常药物。在治疗室性心律失常时可降低自律性，使传导减慢，本品可抑制单向传导阻滞而终止折返。对正常窦房结无	口服适用于慢性快速型室性心律失常，包括室性期前收缩及室性心动过速，静脉注射用于急性室性心律失常	心血管症状：窦性心动过缓、窦性停搏、传导阻滞、低血压、加重心力衰竭 神经系统症状：头晕、复视、震颤、麻木、共济失调等 胃肠道反应：恶心、呕吐等	严重窦房结功能障碍、二度及三度房室传导阻滞、心室内传导阻滞、重度心力衰竭、心源性休克、严重肝功能障碍禁用

续表

抗快速性心律失常药物——Ⅰ类抗心律失常药物					
药物	剂量	作用机制	适应证	不良反应	说明
美西律 mexiletine		作用,对病态窦房结综合征患者可致严重的心动过缓并延长窦房结恢复时间		极少数有过敏性皮疹 长期用药时抗核抗体可出现阳性	
苯妥英钠 (大仑丁) phenytoin	口服:第 1 天 1.0g,第 2、3 天 0.5g,分 3~4 次服用,以后以 300~500mg/d 维持 静脉注射:每次 50~100mg,注入 5~10min 后如无效,5~10min 后重复注入 100mg,直至有效,总量不宜超过 1.0g	本品为Ⅰb 类抗心律失常药物,与利多卡因相似	洋地黄中毒引起的室性及房性心律失常、麻醉手术引起的室性心律失常	心血管症状:窦性心动过缓、窦性停搏、低血压 神经系统症状:头晕、复视、震颤、共济失调、嗜睡、昏迷 胃肠道反应:恶心、厌食 其他:贫血、淋巴结增生、药物性系统红斑狼疮、皮疹、白细胞减少	显著窦性心动过缓、严重心力衰竭、严重低血压、白细胞减少、严重贫血禁用

续表

抗快速性心律失常药物——Ⅰ类抗心律失常药物					
药物	剂量	作用机制	适应证	不良反应	说明
莫雷西嗪(乙吗噻嗪)moracizine(Ethmozine)	口服开始每次100mg、3次/d,逐渐增量,国内采用450~800mg/d,分3~4次或每6~8h一次	本品为Ⅰc类抗心律失常药物,作用与奎尼丁类似	室上性期前收缩、室上性心动过速、室性期前收缩、室性心动过速	心脏传导阻滞;食欲缺乏、恶心、呕吐等胃肠道症状;震颤、头晕、头痛、麻木、欣快感等神经系统症状	严重窦性心动过缓、窦性停搏、高度房室传导阻滞、病态窦房结综合征禁用
普罗帕酮(心律平)propafenone	口服:每次100~200mg,每日3~4次或每6~8h一次 静脉注射:1次70mg或1~1.5mg/kg,稀释后约5min注完,必要时20min后重复1次,然后以0.5~1mg/min静脉滴注维持	本品为Ⅰc类抗心律失常药物,具有广谱抗心律失常作用。有较强的快通道阻滞作用,对静息状态阻滞比动作电位各位相阻滞更强	室性期前收缩、室性心动过速;室上性期前收缩及室上性心动过速;预激综合征伴发的室上性心动过速及心房颤动	心脏方面:心动过缓、窦性停搏、传导阻滞,静脉用药时因减弱心肌收缩力而引起血压下降甚至休克 其他:头晕、定向障碍、恶心、呕吐、味觉障碍、便秘、口干等	(无起搏器保护的)严重窦性心动过缓、窦性停搏、病态窦房结综合征、高度房室传导阻滞、严重心力衰竭、心源性休克者禁用

续表

抗快速性心律失常药物—Ⅱ类抗心律失常药物					
药物	剂量	作用机制	适应证	不良反应	说明
普萘洛尔（心得安）propranolol	参见β受体阻断药普萘洛尔	参见β受体阻断药普萘洛尔	参见β受体阻断药普萘洛尔	参见β受体阻断药普萘洛尔	参见β受体阻断药普萘洛尔
阿替洛尔（氨酰心安）atenolol	参见β受体阻断药阿替洛尔	属中效选择性β受体阻断药，无内源性拟交感活性。电生理学效应类似普萘洛尔	窦性心动过速，室上性心律失常，包括房性期前收缩、阵发性室上性心动过速。控制快速心房扑动，心房颤动的心室率	参见β受体阻断药阿替洛尔	参见β受体阻断药阿替洛尔
美托洛尔（美多心安）metoprolol	参见β受体阻断药美托洛尔	参见β受体阻断药美托洛尔	窦性心动过速、室上性心律失常、室性心律失常	参见β受体阻断药美托洛尔	参见β受体阻断药美托洛尔

续表

抗快速性心律失常药物—Ⅱ类抗心律失常药物					
药物	剂量	作用机制	适应证	不良反应	说明
卡维地洛（达利全）carvedilol（Dilatrend）	参见β受体阻断药卡维地洛	参见β受体阻断药卡维地洛	高血压、心绞痛和心动过速性心律失常	参见β受体阻断药卡维地洛	参见β受体阻断药卡维地洛
阿罗洛尔（阿尔马尔）arotinolol	参见β受体阻断药阿罗洛尔	参见β受体阻断药阿罗洛尔	原发性高血压、心绞痛、心动过速性心律失常、原发性震颤	参见β受体阻断药阿罗洛尔	参见β受体阻断药阿罗洛尔
艾司洛尔 esmolol	参见β受体阻断药艾司洛尔	参见β受体阻断药艾司洛尔	快速心房扑动、颤动和窦性心动过速等心律失常	参见β受体阻断药艾司洛尔	参见β受体阻断药艾司洛尔

续表

抗快速性心律失常药物——Ⅲ类抗心律失常药物					
概述	剂量	作用机制	适应证	不良反应	说明
溴苄铵 bretylium	静脉注射每次 250~500mg、3 次 /d，总量不超过 2 000mg/d，有效后可静脉维持，0.5~2mg/min	提高心室致颤阈而达到化学性除颤作用。对心室肌可延长动作电位时限及有效不应期	难治性、致命性室性心动过速和心室颤动	心脏方面：注射后可有暂时升压、心率增快作用，但较轻微 其他：恶心、呕吐、腹部不适等	重度主动脉瓣狭窄者禁用。钙离子可能与本品有拮抗作用，不宜合用
胺碘酮 amiodarone	口服：开始一般每次 200mg、3 次 /d，连用 5~7d，继以每次 200mg、2 次 /d，连用 5~7d，如有效，可用维持剂量，200mg/d。对快速性心律失常需立即转复心律者可静脉注射 3~5mg/kg，稀释后缓慢静脉注射 10~15min，有效后静脉滴注维持，24h 总量不宜	为广谱抗心律失常药物。可延长各种心肌纤维的 APD 及 ERP，但不影响静息电位。二乙基胺碘酮在体内对快反应组织作用较胺碘酮大。胺碘酮可减慢窦性及交界性心率	快速性室性及室上性心律失常的治疗及预防。对于预激综合征并发的快速性室上性心律失常也有较高的疗效	心脏方面：窦性心动过缓、窦房传导阻滞、窦性停搏，房室传导阻滞，偶有束支传导阻滞，Q-T 间期延长，可引起尖端扭转型室性心动过速、心室颤动 甲状腺方面：可出现甲状腺功能亢进症或低下 肺：出现肺间质纤维化改变	(无起搏器保护的)病态窦房结综合征、二度以上房室传导阻滞、长 QT 综合征、碘过敏和甲状腺功能异常者、妊娠期及哺乳期妇女禁用，联合使用Ⅰa 类或Ⅲ类抗心律失常药物可能诱发尖端扭转型室性心动过速。与西沙比利、莫西沙星、舒托必利、喷他脒合用可能诱发尖端扭转型室性心动过速

续表

抗快速性心律失常药物——Ⅲ类抗心律失常药物					
概述	剂量	作用机制	适应证	不良反应	说明
胺碘酮 amiodarone	超过 3 000mg，如首次静脉注射无效，15~30min 可重复 1 次			眼：长期服用本药，可有眼角膜微粒沉淀，偶可影响视力 神经、肌肉系统：手抖、失眠、多梦 其他：皮疹、转氨酶升高、白细胞增多	
索他洛尔 （施太可） sotalol	参见 β 受体阻断药——索他洛尔	参见 β 受体阻断药——索他洛尔	各种室性心律失常；转复和预防室上性心动过速、心房扑动、心房颤动；转复和预防预激综合征并发的心动过速、心房扑动、心房颤动	参见 β 受体阻断药——索他洛尔	参见 β 受体阻断药——索他洛尔

续表

抗快速性心律失常药物——Ⅲ类抗心律失常药物					
概述	剂量	作用机制	适应证	不良反应	说明
伊布利特 ibutilide	给药剂量应个体化，对体重≥60kg 患者推荐使用剂量为 1mg，注射时间应大于 10min。如心房颤动未能转复，在第 2 个 10min 内追加相同剂量。对体重<60kg 患者，初始推荐剂量为 0.01mg/kg，无效时第 2 个 10min 内给予上述相同剂量	通过抑制钾电流（Ikr）增加动作电位持续时间而发挥Ⅲ类抗心律失常效应，伊布利特有激活缓慢 Na^+ 内流作用，延长心肌 APD 和 ERP	转复心房颤动和心房扑动。对终止心脏手术后的心房颤动和心房扑动也有效	主要是尖端扭转型室性心动过速，发生率为 4%~5%	严重心力衰竭、肝肾功能不全者禁用。避免与延长 Q-T 间期的其他Ⅰa 类或Ⅲ类抗心律失常药、某些抗组胺类药、吩噻嗪类药及三环类抗抑郁药合用
抗快速性心律失常药物——Ⅳ类抗心律失常药物					
药物	剂量	作用机制	适应证	不良反应	说明
维拉帕米（异搏定）verapamil（Isoptin）	参见钙通道阻滞药——维拉帕米	参见钙通道阻滞药——维拉帕米	参见钙离子通道阻滞药——维拉帕米	参见钙离子通道阻滞药——维拉帕米	参见钙离子通道阻滞药——维拉帕米

续表

抗快速性心律失常药物——Ⅳ类抗心律失常药物					
药物	剂量	作用机制	适应证	不良反应	说明
地尔硫䓬（硫氮䓬酮）diltiazem（Herbesser）	参见钙通道阻滞药——地尔硫䓬	参见钙通道阻滞药——地尔硫䓬	参见钙离子通道阻滞药——地尔硫䓬	参见钙离子通道阻滞药——地尔硫䓬	参见钙离子通道阻滞药——地尔硫䓬
其他抗心律失常药物					
药物	剂量	作用机制	适应证	不良反应	说明
腺苷 adenosine	腺苷静脉注射，首次6mg，快速静脉注射，如无效，隔5~10min再注射6mg	抑制窦房结的自律性，减慢房室结传导，对房室旁道无明显影响	适用于终止折返性室上性心动过速	头晕、恶心、呼吸困难，面部潮红，窦性心动过缓，房室传导阻滞，恢复窦性心律时常发生几秒的窦性停搏，偶引起室性期前收缩、阵发性室性心动过速	房室传导阻滞、病态窦房结综合征、支气管哮喘禁用（ATP能诱发支气管平滑肌收缩）。冠心病患者慎用

续表

其他抗心律失常药物					
药物	剂量	作用机制	适应证	不良反应	说明
门冬氨酸钾镁（潘南金）potassium magnesium aspartate（Panangin）	片剂：口服每次 2~4 片、3 次 /d；预防用药，每次 1 片、3 次 /d。胃酸可降低其作用，宜饭后服用。该药可与其他药物联合使用 注射剂：20~60ml/d，稀释于 5%~10% 葡萄糖溶液 250~500ml 中滴注	门冬氨酸对细胞亲和力强，可作为钾离子、镁离子的载体，使钾离子、镁离子极易进入细胞内，提高细胞内钾离子、镁离子浓度。钾离子可促进细胞去极化，维持心肌的收缩力	各种原因所致的心律失常、洋地黄耐药的充血性心力衰竭、洋地黄中毒、低钾、低镁血症	快速静脉推注时可能发生恶心、喉部不适、注射部位灼热感、静脉痉挛。没有增加肾脏损害和加重房室传导阻滞的报道	高镁血症、高钾血症、严重肾功能障碍、严重房室传导阻滞。除洋地黄中毒者外，其他传导阻滞者慎用。快速静脉推注会引起面色潮红，因此滴注速度不宜过快
氯化钾缓释片 potassium chloride	口服每次 1~2g、3 次 /d。急用时，静脉滴注 3‰~6‰ 氯化钾溶液，1g/h，一次总量一般为 1.0~1.5g，一般不超过 2g	通过抑制窦房结及异位起搏点的自律性，减慢房室结传导	缺钾引起的室性心律失常、恶性室性心律失常（如尖端扭转型室性心动过速、心室颤动）	口服氯化钾易引起胃部不适。静脉滴注氯化钾浓度较高时，能引起静脉炎或静脉痉挛、血钾过高，可导致心房、心室内传导阻滞，窦性停搏等	高钾血症禁用

续表

其他抗心律失常药物					
药物	剂量	作用机制	适应证	不良反应	说明
硫酸镁 magnesinm sulfate	10%~25% 硫酸镁 20ml，稀释 1 倍后，缓慢静脉注射，以后静脉滴注，25% 硫酸镁 20ml(5g) 加入 5% 葡萄糖溶液 250ml 滴注，可在 2h 内滴完。起效迅速，但维持时间较短	抑制窦房结的自律性，抑制窦房结、房室结、心房内、心室内的传导，通过镁离子激活 Na^+-K^+-ATP 酶及阻断钾和钙通道，抑制触发活动及折返机制引起的各种心律失常	洋地黄中毒引起的快速异位性心律失常，Ⅰ、Ⅲ类抗心律失常药物引起的 Q-T 间期延长所致的尖端扭转型室性心动过速	多出现在静脉注射剂量过大或注射速度过快时，表现为血压下降、心率减慢、呼吸抑制等	硫酸镁注射时速度要慢，剂量不宜过大；如出现过量，可用钙剂进行解救。肾功能障碍者慎用本药

续表

抗缓慢性心律失常药物——拟交感胺类药物					
药物	剂量	作用机制	适应证	不良反应	说明
异丙肾上腺素 isoprenaline	二度房室传导阻滞患者：4~8mg、1 次 /4h，舌下含服 三度房室传导阻滞患者：可静脉滴注（0.5~1mg 加入 5% 葡萄糖溶液中）或静脉泵入（1~3μg/min）	电生理作用为通过兴奋心脏 β_1 受体，增加窦房结、房室结的自律性，促进房室结传导。口服不吸收，舌下含服可吸收	缓慢性心律失常：窦性静止、严重窦性心动过缓、重度窦房及房室传导阻滞、Q-T 间期延长所致的尖端扭转型室性心动过速	窦性心动过速、心率加快（快速性心律失常）诱发或加重冠心病心绞痛、头晕、头痛、震颤、皮肤潮红等	禁用于冠心病、心肌梗死患者。使用时密切注意心率、心电图的变化
肾上腺素 adrenaline	皮下注射或肌内注射：成人每次 0.5~1.0mg，儿童每次 0.02~0.03mg/kg，必要时 1~2h 后可重复注射 静脉或气管内注射：每次 0.5~1.0mg	为 α 和 β 受体激动剂，能直接兴奋 α 和 β 两种受体，其主要药理作用：兴奋心肌，加强心肌收缩性，加强传导，加快心率	缓慢性心律失常、心搏骤停的复苏、过敏性休克和其他过敏性疾病	心悸、烦躁、头痛、高血压、室性期前收缩、室性心动过速、心室颤动	禁用于器质性心脏病、高血压、动脉硬化、糖尿病、甲状腺功能亢进症及妊娠等

续表

抗缓慢性心律失常药物——抗胆碱能药					
药物	剂量	作用机制	适应证	不良反应	说明
阿托品 atropine	口服：每次 0.3~0.6mg、3 次 /d 静脉注射：每次 1~2mg	电生理作用主要通过阻断迷走神经对心脏的抑制作用，提高窦房结的自律性，促进心房及房室结传导	迷走神经兴奋性增高所致的缓慢性心律失常，严重的窦性心动过缓、窦房传导阻滞、房室传导阻滞	参见抗休克药——阿托品	参见抗休克药——阿托品
山莨菪碱 (654-2) anisodamine	参见抗休克药——山莨菪碱	参见抗休克药——山莨菪碱	适用于迷走神经兴奋性增高所致的缓慢性心律失常	参见抗休克药——山莨菪碱	参见抗休克药——山莨菪碱

续表

抗高血压药——中枢性抗高血压药					
药物	剂量	作用机制	适应证	不良反应	说明
可乐定(可乐宁) clonidine	成人口服开始剂量一次 0.075~0.15mg、2~3 次 /d。常用维持剂量为 0.3~0.9mg/d。静脉常用剂量为 0.15mg，加入葡萄糖溶液缓慢注射。24h 内总量不宜超过 0.6mg	能直接激动下丘脑及延脑的中枢突触后膜 α_2 受体，激动抑制性神经元，使中枢交感神经冲动传出减少，导致外周交感神经活动受抑制。本品还可激动外周交感神经突触前膜 α_2 受体，增强其负反馈作用，减少末梢神经去甲肾上腺素的释放。使外周血管阻力减低，心率减慢，血压降低	高血压、高血压急症	口干、昏睡、头晕、便秘和镇静。少见不良反应有：恶心、呕吐、厌食和全身不适、短暂肝功能异常、肝炎、腮腺炎。可见短暂血糖升高及血清肌酸磷酸激酶升高、烦躁不安、直立性低血压、心悸、心动过速、心动过缓、雷诺现象和心电图异常、皮疹、荨麻疹、血管神经水肿	与乙醇、巴比妥类或镇静药等中枢神经抑制药同用，可使中枢抑制作用加强。与其他抗高血压药同用可加强其降压作用。与 β 受体阻断药同用后停药，可使可乐定的撤药综合征危象发生增多，故宜先停用 β 受体阻断药，再停可乐定。与三环类抗抑郁药同用，可使可乐定的降压作用减弱。与非甾体抗炎药同用，可使降压作用减弱

续表

抗高血压药——中枢性抗高血压药					
药物	剂量	作用机制	适应证	不良反应	说明
甲基多巴 methyldopa	口服：成人开始每次0.25g、2~3次/d，可每2d递增，维持剂量为0.5~2g/d，不宜超过3g/d 静脉注射：成人每次0.25~1g、3~4次/d，不宜超过3g/d。儿童每次5~10mg/kg、3~4次/d，可递增至每日65mg/kg或每日3g	主要是在中枢转化成甲基去甲肾上腺素。甲基去甲肾上腺素是一种很强的中枢α受体激动药，能兴奋延脑孤束核与血管运动中枢之间的抑制性神经元，使外周交感神经受抑制，从而抑制对心脏、肾和周围血管的交感冲动传出，同时，周围血管阻力及血浆肾素活性降低，血压因而下降	高血压	嗜睡、乏力、抑郁、眩晕、头痛、口干、直立性低血压。还有腹泻、发热、水肿、胰腺炎、皮疹、唾液腺炎、性功能障碍。偶见帕金森综合征、关节痛和肌痛、心绞痛加剧、心动过缓、白细胞减少、血小板减少和黄疸等	急性肝脏疾病和嗜铬细胞瘤患者禁用。冠心病、震颤麻痹、抑郁史者慎用。与其他抗高血压药合用有协同作用，但不宜与利血平、单胺氧化酶抑制剂、β受体阻断药合用。可增强锂盐、单胺氧化酶抑制药、拟交感胺类药物的毒性。可增强左旋多巴、口服抗凝血药的作用

续表

抗高血压药——中枢性抗高血压药					
药物	剂量	作用机制	适应证	不良反应	说明
乌拉地尔(利喜定)urapidil(Lixiding)	注射剂：每次 10~50mg 缓慢静脉注射，降压效果应在 5min 内显示。若效果不够满意，可重复用药。推荐初始速度为 2mg/min，维持速度为 9mg/h。疗程一般不超过 7d 缓释片：30mg/ 次、2 次 /d	一种高选择性 α_1 受体阻断药，具有外周和中枢双重降压作用。可降低心脏前后负荷和平均肺动脉压，改善心搏出量和心排血量，降低肾血管阻力，对心率无明显影响	高血压危象、重度和极重度高血压以及难治性高血压；嗜铬细胞瘤引起的高血压	可能出现头痛、头晕、恶心、呕吐、疲劳、出汗、烦躁、乏力、心悸、心律不齐、上胸部压迫感或呼吸困难。变态反应少见(如瘙痒、皮肤发红、皮疹)，极个别病例出现血小板计数减少	主动脉峡部狭窄或动静脉分流患者、对本品过敏者、妊娠期以及哺乳期妇女禁用。本品缓释片不宜咀嚼或咬碎后服用。应避免与乙醇类饮料合用。驾驶或操作机器者应慎用。不能与碱性液体混合
抗高血压药——α 受体阻断药					
药物	剂量	作用机制	适应证	不良反应	说明
特拉唑嗪 terazosin	高血压治疗：首剂 1mg/d(睡前给药)、1 次 /d，可逐增剂量，最高可达 20mg/d。治疗必须从 1mg/d 的低剂量开始，并在睡前服用，增加剂量时应缓慢	选择性 α_1 肾上腺受体阻断药，可降低外周血管总阻力，降低收缩压和舒张压，且舒张压降低更为显著。通常并不伴随反射性心动过速	高血压、良性前列腺肥大	乏力、头痛、心悸、直立性低血压、视物模糊、头晕、瞌睡、鼻塞、恶心、肢端水肿	对本品成分过敏者禁用。首剂及增加剂量后 12h 内或停药时，应避免驾驶及操作机器。与其他抗高血压药或利尿药合用时，应减少其用量。可能引起液体潴留和诱导心力衰竭恶化

续表

抗高血压药——α 受体阻断药					
药物	剂量	作用机制	适应证	不良反应	说明
酚妥拉明(利其丁)regitine	控制高血压危象：静脉注射 2~5mg，若有需要则重复注射。同时须监测血压变化	本品是竞争性、非选择性 α_1 和 α_2 受体阻断药，其作用持续时间较短。通过阻断血管突触后膜 α_1 和 α_2 受体，因而引起血管扩张和血压降低	控制嗜铬细胞瘤患者可能出现的高血压危象	动脉压过低、反射性心动过速、全身静脉容量增大和可能出现休克，可伴随头痛、过度兴奋、视觉障碍、出汗、呕吐、腹泻和低血糖	对本品和有关化合物过敏，对亚硫酸酯过敏者。有血压过低、心肌梗死、心绞痛或其他显著的冠状动脉疾病者
哌唑嗪 prazosin	成人首剂 0.5mg，睡前服，逐渐按疗效调整为 6~15mg/d，一般治疗量为 2~20mg/d(分 2~3 次服)	为高度选择性突触后膜 α_1 受体阻断药，能松弛血管平滑肌，使周围血管扩张，周围血管阻力降低，起降压作用	高血压、慢性充血性心力衰竭及心肌梗死后心力衰竭	主要的不良反应依次为眩晕、头痛、嗜睡、心悸、恶心	肾功能不全时剂量应减少，起始 1mg、2 次 /d 为宜。对肝病患者也相应减少剂量。在治疗心力衰竭时可以出现耐药性，早期是由于降压后反射性交感兴奋，后期是由于水钠潴留

续表

抗高血压药——α 受体阻断药					
药物	剂量	作用机制	适应证	不良反应	说明
多沙唑嗪 doxazosin		通过阻滞 α_1 受体达到扩张血管，减少血管阻力，降低血压的作用	高血压、前列腺肥大	头晕、头痛、乏力、虚弱、体位性头晕、眩晕、水肿、嗜睡、恶心和鼻炎。罕有体位性晕厥	对本品过敏者禁用。对地高辛、华法林、苯妥英或吲哚美辛的蛋白结合无相互作用
抗高血压药——交感神经末梢抑制药					
药物	剂量	作用机制	适应证	不良反应	说明
利血平 reserpine	初始剂量为每次0.125~0.5mg、2次/d，1~2周后改为维持量，0.125~0.25mg/d。最大剂量每次1.5~2.0mg，必要时可6h重复一次。注射使用：1~2mg/d	主要通过影响交感神经末梢中去甲肾上腺素摄取进入囊泡而致使其被单胺氧化酶降解，耗尽去甲肾上腺素的贮存，使血管舒张、血压下降、心率减慢	高血压	嗜睡、口干、鼻黏膜充血和心动过缓，消化道症状如腹泻、恶心、呕吐、食欲缺乏，可见性功能失常及多梦，男性患者少数可见乳房发育	溃疡性结肠炎、有精神抑郁病史者。全身麻醉药可增强利血平的降压作用。与洋地黄、奎尼丁合用可致心律失常

续表

抗高血压药——β受体阻断药（参见“β受体阻断药”页）					
抗高血压药——血管紧张素转换酶抑制药（参见“血管紧张素转换酶抑制药”页）					
抗高血压药——血管紧张素Ⅱ受体拮抗药（参见“血管紧张素Ⅱ受体拮抗药”页）					
抗高血压药——钙通道阻滞药（参见“钙通道阻滞药”页）					
抗高血压药——直接血管扩张药					
药物	剂量	作用机制	适应证	不良反应	说明
硝普钠 sodium nitroprusside	仅供静脉注射，初始剂量为每分钟0.5μg/kg，以后根据血压，以每分钟0.5μg/kg渐增。常用剂量为每分钟3μg/kg，极量为每分钟10μg/kg，总量不超过500μg/kg	是一种硝基氢氰酸盐，直接作用于动静脉血管床的强扩张剂。该药对阻力和容量血管都有直接扩张作用，对后负荷的作用大于硝酸甘油，故可使患者的左心室充盈压减低，心排血量增加。对慢性左心室衰竭患者的急性失代偿，本品比呋塞米收效更快、更强	高血压急症、急性左心衰竭、难治性充血性心力衰竭和主动脉夹层时的快速降压	主要不良反应是低血压。肾功能不全患者可出现呼吸困难、恶心、呕吐、肌肉抽搐、出汗、头痛及心悸。长期输注期间，可能发生硫氰酸盐的潴留	严重低血压及尿闭者禁忌使用。严重肝、肾功能不全者应慎用。用药期间需严密监测血压和心率。滴注宜避光，应新鲜配制，一次配制后宜于4h内使用。溶液变色应即停用。用药72h以上，应每日测定血中硫氰酸盐浓度，使其不超过100~200μg/ml。在有活动性心肌缺血的患者，可能增加死亡风险

续表

抗高血压药——直接血管扩张药					
药物	剂量	作用机制	适应证	不良反应	说明
肼屈嗪 hydralazine	口服初始剂量 50mg/d，分 2~3 次分服，此后可以 10~25mg 幅度增加。最大剂量一般不超过 300mg/d	肼屈嗪直接松弛小动脉平滑肌，它的作用主要来自减少后负荷，使平滑肌舒张，小动脉扩张，减低外周血管阻力，扩张静脉作用小	肾性高血压及舒张压较高者、妊娠高血压、重症充血性心力衰竭	厌食、恶心、呕吐及肝功能损伤；心悸、心动过速；头痛、头晕、排尿障碍及肾衰竭。大剂量长期用药者，可引起红斑狼疮样的急性类风湿综合征，抗核抗体阳性	无心力衰竭的冠心病、心绞痛患者、对肼屈嗪过敏者和主动脉夹层
米诺地尔（长压定）minoxidil（Loniten）	口服：成人及 12 岁以上儿童，每次 2.5~5mg、1 次 /d，每 3d 渐增，常用量 10~40mg/d，不宜超过 100mg/d	米诺地尔代谢物米诺地尔硫酸盐能够激活 ATP 敏感的钾通道，增加血管平滑肌细胞膜对 K^+ 的通透性，促进胞内 K^+ 外流，引起血管平滑肌细胞膜超极化，从而使血管平滑肌松弛和血压下降	高血压、局部用于男性斑秃	可致水钠潴留下肢水肿、心率加快、心律失常、皮肤潮红、心绞痛、头痛、眩晕等。毛发增生以面部、臂及背部较显著	嗜铬细胞瘤患者禁用。宜逐步停药。脑血管病、肺源性心脏病、心绞痛、心肌梗死、慢性充血性心力衰竭、严重肝肾功能不全患者慎用。β 受体阻断药等其他抗高血压药、利尿药可增强本品作用，合用胍乙啶可致严重直立性低血压

续表

抗高血压药——直接血管扩张药					
药物	剂量	作用机制	适应证	不良反应	说明
复方降压片 compound reserpine tablets	一般每次 1~2 片、3 次 /d。血压下降至正常、持续稳定者，可逐渐减量。一般维持剂量每次 1 片、3 次 /d		高血压	恶心、头胀、心悸、乏力、鼻塞、嗜睡	抑郁者、心力衰竭禁用。老年患者、左心室肥厚者、胃及十二指肠溃疡患者慎用
北京降压 0 号	每次 1 片、2 次 /d 或 3 次 /d，血压正常平稳后，维持量每次 1 片、2 次 /d		高血压	恶心、头胀、心悸，乏力、鼻塞、嗜睡	胃及十二指肠溃疡患者慎用
抗心肌缺血药					
药物	剂量	作用机制	适应证	不良反应	说明
硝酸甘油 nitroglycerin	片剂：舌下含化 0.3~0.6mg，每日可多次使用，极量为 2mg/d 口腔喷雾剂：用 1~2 喷，如果效果不佳，10min 后可重复同样剂量	对多种平滑肌有扩张作用，特别是对静脉血管平滑肌作用更为显著，其机制是促进血管内皮生成一氧化氮(NO)，	心绞痛、急性心肌梗死、急性心力衰竭	可能会发生搏动性头胀、头痛、心悸、皮肤潮红、直立性低血压症状，偶见晕厥	青光眼、血容量不足、严重贫血及对硝酸甘油过敏者禁用。禁与西地那非合用

续表

抗心肌缺血药					
药物	剂量	作用机制	适应证	不良反应	说明
硝酸甘油 nitroglycerin		通过一系列信使介导，改变蛋白质磷酸化，产生平滑肌松弛作用			
硝酸异山梨酯 （消心痛） isosorbide dinitrate	普通片剂：每次 10~60mg、3 次 /d 或 1 次 /4~6h 缓释制剂：20~60mg、2~3 次 /d 硝酸异山梨酯注射液：静脉输注剂量 2~7mg/h 喷雾剂：1~3 喷，必要时 30s 后可重复	本品为长效硝酸酯类抗心绞痛药，其作用类似硝酸甘油	心绞痛或心肌梗死	头痛、面部潮红、灼热、恶心、眩晕、出汗甚至虚脱。偶见皮疹，甚至剥脱性皮炎。极少数情况下，血压大幅度下降，心绞痛症状加剧	青光眼、血容量不足、严重贫血及对硝酸甘油过敏者禁用。禁与西地那非合用
亚硝酸异戊酯 amyl nitrite	将安瓿包于手帕内，压碎，由鼻腔吸入，0.1~0.2ml/ 次	参见硝酸甘油	心绞痛、氰化物中毒	参见硝酸甘油	参见硝酸甘油

续表

抗心肌缺血药					
药物	剂量	作用机制	适应证	不良反应	说明
单硝酸异山梨酯 isosorbide mononitrate	普通制剂：口服，每次20~40mg，2次/d 缓释剂：口服，每次1片或1粒，1次/d	是硝酸异山梨醇的活性代谢物，新一代长效硝酸盐制剂。本药扩张外周血管，同时改善缺血区血流供应。硝酸酯本身还有显著抗血小板聚集和抗血栓形成的作用	血管痉挛性和混合性心绞痛、冠心病和充血性心力衰竭	可见血管扩张(硝酸盐性头痛、面部潮红、灼热)和低血压现象(心动过速、恶心、出汗)。循环不稳定者首次服药可能出现虚脱	参见硝酸甘油

续表

其他抗心肌缺血药					
药物	剂量	作用机制	适应证	不良反应	说明
曲美他嗪 trimetazidine hydrochloride	每次 20mg,3 次 /d，餐前服用	具有对抗肾上腺素、去甲肾上腺素及加压素的作用，能降低血管阻力，增加冠状动脉及循环血流量，促进心肌代谢及心肌能量的产生。同时能降低心肌氧耗量，改善心肌氧的供需平衡。亦能增加对强心苷的耐受性	冠状动脉功能不全、心绞痛、陈旧性心肌梗死、对伴有严重心功能不全者可与洋地黄并用	极少数患者有胃肠不适(恶心、呕吐)	妊娠期及哺乳期妇女。动物研究尚未显示致畸作用。然而，由于缺乏临床资料，致畸危险不能完全排除。由于缺乏妊娠期间及乳汁内是否分泌的资料，建议治疗期间不要母乳喂养

续表

其他抗心肌缺血药					
药物	剂量	作用机制	适应证	不良反应	说明
果糖二磷酸 fructose diphosphate	静脉滴注一次10g,临用前,用所附灭菌注射用水100ml溶解后于10~14min内滴完,2次/d。如伴有心力衰竭,用量减半	作用于细胞膜,通过刺激磷酸果糖激酶和丙酮酸激酶的活性,使细胞内腺苷三磷酸和磷酸肌酸的浓度增加,促进钾离子内流,有益于缺血、缺氧状态下细胞的能量代谢和葡萄糖的利用,从而使缺血心肌损伤减轻	心绞痛、心肌梗死、心力衰竭	可有口唇麻木,注射部位疼痛等轻微反应,偶有头晕、胸闷、皮疹变态反应,停药后症状消失	禁用于对本品过敏及高磷酸症、高磷血症、肾衰竭患者。果糖二磷酸与洋地黄可起到协同作用,增加利尿,减慢心率,使单用洋地黄无效或难治性心力衰竭患者获益

续表

利尿药——噻嗪类利尿药					
药物	剂量	作用机制	适应证	不良反应	说明
氢氯噻嗪(双氢氯噻嗪)hydrochlorothiazide(Esidrex)	一般初始剂量为50~100mg/d、1次/d，起效后减量，维持量每日25~50mg或隔日1次，最大剂量可至200mg/d	主要作用于肾髓袢升支的皮质段及远曲小管起始部，抑制 Na^+、Cl^- 重吸收，排 Na^+ 和 Cl^-，也增加 K^+ 的排泄，可致低血压。对远曲小管可能有直接作用，抑制 Na^+ 重吸收，同时刺激 Ca^{2+} 的重吸收而减少尿钙排泄	水肿、高血压、尿崩症	长期应用，利尿过多可致电解质紊乱。可有头晕、疲惫、软弱、直立性低血压及小腿肌肉痉挛性疼痛、心室异位活动增多、可使空腹血糖水平增高等，糖耐量减低。另外可有症状性高尿酸血症、低钠血症	对本品过敏者禁忌。妊娠引起的水肿也有较好疗效，因本品可以通过胎盘屏障和出现在脐带血中，也可出现在母乳中，妊娠期及哺乳期妇女慎用

续表

利尿药——噻嗪类利尿药					
药物	剂量	作用机制	适应证	不良反应	说明
吲达帕胺（寿比山）indapamide（NatrilixSR）	1 次 /d，每次 2.5mg，于清晨服用	本品是一种磺胺类利尿药，通过抑制肾远曲小管近段对钠的再吸收而发挥作用。可增加尿钠和氯的排出，在较小程度上增加尿钾和镁的排出，增加尿量。即使是应用利尿作用很微弱的剂量，也能产生明显的抗高血压作用	高血压	肝功能受损的患者可能会发生肝性脑病。可出现变态反应，偶见恶心、便秘、眩晕、感觉异常、头痛、口干等。在治疗 4~6 周后小部分患者出现低钾血症	磺胺类过敏者、严重肾功能不全、肝性脑病或严重肝功能不全、低钾血症者禁用

续表

利尿药——袢利尿药					
药物	剂量	作用机制	适应证	不良反应	说明
呋塞米（速尿）furosemide（Lasix）	急性肺水肿：静脉注射，成人首剂 40mg，60~90min 后再给药 急性肾衰竭治疗：首剂 40~80mg，渐增至达所需利尿效果，24h 总量不超 500mg 口服：成人开始可用 20~80mg，最好在早晨一次口服。如未出现利尿作用，每 6~8h 可将剂量增一次。有效维持量差异甚大	为短效、强效的磺胺类利尿药。作用于袢升支粗段，通过抑制 Cl^- 的主动重吸收和 Na^+ 的被动重吸收而起效。由于 NaCl 的重吸收减少，肾髓间质渗透浓度降低，浓缩功能降低，尿量增加。本品能扩张小动脉，并通过利尿作用迅速减少血容量及回心血量，从而减轻左心负荷	严重水肿、心力衰竭、急性肺水肿、肾衰竭、毒物排泄。高血压危象的辅助治疗	长期用药可导致电解质紊乱，主要有低血钠、低血钾、低血镁及低氯性碱中毒。大剂量静脉快速注射时，可导致耳鸣、听力下降、永久性耳聋罕见。可导致高尿酸血症而诱发痛风。可出现恶心、呕吐、腹痛、腹泻等症状。偶可发生粒细胞减少、血小板减少、溶血性贫血、过敏性间质性肾炎等	长期应用呋塞米治疗水肿性疾病时，迅速停药可致反跳性水肿。在治疗心力衰竭，呋塞米与强心苷联用时，可因低血钾促使强心苷中毒而发生心律失常。在治疗晚期肝硬化患者时，常因血钾过低诱发肝性脑病。故在心源性水肿或肝硬化水肿用本药治疗时应注意补钾或与保钾利尿药合用

续表

利尿药——袢利尿药					
药物	剂量	作用机制	适应证	不良反应	说明
布美他尼（丁尿胺）bumetanide（Burinex）	口服：成人每次 0.5~2mg，晨服。最大日剂量为 10mg 静脉注射：每次 0.5~1mg，间隔 2~3h 可给予第二剂及第三剂，每日用量不超 10mg。不宜与酸性液体配伍，以免发生沉淀	利尿作用机制与抑制 Na^+-K^+-ATP 酶活性有关。通过抑制髓袢升支粗段对 Cl^- 的主动重吸收和 Na^+ 的被动重吸收而影响尿的浓缩和稀释过程起到利尿作用。亦作用于近曲小管，还具有一定的肾血管扩张作用	同呋塞米	该药不良反应相似于呋塞米，但其毒性较低，不良反应较少	对磺胺类过敏者、肝性脑病、低血容量及尿道阻塞者禁用。监测血钠、血钾及肾功能，尤其是有出现此类症状危险的患者。对糖尿病及痛风患者应监测血糖及尿糖。如用药时出现低血钾，应补钾或合用潴钾利尿药

续表

利尿药——袢利尿药					
药物	剂量	作用机制	适应证	不良反应	说明
托拉塞米 torasemide	治疗高血压：每次 2.5~5mg，1 次 /d 利尿作用：静脉注射，每次 10~20mg，间隔 2h 可再给予	利尿作用机制相似于呋塞米，但起效快、作用持续时间长、排钾作用弱，10~20mg 托拉塞米的利尿作用相当于 40mg 呋塞米、1mg 布美他尼。作用强度是呋塞米的 2 倍	高血压、慢性充血性心力衰竭、肝硬化腹水及肾病综合征等伴发的水肿	不良反应发生率低，且均为一过性反应，不需停药。主要不良反应有：头痛、头晕、恶心、胃肠道不适等。无耳毒性作用	临床上联合使用托拉塞米与螺内酯 10/100mg，治疗慢性肝病可有效减轻水肿及腹水，托拉塞米 / 螺内酯 20/200mg 疗效优于呋塞米 / 螺内酯 50/200mg

续表

利尿药——保钾利尿药					
药物	剂量	作用机制	适应证	不良反应	说明
螺内酯（安体舒通）spironolactone（Antisterone）	治疗成人心源性、肾病综合征性水肿：口服 20~40mg（微粒型），3 次 /d。加大剂量，血清钾水平也难有增长，且常有不良反应发生。维持量为 40~60mg/d，1 次或分次服	螺内酯与醛固酮有类似的化学结构，在远曲小管和集合管的皮质段上皮细胞内与醛固酮竞争结合醛固酮受体，从而抑制醛固酮促进 K^+-Na^+ 交换的作用。使 Na^+ 和 Cl^- 排出增多，起到利尿作用，而 K^+ 则被保留。利尿作用弱而持久	慢性充血性心力衰竭、肝硬化腹水及肾病综合征等伴发的水肿。诊断和治疗原发性醛固酮增多症	长期用药可出现头痛、嗜睡、精神紊乱、运动失调、性欲减退、阳痿、男子乳腺发育、女性可有乳房触痛和月经失调，红斑性皮疹、多毛症和泌尿系统紊乱等。可发生血尿素氮和血清尿酸水平可升高及粒细胞减少	

续表

利尿药——保钾利尿药					
药物	剂量	作用机制	适应证	不良反应	说明
氨苯蝶啶（三氨蝶啶）triamterene（Ayrenium）	成人：50~100mg/d，分3次服用，为减少胃部刺激于饭后服用。每日最大剂量不宜超过300mg。维持量50mg、3次/d或100mg/d 儿童：每日2~4mg/kg，分次服用	可直接作用于集合管皮质段，干扰Na^+回收和K^+、H^+的分泌。使Na^+进入上皮细胞的速度降低，减少K^+分泌，导致Na^+、Cl^-排泄增加而利尿，尿中K^+减少或不变，从而达到保钾利尿的目的	充血性心力衰竭、肝硬化及肾病综合征伴随的水肿	偶有恶心、呕吐、眩晕、口干、嗜睡、轻度腹泻、下肢肌痉挛及光敏。可有皮疹及肝功能损害。可使血钾升高。可增加血尿素氮。服药后多数患者出现淡蓝色荧光尿	有高钾血症倾向者忌用。与噻嗪类利尿药合用，能加强患者排Na^+利尿作用，且能减少排钾，防止低钾血症。大量长期服用或与螺内酯合用，可出现高血钾，故用药过程中注意监测血钾

续表

利尿药——保钾利尿药					
药物	剂量	作用机制	适应证	不良反应	说明
阿米洛利(胍酰吡嗪)amiloride(Guanamprazine)	口服,成人初始剂量每次 5~10mg、1 次 /d,以后酌情调整,最大剂量 20mg/d	本品为吡嗪衍生物,其作用与氨苯蝶啶相似。本品无拮抗醛固酮作用	充血性心力衰竭、肝硬化伴随腹水、原发性醛固酮增多症所致的低血钾。预防低血钾	恶心、呕吐、厌食、腹痛、腹泻、便秘、口干、乏力、皮疹及瘙痒等。偶可出现精神紊乱、视物模糊及感觉异常、性功能下降等	有肝肾功能损害者、高钾血症、无尿患者、呼吸性及代谢性酸中毒时禁用
利尿药——碳酸酐酶抑制剂					
药物	剂量	作用机制	适应证	不良反应	说明
乙酰唑胺(醋唑磺胺)acetazolamide(Diamox)	口服:成人 250~500mg、1 次 /d,晨间服 预防家族性周期性麻痹:成人 250~750mg/d,分 2~3 次服用 治疗青光眼:成人每次 250mg、3~4 次 /d	本品为磺胺衍生物,为碳酸酐酶的一种强效和可逆性的抑制剂。本品抑制肾近曲小管中碳酸氢钠的回收,使肾排出大量碱性尿	心力衰竭时的低氯性碱血症、青光眼、低钾血症性周期性麻痹	长期服用能引起感觉异常、胃肠道紊乱、食欲缺乏、嗜睡、疲惫、暂时近视、低血钾、痛风加剧。对已有肾病的糖尿患者,可使肾功能迅速减退。长期用药可发生肾结石,亦可发生急性肾衰竭。可出现磺胺类的不良反应	对本品过敏者。不宜用于有肾结石患者,因可能加重肾结石。与奎尼丁合用,有使奎尼丁血浓度增高和过量的危险。与卡马西平合用,可使卡马西平血浓度升高。应避免同时应用钙、碘及广谱抗生素等可增强碳酸酐酶活力的药物

续表

利尿药——渗透性利尿药					
药物	剂量	作用机制	适应证	不良反应	说明
甘露醇 mannitol	利尿：成人按体重 1~2g/kg，一般以 20% 注射剂 250ml 静脉滴注，并调整剂量使尿量维持在 30~50ml/h；小儿按体重 2g/kg，以 15%~20% 溶液 2~6h 内静脉滴注	本药为单糖，在体内不被代谢，经肾小球滤过后在肾小管内甚少被重吸收，起到渗透利尿作用。组织脱水作用。本药不能透过血脑屏障，它使水分自脑细胞移出进入细胞外液，可减少脑脊液而改善脑水肿，也引起脑血容量和脑氧耗量增加	脑水肿、眼内高压、预防急性肾小管坏死和鉴别肾前性因素或急性肾衰竭引起的少尿	常见有电解质紊乱，快速大量注射可导致心力衰竭等。另外尚可出现变态反应，如皮疹、荨麻疹、呼吸困难、过敏性休克。还可能出现口渴、头晕、寒战、发热、视物模糊、排尿困难、血栓性静脉炎等	肺充血或肺水肿、颅内活动性出血、充血性心力衰竭、严重失水及进行性肾衰竭患者禁用

（樊朝美　杨尹鉴）

附录B 常用检验项目及正常值参考范围

<table>
<tr><th colspan="2">检验项目</th><th rowspan="2">参考范围</th><th rowspan="2">单位</th><th rowspan="2">备注</th></tr>
<tr><th>英文缩写</th><th>中文缩写</th></tr>
<tr><td colspan="5">一般临床检验</td></tr>
<tr><td colspan="5">血液细胞分析</td></tr>
<tr><td>WBC</td><td>白细胞计数</td><td>3.5~9.5</td><td>$\times 10^9$/L</td><td></td></tr>
<tr><td>Neut%</td><td>中性粒细胞百分数</td><td>40~75</td><td>%</td><td></td></tr>
<tr><td>Neut#</td><td>中性粒细胞绝对值</td><td>1.8~6.3</td><td>$\times 10^9$/L</td><td></td></tr>
<tr><td>Lymph%</td><td>淋巴细胞百分数</td><td>20~50</td><td>%</td><td></td></tr>
<tr><td>Lymph#</td><td>淋巴细胞绝对值</td><td>1.1~3.2</td><td>$\times 10^9$/L</td><td></td></tr>
<tr><td>Mono%</td><td>单核细胞百分数</td><td>3~10</td><td>%</td><td></td></tr>
<tr><td>Mono#</td><td>单核细胞绝对值</td><td>0.1~0.6</td><td>$\times 10^9$/L</td><td></td></tr>
<tr><td>Eos%</td><td>嗜酸性粒细胞百分数</td><td>0.4~6.0</td><td>%</td><td></td></tr>
<tr><td>Eos#</td><td>嗜酸性粒细胞绝对值</td><td>0.02~0.52</td><td>$\times 10^9$/L</td><td></td></tr>
<tr><td>Baso%</td><td>嗜碱性粒细胞百分数</td><td>0~1</td><td>%</td><td></td></tr>
<tr><td>Baso#</td><td>嗜碱性粒细胞绝对值</td><td>0~0.06</td><td>$\times 10^9$/L</td><td></td></tr>
<tr><td rowspan="2">RBC</td><td rowspan="2">红细胞计数</td><td>4.3~5.8（男）</td><td rowspan="2">$\times 10^{12}$/L</td><td rowspan="2"></td></tr>
<tr><td>3.8~5.1（女）</td></tr>
<tr><td rowspan="2">HB</td><td rowspan="2">血红蛋白浓度</td><td>130~175（男）</td><td rowspan="2">g/L</td><td rowspan="2"></td></tr>
<tr><td>115~150（女）</td></tr>
<tr><td rowspan="2">HCT</td><td rowspan="2">红细胞比容</td><td>0.40~0.50（男）</td><td rowspan="2">L/L</td><td rowspan="2"></td></tr>
<tr><td>0.35~0.45（女）</td></tr>
<tr><td>MCV</td><td>平均红细胞体积</td><td>82~100</td><td>fl</td><td></td></tr>
<tr><td>MCH</td><td>平均红细胞血红蛋白含量</td><td>27~34</td><td>pg</td><td></td></tr>
<tr><td>MCHC</td><td>平均红细胞血红蛋白浓度</td><td>316~354</td><td>g/L</td><td></td></tr>
<tr><td>RDW-SD</td><td>红细胞分布宽度标准差</td><td>37~54</td><td>fl</td><td></td></tr>
<tr><td>RDW</td><td>红细胞体积分布宽度</td><td>0~15</td><td>%</td><td></td></tr>
</table>

续表

检验项目		参考范围	单位	备注
英文缩写	中文缩写			
PLT	血小板计数	125~350	$\times 10^9$/L	
PDW	血小板体积分布宽度	9~17	%	
MPV	平均血小板体积	9.3~12.5	fl	
P-LCR	大血小板比率	13~43	%	
PCT	血小板压积	0.1~0.3	%	
Retic%	网织红细胞百分数	0.5~1.5	%	
Retic#	网织红细胞绝对值	24~84	$\times 10^9$/L	
LFR	低荧光强度网织红细胞比率	87~98.5	%	
MFR	中荧光强度网织红细胞比率	2.8~11.8	%	
HFR	高荧光强度网织红细胞比率	0.1~1.5	%	
RET-Hc	网织红细胞血红蛋白含量	30.3~36.0	pg	
尿液常规检查				
尿常规分析				
Glu	葡萄糖	阴性		
Ket	酮体	阴性		
Ery	潜血	阴性		
Pro	蛋白	阴性		
Nit	亚硝酸盐	阴性		
Bil	胆红素	阴性		
SG	比重	1.003~1.030		
pH	酸碱度	4.5~8.0		
UBG	尿胆原	阴性或弱阳性		
Leu	白细胞	阴性		

续表

检验项目		参考范围	单位	备注
英文缩写	中文缩写			
尿沉渣镜检				
RBC	红细胞计数	0~25	μl	
RBC-M	红细胞计数(高倍视野)	0~4.5	HPF	
WBC	白细胞计数	0~30	μl	
WBC-M	白细胞计数(高倍视野)	0~5.4	HPF	
EC	上皮细胞计数	0~15	μl	
EC-M	上皮细胞计数(高倍视野)	0~2.7	HPF	
CAST	管型计数	0~0.7	μl	
CAST-M	管型(低倍视野)	0~2	LPF	
P.CAST	病理管型	0~0.01	μl	
BACT	细菌计数	0~130	μl	
浆膜腔积液检查				
Cl	氯	99~110	mmol/L	
Gluc	葡萄糖	3.58~6.05	mmol/L	
粪便检查				
RBC	红细胞	阴性		
WBC	白细胞	阴性		
FOB	便潜血	阴性		免疫法
		血液学检查		
凝血及抗凝血检查				
PT	凝血酶原时间	11.5~14.5	s	
PTA	凝血酶原时间活动度	80~120	%	
INR	国际标准化比值	0.8~1.2	R	
APTT	活化部分凝血活酶时间	28.5~43.5	s	
TT	凝血酶时间	14~21	s	
ACT	活化的全血凝固时间			

续表

检验项目		参考范围	单位	备注
英文缩写	中文缩写			
FIB	纤维蛋白原测定	2~4	g/L	
D-dimer	D- 二聚体	<0.5	μg/ml	
FDP	纤维蛋白(原)降解产物	0~5	μg/ml	
AT Ⅲ	血浆抗凝血酶Ⅲ活性	80~120	%	
PS	血浆蛋白 S 活性	77~143	%	
PC	血浆蛋白 C 活性	70~130	%	
vWF-Ag	血管性血友病因子抗原	40.3~140.8	%	O 型
		66.1~176.3	%	非 O 型
PAg-AA	血小板最大聚集率 - 花生四烯酸	55~90	%	
PAg-ADP	血小板最大聚集率 - 二磷酸腺苷	55~90	%	
临床化学检查				
血液化学检查				
Glu	葡萄糖	3.58~6.05	mmol/L	空腹
		8.4~10.4	mmol/L	餐后 0.5h
		6.7~9.4	mmol/L	餐后 1h
		6.2~11.1	mmol/L	餐后 2h
HbA1c	糖化血红蛋白	4.5~6.2	%	
GA	糖化白蛋白百分比	11~17	%	
CpS	C 肽	0.8~4.2	ng/ml	空腹
RI	胰岛素	5.2~17.3	mU/L	空腹
PA	前白蛋白	180~400	mg/L	

续表

检验项目		参考范围	单位	备注
英文缩写	中文缩写			
TP	总蛋白	65~85	g/L	
ALB	白蛋白	40~55	g/L	
ALT	丙氨酸氨基转移酶	9~50	IU/L	
AST	天门冬氨酸氨基转移酶	15~40	IU/L	
ALP	碱性磷酸酶	45~125	IU/L	
GGT	谷氨酰转肽酶	10~60	IU/L	
TBil	总胆红素	5.1~19	μmol/L	
DBil	直接胆红素	0~6.8	μmol/L	
Crea	肌酐	44~133	μmol/L	
Bun	尿素氮	2.86~7.90	mmol/L	
Uric	尿酸	148.8~416.5	μmol/L	
β_2-MG	β_2 微球蛋白	1~3	mg/L	
CK	肌酸激酶	0~200	IU/L	
CKMB-Mass	肌酸激酶同工酶（质量）	0~5	ng/ml	
LDH	乳酸脱氢酶	0~250	IU/L	
Amy	淀粉酶	0~220	U/L	
TG	甘油三酯	0.38~1.76	mmol/L	
TC	总胆固醇	3.64~5.98	mmol/L	
HDL-C	高密度脂蛋白胆固醇	0.70~1.59	mmol/L	
LDL-C	低密度脂蛋白胆固醇	<3.37	mmol/L	一般人群
		<2.59	mmol/L	高危人群
		<2.0	mmol/L	极高危人群
sdLDL	小密低密度脂蛋白	0.23~1.39	mmol/L	
apoA1	载脂蛋白 A1	1.1~1.8	g/L	

续表

检验项目		参考范围	单位	备注
英文缩写	中文缩写			
apoB	载脂蛋白 B	0.5~1.2	g/L	
Lp（a）	脂蛋白（a）	10~300	mg/L	
FFA	游离脂肪酸	0.1~0.6	mmol/L	
HCY	同型半胱氨酸	15~20	μmol/L	
K	钾	3.5~5.3	mmol/L	
Na	钠	137~147	mmol/L	
Cl	氯	99~110	mmol/L	
P	磷	0.97~1.60	mmol/L	
Ca	钙	2.20~2.75	mmol/L	
Mg	镁	0.7~1.1	mmol/L	
Fe	铁	10.6~36.7	μmol/L	
TIBC	总铁结合力	50~70	μmol/L	
FET	铁蛋白	30~400	μg/L	
TRF	转铁蛋白	2~3.6	g/L	
TS	转铁蛋白饱和度	20~40	%	
CO_2	二氧化碳	21~31	mmol/L	
VB_{12}	维生素 B_{12}	197~771	pg/ml	
25（OH）VD_2	25 羟基维生素 D_2	0~12.1	ng/ml	质谱法
25（OH）VD_3	25 羟基维生素 D_3	5.5~41.4	ng/ml	质谱法
25（OH）VD	25 羟基维生素 D	<20（缺乏）	ng/ml	质谱法
		20~30（不足）	ng/ml	
		30~100（充足）	ng/ml	
		>100（过量）	ng/ml	
FA	叶酸	4.6~18.7	ng/ml	
cTnT	高敏肌钙蛋白 T	<0.014	ng/ml	
hs-cTnI	高敏肌钙蛋白 I	0~0.034	ng/ml	
MYO	肌红蛋白	0~140.1	ng/ml	

续表

检验项目		参考范围	单位	备注
英文缩写	中文缩写			
BNP	脑钠肽	0~100	pg/ml	
NT-proBNP	N末端脑钠肽前体	0~250	pg/ml	
Big-ET	大内皮素	<0.25	pmol/L	
FT_3	游离三碘甲状腺素原氨酸	2.3~4.2	pg/ml	
FT_4	游离甲状腺素	0.89~1.76	ng/dl	
T_3	总三碘甲状腺素原氨酸	0.60~1.81	ng/ml	
T_4	总甲状腺素	4.5~10.9	μg/dl	
TSH	促甲状腺素	0.55~4.78	μIU/ml	
ATG	甲状腺球蛋白抗体	0~60	u/ml	
TRAB	促甲状腺激素受体抗体	<0.1	IU/L	阴性
		0.1~0.5	IU/L	可疑阳性
		>0.5	IU/L	阳性
TG	甲状腺球蛋白	0~55	ng/ml	
ATPO	甲状腺过氧化物酶抗体	0~60	U/ml	
iPTH	全段甲状旁腺激素	18.5~88	pg/ml	
GH	生长激素	0~8	ng/ml	
TSTO	睾酮	14~76（女）	ng/ml	
		0~1.4（女）	ng/ml	卵泡期
		4.44~28.03（女）	ng/ml	排卵期
		241~827（男）	ng/ml	成年
PRGE	孕酮	3.34~25.56（女）	ng/ml	黄体期
		0~0.73（女）	ng/ml	绝经期
		19.5~144.2（女）	ng/ml	卵泡期
			ng/ml	排卵期
		0.28~1.22（男）	ng/ml	成年

续表

检验项目		参考范围	单位	备注
英文缩写	中文缩写			
E_2	雌二醇	63.9~356.7（女）	pg/ml	
		55.8~214.2（女）	pg/ml	黄体期
		0~32.2（女）	pg/ml	绝经期
		1.9~12.5（女）	pg/ml	卵泡期
		8.7~76.3（女）	pg/ml	排卵期
		0~39.8（男）	pg/ml	成年
LH	黄体生成素	0.5~16.9（女）	mIU/ml	黄体期
		15.9~54.0（女）	mIU/ml	绝经期
		<0.1~1.5（女）	mIU/ml	孕期
		2.8~29.2（女）	mIU/ml	非孕期
		1.5~9.3（男）	mIU/ml	成年
PRL	泌乳素	9.7~208.5（女）	ng/ml	孕期
		1.8~20.3（女）	ng/ml	绝经期
		2.5~10.2（女）	ng/ml	卵泡期
		3.4~33.4（女）	ng/ml	排卵期
		2.1~17.7（男）	ng/ml	成年
FSH	卵泡刺激素	1.5~9.1（女）	mIU/ml	黄体期
		23.0~116.3（女）	mIU/ml	绝经期
		<0.3（女）	mIU/ml	孕期
		1.4~18.1（男）	mIU/ml	成年
AND	雄烯二酮	0.6~3.1	ng/ml	
DHEAS	硫酸去氢表雄酮	80~560	μg/dl	
SHBG	性激素结合蛋白	10~57	nmol/L	
NE	去甲肾上腺素	<0.548	ng/ml	
E	肾上腺素	<0.2	ng/ml	
DA	多巴胺	<0.08	ng/ml	
NMN	甲氧基去甲肾上腺素	0.010~0.168	ng/ml	

续表

检验项目		参考范围	单位	备注
英文缩写	中文缩写			
MN	甲氧基肾上腺素	0.010~0.096	ng/ml	
3-MT	3- 甲氧酪胺	0.004~0.028	ng/ml	
CSSXPZJS	促肾上腺皮质激素	0~46	pg/ml	
COR	皮质醇	3.44~16.76	μg/dl	3~5PM
		5.27~22.45	μg/dl	7~9AM
ALD	血浆醛固酮	3.0~23.6	ng/dl	普食卧位
		3.0~35.3	ng/dl	普食立位
PRC	血浆肾素	2.8~39.9	μIU/ml	普食卧位
		4.4~46.1	μIU/ml	普食立位
ADRR	醛固酮 / 肾素	<3.7	(ng/dl)/(μIU/ml)	
Ang Ⅱ	血管紧张素Ⅱ	28.2~52.2	pg/ml	普食卧位
		55.3~115.3	pg/ml	普食立位
PCT	降钙素原	<0.05(正常)	ng/ml	
		<0.5(低风险细菌感染)	ng/ml	
		>2(高风险细菌感染)	ng/ml	
SDC	地高辛血药浓度	0.6~2.0	ng/ml	
SAC	胺碘酮血药浓度	0.5~2.0	μg/ml	
血气分析				
pH	酸碱度	7.35~7.45		
PCO_2	二氧化碳分压	35~45	mmHg	

续表

检验项目		参考范围	单位	备注
英文缩写	中文缩写			
PO_2	氧分压	80~100	mmHg	
THB	血红蛋白	120~175	g/L	
FO_2Hb	氧合血红蛋白	92~98	%	
SO_2	血氧饱和度	92.0~98.5	%	
K^+	钾离子	3.5~5.5	mmol/L	
Na^+	钠离子	135~145	mmol/L	
Cl-	氯离子	98~106	mmol/L	
Ca^{2+}	钙离子	1.15~1.29	mmol/L	
Lac	乳酸	0.5~1.6	mmol/L	
$ctCO_2$	二氧化碳总量	23~28	mmol/L	
SBE	标准剩余碱	−3~3	mmol/L	
ABE	实际剩余碱	−3~3	mmol/L	
HCO_3-std	标准碳酸氢根浓度	21~24	mmol/L	
HCO_3-act	实际碳酸氢根浓度	22~27	mmol/L	
AnGap	阴离子间隙	10~20	mmol/L	
尿液化学检查				
K	钾	25~125	mmol/24h	24h 尿
Na	钠	130~260	mmol/24h	24h 尿
Pro	蛋白	0.03~0.14	g/24h	24h 尿
UACR	微量白蛋白 / 肌酐	0~30	mg/g	
β_2-MG	β_2 微球蛋白	0.1~0.3	mg/L	
NMN	变去甲肾上腺素	28~615	μg/24h	24h 尿
MN	变肾上腺素	14~282	μg/24h	24h 尿
3-MT	3- 甲氧酪胺	21~841	μg/24h	24h 尿
ALD	醛固酮	1.19~28.1	μg/24h	24h 尿

续表

检验项目		参考范围	单位	备注
英文缩写	中文缩写			
临床免疫学检查				
ESR	血沉	0~15	mm/h	
CRP	C 反应蛋白	0~8	mg/L	
hsCRP	超敏 C 反应蛋白	0~3	mg/L	
ASO	抗链球菌溶血素“O”	0~200	IU/ml	
RF	类风湿因子	0~200	IU/ml	
IgG	免疫球蛋白 G	7.23~16.85	g/L	
IgA	免疫球蛋白 A	0.69~3.82	g/L	
IgM	免疫球蛋白 M	0.63~2.77	g/L	
C_3	补体 C_3	0.85~1.93	g/L	
C_4	补体 C_4	0.12~0.36	g/L	
ANA	(xMAP)抗核抗体	0~100	AU/ml	
ANA	(IIF)抗核抗体	<1∶80		
ds-DNA	(xMAP) 抗双链 DNA 抗体	0~100	IU/ml	
ds-DNA	(IIF)抗双链 DNA 抗体	<1∶10		
SSA	(xMAP)抗 SSA 抗体	0~100	AU/ml	
SSB	(xMAP)抗 SSB 体	0~100	AU/ml	
Sm	(xMAP)抗 Sm 抗体	0~100	AU/ml	
RNP	(xMAP)抗 RNP 抗体	0~100	AU/ml	
Jo-1	(xMAP)抗 Jo-1 抗体	0~100	AU/ml	
Ro-52	(xMAP)抗 Ro-52 抗体	0~100	AU/ml	
Scl-70	(xMAP)抗 Scl-70 抗体	0~100	AU/ml	
PM-Scl	(xMAP)抗 PM-Scl 抗体	0~100	AU/ml	
RibP	(xMAP)抗核糖体抗体	0~100	AU/ml	
PCNA	(xMAP)抗增殖细胞核抗原抗体	0~100	AU/ml	

续表

检验项目		参考范围	单位	备注
英文缩写	中文缩写			
AnuA	(xMAP)抗核小体抗体	0~100	AU/ml	
Histone	(xMAP)抗组蛋白抗体	0~100	AU/ml	
Cenp-B	(xMAP)抗着丝点 B 抗体	0~100	AU/ml	
AMA-M2	(xMAP)抗线粒体抗体 M2 亚型	0~100	AU/ml	
MPO	抗髓性过氧化物酶抗体	0~20	CU/ml	
GBM	抗肾小球基底膜抗体	0~20	CU/ml	
PR3	抗蛋白酶 3 抗体	0~20	CU/ml	
GASTSMKT	谷氨酸脱羧酶抗体	<5	U/ml	
HBsAg	乙肝表面抗原	阴性<0.9	COI	发光法
HBsAb	乙肝表面抗体	阳性<10	IU/L	发光法
HBeAg	乙肝 e 抗原	阴性<1.0	COI	发光法
HBeAb	乙肝 e 抗体	阳性>1.0	COI	发光法
HBCAb	乙肝核心抗体	阳性>1.0	COI	发光法
Anti-HCV	丙型肝炎病毒抗体	阴性<1.0	COI	发光法
HIVCOMPT	艾滋病抗原抗体二联检测	阴性<0.9		
Syphilis	梅毒特异性抗体	阴性<1.0	COI	
AFP	甲胎蛋白	0~10	ng/ml	
CEA	癌胚抗原	0~9	ng/ml	
CA19-9	糖类抗原 19-9	0~31.3	U/ml	
CA12-5	糖类抗原 12-5	0~35	U/ml	
CA15-3	糖类抗原 15-3	0~35	U/ml	
PSA	总前列腺特异性抗原	<4		
FPSA	游离前列腺特异性抗原	<1		
FPSA/PSA	前列腺特异性抗原比值	>0.25		
EBV-DNA1	EB 病毒核酸定量检测	<500	copies/ml	血浆

续表

检验项目		参考范围	单位	备注
英文缩写	中文缩写			
EBV-DNA2	EB 病毒核酸定量检测	<500	copies/ml	细胞
HCMV-DNA1	巨细胞病毒核酸定量检测	<500	copies/ml	血浆
HCMV-DNA2	巨细胞病毒核酸定量检测	<500	copies/ml	细胞
	T 淋巴细胞（$CD3^+$）百分比	56~86	%	
TH%	$CD4^+$T 淋巴细胞百分比	33~58	%	
TC%	$CD8^+$T 淋巴细胞百分比	13~39	%	
	B 淋巴细胞（$CD19^+$）百分比	5~22	%	
NK%	NK 细胞百分比	5~26	%	
TH/TC	CD4/CD8 比值	0.71~2.78		
	T 淋巴细胞（$CD3^+$）绝对值	723~2 737	$\times 10^6$/L	
TH	$CD4^+$T 细胞绝对值	404~1 612	$\times 10^6$/L	
TC	$CD8^+$T 细胞绝对值	220~1 129	$\times 10^6$/L	
	B 淋巴细胞（$CD19^+$）绝对值	80~616	$\times 10^6$/L	
NK	NK 细胞绝对值	84~724	$\times 10^6$/L	
IL-1β	白细胞介素 -1β	0~5	pg/ml	
IL-2R	白细胞介素 -2 受体	223~710	U/ml	
IL-6	白细胞介素 -6	0~5.9	pg/ml	
IL-8	白细胞介素 -8	0~62	pg/ml	
IL-10	白细胞介素 -10	0~9.1	pg/ml	
TNF-α	肿瘤坏死因子 -α	0~8.1	pg/ml	

［于丽天　宋　雷（高血压中心）］

附录C 缩 略 语

ACCP	American College of Chest Physicians	美国胸科医师协会
ACE	angiotensin-convertion enzyme	血管紧张素转换酶
ACEI	angiotensin-convertion enzyme inhibitor	血管紧张素转换酶抑制药
ACS	acute coronary syndrome	急性冠状动脉综合征
AED	automated external defibrillator	自动体外除颤器
AF	atrial fibrillation	心房颤动(房颤)
AFL	atrial flutter	心房扑动(房扑)
AFP	alpha fetoprotein	甲胎蛋白
AHF	acute heart failure	急性左心衰竭
AI	aortic incompetence	主动脉瓣关闭不全
AIDS	acquired immune deficiency syndrome	获得性免疫缺陷综合征
AMI	acute myocardial infarction	急性心肌梗死
AP	angina pectoris	心绞痛
ARB	angiotensin Ⅱ receptor blocker	血管紧张素Ⅱ受体拮抗药
ARVC	arrhythmogenic right ventricular cardiomyopathy	致心律失常性右室心肌病
ARVD	arrhythmogenic right ventricular dyslpysia	致心律失常性右室发育不良
ASA	aspirin	阿司匹林
AT	atrial tachycardia	房性心动过速(房速)
AT_1	angiotensin Ⅱ receptor 1	血管紧张素Ⅱ受体1
ATP	adenosine triphosphate	三磷酸腺苷
ATP	antitachycardia pacing	抗心动过速起搏
AVNRT	atrioventricular nodal reentrant tachycardia	房室结折返性心动过速
AVRT	atrioventricular reentrant tachycardia	房室折返性心动过速
BiPAP	bilevel positive airway pressure	双水平正压通气
BLS	basic life support	基础生命支持
BMI	body mass index	体重指数
BNP	brain natriuretic peptide	脑钠肽
CA	catechol amine	儿茶酚胺
CABG	coronary artery bypass graft	冠状动脉旁路移植术
CAD	coronary artery disease	冠状动脉疾病

续表

cAMP	cyclic adenosine monophosphate	环磷腺苷
CCB	calcium-channel blocker	钙通道阻滞药
CCS	Canadian Cardiology Society	加拿大心脏病学会
CDS	Chinese Diabetes Society	中国糖尿病学会
CEA	carcino-embryonic antigen	癌胚抗原
CHF	chronic heart failure	慢性心力衰竭
CI	cardiac index	心脏指数
CK-MB	creatine kinase-MB isoenzyme	磷酸肌酸激酶 -MB
CNS	central nervous system	中枢神经系统
CO	cardiac output	心排血量
COPD	chronic obstructive pulmonary disease	慢性阻塞性肺疾病
CPAP	continuous positive airway pressure	持续气道正压通气
CPR	cardiopulmonary resuscitation	心肺复苏
CR	computed radiography	计算机辅助成像
CRP	C reaction protein	C 反应蛋白
CRT	cardiac resynchronization therapy	心脏再同步化治疗
CRT-D	cardiac resynchronization therapy-defibrillator	三腔(双心室)起搏除颤器
CSPE	Chinese Association of Pacing and Electrophysiology	中华医学会心电生理和起搏分会
CSS	carotid sinus syndrome	颈动脉窦综合征
CT	computer tomography	计算机体层 X 线扫描
CTA	computer tomoscan angiography	CT 血管造影
CVP	central venous pressure	中心静脉压
DBP	diastolic blood pressure	舒张压
DCM	dilated cardiomyopathy	扩张型心肌病
DHF	diastolic heart failure	舒张性心力衰竭
DM	diabetes mellitus	糖尿病
DNA	deoxyribonucleic acid	脱氧核糖核酸
DR	digital radiography	全数字系统成像
DSA	digital subtraction angiography	数字减影血管造影术
DVT	deep vein thrombosis	深静脉血栓形成
ECG	electronic cardiogram	心电图
EF	ejection fraction	射血分数
EMB	endomyocardial biopsy	心内膜心肌活检

续表

EMS	emergency medical services	急救医疗服务系统
EPS	electrophysiological study	电生理检查
ERI	elective replacement indicator	更换指征
ERP	effective refractory period	有效不应期
ESC	European Society of Cardiology	欧洲心脏病协会
ESR	erythrocyte sedimentation rate	红细胞沉降率
FDA	Food and Drug Administration	美国食品药品监督管理局
GLU	glucose	葡萄糖
GP Ⅱb/Ⅲa	platelet glycoprotein Ⅱb/Ⅲa receptor	血小板糖蛋白Ⅱb/Ⅲa受体
HCM	hypertrophic cardiomyopathy	肥厚型心肌病
HDL	high density lipoprotein	高密度脂蛋白
HDL-C	high density lipoprotein cholesterol	高密度脂蛋白胆固醇
HF	heart failure	心力衰竭
HIV	human immunodeficiency virus	人类免疫缺陷病毒
Holter	Holter monitor	24h 动态心电图监测
IABP	intraaortic balloon pump	主动脉内球囊反搏
IAD	implantable atrial defibrillator	植入型心房除颤器
ICD	implantable cardioverter-defibrillator	植入型心律转复除颤器
ICVD	ischemic cardiovascular disease	缺血性心血管病
IDF	International Diabetes Federation	国际糖尿病联盟
IDH	isolated diastolic hypertension	单纯舒张期高血压
IE	infective endocarditis	感染性心内膜炎
IHSS	idiopathic hypertrophic subaortic stenosis	特发性肥厚性主动脉瓣下狭窄
ILR	implantable loop recorder	植入性心电监测仪
ILVT	idiopathic left ventricular tachycardia	特发性左心室室速
INR	international normalized ratio	国际标准化比率
IR	insulin resistant	胰岛素抵抗
IRA	infarction relative artery	梗死相关动脉
ISH	isolated systolic hypertension	单纯收缩期高血压
IVCF	inferior vena cava filter	下腔静脉滤器
IVUS	intravascular ultrasound	血管内超声

续表

JNC	Joint National Committee on Prevention, Detection, Evaluation, and Treatment of High Blood Pressure	美国预防、检测、评价与治疗高血压全国联合委员会
LAD	left anterior descending (coronary artery)	左冠状动脉前降支
LBBB	left bundle branch block	左束支传导阻滞
LCSD	left cardiac sympathetic denervation	左侧去心脏交感神经术
LCX	left circumflex (coronary artery)	左冠状动脉回旋支
LDH	lactate dehydrogenase	乳酸脱氢酶
LDL	low-density lipoprotein	低密度脂蛋白
LDL-C	low density lipoprotein-cholesterol	低密度脂蛋白胆固醇
LIMA	left internal mammary artery	左乳内动脉
LMWH	low molecular weight heparin	低分子量肝素
LQTS	long QT syndrome	长 QT 综合征
LV	left ventricle	左心室
LVA	left ventricular assay	左心室功能定量分析
LVAD	left ventricular assist device	左心辅助装置
LVEF	left ventricular ejection fraction	左室射血分数
LVH	left ventricular hypertrophy	左心室肥厚
Max VO_2	maximal oxygen consumption	最大氧耗量
MBP	mean blood pressure	平均压
MCS	mechanical circulation support	机械辅助循环
MDCT	multi-detector row spiral CT	多排螺旋 CT
MET	metabolic equivalent	代谢当量
MI	myocardial infarction	心肌梗死
MODS	multiple organ dysfunction syndrome	多器官功能障碍综合征
MRI	magnetic resonance image	磁共振成像
MRS	magnetic resonance spectrum	磁共振频谱
MS	metabolic syndrome	代谢综合征
MSCT	multi-slice spiral CT	多层螺旋 CT
NASPE	North American Society of Pacing and Electrophysiology	北美起搏和电生理学会
NCEP	National Cholesterol Education Project	国家胆固醇教育计划
NHLBI	National Heart, Lung and Blood Institute	美国心肺血液研究所

续表

NIH	National Institutes of Health	美国国家卫生研究院
NIPPV	nasal intermittent positive pressure ventilation	经鼻间歇正压通气
NMSS	neurolly mediated syncope syndrome	神经介导性晕厥综合征
NO	nitric oxide	一氧化氮
NYHA	New York Heart Association	纽约心脏病协会
OGTT	oral glucose tolerance test	口服葡萄糖耐量试验
OSAS	obstructive sleep apnea syndrome	阻塞性睡眠呼吸暂停综合征
PO_2	partial pressure of oxygen	氧分压
PAC	pulmonary artery catheter	肺动脉导管
PAD	public access defibrillation	公众应用除颤
PAH	pulmonary artery hypertension	肺动脉高压
PAP	pulmonary arterial pressure	肺动脉压力
PBMV	percutaneous balloon mitral valvulo-plasty	经皮二尖瓣球囊成形术
PBPV	percutaneous balloon pulmonary valvuloplasty	经皮肺动脉瓣球囊成形术
PCO_2	partial pressure of carbon dioxide	二氧化碳分压
PCI	percutaneous coronary intervention	经皮冠状动脉介入治疗
PCR	polymerase chain reaction	聚合酶链反应
PCWP	pulmonary capillary wedge pressure	肺毛细血管楔压
PDA	patent ductus arteriosus	动脉导管未闭
PDEI	phosphodiesterase inhibitor	磷酸二酯酶抑制剂
PE	pulmonary embolism	肺动脉血栓栓塞
PEEP	positive end expiratory pressure	呼气末正压通气
PET	positron emission tomography	正电子发射型计算机断层
PH	pulmonary hypertension	肺动脉高压
PJRT	persistent junctional reentrant tachycardia	持续性交界区折返性心动过速
PPH	primary pulmonary hypertension	原发性肺动脉高压
PS	pulmonary stenosis	肺动脉瓣狭窄
PTCA	percutaneous transluminal coronary angioplasty	经皮冠状动脉腔内成形术

续表

PTRA	percutaneous transluminal renal angioplasty	经皮穿刺肾动脉成形
PVR	pulmonary vascular resistance	肺血管阻力
RAAS	renin-angiotensin-aldosterone system	肾素血管紧张素醛固酮系统
RAS	renin-angiotensin system	肾素血管紧张素系统
RBBB	right bundle branch block	右束支传导阻滞
RCA	right coronary artery	右冠状动脉
RF	rheumatic fever	风湿热
RIA	radioimmunoassay	放射免疫分析法
RIMA	right internal mammary artery	右乳内动脉
RMVT	repetitive monomorphic ventricular tachycardia	反复发作的单形性室性心动过速
RVD	renal vascular disease	肾血管病
RVOT	right ventricular outflow tract ventricular tachycardia	右心室流出道室性心动过速
SaO_2	saturation of artery oxygen	动脉氧饱和度
SAP	stable angina pectoris	稳定性心绞痛
SBP	systolic blood pressure	收缩压
SCD	sudden cardiac death	心脏性猝死
SH	secondary hypertension	继发性高血压
SHF	systolic heart failure	收缩性心力衰竭
SHT	Society for Heart Transplantation	国际心脏移植学会
SMI	silent myocardial ischemia	隐匿性心肌缺血
SNP	sodium nitroprusside	硝普钠
SPECT	single photon emission computed tomography	单光子发射型计算机体层摄影
SSS	sick sinus syndrome	病态窦房结综合征
SvO_2	saturation of vein oxygen	静脉氧饱和度
SVC	superior vena cava	上腔静脉
SVG	saphenous vein graft	隐静脉移植物
$t_{1/2}$	half time	半衰期
TC	total cholesterol	总胆固醇
TDI	tissue Doppler imaging	组织多普勒成像
TDP	torsade de pointes	尖端扭转型室性心动过速

续表

TEE	transesophageal echocardiography examination	经食管超声心动图检查
TG	triglyceride	甘油三酯
TIA	transient ischemia attach	短暂性脑缺血发作
TIMI	thrombolysis in myocardial infarction	心肌梗死溶栓治疗(用于评价冠脉血流)
TnI	troponin I	肌钙蛋白 I
TnT	troponin T	肌钙蛋白 T
TOD	target organ damage	靶器官的损害
TOF	tetralogy of Fallot	法洛四联症
t-PA	tissue-type plasminogen activator	组织型纤溶酶原激活物
TTE	transthoracic echocardiography	经胸超声心动图
TTM	transtelephonic monitor	电话传输心电记录装置
TTT	tilt table testing	倾斜试验
UCG	ultrasonic cardiography	超声心动图
VF	ventricular fibrillation	心室颤动
VLDL	very low density lipoprotein	极低密度脂蛋白
VSD	ventricular septal defect	室间隔缺损
VT	ventricular tachycardia	室性心动过速
VTE	venous thromboembolism	静脉血栓栓塞
VVS	vasovagal syncope	血管迷走性晕厥
WBC	white blood (cell) count	白细胞计数
WHO	World Health Organization	世界卫生组织

(唐熠达 王文尧)